现代医学
检验与卫生检验技术

（上）

尚立成等◎主编

吉林科学技术出版社

图书在版编目（CIP）数据

现代医学检验与卫生检验技术/ 尚立成等主编. --
长春 : 吉林科学技术出版社, 2016.9
ISBN 978-7-5578-1145-7

Ⅰ. ①现… Ⅱ. ①尚… Ⅲ. ①医学检验②卫生检验
Ⅳ. ① R446 ②R115

中国版本图书馆CIP数据核字(2016) 第167857号

现代医学检验与卫生检验技术

XIANDAI YIXUE JIANYAN YU WEISHENG JIANYAN JISHU

主　　编　尚立成　王晓芳　葛丽雅　薛　娟　孙　萍　祝　辉
副 主 编　马和岗　高政聪　李翠芳　韩　华
　　　　　王军梅　周　琴　陈　峻　杨进波
出 版 人　李　梁
责任编辑　张　凌　张　卓
封面设计　长春创意广告图文制作有限责任公司
制　　版　长春创意广告图文制作有限责任公司
开　　本　787mm×1092mm　1/16
字　　数　1042千字
印　　张　43
版　　次　2016年9月第1版
印　　次　2017年6月第1版第2次印刷

出　　版　吉林科学技术出版社
发　　行　吉林科学技术出版社
地　　址　长春市人民大街4646号
邮　　编　130021
发行部电话/传真　0431-85635177　85651759　85651628
　　　　　　　　　85652585　85635176
储运部电话　0431-86059116
编辑部电话　0431-86037565
网　　址　www.jlstp.net
印　　刷　虎彩印艺股份有限公司

书　　号　ISBN 978-7-5578-1145-7
定　　价　170.00元
如有印装质量问题　可寄出版社调换
因本书作者较多，联系未果，如作者看到此声明，请尽快来电或来函与编辑部联系，以便商洽相应稿酬支付事宜。

主编简介

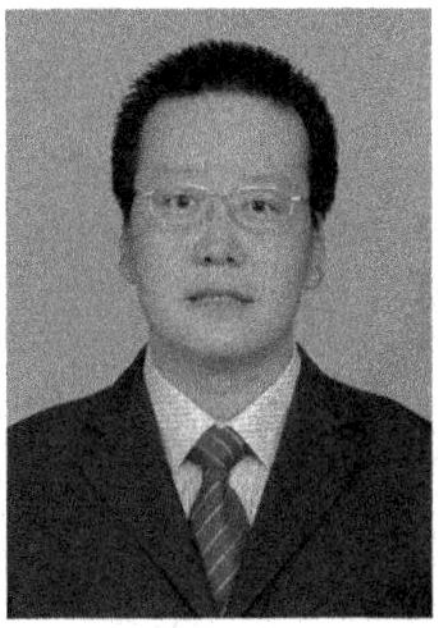

尚立成

1981年出生。主管检验师，2005年毕业于兰州大学药学院，就职于甘肃省白银市疾控中心。熟悉原子吸收光谱仪、原子荧光光谱仪、气相色谱仪、液相色谱仪、气质联用仪等大型检测检验设备，主要从事食品、水质、环境空气、职业卫生等卫生检测检验工作。参加工作以来，共计发表专业学术论文10余篇，合作完成课题1项。

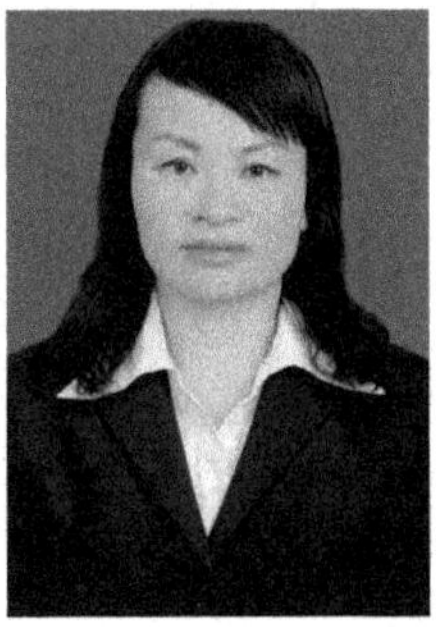

王晓芳

1968年出生。甘肃省灵台县人，灵台县疾病预防控制中心工作，大专文化程度。1991年7月毕业于甘肃省卫生学校临床检验专业，2004年7月取得临床医学大专学历，2010年5月取得主管检验师任职资格，2013年11月取得国家二级心理咨询师资格。从事检验工作25年，获得甘肃省2014年卫生系统下乡支农工作优秀队员，甘肃省残疾人心理康复工作优秀志愿者。发表国家级、省部级论文3篇，平凉市科技进步奖2项等。

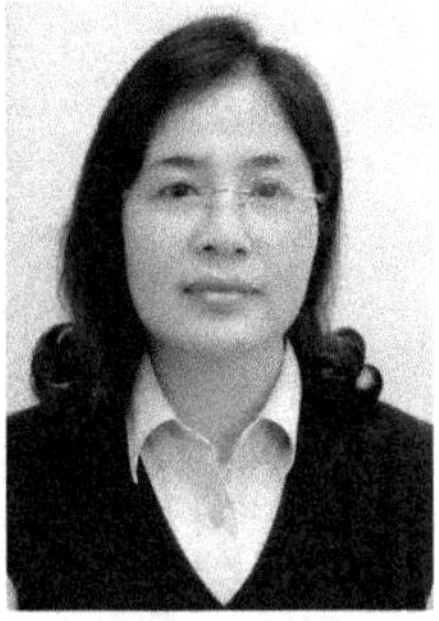

葛丽雅

1969年出生。1992年青海师范大学化学系分析化学专业，获理学士学位。现在深圳出入境检验检疫局食品检验检疫技术中心工作，从事食品理化、微生物的检测业务和管理工作。共检测样品近2万份，出具检测数据近5万个，撰写产品检验质量分析报告及案例分析20余篇，风险排查报告2篇；多次参加NATA、FAPAS和CNAS等国内外机构组织的能力验证，取得满意结果。参与完成科研课题7项，发表论文7篇；参与制定1项国家标准、4项检验检疫行业标准，获得专利授权2项。

编 委 会

主　编　尚立成　王晓芳　葛丽雅
薛　娟　孙　萍　祝　辉

副主编　马和岗　高政聪　李翠芳　韩　华
王军梅　周　琴　陈　峻　杨进波

编　委（按姓氏笔画排序）

马和岗　兰州市妇幼保健院
王延华　长春中医药大学附属医院
王军梅　襄阳市中心医院
（湖北文理学院附属医院）
王尚云　青岛市第八人民医院
王晓芳　甘肃省灵台县疾病预防控制中心
孙　萍　郑州大学附属肿瘤医院
（河南省肿瘤医院）
李翠芳　十堰市太和医院
（湖北医药学院附属医院）
杨进波　湖北医药学院附属襄阳医院
张志红　长春中医药大学附属医院
陈　峻　武汉市第一医院
尚立成　甘肃省白银市疾病预防控制中心
周　琴　成都医学院第一附属医院
祝　辉　湖北省孝感市第一人民医院
袁学华　湖北省十堰市妇幼保健院
袁聪玲　湖北省荆州市第一人民医院
高政聪　甘肃省景泰县中医院
崔　杨　邢台医专第二附属医院

葛丽雅　深圳出入境检验检疫局
　　　　食品检验检疫技术中心
韩　华　郑州大学附属洛阳中心医院
薛　娟　河南科技大学第一附属医院
瞿　新　湖北医药学院附属人民医院

前 言

近年来，科学技术的进步和临床医学的发展，极大地丰富和促进了检验理论和应用技术的发展，各种检测仪器、检验方法不断涌现，使检验质量和水平显著提高，对许多疾病的诊断、治疗监测和预后评估都起着越来越重要的作用。另一方面，为适应我国社会主义现代化建设与社会和谐发展的需要，开设卫生检验专业已成为我国卫生发展的必然要求。本书正是在这样的背景下编写的。

本书共分七篇，其中第一篇主要介绍体液检验，第二篇为血液检验，第三篇则主要介绍生化与分子检验，第四篇主要讲述微生物检验，第五篇为免疫检验，第六篇为卫生检验部分，主要介绍食品、水质的理化检验等，第七篇为核医学检验。论述详尽，内容新颖，科学性与实用性强，是各位笔者结合多年丰富的临床经验，并参考国内外有关书籍和文章，详细总结、深入思索并加以汇总、提炼而成的。适于广大医学检验工作者、临床医师、实验医学科研人员、内科医师、医学院校师生参考使用。

由于参加编写的人员较多，文笔不尽一致，繁简程度也不尽相同，加之当今医学发展迅速，不足之处在所难免，望广大读者不吝赐教。

编　者

2016 年 9 月

目　录

第一篇　体液检验

第二篇　血液检验

第三篇　生化与分子检验

第四篇　微生物检验

第五篇 免疫检验

第六篇　卫生检验

第七篇　核医学检验

第七篇 核医学检验

第一篇

体液检验

第一章 尿液检验

第一节 尿液一般性状检查

一、尿量

使用量筒或其他带刻度的容器直接测定尿量。

随气候、出汗量、饮水量等不同而异，一般健康成人约为1.0～1.5L/24h，即1ml/（kg·h体重）；小儿按kg体重计算尿量较成人多3～4倍。

增多见于：

（1）生理性：饮水过多，饮浓茶、咖啡及乙醇类或精神紧张等。

（2）病理性：常见于糖尿病、尿崩症、慢性肾炎及神经性多尿等。

减少见于：

（1）生理性：饮水少、出汗多等。

（2）病理性：常见于休克、脱水、严重烧伤、急慢性肾炎、心功能不全、肝硬化腹水、流行性出血热少尿期、尿毒症、急慢性肾衰竭等。

二、尿液颜色

根据尿的颜色进行报告。正常尿液因含尿色素可呈淡黄色。尿液浓缩时，颜色可呈深黄色，并受某些食物及药物的影响。病理性尿色可呈无色、深黄色、浓茶色、红色、紫红色、棕黑色、绿蓝色、乳白色等，均应报告。尿色深红如浓茶样见于胆红素尿；红色见于血尿、血红蛋白尿；紫红色见于卟啉尿；棕黑色见于高铁血红蛋白尿、黑色素尿；绿蓝色见于胆绿素尿和尿蓝母；乳白色可能为乳糜尿、脓尿。

三、尿液透明度

根据尿的外观理学性状，将透明度分为清晰透明、微混、混浊、明显混浊等4个等级。清晰透明指没有肉眼可见的颗粒物质；微混指出现少数可见的颗粒物质，但透过尿液能看清本书上的字迹；混浊指出现可见的颗粒物质，透过尿液所见本书上的字迹模糊不清。明显混浊指透过尿液看不见本书上的字迹。

浑浊尿的鉴别步骤和顺序为：①加热，混浊消失，为尿酸盐结晶；②加入乙酸数滴，混浊消失且产生气泡，为碳酸盐结晶；混浊消失但无气泡，为磷酸盐结晶；③加入2%盐酸数滴，混浊消失，为草酸盐结晶；④加入10%氢氧化钠数滴，混浊消失，为尿酸盐结晶；呈现胶状，为脓尿；⑤在1份尿液中，加入乙醚1份和乙醇2份，振荡，混浊消失，为脂肪尿；⑥经上述处理方法尿液仍呈混浊，为菌尿。

四、尿液酸碱度

（一）试带法

尿三联或多联试带（包括pH，采用双指示剂系统原理）或pH试纸（1～10，1～14）。手工操作时，将试带或试纸一端浸入尿中，按试带说明书规定的时间取出，与标准比色板颜色对比，记录报告；或使用尿液分析仪，按照仪器说明书进行操作。

（二）指示剂法

洁净玻片或试管放人尿液少许，加溴麝香草酚蓝试剂1滴（溴麝香草酚蓝0.1g，0.01mol/L NaOH 16ml，研磨溶解，加蒸馏水至250ml；也可取溴麝香草酚蓝0.1g溶于20%乙醇100ml内），其呈色范围为pH6.0～7.6。观察结果，黄色为酸性，绿色为中性，蓝色为碱性尿。

（三）pH计法

pH计由指示电极（银－氯化银）和参比电极（汞－氯化汞）组成，能准确提供尿液pH。pH计需按照厂商提供的操作方法使用。

正常尿液可呈弱酸性（pH6），但因饮食种类不同，pH波动范围可为4.5～8.0。肉食者多为酸性，食用蔬菜水果可致碱性。测定尿液酸碱反应时，标本必须新鲜，久置腐败尿或泌尿道感染、脓血尿均可呈碱性。磷酸盐、碳酸盐结晶见于碱性尿；尿酸盐、草酸盐、胱氨酸结晶多见于酸性尿。酸中毒及服用氯化铵等酸性药物时尿可呈酸性。

五、尿液比密

（一）折射计法

尿折射率和尿比密有较好相关性，二者相关系数为0.98。尿折射率和尿渗量在正常及基本正常尿的范围内，相关系数为0.97。因此，在正常情况下，尿比密的末二位数×40≈尿渗量［mOsm/（kg·H_2O）］。使用折射计测定尿液比密，方法简单，精密度和准确度较比密计法高，而且标本用量只要1～2滴（也可用于测其他体液比密），解决了少尿患者无法测比密的实际困难。它是目前我国测尿比密的确证方法。

1. 原理　入射角为90°的光线进入另一介质（密度不同）时，被折射的角度称为临界角，在终端观察时，依折射临界角的大小，可见明暗视物的改变，进而求出相对折射率。

2. 操作

（1）手提式折射计：在测量玻璃板上加一滴尿标本，然后把上面平板放下，紧压在液滴上，使两块玻璃板平行。手持仪器，面对光源，使光线通过标本和棱镜，用眼观察目镜，从专用的刻度标尺上，在明暗场交界线处读出比密值。

（2）座式折射计：开通光路后，按测定标本的程序，用蒸馏水调整基准线位置。测试标本时，滴加尿液2滴，盖上塑料盖（防止产生气泡），即可在目镜中读出相应的比密值。

（3）全自动尿液干化学分析仪：按照仪器说明书进行操作。

3. 附注

（1）折射计的校正：可用10g/L、40g/L和100g/L蔗糖溶液校正折射计，它们的折射率分别为1.334 4、1.338 8和1.347 9。

（2）折射计法：被美国临床检验标准委员会（CUS/NCCLS）推荐为参考方法，具有标本用量少、在15～37℃温度下自动进行温度补偿的优点。

（3）混浊尿会影响结果判读，应加热透明后再测定比密。

（二）比密计法

1. 原理　尿比密计是一种液体比密计，可测出规定温度下尿液的比密。物质的重量与同体积的纯水，在一定温度下（4.0℃、15.5℃）相比，得到的密度为该物质的比密（俗称比重）。

2. 操作

（1）充分混匀尿液后，沿管壁缓慢倒入小量筒或小量杯中，如有气泡，可用滴管或吸水纸吸去。

（2）比密计放入杯中，使悬浮于中央，勿触及杯壁或杯底。

（3）等比密计停稳后，读取与尿液凹面相切的刻度，即为被测尿液的比密。

3. 附注

（1）比密计的校正：购置的新比密计应用纯水在规定温度下观察比密是否准确。蒸馏水15.5℃应为1.000；8.5g/L氯化钠液在15.5℃应为1.006；50g/L氯化钠液在15.5℃应为1.035。

（2）温度影响：温度高时，液体的比密低，反之则比密高，故一般比密计上都注明测定温度。如不在指定的温度下测定时，则每高于指定温度3℃时，比密应加0.001，每低3℃，则减去0.001。

（3）尿内容物的影响：①尿内含糖、蛋白时，可增高比密。②盐类析出，比密下降，应待盐类溶解后测比密。③尿素分解，比密下降。④尿液含造影剂，可使比密大于1.050。

（4）目前，比密计法因操作烦琐和影响因素多，已不再是测定尿液比密的准确方法。

（三）试带法

1. 原理　尿中电解质释放出阳离子，阳离子与试带中的离子交换体中的氢离子交换，使之释放出氢离子，氢离子再与其中的酸碱指示剂反应，根据指示剂显示的颜色可推知尿中的电解质浓度，以电解质浓度来代表密度，从而得出比密值。

2. 操作　使用尿液分析仪，并按照仪器说明书进行操作。

3. 参考区间　正常成人随机尿标本比密1.003～1.030，晨尿>1.020，新生儿1.002～1.004。

4. 附注

（1）测定受酸碱度、中等相对分子质量化合物影响较大。

（2）仅适用于正常人体检。

（3）与比密计法结果存在一定差异。

5. 临床意义

（1）比密增高：尿少时，比密可增高，见于急性肾炎、高热、心功能不全、脱水等；尿量增多同时比密增加，常见于糖尿病。

（2）比密降低：慢性肾小球肾炎、肾功能不全、尿崩症等。

连续测定尿比密比一次测定更有价值，慢性肾功能不全呈现持续低比密尿。

（王晓芳）

第二节 尿液渗量测定

一、原理

尿液渗量检查是反映尿中具有渗透活性粒子（分子或离子等）数量的一种指标，与粒子大小及电荷无关。相对分子质量大的蛋白对尿液渗量影响小，因此是评价肾脏浓缩功能较理想的指标。

用以表示溶液中有效粒子状态，可采用该溶液沸点上升（从液态到气态）或冰点下降（液态到固态）的温度变化（ΔT）。1 个 Osm（Osmolality）浓度可使 1kg 水的冰点下降 1.858℃，因此渗摩尔量：Osm/（kg·H_2O）=观察取得冰点下降℃数/1.858

冰点渗透压计，包括标本冷却室、热敏电阻，其工作原理是根据溶液的结冰曲线。溶液的浓度、温度过低、样品的容量和热传导状态等均会影响结冰曲线的形态，继而影响冰点测定结果。

二、操作

（1）标本应收集在清洁干燥的容器中，不加防腐剂。用较高速度离心，除去全部不溶性颗粒。但尿中盐类沉淀应使之溶解，不可除去。如不能立即测定，应置冰箱内保存，临用前将标本预温，使盐类沉淀完全溶解。在测定尿渗量的同时，常需测定血浆的渗量，必须用肝素抗凝，而不能用草酸盐抗凝。

（2）使用时，应先接通标本冷却室的循环水，继而注入不冻液，调试并保持不冻液温度为 -7～-8℃后再开始标本的测定。在测试过程中，要保持搅动探针的适当振幅（1.0～1.5cm）。

（3）用氯化钠（GR 级）12.687g/（kg·H_2O）校正 400mOsm/（kg·H_2O）读数。

（4）测定尿及血浆的渗量，记录读数。

三、参考区间

尿液渗量一般为 600～1 000mOsm/（kg·H_2O），24h 内最大范围为 40～1 400mOsm/（kg·H_2O），血浆渗量约为 275～305mOsm/（kg·H_2O），尿与血浆渗量之比为（3.0～4.7）：1.0。

四、附注

1. 在理想条件下，1mol 的不离解溶质（如蔗糖）溶于 1kg 纯水中，产生 1 重量摩尔浓度（1molal），含有 6.023×10^{23} 粒子数（Avagadro 常数）。与纯水相比，此溶液的沸点上升 0.52℃，冰点下降 1.858℃。

在电解质溶液中，电解质可离解成 2 个粒子（如 NaCl）或 3 个质粒子（如 $CaCl_2$）。因此，该溶液的综合渗透效应要乘以每分子溶质所解离的粒子数。然而，在实际工作中，大都是在非理想常态，生物体液的渗透效应更为复杂。

2. 渗透浓度的表示

（1）渗透重量摩尔浓度（Osmolality）：以溶剂的质量（g）表示浓度，1Osmolal 溶液的定义为含有 1Osmol/（kg · H_2O）。

（2）渗透体积摩尔浓度（Osmolarity）：以溶液的体积（L）表示浓度，1Osmolar 的定义为含有 1Osmol/L 溶液。

OsmoWity（Osmol/kg · H_2O）在热力学上较为准确，因为重量不受温度变化的影响。体液中的渗量较低，一般用 mOsm（milliosmol）表示。

五、临床意义

（1）禁水 12h，尿渗量 >800mOsm/（kg · H_2O），若低于此值时，表示肾脏浓缩功能不全。正常人禁水 12h 后，尿渗量与血浆渗量之比应大于 3。

（2）急性肾小管功能障碍时，尿与血浆渗量之比 <1.2，且尿 Na^+ 大于 20mmol/L。

（3）应结合血液电解质考虑，如糖尿病、尿毒症时，血液渗量升高，但尿 Na^+ 下降。

（王晓芳）

第三节 尿液化学检查

一、尿蛋白质定性试验

（一）加热乙酸法

1. 原理 加热可使蛋白质变性凝固，加酸可使蛋白质接近等电点，促使蛋白沉淀。此外，加酸还可溶解碱性盐类沉淀物。

2. 试剂

（1）5% 乙酸溶液。

（2）饱和氯化钠溶液。

3. 操作

（1）将约 10ml 新鲜清晰尿液移入一耐热的 12mm × 100mm 试管内。

（2）将试管斜置在火焰上，煮沸上部尿液。

（3）滴加 5% 乙酸 3 ~4 滴，再煮沸后，立即观察结果。如有混浊或沉淀，提示尿内含有蛋白质。

4. 结果判断

阴性（ - ）：不显浑浊。

可疑（ ± ）：在黑色背景下呈轻微浑浊。

阳性(+)：呈明显白雾状，含蛋白量约为0.1~0.5g/L。

(2+)：呈浑浊，有明显颗粒，含蛋白质量约为0.5~2.0g/L。

(3+)：大量絮片状沉淀，浑浊，含蛋白质量约为2.0~5.0g/L。

(4+)：出现凝块并有大量絮片状沉淀，含蛋白质量为>5.0g/L。

5. 附注

(1) 加5ml尿液、50%乙酸液1ml及饱和氯化钠溶液3ml混匀，如有黏蛋白存在，可防止其沉淀。

(2) 本法干扰因素少，敏感度为0.15g/L。

(3) 加酸过多，远离蛋白等电点，蛋白质微粒获得电荷增加，可呈假阴性。

(4) 无盐或低盐饮食的患者因尿内电解质含量少，可致假阴性。试验时可先加1~2滴饱和氯化钠溶液于尿液中，再进行操作。

(二) 磺基水杨酸法

1. 原理　磺基水杨酸为生物碱试剂，在酸性环境下，其阴离子可与带正电荷的蛋白质结合成不溶性蛋白盐而沉淀。

2. 试剂

(1) 100g/L磺基水杨酸乙醇溶液：取磺基水杨酸20g，加水至100ml，取此液与等量95%乙醇或甲醇液混合；

(2) 200g/L磺基水杨酸溶液：取磺基水杨酸20g，加水至100ml。

3. 操作

(1) 取小试管加尿液3~5ml。

(2) 滴加100g/L磺基水杨酸乙醇溶液3~4滴或200g/L磺基水杨酸溶液1~2滴，形成界面。

(3) 如尿显混浊，表示有蛋白存在，浑浊深浅表示含量多少。

4. 结果判断

阴性：不显混浊，尿液外观仍清晰透明。

可疑(±)：轻微混浊，隐约可见，含蛋白量约为0.05~0.20g/L。

阳性(+)：明显白色混浊，但无颗粒出现，含蛋白量约为0.3g/L。

(2+)：稀薄乳样混浊，出现颗粒，含蛋白量约为1g/L。

(3+)：乳浊，有絮片状沉淀，含蛋白量约为3g/L。

(4+)：絮状混浊，有大凝块下沉，含蛋白量≥5g/L。

5. 附注

(1) 磺基水杨酸法较敏感(0.05~0.10g/L蛋白质)。

(2) 如尿液混浊，应先离心或过滤；强碱性尿易出现假阴性，应加5%乙酸溶液数滴酸化后再作试验。

(3) 有机碘造影剂、超大剂量使用青霉素等均可致假阳性。

(4) 尿中含高浓度尿酸或尿酸盐时，可呈假阳性。但出现的反应与尿蛋白不同，加试剂1~2min后出现白色点状物，向周围呈毛刺状突起，并慢慢形成雾状。

(三) 试带法

1. 原理　采用pH指示剂的蛋白质误差原理。在缓冲液中pH恒定(pH=3)，当有蛋白质存在时，指示剂释放 H^+ 离子，产生颜色变化。这种色泽变化与蛋白质含量成正比。

2. 操作　选用优质试带，使用方法详见商品说明书；若使用尿液分析仪，最好使用配套试带，按照仪器说明书进行操作。

3. 参考区间　阴性。

4. 附注

（1）试带法对尿中白蛋白敏感，对其他蛋白，如球蛋白、肌红蛋白、血红蛋白、本－周氏蛋白和黏蛋白不敏感，通常检测结果为阴性。

（2）尿中含有本－周氏蛋白时，本法常阴性，应再用加热乙酸法或磺基水杨酸法复查，以免阳性结果漏诊。

（3）强碱性尿液可致假阳性结果。

（4）试带法仅适用于正常人及肾病筛查，不适用于肾病患者疗效观察，预后判断及病情轻重的估计。

5. 临床意义　分为功能性、体位性、偶然性、病理性蛋白尿，后者见于肾炎、肾病综合征等。

二、尿蛋白质定量测定

丽春红 S 法：

1. 原理　在尿液标本中，加入蛋白沉淀剂三氯乙酸和丽春红 S 染料后离心沉淀，蛋白－染料结合物被沉淀出来，将沉淀物加碱液溶解后，比色测定，计算蛋白含量。

2. 试剂

（1）三氯乙酸－丽春红 S 试剂原液：称取丽春红 S 1.0g，溶解在 300g/L 三氯乙酸溶液 1 000ml 中。

（2）三氯乙酸－丽春红 S 试剂应用液：原液 100ml 用蒸馏水稀释至 1 000ml，在室温下数月稳定。

（3）蛋白定性试剂：如 100g/L 磺基水杨酸乙醇溶液。

（4）0.2mol/L 氢氧化钠溶液。

（5）蛋白标准曲线：取蛋白标准液（50g/L）用盐水稀释成每升含蛋白 200、400、600、800、1 000、1 200、1 600mg 的标准液，各取 100μl，与测定标本操作相同，用 560nm 波长比色，制成标准曲线。

3. 操作

（1）先作蛋白定性试验，测定标本中含蛋白质的半定量，依蛋白浓度调整标本用量：①1g/L 以下时，标本用量为 100μl。②1～3g/L 时，标本用量为 50μl（测得值×2）。③3～10g/L 时，标本用量为 10μl（测得值×10）。

（2）取 12mm×100mm 的试管 1 支，按上述要求量加入标本，再加入三氯乙酸－丽春红 S 试剂 1.0ml，混匀后以 3 500r/min 离心 10min，将上清液缓缓倒出后，倒置于滤纸上数分钟，并用小滤纸条吸去附着于管壁的多余试剂（注意勿触及管底沉淀物）。

（3）加 0.2mol/L 氢氧化钠溶液 2.0ml 于沉淀物中，混合使沉淀溶解，用 560nm 波长测定吸光度，查标准曲线得蛋白含量。

4. 参考区间　（46.5±18.1）mg/L。

5. 附注

（1）标本蛋白含量在 0.1g/L 以下时，可用标本 1.0ml 加试剂原液 0.1ml，混匀，离心后弃去上清液，吸去管壁上多余试剂，加 0.2mol/L 氢氧化钠液 2.0ml 检测。

（2）本法较比浊法误差小，胆红素 < 68μmol/L（即 < 4mg/L）时对结果无影响；也不受室温的影响。

（3）离心沉淀后上清液必须全部倾去，但不能损失沉淀物，否则可影响比色结果。

（4）丽春红 S 法比较灵敏，对白蛋白的敏感性远比球蛋白高。双缩脲法虽不太敏感，但能正确反映肾病患者尿中蛋白排泄量。

三、尿本－周氏蛋白定性试验

（一）过筛法

1. 热沉淀反应法

（1）原理：本－周氏蛋白又称凝溶蛋白，是一种免疫球蛋白的轻链或其聚合体。此种蛋白在一定的 pH 条件下加热至 40～60℃时有沉淀发生，温度升高至 100℃时，沉淀消失，再冷却时又可重现沉淀。

（2）试剂

1）200g/L 磺基水杨酸溶液。

2）2mol/L 乙酸盐缓冲溶液（pH4.9 ± 0.1）。取乙酸钠（$CH_3COONa \cdot 3H_2O$）17.5g，加冰乙酸 4.1ml，再加蒸馏水至 100ml，调 pH 至 4.9。

（3）操作

1）先将尿液用磺基水杨酸法作蛋白定性试验，如呈阴性反应，则可认为尿液标本中本－周氏蛋白阴性。

2）取透明尿液 4ml 于试管中，再加入乙酸盐缓冲溶液 1ml，混匀后，放置 56℃水浴中 15min。如有混浊或出现沉淀，再将试管放入沸水中，煮沸 3min，观察试管中混浊或沉淀的变化，如混浊变清、混浊减弱或沉淀减少，均提示本－周氏蛋白阳性。若煮沸后，混浊增加或沉淀增多，表明此尿液中还有其他蛋白质，此时应将试管从沸水中取出，立即过滤。如滤液开始透明，温度下降后浑浊，再煮沸时又透明，提示本－周氏蛋白为阳性。

2. 对甲苯磺酸法

（1）原理：利用本－周氏蛋白在酸性条件下，能与对甲苯磺酸形成沉淀的原理。一般蛋白质的等电点大部分在 5.0 以下，而本－周氏蛋白略高于一般蛋白质，所以本法是相对特异的。

（2）试剂：对甲苯磺酸溶液：对甲苯磺酸 12g，加冰乙酸至 100ml，溶解后即可使用。

（3）操作

1）取透明尿液 2ml 于试管中。

2）加对甲苯磺酸溶液 1ml，混匀，室温静置 15～30min。

3）5min 内出现沉淀或浑浊，提示本－周氏蛋白为阳性。

（4）附注

1）尿液应新鲜，否则因白蛋白、球蛋白分解变性而干扰试验。

2）混浊尿不能用，应离心沉淀，取用上清尿液做试验。

3）过多的本－周氏蛋白，在90℃以上不易完全溶解，故需与对照管比较，也可将尿液稀释后再测。

4）煮沸过滤除去尿中白、球蛋白时，动作要迅速，并需保持高温，否则本－周氏蛋白也会滤去。

5）对甲苯磺酸法比热沉淀反应法灵敏度高，但有假阳性。

（二）确诊试验——电泳免疫分析法

如本－周氏蛋白含量少时，应将尿液透析浓缩约50倍，在乙酸纤维素薄膜上点样进行电泳，本－周氏蛋白可在α～γ球蛋白区出现一条浓集的区带。为进一步确诊，可将尿液与抗κ轻链及抗λ轻链血清进行免疫学测定，以区分轻链类型。

临床意义：

（1）一般认为，当浆细胞恶性增殖时，可能有过多的轻链产生或重链的合成被抑制，致使过多的轻链通过尿液排出。

（2）约50%的多发性骨髓瘤患者及约15%的巨球蛋白血症患者，其尿液可出现本－周氏蛋白。

（3）肾淀粉样变、慢性肾盂肾炎及恶性淋巴瘤患者等，亦可出现本－周氏蛋白。

四、尿肌红蛋白定性试验

（一）原理

肌红蛋白（Mb）和血红蛋白（Hb）一样，分子中含有血红素基团，具有过氧化物酶样活性，能催化 H_2O_2 作为电子受体使色原（常用的有邻联甲苯胺、氨基比林、联苯胺等）氧化呈色，其颜色的深浅与肌红蛋白或血红蛋白含量成正比。肌红蛋白能溶于80%饱和度的硫酸铵溶液中，而血红蛋白则不能，可以此区别。

（二）试剂

1. 10g/L邻联甲苯胺（o－tolidine）溶液　取邻联甲苯胺1g，溶于冰乙酸和无水乙醇各50ml的混合液中，置棕色瓶中，放冰箱内保存，可用8～12周，若溶液变深褐色，应重新配制。

2. 过氧化氢溶液　冰乙酸1份，加3%过氧化氢溶液2份。

3. 硫酸铵粉末　用化学纯制品。

（三）操作

1. 首先测试尿液中有无血红素的存在　即依次加入新鲜尿液4滴，邻联甲苯胺（或四甲基联苯胺）溶液2滴，混匀后，加入过氧化氢溶液3滴，如有蓝色或蓝绿色出现，表示尿中有Hb或（和）Mb的存在。

2. 离心或过滤　使尿液透明，吸取5ml，加入硫酸铵粉末2.8g，使之溶解混合，约为80%饱和度，静置5min，用滤纸过滤。取滤液重复测试有无血红素存在，如显蓝色，表示Mb阳性。如不显蓝色，表示血红素已被硫酸铵沉定，为Hb阳性。

（四）附注

（1）标本必须新鲜，并避免剧烈搅拌。

(2) 本法为过筛试验，在少部分正常人中可出现假阳性，进一步可用超滤检查法、电泳法、分光光度检查法和免疫化学鉴定法等加以鉴别。

(五) 临床意义

肌红蛋白尿症可见于下列疾病：

1. 遗传性肌红蛋白尿　磷酸化酶缺乏、未知的代谢缺陷，可伴有肌营养不良、皮肌炎或多发性肌炎等。

2. 散发性肌红蛋白尿　当在某些病理过程中发生肌肉组织变性、炎症、广泛性损伤及代谢紊乱时，大量肌红蛋白自受损伤的肌肉组织中渗出，从肾小球滤出而成肌红蛋白尿。

五、尿血红蛋白定性试验

(一) 化学法

1. 原理　血红蛋白具有过氧化物酶样作用，以催化 H_2O_2 作为电子受体使色原氧化呈色，其颜色的深浅与血红蛋白含量成正比。又称为尿隐血试验。

2. 试剂　同肌红蛋白定性试验方法。

(1) 10g/L 邻联甲苯胺溶液。

(2) 过氧化氢溶液。

3. 操作　于 12mm×100mm 试管中置尿液 4 滴，加 10g/L 邻联甲苯胺溶液 2～3 滴，混匀。再加过氧化氢溶液 1～2 滴，混匀。如呈现蓝色，为阳性反应。

若需要鉴别肌红蛋白，则参照肌红蛋白定性试验操作。

(二) 试带法

1. 原理　检测原理基于化学法。

2. 操作　使用尿液分析仪，按照仪器说明书进行操作。完整红细胞在试带上溶解，释放血红蛋白，呈绿色斑点状，血红蛋白或肌红蛋白尿则呈均匀绿色。

3. 附注

(1) 标本必须新鲜：由于红细胞易于沉淀，所以测试前标本必须混匀。

(2) 试带法检测血红蛋白的灵敏度约为 0.3mg/L，相当于红细胞数量为每微升 5～10 个。

(3) 化学法中 3% 过氧化氢溶液易变质，检测过程中应设立阳性对照。

(4) 尿液中含有强氧化剂或某些产过氧化物酶细菌时，可致试带法结果呈假阳性。为了防止此类假阳性，可将尿液煮沸 2min，再用试带进行检测。

(5) 大剂量维生素 C 可致假阴性结果。部分品牌试带因使用含碘酯盐清洁剂的试剂垫，而排除了维生素 C 的干扰。

4. 临床意义　尿液中含有游离血红蛋白称为血红蛋白尿，为透明的鲜红色（含氧血红蛋白）或暗红色（含高铁血红蛋白），严重者呈浓茶色或酱油色，离心后颜色也不改变。沉渣中无红细胞，隐血试验呈阳性。

正常人尿液中无游离血红蛋白。当体内大量溶血，尤其是血管内溶血，血液中游离血红蛋白可大量增加。当超过 1.00～1.35g/L 时，即出现血红蛋白尿。此种情况常见于血型不合输血、阵发性睡眠性血红蛋白尿、寒冷性血红蛋白尿症、急性溶血性疾病等。还可见于各种病毒感染、链球菌败血症、疟疾、大面积烧伤、体外循环、肾透析、手术后所致的红细胞大量破坏等。

六、尿酮体定性试验

（一）酮体检查

含酮体的尿液中加硝普钠后，与氨液接触时出现紫色环。在试验中加少量冰乙酸可防止过量肌酐所引起的假阳性。

1. 朗格（Lange）法

（1）操作：取新鲜尿液约 5ml，置试管内，加硝普钠约 250mg，再加冰乙酸约 0.5ml，反复振荡使其溶解，混匀均匀，沿管壁缓慢加入 280g/L 氢氧化铵液（浓氨水）约 2ml，使之与尿液形成界面，静置后观察。

（2）结果判断：见表 1－1。

表 1－1　尿酮体判断标准

定性	反应情况	相当含量（mg/L）	
		乙酰乙酸	丙酮
阴性	5min 后无紫色环	－	－
可疑	只出现淡紫色环	50	200～400
阳性＋	逐渐出现紫色环	100	1 000
2＋	较快出现紫色环	200～1 000	2 500～5 000
3＋～4＋	立即出现紫色环	1 000～3 000	8 000～10 000

（3）附注

1）酮体浓度低时紫色明显，酮体浓度高时则红色明显。

2）氨水挥发，浓度过低，显色不佳。

3）如尿中含大量非晶形尿酸盐时，则产生黄至褐色环。

2. 粉剂法

（1）试剂：酮体试剂粉：硝普钠 0.5g，放入乳钵内研细，加入无水碳酸钠 10g，硫酸铵 10g，研匀成细粉，装入棕色瓶中，塞紧，防潮保存。

（2）操作

1）于凹玻片凹孔内加入一小匙酮体试剂粉。

2）滴加新鲜尿于粉剂上，完全浸湿。

（3）结果判断：试剂粉出现紫色为阳性。根据颜色出现的快慢和颜色的深浅报告：阳性（＋）、(2＋)、(3＋)、(4＋)。5min 内不出现紫色或仅出现淡黄色或棕黄色为阴性。

（4）附注

1）灵敏度：丙酮约为 1 000mg/L；乙酰乙酸约为 80mg/L。

2）本反应需在试剂与水接触呈碱性并产热时使氨放出，因此，冬季最好放 30℃左右的水浴中完成。

3. 试带法

（1）操作：使用尿液分析仪，最好使用配套试带，按照仪器说明书进行操作。部分品牌试带含甘氨酸组分，能同时检测丙酮和乙酰乙酸。

（2）附注

1）试带法检测乙酰乙酸的灵敏度约为50～100mg/L，丙酮的灵敏度约为500～700mg/L，不能检出β-羟丁酸。

2）含游离巯基基团的物质均可致假阳性结果。

3）尿液必须新鲜。

（二）乙酰乙酸检查

1. 原理　尿中乙酰乙酸与氯化高铁形成赭红色乙酰乙酸铁。

2. 试剂　100g/L氯化高铁水溶液。

3. 操作　取新鲜尿约5ml于试管中，滴加100g/L氯化高铁溶液，至尿中磷酸盐完全沉淀为止。如上清液呈赭红色即为阳性。

4. 附注

（1）尿液必须新鲜，久置后乙酰乙酸可转变为丙酮。

（2）尿中如含安替比林、酚类或磺基水杨酸盐类等药物时均可呈假阳性反应。

（3）如需鉴别其他物质干扰时，可取尿液10ml，加蒸馏水10ml，煮沸蒸发剩10ml，促使乙酰乙酸转变成丙酮挥发。冷却后，再重复上述试验，如由阳性转成阴性，证明为乙酰乙酸。其他原因引起的假阳性则色泽不褪。

5. 临床意义

（1）正常尿液中不含酮体。

（2）严重未治疗的糖尿病酸中毒患者酮体可呈强阳性反应。

（3）妊娠剧烈呕吐、长期饥饿、营养不良、剧烈运动后可呈阳性反应。

七、尿胆红素定性试验

（一）Harrison法

1. 原理　用硫酸钡吸附尿中胆红素后，滴加酸性三氯化铁试剂，使胆红素氧化成胆绿素而呈绿色反应。

2. 试剂

（1）酸性三氯化铁试剂（fouchet试剂）：称取三氯乙酸25g，加蒸馏水少许溶解，再加入三氯化铁0.9g，溶解后加蒸馏水至100ml。

（2）100g/L氯化钡溶液。

（3）氯化钡试纸：将优质滤纸裁成10mm×80mm大小纸条，浸入饱和氯化钡溶液内（氯化钡30g，加蒸馏水100ml）数分钟后，放置室温或37℃温箱内待干，贮于有塞瓶中备用。

3. 操作

（1）试管法：取尿液5ml，加入100g/L氯化钡溶液约2.5ml，混匀，此时出现白色的硫酸钡沉淀。离心后弃去上清液，向沉淀物加入酸性三氯化铁试剂数滴。若呈现绿色或蓝绿色者为阳性结果。

（2）氯化钡试纸法：将氯化钡试纸条的一端浸入尿中，浸入部分至少50mm，5～10s

后，取出试条，平铺于吸水纸上。

在浸没尿液的部位上滴加酸性三氯化铁试剂 2 ~ 3 滴，呈绿、蓝色为阳性，色泽深浅与胆红素含量成正比。

4. 附注

（1）本法敏感度较高（0.9μmol/L 或 0.05mg/dl 胆红素）。

（2）胆红素在阳光照射下易分解，留尿后应及时检查。

（3）水杨酸盐、阿司匹林可与 Fouchet 试剂发生假阳性反应。

（4）不能加过多 Fouchet 试剂，以免生成黄色而不显绿色，导致假阴性。

（二）试带法

1. 原理　在强酸性介质中，胆红素与试带上的二氯苯胺重氮盐起偶联作用，生成红色偶氮化合物。

2. 操作　将试带浸入被检尿内 1min（或按产品说明书要求的时间），取出后与标准色板比色。或使用尿液分析仪，按照仪器说明书进行操作。

3. 附注

（1）试带应避光，保存于室温干燥处。注意失效期。

（2）尿液中含有高浓度的维生素 C（ >0.5g/L）和亚硝酸盐时，抑制偶氮反应，可出现假阴性结果；当患者接受大剂量氯丙嗪治疗以及尿中含有盐酸苯偶氮吡啶（泌尿道止痛药）的代谢产物时，可出现假阳性结果。

（3）试带在使用和保存过程中，不能接触酸碱物质和气体，也不能用手触摸试带上的膜块。

（4）尿标本应新鲜。

（5）试带法灵敏度较低（7 ~ 14μmol/L 或 0.4 ~ 0.8mg/dl 胆红素）。

4. 临床意义　在肝实质性及阻塞性黄疸时，尿中均可出现胆红素。在溶血性黄疸患者的尿中，一般不见胆红素。

（王晓芳）

第四节　尿沉渣检查

一、规范化尿沉渣检查

（一）尿沉渣定量检查推荐法

1. 器材

（1）收集标本的容器

1）收集和运送尿液的容器：由惰性材料制成，洁净、防漏、防渗，一次性使用；体积应 >50ml，圆形开口的直径 >4.0cm，具有较宽的底部；有易于开启的盖子。

2）用于离心尿液的离心管：应清洁、透明、带刻度，刻度上应至少标明 10.0ml、1.0ml、0.2ml，体积应 >12ml，离心管底部呈锥形或缩窄形，管口有盖子。最好使用不易破碎的一次性塑料或玻璃离心管。

3）用于尿沉渣分析的容器、离心管、玻片必须能进行标记，便于患者标本的识别，且应保持洁净。

（2）尿沉渣计数板：尿沉渣的量和压（涂）片厚度是标准化重要环节，建议使用标准化的沉渣计数板。尿沉渣计数板示意图见图 1－1，该计数板有 10 个均一厚度（0.1mm）的计算池，每个计算池内有固定体积（1μl）的计算区，计算区内划分为 10 个中方格，每一中方格内又划分为 9 个小方格。

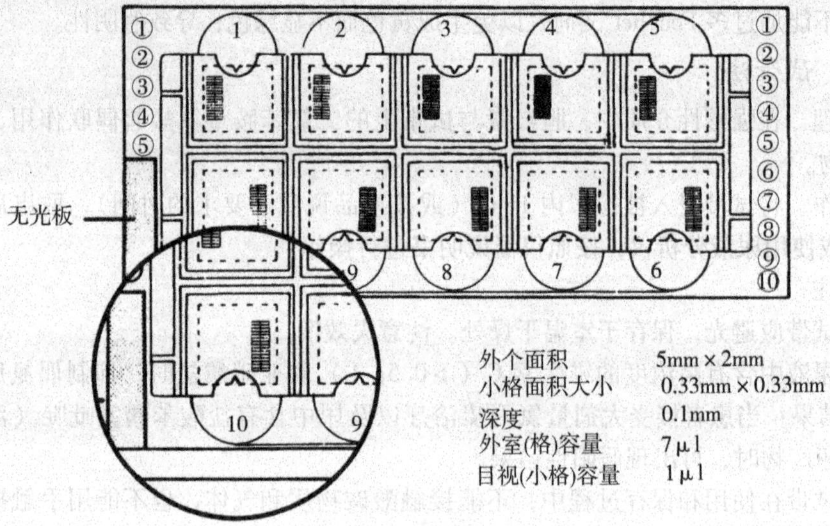

图 1－1　尿沉渣计数板示意图

（3）离心机：采用有盖的水平式离心机。离心时，机内温度应尽可能 <25℃，离心机相对离心力（RCF）约在 400g（一般采用有效半径 22.5cm 的水平离心机 1 200 ~ 1 300r/min）左右。

（4）显微镜：使用具有内置光源的显微镜，光线强度可调，应具备 40 倍、10 倍的物镜和 10 倍的目镜。同一实验室如有多台显微镜，各显微镜的物镜及目镜的放大倍数应一致。

（5）自动化设备：有条件的实验室可使用各类全自动、半自动的尿有形成分分析仪，但此类仪器必须经权威机构认可。

（6）计算机数据处理系统：有条件的实验室可使用带计算机成像系统的显微镜、标准化沉渣检测系统和相关辅助软件来自动处理结果，但检查方法和尿沉渣结果报告方式须规范化。

2. 操作

（1）在离心管中倒入充分混匀的尿液至 10ml 刻度处，RCF 400g（1 200 ~ 1 300r/min），离心 5min。

（2）离心后倾倒或吸去上清液，离心管底部残留尿液的量应在 0.2ml 处，使之浓缩 50 倍。

（3）沉渣液混匀后，取 1 滴（15 ~ 20μl）充液到标准尿沉渣计数板内（按说明书操作）。

（4）先用低倍镜观察，后用高倍镜，显微镜检查内容应包括：①细胞：红细胞、白细胞、吞噬细胞、上皮细胞（肾小管上皮细胞、移行上皮细胞、鳞状上皮细胞）、异形细胞等；②管型：透明管型、细胞管型、颗粒管型、蜡样管型、脂肪管型、混合细胞管型、宽形管型等；③结晶：磷酸盐、草酸钙、尿酸结晶和药物结晶等；④细菌、寄生虫或卵、真菌、精子、黏液等；⑤临床医生特殊要求的其他成分。

3. 结果判断

（1）计数细胞或管型，按每微升个报告。

（2）尿结晶、细菌、真菌、寄生虫等以（+）~（3+）形式报告，报告方法见表1-2。

表1-2 显微镜观察尿结晶、细菌、真菌、寄生虫等的报告方式

	-	±	1+	2+	3+
结晶	0		1~4个/HP	5~9个/HP	10个/HP
原虫、寄生虫卵	0		1个/全片~4个/HP	5~9个/HP	10个/HP
细菌、真菌	0	数个视野散在可见	各个视野均可见	数量多或呈团状集聚	无数
盐类	无		少量	中等量	多量

（二）尿沉渣离心沉淀检查法

1. 操作

（1）取刻度离心管，倒入混合后的新鲜尿液10ml，用1 200~1 300r/min转速，离心5min。

（2）待离心停止后，取出离心管，弃去上层清液，留下0.2ml沉渣，轻摇离心管，使尿沉渣有形成分充分混匀。

（3）取尿沉渣0.02ml，滴在载玻片上，用18mm×18mm的盖玻片覆盖。

2. 结果判断　尿沉渣镜检观察，用10×10镜头，观察其中有形成分的全貌及管型。用10×40镜头观察鉴定细胞成分和计算数量，应观察10个视野所见最低和最高值，记录结果。管型用高倍镜鉴定，但计数数量按低倍镜观察20个视野，算出一个视野的平均值，记录结果。

（三）染色尿沉渣检查法

1. Sternheimer-Malbin染色法

（1）试剂：Sternheimer-Malbin染色液

1）溶液Ⅰ：结晶紫3.0g，95%乙醇20.0ml，草酸铵0.8g，蒸馏水80.0ml。

2）溶液Ⅱ：沙黄0.25g，95%乙醇10.0ml，蒸馏水100.0ml。将上述两种溶液分别置冰箱保存。配制应用染液时，取3份溶液Ⅰ加97份溶液Ⅱ，混合过滤，贮于棕色瓶中，室温下可保存3个月。

（2）操作：操作时，在0.2ml沉渣中加入1滴染色液，混合，覆以盖片或充入计数板，3min后镜检。

（3）结果判断：红细胞染成淡紫色，多形核白细胞的核染成橙红色，细胞质内可见颗粒，透明管型染成粉红色或淡紫色，细胞管型染成深紫色。

2. Sternheimer染色法

（1）试剂：Sternheimer染色液

1）溶液Ⅰ：2%阿尔新蓝8GS水溶液。

2）溶液Ⅱ：1.5%派若宁B水溶液。将上述两种溶液过滤，然后按照2∶1比例混合，贮于棕色瓶中，冷藏可保存3个月。

（2）操作：操作时，在0.2ml沉渣中加入1滴染色液，混合后镜检。

（3）结果判断：红细胞染成红色或无色，多形核白细胞染成深蓝、淡蓝或无色，鳞状上皮细胞染成淡粉红色或紫红色，移行上皮细胞、肾小管上皮细胞染成紫红色，细胞管型染成淡或深蓝色，颗粒管型染成粉红或深紫色。

（4）参考区间：尿沉渣检查因每个实验室的方法各异，所用标本量、离心力大小、沉渣浓度、观察沉渣量、沉渣计数板规格等都不尽相同，参考区间应由实验室自行制订。

（5）附注

1）清晨空腹第一次尿，及时送检。急诊患者可用随机尿。

2）应准备干净、干燥采尿杯，在一般情况下，由患者自己采集中段尿。女性患者应清洁外阴部后留取。检测标本量应>10ml；标本量<10ml时，应在结果报告单中注明。

3）为了保持尿沉渣中细胞成分维持原来的形态特征，要求迅速送检，应在留尿后2h内检查完毕。管型、红细胞、白细胞在比密小于1.010的碱性尿液中容易溶解。

4）见到各种上皮细胞也应报告，报告方式参照细胞。

（6）临床意义

1）尿内白细胞增加：表示泌尿系统有感染性、非感染性炎症。嗜酸性粒细胞出现，对间质性肾炎诊断有价值。红细胞增加，常见于肾小球肾炎、泌尿系结石、结核或恶性肿瘤。

2）透明管型：可偶见于正常人清晨浓缩尿中；当有轻度或暂时性肾或循环功能改变时，尿内可有少量透明管型；在肾实质性病变如肾小球肾炎时，可见较多的颗粒管型。

3）红细胞管型：常见于急性肾小球肾炎等。颗粒管型的出现，提示肾单位有淤滞的现象。脂肪管型的出现，见于慢性肾炎肾病型及类脂性肾病。

4）在慢性肾功能不全时，尿内出现宽形管型（即肾衰竭管型），提示预后不良。

5）蜡样管型的出现提示肾脏有长期而严重的病变，见于慢性肾小球肾炎的晚期和肾淀粉样变时。

二、自动化尿有形成分检查

目前，在国内外已推出了能对尿有形成分进行自动分析的仪器，这些系统多数采用流式细胞术和影像分析术的原理，已逐步成为尿液有形成分检查的筛查试验。

1. 原理　采用流式细胞术和电阻抗法原理。先用荧光染料菲啶和羰花青对尿中各类有形成分进行染色。菲啶（phenanthridine）对细胞核着色，碳菁（carbocyanine）对细胞膜着色。然后经激光照射每一有形成分发出荧光强度、散射光强度及电阻抗大小进行综合分析，得出红细胞、白细胞、上皮细胞、管型和细菌定量数据，各种有形成分的散射图和RBC、WBC直方图，尿中红细胞形态信息和病理性管型、小圆上皮细胞、结晶、酵母样菌、精子等信息。

有的采用影像分析术和自动粒子识别系统原理。仪器将自动吸取未离心尿液标本，先用CCD数字摄像机自动捕获500幅照片，然后进行数字化图像分析，与储存有26 000幅图像的自动粒子识别软件进行比较，最后定量报告尿中12种有形成分的数量，包括红细胞、白细胞、白细胞聚集、透明管型、未分类管型、鳞状上皮细胞、非鳞状上皮细胞、细菌、酵母样菌、结晶、黏液和精子等。

2. 试剂　根据仪器所需试剂按说明书进行使用。

3. 操作　各种仪器操作步骤不尽相同，操作前应仔细阅读仪器说明书。简单步骤如下。

（1）将收集新鲜尿液标本充分混匀，倒入洁净的试管中（标本量约10ml）。

（2）打开仪器电源开关，仪器启动自动核查程序，待背景核查通过后，仪器进入样本分析界面。

（3）在仪器上，输入样本号，按开始键手工进样，或由自动进样架自动进样。

（4）检测结束后，仪器会自动传输结果，并打印报告单。

（5）检测患者标本前，应进行质控测试。

4. 参考区间　下列参考范围仅供参考（表1－3）。实验室应根据所用仪器和试剂，建立符合自身实验室要求的参考范围。

表1－3　全自动尿沉渣分析仪 Sysmex UF 系列参考范围（Ito，2000年）

项目	<18岁（2170例）		≥18岁（1952例）	
	男性	女性	男性	女性
红细胞（个/μl）	0～11.4	0～14.8	0～9.9	0～17.6
白细胞（个/μl）	0～7.2	0～11.0	0～10.4	0～15.4
上皮细胞（个/μl）	0～2.7	0～8.8	0～5.0	0～8.7
管型（个/μl）	0～0.78	0～0.39	0～0.89	0～0.62
细菌（个/μl）	0～2 306	0～3 395	0～1 991	0～3 324

5. 附注

（1）自动化方法常采用不离心新鲜尿液标本。

（2）应确保标本收集容器的洁净，不能有任何污染物存在，否则影响检测结果准确性。

（3）尿中存在大量黏液、结晶、真菌、精子、影红细胞等会使管型、红细胞、细菌等项目计数结果假性增高或减低。

（4）注意严格执行质量控制，建立和执行复检标准。

三、尿有形成分形态学特点

（一）细胞类

1. 红细胞　呈双凹圆盘状，浅黄色，直径约8μm，厚约3μm，中度折光性，侧面观呈沙漏状。高渗尿中呈锯齿形，有时可见表面呈颗粒状。低渗尿中为无色的影细胞。病理情况下可见异形红细胞，呈：①大细胞形；②小细胞形；③棘形，细胞质向一侧或多侧瘤状突起；④环形，面包圈样；⑤新月形；⑥颗粒形，细胞质内有颗粒状的间断沉积，血红蛋白丢失；⑦碎片状等各种形态。

2. 白细胞

（1）中性粒细胞：圆形或椭圆形，直径10～14μm，呈灰白色、绿黄色，核较模糊，多分叶状，细胞质内可见颗粒，单个或成堆出现。低渗尿中，细胞质常胀大，细胞质内颗粒呈布朗分子运动，又称为闪光细胞。

脓细胞是指破坏或死亡的中性粒细胞，细胞质呈明胶样，外形多变，不规则，结构模糊，细胞质内充满粗大颗粒，核不清楚，细胞常成团，边界不清。

（2）嗜酸性粒细胞：未染色时不能与中性粒细胞区别，涂片用瑞氏染色可鉴别。

（3）淋巴细胞：未染色时不易识别，用瑞氏染色易于识别。直径6～9μm，核呈圆形或类圆形，多偏位，细胞质少。

（4）单核细胞：直径约20～40μm，核单个，较大，呈圆形或卵圆形，细胞质多，含嗜苯胺蓝颗粒，有大的空泡，含碎片或微生物。

（5）吞噬细胞：来源于单核细胞，直径均值为30～40μm，小者为10μm，大者为100μm，核呈肾形或不规则形，细胞质丰富，常有空泡，未染色时很难识别。

3. 上皮细胞

（1）鳞状上皮细胞：最常见，直径约40～60μm，薄的石板状，细胞质丰富，有细小颗粒，核小，致密，居中，有时无核，细胞边缘常卷折。

（2）移行上皮细胞：形态多变。表层移行上皮细胞较大，直径30～40μm，呈圆形或梨形。中层移行上皮细胞较小，直径20～30μm，呈柱状，移行上皮细胞核呈圆形或卵圆形，细胞质丰富。

（3）肾小管上皮细胞：尿中肾小管上皮细胞分为近、远曲小管细胞和集合管细胞。近曲小管上皮细胞较大，直径为20～60μm，细胞质有颗粒，呈长的椭圆形或雪茄形，核致密，偏位，可见多核。远曲小管上皮细胞，直径为14～25μm，呈圆形或卵圆形，核小且致密，偏位，细胞质颗粒状。集合管细胞直径为12～20μm，呈立方形，多边样或柱状，罕见圆形或卵圆形，核大，中度致密，占细胞体积2/3左右。可3个以上细胞成群出现。

（4）卵圆脂肪小体：由肾小管上皮细胞吞噬脂肪形成。部分细胞含有大的、强折光性脂滴，部分细胞含有小的闪光颗粒。脂肪做苏丹Ⅲ或油红O染色后更易识别。

（二）管型类

1. 透明管型　最常见，主要由T－H蛋白构成。无色透明，规则圆柱体状，但大小、长短不一，折光性低。偶见透明管型内含一个上皮细胞或血细胞，或呈类圆柱体状，即一端呈尾形的透明管型。

2. 蜡样管型　呈蜡样，无色、灰色或黄色，折光性强，质地均匀，末端易折断，呈切迹状、泡沫状或不均一状。

3. 细胞管型

（1）红细胞管型：有的管型内充满红细胞，有的管型内含有数个清晰可见的红细胞。管型呈黄色或红褐色，易折断，碎裂成片状。当红细胞管型退变成为色素状、颗粒状管型时，称之为血红蛋白管型，此时管型内含有红色或金褐色颗粒，无清晰可见的红细胞。

（2）白细胞管型：为白细胞包被于透明管型基质上。当细胞折光性良好时，镜下很容易识别，可见核分叶状，细胞质颗粒状。但是细胞退变后，有时很难与肾小管上皮细胞区分。

（3）肾小管上皮细胞管型：当细胞折光性强时，可见细胞体积大，核大，偏位，镜下易于识别。有时上皮细胞呈瓦片状排列，充满整个管型。但是细胞退变后，很难与白细胞区别。

（4）混合细胞管型：2种以上细胞出现于管型中，如肾小管上皮细胞和白细胞，或白细胞和红细胞。若能明确，则应报告为细胞管型。

（5）细菌管型：镜下很难识别，呈颗粒状，或出现在白细胞管型内，需借助电子显微镜判别。

4. 颗粒管型　管型内含有各种大小不等的颗粒，从小的、细颗粒到大的、粗颗粒。管型形态大小多变，折光性强，呈无色或黄色。颗粒来自崩解变性的细胞残渣、血浆蛋白及其他物质。

5. 脂肪管型　透明管型或颗粒管型内含有脂肪滴、卵圆脂肪小体。管型内脂肪滴大小不等，折光性较强，卵圆脂肪小体则可见细胞膜。

6. 色素管型　管型内含有血红蛋白、肌红蛋白或胆红素等，呈黄色或棕色，出现胆红素颗粒则呈金褐色。

7. 宽形管型　源自肾小管或集合管。体积宽大，多为颗粒管型或蜡样管型。

（三）结晶类

1. 非晶形尿酸盐结晶　小的黄褐色颗粒，似沙子样。

2. 尿酸盐结晶　小的黄褐色球形颗粒。

3. 尿酸钠结晶　无色至淡黄色的针状，单个或小堆状出现。

4. 尿酸结晶　钻石形、立方形或堆积成玫瑰花形，薄的结晶常无色，厚的结晶呈黄色至红褐色。

5. 草酸钙结晶　无色，大小各异，多数呈八面体形或信封状，单水草酸钙结晶呈小的卵圆形或哑铃形。

6. 胆红素结晶　黄褐色，成束针状或小块状。

7. 胱氨酸结晶　无色、六边形，边缘不整，折光性强，薄片状结晶。

8. 亮氨酸与酪氨酸结晶　亮氨酸结晶呈黄色、褐色，球形，表面有密集辐射状条纹，折光性强，似脂肪滴。酪氨酸结晶呈无色、黄色，细针状，成堆或羽毛状。

9. 胆固醇结晶　缺角的长方形或方形，无色透明薄片状。

10. 药物结晶和放射造影剂　氨苄西林结晶呈无色、长的、薄的、菱形或针状结晶。磺胺结晶形态多变，折光性强；磺胺嘧啶结晶呈黄色至褐色针束状结晶；磺胺甲基异噁唑结晶呈棕色，玫瑰花样或球形，有不规则辐射状条纹。放射造影剂呈无色、长的、针状、单个或成堆出现，或呈平板状、缺角的结晶。

11. 非晶形磷酸盐结晶　无色，细小，似沙子样颗粒。

12. 三联磷酸盐结晶　无色，形态大小各异，呈方柱状、屋顶状或羽毛状，折光性强。

13. 磷酸钙结晶　无色、薄的、楔形或玫瑰花样，具有针状末端。单水磷酸钙结晶呈不规则形，针束状或平板状。

14. 尿酸铵结晶　黄褐色球形、树根状或刺苹果状。

15. 碳酸钙结晶　无色、小的颗粒状结晶，常成对出现，似哑铃形，也可聚集成堆，与非晶形磷酸盐结晶无法区分。

（四）其他有形成分

1. 黏液丝　长条形，边缘不清，末端尖细卷曲。

2. 细菌　长的薄杆状或短的圆杆状，单个或呈链状。

3. 酵母样菌　无色卵圆形，似红细胞，折光性较强，可见芽孢和假菌丝。

4. 脂肪　球形，折光性强，大小不等，无色至黄绿色，或棕色。

5. 含铁血黄素　黄褐色粗颗粒状，与非晶形结晶很难区分。

6. 精子　头部呈卵圆形，约3～5μm，尾部长，呈线状，40～60μm。

7. 滴虫　呈梨形，平均长度约15μm，小者为5μm，大者30μm，有4根前鞭毛，1根后鞭毛，体表有波动膜，活体时易于识别。

8. 粪便污染物　出现部分消化的蔬菜细胞，肌肉纤维。

9. 淀粉小体　大小不一，中央有小坑，呈不规则圆形，边缘扇形或平面形，折光性强。

10. 纤维　如头发、棉花和织物等都属于各种类型的纤维。其体积大，中度或高度折光性，边缘暗而厚实。

11. 寄生虫和（或）卵　可见溶组织阿米巴、蛔虫、蓝氏贾第鞭毛虫等虫卵，多为粪便污染。埃及血吸虫卵也可直接由膀胱壁黏膜进入尿液中。

（王晓芳）

第二章 粪便检查

第一节 一般性状检查

一、颜色

可根据观察所见报告，如黄色、褐色、灰白色、绿色、红色、柏油样等。

正常粪便因粪胆素而呈棕黄色，但可因饮食、药物或病理原因影响而改变粪便颜色。灰白色见于钡餐后、服硅酸铝、阻塞性黄疸、胆汁减少或缺乏。绿色见于食用含叶绿素的蔬菜后及含胆绿素时。红色见于下消化道出血、食用西红柿、西瓜等。柏油样便见于上消化道出血等。酱色常见于阿米巴痢疾，食用大量咖啡、巧克力等。米泔水样见于霍乱、副霍乱等。

二、性状

可报告为软、硬、糊状、泡沫样、稀汁样、血水样、血样、黏液血样、黏液脓样、有不消化食物等。

正常时为有形软便。

1. 球形硬便　便秘时可见。
2. 黏液稀便　见于肠壁受刺激或发炎时，如肠炎、痢疾和急性血吸虫病等。
3. 黏液脓性血便　多见于细菌性痢疾。
4. 酱色黏液便（可带脓）　多见于阿米巴痢疾。
5. 稀汁样便　可见于急性肠胃炎，大量时见于伪膜性肠炎及隐孢子虫感染等。
6. 米泔样便并有大量肠黏膜脱落　见于霍乱、副霍乱等。
7. 扁平带状便　可能因直肠或肛门狭窄所致。

三、寄生虫虫体

蛔虫、蛲虫、绦虫节片等较大虫体，肉眼即可分辨。钩虫虫体常需将粪便冲洗过筛后方可看到。服驱虫剂后排便时应检查有无虫体。驱绦虫后应仔细寻找有无虫头。

（高政聪）

第二节 粪便显微镜检查

一、直接涂片镜检

（1）洁净玻片上加等渗盐水 1 ~ 2 滴，选择粪便的不正常部分，或挑取不同部位的粪便做直接涂片检查。

（2）制成涂片后，应覆以盖片。涂片的厚度以透过玻片隐约可辨认本书上的字迹为宜。

（3）在涂片中如发现疑似包囊，则在该涂片上于盖玻片边缘近处加 1 滴碘液或其他染色液，在高倍下仔细鉴别，如仍不能确定时，可另取粪便做浓缩法检查。

（4）虫卵的报告方式：未找到者注明“未找到虫卵”，找到一种报告一种，找到几种报告几种，并在该虫卵后面注明数量若干，以低倍视野或高倍视野计算，建议逐步实施定量化报告。

（5）应注意将植物纤维及其细胞与寄生虫、人体细胞相鉴别，并应注意有无肌纤维、结缔组织、弹力纤维、淀粉颗粒、脂肪小滴球等。若大量出现，则提示消化不良或胰腺外分泌功能不全。

（6）细胞中应该注意红细胞、白细胞、嗜酸性粒细胞（直接涂片干后用瑞氏染色）、上皮细胞、巨噬细胞等。

（7）脂肪：粪便脂肪由结合脂肪酸、游离脂肪酸和中性脂肪组成。经苏丹Ⅲ染液（将 1～2g 苏丹Ⅲ溶于 100ml 70% 乙醇溶液）直接染色后镜检，脂肪呈较大的橘红色或红色球状颗粒，或呈小的橘红色颗粒。若显微镜下脂肪球个数 >60/HP 表明为脂肪泻。

（8）夏科－雷登（Charcot－Leyden）结晶：为无色或浅黄色两端尖而透明具有折光性的菱形结晶，大小不一。常见于肠道溃疡，尤以阿米巴感染粪便中最易检出。过敏性腹泻及钩虫病患者粪便亦常可见到。

（9）细菌约占粪便净重的 1/3，正常菌群主要是大肠杆菌、厌氧菌和肠球菌，约占 80%；而过路菌（如产气杆菌、变形杆菌、绿脓杆菌等）不超过 10%；芽孢菌（如梭状菌）和酵母样菌为常住菌，但总量不超过 10%。

正常菌群消失或比例失调可因大量应用抗生素所致，除涂片染色找细菌外，应采用不同培养基培养鉴定。

二、直接涂片镜检细胞的临床意义

1. 白细胞　正常粪便中不见或偶见。小肠炎症时，白细胞数量较少（<15 个/HP），均匀混合于粪便中，且细胞已被部分消化难以辨认。结肠炎症如细菌性痢疾时，白细胞大量出现，可见白细胞呈灰白色，细胞质中充满细小颗粒，核不清楚，呈分叶状，细胞肿大，边缘已不完整或已破碎，出现成堆的脓细胞。若滴加冰乙酸，细胞质和核清晰可见。过敏性肠炎、肠道寄生虫病（阿米巴痢疾或钩虫病）时还可见较多的嗜酸性粒细胞，同时常伴有夏科－雷登结晶。

2. 红细胞　正常粪便中无红细胞。上消化道出血时，红细胞多因胃液及肠液而破坏，可通过隐血试验予以证实。下消化道炎症（如细菌性痢疾、阿米巴痢疾、溃疡性结肠炎）、外伤、肿瘤及其他出血性疾病时，可见到多少不等的红细胞。在阿米巴痢疾的粪便中以红细胞为主，成堆存在，并有破碎现象。在细菌性痢疾时红细胞少于白细胞，常分散存在，形态多正常。

3. 巨噬细胞　细胞较中性粒细胞大，核形态多不规则，细胞质常有伪足状突起，内常吞噬有颗粒或细胞碎屑等异物。粪便中出现提示为急性细菌性痢疾，也可见于急性出血性肠炎或偶见于溃疡性结肠炎。

4. 肠黏膜上皮细胞　整个小肠和大肠黏膜的上皮细胞均为柱状上皮细胞。在生理情况下，少量脱落的上皮细胞大多被破坏，故正常粪便中不易发现。当肠道发生炎症，如霍乱、副霍乱、坏死性肠炎等时，上皮细胞增多。假膜性肠炎时，粪便的黏膜块中可见到数量较多的肠黏膜柱状上皮细胞，多与白细胞共同存在。

5. 肿瘤细胞　乙状结肠癌、直肠癌患者的血性粪便涂片染色，可见到成堆的癌细胞，但形态多不典型，不足以为证。

三、虫卵及原虫直接检查法

粪便检查是诊断寄生虫病常用的病原学检测方法。要取得准确的结果，粪便必须新鲜，送检时间一般不宜超过 24h。如检查肠内原虫滋养体，最好立即检查，或暂时保存在 35～37℃条件下待查。盛粪便的容器须洁净、干燥，并防止污染；粪便不可混入尿液及其他体液等，以免影响检查结果。

（一）直接涂片法

适用于检查蠕虫卵、原虫的包囊和滋养体。方法简便，对临床可疑患者可连续数天采样检查，提高检出率，但结果阴性并不排除有寄生虫感染。

1. 试剂

（1）生理盐水：称取氯化钠 8.5g，溶于 1 000ml 蒸馏水中。

（2）碘液：有多种配方，较实用的介绍下列两种。

1）Lugol 碘液：碘化钾 10g，碘 5g，蒸馏水 100ml。先用约 25～50ml 水溶解碘化钾，再加入碘，待溶解后，加水稀释至 100ml，此时，再加入碘少许即难溶解，有助于溶液长期稳定，棕色瓶贮存，置于暗处可稳定 6 个月以上。工作液为贮存液按 1 ∶ 5 水稀释，贮存于棕色滴瓶，供日常应用，每 1～2 周更新 1 次。

2）D'Autoni 碘液：碘化钾 1.0g，碘 1.5g，蒸馏水 100ml。配制操作同 Lugol 碘液。

2. 操作

（1）用蜡笔或其他记号笔，在玻片的左缘写下标本号。

（2）置 1 滴等渗盐水于玻片左半侧的中央，置 1 滴碘液于玻片右半侧的中央。

（3）用木棍或火柴挑起粪便约 2mg，火柴头大小，加入等渗盐水滴中，并加入相似量粪便到碘液滴中。混合粪便与液滴以形成悬液。

（4）用盖玻片盖住液滴。操作时应首先持好盖玻片，使之与玻片成一角度，然后接触液滴边缘，并轻轻放下盖玻片到玻片上，以避免气泡产生。

（5）用低倍镜检查，如需要鉴定，在高倍镜下，以上下或横向移动方式检查。使全部盖玻片范围都能被检查到。当见到生物体或可疑物时，调至高倍镜以观察其更细微的形态。

3. 附注

（1）用 2mg 粪便制备的理想涂片应是均一的，既不要过厚以致粪渣遮住虫体，也不要过薄而存在空白区域。

（2）涂片的厚度以透过玻片隐约可辨认本书上的字迹为宜。

（3）应注意虫卵与粪便中的异物鉴别。虫卵都具有一定形状和大小；卵壳表面光滑整齐，具固定的色泽；卵内含卵细胞或幼虫。对可疑虫卵或罕见虫卵应请上级技师复核，或送参考实验室确认。

（4）气温越接近体温，滋养体的活动越明显。秋冬季检查原虫滋养体，为保持原虫的活力，应先将载玻片及生理盐水略加温，必要时可用保温台保持温度。应尽可能在15min内检查完毕。

（5）近年已有不少资料表明，人芽囊原虫（blastocystis hominis，曾称为人体酵母样菌，人体球囊菌）为人类肠道的致病性或机会致病性寄生原虫，如有查见应予报告，且注明镜下数量，以供临床积累资料，进一步评估其致病性。

（二）厚涂片透明法－加藤法（WHO推荐法）

适用于各种蠕虫卵的检查。

1. 器材

（1）不锈钢、塑料或纸平板：不同国家生产的平板的规格不同。厚1mm，孔径9mm的平板可通过50mg粪便；厚1.5mm，孔径6mm的平板可通过41.7mg粪便；厚0.5mm，孔径为6.5mm的平板可通过20mg粪便。在实验室内，平板的大小、厚度及孔径大小都应标准化，应坚持使用同一规格的平板以保证操作的可重复性及有关流行与感染强度方面资料的可比性。

（2）亲水性玻璃纸条：厚40～50μm，大小25mm×30mm或25mm×35mm。

2. 试剂

（1）甘油－孔雀绿溶液：3%孔雀绿水溶液1ml，甘油100ml和蒸馏水100ml，彻底混匀。

（2）甘油－亚甲蓝溶液：3%亚甲蓝水溶液1ml，甘油100ml和蒸馏水100ml，彻底混匀。

3. 操作

（1）置少量粪便标本在报纸或小纸片上，用滤网在粪便标本上加压，使部分粪便标本通过滤网积聚于网上。

（2）以刮片横刮滤网以收集筛过的粪便标本。

（3）在载玻片中央部位放置带孔平板，用刮片使孔内填满粪便标本，并用刮片边缘横刮板面以去除孔边过多的粪便（刮片和滤网用后可弃去，如经仔细清洗，也可再使用）。

（4）小心取下平板，使粪便标本成矮小圆柱状留在玻片上。

（5）以在甘油－孔雀绿或甘油－亚甲蓝溶液中浸过的玻璃纸条覆盖粪便。粪便标本较干时，玻璃纸条必须很湿；如为软便，则玻璃纸条水分可略少（如玻璃纸条表面有过多的甘油，可用卫生纸擦去）。在干燥的气候条件下，过多的甘油只能延缓而不能防止粪便标本的干燥。

（6）翻转玻片，在另一张玻片或在表面平滑、坚硬的物体上，朝向玻璃纸条挤压粪便标本，以使标本在玻片与玻璃纸条间均匀散开。澄清后，应能透过涂片读出本书上的字迹。

（7）轻轻从侧面滑动并移下上层玻片，避免与玻璃纸条分离或使之掀起。将玻片置于实验台上，玻璃纸条面朝上。此时，甘油使粪便标本清晰，水分随之蒸发。

（8）除检查钩虫卵外，标本玻片应置室温一至数小时，使标本清晰。为加速清晰及检查过程，也可将标本玻片置于40℃温箱置于或直射阳光下数分钟。

（9）本法制片中的蛔虫及鞭虫卵可在相当长时间内保存，钩虫卵在制片后30～60min就不能看到，血吸虫卵可保存数月。

（10）应以上下或横向移动方式检查涂片，并报告所发现的每种虫卵的计数。然后乘以适宜的数值得出每克粪便中虫卵的数目。如使用50mg平板，乘以20；使用41.7mg平板，乘以24；使用20mg平板，乘以50。

4. 附注

（1）玻璃纸条准备：将玻璃纸浸于甘油－孔雀绿溶液或甘油，亚甲蓝溶液中至少24h。

（2）使用此法需掌握粪膜的合适厚度和透明的时间，如粪膜厚透明时间短，虫卵难以发现；如透明时间过长则虫卵变形，也不易辨认。如检查钩虫卵时，透明时间宜在30min以内。

四、虫卵及包囊浓聚法

（一）沉淀法

原虫包囊和蠕虫卵的比密大，可沉积于水底，有助于提高检出率。但比密小的钩虫卵和某些原虫包囊则效果较差。

1. 重力沉淀法（自然沉淀法）

（1）操作

1）取粪便20～30g，置小搪瓷杯中，加适量水调成混悬液。

2）通过40～60目/英寸铜丝筛或2层纱布滤入500ml的锥形量杯中，再加清水冲洗筛网上的残渣，尽量使黏附在粪渣上的虫卵能被冲入量杯。

3）再加满水，静置25～30min（如收集原虫包囊则需静置6～8h）。

4）缓慢倾去上清液，重新加满水，以后每隔15～20min换水1次（查原虫包囊换水间隔为6h换1次），如此反复数次，至上清液清澈为止。

5）最后倾去上清液，取沉渣用显微镜检查。

（2）附注

1）本法主要用于蠕虫卵检查，蠕虫卵比密大于水，可沉于水底，使虫卵浓集。加之，经水洗后，视野清晰，易于检查。有些虫卵如钩虫卵，比密较轻，应用此法效果不佳。

2）本法缺点为费时，操作繁琐。

2. 离心沉淀法　本法省时，省力，适用于临床检验。

操作

（1）取粪便0.5～1.0g，放入小杯内加清水调匀。

（2）用双层纱布或铜丝筛滤去粗渣。

（3）将粪液置离心管中，以1 500～2 000r/min，离心2min，倾去上液，再加水调匀后离心沉淀，如此反复沉淀2～3次，直至上液澄清为止。

（4）最后倾去上清液，取沉渣用显微镜检查。

3. 甲醛－乙酸乙酯沉淀法（WHO推荐方法）

（1）试剂

1）10%甲醛。

2）生理盐水。

3）Lugol碘液。

4）乙酸乙酯试剂。

(2) 操作

1) 用小木棍将1.0~1.5g粪便加到含10ml甲醛液的离心管内，并搅动形成悬液。

2) 将悬液通过铜丝筛或2层湿纱布直接过滤到另一离心管或小烧杯中，然后弃掉纱布。

3) 补足10%甲醛到10ml。

4) 加入3.0ml乙酸乙酯，塞上橡皮塞，混匀后，剧烈振荡10s。

5) 除去橡皮塞，将离心管放入离心机，以1 500r/min离心2~3min。

6) 取出离心管，内容物分为4层：最顶层是乙酸乙酯，黏附于管壁的脂性碎片层，甲醛层和沉淀物层。

7) 以木棍做螺旋运动，轻轻地搅动脂性碎片层后，将上面3层液体1次吸出，再将试管倒置至少5s使管内液体流出。

8) 用一次性玻璃吸管混匀沉淀物（有时需加1滴生理盐水），取1滴悬液制片检查，也可作碘液制片。

9) 先以低倍镜检查。如需鉴别，用高倍镜作检查，观察整个盖玻片范围。

(3) 附注

1) 本法不仅浓集效果好，而且不损伤包囊和虫卵的形态，易于观察和鉴定。

2) 对于含脂肪较多的粪便，本法效果优于硫酸锌浮聚法。但对布氏嗜碘阿米巴包囊，蓝氏贾第鞭毛虫包囊及微小膜壳绦虫卵等的检查效果较差。

（二）浮聚法

利用比密较大的液体，使原虫包囊或蠕虫卵上浮，集中于液体表面。

1. 饱和盐水浮聚法　此法用以检查钩虫卵效果最好，也可用于检查其他线虫卵和微小膜壳绦虫卵。但不适于检查吸虫卵和原虫包囊。

(1) 试剂

饱和盐水配制：将食盐400g徐徐加入盛有1 000ml沸水的容器内，不断搅动，直至食盐不再溶解为止，冷却后，取上清液使用。

(2) 操作

1) 取拇指（蚕豆）大小粪便1块，放于大号青霉素瓶或小烧杯内，先加入少量饱和盐水，用玻棒将粪便充分混合。

2) 加入饱和盐水至液面略高于瓶口，以不溢出为止。用洁净载玻片覆盖瓶口，静置15min后，平执载玻片向上提拿，翻转后镜检。

2. 硫酸锌离心浮聚法　此法适用于检查原虫包囊、球虫卵囊、线虫卵和微小膜壳绦虫卵。

(1) 试剂：33%硫酸锌溶液：称硫酸锌330g，加水670ml，混匀，溶解。

(2) 操作

1) 取粪便约1g，加10~15倍的水，充分搅碎，按离心沉淀法过滤，反复离心3~4次(500g离心10min)，至上液澄清为止。

2) 最后倒去上清液，在沉渣中加入硫酸锌溶液，调匀后再加硫酸锌溶液至距管口约1cm处，以1 500r/min离心2min。

3) 用金属环取表面的粪液置于载玻片上，加碘液1滴（查包囊），镜检。取标本时，用金属环轻轻接触液面即可，切勿搅动。离心后应立即取标本镜检，如放置时间超过1h以上，会因包囊或虫卵变形而影响观察效果。

常见蠕虫卵和原虫包囊的比密见表2-1。

表2-1 蠕虫卵和原虫包囊的比密

未受精蛔虫卵	1.210~1.230
肝片形吸虫卵	1.200
日本血吸虫卵	1.200
姜片吸虫卵	1.190
迈氏唇鞭毛虫包囊	1.180
华支睾吸虫卵	1.170~1.190
鞭虫卵	1.150
带绦虫卵	1.140
毛圆线虫卵	1.115~1.130
受精蛔虫卵	1.110~1.130
蛲虫卵	1.105~1.115
结肠内阿米巴包囊	1.070
微小内蜓阿米巴包囊	1.065~1.070
溶组织内阿米巴包囊	1.060~1.070
钩虫卵	1.055~1.080
微小膜壳绦虫卵	1.050
蓝氏贾第鞭毛虫包囊	1.040~1.060

五、寄生虫幼虫孵育法

本法适用于血吸虫病的病原检查。

（一）常规孵化法

1. 操作

（1）取新鲜标本约30g，放入广口容器内，加入少量清水，用长柄搅拌器将粪调匀成糊状。

（2）通过铜丝筛或2层纱布滤去粪渣，将滤液放入500ml锥形量杯或三角烧瓶内。

（3）加清水至容器口，静置20~30min，倾去上清液，将沉渣移入三角烧瓶内，加清水至接近瓶口，静置15min。

（4）如此操作共3次，待上层液体澄清即可，勿超过2h。

（5）也可用自动换水装置小心地洗至上液澄清，不冲去沉淀。

（6）放入25~30℃温箱或温室中，孵化2~6h，观察有无作一定方向运动的毛蚴。

（7）次晨复查，出具报告。

（8）孵化阴性应吸取沉渣涂片，注意有无寄生虫卵。

报告方式：“毛蚴沉孵阳性”或“毛蚴沉孵阴性”。

2. 附注

（1）自来水中如含氯或氨浓度较高者应将水预先煮沸，或用大缸预先将水储存以去氯。也可在水中加硫代硫酸钠（120kg 水中加 50g/L 硫代硫酸钠 6ml）以除去水中的氯或氨。

（2）农村如使用河水者，应防止水中杂虫混入，对所换的水应先煮沸，冷却后使用。

（3）如水质混浊，可先用明矾澄清（100kg 水约用明矾 3g）。

（4）毛蚴孵出时间与温度有密切关系，>30℃仅需 1～3h，25～30℃需 4～6h，而<25℃应过夜观察。如室温过高，为防止毛蚴逸出过早，可用 10g/L 盐水换洗，但最后换水孵化时，必须用淡水，不可含盐。

（二）尼龙袋集卵孵化法

1. 操作

（1）先将 120 目/英寸（孔径略大于血吸虫卵）的尼龙袋套于 260 目/英寸（孔径略小于血吸虫卵）的尼龙袋内（两袋的底部均不黏合，分别用金属夹夹住）。

（2）取粪便 30g，放入搪瓷杯内加水捣碎调匀，经 60 目/英寸铜丝筛滤入内层尼龙袋。

（3）然后将两个尼龙袋一起在清水桶内缓慢上下提动洗滤袋内粪液，或在自来水下缓慢冲洗，至袋内流出清水为止。

（4）将 120 目/英寸尼龙袋提出，弃去袋内粪渣，取下 260 目/英寸尼龙袋下端金属夹，将袋内粪渣全部洗入三角量杯内，静置 15min。

（5）倒去上清液，吸沉渣镜检。

（6）将沉渣倒入三角烧瓶内作血吸虫毛蚴孵化。

2. 附注　本法有费时短、虫卵丢失少，并可避免在自然沉淀过程中孵出的毛蚴被倒掉等优点，但需专用尼龙袋。

六、隐孢子虫卵囊染色检查法

目前，隐孢子虫卵囊染色检查最佳的方法为金胺．酚改良抗酸染色法，其次为金胺酚染色法和改良抗酸染色法。对于新鲜粪便或经 10% 福尔马林固定保存（4℃1 个月内）的含卵囊粪便都可用下列方法染色，不经染色难以识别。

（一）金胺－酚染色法

1. 试剂　金胺－酚染色液：①第一液 1g/L 金胺－酚染色液，金胺 0.1g，酚 5.0g，蒸馏水 100ml；②第二液 3% 盐酸乙醇，盐酸 3ml，95% 乙醇 100ml；③第三液 5g/L 高锰酸钾溶液，高锰酸钾 0.5g，蒸馏水 100ml。

2. 操作

（1）制备粪便标本薄涂片，空气中干燥后，在甲醇中固定 2～3min。

（2）滴加第一液于晾干的粪膜上，10～15min 后水洗。

（3）滴加第二液，1min 后水洗。

（4）滴加第三液，1min 后水洗，待干。

（5）置荧光显微镜检查。

（6）低倍荧光镜下，可见卵囊为一圆形小亮点，发出乳白色荧光。高倍镜下卵囊呈乳白色或略带绿色，卵囊壁为一薄层，多数卵囊周围深染，中央淡染，呈环状，核深染结构偏位，有些卵囊全部为深染。但有些标本可出现非特异的荧光颗粒，应注意鉴别。

（二）改良抗酸染色法

1. 试剂　改良抗酸染色液：第一液酚复红染色液：碱性复红 4g，95% 乙醇 20ml，酚 8ml，蒸馏水 100ml；第二液 10% 硫酸溶液：纯硫酸 10ml，蒸馏水 90ml（边搅拌边将硫酸徐徐倾入水中）。第二液可用 5% 硫酸或 3% 盐酸乙醇；第三液 2g/L 孔雀绿溶液：取 20g/L 孔雀绿原液 1ml，与蒸馏水 9ml 混匀。

2. 操作

（1）制备粪便标本薄涂片，空气中干燥后，在甲醇中固定 2～3min。

（2）滴加第一液于晾干的粪膜上，1.5～10.0min 后水洗。

（3）滴加第二液，1～10min 后水洗。

（4）滴加第三液，1min 后水洗，待干。

（5）置显微镜下观察。

（6）经染色后，卵囊呈玫瑰红色，圆形或椭圆形，背景为绿色。

3. 附注

（1）如染色（1.5min）和脱色（2min）时间短，卵囊内子孢子边界不明显；如染色时间长（5～10min）脱色时间需相应延长，子孢子边界明显。卵囊内子孢子均染为玫瑰红色，子孢子呈月牙形，共 4 个。其他非特异颗粒则染成蓝黑色，容易与卵囊区分。

（2）不具备荧光镜的实验室，亦可用本方法先染色，然后在光镜低、高倍下过筛检查。如发现小红点再用油镜观察，可提高检出速度和准确性。

（高政聪）

第三节　粪便隐血试验

上消化道有少量出血时，红细胞被消化而分解破坏，由于显微镜下不能发现，故称为隐血。

一、免疫学检测法

（一）原理

粪便隐血的免疫检测法是一个高灵敏度的免疫测定法，已有胶乳凝集试验、EIA 法、胶体金法、免疫层析法、免疫－化学并用法等，此外还有半自动、全自动的仪器。该法采用抗人血红蛋白的单克隆抗体和多克隆抗体，特异地针对粪便样品中的人血红蛋白。因此，本试验不受动物血红蛋白的干扰，试验前不需禁食肉类。

（二）操作

根据不同试剂盒的说明书操作。

（三）附注

1. 敏感性和特异性

（1）敏感性：样品中血红蛋白浓度超过 0.2μg/ml，就可得到阳性结果。

（2）特异性：粪便隐血免疫一步检验法对人血红蛋白特异性很强，样品中鸡、牛、马、猪、羊等动物血液血红蛋白含量在500μg/ml以下时，不出现假阳性结果。

2. 试验局限性

（1）本法可以帮助医生早期发现胃肠道因病变的出血，然而，由于家族性息肉或直肠癌可能不出血，或出血在粪便中分布不均匀，或粪便处理不当（高温、潮湿、放置过久等）都可造成阴性结果。

（2）本法对正常人检验有时也会得到阳性结果，这是由于某种刺激胃肠道的药物造成粪便隐血所致。

（3）本检验法只能作为筛查或辅助诊断用，不能替代胃镜、直肠镜、内窥镜和X线检查。

（4）上消化道出血者本法阳性率低于化学法。

（四）临床意义

（1）消化道出血时，如溃疡病、恶性肿瘤、肠结核、伤寒、钩虫病等，本试验可为阳性。一般而言，上消化道出血时化学法比免疫法阳性率高；下消化道出血时免疫法比化学法灵敏度高。

（2）消化道恶性肿瘤时，一般粪便隐血可持续阳性，溃疡病时呈间断性阳性。本法对消化道恶性肿瘤的早期检出率约30%～40%，进行期约为60%～70%，如果连续检查2天，阳性率可提高10%～15%。

（3）作为大批量肠癌筛查仍以匹拉米东为主。愈创木脂化学法更符合价廉、方便。

二、试带法

国内外生产以匹拉米东、四甲基联苯胺为显色基质的隐血试验试带，使用方便，患者也可自留标本检测。

三、邻联甲苯胺法

（一）原理

血红蛋白中的亚铁血红素有类似过氧化物酶的活性，能催化 H_2O_2 作为电子受体使邻联甲苯胺氧化成邻甲偶氮苯而显蓝色。

（二）试剂

1. 10g/L邻联甲苯胺（o－tolidine）溶液　取邻联甲苯胺1g，溶于冰乙酸及无水乙醇各50ml的混合液中，置棕色瓶中，保存于4℃冰箱中，可用8～12周，若变为深褐色，应重新配制。

2. 3%过氧化氢液

（三）操作

（1）用竹签挑取少量粪便，涂在消毒棉签上或白瓷板上。

（2）滴加10g/L邻联甲苯胺冰乙酸溶液2～3滴于粪便上。

（3）滴加3%过氧化氢2～3滴。

（4）立即观察结果，在2min内显蓝色为阳性。

（四）结果判断

阴性：加入试剂2min后仍不显色。

阳性(+)：加入试剂10s后，由浅蓝色渐变蓝色。

(2+)：加入试剂后初显浅蓝褐色，逐渐呈明显蓝褐色。

(3+)：加入试剂后立即呈现蓝褐色。

(4+)：加入试剂后立即呈现蓝黑褐色。

（五）附注

（1）o-tolidine［3，3’-Dimethyl-（1，1’-biphenyl）4，4’-Diamine，$C_{14}H_{16}N_2$，MW212.3］，中文名称邻联甲苯胺，亦称邻甲联苯胺。另有，o-toluidine（2-Aminotoluene，C_7H_9N，MW107.2），中文名称邻甲苯胺，可用于血糖测定，两者应予区别。

（2）粪便标本必须及时检查，以免灵敏度降低。

（3）3%过氧化氢易变质失效，应进行阳性对照试验，将过氧化氢滴在血片上可产生大量泡沫。

（4）强调实验前三天内禁食动物血、肉、肝脏及富含叶绿素食物、铁剂、中药，以免假阳性反应。齿龈出血、鼻出血、月经血等均可导致阳性反应。

（5）用具应加热处理，如试管、玻片、滴管等，以破坏污染的过氧化物酶。

（6）也可选用中等敏感的愈创木脂（gum guaiacum）法，但必需选购质量优良的愈创木脂，配制成20g/L愈创木脂乙醇溶液，或用匹拉米酮溶液代替10g/L邻联甲苯胺乙醇溶液，操作同上。

（高政聪）

第三章　体液及排泄物检查

第一节　脑脊液检查

一、标本处理

（1）标本收集后应立即送检，一般不能超过1h。将CSF分别收集于三个无菌试管（或小瓶）中，每管1～2ml：第一管做细菌培养，必须留于无菌小试管中；第二管做化学或免疫学检查；第三管做一般性状检查和显微镜检查。

（2）收到标本后应立即检验，久置可致细胞破坏，影响细胞计数及分类检查；葡萄糖含量降低；病原菌破坏或溶解。

（3）细胞计数管应避免标本凝固，遇高蛋白标本时，可用EDTA盐抗凝。

二、一般性状检查

主要观察颜色与透明度，可记录为水样透明（白细胞200/μl或红细胞400/μl可致轻微混浊）、白雾状混浊、微黄混浊、绿黄混浊、灰白混浊等。脓性标本应立即直接涂片进行革兰染色检查细菌，并应及时接种相应培养基。

1. 红色　如标本为血性，为区别蛛网膜下隙出血或穿刺性损伤，应注意以下情况。

（1）将血性脑脊液试管离心沉淀（1 500r/min），如上层液体呈黄色，隐血试验阳性，多为蛛网膜下隙出血，且出血的时间已超过4h，约90%患者为12h内发生出血。如上层液体澄清无色，红细胞均沉管底，多为穿刺损伤或因病变所致的新鲜出血。

（2）红细胞皱缩，不仅见于陈旧性出血，在穿刺外伤引起出血时也可见到。因脑脊液渗透压较血浆高所致。

2. 黄色　除陈旧性出血外，在脑脊髓肿瘤所致脑脊液滞留时，也可呈黄色。黄疸患者（血清胆红素171～257μmol/L）的脑脊液也可呈黄色。但前者呈黄色透明的胶冻状。脑脊液蛋白≥1.50g/L，红细胞 $>100\times10^9$ 个/L也可呈黄色。橘黄色见于血液降解及进食大量胡萝卜素。

3. 米汤样　由于白（脓）细胞增多，可见于各种化脓性细菌引起的脑膜炎。

4. 绿色　可见于绿脓假单胞菌、肺炎链球菌、甲型链球菌引起的脑膜炎、高胆红素血症和脓性脑脊液。

5. 褐或黑色　见于侵犯脑膜的中枢神经系统黑色素瘤。

三、蛋白定性试验

1. 原理　脑脊液中球蛋白与苯酚结合，可形成不溶性蛋白盐而下沉，产生白色浑浊或沉淀，即潘氏（Pandy）试验。

2. 试剂　5%酚溶液：取纯酚25ml，加蒸馏水至500ml，用力振摇，置37℃温箱内1～2天，待完全溶解后，置棕色瓶内室温保存。

3. 操作　取试剂2～3ml，置于小试管内，用毛细滴管滴入脑脊液1～2滴，衬以黑背景，立即观察结果。

4. 结果判断

阴性：清晰透明，不显雾状。

极弱阳性（±）：微呈白雾状，在黑色背景下，才能看到。

阳性(+)：灰白色云雾状。

(2+)：白色浑浊。

(3+)：白色浓絮状沉淀。

(4+)：白色凝块。

5. 临床意义　正常时多为阴性或极弱阳性。有脑组织和脑脊髓膜疾患时常呈阳性反应，如化脓性脑脊髓膜炎、结核性脑脊髓膜炎、梅毒性中枢神经系统疾病、脊髓灰质炎、流行性脑炎等。脑出血时多呈强阳性反应，如外伤性血液混入脑脊液中，亦可呈阳性反应。

四、有形成分检查

（一）细胞总数

1. 器材及试剂

（1）细胞计数板。

（2）红细胞稀释液（与血液红细胞计数稀释液相同）。

2. 操作

（1）对澄清的脑脊液可混匀后用滴管直接滴入计数池，计数10个大方格内红、白细胞数，其总和即为每微升的细胞数。再换算成每升脑脊液中的细胞数。如细胞较多，可计数一大格内的细胞×10，即得每微升脑脊液中细胞总数。如用“升”表示，则再乘以10^6。

（2）混浊或带血的脑脊液可用血红蛋白吸管吸取混匀的脑脊液20μl，加入含红细胞稀释液0.38ml的小试管内，混匀后滴入计数池内，用低倍镜计数4个大方格中的细胞总数，乘以50，即为每微升脑脊液的细胞总数。

（二）白细胞计数

1. 非血性标本　小试管内放入冰乙酸1～2滴，转动试管，使内壁沾有冰乙酸后倾去之，然后滴加混匀的脑脊液3～4滴，数分钟后，混匀充入计数池，按细胞总数操作中的红、白细胞计数法计数。

2. 血性标本　将混匀的脑脊液用1%乙酸溶液稀释后进行计数。为剔除因出血而来的白细胞数，用下式进行校正。

脑脊液白细胞校正数＝脑脊液白细胞测定值－出血增加的白细胞数

出血增加的白细胞数＝外周血白细胞数×脑脊液红细胞数/外周血红细胞数

3. 参考区间　正常人脑脊液中无红细胞，仅有少量白细胞。白细胞计数：成人（0～8）×10^6/L；儿童（0～15）×10^6/L；新生儿：（0～30）×10^6/L。以淋巴细胞及大单核细胞为主，两者之比约为7∶3，偶见内皮细胞。

4. 附注

（1）计数应及时进行，以免脑脊液凝固，使结果不准确。

（2）细胞计数时，应注意新型隐球菌与白细胞的区别。前者不溶于乙酸，加优质墨汁后可见不着色的荚膜。

（3）计数池用后，应用75%乙醇消毒60min。忌用酚消毒，因会损伤计数池的刻度。

（三）细胞分类

1. 直接分类法　白细胞计数后，将低倍镜换为高倍镜，直接在高倍镜下根据细胞核的形态分别计数单个核细胞（包括淋巴细胞及单核细胞）和多核细胞，应数100个白细胞，并以百分率表示。若白细胞少于100个应直接写出单核、多核细胞的具体数字。

2. 染色分类法　如直接分类不易区分细胞时，可将脑脊液离心沉淀，取沉淀物2滴，加正常血清1滴，推片制成均匀薄膜，置室温或37℃温箱内待干，进行瑞氏染色后用油镜分类。如见有不能分类的细胞，应请示上级主管，并另行描述报告，如脑膜白血病或肿瘤细胞等。

3. 参考区间　脑脊液白细胞分类计数中，淋巴细胞成人40%～80%，新生儿5%～35%；单核细胞成人15%～45%，新生儿50%～90%；中性粒细胞成人0%～6%，新生儿0～8%。

4. 临床意义

（1）中枢神经系统病变的脑脊液，细胞数可增多，其增多的程度及细胞的种类与病变的性质有关。

（2）中枢神经系统病毒感染、结核性或霉菌性脑脊髓膜炎时，细胞数可中度增加，常以淋巴细胞为主。

（3）细菌感染时（化脓性脑脊髓膜炎），细胞数显著增加，以中性粒细胞为主。

（4）脑寄生虫病时，可见较多的嗜酸性粒细胞。

（5）脑室或蛛网膜下隙出血时，脑脊液内可见多数红细胞。

五、细菌直接涂片检查

（一）革兰染色

临床怀疑流行性脑脊髓膜炎或化脓性脑脊髓膜炎时，应作细菌学涂片检查，未治疗细菌性脑脊髓膜炎患者革兰染色阳性率可达60%～80%。操作如下。

（1）将脑脊液立即以2 000r/min离心15min，取沉淀物涂片2张。

（2）涂片应在室温中，或置37℃温箱中干燥，切勿以火焰烤干。

（3）已干燥涂片经火焰固定后，一张涂片用0.5%～1%亚甲蓝染色30s，另一张作革兰染色。

（4）注意细胞内外的细菌形态，报告时应予以描述。

（二）抗酸染色

临床怀疑为结核性脑脊髓膜炎时，应作抗酸染色。单张涂片抗酸染色阳性率较低，但如将检查涂片增至4张，阳性率可达80%以上。

（三）湿片浓缩检查

可查见原虫，蠕虫感染等。

六、真菌检查——新型隐球菌检查

（1）取脑脊液，以2 000r/min离心15min，以沉淀物作涂片，加优质经过滤的细墨汁1滴，混合，加盖玻片检查。

（2）先用低倍镜检查，如发现在黑色背景中有圆形透光小点，中间有一细胞大小的圆形物质，即转用高倍镜仔细观察结构，新型隐球菌直径5～20μm，可见明显的厚荚膜，并有出芽的球形孢子。

（3）每次镜检应用空白墨水滴作为对照，以防墨汁污染。

（4）新型隐球菌患者约有50%阳性率。

报告方式：墨汁涂片找到“隐球菌属”。

七、脑脊液分光分析法检查

1. 原理　当红细胞混入脑脊液后，经过一定时间，红细胞破坏，可释放出血红蛋白，以氧合血红蛋白、高铁血红蛋白（MetHb）或胆红素等色素形式存在。它们的最大吸收峰值有差异，可用分光光度法鉴别。

2. 器材　可用波长能自动扫描的各类型分光光度计或国产721型分光光度计等。

3. 操作

（1）取得脑脊液后，立即以3 000r/min离心5min。

（2）上清液在分光光度计上自动描记，波长选择220～700nm。用蒸馏水调空白，然后按吸收曲线形态和吸光度数值加以分析，如病理标本致脑脊液色泽过深者，可用生理盐水稀释3～5倍后再扫描。

（3）如没有连续自动描记的分光光度计时，则可分别在415nm、460nm、540nm、575nm、630nm波长读取吸光度。

4. 结果判断

（1）正常脑脊液，仅可见280nm处的蛋白吸收峰，而无其他吸收峰出现。

（2）如在415nm、460nm、540nm、575nm、630nm有色素吸收峰为阳性。

（3）HbO_2为主时，最大吸收峰在415nm；出现少量MetHb后，最大吸收峰向406nm移动，同时630nm处出现MetHb另一特异吸收峰；若脑脊液中以MetHb为主时，最大吸收峰移至406nm。

5. 附注

（1）临床上采取脑脊液标本时，应按先后两管收集法立即送检。这样将先后两管脑脊液的分光分析结果进行比较，将有助于损伤血性与病理血性脑脊液的鉴别。

（2）穿刺损伤的血性脑脊液标本如未及时检验，则可因红细胞在试管内破坏后释出血红蛋白，造成假阳性。

6. 临床意义

（1）新鲜出血时，氧合血红蛋白出现最早，经2～3天达最高值，以后逐渐减低。而胆红素则在2～3天后开始出现，并逐渐增高。如在蛛网膜下隙出血的脑脊液中，发病2h内即可发现氧合血红蛋白，3～4天后出现胆红素吸收峰，其量逐渐增加，而氧合血红蛋白则有减少的倾向，至第3周，逐渐吸收消失。

（2）脑脊液中氧合血红蛋白的出现，可作为新鲜出血或再出血的指标；高铁血红蛋白的出现，为出血量增多或出血时间延长的标志；胆红素的出现可说明为陈旧性出血。

（孙　萍）

第二节　精液检查

一、标本收集

（1）在3个月内检查2次至数次，二次之间间隔应>7天，但不超过3周。

（2）采样前至少禁欲3天，但不超过7天。

（3）采样后1h内送到检验科。

（4）用清洁干燥广口塑料或玻璃小瓶收集精液，不宜采用避孕套内的精液。某些塑料容器具有杀精子作用，但是否合适应事先做试验。

（5）应将射精精液全部送验。

（6）传送时温度应在20～40℃。

（7）容器必须注明患者姓名和（或）识别号（标本号或条码），标本采集日期和时间。

（8）和所有体液一样，精液也必须按照潜在生物危害物质处理，因为精液内可能含有肝炎病毒、人类免疫缺陷（病毒）和疱疹病毒等。

二、一般性状检查

一般性状检查包括记录精液量、颜色、透明度、黏稠度和是否液化。

1. 外观　正常精液呈灰白色或乳白色，不透明。棕色或红色提示出血。黄色可能服用某种药物。精子浓度低时精液略显透明。

正常精液是一种均匀黏稠的液体，射精后立即凝固，30min后开始液化。若液化时间超过60min考虑为异常，应记录这种情况。正常精液可含有不液化的胶冻状颗粒。

2. 量　用刻度量筒或移液管测定。正常一次全部射精精液量约2～5ml。精液量过多或过少是不育的原因之一。

3. 黏稠度　在精液全部液化后，用Pasteur滴管吸入精液，然后让精液依靠重力滴落，并观察拉丝长度。正常精液呈水样，形成不连续小滴。黏稠度异常时，形成丝状或线状液滴（长度大于2cm）。也可使用玻璃棒或注射器测定黏稠度。

4. 酸碱度　用精密试带检查。正常人pH为7.2～8.0，平均7.8。

三、精子存活率

精子存活率（motility）用活精子比例来反映。

1. 伊红染色法

（1）试剂：5g/L伊红Y染色液：伊红Y 0.5g，加生理盐水至100ml。

（2）操作

1）在载玻片上加新鲜精液和伊红溶液各1滴，混匀后，加上盖玻片，30s后在高倍镜下观察，活精子不着色，死精子染成红色。

2）计数200个精子，计算未着色（活精子）的百分率。

2. 伊红－苯胺黑染色法

（1）试剂

1）10g/L伊红Y染色液：伊红1g，加蒸馏水至100ml。

2）100g/L苯胺黑染色液：苯胺黑10g，加蒸馏水至100ml。

（2）操作

1）取小试管，加新鲜精液和伊红溶液各1滴，混匀。

2）30s后，加苯胺黑溶液3滴，混匀。

3）30s后，在载玻片上，加精液－伊红－苯胺黑混合液1滴，制成涂片，待干。

4）油镜下观察，活精子为白色，死精子染成红色，背景呈黑色，计数200个精子，计算未着色活精子的百分率。

3. 精子低渗膨胀试验（HOS）

（1）试剂：膨胀液为枸橼酸钠0.735g，果糖1.351g，加蒸馏水至100ml。分装，－20℃冷冻保存，使用前解冻，并充分混匀。

（2）操作

1）取小试管，加1ml膨胀液，37℃预温5min。

2）加0.1ml液化精液，轻轻搅匀，在37℃孵育至少30min。

3）在相差显微镜下观察精子，膨胀精子为尾部形状发生变化的精子，即活精子（图3－1）。计数200个精子，计算膨胀精子的百分率。

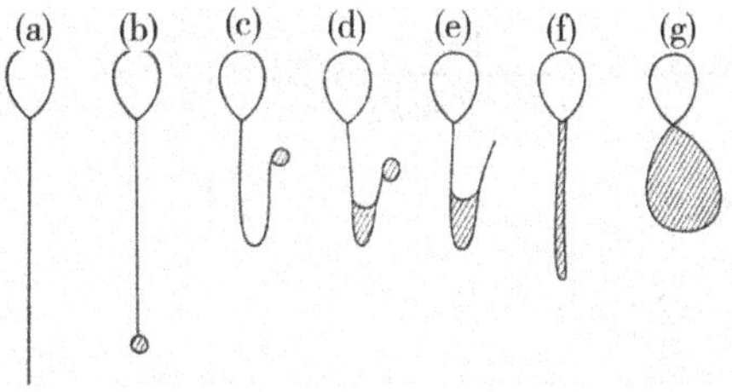

图3－1 低渗情况人类精子典型变化图

（a）无变化；（b～g）尾部变化的不同类型，画线部分代表尾部膨胀区

（3）参考区间：在排精30～60min内，约有70%以上精子应为活动精子。精子低渗膨胀试验应有60%以上精子出现尾部膨胀。

（4）附注

1）如室温低于10℃时，应将标本先放入37℃温育5～10min后镜检。

2）某些标本试验前就有尾部卷曲的精子，在HOS试验前，计算未处理标本中尾部卷曲精子的百分数，实际HOS试验结果百分率就等于测定值减去未处理标本中尾部卷曲精子百分率。

3）HOS也是精子尾部膜功能试验。

四、精子活力

WHO推荐一种无需复杂设备而能进行简单精子活力（activity）分级的方法。

1. 操作　取10μl标本涂片，连续观察至少5个视野，对200个精子进行分级，首先计数a级和b级精子，随后在同一视野内计数c级和d级精子。

2. 结果判断　根据下述标准把精子活力分为a、b、c、d四级。

a级：快速前向运动：37℃时速度≥25μm/s，或20℃速度≥20μm/s（25μm大约相当于精子5个头部的长度，或半个尾部的长度）。

b级：慢速或呆滞的前向运动：

c级：非前向运动（<5μm/s）。

d级：不动。

3. 参考区间　正常精液采集后60min内，a级+b级精子达50%以上。

五、精子计数

1. 试剂　精子稀释液：碳酸氢钠5g，40%甲醛溶液1ml，蒸馏水100ml，待完全溶解过滤后使用。

2. 操作

（1）于小试管内加精子稀释液0.38ml，吸液化精液20μl，加入稀释液内摇匀。

（2）充分摇匀后，滴入改良Neubauer血细胞计数池内，静置1~2min，待精子下沉后，以精子头部作为基准进行计数。

（3）如每个中央中方格内精子少于10个，应计数所有25个中方格内的精子数。

（4）如每个中央中方格内精子在10~40个，应计数10个中方格内的精子数。

（5）如每个中央中方格内精子多于40个，应计数5个中方格内的精子数。

3. 结果判断

$$\text{精子数}=\frac{\text{计数结果}}{\text{计数中方格数}}\times 25\times\frac{1}{\text{计数池高度}}\times 20\times 10^{3}/\text{ml}$$

$$=\frac{\text{计数结果}}{\text{计数中方格数}}\times\frac{1}{\text{计数池高度}}\times 5\times 10^{5}/\text{ml}$$

4. 参考区间　正常男性≥20×10^{6}/ml。

5. 附注

（1）收集精液前避免性生活3~7天。收集精液标本后应在1h内检验，冬季应注意保温。

（2）出现一次异常结果，应隔1周后复查，反复查2~3次方能得出比较正确的结果。

（3）如低倍镜、高倍镜检查均无精子，应将精液离心沉淀后再涂片检查，如两次均无精子，报告“无精子”。

六、精子形态观察

1. 试剂　改良巴氏染色液、Shorr染色液、Diff-Quik快速染色液：商品化染色液一般质量均佳，但实验室也可自行配制。

2. 操作

（1）在载玻片上滴1滴精液，约5~20μl，采用压拉涂片法或推片法制片。

（2）待干后，巴氏染色法用等量95%乙醇和乙醚混合液固定5~15min；Shorr染色法用75%乙醇固定1min；Diff-Quik快速染色法用甲醇固定15s。

（3）作改良巴氏、Shorr或Diff-Quik染色，然后在油镜下观察。

（4）精子头部顶体染成淡蓝色，顶体后区域染成深蓝色，中段染成淡红色，尾部染成蓝色或淡红色，细胞质小滴位于头部后面或中段周围，巴氏染色染成绿色。

3. 结果判断　评估精子正常形态时应采用严格标准，只有头、颈、中段和尾部都正常的精子才正常。精子头的形状必须是椭圆形，巴氏染色精子头部长 4.0～5.0μm，宽 2.5～3.5μm，长宽之比应在 1.50～1.75，顶体的界限清晰，约占头部的 40%～70%。中段细，宽度 <1μm，约为头部长度的 1.5 倍，且在轴线上紧贴头部，细胞质小滴应小于正常头部大小的一半。尾部应是直的、均一的，比中段细，非卷曲，其长约为 45μm。

所有形态学处于临界状态的精子均列为异常。异常精子可有：①头部缺陷：大头、小头、锥形头、梨形头、圆头、无定形头、有空泡头、顶体过小头、双头等；②颈段和中段缺陷：颈部弯曲、中段非对称地接在头部、粗的或不规则中段、异常细的中段等；③尾部缺陷：短尾、多尾、发卡形尾、尾部断裂、尾部弯曲、尾部宽度不规则、尾部卷曲等。

4. 参考区间　正常人精液中正常形态者≥30%（异常精子应少于 20%，如超过 20% 为不正常）。WHO 参考范围见表 3－1。

七、精子凝集

精子凝集是活动精子以各种方式，如头对头，尾对尾或头对尾等彼此粘在一起。以分级方式报告，从“－”（没有凝集）～“3＋”（所有可动的精子凝集到一起）。凝集的存在，提示可能为免疫因素引起不育。

八、非精子细胞

精液含有的非精子细胞成分，称为“圆细胞”，这些细胞包括泌尿生殖道上皮细胞、前列腺细胞、生精细胞和白细胞。正常人精液中：圆细胞 $<5\times10^6$/ml。

正常精液中白细胞，主要是中性粒细胞，数量不应超过 1×10^6/ml。过多提示感染，为白细胞精子症。

九、其他成分

精液中可以有结晶体、卵磷脂小体、淀粉样体、脂滴、脱落上皮细胞等。

十、参考区间

见表 3－1。

表 3－1　WHO 精液检查参考区间

检查项目	1987 年	1992 年	1999 年
射精量（ml）	≥2	≥2	≥2
pH	7.2～8.0	7.2～8.0	≥7.2
精子计数（10^6/ml）	≥20	≥20	≥20
总精子数/射精（10^6/次）	≥40	≥40	≥40
精子形态（%正常）	≥50	≥30	≥15*（严格正常标准）

续 表

检查项目	1987 年	1992 年	1999 年
精子存活率（%）精子活力	≥75	≥75	≥50
（a、b、c、d 级）a 级（%）	≥25	≥25	≥25
a 级 +b 级（%）	≥50	≥50	≥50

注：表中列举了 WHO 1987—1999 年的精液检查参考区间，其中主要差别为精子正常形态百分率，严格正常标准精子是 Kruger 等研究的成果，形态正常百分率仅为 WHO 1992 年版标准的 1/2，但是，应用此参考区间涉及专业培训和实践，目前，与我国情况不一定相适应，各实验室应根据实际情况建立自身的参考区间。如果正常形态的精子数低于 15% 时，体外受精率降低。

十一、临床意义

（1）正常精液呈灰白色，久未排精者可呈淡黄色；离体 30min 后，完全液化。根据精液检查结果，临床上常用于诊断男子不育症及观察输精管结扎术后的效果。

（2）正常精子活力一般在 a 级≥25%。如活力 a 级 <25%；a 级 +b 级 <50% 可成为男性不育的原因。

（3）精索静脉曲张症患者精液中常出现形态不正常的精子。

（4）血液中有毒性代谢产物、接触铅等污染物、应用大剂量放射线及细胞毒药物等可使精子形态异常。

（孙　萍）

第三节　前列腺液检查

一、标本收集

临床医师作前列腺按摩术后，采集标本于清洁玻片上，立即送检。

二、检查内容

记录液体颜色、是否混有血液、有无脓块等。湿片镜检，高倍镜下观察白细胞、红细胞、卵磷脂小体，其次为上皮细胞、精子、淀粉样体等。革兰染色后检查细菌。

三、报告方式

1. 卵磷脂小体　报告在高倍视野中分布数量。
2. 白细胞、红细胞　报告方式与尿液相同。
3. 精子、上皮细胞　如找到应报告。

四、参考区间

正常人卵磷脂小体为多量或满视野；白细胞 <10 个/HP；红细胞 <5 个/HP。

五、临床意义

前列腺炎时，白细胞增多，可找到细菌，卵磷脂小体常减少。前列腺癌时，可有血性液体，镜检见多量红细胞，细胞学检查可见癌细胞。前列腺患滴虫感染者亦可找到滴虫。

（孙　萍）

第四节　阴道分泌物检查

阴道分泌物是女性生殖系统分泌的液体，其中主要是由阴道分泌的液体。

一、清洁度

取阴道分泌物，用生理盐水涂片，高倍镜检查，根据所含白细胞（或脓细胞）、上皮细胞、杆菌、球菌的多少，分成Ⅰ～Ⅳ度，判定结果见表3-2。

表3-2　阴道涂片清洁度判定表

清洁度	杆菌	球菌	上皮细胞	脓细胞或白细胞个数
Ⅰ	多	-	满视野	0～5个/高倍视野
Ⅱ	中	少	1/2视野	5～15个/高倍视野
Ⅲ	少	多	少	15～30个/高倍视野
Ⅳ	-	大量	-	>30个/高倍视野

清洁度在Ⅰ～Ⅱ度内视为正常，Ⅲ、Ⅳ度为异常，多数为阴道炎，可发现阴道霉菌、阴道滴虫等病原体。

单纯不清洁度增高而不见滴虫、霉菌者，可见于细菌性阴道炎。

二、滴虫检查

阴道滴虫呈梨形，比白细胞大2倍，顶端有鞭毛4根，在25～42℃温度下可活动。因此，在寒冷天，标本要采取保温措施。滴虫活动的最适pH为5.5～6.0。

三、霉菌检查

在湿片高倍镜下见卵圆形孢子，革兰染色油镜下可见革兰阳性孢子或假菌丝与出芽细胞相连接，成链状及分枝状。找到阴道霉菌是霉菌性阴道炎的诊断项目。

四、线索细胞及胺试验

是加德纳菌、动弯杆菌属（mobiluncus）等阴道病的实验室诊断依据。

1. 线索细胞（clue cell）　为阴道鳞状上皮细胞黏附大量加德纳菌及其他短小杆菌后形成。生理盐水涂片高倍镜下可见该细胞边缘呈锯齿状，细胞已有溶解，核模糊不清，其上覆盖有大量加德纳菌及厌氧菌，使其表面毛糙，出现斑点和大量的细小颗粒。涂片革兰染色后，显示黏附于脱落上皮细胞内的细菌为革兰阴性或染色不定的球杆菌，其中，柯氏动弯杆菌

（M. curtisii）是一短小的（平均约 1.5μm）革兰染色不定菌，羞怯动弯杆菌（M. mulieris）是一长的（平均约 3.0μm）革兰染色阴性菌，阴道加德纳菌（Gardnerella vaginalis）是一种微需氧的、多形性的革兰染色不定杆菌。线索细胞是诊断细菌性阴道病的重要指标。

2. pH 值　pH 试纸法检查。细菌性阴道病 pH >4.5。

3. 胺试验　阴道分泌物加 2.5mol/L KOH 溶液时出现鱼腥样气味。细菌性阴道病呈阳性。

（孙　萍）

第五节　痰液检查

痰液是肺泡、支气管和气管的分泌物。痰液检查对某些呼吸系统疾病如肺结核、肺吸虫、肺肿瘤、支气管哮喘、支气管扩张及慢性支气管炎等的诊断、疗效观察和预后判断有一定价值。

一、标本收集

痰液标本收集法因检验目的不同而异，但所用容器须加盖，痰液勿污染容器外（用不吸水容器盛留）。

（1）痰液的一般检查应收集新鲜痰，患者起床后刷牙，漱口（用 3% H_2O_2 及清水漱 3 次），用力咳出气管深处真正呼吸道分泌物，而勿混入唾液及鼻咽分泌物。

（2）细胞学检查用上午 9：00～10：00 点深咳的痰液及时送检（清晨第一口痰在呼吸道停留时久，细胞变性结构不清），应尽量送含血的病理性痰液。

（3）浓缩法找抗酸杆菌应留 24h 痰（量不少于 5ml），细菌检验应避免口腔、鼻咽分泌物污染。

（4）幼儿痰液收集困难时，可用消毒棉拭子刺激喉部引起咳嗽反射，用棉拭子采取标本。

（5）观察每日痰排出量和分层时，须将痰放入广口瓶内。

（6）检验完毕后的标本及容器应煮沸 30～40min 消毒，痰纸盒可烧毁，不能煮沸的容器可用 5% 苯酚或 2% 来苏儿溶液消毒后才能用水冲洗。

二、检查方法

（一）一般性状检查

1. 痰量　正常人无痰或仅有少量泡沫痰。在呼吸系统疾病时，痰量可增多，超过 50～100ml。大量增加见于支气管扩张、肺结核、肺内有慢性炎症、肺空洞性病变。肺脓肿或脓胸的支气管溃破时，痰液呈脓性改变。

2. 颜色　有白色、黄色、铁锈色、绿色、黑色等。

3. 性状　黏液性、黏液脓性、脓性、浆液性、血性痰、泡沫痰等。

4. 血液　记录血丝、血块、血痰混合（注意颜色鲜红或暗红）。

5. 有无异常物质　将痰置于培养皿内，衬以黑色背景，用两只竹签挑动，使其展开成薄层后，观察有无支气管管型、库什曼（Curschmann）螺旋体、栓子、肺结石、肺组织坏死的碎片或干酪块等。

6. 临床意义　通常呈无色或灰白色。化脓感染时，可呈黄绿色；明显绿色见于绿脓杆菌感染；大叶性肺炎时可呈铁锈色；阿米巴肺脓肿时呈咖啡色；呼吸系统有病变时痰可呈黏液性、浆液性、脓性、黏液脓性、浆液脓性、血性等。

（二）显微镜检查

选择脓样、干酪样或带脓样血液部分，取 1 小块置玻片上，直接与生理盐水混合，涂成薄片，加盖片后轻压之，用低倍镜及高倍镜检查。注意有无红细胞、白细胞、上皮细胞、弹力纤维、库什曼螺旋体、夏科－雷登结晶、胆红素结晶、硫黄样颗粒（放线菌块）、真菌孢子、心力衰竭细胞、载炭细胞、癌细胞等。

（三）寄生虫检查

痰中可能查见肺吸虫卵、溶组织内阿米巴滋养体、棘球蚴的原头蚴、粪类圆线虫幼虫、蛔蚴、钩蚴、尘螨等；卡氏肺孢子虫的包囊也可出现于痰中，但检出率很低。

1. 肺吸虫卵检查　可先用直接涂片法检查，如为阴性，改为浓集法集卵，以提高检出率。

直接涂片法：在洁净载玻片上先加 1～2 滴生理盐水，挑取痰液少许。最好选带铁锈色的痰，涂成痰膜，加盖片镜检。如未发现肺吸虫卵，但见有夏科－雷登结晶，提示可能是肺吸虫患者，多次涂片检查为阴性者，可改用浓集法。

浓集法：收集 24h 痰液，置于玻璃杯中，加入等量 10% NaOH 溶液，用玻棒搅匀后，放入 37℃温箱内，数小时后痰液消化成稀液状。分装于数个离心管内，以 1 500r/min 离心 5～10min，弃去上清液，取沉渣数滴涂片检查。

2. 溶组织内阿米巴大滋养体检查　取新鲜痰液作涂片。天冷时应注意镜台上载玻片保温。高倍镜观察，如为阿米巴滋养体，可见其伸出伪足并作定向运动。

3. 其他　蠕虫幼虫及螨类等宜用浓集法检查。

（四）嗜酸性粒细胞检查

取痰液做直接涂片，干燥后用瑞氏或伊红－亚甲蓝染色液染色，油镜下计数 100 个白细胞，报告嗜酸性粒细胞百分数。

（五）细菌检查

取痰液涂成薄片，干燥后行革兰染色，查找肺炎链球菌、螺旋体、梭形杆菌、霉菌等；用抗酸染色找抗酸杆菌。

（六）其他检查

分泌型 IgA、乳酸脱氢酶、唾液酸等。正常人痰中分泌型 IgA 为（2.03±0.21）g/L，在慢性支气管炎急性发作时可降低，治疗后可回升。

慢性支气管炎患者痰中乳酸脱氢酶、唾液酸比正常人高 1.5 倍或更多，治疗后明显减少，因此可反映临床疗效。

（孙　萍）

第六节 胃液及十二指肠引流液检验

一、胃液检验

（一）理学检查

1. 量 在空腹不受刺激的情况下，24 小时胃液分泌量为 1.2～1.5L，正常空腹 12 小时的胃液残余量约为 50ml。在插管成功后持续负压吸引 1 小时所得的胃液总量称为基础胃液量，正常为 10～100ml。若大于 100ml 为增多，常见于胃分泌增多、胃排空障碍、十二指肠液反流等。若胃液量小于 10ml 为减少，主要见于萎缩性胃炎、胃蠕动功能亢进等。

2. 颜色 正常胃液为无色透明液体，不含血液、胆汁，无食物残渣。①混浊灰白色：混有大量黏液所致。②鲜红血丝：多因插胃管时损伤胃黏膜所致。③棕褐色：胃内出血与胃酸作用所致，见于胃炎、胃溃疡、胃癌等。④咖啡渣样：胃内有大量陈旧性出血，见于胃癌、胃溃疡及糜烂性胃炎等。⑤黄色、黄绿色：混有胆汁，见于插管时引起的恶心、呕吐，以及幽门闭锁不全、十二指肠狭窄等所致的胆汁反流等。

3. 黏液 正常胃液中有少量分布均匀的黏液。当胃液中出现大量黏液时，提示胃有炎症，特别是慢性炎症。黏液一般呈弱碱性，大量增多时可影响胃液的酸度。

4. 气味 正常胃液可略带酸味，而无其他臭味。发酵味：消化不良或明显的胃液潴留、有机酸增多时可出现发酵味，见于幽门梗阻、胃张力高度缺乏。氨味见于尿毒症，恶臭味见于晚期胃癌，粪臭味见于小肠低位梗阻、胃大肠瘘等。

5. 食物残渣 空腹 12 小时后的正常胃液内无食物残渣。若胃排空障碍，如胃扩张、胃下垂、幽门溃疡、幽门梗阻及胃蠕动功能减退时，胃液中常出现食物残渣，甚至呈食糜样。

6. 组织碎片 正常胃液中无组织碎片。胃癌、胃溃疡患者胃液中有时会出现组织碎片，必要时可将组织碎片做病理检查以协助诊断。

7. 酸碱度 正常胃液 pH 为 0.9～1.8。pH 3.5～7.0 为低酸，pH >7.0 为无酸。①胃酸减少：萎缩性胃炎、胃癌、继发性缺铁性贫血、胃扩张、甲状腺功能亢进等。②胃酸增多：十二指肠球部溃疡、胃泌素瘤、幽门梗阻、慢性胆囊炎等。

8. 分层 正常胃液放置片刻后形成不很明显的两层，上层为少量黏液（多为咽下的鼻咽部黏液），下层为无色透明的胃液层。病理情况下，如胃癌、幽门梗阻时，胃液可分为三层，上层为黏液，中间为胃液，下层为食物残渣或坏死组织。

（二）化学检查

1. 胃酸分泌量测定 以五肽胃泌素等作刺激物，定时留取基础胃液，测定单位时间内胃酸的分泌量。

（1）参考值：BAO：3.90 ± 1.98mmol/h（很少超过 5mmol/h）。MAO：3～23mmol/h（男），女性略低。PAO：20.60 ± 8.37mmol/h。BAO/MAO：0.2。

（2）临床意义：影响胃酸分泌的因素很多，尽管采集标本、试验方法满意，但其检测仍可受患者的性别、精神、年龄、食欲、酒烟嗜好等影响。故胃酸分泌量测定对诊断疾病的特异性较差，仅在十二指肠溃疡、胃泌素瘤、胃癌等的诊断中有一定意义。

2. 乳酸测定　正常空腹胃液中有少量乳酸，但一般方法不易检出。当胃液呈中性或碱性而食物在胃内潴留 6 小时以上时，由于细菌分解糖类而使胃液中的乳酸、醋酸等增多。乳酸测定主要用于观察胃内食物潴留及协助诊断胃癌。

3. 隐血试验　正常胃液不含血液，显微镜检查无红细胞。当急性胃炎、胃溃疡、胃癌时可有不同程度胃出血而隐血试验呈阳性，但多次连续检查的意义更大。溃疡病的隐血试验阳性多为间歇性的，而胃癌则多为持续性。由于隐血试验比较敏感，插管损伤、牙龈出血咽下后均可呈阳性。另外，胃液中维生素 C 过多可抑制颜色反应而出现假阴性。

（三）显微镜检查

1. 细胞

（1）红细胞：正常胃液无红细胞。插管损伤时出现少量红细胞无意义。胃液内有大量红细胞时，常提示胃可能有溃疡、糜烂、炎症和恶性肿瘤等。

（2）白细胞：正常胃液中白细胞为（0.1～1.0）$\times 10^9$/L，多为中性粒细胞。白细胞 > 1.0×10^9/L 时常有病理意义，见于胃黏膜的多种炎症。鼻咽部分泌物及痰液混入胃液时可见大量白细胞，同时还可见毛柱状上皮细胞和炭末细胞，常无临床意义。

（3）上皮细胞：胃液中可有来自口腔、咽喉、食管黏膜的鳞状上皮细胞，不见或偶见柱状上皮细胞。柱状上皮细胞增多提示胃黏膜有炎性病变。

（4）肿瘤细胞：如发现有成堆的大小不均、形态不规则、核大或多核、染色质粗糙、可见核仁的细胞时，应高度怀疑是癌细胞，需做巴氏染色进一步检查确诊。

2. 细菌　由于胃液的杀菌作用，正常胃液中检验不出确定的菌丛，仅见咽喉部天然寄居菌或酵母菌，常无临床意义。在低酸、无酸或有食物潴留时可以出现一些有意义的细菌，如八叠球菌、博 - 奥杆菌、抗酸杆菌、化脓性球菌、幽门螺旋杆菌、酵母菌等。

3. 食物残渣　正常空腹 12 小时胃液中食物残渣极少。若胃液中出现大量淀粉颗粒、脂肪小滴、肌肉纤维等，多见于幽门梗阻、胃扩张、胃下垂等。

（四）临床应用

1. 胃分泌功能检查　胃液检查对胃泌素瘤、胃癌和十二指肠溃疡的诊断与鉴别诊断有重要意义。如果空腹胃液量大于 100ml，BAO 大于 15mmol/h，MAO 大于 30mmol/h，且 BAO/MAO 大于 0.6，即可考虑胃泌素瘤。临床上通过胃液检查和血清胃泌素的测定，95% 的胃泌素瘤可确诊。

2. 贫血的鉴别诊断　由于内因子生成减少和体内有抗内因子抗体的存在，使维生素 B_{12} 吸收减少所致的恶性贫血是一种巨幼细胞性贫血。胃液检查为真性胃酸缺乏，五肽胃泌素刺激后无盐酸分泌，给予维生素 B_{12} 治疗后贫血纠正，但仍无胃酸分泌，依此可与营养性巨幼细胞性贫血鉴别。

3. 肺结核的辅助诊断　肺结核患者，特别是不会咳痰的儿童，常将含有结核杆菌的痰液咽下，如果胃液浓缩找到结核杆菌，则可协助肺结核的诊断。

二、十二指肠引流液检验

（一）理学检查

正常十二指肠引流液的理学特性见表 3 - 3。病理情况下，十二指肠引流液的理学特性可以出现以下改变：

表3-3 正常人十二指肠引流液的理学特性

项目	D液	A胆汁	B胆汁	C胆汁
量（ml）	10~20	10~20	30~60	随引流时间而异
颜色	无色或淡黄色	金黄色	深褐色	柠檬黄色
透明度	透明或微混	透明	透明	透明
黏稠度	较黏稠	略黏稠	黏稠	略黏稠
pH	7.6	7.0	6.8	7.4
比密		1.009~1.013	1.026~1.032	1.007~1.010
团絮状物	少量	无	无	无

1. 胆汁排出异常　①无任何胆汁排出：可见于结石、肿瘤所致的胆总管梗阻。②无B胆汁流出：见于胆总管上段、胆囊管梗阻，或胆囊收缩不良、胆囊摘除术后。③B胆汁流出增多：特别是在未用刺激剂之前已有大量B胆汁流出，常因Oddi括约肌松弛、胆囊运动过强所致。

2. 胆汁黏稠度异常　引流出异常黏稠胆汁，多见于胆石症所致的胆囊淤积。引流出稀薄胆汁，多因慢性胆囊炎而胆汁浓缩不良所致。

3. 胆汁透明度异常　胆汁中混入大量胃液时可使胆汁中的胆盐沉淀而致胆汁混浊，加入NaOH后可使沉淀的胆盐溶解而变清。如加入NaOH后仍然混浊并出现较多的团絮状物，可能因十二指肠炎、胆管炎、胆结石、消化性溃疡、胰头癌等使胆汁含有较多的白细胞、上皮细胞及血液所致。

4. 颗粒沉淀物和胆砂　引流液中出现颗粒状沉淀物或胆砂（暗褐色砂粒状物，有黏土样感觉）见于胆石症。可做胆石化学分析，以判断胆石性质。我国以胆红素结石为主，主要见于B胆汁。若C胆汁出现颗粒状沉淀或胆砂提示肝内胆管结石。

5. 颜色异常　①血丝：多因插管损伤所致。②血性：见于急性十二指肠炎症、消化性溃疡、胆囊癌、肝内出血或全身出血性疾病等。③污秽陈旧血块：污秽陈旧血块同时伴有混浊者，见于胆囊癌。④白色：因胆囊水肿、胆汁酸显著减少、黏液增多所致。⑤脓性：见于化脓性胆囊炎。⑥绿色或黑褐色：见于胆管扩张伴感染，或胆石症所致的胆汁淤积。

（二）化学检查

十二指肠引流液的化学检查主要是针对胰腺外分泌功能所进行的检查，即促胰酶素-促胰液素试验。常见于胰腺炎、胰腺癌和胰腺纤维囊性纤维性变。

（三）显微镜检查

1. 细胞　检查细胞成分无需离心沉淀，直接取其团絮状物显微镜检查。①红细胞：正常引流液无红细胞，插管损伤引起少量红细胞，若大量出现见于十二指肠、肝、胆、胰等部位的炎症、消化性溃疡、结石或肿瘤等。②白细胞：正常引流液中可有白细胞0~10个/高倍镜视野，主要为中性粒细胞。在十二指肠炎和胆管感染时可大量增多，并有吞噬细胞。③上皮细胞：正常引流液中可有柱状上皮细胞，常无临床意义。十二指肠炎、胆管炎时，柱状上皮细胞增多，并伴有白细胞增高和黏液。④肿瘤细胞：引流液为血性时，应离心沉淀，作巴氏染色以检查有无肿瘤细胞。十二指肠引流液的细胞学检查对胆囊癌、肝外胆管癌及胰头癌的诊断均有重要的参考价值。

2. 结晶　正常十二指肠引流液中无结晶，胆石症时可出现相应的结晶。最常见的结晶为胆固醇结晶、胆红素结晶和胆红素钙结晶。若结晶伴有红细胞存在，则结石的可能性更大。

3. 病原生物

（1）寄生虫及寄生虫卵：在 B 胆汁中可发现蓝氏贾第鞭毛虫滋养体、华支睾吸虫卵、钩虫卵、蛔虫卵、粪圆线虫蚴虫等。肝吸虫患者在胆汁中检查出虫卵的机会远较粪便为高。阿米巴肝囊肿偶尔可在胆汁中找到阿米巴滋养体或包囊。

（2）细菌：正常胆汁中无细菌，在胆管感染的胆汁中主要致病菌是革兰阴性杆菌，但也可有混合感染。常用细菌检查方法有直接涂片法和培养法。B 胆汁中培养出伤寒杆菌可确诊为伤寒带菌者；细菌性胆管感染可培养出大肠杆菌、变形杆菌、克雷伯杆菌及绿脓杆菌等。培养出大肠杆菌、变形杆菌、克雷伯杆菌及绿脓杆菌等。

（四）临床应用

1. 协助诊断某些寄生虫病　对可疑有寄生虫感染而又需确诊时，十二指肠引流液检查常可获得理想的结果。如肝吸虫病、阿米巴肝脓肿和胆管蛔虫的诊断等。

2. 诊断胆石　国内最常见的胆石为胆固醇结石、胆红素结石和胆红素钙结石。对于胆囊造影不显影或 B 超检查不能确诊的结石，十二指肠引流液检查是唯一的选择，并且可进一步做胆石化学成分分析，以确定胆石的性质。

3. 诊断伤寒带菌者　B 胆汁中培养出伤寒杆菌即可诊断为伤寒带菌者。

4. 诊断胰腺疾病　采用促胰酶素－促胰液素试验，观察胰液量、碳酸氢盐和淀粉酶的变化。对诊断慢性胰腺炎、胰腺癌有一定价值。

（孙　萍）

第二篇

血液检验

第四章　临床血液常规检查

第一节　血液标本的采集与处理

一、标本采集与运送

（一）采集的指征

一般患者出现以下一种体征时可作为采血的重要指征：

（1）发热（≥38℃）或低温（≤36℃）、寒战、白细胞增多（计数大于 $10.0\times10^9/L$，特别有“核左移”时）。

（2）皮肤黏膜出血、昏迷、多器官衰竭、血压降低。

（3）C 反应蛋白升高及呼吸加快。

（4）血液病患者出现粒细胞减少、血小板减少等。

或同时具备上述几种体征时而临床可疑菌血症应采集血液培养。新生儿可疑菌血症，应该同时做尿液和脑脊液培养。对入院危重感染患者应在未进行抗生素治疗之前，在体温上升之前采集，血标本最好采集 2～3 套；若不能满足，应选择含有中和剂（中性树脂或活性炭）的血培养瓶。

（二）标本采集方法

1. 消毒　采集部位的皮肤需用体积分数 2% 碘酊和体积分数 70% 酒精严格消毒，尤其在婴儿和新生儿血液的采集。严格执行以下三步法：①体积分数 70% 酒精擦拭静脉待穿刺部位 30s 以上。②体积分数 2% 碘酊作用 30s 或 10% 碘伏 60s，从穿刺点向外画圈消毒，至消毒区域直径达 3cm 以上。③体积分数 70% 酒精脱碘。对碘过敏的患者，用体积分数 70% 酒精消毒 60s，酒精挥发干燥后采血。培养瓶消毒程序：①体积分数 70% 酒精擦拭血培养瓶橡皮塞，作用 60s。②用无菌纱布或无菌棉签清除橡皮塞子表面残余酒精。

2. 采血量　血液量成人 10ml，儿童 2～5ml，婴儿和新生儿 1～2ml，一般同时进行需氧和厌氧培养。血液和营养肉汤比例为（1 ∶ 10）～（1 ∶ 5）。如果血液迅速注入足量的培养瓶内，不需要抗凝剂。需要抗凝剂时，聚茴香脑磺酸钠（sodium polyanethol sulfonate，SPS）是首选，它尚有抗补体、抗中性粒细胞吞噬作用，也可中和部分抗生素，可提高培养阳性率。也可用柠檬酸盐、肝素抗凝。

（三）标本运送

采血后应该立即送检，如不能立即送检，需室温保存或置35～37℃孵箱中，切勿冷藏。自动化连续监测系统虽有允许延迟上机监测微生物生长的原理，还是应该尽量减少延迟上机时间。

二、标本处理

（一）标本验收

血液采集前核对患者的姓名、性别、病区和床位，采集后粘贴患者的标签送检；实验室接收时应核对上述患者的信息，使用培养瓶的种类是否符合要求等。

（二）血培养瓶处置

血培养瓶应立即置35～37℃温箱或自动培养箱内孵育。

（三）接种培养

如果有细菌生长，全自动血培养仪自动报警；手工血培养或双相血培养瓶根据血细胞层上有絮状沉积物、均匀或表面下浑浊、溶血、肉汤凝集、培养基表面形成薄膜、产生气体、肉汤中有白色颗粒等判断可能细菌生长。怀疑细菌生长，应涂片并根据涂片的结果接种合适的培养基上。

1. 培养基的选择

（1）常见细菌的培养基的选择见（表4－1）。

表4－1 根据革兰染色结果对于常见细菌推荐接种培养基

染色特点	5%～10% CO_2 孵育			厌氧孵育	
	血平板	巧克力平板	中国蓝或麦康凯或EMB平板	血平板	PEA或CAN平板
革兰阳性					
球菌	√			√	√
杆菌	√			√	√
革兰阴性					
球菌	√	√		√	√
杆菌	√	√	√	√	√

注：所有培养基至少孵育48h；EMB：伊红亚甲蓝琼脂；PEA：苯乙基醇琼脂；CAN：多黏菌素E－萘啶酸琼脂；√：选择培养基。

（2）特殊细菌推荐接种培养基

1）分枝杆菌：从血液中分离培养分枝杆菌需特殊培养基。裂解离心、BACTEC 12B或13A，Bact/Alert MP培养基均可用于分离培养分枝杆菌。将裂解离心管中的沉淀物接种至7H11培养基中，如果记录了采集的血标本量，裂解离心法可进行菌落计数定量分析。

BACTEC 12B 培养基会抑制某些鸟分枝杆菌复合体的生长，BACTEC 13A 培养基专门用于分离血液中的分枝杆菌，接种的血量为5ml，它避免了处理裂解离心血培养物时所遇到的潜在危险。

2）布鲁菌属：通常将血液接种至含有双相培养基的卡斯塔涅达培养瓶（Castaneda bottles）中进行培养。固相培养基采用胰酶消化大豆琼脂，胰蛋白胨琼脂或布鲁菌琼脂，琼脂的终浓度为2.5%。液相培养基采用不含琼脂的相同培养基基础，当培养瓶内琼脂凝固后，再以无菌手续将液相培养基基础倾入瓶内即可。卡斯塔涅达培养瓶内 CO_2 浓度应为5%～10%，35～37℃孵育，每48h观察有无细菌生长。无菌生长，将培养瓶倾斜，使肉汤流过琼脂表面。

3）营养变异链球菌：该种细菌的生长需要补充巯醇复合物和维生素 B_6。人血培养基中含有足够的营养成分使营养变异链球菌生长。然而传代培养时，培养基中需要补充盐酸－2－磷酸吡哆醛（0.001%）或L－半胱氨酸（0.05%～0.10%）或二者皆有，否则营养变异链球菌不能生长。也可将血培养物转种至血平板上，然后交叉划线接种金黄色葡萄球菌，在金黄色葡萄球菌菌落周围有营养变异链球菌卫星样菌落。

4）真菌：多种方法可提高血液中真菌的检出率，包括使用需氧血培养瓶、双相培养基、裂解离心技术和特殊营养的肉汤培养基（如脑心浸液肉汤等）。裂解离心技术是一种分离真菌的有效方法，特别是对于营养要求苛刻的双相真菌。实际上，大多数需氧血培养瓶，孵育5～7d，可提供充足的营养使白色假丝酵母菌生长良好。然而对于非白色假丝酵母菌、光滑球拟假丝酵母菌、新型隐球菌、荚膜组织胞浆菌和其他双相真菌，使用裂解离心技术可获得最高的检出率，通常采用霉菌抑制琼脂平板（inhibitory mold agar），脑心浸液琼脂平板和巧克力琼脂平板与Isolator管结合使用。

2. 接种方法　怀疑细菌生长，用无菌注射器抽取培养液，涂片行革兰染色和抗酸染色，并根据涂片的结果接种合适的培养基。接种方法：用无菌注射器抽取培养液直接滴加在培养基上，四区划线，置5%～10% CO_2 孵育和厌氧环境孵育，也可将涂片有细菌生长的菌液直接做药敏试验。

3. 培养方法　由于婴幼儿采血量较少，不推荐做厌氧培养，成人患者需同时做需氧和厌氧培养。

（马和岗）

第二节　血红蛋白测定

一、氰化高铁血红蛋白（HiCN）测定法

（一）原理

血红蛋白（除硫化血红蛋白外）中的亚铁离子（Fe^{2+}）被高铁氰化钾氧化成高铁离子（Fe^{3+}），血红蛋白转化成高铁血红蛋白。高铁血红蛋白与氰离子（CN^-）结合，生成稳定的氰化高铁血红蛋白（hemiglobin cyanide，HiCN）。氰化高铁血红蛋白在波长540nm处有一个较宽的吸收峰，它在540nm处的吸光度同它在溶液中的浓度成正比。常规测定可从HiCN

参考液制作的标准曲线上读取结果。

（二）试剂

HiCN 试剂：

氰化钾（KCN）：0.050g

高铁氰化钾［$K_3Fe(CN)_6$］：0.200g

无水磷酸二氢钾（KH_2PO_4）：0.140g

非离子表面活性剂［Triton X－100，Saponic218 等］0.5～1.0ml。

上述成分分别溶于蒸馏水中，混合，再加蒸馏水至 1 000ml，混匀。试剂为淡黄色透明溶液，pH 值在 7.0～7.4。血红蛋白应在 5min 内完全转化为高铁血红蛋白。

（三）操作

1. 标准曲线制备　将市售氰化高铁血红蛋白（HiCN）参考液稀释为四种浓度（200g/L，100g/L，50g/L，25g/L），然后以 HiCN 试剂调零，分别测定各自在 540nm 处的吸光度。以血红蛋白浓度（g/L）为横坐标，其对应的吸光度为纵坐标，在坐标纸上描点，绘制标准曲线。

2. 常规检测血红蛋白　先将 20μl 血用 5.0ml HiCN 试剂稀释，混匀，静置 5min 后，测定待检标本在 540nm 下的吸光度，查标准曲线求得血红蛋白含量。

（四）附注

（1）血红蛋白测定方法很多，但无论采用何种方法，都必须溯源至 HiCN 的结果。

（2）试剂应贮存在棕色硼硅有塞玻璃瓶中，不能贮存于塑料瓶中，否则会使 CN^- 丢失，造成测定结果偏低。

（3）试剂应置于 4～10℃保存，不能放 0℃以下保存，因为结冰可引起试剂失效。

（4）试剂应保持新鲜，至少一个月配制一次。

（5）氰化钾是剧毒品，配试剂时要严格按剧毒品管理程序操作。

（6）高脂血症或标本中存在大量脂质可产生混浊，可引起红蛋白假性升高。白细胞数 $>20\times10^9/L$，血小板计数 $>700\times10^9/L$ 及异常球蛋白增高也可出现混浊，均可使血红蛋白假性升高。煤气中毒或大量吸烟引起血液内碳氧血红蛋白增多，也可使测定值增高。若因白细胞数过多引起的混浊，可离心后取上清液比色；若因球蛋白异常增高（如肝硬化患者）引起的混浊，可向比色液中加入少许固体氯化钠（约 0.25g）或碳酸钾（约 0.1g），混匀后可使溶液澄清。

（7）测定后的 HiCN 比色液不能与酸性溶液混合（目前大都用流动比色，共用 1 个废液瓶，尤须注意），因为氰化钾遇酸可产生剧毒的氢氰酸气体。

（8）为防止氰化钾污染环境，比色测定后的废液集中于广口瓶中处理。废液处理：①首先以水稀释废液（1∶1），再按每升上述稀释废液加次氯酸钠（安替福民）35ml，充分混匀后敞开容器口放置 15h 以上，使 CN^- 氧化成 CO_2 和 N_2 挥发，或水解成 CO_3^{2-} 和 NH_4^+，再排入下水道。②如果没有安替福民，可用“84”消毒液 40ml 代替，除毒效果基本相同。③碱性硫酸亚铁除毒：硫酸亚铁和 KCN 在碱性溶液中反应，生成无毒的亚铁氰化钾，取硫酸亚铁（$FeSO_4\cdot7H_2O$）50g，氢氧化钠 50g，加水至 1 000ml，搅匀制成悬液。每升 HiCN 废液，加上述碱性硫酸亚铁悬液 40ml，不时搅匀，置 3h 后排入下水道。但除毒效果不如前两种方法好。

（9）HiCN 参考液的纯度检查

1）波长 450 ~ 750nm 的吸收光谱曲线形态应符合文献所述，即峰值在 540nm，谷值在 504nm。

2）A_{540nm}/A_{504nm} 的吸光度比值应为 1.59 ~ 1.63。

3）用 HiCN 试剂作空白，波长 710 ~ 80nm 处，比色杯光径 1.000cm 时，吸光度应小于 0.002。

二、十二烷基硫酸钠血红蛋白（SLS – Hb）测定法

由于 HiCN 试剂含剧毒的氰化钾会污染环境，对环境保护不利。为此，各国均相继研发不含 KCN 的测定血红蛋白方法，如 SLS – Hb 现已应用于血细胞分析仪上，但其标准应溯源到 HiCN 量值。

（一）原理

除 SHb 外，血液中各种血红蛋白均可与十二烷基硫酸钠（sodium lauryl sulfate，SLS）作用，生成 SLS – Hb 棕色化合物，SLS – Hb 波峰在 538nm，波谷在 500nm。本法可用 HiCN 法标定的新鲜血，再制备本法的标准曲线。

（二）试剂

（1）60g/L 十二烷基硫酸钠的磷酸盐缓冲液称取 60g 十二烷基硫酸钠溶解于 33.3mmol/L 磷酸盐缓冲液（pH 值为 7.2）中，加 TritonX – 100 70ml 于溶液中混匀，再加磷酸盐缓冲液至 1 000ml，混匀。

（2）SLS 应用液：将上述 60g/L SLS 原液用蒸馏水稀释 100 倍，SLS 最终浓度为 2.08mmol/L。

（三）操作

（1）准确吸取 SLS 应用液 5.0ml 置于试管中，加入待测血 20μl，充分混匀。5min 后置 540nm 下以蒸馏水调零，读取待测管吸光度，查标准曲线即得 SLS – Hb 结果。

（2）标准曲线绘制：取不同浓度血红蛋白的全血标本，分别用 HiCN 法定值。再以这批已定值的全血标本，用 SLS – Hb 测定，获得相应的吸光度，绘制出标准曲线。

（四）参考区间

男：　131 ~ 172g/L*

女：　113 ~ 151g/L*

新生儿：　180 ~ 190g/L* *

婴儿：　110 ~ 120g/L**

儿童：　120 ~ 140g/L**

*摘自丛玉隆，金大鸣，王鸿利，等．中国人群成人静脉血血细胞分析参考范围调查．中华医学杂志，2003，83（14）：1201 – 1205.

**摘自胡亚美，江载芳．诸福棠实用儿科学（下册）．第 7 版．北京：人民卫生出版社，2003：2685.

（五）附注

（1）注意选用 CP 级以上的优质十二烷基硫酸钠［$CH_3(CH_2)_3SO_4Na$，MW 288.38］。

本法配方溶血力很强，因此不能用同一管测定液同时测定血红蛋白和白细胞计数。

（2）如无 TritonX－100 可用国产乳化剂 OP 或其他非离子表面活性剂替代。

（3）其他环保的血红蛋白测定方法还很多，如碱羟血红蛋白等。

（六）临床意义

生理性增加：新生儿、高原地区居住者。

减少：主要见于婴幼儿、老年人及妊娠中晚期等。

病理性增加：真性红细胞增多症、代偿性红细胞增多症，如先天性青紫性心脏病、慢性肺部疾病、脱水。

减少：各种贫血、白血病、产后、手术后、大量失血。

在各种贫血时，由于红细胞内血红蛋白含量不同，红细胞和血红蛋白减少程度可不一致。血红蛋白测定可以用于了解贫血的程度。如需要了解贫血的类型，还需做红细胞计数和红细胞形态学检查及红细胞其他相关的指标测定。

（马和岗）

第三节　红细胞检验

一、红细胞计数（red blood count，RBC）

1. 测定方法　血细胞计数仪法或显微镜计数法。

2. 标本准备　末梢血 20～100μl 或 EDTA－2K 盐抗凝静脉血 1ml，或紫帽真空管静脉采血，供全血细胞分析或 CBC 全项测定，也可用于涂片染色显微镜检查。

3. 参考范围　成年男性 $4.5\times10^{12}\sim5.5\times10^{12}/L$（$10^6/\mu l$），或 $4.3\times10^{12}\sim5.9\times10^{12}/L$（$10^6/\mu l$）；成年女性 $4.0\times10^{12}\sim5.0\times10^{12}/L$（$10^6/\mu l$），或 $3.8\times10^{12}\sim5.2\times10^{12}/L$（$10^6/\mu l$）。

4. 临床意义　主要用于贫血的形态学分类、红细胞增多症诊断、失水或血液黏度评价。

（1）增多

1）各种原因失水所致的血液浓缩：红细胞、血红蛋白和红细胞比容积均相对增加。

2）真性红细胞增多症：病因不明，红细胞和血红蛋白显著增多，血液黏度增高，网织细胞相对数不增多，红细胞形态正常或有轻度大小不匀。伴有白细胞和血小板计数增多。

3）缺氧代偿：如①新生儿（胎儿期代偿）。②高原生活，严重者可致高原病。③心脏疾病，如慢性充血性心力衰竭，尤以发绀型先天性心脏病（右向左分流）为甚。④慢性阻塞性肺疾病（COPD）、广泛的肺结核、肺纤维化症、Pickwickian 综合征（主要表现为肥胖、嗜睡、换气不足和红细胞增多）。⑤某些先天性或获得性血红蛋白异常症，如高铁血红蛋白症（MHb）、硫化血红蛋白症（SHb）、慢性一氧化碳中毒（COHb）等。

4）内分泌性：如 Cushing 综合征、男性化卵巢疾病如多囊卵巢综合征（PCOS）、嗜铬细胞瘤、肾上腺肿瘤等。

5）某些肿瘤：如肾癌、肾腺瘤、肾囊肿，肝、子宫、肺、胃、前列腺的良性肿瘤或恶性肿瘤。可能与血浆或肿瘤组织中的红细胞生成素（erythropoietin，EPO）增多有关。

6）其他：①神经性，如小脑肿瘤、电休克。②某些药物，如雄激素及其衍生物、肾上腺皮质激素使用等。③骨髓纤维化，早期增多，后期减少。

（2）减少：见于各种原因所致的贫血或血液稀释（如快速输液后、妊娠贫血等）。

血细胞计数仪法测定必须进行质量控制。如有冷凝集素存在，红细胞计数结果将显著降低，而 Hb 测定则不受影响；当 RBC 与 Hb 的对应关系相差悬殊时应疑及此。取制备的计数用红细胞稀释液 1 滴在显微镜下观察，见有红细胞凝集现象；此时可将红细胞稀释液置 37℃加温 15min 后再计数。如确证为冷凝集现象，应建议临床做冷凝集试验和肺炎支原体抗体检测。

二、血红蛋白（hemoglobin，Hb，HGB）

1. 测定方法　氰化高铁血红蛋白（HiCN）或十二烷基磺酸钠血红蛋白（SDS－Hb）光度法。不同方法溶血剂不同，必须专用，不可替代或混用；还必须定期用标准品定标，否则将产生较大的误差并影响相关参数的计算值。

2. 标本准备　末梢血或 EDTA－2K 抗凝静脉血，同 RBC；或紫帽真空管静脉采血。

3. 参考范围　成年男性 130～180g/L（13～18g/dl），成年女性 120～160g/L（12～16g/dl）。

4. 临床意义　用于贫血诊断和鉴别诊断、红细胞增多症诊断，失血、失水、溶血、血液黏度评价和某些致红细胞增多的肿瘤如肾、肝等肿瘤的发现线索。

（1）增多：失水所致的血液浓缩，缺氧代偿如新生儿（胎儿期代偿）、高原生活和高原病、慢性心肺疾病，急性和慢性心肺功能不全，尤以先天性发绀型心脏病为甚。某些肾、肝等肿瘤，真性细胞增多症等。参见 RBC 项。

（2）减少：各种原因的贫血或血液稀释。是贫血诊断的主要依据，对小细胞贫血早期的诊断较 RBC 和红细胞比容积（HCT）更为敏感。

贫血诊断标准（WHO），平原地区，HGB（g/L）：成年男性≤130、成年女性≤120、妊娠妇女≤110；6 个月至 5 岁≤110、6～14 岁≤120。

贫血临床分级 HGB（g/L）：轻度 120～90、中度 60～90、重度 30～60、极重度小于 30。

三、红细胞比容积（hematocrit，Hct，HCT）

1. 测定方法　用离心法测定者称为红细胞比积或比容，均为比容积的简称；因是离心力的压缩容积，又称红细胞压积（packed cell volume，PCV）。细胞计数仪法为单个红细胞体积的累加，故本书称为红细胞比容积，用占全血的百分数表示。名称虽有不同，但都是指红细胞占全血的比例（%）。

2. 标本准备　细胞计数仪法同 RBC；Wintrobe 法 EDTA－2K 抗凝静脉血 2ml 或紫帽真空管静脉采血。

3. 参考范围　成年男性 39%～50%（平均 45%），成年女性 35%～47%（平均 41%）。

4. 临床意义　主要用于失水和血液黏度评价、贫血的诊断和鉴别诊断。

（1）增多：失水所致的血液浓缩，缺氧代偿如新生儿（胎儿期代偿）、高原生活、慢性心肺疾病，急性和慢性心肺功能不全，尤以先天性发绀型心脏病为甚。某些肝、肾等肿瘤，真性红细胞增多症等。

(2) 减少：各种原因的贫血或血液稀释。

四、红细胞指数（erythrocyte indices，EI）

1. 测定方法 根据 RBC，HGB，HCT 的计算值。计算公式：

平均红细胞体积（mean corpuscular volume，MCV）=HCT/RBC，单位 fl。

平均红细胞血红蛋白量（mean corpuscular hemoglobin，MCH）=HGB/RN，单位 pg。

平均红细胞血红蛋白浓度（MCH concentration，MCHC）=MCH/MCV=HGB/HCT，单位 pg/fl 或 g/L。用公式 MCH/MCV 时单位为 pg/fl；用公式 HGB（g/L）/HCT（%）时单位为 g/L。临床习惯用百分比（%）表示，因为简便直观；pg/fl 数×100（%）或 g/L 数×1/10（%）即是。

2. 参考范围 成年 MCV 80～100fl，MCH 26～34pg，MCHC 31%～35%。

3. 临床意义 或称红细胞平均值（mean erythrocyte values），主要用于贫血的形态学分类。贫血的病因学与红细胞的体积和形态密切相关。根据 MCV，MCH 和 MCHC 的贫血形态学分类和不同疾病红细胞指数改变见（表4-2）和（表4-3）。

表4-2 根据 MCV，MCH，MCHC 的贫血分类

形态学分类	大细胞性	正细胞性	单纯小细胞性	小细胞低色素性
MCV	增大	正常	减小	减小
MCH	增多	正常	减少	减少
MCHC	正常	正常	正常	减小

表4-3 不同疾病红细胞指数改变

状态	MCV	MCH	MCHC
缺铁性贫血	↓	↓	↓
慢性炎症	↓	N±	N±
恶性贫血，维生素 B_{12}、叶酸缺乏	↓	N或>N	>N
遗传性球型红细胞症	N或↓	↑	↑
溶血性或再生障碍性贫血	N±	N±	N±
急性失血性贫血	N±	N±	N±
真性红细胞增多症	N±	N±	N±

注：↑表示增大或升高；↓表示减小或降低；N 表示正常；±表示在一定范围内波动。

五、红细胞体积分布宽度（red cells volume distribution width，RDW）

1. 测定方法 红细胞分布直方图的基底宽度，细胞仪自动计算，可用 MCV 的 SD 表示，但须结合 MCV 评价；故较常用 MCV 的变异系数（CV）值表示，即 MCV 的标准差（SD）与 MCV 的比率，是相对值。计算公式为：

RDW（CV%）$=SD_{MCV}/MCV$

2. 参考范围 正常成人 11%～14.5%，或小于 15%。

3. 临床意义　反映红细胞体积的变异，RDW 小于 14.5% 表明红细胞体积为均一性，即大小均匀；大于 15% 反映红细胞体积为非均一性，即大小不匀。用于贫血的形态学分类。

RDW 作为 IDA 的早期诊断指标，比贮存铁各项指标的测定简便快捷，特别适合于日常的诊疗工作。当发现 HGB 和 MCV 正常，而有 RDW 增大时，即可对铁不足做出判断。此时应给予铁剂治疗以补足储备铁，使 RDW 恢复正常，避免发展为临床期贫血。

六、红细胞分布直方图

1. 测定方法　即红细胞体积频数分布图，血细胞计数仪在红细胞计数过程中，自动测定红细胞体积并自动绘制分布直方图。

2. 临床意义　反映 MCV 和 RDW 改变，用于贫血类型和治疗反应的判定，较用数字表示更为直观。分析红细胞参数时须结合红细胞体积分布直方图。

（1）单峰，正态分布，峰值为 80～100fl（MCV 正常）。

1）基底较集中（RDW 正常），见于正常人或均一性正细胞性贫血，如慢性疾病、慢性肝病、非贫血性血红蛋白病、慢性白血病、化疗、遗传性球形红细胞增多症、失血等。

2）基底拉宽（RDW 增大），为非均一性正细胞性贫血，见于混合性贫血、铁或叶酸缺乏早期、血红蛋白病贫血、骨髓纤维化、铁粒幼细胞性贫血等。

（2）单峰，负偏态分布，峰值小于 80fl，甚或小于 60fl（MCV 减小）。

1）基底比较集中（RDW 不大），为均一性小细胞性贫血，见于杂合子地中海贫血、慢性疾病。

2）基底特别向左拉宽（RDW 增大），提示小细胞性大小不匀，为非均一性小细胞性贫血，见于缺铁性贫血、维生素 B_6 缺乏性贫血、铁粒幼细胞性贫血、β 地中海贫血、HbH 病、红细胞碎片（见于微血管病性溶血性贫血）。

（3）单峰，正偏态分布，峰值大于 100fl（MCV 增大）。

1）基底比较集中（RDW 不大），为均一性大细胞性贫血，见于再生障碍性贫血、白血病前期、非贫血性红细胞酶或膜缺陷。

2）基底分散特别向右拉宽（RDW 增大），提示大细胞性大小不匀，为非均一性大细胞性贫血，见于恶性贫血、巨幼细胞性贫血、家族性维生素 B_{12} 吸收不良性贫血，也见于免疫性溶血性贫血、冷凝集素血症、慢性淋巴细胞白血病、红白血病。

（4）双峰，峰值分别小于 80fl 和大于 100fl（双峰平均 MCV 可在正常范围）。

1）基底向左右拉宽（RDW 增大），MCV 正常、偏大或偏小，为混合性贫血（铁缺乏和叶酸或维生素 B_{12} 同时缺乏的营养性贫血、孕产妇贫血等）的特征性分布。

2）缺铁性贫血和巨幼细胞性贫血有效治疗过程中也可出现双峰，新峰值接近于 80～100fl。为新生正常态红细胞与原有贫血态红细胞混合存在的结果。

七、显微镜标本异常红细胞及其意义

血细胞形态检查包括细胞大小、均一性、染色性、异常形态、白细胞和血小板质和量、异常细胞，以及血液寄生虫。由于制片等因素正常可见有少量变异型细胞，如增多，排除人工假象则属于病理状态，有助于诊断。

1. 叶缘形红细胞（crenated cell，echinocyte）　红细胞边缘呈叶缘状或锯齿状为正常红细胞变异型。

2. 碎裂红细胞（helmet cell，schizocyte） 见于不稳定血红蛋白病、弥散性血管内凝血（DIC）、静脉内纤维蛋白沉积物、微血管病性溶血性贫血、心脏瓣膜病、严重灼伤、尿毒症、转移性恶性肿瘤、重症缺铁性贫血或失血、正常新生儿。

3. 棘状红细胞（acanthocyte） 见于先天性无β脂蛋白血症、终末期肝病、红细胞丙酮酸激酶缺陷症（PKD）、肾衰竭、个别病例使用肝素后。

4. 球形红细胞（spherocyte） 见于遗传性球形红细胞增多症、免疫性或其他原因的溶血状态。

5. 椭圆红细胞（elliptocyte，ovalocyte） 少量见于正常，增多见于椭圆形红细胞增多症、缺铁性贫血（IDA）、巨幼细胞性贫血、地中海贫血、HbS 或 HbC 病、其他溶血性贫血。

6. 靶形红细胞（target cell，codocyte） 见于血红蛋白病（地中海贫血、HbS，HbC，HbD 病）、铁缺乏、肝病、卵磷脂胆固醇酰基转移酶（LCAT）缺陷症。

7. 镰状红细胞（sickle cell，drepanocyte） 镰状红细胞病（HbS）及其变异型如镰状红细胞并发β地中海贫血（S/β）、并发 HbD 病（血红蛋白 SD 病）或并发 HbC 病（血红蛋白 SC 病）。

8. 口形红细胞（stomatocyte） 红细胞裂口如口唇样，见于遗传性口形红细胞增多症、酒精中毒、Rh 全部缺乏症（一种罕见血型）。

9. 三角形红细胞（triangalocyte） 酒精中毒、罕见于 HbC 病、地中海贫血、非酒精性肝病、血栓性血小板减少性紫癜（TTP）、抗有丝分裂化疗。

10. 离心红细胞（ecentrocytes） 血红蛋白离心性不对称分布，见于红细胞 6－磷酸葡萄糖脱氢酶缺陷症（G6PD）。

11. 咬痕红细胞（bite cell，degmocyte） 红细胞边缘有缺口如咬痕，见于 Heinz' 体溶血性贫血、苯偶氮吡啶、磺胺等药物和氧化剂引起的高铁血红蛋白（MetHb，MHb）症、不稳定血红蛋白病如 Hb Koln，地中海贫血等。

12. 泪滴红细胞（tear drop cell，dacryocyte） 红细胞如泪滴状，见于骨髓增殖性疾病、全骨髓萎缩症、恶性贫血、地中海贫血。

13. 半影红细胞（himighosts） Heinz' 体溶血性贫血、氧化剂损伤的氧化性溶血性贫血。

14. 嗜碱性点彩细胞（basophilic stippling，punctate basophilia） 见于地中海贫血、不稳定血红蛋白病、嘧啶－5'－核苷酸酶缺陷、铅中毒、溶血状态。

15. 铁粒细胞（siderocytes，pappenheimer bodies） 普鲁士蓝染色，见于某些溶血性贫血、脾切除后、某些巨幼细胞和铁粒幼细胞贫血。

16. 嗜多色性细胞（polychromatophil） 增多见于红细胞增多症、不稳定血红蛋白病、骨髓病、溶血状态或脾切除后。

17. 缗钱状红细胞（rouleaux of RBCs） 由于血浆免疫球蛋白增多引起，如多发性骨髓瘤、巨球蛋白血症、冷凝集素综合征等。

18. 有核红细胞 见于红血病、红白血病、骨髓纤维化、骨髓病、溶血状态、脾切除、巨幼细胞性贫血。

19. Howell－Jolly 体　为红细胞核片段，见于溶血性贫血、脾切除后、巨幼细胞性贫血。

20. Cabot 环　为红细胞核残留物或有认为是脂质变性，见于巨幼细胞性贫血。

八、贫血的诊断和鉴别诊断程序

贫血是常见症状，引起贫血的原因很多，鉴别诊断须结合病史包括饮食习惯、用药史，女性月经、妊娠及分娩史，慢性疾病史、家族史等；体格检查须注意肝、脾、淋巴结肿大和黄疸；实验室初步检查应包括全血细胞分析（CBC）、网织细胞计数（RET）、胆红素（BIL）、肝肾功能、尿常规、粪常规和隐血。按以下方法鉴别，对多数贫血可及时正确诊断。

（一）依据 HGB（Hb）水平确定贫血有无

1. 有贫血　男性 Hb＜130g/L，女性 Hb＜120g/L，孕妇 Hb＜110g/L（平原地区）。

2. 无贫血　男性 Hb≥135g/L，女性 Hb≥125g/L。

3. 界限值　男性 Hb 130～135g/L、女性 Hb 120～125g/L，可能有铁不足，尤其是女性。应定期检验 CBC 或血清铁蛋白（FER）。

（二）确定贫血原因

根据 MCV 和 RDW 贫血形态学分类，结合白细胞和血小板计数及形态学变化，必要的临床资料（如肝、脾、淋巴结有无肿大等）及其他检验检查探讨病因。

1. 均一性细胞性贫血　MCV 小于 80fl，RDW 小于 14.5%，结合 RBC 分析。

（1）RBC 大于 $5\times10^6/\mu l$，β 地中海贫血：血涂片可见靶形红细胞、异形红细胞，红细胞渗透脆性降低、自溶血试验溶血增强，血清铁正常或升高；Hb 电泳 HbA_2 大于 3.5% 可确证。

（2）RBC/小于 $5\times10^6/\mu l$，进行铁代谢试验。

1）血清铁（SI）大于 55μg/dl，小于 150μg/dl；铁蛋白（FER）大于 12ng/ml，小于 50ng/ml β 地中海贫血可能，继续 1，（1）项检查，Hb 电泳确证。

2）SI 小于 55μg/dl，总铁结合力（TIBC）大于 400μg/dl，铁饱和度（IS）小于 25%，FER 小于 12ng/ml 为缺铁性贫血（IDA）早期或 β 地中海贫血。后者并发铁不足时 HbA_2 降低，须与 IDA 鉴别。铁剂试验治疗 1 个月后复查 Hb 电泳，如 HbA_2 大于 3.5% 可确证。

3）SI 大于 55μg/dl，TIBC 小于 400μg/dl，IS 小于 40%，FER 大于 12ng/ml 多为慢性疾病贫血（自身免疫性疾病、感染性疾病、恶性疾病或铁利用障碍等），结合基础疾病诊断，必要时进行骨髓穿刺铁染色和细胞学检查。

2. 非均一性小细胞性贫血　MCV 小于 80fl，RDW 大于 15%。

（1）最多见于 IDA：测定铁代谢试验 FER 小于 12ng/ml 或铁剂试验治疗有效，可确证。如不支持诊断，则须复查 CBC 和继续 2，（2）项检查。

（2）血涂片染色血细胞形态学检验

1）有破裂细胞和红细胞碎片

Ⅰ. 微血管病性溶血性贫血：弥散性血管内凝血（DIC），有基础疾病可资鉴别，尤其是腺癌、革兰阴性杆菌或阳性球菌败血症。血栓性血小板减少性紫癜（TTP），有多量破碎红细胞、血小板减少、短暂性神经系体征。溶血性尿毒综合征（HUS），结合临床化学检验诊断。

Ⅱ. 免疫性血管炎：如系统性红斑狼疮（SLE）及其他胶原血管炎、洛矶山斑点热等，结合免疫学和免疫组化学检验诊断。

Ⅲ. 其他：如心脏瓣膜病、惊厥或子痫、行军性血红蛋白尿、严重灼伤等，结合基础疾病诊断。

2）无破裂细胞和红细胞碎片

Ⅰ. 黑种人：红细胞镰状变试验或 Hb 电泳。

阳性，镰状红细胞/β 地中海贫血（S/β）。用 Hb 电泳确证。

阴性，诊断 IDA。铁代谢试验，FER 小于 12ng/ml，或铁剂试验治疗有效，可确证。

Ⅱ. 非黑人：诊断 IDA。铁代谢试验，FER 小于 12ng/ml 或铁剂试验治疗有效可确证。

3. 均一性正细胞性贫血　MCV 大于 80fl 而小于 100fl，RDW 小于 14.5%。

（1）网织细胞计数（RET）并计算网织细胞生成指数（RPI）

1）RPI 等于或大于 3 为高增生性贫血，见于急性溶血或失血。继续 3，（2）项检查。

2）RPI 小于 3 提示红细胞无效增生或低增生性（增生不良性）贫血，继续 3，（7）项检查。

（2）测定血清结合珠蛋白（HPG）、胆红素（BIL）、乳酸脱氢酶（LDH）和尿尿单元（UBG）

1）HPG 大于 25mg/dl 提示为失血性贫血：应进一步寻找出血原因和出血部位，如消化道出血或月经过多等。

2）HPG 小于 25mg/dl 提示溶血性贫血：血清 BIL 升高，一般 1.0～5.0mg/dl，主要为间接胆红素（IBIL）升高；LDH 同工酶 1，2 组分升高；中等以上溶血可见尿 UBG 升高。急性血管内溶血可见游离血红蛋白血症和血红蛋白尿症，慢性血管内溶血尿含铁血黄素可为阳性。骨髓呈高增生性，但一般无必要进行骨髓检查。

（3）末梢血涂片红细胞形态学检查：简单的血涂片染色显微镜检查，对多数血液学异常可做出比较正确的评价，对 IDA 和大细胞性贫血结合病史诊断的正确率可达 90% 以上。因此，不可以因为有血细胞分析仪而忽略血细胞形态学的检验和研究。

1）镰状红细胞增多：可为镰状红细胞病或特性，主要见于黑种人，纯合子 SS，或双杂合子 SC，SD，SO，S/β。用红细胞镰状变试验（纯合子镰变 100%，杂合子可达 50%）、Hb 电泳等确证。

2）结晶红细胞增多：红细胞内有方形结晶，可能为纯合子 HbC 病，少见。靠 Hb 电泳确证。

3）靶形红细胞增多：有三种可能性：①肝病，结合肝酶（AST，ALT，LDH，ALP，GGT）、人血白蛋白（ALB）和球蛋白（GLO）、血浆凝血酶原时间（PT）诊断。②HbC 特性或疾病，用 Hb 电泳确证。③地中海贫血，红细胞脆性降低、RET 增高。β 地中海贫血 Hb 电泳可见 HbA_2 增高（3.5% 以上）、HbF 增高或正常；α 地中海贫血可见 HbA_2 减低（2.5% 以下），HbF 减少。

4）球形红细胞增多：直接抗球蛋白试验（D－AG）：①遗传性球形红细胞增多症，根据 MCHC 通常在 34% 以上、RET 不增多，脾大、有黄疸史，渗透脆性增大和自溶血增强等可确证。②获得性球形红细胞增多症，无遗传性球形红细胞增多症证据，则可能为温反应性抗体或冷反应性抗体的自身免疫性溶血性贫血，继续 6，（2）项检查。

5）椭圆形红细胞增多：重复检验除外人工假象，如渗透脆性增加，可诊断遗传性椭圆形红细胞增多症。

6）棘状红细胞增多：①获得性棘状红细胞增多症，见于终末期肝病，查肝病生化组并发结合临床确证。②先天性棘状红细胞增多症，见于遗传性无β脂蛋白血症，查血β脂蛋白或低密度脂蛋白确证。

7）口形红细胞增多：重复检验以除外人工假象，结合阳性家族史、轻度贫血和黄疸，可诊断遗传性口形红细胞症。

8）破裂红细胞增多：见于微血管病性溶血性贫血、免疫性血管炎及心脏瓣膜病、行军性血红蛋白尿、严重灼伤等，参见2，（2）项。

9）疟原虫：结合临床资料诊断疟疾。

非3，（3）项1）~9），则继续3，（4）项检查。

（4）D－AG试验

1）阳性：继续6，（2）项检查。

2）阴性

Ⅰ.遗传性球形红细胞症：MCHC通常大于34%，红细胞渗透脆性增大。

Ⅱ.获得性脾功能亢进症：结合病史、有脾大，超声波和CBC检查以诊断。

Ⅲ.异常血红蛋白病：Hb电泳确证；如为否定结果，继续3，（5）～（7）项检查。

（5）红细胞酶异常：如丙酮酸激酶（PK）、6－磷酸葡萄糖脱氢酶（G6PD）等缺陷症，用酶学筛查和酶化学确证，参见溶血性贫血有关试验。在溶血危象时测定可能为假阴性结果应注意。

（6）叶酸和维生素B_{12}测定

1）叶酸、维生素B_{12}单独或共同缺乏，全血细胞减少、骨髓红细胞系高度增生、巨细胞变等，为巨幼细胞性贫血的特征。叶酸和维生素B_{12}治疗应有明显疗效，参见6，（1）项。

2）叶酸、维生素B_{12}水平不减低，可能并发的疾病。

Ⅰ.骨髓病性贫血：全骨髓萎缩或骨髓成分受白血病、骨转移癌、骨结核或组织胞浆菌等病灶排挤所致；

Ⅱ.骨髓增生不良：骨髓红细胞系低增生，前体细胞减少，为单纯红细胞再生障碍性贫血；全血细胞系低增生，非造血细胞增多，为再生障碍性贫血。

Ⅲ.内分泌疾病：如黏液性水肿、慢性淋巴细胞性甲状腺炎（桥本病）、Addison病、垂体功能减退症等，骨髓有轻度低增生。结合临床及相关抗体和激素测定诊断。

（7）铁代谢和肾功能试验

1）血清铁（SI）小于55μg/dl，总铁结合力（TIBC）大于400＞μg/dl，铁饱和度（IS）小于25%，铁蛋白（FER）小于12ng/ml IDA早期（红细胞匀质期），可进行铁剂试验治疗以确证。

2）SI小于55μg/dl，TIBC小于400μg/dl，IS小于40%，FER大于12ng/ml提示为慢性疾病贫血如自身免疫性疾病、感染或肿瘤等，结合基础疾病和相关检验诊断。

3）SI大于150μg/dl，TIBC小于250μg/dl，IS大于25%，FER大于50ng/ml提示。铁利用障碍。①先天性，表现为铁粒幼细胞性贫血，骨髓铁染色可证明。②获得性，如铅、异烟肼、乙醇等中毒，结合作业史、血和尿铅测定或用药史、酗酒史等诊断。

4）SI大于55μg/dl而小于150μg/dl，FER大于12ng/ml而小于50ng/ml。提示β地中海贫血，电泳HbA_2大于3.5%可确证。

5）血清尿素氮（BUN）、肌肝（CRE）升高。提示肾性贫血，骨髓低增生。由于红细胞生成素（EPO）缺乏和自身中毒所致。

如无3，(7）项1）~5）情况，继续6，(1）项。

4. 非均一性正细胞性贫血　MCV 大于 80fl 而小于 100fl，RDW 大于 15%。可能为 IDA 或叶酸缺乏的早期，或混合性贫血、铁粒幼细胞性贫血。叶酸、铁代谢或骨髓细胞学检查有助于诊断。

（1）血清 FER 小于 12ng/ml，红细胞叶酸小于 200ng/ml：提示铁和叶酸缺乏性混合性贫血，红细胞分布直方图可能有双峰，试验治疗可确诊。

（2）血清 FER 大于 12ng/ml，红细胞叶酸小于 200ng/ml：提示早期叶酸缺乏，可进行叶酸试验治疗。

（3）血清 FER 大于 50ng/ml，红细胞叶酸小于 200ng/ml：提示铁利用障碍和叶酸缺乏的铁粒幼细胞性混合性贫血或叶酸缺乏性贫血，可试验治疗以确证。

（4）血清 FER 小于 12ng/ml，红细胞叶酸大于 200ng/ml：提示 IDA 早期，进行铁剂试验治疗确证。

（5）血清 FER 大于 12ng/ml 而小于 50ng/ml，红细胞叶酸大于 200ng/ml，此外还须结合以下情况考虑诊断：黑种人，可能为 HbS 疾病（纯合子 SS）或 HbS 性状（杂合子 SC），可用红细胞镰状变试验或 Hb 电泳确证；非黑人，末梢血可见幼红细胞和幼粒细胞，提示骨髓纤维化，血涂片可见有核红细胞和幼稚白细胞，骨髓穿刺或活检可证明。如得否定结果，应多次复查 CBC 和寻找可能的其他原因。

（6）血清 FER 大于 50ng/ml，红细胞叶酸大于 200ng/ml：提示铁粒幼细胞性贫血，如骨髓铁染色，可见细胞内外铁和环核铁粒幼红细胞增多可诊断。

5. 均一性大细胞性贫血　MCV 大于 100fl，RDW 小于 14.5%。可能为骨髓增殖异常综合征（myelodysplastic syndrome，MDS）、慢性肝病、急性白血病、红细胞酶或膜缺陷或细胞毒化疗后。结合临床、血液学和骨髓细胞学检验鉴别诊断。

6. 非均一性大细胞性贫血　MCV 大于 100fl，RDW 大于 15%。

（1）维生素 B_{12}和叶酸测定

1）血浆维生素 B_{12}大于 300pg/ml 而小于 1 000pg/ml，叶酸小于 2ng/ml，红细胞叶酸小于 200ng/ml 提示叶酸缺乏性巨幼细胞性贫血，骨髓红细胞系高度增生，巨幼细胞变、中性粒细胞分叶过多，叶酸治疗有明显疗效。

2）血浆维生素 B_{12}小于 300pg/ml，叶酸大于 2ng/ml，红细胞叶酸大于 200ng/ml 提示维生素 B_{12}缺乏性巨幼细胞性贫血或恶性贫血。可有神经精神症状。可进行胃酸检验、维生素 B_{12}吸收试验、抗内因子抗体、骨髓细胞学检验以鉴别和确证，或维生素 B_{12}试验治疗。

3）血浆维生素 B_{12}小于 300pg/ml，红细胞叶酸小于 200ng/ml 提示叶酸和维生素 B_{12}缺乏性巨幼细胞性贫血，骨髓高增生性，巨幼细胞变；叶酸和维生素 B_{12}联合试验治疗，不可单独使用叶酸，因可加重维生素 B_{12}缺乏和神经系症状。

非以上各项，继续6，(2）项检查。

（2）直接抗球蛋白试验（D－AG）

1）D－AG 阳性

Ⅰ. 原发性温反应性抗体：为特发性温抗体型免疫性溶血性贫血。

Ⅱ. 继发性温反应性抗体：见于：①感染，如伤寒杆菌、巨细胞病毒（MCV）、乙型肝炎病毒（HBV）感染、传染性单核细胞增多症。②肿瘤，如恶性淋巴瘤、淋巴细胞白血病、多发性骨髓瘤。③结缔组织病，如 SLE、类风湿性关节炎（RA）、结节性动脉周围炎（PN）等。④免疫缺陷综合征。Ⅲ药物性温反应性抗体：结合青霉素、奎宁、奎尼丁、氯普吗嗪、异烟肼、磺胺、甲基多巴等使用史诊断。

2）D－AG 阴性

Ⅰ. 抗补体阳性见于如下几种：①原发性冷凝集素综合征：特发性冷凝集素血症，原因不明，女性多见。②继发性冷凝集素综合征：感染，如支原体、传染性单核细胞增多症；肿瘤，如恶性淋巴瘤、慢性淋巴细胞白血病；结缔组织病，如 SLE 等。冷凝激素试验可确证。③原发性阵发性寒冷性血红蛋白尿症（PCH）。④继发性阵发性寒冷性血红蛋白尿症（PCH）。多由感染（麻疹、水痘、先天性梅毒等）引起。IgG 型双相性溶血素（DL 抗体），冷热溶血试验（Donath－Landsteiner test，D－LT）可确证。

Ⅱ. 抗补体阴性：有可能为试验误差，重复 D－AG 试验。

非以上各项，继续 6，（3）项。

（3）骨髓穿刺或骨髓活检，重复查 CBC，血液学专家会诊，监测。

（马和岗）

第四节 白细胞检验

一、白细胞计数（white blood count，WBC）

1. 测定方法 血细胞仪法或显微镜法。

2. 标本准备 末梢血 20～100μl 或 EDTA－2K 抗凝静脉血 1ml 或紫帽真空管静脉采血，与 CBC 或 RBC 同用一份血。

3. 参考范围 见（表 4－4）。

表 4－4 白细胞计数参考范围（$G=10^9$，$k=10^3$）

年龄	参考范围	SI 单位	习用单位
成人	4～10	$\times 10^9$/L 或 G/L	$\times 10^3$ 或 k/μl
新生儿	13～34	$\times 10^9$/L 或 G/L	$\times 10^3$ 或 k/μl
1 月	6～19	$\times 10^9$/L 或 G/L	$\times 10^3$ 或 k/μl
6 月～2 岁	6～17	$\times 10^9$/L 或 G/L	$\times 10^3$ 或 k/μl
10 岁	5～11	$\times 10^9$/L 或 G/L	$\times 10^3$ 或 k/μl

白细胞计数的正常范围，在 20 世纪 50 年代及以前一直为 6 000～8 000/μl。在 20 世纪 60 年代，由于工作量增加，改用试管稀释计数法以致精密度降低，通常采用 5 000～9 000/μl 为参考范围。20 世纪 80 年代国内外采用细胞（粒子）计数仪法，参考范围进一步拉宽为 4 000～10 000/μl。这只是一个正常人群的参考范围，而绝大多数正常人白细胞计数在 6 000～8 000/μl 的范围内。在病理情况下如患者有发热、皮疹、上呼吸道症状、腹痛、软弱、出血倾向或其他症状，或影响白细胞的药物使用、放射线作业或暴露等情况，白细胞超

过 9 000/μl 一般应视为增高，少于 5 000/μl 一般应视为减低；同时须结合白细胞分类百分数和绝对值、显微镜白细胞形态学检验等进行判断。

4. 临床意义 白细胞数和质的变化是反映机体侵袭、损伤、防御或免疫功能的重要指标之一，对疾病诊断扮演着十分重要的角色。主要用于感染性疾病的辅助诊断和鉴别诊断，血液造血系统疾病鉴别诊断和评价，抗代谢和细胞毒性药物治疗监测以及放射性损伤的监测。

（1）增多

1）生理性增多：见于：①饱餐后，特别是摄取富含蛋白质的食物。②情绪激动、体育锻炼或体力劳动后、高温或寒冷刺激等，主要与应激激素水平升高有关。③新生儿及婴幼儿期，出生时中性粒细胞明显增多，之后为淋巴细胞增多所取代，伴随免疫系统发育成熟过程，持续到学龄后。④月经期、妊娠和分娩，妊娠后期轻度增加，分娩期明显增加，与应激和出血有关。⑤下午较上午高。

2）病理性增多：见于：①感染尤以化脓菌感染为明显，不仅白细胞总数增多，同时有分类计数和白细胞形态改变，如中性粒细胞核像改变、细胞质的中毒性和退行性改变等。②中毒和毒素，内源性中毒如酮症酸中毒、尿毒症等和外源性中毒如生物毒素、化学品、一氧化碳等中毒，刺激粒细胞增多。③炎症、灼伤、组织坏死、创伤等，由于炎性产物、变性的蛋白和应激刺激粒细胞增生和释放，严重者可见未成熟粒细胞增多。④急性溶血、急性出血，刺激骨髓加速造血和中性粒细胞增生释放，网织红细胞、嗜多染性红细胞、有核红细胞等未成熟红细胞增多。⑤恶性肿瘤、恶病质、濒死时，特别是伴有肿瘤破溃、坏死，坏死毒素或骨转移刺激骨髓粒细胞释放。对老年无发热的白细胞增多，应警惕和注意查找潜在的肿瘤性疾病。⑥骨髓增殖性疾病和白血病等。非白血病性白细胞增多为反应性增多，增多的细胞是良性细胞；白血病性白细胞增多是恶性增多，增多的细胞是肿瘤细胞。

（2）减少：见于某些杆菌或病毒感染、存在自身免疫抗体、造血功能障碍、巨幼细胞性贫血、骨髓病、急性非白血性白血病、恶性组织细胞病、脾功能亢进症等。

1）急性感染性疾病：白细胞减少可由于中性粒细胞减少或淋巴细胞减少所致，二者的意义不同，特别是对热性疾病的鉴别具有重要意义。急性细菌性感染病情严重时，由于骨髓功能受抑制，白细胞计数由升高转为减少，主要是中性粒细胞由增多转为减少所致，如重症肺炎、败血症等。重症热性疾病白细胞减少提示机体防御能力降低，中性粒细胞减少常伴有核左移和细胞退行性变，淋巴细胞绝对值减少提示细胞免疫功能受损，预后严重。

2）伤寒：发病初期白细胞可有增多，但迅速转为减少（发病 2～3d 后），主要为中性粒细胞减少，淋巴细胞相对增多，嗜酸细胞减少或消失。具有辅助诊断意义。

3）急性粟粒性结核：中性粒细胞减少，淋巴细胞相对增多；但嗜酸性细胞仍然存在，此点与肠伤寒不同。

4）布鲁菌病：又称波状热，主要为中性粒细胞减少，淋巴细胞相对增多，嗜酸细胞减少或消失，此特点与伤寒酷似。

5）流行性感冒：中性粒细胞减少，淋巴细胞相对增多，嗜酸细胞存在或经过良好者反见有增多。

6）麻疹、风疹、脊髓灰质炎、登革热，中性粒细胞减少，淋巴细胞相对增多。风疹可见粒细胞显著减少，浆细胞增多。

7）获得性免疫缺陷综合征（AIDS）、冠状病毒相关严重急性呼吸综合征（SARS）、白细胞减少是由于淋巴细胞减少所致。

8）寄生虫病：疟疾发作时、黑热病、恙虫病等。

9）其他：如脾功能亢进症、自身免疫性疾病、粒细胞减少症、粒细胞缺乏症、再生障碍性贫血、巨幼细胞性贫血，由于存在自身抗体、白细胞破坏过多、造血功能障碍或缺乏造血组织、缺乏造血原料。

10）放射线损伤：如慢性放射性物质接触或作业、镭、X 线照射等。

二、白细胞分类计数（differential leucocyte count，DLC）

1. 测定方法　显微镜法或细胞计数仪法。细胞计数仪法根据白细胞核的体积分类，只用于过筛检查。

2. 标本准备　末梢血或 EDTA－2K 抗凝静脉血 1ml，或紫帽真空管静脉采血，与 CBC 或 WBC 同用一份血。需用显微镜检查时，血片须在取血后 4h 内制作。

3. 参考范围

细胞仪法：

LYM（淋巴细胞）成人 20%～40%，1 月平均 60%，10 岁平均 40%。

MID（中间细胞）成人 3%～13%，1 月平均 8%，10 岁平均 7%。

GRA（中性粒细胞）成人 50%～70%，1 月平均 30%，10 岁平均 50%。

EOS（嗜酸粒细胞）1%～5%。

BAS（嗜碱粒细胞）0～1%。

MON（单核细胞）3%～8%。

显微镜法：成人参考范围见表 4－5，儿童参考范围见表 4－6。

表 4－5　成人白细胞分类计数参考范围

符号	名称	相对数/%	绝对数/（$\times10^9$/L）
N－St	嗜中性杆状核粒细胞	1～5	0.04～0.50
N－S	嗜中性分叶核粒细胞	50～70	2.0～7.0
EOS	嗜酸性粒细胞	0.5～5	0.02～0.50
LYM	淋巴细胞	20～40	0.80～4.00
MoN	单核细胞	3～8	0.12～0.80

表 4－6　儿童白细胞分类计数参考范围（%）

年龄	N（S+S）	EOS	BAS	LYM	MON
1 日龄	60～80	1～5	0～1	10～30	5～10
6～10 日	30～45	1～5	0～1	35～50	10～15
2 周龄	15～44	1～5	0～1	43～52	6～12
1～6 个月	10～40	1～5	0～1	60～80	5～9
7～12 个月	20～40	1～5	0～1	50～70	5～8
1～3 岁	30～50	1～5	0～1	40～60	5～8

续 表

年龄	N（S+S）	EOS	BAS	LYM	MON
4~6岁	35~55	1~5	0~1	40~60	5~8
6~9岁	40~60	1~5	0~1	25~45	3~8
10岁上以			同成人		

血细胞计数仪DLC只是一种过筛检查，不能完全取代显微镜检查和人的经验；凡有以下任何一种情况，都应进行显微镜检查。

（1）血液学参数有显著异常者。

（2）白细胞直方图异常，MID细胞增多，或有警告标志者。

（3）严重感染、不明高热、明显贫血和/或出血倾向者。

（4）寄生虫（特别是华支睾吸虫、肺吸虫、血液寄生虫）病、过敏性疾病、嗜酸细胞浸润性疾病或严重感染嗜酸细胞有特别意义者。

（5）临床疑有血液病或血细胞形态具有诊断意义时。

（6）血液病治疗监测或临床认为有必要观察血细胞形态时。

4. 临床意义　主要用于血液造血系统疾病、感染性疾病、急性失血、急性中毒、过敏性和嗜酸细胞增多性疾病诊断、辅助诊断和筛查，非特异性防御功能和感染性疾病预后评价。

细胞仪DLC原理是经稀释的血液加入溶血剂使红细胞溶解，白细胞脱胞浆，根据白细胞核体积进行分类。分布在35~90fl区域（L区，aL）的细胞主要为淋巴细胞，分布在160~450fl区域（G区，aG）的细胞主要为中性粒细胞，介于两者之间，即90~160fl区域（M区，aM）的细胞，称为中间细胞，主要包括单核细胞、嗜酸细胞、嗜碱细胞、原始细胞以及各种前体细胞。五分类是结合阻抗法、激光法和组化法将中间细胞进一步分为EOS，BAS和MON，当五分类有困难时仪器自动转为三分类；此时须结合显微镜检查确证血细胞有无异常改变。无论是三分类抑或是五分类，都不能完全代替显微镜检查和嗜酸细胞直接计数。

（1）白细胞分类计数的意义

1）中性粒细胞：具有吞噬和激活补体功能，能吞噬细菌和组织细胞碎片，释放弹性蛋白酶和多种细胞因子；激活的补体成分（C3a，C5a，C_{567}^{-}）具有粒细胞趋化作用。

Ⅰ. 增多：反应性增多见于：①感染症，如细菌、病毒、真菌、螺旋体、立克次体、寄生虫，特别是化脓性细菌全身性或严重局部感染如败血症、肺炎、脑膜炎、阑尾炎、急性肾盂炎或肾盂肾炎、丹毒、蜂窝组织炎等。②炎症，如腐蚀性或刺激性化学品损伤、急性胰腺炎、化学性腹膜炎；免疫性如风湿热、类风湿性关节炎、结节性动脉周围炎、脉管炎等。③急性中毒，如化学品或药物中毒，自身代谢性中毒如尿毒症、酮症酸中毒或乳酸性酸中毒。④急性失血，尤以内脏出血如肝、脾、宫外孕破裂出血；1~2h开始升高，2~5h达高峰。⑤组织损伤或坏死，如心、肺、肾、脑梗死，肌肉挫伤、大手术后。⑥排异反应。⑦恶性肿瘤，尤其并发感染、坏死或骨髓转移时。

肿瘤性增多。见于骨髓增生性疾病，如白血病，特别是慢性粒细胞白血病；骨髓增殖性疾病，如骨髓纤维化、真性红细胞增多症、原发性血小板增多症等。

Ⅱ. 减少：①感染症。某些病毒或杆菌感染如流感、伤寒、副伤寒、布鲁菌病，机体防御或免疫功能降低的严重感染。严重感染症白细胞由增多转为减少，提示机体防御能力衰竭，侵袭大于防御，尤其是伴有中性粒细胞核左移和细胞退行性变者，预后严重。②造血功能障碍。缺乏造血组织如再生障碍性贫血，缺乏造血原料如巨幼细胞性贫血。③骨髓病。非白血性白血病、恶性组织细胞病、肿瘤骨转移、苯中毒、辐射损伤等。④破坏过多。自身抗体如免疫性粒细胞减少症、脾功能亢进症等。⑤药物。多种抗肿瘤药物、氯霉素、头孢菌素类、磺胺类、奎诺酮类、万古霉素、氨基比林、非那西汀、保太松、硫氧嘧啶和甲巯咪唑类、氯丙嗪、奎宁等药物使用。⑥特发性粒细胞减少症、Felty 综合征。

2）嗜酸性粒细胞：与变态反应密切相关，受嗜酸性细胞趋化因子调节，吞噬免疫复合物和异体蛋白。

Ⅰ. 增多：①变态反应性疾病，如支气管哮喘、血管神经性水肿、花粉症、血清病、荨麻疹、药物变态反应等。②寄生虫病，如肠道蠕虫病，尤其是肠道外感染如华支睾吸虫病、血吸虫病、肺吸虫病、丝虫病、包囊虫病、旋毛虫病、内脏蠕虫蚴移行症等。③某些皮肤病，如湿疹、脓痂病、接触性皮炎、剥脱性皮炎、天疱疮、银屑病等。④肿瘤性疾病，如肿瘤转移坏死时、肺癌、恶性淋巴瘤、慢性粒细胞白血病、真性红细胞增多症等。⑤内分泌疾病，如垂体前叶功能减退症、肾上腺皮质功能减退症。⑥嗜酸性细胞浸润性疾病，如嗜酸性细胞增多综合征、伴有肺浸润的嗜酸细胞增多症如 Loffler 综合征、嗜酸细胞性肺炎、热带嗜酸细胞增多症，以及嗜酸细胞性心内膜炎、Churg - Strauss 综合征（变应性嗜酸细胞性肉芽肿血管炎）等。⑦某些感染性疾病，猩红热、麻疹的潜伏期、出疹性疾病。多种传染病的极期减少乃至消失，恢复期增多。在严重感染，由减少逐渐转变为增多，是疾病经过良好的指标。⑧某些结缔组织病，如皮肌炎、结节性动脉周围炎。⑨脾摘除、癫痫发作。⑩恶性贫血或巨幼细胞性贫血维生素 B_{12}、叶酸治疗有效时，可作为疗效判断指标。

Ⅱ. 减少：①急性传染病极期（猩红热除外）和严重感染，如伤寒、斑疹伤寒、肺炎、败血症、化脓性疾病等。在经过中嗜酸细胞出现是疾病好转的佐证。②急性粟粒性结核减少或消失，但慢性结核不消失。疟疾发作中。③各种急性应激如创伤、大手术后，皮质醇增多症或皮质激素治疗。④巨幼细胞性贫血、其他骨髓功能严重障碍。

3）嗜碱性粒细胞：表面有 IgE 的 Fc 受体，与 IgE 结合即被致敏，再受相应抗原攻击时发生颗粒释放反应，颗粒含有组胺、慢反应物、肝素、嗜酸细胞趋化因子、血小板活化因子。

Ⅰ. 增多：见于骨髓增殖性疾病如慢性粒细胞白血病、骨髓纤维化，也见于慢性溶血、脾切除术后、淋巴瘤、骨髓转移癌、铅中毒、变态反应等。

Ⅱ. 减少：未见有临床意义。

4）淋巴细胞：免疫细胞，合成和释放淋巴因子及免疫球蛋白，参与细胞免疫和体液免疫。

Ⅰ. 增多：①生理性增多。6 岁前儿童期伴随免疫功能成熟和获得性自动免疫建立过程。②感染。a. 病毒感染，如麻疹、风疹、水痘、流行性腮腺炎、传染性单核细胞增多症、传染性淋巴细胞增多症、病毒性肝炎、流行性出血热等。病毒感染可见胞体大、核不规则、胞浆丰富或呈泡沫状的异型淋巴细胞。异型淋巴细胞增多有时也见于药物过敏、血液透析或体外循环等。b. 细菌感染，如百日咳、结核病、布鲁菌病。c. 螺旋体感染，如梅毒。③急性传染病恢复期。④自身免疫性疾病、器官移植排异反应前。⑤淋巴细胞白血病、淋巴瘤。

Ⅱ. 减少：①严重感染，如败血症、急性粟粒性结核等严重疾病，一般在疾病初期减少，恢复期增多。因而在疾病经过中淋巴细胞从减少到增多，提示预后良好。②淋巴组织广泛破坏的疾病，如淋巴肉芽肿、淋巴肉瘤、广泛的淋巴结核、癌高度淋巴结转移。③先天性或获得性免疫缺陷，如先天性免疫球蛋白缺乏症、获得性免疫缺陷，如 AIDS、放射性损伤、皮质醇或烷化剂治疗等。

5）单核细胞：吞噬细胞，具有吞噬细菌、清除坏死细胞和异物、活化粒细胞和向 T 细胞传递免疫信息功能。

Ⅰ. 增多：①某些病毒、立克次体感染，如麻疹、水痘、风疹、传染性单核细胞增多症、病毒性肝炎、斑疹伤寒。②慢性细菌、螺旋体或寄生虫感染，如结核病、麻风病、亚急性细菌性心内膜炎（SBE）、梅毒、疟疾、黑热病等。③急性传染病或急性感染恢复期。④恶性淋巴瘤、恶性组织细胞病、单核细胞白血病。

Ⅱ. 减少：未见有明确的临床诊断意义。①急性感染症初期（恢复期转为增高）。②粒细胞缺乏症、再生障碍性贫血、巨幼细胞性贫血、急性粟粒性结核、淋巴细胞白血病等。

6）浆细胞：正常一般不见浆细胞。反应性增多见于病毒、螺旋体等感染症骨髓受刺激时，如风疹。肿瘤性增多见于多发性骨髓瘤、浆细胞白血病。

（2）白细胞体积分布直方图的意义

1）正常分布：三分类法分 aL（淋巴细胞分布区域）、aM（中间细胞分布区域）、aG（颗粒细胞分布区域）三个区域，其面积以 aG 最大，aM 最小，aL 居中。某一面积增多或减少，或正常分布为单峰取代，均提示分类计数异常，都需要进行显微镜检查以确证之。

2）单峰分布：说明细胞的单一性，最多见于白血病或类白血病反应。

基底左移单峰，提示为单一的小细胞增多，见于急性或慢性淋巴细胞白血病、小（副）原始粒细胞白血病、淋巴细胞类白血病反应。

基底右移单峰，提示为单一大细胞增多，见于急性粒细胞或（和）单核细胞白血病。

基底拉宽，可能为慢性粒细胞白血病、类白血病反应或异型淋巴细胞显著增多。

（3）白细胞形态异常、核像及其意义

1）中性粒细胞核分叶过多为核右移，见于巨幼细胞性贫血、恶性贫血。

2）中性粒细胞杆状核和幼稚细胞增多，称为核左移，见于严重感染、急性出血、粒细胞白血病等。非白血病重度核左移血象和临床表现类似白血病，称为类白血病反应。

3）中性粒细胞质有中毒颗粒、空泡形成，或同时有细胞核染色质浓缩，为细胞退行性变的表现，见于严重急性细菌性感染。

4）中性粒细胞颗粒减少，见于慢性粒细胞白血病的某些病例。

5）胞浆包涵体（dohle 体），wright 或 giemsa 染色在粒细胞质中呈现一种淡蓝色小圆或类圆形小体，见于急性感染如肺炎、猩红热、麻疹、败血症、May - Hegglin 异常。

6）奥尔小体（auerrods），wright 或 giemsa 染色存在于幼粒细胞质中的一种红色小杆状体，见于急性粒细胞性白血病。

（4）白细胞参数的临床应用

1）分析白细胞参数时必须结合临床，如患者有发热，WBC 超过 $9\times10^9/L$（9 000/μl）即为升高，少于 $5\times10^9/L$（5 000/μl）即为减少。WBC 正常也可有质的改变，中性粒细胞核对感染最敏感，必要时应做显微镜检查。

2）中性粒细胞增多、核像左移、无退行性改变为再生性核左移，提示感染或出血严重，但机体反应性尚好；中性粒细胞减少或有中毒或退行性改变、核像左移，为退行性核左移，反映感染严重，机体防御功能损伤，预后严重。

3）感染时嗜酸细胞减少或不见，提示感染严重；嗜酸细胞回升，提示疾病好转。

4）淋巴细胞百分比与中性粒细胞呈相反变化，当感染中性粒细胞增多时，必须注意淋巴细胞绝对值变化。中性粒细胞增高，淋巴细胞绝对值不减少，说明机体防御能力良好，有利于消除感染；淋巴细胞绝对值减少，说明机体免疫功能受损，防御能力减弱，预后险恶。

5）病毒感染如 EB 病毒、风疹病毒、肝炎病毒感染，异型淋巴细胞增多。感染消退单核细胞和淋巴细胞增多，与炎性产物、坏死细胞清除以及抗体产生有关。

（5）中性粒细胞功能检查的临床应用：对易感染倾向患者应检查中性粒细胞功能，包括游走功能、吞噬机能和杀菌功能。

1）中性粒细胞功能异常的代表性疾病。①黏附功能异常：白细胞黏附不全症、肌动蛋白（actin）功能不全症（actin 结合蛋白异常）。②运动功能亢进：家族性地中海热。③游走功能异常：高 IgE 综合征、Wiskott - Aldrich 综合征。④脱颗粒功能异常：Chediak - Higashi 综合征、特殊颗粒缺陷症。⑤杀菌功能异常：慢性肉芽肿、髓过氧化物酶（MPO）缺陷症、6 - 磷酸葡萄糖脱氢酶（G6PD）缺陷症、谷胱甘肽代谢异常。

2）中性粒细胞功能异常的鉴别诊断：

易感染病史

理学所见→白化症：Chediak - Higashi 综合征

　　　　→湿疹：Wiskott - Aldrich 综合征

末梢血所见→白细胞减少：白细胞减少症的鉴别

　　　　　→溶血性贫血：G6PD 缺陷症

　　　　　→血小板减少：Wiskott - Aldrich 综合征

　　　　　→巨大颗粒：Chediak - Higashi 综合征

血浆因素检查→无或低免疫球蛋白血症

　　　　　　→补体缺陷症

　　　　　　→高 IgE 综合征

活性氧产生功能检查→慢性肉芽肿

　　　　　　　　　→G6PD 缺陷症

　　　　　　　　　→谷胱甘肽循环异常

游走功能异常→吞噬功能异常→黏附功能异常

↓　　　　　　↓　　　　　　↓

MPO 缺陷　Chediak - Higashi 综合征　肌动蛋白异常

　　　　　特殊颗粒异常

（马和岗）

第五节　血小板检验

一、血小板计数

（一）测定方法

显微镜计数法或血细胞计数仪法。

（二）标本准备

末梢血或 EDTA2K 抗凝或紫帽真空管取静脉血，与 RBC 同用一份标本。

（三）参考范围

显微镜法（100～300）$\times 10^3/\mu l$（$\times 10^9/L$）。

细胞仪法 1～14 岁（200～450）$\times 10^3/\mu l$（$\times 10^9/L$），15 岁至成人（150～400）$\times 10^3/\mu l$（$\times 10^9/L$）。

（四）临床意义

用于出血血栓性疾病评价，DIC 诊断和手术前准备。有出血倾向而血小板不减少者应结合血小板形态和血块退缩试验，血小板黏附试验和聚集试验对血小板功能做出评价。

减少见于：

（1）获得性血小板减少症

1）生成减少：①缺乏造血组织如再生障碍性贫血。②骨髓浸润如急性白血病、骨髓纤维化、肿瘤骨髓转移。③骨髓损害如放射病、骨髓抑制剂或化学品如抗代谢药物使用，铅、苯中毒。④缺乏核苷酸合成原料如维生素 B_{12}、叶酸缺乏等。

2）破坏亢进：①免疫性如特发性血小板减少性紫癜（ITP）、免疫性抗体如 SLE、药物过敏性血小板减少性紫癜、感染性血小板减少症、输血后血小板减少症、新生儿血小板减少症。②脾功能亢进症等。

3）消耗过多：如弥漫性血管内凝血（DIC）、血栓性血小板减少性紫癜（TTP）、溶血性尿毒综合征（HUS）、体外循环性血小板减少症、产科大出血并发症等。

4）其他原因：如肝病性血小板减少症等。肝素治疗有致血小板减少的报告。EDTA 相关性血小板减少为抗凝剂 EDTA 致血小板凝聚而使其计数显著减少；但临床无出血倾向。当遇此情况，不用抗凝剂直接取末梢血测定可鉴别，或涂片染色镜检观察血小板数量也有鉴别意义。此种情况较为罕见。

（2）先天性血小板减少症

1）Wiskott－Aldrich 综合征：湿疹、反复感染、血小板减少综合征。

2）Faconi syndrome：先天性全血细胞减少症或称 Faconi 贫血。

3）Gross－Groh－Weipple 综合征：又称桡骨缺损伴血小板减少（radial aplasia with-thrombo－cytopenia syndrome，RAT）综合征，常染色体隐性遗传，多器官畸形、血小板减少、出血倾向。

4）May－Hegglin 异常：多形核粒细胞浆有纺锤形或新月形包涵体形成，畸形巨大血小板，轻度出血倾向，约 1/3 有血小板减少，又称先天性骨髓病综合征。

5）Kasabach－Merritl 综合征：巨大血管瘤，伴血小板减少症。

6）Muphy－Oski－Gardener 综合征：凝血因子Ⅰ、凝血因子Ⅱ、凝血因子Ⅴ、凝血因子Ⅷ减少，出血倾向，血小板减少及其寿命缩短。

7）Epstein 综合征：又称遗传性血小板减少－巨血小板－肾炎－耳聋综合征。

8）胎儿巨幼红细胞增多症等。

增多见于：

（1）骨髓增殖性疾病：如原发性血小板增多症、慢性粒细胞白血病、真性红细胞增多症。

（2）反应性增多：如急性失血、急性溶血、排异反应、某些肿瘤早期。

二、血小板指数（platelet indeces，PI）

（一）参考范围

MPV（fl）：1～14岁7.3～11.1，15岁以上7.7～11.7。

PCT（%）：1～14岁0.185～0.425，15岁以上0.158～0.358。

PDW（%）：10～20。

大血小板比率（P－LCR）：15%～40%。

（二）临床意义

为血小板平均值（mean platelet values）。血小板体积正常有变异，新生者偏大，衰老者偏小；大血小板止血功能优于小血小板。

1. 平均血小板体积（mean platelet volume，MPV）

增大见于：

（1）先天性：Alpport综合征、Swiss－Cheese血小板综合征、Epstein综合征、Bernard－Soujier综合征（巨血小板综合征）、血小板型血管性血友病、May－Hegglin异常（PLT减少伴体积增大，形态异常）。

（2）获得性：特发性血小板减少性紫癜（ITP）、骨髓增殖性疾病（PLT增多），还见于乙醇性血小板减少症、动脉粥样硬化症、心肌梗死、糖尿病伴血管病变（新生型血小板增多）。

减小见于：

（1）先天性：RAT综合征（血小板减少伴桡骨缺损）、Wiskott－Aldrich综合征（湿疹－血小板减少－反复感染）。

（2）获得性：辐射性或化学性骨髓损伤、再生障碍性贫血、巨幼细胞性贫血、脾功能亢进症、急性白血病（衰老型血小板增多）。

MPV除对以血小板异常为特征的疾病有诊断意义外，对血小板减少和出血倾向的急性免疫性血小板减少性紫癜（ITP）和急性白血病亦有鉴别诊断意义。前者增大，后者减小；虽不能取代骨髓穿刺，但在实用方面简便快速。

血小板减少症的出血倾向与MPV相关，MPV＞6.4fl者出血频率较低，可用作是否需要输血小板的评价指标。

2. 血小板比容积（plateletcrit，PCT）　由血小板数量和体积两个因素决定，通常主要受数量因素影响。增高见于血小板增多的各种原因，减低见于血小板减少的各种原因。

3. 血小板体积分布宽度（platelet distribution width，PDW）　是血小板体积的变异系数，反映血小板的异质性，与血小板生成、破坏等因素有关。减小说明血小板均一性好，无临床意义；增大见于血小板生成障碍或生成过速，如先天性血小板异常综合征、急性白血病、巨幼细胞性贫血、恶性贫血、免疫性血小板减少性紫癜、慢性粒细胞性白血病和急性出血，也见于肾性贫血。表明除红细胞生成障碍外，还有血小板生成障碍。

几种常见血液病血小板参数改变见表4-7。

表4-7 几种常见血液病血小板参数改变

情况	PLT	PCT	MPV	PDW
免疫性血小板减少症	↓	↓	↑	↑
急性白血病	↓	↓↓	↓	↑
巨幼细胞性贫血	↓	↓	↓	↑
慢性粒细胞白血病	↑	↑	N	↑
骨髓增殖性疾病	↑	↑↑	↑	↑

注：↑表示增多或增大；↓表示减少或减小；多矢号表示变化显著；N表示正常范围。

（祝 辉）

第六节 血液学其他检验

一、网织细胞、嗜酸细胞计数及中性粒细胞碱性磷酸酶积分

（一）网织细胞计数（reticulocyte count，RET）

1. 测定方法 煌焦油蓝活体染色，计算相对值、绝对值和网织细胞生成指数。

2. 标本准备 末梢血或EDTA2K抗凝血，或紫帽真空管静脉采血。

3. 参考范围 相对值0.5%~1.5%，绝对值（24~84）$\times 10^3/\mu l$ 或 $\times 10^9/L$。

RPI（reticulocyte production index，网织细胞生成指数）<1，RPI计算公式：

RPI =（pRET/2）×（pHCT/nHCT）

式中，p为患者人数；n为常人人数；nHCT男以45%计，女以40%计；2为RET成熟时间（天）。

4. 临床意义 反映骨髓造血功能。

（1）血细胞骨髓增生活性评价

1）增多提示造血旺盛见于增生性贫血，以急性或慢性溶血、溶血性贫血为最显著。

2）减少提示造血不良，见于再生障碍性贫血。

绝对值和生成指数用以矫正RBC不同数量水平对结果的影响，比相对值更有意义。

—HCT减小、RPI增大（大于3）提示骨髓造血活跃。

—CT减小、RPI减小（小于2）提示骨髓增生减低或红细胞成熟障碍。

（2）抗贫血治疗骨髓反应评价

— 巨幼细胞性贫血、缺铁性贫血有效治疗后上升，以前者反应最明显。

— 溶血性贫血有效治疗后下降。

新型的血细胞分析仪除对白细胞进行五分类外，还能对网织红细胞成熟过程分期。在红细胞稀释液中加入荧光色素，网织红细胞中核残留物（主要为脱氧核糖核酸）被荧光染色，荧光强度反映核残留物多寡，亦即网织红细胞成熟阶段的不同。高荧光网织红细胞（HFR）、中荧光网织红细胞（MFR）和低荧光网织红细胞（LFR）分别反应网织红细胞的早、中、晚阶段。正常比例为HFR > MFR > LFR。骨髓造血功能活跃时，网织红细胞计致

（RET）增多，早期网织红细胞（HFR）比例增大；骨髓造血功能低下时 RET 减少，HFR 比例减小。

（二）嗜酸细胞计数（eosinophil count，EOS）

1. 测定方法　显微镜计数法。

2. 标本准备　末梢血或紫帽真空管静脉采血，不得有凝块，在4h 内完成计数。

3. 参考范围　30～350/μl（$\times 10^6$/L）。

4. 临床意义　用于过敏性疾病、药物变态反应、寄生虫感染、胶原病、Hodgkin 病和骨髓增殖性疾病的辅助诊断。增多也见于血管神经性水肿、急性排异反应、嗜酸细胞性非过敏性鼻炎、嗜酸细胞性胃肠炎、急性高嗜酸细胞综合征（acute hypereosinophilic syndrome，HES）、肺嗜酸细胞增多症（嗜酸细胞浸润性肺疾病）、嗜酸细胞增多肌痛综合征、变应性嗜酸细胞肉芽肿血管炎（Churg－Strauss syndrome，CSS）等。血液或内脏寄生虫病、内脏蠕虫蚴移行症，嗜酸细胞通常增加（分类计数常大于 30%），而肠蛔虫症一般在正常范围之内。

HES 是一种少见但很重要的疾病，1～3 年病死率高达 81%～95%，主要表现为高嗜酸细胞计数、精神障碍和心脏症状。严重者白细胞可超过 90 000/μl（90×10^9/L）、血涂片可见幼稚细胞，心力衰竭、器质性精神障碍（精神错乱、谵妄乃至昏迷），预后不良。

嗜酸细胞浸润性肺疾病包括一组多病因的变态反应性疾病，如 Loeffler 综合征（单纯性肺嗜酸细胞增多症，轻微呼吸系症状、短暂性肺浸润、嗜酸细胞增多，通常与肺内蠕虫蚴移行相关）、慢性或哮喘型嗜酸细胞性肺炎（与真菌、花粉、真菌孢子、寄生虫、螨、毛屑、异体蛋白、药物等过敏源或骨髓移植相关）和热带嗜酸细胞增多症（与丝虫感染相关）等。

嗜酸细胞增多肌痛综合征（eosinophilia myalgia syndrome，EMS）其特征为：嗜酸细胞计数明显增多达 2 000/μl（2×10^9/L）或以上，无力性肌痛，最终发展为 Guillain－Baree 综合征样多发性神经病而死亡。

CSS 是一类病因不明的系统性坏死性血管炎，病理特征为血管炎，受累组织有大量嗜酸细胞浸润和血管外肉芽肿形成。主要累及小动脉、小静脉，冠状血管也可受累。早期表现为过敏症状，常伴有哮喘和变应性鼻炎。后期多器官损害症状，主要累及肺、心、肾、皮肤和外周神经。发病机理与免疫异常有关。实验室检查外周血嗜酸细胞增多，可有红细胞沉降率（ESR）增速、C 反应蛋白（CRP）、免疫球蛋白 E（IgE）增高。缺乏特异性免疫学标志，活检有助于诊断。

（三）中性粒细胞碱性磷酸酶积分（neutrophil alkaphatase score，NAP）

1. 测定方法　磷酸萘酞（naphthal AS－MX phosphate）在中性粒细胞碱性磷酸酶（NAP）作用下，与固蓝（Fast blue RR salt）形成蓝色偶氮色素沉淀，显微镜计数。NAP 活性以阳性颗粒密度表示，分为 0 型～Ⅴ型，各记 0～5 点，计数 100 个中性粒细胞，点数总和为积分值，同时计算 NAP 阳性细胞百分数。

2. 标本准备　末梢血涂片。

3. 参考范围

（1）阳性细胞百分数：男性 60.5%～99%，女性 68%～99%。

（2）阳性细胞积分值：男性 170～335，女性 188～367。

（3）女性积分值较男性约高10%，月经期增高，小儿及70岁以上高龄无性别差异；新生儿最高，20岁左右急剧降低，70岁左右大体不变，之后再次降低；妊娠6个月后明显升高直至分娩6周后。

4. 临床意义　NAP用于①末梢血幼稚细胞的鉴别：慢性粒细胞白血病（CML）减低，类白血病反应升高。②红细胞增多症的鉴别：真性红细胞增多症升高，其他原因红细胞增多在正常范围。③泛发性血细胞减少的鉴别：阵发性睡眠性血红蛋白尿（PNH）多减低，骨髓增殖异常综合征（MDS）有时减低，再生障碍性贫血（AA）升高，恶性贫血、缺铁性贫血可轻度升高，铁粒幼细胞贫血减低，其他原因贫血多正常。④感染性疾病的鉴别，细菌性感染多增高，病毒性感染多减低。

增高见于：

（1）骨髓增殖性疾病真性红细胞增多症（多数）、骨髓纤维化（11%～70%）、急性粒细胞白血病（AML）。

（2）淋巴增殖性疾病淋巴细胞白血病、恶性淋巴瘤。

（3）贫血再生障碍性贫血（大部分），恶性贫血、缺铁性贫血（一部分轻度增高）。

（4）药物影响：口服避孕药、皮质类固醇。

（5）其他细菌性感染的类白血病反应、反应性粒细胞增多症、唐氏综合征（Down综合征、21－三体综合征或先天性愚型）的大部分。

减低见于：

（1）骨髓增殖性疾病：慢性粒细胞白血病（CML）慢性期的大部分、骨髓纤维化（5%～10%）、急性粒细胞白血病（AML）的一部分（M_2型）。

（2）贫血PNH多为低值与溶血度有关；MDS的一部分，提示粒细胞有增生异常；范可尼（Fanconi）贫血（骨髓发育不全，先天性再生不良性贫血，隐性遗传）的一部分、缺铁性贫血（IDA）的大部分、巨幼红细胞贫血一部分、铁粒幼细胞贫血。

（3）其他低碱性磷酸酶血症、病毒性感染如传染性单核细胞增多症、放射性损伤。

二、血液寄生虫

（一）疟原虫（malaria plasmodium，MP）

1. 测定方法　疟原虫涂片（malaria smear，MS）Giemsa或Wright染色，显微镜检查。

2. 标本准备　新鲜末梢血或EDTA盐抗凝血，或紫帽真空管静脉采血，在化疗前，从疾病发作到发作后5～6h采血最好，此一时期原虫发育旺盛，制作薄涂片和厚涂片各3张。

3. 报告方式　查到疟原虫（周期，数量）或未查到疟原虫。

4. 临床意义　用于疟原虫感染的诊断和不明原因热性疾病的评价。一次阴性结果不能排除血液原虫感染，对可疑病例应在不同发热周期最少检查3次或以上，以提高检出率。

间日疟初发数天不规则发热，随后转为典型发作，寒战－发热－大汗，持续4～8h，周期45h，在第3天发作。三日疟发病早期即呈典型发作，持续6～10h，周期72h，在第4天发作，国内已少见。卵型疟发作与间日疟相似，多较轻，周期48h，主要见于赤道非洲。恶性疟症状多样，发热多不规则，持续20～36h，发作周期48h，间期较短。脾肿大、贫血明显。

（二）微丝蚴（microfilaria，Mf）

1. 检查方法　盐水涂片或浓集法显微镜检查。

2. 标本准备　盐水涂片床边取末梢血；浓集法用静脉血，血沉抗凝管或黑帽真空管取静脉血。怀疑丝虫感染应在中午和夜半多次采血检验（班氏及马来丝虫微丝蚴于夜晚10时至夤夜2时，罗氏丝虫微丝蚴于上午10时至下午4时，血液中数量增多）。

3. 报告方式　查到或未查到。

4. 临床意义　阳性见于丝虫感染，一次阴性结果不能排除丝虫感染。对疫区、来自疫区或曾去疫区旅游者，怀疑丝虫感染时应多次重复检验。此外盘尾丝虫属（Onchocerca）和双板线虫属（Dipetalonema）病原体感染，蚴虫不进入循环；可用皮肤或皮下活组织检验以明确诊断。

三、红细胞沉降速率

（一）红细胞沉降率（erythrocyte sedimentation rate，ESR）

1. 测定方法　Westergren 法。

2. 标本准备　109mmol/L（3.2%）枸橼酸钠0.4ml，静脉血1.6ml。抗凝剂与血液的比例要准确为1：4，即抗凝剂和静脉血的量都要准确，或用黑帽真空管采血。

3. 参考范围　以下均为第1h结果，而非每小时。

50岁以下男性2～10mm/1^{st}h，女性3～15mm/1^{st}h；

50岁以上男性2～20mm/1^{st}h，女性3～30mm/1^{st}h。

4. 临床意义　简称血沉。多种病理和生理因素均可使血沉加速，为非特异性试验，临床主要用于潜在性严重疾病筛查，疾病活动性、良恶性、功能性抑或器质性评价。

正常红细胞表面的唾液酸带有负电荷，互相排斥，沉降率很小，生理范围男性1～7mm/1^{st}h、女性3～11mm/1^{st}h。实际测定中由于受多种生理和实验因素影响，国内常以男性≥15mm/1^{st}h、女性≥20mm/1^{st}h视为有意义增高。促进沉降因素主要为纤维蛋白原、免疫球蛋白、急性期反应蛋白增加，白蛋白减少、红细胞减少或红细胞聚集性增加；胆固醇也有沉降促进作用。血浆蛋白这种改变，使红细胞表面的负电荷中和或减少，易于形成缗钱状以加速沉降。老年生理性增速可能与免疫球蛋白增高或胆固醇增高有关。延缓沉降因素主要为红细胞增加、胆汁酸或碳酸增加等。

加速见于：

（1）细菌感染：如肺炎、肾盂肾炎、浆膜腔炎症、活动性结核病、亚急性心内膜炎等。

（2）非感染性炎症：如活动性风湿病、类风湿性关节炎（RA）、系统性红斑狼疮（SLE）活动期等结缔组织病或风湿性疾病活动期。

（3）高免疫球蛋白血症：如多发性骨髓瘤、巨球蛋白血症、肝硬化。

（4）低白蛋白血症：如急性或慢性肾炎、肾病综合征。

（5）组织损伤：如急性心肌梗死、创伤、肌肉挫伤、大手术后，主要由于急性期反应蛋白增多。

（6）恶性肿瘤：特别是增长迅速和（或）并发坏死时、恶性淋巴瘤、白血病。

（7）其他原因：如贫血、月经期、妊娠3个月至分娩后3个月、高胆固醇血症。

减缓见于：

（1）红细胞相对或绝对增多的各种原因：如失水、真性红细胞增多症、充血性心力衰竭、慢性肺心病。

（2）纤维蛋白原或球蛋白减少的各种原因：如弥漫性血管内凝血（DIC）、严重肝功能障碍、免疫球蛋白减少或缺乏症、阻塞性黄疸、过敏性疾病和恶病质。

炎性或组织坏死产物被吸收，引起血浆蛋白改变时（发病3~5天后）ESR增快；产物不吸收的炎症如气管炎、胃肠炎、无穿孔的阑尾炎、疖肿、厚壁空洞性肺结核等不快。SLE、风湿性疾病、肺结核等活动时增快，静止时正常；但活动性肺结核约5%~10%正常，与纤维蛋白原水平有关。坏死产物不吸收的肿瘤如胃癌不快，晚期胃癌增速主要与贫血有关。

C反应蛋白（CRP）在急性感染、炎症、组织坏死等应激时，升高早、恢复快，且不受生理因素影响，作为疾病诊断和治疗监测指标均优于ESR。但ESR成本低，方法简便，作为反映全血和血浆成分变化的综合指标仍不失其临床应用价值。

（二）血沉方程K值（erythrocyte sedimentation rate - K value，ESR - K）

1. 测定方法　测定ESR和HCT，根据ESR和HCT的计算值。为消除RBC数量水平对ESR的影响，可计算血沉方程K值，计算公式：

$$ESR = K[-(1 - HCT + \ln HCT)]$$

式中，In为以e为底数的自然对数。

设 $R = [-(1 - HCT + \ln HCT)]$，则

$$K = ESR/R$$

R与HCT呈负相关，可从表4-8查出。ESR和HCT须为同期采取的血样分别测定的结果。

表4-8　从HCT查R值

HCT（%）	0.00	0.01	0.02	0.03	0.04	0.05	0.06	0.07	0.08	0.09
0.2	0.809	0.771	0.734	0.700	0.667	0.636	0.607	0.579	0.553	0.528
0.3	0.504	0.481	0.459	0.439	0.419	0.400	0.382	0.364	0.348	0.332
0.4	0.316	0.302	0.288	0.274	0.261	0.249	0.233	0.225	0.214	0.203
0.5	0.193	0.183	0.174	0.165	0.156	0.148	0.140	0.132	0.125	0.118
0.6	0.111	0.104	0.098	0.092	0.086	0.081	0.076	0.070	0.066	0.061
0.7	0.057	0.053	0.049	0.045	0.041	0.038	0.034	0.031	0.028	0.026

2. 参考范围　K值0~120。

3. 临床意义　为矫正RBC水平对ESR影响的一种方法。K值正常说明ESR正常，K值加大说明ESR增快。血沉方程K值的意义见表4-9。

表4-9　血沉方程K值意义

ESR测定值	*K*值	判断
正常	正常	ESR正常
正常①	增大	ESR加快

续 表

ESR 测定值	K 值	判断
加快②	正常	ESR 正常
加快	增大	ESR 加快

注：①由于 RBC 增高抵消了 ESR 加快因素的作用；②由于 RBC 减少使 ESR 加快而非真实的加快。

（祝 辉）

第五章　骨髓细胞学检验

第一节　适应证

一、造血系统疾病

（1）贫血病因学诊断如增生性贫血、增生不良性贫血、铁粒幼细胞性贫血等及骨髓贮存铁评价。

（2）白血病特别是非白血性类型、全髓细胞白血病、混合细胞白血病诊断和治疗监测。

（3）白细胞减少症、粒细胞缺乏症或类白血病反应诊断和鉴别诊断。

（4）骨髓增生异常综合征、骨髓增殖性疾病（骨髓纤维化、真性红细胞增多症）诊断。

（5）淋巴增殖性疾病，恶性淋巴瘤如 Hodgkin 病等诊断。

（6）浆细胞增殖性疾病如多发性骨髓瘤、原发性巨球蛋白血症、浆细胞白血病诊断。

（7）白血病性网状内皮（单核巨噬）增生症如恶性组织细胞病、毛细胞白血病诊断。

（8）与巨核细胞－血小板相关的出血－血栓性疾病病因学诊断和评价。

二、脂代谢障碍性疾病

Gaucher 病、Niemann－Pick 病诊断。

三、骨髓转移癌

原发于肺、胃、骨、前列腺癌等骨转移诊断。

四、某些感染性疾病

（1）骨髓涂片用于黑热病、疟疾等原虫感染性疾病诊断。

（2）骨髓培养用于发热、系统性感染如伤寒、亚急性细菌性心内膜炎病原学诊断，组织原浆菌病、分枝杆菌感染病因学探讨。

五、其他情况

如不明发热，肝、脾、淋巴结肿大，脾功能亢进症，明显贫血，血象异常而不能明确诊断者。

（王晓芳）

第二节　骨髓标本的采取和送检

一、穿刺部位选择

（1）髂前上棘、髂后上嵴，较安全，但有时不易操作，儿童也可在腓骨小头穿刺。

（2）胸骨，造血终生活跃，穿刺方便易于成功，胸骨柄、胸骨体均可穿刺。成人胸骨厚度，胸骨体只有7～10mm，胸骨柄不过11～12mm，而前后骨板厚度胸骨柄各1.1～1.2mm，胸骨体各0.9～1.1mm。穿刺部位在胸骨柄正中或胸骨体中线第3、第4肋间水平。胸骨后有大血管，操作不当有一定危险性。穿刺针长度为软组织压缩厚度加4～5mm，安全挡必须固定牢靠，旋转进针，谨慎操作，不用猛力，可确保安全。

二、吸取骨髓量

（1）细胞学检查0.2ml，不可多吸，因易致骨髓稀释。

（2）细菌学检查5ml。

抽吸满意指标：一瞬间疼痛，有骨髓颗粒，镜下有骨髓特有的细胞成分。

三、制片与送检

（1）骨髓极易凝固，应迅速制片，要薄而均匀（推片角度小、速度慢、用力均匀），分出头、体、尾，至少要5张，写好姓名、日期。

（2）填好申请单，详细书写患者症状、体征、血液学结果、临床诊断，附血片2～3张送检。

骨髓组织分布不均匀，特别是骨髓局限性疾病如骨髓瘤、骨转移癌、岛屿性造血的再生障碍性贫血，不能仅根据一次检验结果肯定或排除诊断，应在不同部位多次穿刺抽吸或骨髓活组织检验。

四、染色

Wright染色法、Giemsa染色法、Wright－Giemsa复染色法，以后者染色效果最好。

五、低倍镜检查

（1）取材、制片、染色是否满意，不佳的材料影响结果的准确性。

（2）计数全片巨核细胞数。

（3）观察异常细胞如体积巨大、形态和染色性异常的细胞。

（4）根据有核细胞与成熟红细胞的大致比率，判断骨髓增生程度。

六、油浸镜检查

（1）观察骨髓细胞构成、红细胞增生、粒细胞增生、粒细胞/红细胞比值。

（2）观察有核细胞大小、形态、染色性有无异常，核浆发育是否平行；异常细胞形态和结构特征。

（3）对有核细胞进行分类计数，计数各阶段细胞的比例（%），白细胞、有核红细胞各占的比率（%）。

（4）观察成熟红细胞大小、形态、染色性改变。

（5）观察巨核细胞形态、发育阶段、胞质颗粒、有无血小板形成；血小板数量和形态。

（6）观察寻找肿瘤细胞和寄生虫：不能分类细胞或异常细胞的形态学特征，应予详细描述。

（王晓芳）

第三节 临床意义

根据骨髓增生程度，以何种细胞增生为主，增生细胞的形态学特征；粒细胞与有核红细胞比值，各系统各阶段细胞比率，异常细胞的质和量，结合临床资料、CBC、血细胞形态学、必要的细胞组织化学染色和其他检验检查资料提出诊断意见。

一、分析结果及临床意义

（1）粒细胞与有核红细胞比值（G/E 比值）：正常为3 ：1～5 ：1。比值大于6 见于各类白血病、类白血病反应；比值小于2 见于增生性贫血、红血病或粒细胞缺乏症。

（2）粒细胞系统：正常占骨髓细胞的多数为30%～60%，以晚幼粒细胞、杆状核细胞和分叶核细胞为主；分叶核细胞不超过21%，增多提示骨髓有稀释；原始粒细胞少于1%，早幼粒细胞少于3%，二者之和不超过5%。

1）粒细胞增生为主，G/E 比值增大，形态异常。以原始粒细胞或早幼粒细胞为主（超过20%～90%），伴形态异常，见于急性粒细胞白细病或慢性粒细胞白血病急性变，后者有核浆发育不平行，嗜碱性粒细胞增多。

以中幼粒细胞为主，伴有核浆发育不平行，见于亚急性粒细胞白细胞。

以中幼粒细胞、晚幼粒细胞、杆状核细胞为主，见于慢性粒细胞白血病（伴有嗜酸性、嗜碱性粒细胞增多）、感染、中毒、晚期肿瘤（可伴有中毒颗粒、核固缩、胞质空泡形成、Dohle 包涵体等退行性变）。嗜酸性粒细胞正常少于5%，增多见于慢性粒细胞白血病、过敏性疾病或寄生虫疾病。嗜碱性粒细胞正常少于1%，增多见于慢性粒细胞白血病、嗜碱性粒细胞白血病。

2）粒细胞增生减低，G/E 比值减小，有成熟停滞，形态异常，见于理化因素所致的粒细胞缺乏症。

（3）红细胞系统：正常占有核细胞的20%～30%，仅次于粒细胞系统。

1）红细胞系统增多，G/E 比值减小。

以原始红细胞及早幼红细胞增多，红细胞系巨幼变，见于红血病；红、粒、巨核三系巨幼变，见于部分巨幼细胞性贫血。

以中幼粒细胞、晚幼粒细胞、早幼红细胞为主，核成熟迟缓，红系细胞巨幼变，同时也有粒细胞、巨核细胞巨幼变，分叶核细胞分叶过多现象，见于巨幼细胞性贫血。

以中幼粒细胞、晚幼红细胞为主，见于溶血性贫血、大失血后、慢性红血病。

以晚幼红细胞为主，见于缺铁性贫血（胞体小、胞质发育延迟）、慢性肾炎。

2）红细胞系统减少

粒细胞系正常，G/E 比值增大，见于单纯红细胞再障。

粒细胞系减少，骨髓增生减低，G/E 比值正常，见于再生障碍性贫血。

（4）淋巴细胞系统：正常比率一般不超过 30%。

原始及幼淋巴细胞增多，血片见有原始淋巴细胞，见于急性淋巴细胞白血病。

以幼淋巴细胞和成熟淋巴细胞为主，见于慢性淋巴细胞白血病、病毒感染（传染性单核细胞增多症、风疹、病毒性肝炎等）。

（5）单核细胞系统：正常不超过 5%。原始及幼单核细胞增多，见于急性单核细胞白血病。成熟单核及幼单核细胞增多，见于慢性单核细胞白血病，慢性细菌感染或寄生虫感染。

（6）浆细胞系统：正常不超过 1%，超过 5% 为异常。幼浆细胞增多伴有形态异常，见于浆细胞增殖性疾病，如浆细胞白血病、多发性骨髓瘤等。

成熟浆细胞反应性增多，见于再生障碍性贫血、转移性癌、病毒性感染等。

（7）巨核细胞系统：正常幼巨核细胞 0% ~5%、成熟无血小板巨核细胞 10% ~27%、有血小板巨核细胞 45% ~60%，裸核及变性型细胞 4% ~6%。

增多（每片平均超过 20 个）见于：慢性粒细胞白血病、骨髓纤维化、急性失血、特发性血小板减少性紫癜（无血小板形成巨核细胞增多）。

减少见于：各类白血病、急或慢性再生障碍性贫血。

二、诊断意见

（1）血液学可肯定诊断：具有典型、特征性细胞学改变，如各类白血病包括低增生型白血病、再生障碍性贫血、巨幼细胞性贫血、铁粒幼红细胞性贫血、特发性血小板减少性紫癜、多发性骨髓瘤、恶性组织细胞病、Gaucher 病或 Niemann – Pick 病、Hodgkin 淋巴瘤、转移性癌、寄生虫病等。

（2）血液学可支持诊断：具有支持某些疾病的细胞学特征，但不具备鉴别诊断意义的改变，如增生性贫血、反应性浆细胞增多症、类白血病反应、骨髓增生异常综合征等。

（3）血液学可排除诊断：骨髓细胞学特征不支持某些方面的临床诊断；有助于缩小临床鉴别诊断的范围。

（4）血液学不确定诊断：骨髓细胞学不具有特征性改变，不能肯定或否定诊断时，应详细描述骨髓细胞学的形态学、细胞化学和免疫组化学特征，供临床参考。

对原始细胞、白血病细胞、不明细胞的辨认或鉴别有困难时，应借助细胞化学染色、染色体检查、免疫组织化学、电镜检查或必要时外送会诊。提倡建立病理组织学细胞形态学会诊制度，作为学术活动内容之一，有利于提高医疗质量和细胞学诊断水平。

（王晓芳）

第四节　常用细胞化学染色

一、过氧化酶染色（peroxidase stain，POX）

用于急性白血病类型鉴别：粒细胞质含量丰富，晚期原始粒细胞以后各阶段均呈阳性反应；单核细胞质含量较少，幼单核细胞及其以后阶段单核细胞呈弱阳性反应；淋巴细胞、浆细胞、红细胞系及巨核细胞系不含有，呈阴性反应。

二、特异性酯酶染色（specific esterase stain，SES）

用于急性白血病类型鉴别：为中性粒细胞所特有，分化型原粒细胞呈弱阳性，早幼粒细胞强阳性，随细胞成熟而反应减弱；嗜酸性细胞、淋巴细胞、单核细胞一般呈阴性反应。

三、非特异性酯酶染色（non－specific esterase stain，NSE）

用于急性白血病类型鉴别：单核细胞呈强阳性反应，并为 NaF 所抑制；粒细胞为阴性或弱阳性反应，不为 NaF 抑制；淋巴细胞呈阴性反应。

四、过碘酸希夫染色，糖原染色（periodic acid schiff stain，PAS）

用于白血病类型和淋巴系增生良恶性鉴别：粒细胞系原始粒细胞多为阴性，早幼粒细胞以后各阶段细胞均呈阳性，并随成熟而增强；单核细胞系幼稚单核细胞为阳性；成熟巨核细胞和血小板呈阳性反应；淋巴细胞系约 20% 呈阳性，恶性增生时如恶性淋巴瘤、霍奇金病、急或慢性淋巴细胞白血病，淋巴细胞的积分值升高；病毒性感染淋巴细胞积分值在正常范围；缺铁性贫血、贫血型地中海贫血，幼红细胞呈强阳性反应；无贫血地中海贫血（地中海特性或性状）、溶血性贫血，幼红细胞呈弱阳性反应。

五、中性粒细胞碱性磷酸酶染色（neutrophli alkaphatase stain，NAP）

每一中性粒细胞按反应强弱确定为 0、1＋、2＋、3＋、4＋，计数阳性细胞的百分数为阳性率，“＋”号总数为积分。健康成人阳性率有很大差异，一般阳性率在 40% 以下，积分在 80% 以下。正常人除成熟中性粒细胞外，其他细胞均为阴性反应。

用于病毒感染与细菌感染，特别是化脓性感染的鉴别；前者反应减低或无变化，后者反应增强；慢性粒细胞白血病与类白血病反应的鉴别，前者反应减低，后者反应增强；阵发性睡眠性血红蛋白尿与再生障碍性贫血的鉴别，前者反应减低，后者反应增强；各种应激状态、肾上腺皮质激素或雌激素使用，反应均可明显增强。

六、骨髓铁染色（bone marrow iron stain，BMIS）

利用普鲁士蓝反应对骨髓涂片染色，分细胞外铁和细胞内铁（铁粒细胞），用以评估骨铁贮存量，缺铁性与非缺铁性贫血的鉴别和铁利用障碍性贫血的诊断。缺铁性贫血细胞外铁消失，细胞内铁减少；非缺铁性贫血时增多；铁利用障碍时明显增多，而且可见环核铁粒幼红细胞。

（王晓芳）

第六章　贫血检验

第一节　贫血实验室诊断概论

红细胞疾病相当复杂，它包含着许多种疾病，其原因即不同，其表现也多种多样，不过，其中最多的表现是贫血。

一、贫血的概念

贫血是症状，不是一种病，它可以发生于许多种疾病，例如：恶性肿瘤可引起贫血；心脏手术置换瓣膜可引起溶血性贫血；消化道溃疡慢性失血可引起缺铁性贫血；肝肾的慢性疾病可引起肝性或肾性贫血；妇女妊娠期、哺乳期可引起营养性贫血；妇女生殖器疾病慢性失血可引起缺铁性贫血；内分泌疾病如甲状腺、肾上腺疾病可引起贫血；代谢中毒、放射损伤、外科急性创伤、儿童生长发育期间都可引起贫血。贫血就是全身循环血液中红细胞的总容量减少至正常范围以下，但红细胞总容量测定比较复杂、费时，故这一定义虽然正确，但不大切合实际。从临床实际工作出发，通常都以测定血液的浓度来决定贫血之有无和程度。凡是循环血液单位体积中红细胞总数、血红蛋白和（或）红细胞比容低于正常值时即称为贫血（anemia）。

在某些病理情况下，血红蛋白和红细胞的浓度不一定能正确反映全身红细胞总容量的多少。当血液总容量或血浆容量发生改变时，检查血浓度以估计贫血，要防止得出错误的结论。大量失血时，在有足够液体补充入循环血液前，最主要的变化是血容量的缩小，但此时血浓度变化很少，以致从血红蛋白浓度等数值来看，很难反映出贫血的存在。当体内发生水潴留时，血浆容量增大，此时即使红细胞容量是正常的，但血液浓度低，因此从表面看来，似乎有贫血存在。相反，失水时，血浆容量缩小，血液浓度偏高，红细胞容量即使是减少的，但根据血红蛋白浓度等数值，贫血可以不明显；本来是正常的，可以产生假性红细胞增多症的现象。

二、贫血的分类

正常情况下红细胞的生成与破坏维持平衡，单位体积血中的红细胞才能恒定，一旦平衡打破，或由于红细胞生成减少或由于破坏过多，或两者兼有，就会引起贫血。由于引起贫血的病因十分广泛，因此诊断有时比较困难。学者们从多个角度进行分类，现在进行分类的角度有 5 种：①按产生贫血的原因分类。②按骨髓的病理形态分类。③按红细胞系统生成的过程分类。④按红细胞系统的病理变化分类。⑤按血循环中成熟红细胞的大小分类。当然，由于分类角度不同，同一种贫血可有多种不同的名称。

（一）按产生贫血的原因分类

1. 红细胞生成不足

（1）造血原料的缺乏：①铁或维生素 B_6 缺乏。②缺乏叶酸、维生素 B_{12} 等。

（2）骨髓造血功能衰竭：①原发性再生障碍性贫血。②继发性再生障碍性贫血，由于物理、化学、生物等因素所致。

（3）继发性贫血：①慢性肝脏疾病。②慢性肾脏疾病，如肾性贫血、缺乏红细胞生成素（EPO）的贫血。③恶性肿瘤，如各种白血病、恶性肿瘤有（或）无骨髓转移。④内分泌疾病，如垂体、肾上腺、甲状腺等疾病。⑤慢性感染、炎症等。

2. 红细胞消耗过多

（1）丢失过多：①急性失血，血容量减少。②慢性失血，多为缺铁性贫血。

（2）破坏过多，又称溶血性贫血（hemolytic anemia），包括：①红细胞内在缺陷，如遗传性球形红细胞增多症，红细胞酶缺乏的贫血、珠蛋白生成障碍性贫血、异常血红蛋白病、阵发性睡眠性血红蛋白尿症等；②红细胞外来因素，如免疫性溶血性贫血、机械性溶血性贫血。其他因素引起的溶血性贫血等。

（二）按骨髓的病理形态分类

1. 增生性贫血　如缺铁性贫血、急慢性失血性贫血、溶血性贫血、继发性贫血。

2. 巨幼细胞贫血　如缺乏叶酸、维生素 B_{12}；某些无效性红细胞生成伴有巨幼样红细胞贫血。

3. 增生不良性贫血　如原发及继发再生障碍性贫血。

（三）按红系统的病理变化分类

1. 红细胞膜异常，多为溶血性贫血，多有形态的异常，如遗传性球形红细胞增多症、遗传性椭圆形红细胞增多症。

2. 红细胞胞质异常

（1）铁代谢异常，如缺铁性贫血。

（2）血红蛋白的异常，如高铁血红蛋白血症、硫化血红蛋白血症。

（3）珠蛋白合成异常，如珠蛋白生成障碍性贫血、异常血红蛋白病。

（4）酶的异常，如丙酮酸激酶缺乏症、葡萄糖 6 - 磷酸脱氢酶缺乏症，多为溶血性贫血。

3. 红细胞核的异常

（1）叶酸、维生素 B_{12} 缺乏，导致巨幼细胞贫血。

（2）病态红细胞生成，多核红细胞，且为奇数核，一个红细胞内的多个核大小不均，成熟程度不同，巨大红细胞等，表明 DNA 复制紊乱，多见于恶性疾病，如骨髓增生异常综合征（MDS）、各种白血病。

（四）按血循环中成熟红细胞的大小与形态分类

现代血细胞分析仪可以同时给出红细胞平均体积（MCV）、红细胞平均血红蛋白（MCH）、红细胞平均血红蛋白浓度（MCHC）及红细胞分布宽度（RDW），按这几个指标及红细胞的形态可以将贫血分为不同的类型。

1. 根据红细胞大小分类　如表6－1。

表6－1　根据成熟红细胞的大小的贫血分类

贫血的类型	MCV（fl）	MCH（pg）	MCH（%）	病因
正细胞贫血	80～94	26～32		失血、急性溶血、再生障碍性贫血、白血病
小细胞低色素贫血	<80	<26	<31	缺铁性贫血、慢性失血
单纯小细胞贫血	<80	<26	31～35	感染、中毒、尿毒症
大细胞贫血	>94	>32	32～36	维生素 B_{12}、叶酸缺乏

2. 用MCV和RDW来确定贫血的类型　见表6－2。

表6－2　根据MCV和RDW的贫血分类

RDW（参考值11.5%～14.5%）	MCV（fl）［增高、大细胞（>94）］	MCV（fl）正常（80～94）	MCV（fl）［降低、小细胞（<80）］
增加	巨幼细胞贫血	早期缺铁	缺铁性贫血
	铁粒幼细胞贫血	免疫性溶血	红细胞碎片
	骨髓增生异常综合征	骨髓病性贫血	
	化疗后	混合型贫血	
正常	骨髓增生异常综合征	急性失血	骨髓增生低下
	再生障碍性贫血	酶缺陷	珠蛋白生成障碍性贫血
	肝脏病	急性溶血	

3. 根据红细胞的形态确定贫血的类型　制备完整的染色良好的血涂片，镜下认真观察红细胞的形态，并做相应的计数，可判断出贫血的类型，见表6－3。

表6－3　根据红细胞的形态确定贫血的类型

形态异常	主病	其他疾病
小细胞低色素红细胞	缺铁、珠蛋白生成障碍性贫血	慢性病贫血、铁粒幼细胞贫血
大红细胞	叶酸及维生素 B_{12} 缺乏	骨髓纤维化、自身免疫性溶血
粒细胞分叶过多症	叶酸及维生素 B_{12} 缺乏	肾功能衰竭、缺铁、慢粒、先天性粒细胞分叶过多症
泪滴状红细胞（有核）	骨髓纤维化	肿瘤骨髓转移、巨幼细胞贫血、重型珠蛋白生成障碍性贫血
小球形红细胞	自身免疫性溶血、遗传性球形红细胞增多症	微血管性溶血性贫血、低磷酸盐血症
靶形红细胞	珠蛋白生成障碍性贫血、HbC危病、肝脏病	缺铁、脾切除术后
椭圆形红细胞	遗传性椭圆形红细胞增多症	缺铁、骨髓纤维化、巨幼细胞性贫血
棘形红细胞	肾功能衰竭	丙酮酸激酶缺陷

三、贫血的病理生理

红细胞是携氧的工具，其功能是将肺毛细血管内的氧输送至全身组织的毛细血管，并将组织中代谢产生的二氧化碳输送至肺。故贫血可视为血液输送氧能力的减低。贫血造成的直接后果是组织缺氧，但有不少症状。体征是身体对缺氧的代偿功能的表现。身体对缺氧状态有如下多种代偿作用。

1. 组织增加氧的摄取　在组织缺氧时，组织增加氧的摄取，并非简单地直接多吸收一些氧。在大多数贫血时，血红蛋白的氧解离曲线右移，表示血红蛋白与氧的亲和力减低，这样使得组织在氧分压降低的情况下能摄取更多的氧。贫血时在促使氧合血红蛋白解离方面起重要调节作用的是红细胞内的2，3－二磷酸甘油酸（2，3－DPG），它是红细胞能量代谢的中间产物。血氧张力的降低是使红细胞内2，3－DPG增加的主要原因，它与脱氧血红蛋白的珠蛋白链结合时能减低血红蛋白对氧的亲和力，使血红蛋白在不增加氧分压的条件下能释放出更多的氧供组织摄取利用。慢性贫血患者所以能耐受较重程度的贫血，主要就是依靠红细胞中该物质的浓度增高而增强这一代偿功能。

2. 器官、组织中血液的重新分布　除了急性大失血后的短时间内，一般贫血时血液总量并无多大改变。慢性贫血时，为了保证氧需要量高的重要器官的血液供应，身体能自动减少氧需要量较低的器官或组织的血液供应。

3. 心血管的代偿功能　贫血时心跳加速、心排血量增加使血液循环加速，因而组织能有更多的机会得到氧。不过这种代偿功能本身要消耗能量，因而消耗更多的氧。正常的心肌能耐受较长时间持续的过高活动，但如贫血太严重，持续时间过久或本来就有冠状动脉病的，以致冠状动脉供氧不足，则可以出现高排血量的心力衰竭及心绞痛。心力衰竭时，血浆量增加，这又加重心脏的负担而使心力衰竭更加严重。此时，心血管已经失去了上述的代偿功能。

4. 肺的代偿功能　贫血患者在体力活动时常有呼吸加快加深的现象。但增加呼吸并不能使患者得到更多的氧。呼吸增强一方面是对组织缺氧不适应的反应，在某些情况下，可能与潜在的充血性心力衰竭有关。

5. 红细胞生成功能的增强　EPO有促进骨髓生成红细胞的作用，主要由肾脏分泌。除肾脏有病者外，一般贫血患者的红细胞生成素的产生和释放都是增多的，其释放量常与红细胞总量和血红蛋白浓度成反比。红细胞生成素分泌和释放的增多大概与肾组织缺氧有关。如果骨髓功能本来是正常的，则在这种激素的作用之下，骨髓能加速红细胞的生成。这是身体对贫血最直接而适宜的代偿作用。

四、贫血的临床表现

贫血症状的有无及其轻重决定于：①产生贫血的原因及原发病。②贫血发生的快慢。③血容量有无减少。④血红蛋白减少的程度。⑤心血管代偿的能力（老年人心血管功能不好，症状比年轻人重）等。

1. 一般表现　如皮肤、黏膜、指甲苍白。有的患者毛发干燥、脱落，自觉全身无力。严重贫血时患者有低热，体温一般不超过38℃，输血后可使体温降至正常。

2. 呼吸循环系统　呼吸加速加深，心率加快，患者感觉心悸、气短、活动时尤甚。

3. 神经系统　头痛、眩晕、晕厥、耳鸣及眼前闪金花，尤以体位变换时为甚；思想不易集中且易激怒。

4. 消化系统　食欲缺乏、恶心、呕吐、腹胀、消化不良、腹泻或便秘。营养不良性贫血时患者舌乳头萎缩。发炎且觉舌痛；缺铁性贫血吞咽时可沿食管疼痛。

5. 泌尿生殖系统　患者尿中偶有蛋白，女性月经出血过多或过少，不规则，或停经。

6. 不同类型贫血临床表现　缺铁性贫血时有反甲，指甲干燥、脆裂；营养不良性贫血时皮肤有水肿；溶血性贫血时常有黄疸、脾肿大，急性溶血性贫血时可有高热、循环衰竭、急性肾功能不全、黄疸、血红蛋白血症、血红蛋白尿等。

五、贫血的诊断原则

贫血诊断的过程中，必须遵循：①确定有无贫血；②贫血的严重程度；③确定贫血的类型和原因。因为贫血是许多疾病的一种症状，原因较为复杂。因此，对任何贫血患者的诊断，病因学诊断尤为重要，只有纠正或治疗引起贫血的基本疾病，才能解决根本问题。贫血的严重性主要决定于引起贫血的基本疾病，其重要意义远超过贫血的程度。早期的结肠癌或白血病患者的贫血可能是轻度的；钩虫病或痔出血引起的贫血可能是重度的，但对患者来说，前者的严重性远远超过后者。

1. 确定有无贫血　通常根据 RBC、Hb 和 Hct 以确定有无贫血，其中又以 Hb 和 Hct 最常用，并应参照公认的贫血诊断标准。

成人诊断标准：男性成人 Hb < 120g/L 或 125g/L；女性成人 Hb < 100g/L 或 110g/L < Hb，孕妇 Hb < 100g/L 或 105g/L。同时，成年男性 Hct < 41%，成年女性 Hct < 35%，可作为诊断贫血的标准。

小儿诊断标准：因为出生 10d 内新生儿 Hb < 145g/L，10d 至 3 个月婴儿因生理贫血等因素影响，贫血难以确定，建议暂以 3 个月至 6 岁小儿 Hb < 110g/L，6 ~ 14 岁 < 120g/L，作为诊断贫血的标准。

2. 确定贫血的严重程度

（1）成人贫血严重程度标准：极重度 < 30g/L；重度 30 ~ 60g/L；中度 60 ~ 90g/L；轻度 90 ~ 120g/L。

（2）小儿贫血严重程度的标准：极重度 Hb < 30g/L，红细胞 < 1×10^{12}；重度 Hb30 ~ 60g/L，红细胞（2 ~ 1）$\times10^{12}$/L；中度 Hb60 ~ 90g/L，红细胞（2 ~ 3）$\times10^{12}$/L；轻度 Hb90 ~ 120g/L（6 岁以上）

3. 确定贫血的类型　根据 RBC 计数、Hct、Hb 计算出红细胞指数 MCV、MCH 及 MCHC，结合 RDW 及红细胞形态确定贫血的类型。

4. 寻找贫血的病因

（1）深入了解病史和仔细体格检查，包括饮食习惯史、药物史、血红蛋白尿史、输血史、家庭成员贫血史、地区流行性疾病（甲状腺功能低下、蚕豆病、疟疾史）等，体征中注意肝、脾、淋巴结肿大、紫癜、黄疸等。

（2）根据 MCV、MCH、MCHC 和 RDW 等指数，结合血涂片中血细胞的形态学改变，可得出诊断的线索。结合病史，多数贫血诊断并不困难。

（3）骨髓检验对了解贫血发生的原因和机制很有必要，如骨髓造血功能状况是增生或下降，各系统有核细胞百分率、粒红比例是否正常，有核细胞是否减少，淋巴细胞、组织细胞、浆细胞、嗜酸或嗜碱性粒细胞百分率正常与否，有无异常细胞出现等。除骨小粒涂片外，最好从骨髓不同部位同时取病理活检，并根据需要做特殊组织化学染色。

（4）特殊检测：根据需要选择某些确诊试验，如了解铁的储存，血清铁蛋白检测和骨髓涂片做铁粒染色较为重要。诊断珠蛋白生成障碍性贫血可选用Hb电泳检测，但要分析病理基因，则应选择分子生物学方法；怀疑自身免疫性溶血性贫血应选择抗人球蛋白试验等。

（5）其他检查：贫血常可有非血液系统疾病，如消化系统或泌尿系统肿瘤，虽然贫血不重，但病情可能很严重，需要慎重采用其他检查。

（薛 娟）

第二节 缺铁性贫血

缺铁性贫血（iron deficiency anemia，IDA）是由于多种原因造成人体铁的缺乏，发展到一定程度时就会影响血红蛋白的合成，使红细胞生成障碍而导致的一种小细胞、低色素性贫血。贫血早期可以没有症状或症状很轻，当缺铁严重或病情进展很快时，可出现一般慢性贫血症状，如皮肤和黏膜苍白、头晕、乏力等。另外由于组织缺铁、含铁酶的缺乏，临床上可出现消化系统症状如食欲缺乏、舌乳头萎缩、胃酸缺乏及神经系统症状，严重者可出现反甲。缺铁性贫血是贫血疾病中最常见的一种，可发生于各年龄组，女性患者多于男性，在婴幼儿、孕妇及育龄妇女中尤为多见。

一、病因及发病机制

1. 病因

（1）铁摄入不足或需求量增加：见于哺乳期婴儿、生长发育期儿童和青少年，妊娠妇女及由于月经失血过多的青年妇女，如果长期食物中含铁不足，亦可发病。

（2）铁吸收不良：见于胃肠切除手术、胃酸缺乏或长期严重腹泻者。因肠道对铁吸收障碍而发生缺铁性贫血者，最多见于胃切除患者包括胃全部切除、胃次全切除及伴迷走神经切断的胃肠吻合术。其原因是手术后食物进入空肠过速，铁吸收的主要场所十二指肠直接进入空肠，此外胃酸过低也可影响铁的吸收。

（3）铁丢失过多：失血，尤其是长期慢性失血是缺铁性贫血最多见、最重要的原因，见于各种原因造成的消化道慢性失血、月经过多及血红蛋白尿等。

胃肠道出血是成年男性缺铁性贫血最常见病因，月经量过多是月经期妇女引起缺铁性贫血最主要原因。血红蛋白尿可造成慢性失铁，如阵发性睡眠性血红蛋白尿症患者。铁以血红蛋白、含铁血黄素和铁蛋白形式从尿中排出，这种患者常同时存在缺铁性贫血。

2. 发病机制 缺铁性贫血是体内慢性渐进性缺铁的发展结果。体内的这种慢性缺铁称为铁缺乏症，按病程可以分为3个阶段：①缺铁初期，此时仅有储存铁减少，血红蛋白和血清铁正常；②缺铁潜伏期，随着缺铁加重，骨髓、肝、脾等储铁器官中的铁蛋白和含铁血黄素消失，血清铁开始下降，转铁蛋白饱和度降低，但无贫血；③缺铁性贫血，骨髓幼红细胞可利用铁减少，红细胞数下降，开始多呈正细胞正色素性贫血，表现为轻度贫血，为早期缺铁性贫血。随着骨髓幼红细胞可利用铁缺乏，红细胞及血红蛋白进一步下降，各种细胞含铁酶亦渐减少或缺乏，同时骨髓代偿性增生，出现明显的小细胞低色素性贫血，即典型的缺铁性贫血，此时血清铁明显降低，甚至缺如，转铁蛋白饱和度也明显下降。

二、临床表现

缺铁性贫血患者的症状可因引起缺铁和贫血的原发性疾病、贫血本身引起症状、组织中含铁酶和铁依赖酶活性降低引起细胞功能紊乱所致。

有些患者就医的原因是原发疾病的表现，就诊时经检查发现有缺铁性贫血；也有不少患者是因贫血出现症状前来就医。因此，早期缺铁性贫血常无症状或有一些非特异性症状如容易疲劳、乏力。这些非特异性症状不一定和贫血程度相平行。

三、实验室检查

1. 血象　患者贫血的程度不一，轻者为正细胞正色素性贫血，即平均红细胞体积（MCV）、平均红细胞血红蛋白（MCH）、平均红细胞血红蛋白浓度（MCHC）正常；重者呈典型的小细胞低色素性贫血，MCV、MCH、MCHC 均下降，且血红蛋白浓度的减少较之红细胞计数的减少更为明显。血涂片染色检查，红细胞体积偏小，大小不均，着色较浅中心浅染区扩大，贫血严重者仅见红细胞胞质边缘一圈红色，呈环形；可以见到椭圆形红细胞、靶形红细胞及形状不规则的红细胞。引起小细胞低色素性贫血的机制有人认为是血红蛋白合成减少和幼红细胞的异常额外分裂所致。而红细胞大小不均及形态异常在缺铁性贫血早期正细胞正色素性贫血时即可出现。需要注意的是所用玻片不清洁或制片技术或染色原因等可能造成人为的中心浅染区扩大，其特点是中心浅染或空白区与边缘粉红色之间有明显的界限，像刀切一般；而缺铁性贫血中心浅染区扩大是从细胞中央向边缘逐渐加深，无明显界限可分。网织红细胞值正常或减低，急性失血造成的缺铁性贫血可轻度升高；铁剂治疗有效，网织红细胞计数可迅速升高，常于1星期左右达高峰，平均升高6%～8%，一般<6%，这种反应只出现于IDA患者。

红细胞容积分布宽度（RDW）是反映红细胞的大小不均一性的指标，可以用于缺铁性贫血的诊断、鉴别诊断及疗效观察。绝大多数缺铁性贫血患者的RDW结果异常，一般认为，小细胞低色素性贫血而RDW正常的患者，缺铁性贫血诊断成立的可能性很小，发病率较低的小珠蛋白生成障碍性贫血也表现为小细胞低色素性，但RDW基本正常，有人认为这可以作为与缺铁性贫血相鉴别的指标。在对缺铁性贫血患者进行铁剂治疗过程中，RDW先增高，而后逐渐下降至正常水平，并且增高早于MCV、MCH、MCHC的变化，下降至正常则晚于后者，与储存铁恢复正常的时间基本一致。所以RDW对缺铁性贫血患者诊断和疗效观察均敏感于MCV、MCH、MCHC。RDW可以较客观、定量地反映红细胞大小不均的程度，可以排除肉眼观察的主观性，但也应注意到RDW是一项非特异性的指标。另外红细胞分布直方图可以直观地显示红细胞大小分布情况，与MCV临床意义相似。可根据RDW结合MCV诊断缺铁性贫血。

患者白细胞和血小板一般无特殊改变，少数患者可略偏低。钩虫病引起的缺铁性贫血嗜酸粒细胞增高。在缺铁性贫血铁剂治疗过程中，白细胞和血小板可发生一过性减少。

2. 骨髓检查　缺铁性贫血患者呈增生性贫血骨髓象，红细胞系统增生活跃，幼红细胞体积偏小，边缘不整，核浆“发育不平行”呈“核老质幼”型，以中晚幼阶段为主。白细胞系统、巨核细胞系统形态及各阶段比例大致正常。

3. 铁代谢检查

(1) 骨髓铁染色：缺铁性贫血患者骨髓单核-巨噬系统细胞的含铁血黄素多少可表明储存铁的状况，骨髓穿刺后的骨髓渣（骨髓小粒）经普鲁士蓝染色染成蓝色颗粒，为细胞外铁，一般认为它是判断铁缺乏症的上佳标准。缺铁性贫血患者绝大多数细胞外铁表现为阴性，有核红细胞内蓝色铁颗粒为细胞内铁，缺铁性贫血患者细胞内铁明显减少或缺如，这种含铁颗粒的铁粒幼红细胞内铁颗粒数目甚少，体积较小。骨髓铁染色是诊断缺铁性贫血一种直接而可靠的实验室检查方法。

研究认为铁染色用未经脱钙处理的骨髓活检切片标本比涂片更客观地反映患者缺铁情况，因为有少部分缺铁性贫血患者涂片显示铁染色正常，而切片则显示缺铁。

骨髓铁染色：

原理：细胞外含铁血黄素和幼红细胞内的铁与酸性亚铁氰化钾发生普鲁士蓝反应，形成蓝色的亚铁氰化铁沉淀，定位于含铁的部位。①细胞外铁：细胞外铁呈蓝色的颗粒状、小珠状或团块状，主要存在于巨噬细胞的胞质内，有时也见于巨噬细胞外。②细胞内铁：胞质内出现蓝色颗粒的幼红细胞称为铁粒幼红细胞；当幼红细胞质内的蓝色铁颗粒6个以上，并围绕于核周排列成环形者称为环铁粒幼细胞。③铁粒红细胞：含有蓝色铁颗粒的成熟红细胞称为铁粒红细胞。

参考值：

细胞外铁：（+）~（++），大多为（++）；

细胞外铁：铁粒幼红细胞19%~44%。

由于各实验室的实验条件不同，参考值也可有差异，应建立本实验室的正常值。

临床意义：①缺铁性贫血时，骨髓细胞外铁明显减低，甚至消失；铁粒幼红细胞的百分率减低。经有效铁剂治疗后，细胞外铁增多。因此铁染色可作为诊断缺铁性贫血及指导铁剂治疗的重要方法，有人认为骨髓铁染色是缺铁性贫血诊断的金标准。②铁粒幼细胞性贫血时，出现较多环铁粒幼红细胞，铁粒幼红细胞也增多，其所含铁颗粒的数目也较多，颗粒也粗大，有时还可见铁粒红细胞。因此铁染色可作为诊断铁粒幼细胞性贫血的重要方法。③骨髓增生异常综合征时，铁粒幼红细胞的百分比可增高，其所含铁颗粒的数目可增多，环铁粒幼红细胞常见。在铁粒幼细胞难治性贫血，环铁粒幼红细胞在15%以上。④非缺铁性贫血如溶血性贫血、营养性巨幼细胞性贫血、再生障碍性贫血和白血病，细胞外铁正常或增高，细胞内铁正常或增高。⑤感染、肝硬化、慢性肾炎或尿毒症、血色病及多次输血后，骨髓细胞外铁增加。

(2) 血清铁蛋白（SF）：SF含量也能准确反映体内储存铁情况，与骨髓细胞外铁染色具有良好的相关性，甚至SF反映体内储存铁可能比后者更准确。SF减少只发生于铁缺乏症，单纯缺铁性贫血患者的SF一般在10~20pg/ml或以下，而伴有慢性感染、活动性肝病、恶性肿瘤、组织破坏、甲状腺功能亢进或铁剂治疗后SF可正常或增高。SF的测定是诊断缺铁性贫血最敏感、可靠的方法。临床测定SF常用的方法是竞争的放射免疫法，SF商品试剂盒的质量是测定结果准确性的关键。

血清铁蛋白检测：

原理：铁蛋白的检测常采用固相放射免疫法，利用兔抗人铁蛋白抗体与铁蛋白相结合，再用^{125}I标记兔抗人铁蛋白抗体与固相上结合的铁蛋白相结合，除去未结合的过多的放免标记物，洗脱结合放免标记的铁蛋白，用γ计数器与标准曲线比较。

参考值：正常成人为14～300μg/L，小儿低于成人，青春期至中年，男性高于女性。

临床意义：①降低见于缺铁性贫血早期、失血、营养缺乏和慢性贫血等；②增高见于肝脏疾病、血色病、急性感染和恶性肿瘤等。

（3）红细胞碱性铁蛋白（EF）：EF是幼红细胞合成血红蛋白后残留的微量的铁蛋白，与铁粒幼红细胞数量呈良好的平行关系。EF对缺铁性贫血敏感性低于血清铁蛋白，但EF较少受某些疾病因素的影响。缺铁性贫血患者伴发慢性感染时血清铁蛋白正常或增高，而EF则明显降低。EF测定方法与血清铁蛋白类似，但测定影响因素相对较多，临床应用受到限制。

（4）血清铁（SI）、总铁结合力（TIBC）及转铁蛋白饱和度（TS）：缺铁性贫血患者的SI明显减少，总铁结合力增高，TS减低。SI、TS受生理、病理因素影响较大，其敏感性、特异性均低于血清铁蛋白；总铁结合力较为稳定，但反映储存铁变化的敏感性也低于血清铁蛋白。临床上这3项指标同时检测，对鉴别缺铁性贫血、慢性疾病引起的贫血和其他储铁增多的贫血仍有价值。

血清铁测定：

原理：ICSH推荐的血清铁检测方法是在三氯醋酸存在的条件下，加少量硫脲，通过抗坏血酸的还原作用，与转铁蛋白结合的Fe^{3+}变为Fe^{2+}，并与显色剂如菲咯嗪生成红色化合物，同时作标准对照，于562nm比色，计算出血清铁量。

参考值：成年男性为11～30μmol/L，女性：9～27μmol/L。

临床意义：①血清铁均值为20μmol/L，上限为32μmol/L。出生1个月为22μmol/L，比成人略高；1岁后小儿时期约12μmol/L。血清铁经常在变化，单项测定意义不大。②血清铁降低见于缺铁性贫血、失血、营养缺乏、发炎、感染和慢性病。③血清铁增高见于肝脏疾病、造血不良、无效性增生、慢性溶血、反复输血和铁负荷过重。

血清总铁结合力检测：

原理：总铁结合力（total iron binding capacity，TIBC）需先测血清铁，再于血清内加入已知过量铁溶液，使其与未饱和的转铁蛋白结合，再加入吸附剂如轻质碳酸镁除去多余的铁。按此法检测总铁结合力，再减血清铁，则为未饱和铁结合力（UIBC）。

参考值：血清总铁结合力48.3～68.0μmol/L。

临床意义：①增高见于缺铁性贫血、红细胞增多症。②降低或正常见于肝脏疾病、恶性肿瘤、感染性贫血、血色病和溶血性贫血，显著降低者见于肾病综合征。

转铁蛋白饱和度检测：

原理：转铁蛋白饱和度简称铁饱和度，可由计算得出。

计算：转铁蛋白饱和度（TS）（%）=（血清铁/总铁结合力）×100

参考值：20%～55%（均值男性34%，女性33%）。

临床意义：①降低见于缺铁性贫血（TS小于15%），炎症等。②增高见于铁利用障碍，如铁粒幼细胞贫血、再生障碍性贫血；铁负荷过重，如血色病早期，储存铁增加不显著，但血清铁已增加。

转铁蛋白检测：

原理：转铁蛋白（serum transferrrin）检测可采用多种方法，如免疫散射比浊测定法、放射免疫测定法和电泳免疫扩散法。免疫散射比浊测定法利用抗人转铁蛋白血清与待检测的转铁蛋白结合形成抗原抗体复合物，其光吸收和散射浊度增加，与标准曲线比较，可计算出转铁蛋白值。

参考值：免疫比浊法28.6～51μmol/L。

临床意义：①增高见于缺铁性贫血、妊娠。②降低见于肾病综合征、肝硬化、恶性肿瘤、炎症等。

（5）红细胞游离原卟啉（FEP），缺铁性贫血患者由于铁缺乏，血红蛋白合成减少，造成红细胞内FEP的蓄积，所以FEP可以间接反映铁的缺乏。FEP对缺铁性贫血敏感性仅次于血清铁蛋白和EF，但是铅中毒、红细胞生成性卟啉病、骨髓增生异常综合征（MDS）等可见FEP增高，而红细胞游离原卟啉/血红蛋白的比值变化对诊断缺铁性贫血的敏感性比红细胞游离原卟啉高。

红细胞游离原卟啉与锌离子结合生成锌原卟啉（ZPP），缺铁性贫血患者锌原卟啉增高。

红细胞内游离原卟啉检测：

原理：红细胞内的原卟啉络合铁形成血红素，选用抗凝血，分离红细胞，用酸提取原卟啉。利用荧光光度计检测其所发荧光峰值，与标准品比较，计算出红细胞内游离原卟啉（FEP）含量。红细胞内绝大部分原卟啉与锌离子络合成锌原卟啉（ZPP），测定时ZPP可变成FEP，两者意义相同。

参考值：

男性：FEP（0.78±0.22）μmol/L红细胞。

女性：（1.0±0.32）μmol/L红细胞。

临床意义：①FEP或ZPP增高见于缺铁性贫血、铁粒幼细胞性贫血，特别是铅中毒时增高显著，可能与铁络合酶被抑制、阻滞了铁的转运有关。另见于先天性铁络合酶缺陷症、无效造血和吡多醇缺乏症。②FEP/Hb比值更敏感，可作为鉴别参考。缺铁性贫血时FEP/Hb大于4.5sμg/gHb；铅中毒时FEP/Hb更高。

（6）红细胞寿命测定，本实验测定较为烦琐，且影响因素较多，故实际应用较少。缺铁性贫血患者的红细胞寿命缩短。

四、诊断标准

缺铁性贫血的诊断应包括确定贫血是否是因缺铁引起的和查找缺铁的原因。根据病史、临床症状、体征及相关的检验，缺铁性贫血诊断并不困难。但除小儿缺铁性贫血患者外，目前国内还没有完全统一的诊断标准。在临床工作中形成的一系列比较完备的诊断方法，总的一条原则就是患者为小细胞低色素性贫血，又有铁缺乏的证据，即可诊断缺铁性贫血。

1. 国内诊断标准　以患者存在缺铁因素和临床小细胞低色素贫血为主。

（1）小细胞低色素性贫血：男性Hb＜120g/L，女性Hb＜110g/L，孕妇Hb＜100g/L；MCV＜80fl，MCH＜26pg，MCHC＜0.31；红细胞形态可有明显小细胞低色素性的表现。

（2）铁缺乏因素：患者铁摄入量不足，主要是乳制品、动物蛋白和蛋类食品的缺乏；铁需要量增加，主要发生在学龄前儿童、孕妇、哺乳期妇女；铁吸收障碍，消化道慢性炎症和转铁蛋白异常；铁丢失过多，常发生于消化道慢性失血患者和月经量过多的妇女。

（3）临床表现：患者一般仅有乏力、食欲缺乏、吞咽困难、舌萎缩；较严重的患者可出现反甲、头晕，儿童患者则可能出现精神症状或智力发育迟缓。

（4）铁代谢检查异常：患者主要呈现骨髓细胞外铁阴性，细胞内铁明显减少；血清铁蛋白 < 14μg/L（女性 < 10g/L）；血清铁 < 10μmol/L（女性 < 8μmol/L）；血清总铁结合力 > 70μmol/L（女性 > 80μmol/L）；转铁蛋白饱和度 < 15%；游离原卟啉 > 0.9μmol/L。

（5）铁剂治疗有效：临床上对怀疑为缺铁性贫血的患者可用硫酸亚铁诊断性治疗，一般为每次 0.2 ~ 0.3g，每日 3 次口服，3d 后网织红细胞计数百分比即可上升，治疗 5 ~ 10d 时，网织红细胞百分比最高，平均为 6% ~ 8%，但很快网织红细胞计数又可降至正常水平。这是缺铁性贫血的特异性反应，对缺铁性贫血的诊断是可靠且简便的方法。

符合上述（1）和（2）~（5）中任 2 条以上者可诊断为缺铁性贫血。临床工作中常采用血象、骨髓、两种以上铁指标联合检查，以提高诊断的准确率。

2. 国外诊断标准　患者为低色素性贫血，且伴有缺铁因素和符合下述铁代谢指标中的任何 3 项者即可诊断为缺铁性贫血：①血清铁 < 8.95μmol/L；②转铁蛋白饱和度 < 0.15；③血清铁蛋白 < 12U/L；④红细胞游离原卟啉 > 1.26μmol/L；⑤RDW ≥ 0.14，MCV < 80fl。

五、鉴别诊断

缺铁性贫血需与下列疾病相鉴别。

1. 慢性感染性贫血　患者多为小细胞正色素性贫血，骨髓或血涂片粒细胞有感染中毒改变，骨髓铁染色增高，血清铁蛋白正常或增高，血清铁、转铁蛋白饱和度降低，总铁结合力正常或降低。

2. 铁粒幼细胞性贫血　因患者血红素不能正常合成导致铁利用障碍，血涂片中可见特征性的双形红细胞，骨髓内见多量环铁粒幼红细胞。血清铁蛋白升高，血清铁升高，总铁结合力降低。

3. 珠蛋白生成障碍性贫血　患者血红蛋白电泳异常，血涂片中可见多量靶形红细胞，RDW 多在正常水平，骨髓铁染色增高。

4. 巨幼细胞性贫血　缺铁性贫血患者同时有叶酸或维生素 B_{12} 缺乏者，可合并巨幼细胞贫血，此时具有两种贫血的特点，可掩盖缺铁性贫血的血涂片和骨髓片细胞典型形态，可借助骨髓铁染色和血清铁蛋白鉴别之。

六、疗效标准

1. 治疗反应　患者铁剂治疗后血红蛋白升高 15g/L，认为治疗有效；上升 20g/L 以上则更可靠。

2. 符合下面标准者为治愈　①临床症状完全消失；②血象恢复，血红蛋白升至正常值以上；③铁指标均恢复至正常，血红蛋白恢复以后要继续补充铁剂，直至储存铁的量也恢复正常；④引起缺铁的原发病治愈，病因消除，否则疗效不能持久。

（薛　娟）

第三节　巨幼细胞性贫血

巨幼细胞性贫血（megaloblastic anemia，MgA）是指叶酸、维生素 B_{12} 缺乏或其他原因引起 DNA 合成障碍所致的一类贫血。该病以患者骨髓中出现巨幼细胞为共同特点，外周血表现为大细胞性贫血，平均红细胞体积（MCV）及平均红细胞血红蛋白（MCH）均高于正常。国内以叶酸缺乏的巨幼细胞性贫血为多见。

一、病因及发病机制

前面详细介绍了叶酸、维生素 B_{12}的代谢与 DNA 的合成的关系，叶酸必须由食物中获得，在小肠中被吸收，在肝脏内被还原为四氢叶酸等形式储存或到各组织发挥作用。维生素 B_{12}也主要是从食物中获取，其吸收有赖于胃底壁细胞分泌的内因子和回肠特异性受体，食物中的维生素 B_{12}与内因子结合后在回肠下端与内因子特异性受体接触后，维生素 B_{12}分离出来并被吸收入血，随血液循环被运送到各组织，或储存于肝脏。二者均为 DNA 合成的必需物质。

1. 病因

（1）叶酸缺乏的巨幼细胞贫血：叶酸缺乏的原因有①摄入量不足，多与营养不良、偏食、婴儿喂养不当、食物热处理过度等有关，这是最主要的原因；②需要量增加或消耗过多，如妊娠、哺乳期妇女、婴幼儿、慢性溶血性贫血、恶性肿瘤；③吸收不良，胃、小肠切除术后及乳糜泻；④药物原因，如叶酸拮抗剂、抗惊厥药物、抗疟药、抗结核药物等。

（2）维生素 B_{12}缺乏的巨幼细胞贫血：维生素 B_{12}的缺乏多与胃肠道功能紊乱有关，其原因为：①内因子缺乏，如恶性贫血、胃切除术后；②肠黏膜吸收功能障碍；③寄生虫或细菌的竞争。此外长期素食者偶尔也可发生本病。

（3）叶酸及维生素 B_{12}治疗无效的巨幼细胞贫血：一部分巨幼细胞性贫血对叶酸及维生素 B_{12}治疗均不发生反应，血清中叶酸及维生素 B_{12}水平正常或偏高，患者巨幼细胞形态也不像叶酸、维生素 B_{12}缺乏者典型，有人称之为“类巨幼样变”。大致分三类：①抗代谢药物诱发的巨幼细胞增生症，如流基嘌呤、5－氟－2’去氧尿嘧啶、阿糖胞苷、羟基脲等；②骨髓增生异常综合征和红白血病、红血病；③先天性代谢障碍，如遗传性乳清酸尿症。

2. 发病机制　四氢叶酸和维生素 B_{12}都是 DNA 合成过程中的辅酶，叶酸缺乏使脱氧胸腺嘧啶核苷酸（dTMP）生成减少，而 dTMP 是 DNA 合成的必需物质，这样就使 DNA 合成受阻；维生素 B_{12}缺乏使四氢叶酸生成不足，还影响甲基丙二酰辅酶 A 转变为琥珀酰辅酶 A，这两种物质的缺乏引起贫血的机制，是因为减慢了 DNA 合成速度，细胞增殖的 S 期延长，细胞核内 DNA 的含量虽多于正常，但未能达到倍增程度，导致细胞核增大而不能迅速分裂，核内更多的 DNA 加上其自身合成的修复机制，使链呈松螺旋及解链状态，表现为光镜下的疏松网状结构。因蛋白质及 RNA 合成相对较好，致使核质发育不平衡，呈“核幼质老”型。这种改变几乎发生在人体所有细胞和组织，但以造血组织最为严重，骨髓中出现典型改变的巨幼红细胞。由于叶酸、维生素 B_{12}缺乏时合成的 DNA 存在结构上的缺陷，重螺旋化时易受机械性损伤和酶的破坏，进而染色体断裂，使细胞未能成熟就已被破坏，造成无效性造血，所以部分患者可发生轻度溶血、黄疸。类似情况也发生于粒细胞系统细胞和巨核细胞，但不如红细胞系统严重。维生素 B_{12}缺乏时，血中甲基丙二酸大量聚积，可形成异常脂肪酸，进入髓磷脂使神经系统受累，引起后侧束亚急性联合病变，出现神经、精神症状。

叶酸、维生素 B_{12}治疗无效的巨幼细胞贫血，虽然不是由于两者的缺乏造成，但其基本原因也是影响 DNA 合成。

二、临床表现

1. 血液系统表现　起病一般缓慢，逐渐发生贫血的症状。由于无效性造血及成熟的红细胞寿命缩短，可有黄染，因此皮肤、黏膜常呈柠檬色。叶酸缺乏的患者，如未能及时诊治，后期病情将发展迅速。这是由于消化道黏膜上皮细胞的DNA合成障碍，发生巨幼变及萎缩后发生的一系列消化道症状，使叶酸的摄入及吸收均锐减，叶酸缺乏迅速加重，症状日趋严重，可出现全血细胞的减少。由于血小板的减少，可有紫癜、鼻出血及月经过多等出血的表现。

2. 消化道表现　如上所述，DNA合成的障碍也影响到增生旺盛的上皮细胞，如口腔黏膜、舌乳突及胃肠道的黏膜上皮细胞，使之发生萎缩，出现一系列的表现，如舌乳突萎缩，舌面呈苍白光滑或红而光滑称为“牛肉样舌”，急性者可有舌痛；食欲下降、恶心，严重者甚至呕吐。叶酸缺乏者常有腹胀、腹泻，粪便量多稀糊状，为吸收不良的表现。维生素B_{12}缺乏时可有便秘。脾脏可轻度增大，经B超探测肿大者约占1/3，但临床仅约10%脾可触及。

3. 神经精神的异常表现

（1）叶酸缺乏时可有易激动、易怒、精神不振，缺乏程度严重时，甚至出现妄想狂等精神症状。

（2）维生素B_{12}缺乏时由于髓鞘质合成障碍，末梢神经、脊髓以及脑部均可遭到损害。侵及脊髓后索及侧索即称为脊髓联合变，患者可发生下列神经系异常：对称性的感觉异常并有本体感觉（尤其是振动感）、触觉及痛觉的障碍，以及味觉、嗅觉障碍。共济失调，步态不稳。肌腱反射初可减低，当肌痉挛、肌张力增加时，肌腱反射即亢进，肌力减弱。可有大、小便失禁。视力可下降，视神经萎缩。精神状态的异常可有以下的表现：易倦，善忘，举止迟钝，定向力障碍，精神抑郁、忧心忡忡、躁动不安、失眠，喜怒无常、谵妄、幻觉症、迫害狂、躁狂、妄想痴呆，恐慌症。维生素B_{12}缺乏时所发生的神经精神的异常可发生在贫血的症状出现之前，而易导致延误诊断。经注射维生素B_{12}后，精神症状好转快，但神经损伤的恢复则较慢，因为髓鞘质合成障碍后神经元轴突遭到破坏，其恢复很慢，尤其在疾病晚期，神经已遭到严重的损伤，其恢复更慢，甚至不能完全恢复而终身致残。

4. 其他　免疫力下降，易患感染。叶酸缺乏时常有明显的体重下降；维生素B_{12}缺乏时可有皮肤色素改变等。

三、实验室检查

1. 血象　患者贫血程度不等，多较严重。属大细胞正色素型贫血，平均红细胞体积（MCV）大，平均红细胞血红蛋白（MCH）升高，而平均红细胞血红蛋白浓度（MCHC）可正常；血涂片红细胞大小明显不均，且形态不规则，以椭圆形大细胞居多，着色较深，嗜多色性、嗜碱点彩红细胞增多，可见少量有核红细胞及Howell－Jolly小体。网织红细胞绝对值减少，百分率偏低，但亦可正常或略偏高。白细胞及血小板常有轻度减少。中性分叶核粒细胞胞体偏大，分叶过多，5叶以上者>3%，多者可达6～9叶或以上，偶见中、晚幼粒细胞。血小板亦可轻度减少，可见巨大血小板。

2. 骨髓象　骨髓增生明显活跃，幼红细胞大小不等，以大为主，核浆“发育不平行”

呈“老浆幼核”现象，细胞形态呈典型的巨幼改变，粒细胞系统、巨核细胞系统形态呈巨幼性改变。成熟红细胞、粒细胞、血小板形态变化与血象相同。

3. 叶酸及维生素 B_{12} 的检验

（1）叶酸测定：对巨幼细胞贫血患者的叶酸测定方法有生物学法和放射免疫法，后者操作简便，时间短，影响因素少，更适合临床应用。有专门的叶酸测定试剂盒，其原理为用 ^{125}I 标记的叶酸及叶酸抗体与标本中叶酸共同作用，即用竞争法测定叶酸含量。一般认为血清叶酸 <6.8nmol/L，红细胞叶酸 $<2\,227$nmol/L 为叶酸减低。标本溶血对血清叶酸的结果影响较大。

必须注意的是要同时测定血清和红细胞的叶酸，因为红细胞叶酸不受当时叶酸摄入情况的影响，能反映机体叶酸的总体水平及组织的叶酸水平。

血清（红细胞）叶酸检测：

原理：放射免疫法用核素与叶酸结合，产生 $-\gamma$ 放射碘叶酸化合物，放射活性与受检血清（红细胞）叶酸含量成反比，与已知标准管对照，换算出叶酸含量。

参考值：血清叶酸 6～21ng/ml，红细胞叶酸 100～600ng/ml。

临床意义：①患者血清和红细胞的叶酸水平下降，红细胞与血清的叶酸浓度相差几十倍。身体组织内叶酸已缺乏但尚未发生巨幼红细胞贫血时，红细胞叶酸测定对于判断叶酸缺乏与否，尤其有价值。②在维生素 B_{12} 缺乏时，红细胞叶酸亦降低。

（2）维生素 B_{12} 测定：维生素 B_{12} 测定方法与叶酸相似，常用竞争放射免疫法。血清维生素 B_{12} 测定影响因素较多，其特异性不及叶酸测定，应结合临床及其他检查综合分析判断是否巨幼细胞贫血。

血清维生素 B_{12} 检测：

原理：放射免疫法用已知量有放射活性的维生素 B_{12}，加受检者无放射活性 B_{12} 血清稀释，与结合蛋白结合，检测其放射活性，其量与受检血清 B_{12} 含量成反比，与标准管作对照，换算出维生素血清 B_{12} 的含量。

参考值：100～1 000pg/ml。

临床意义：血清维生素 B_{12} 小于 100～140Pg/ml，见于巨幼细胞性贫血、脊髓侧束变性、髓鞘障碍症。

（3）诊断性治疗试验：本法简单易行，准确性较高，对不具备进行叶酸、维生素 B_{12} 测定的单位可用以判断叶酸或维生素 B_{12} 的缺乏情况，从而达到诊断巨幼细胞贫血的目的。方法是给患者小剂量叶酸或维生素 B_{12} 使用 7～10d，观察疗效反应，若 4～6d 后网织红细胞上升，应考虑为相应的物质缺乏。本试验须注意饮食的影响。

小剂量叶酸对维生素 B_{12} 缺乏的巨幼细胞性贫血无效，而用药理剂量的叶酸亦可有效，但同时可加重患者神经系统症状，因为此时增加了造血系统对维生素 B_{12} 的利用，使维生素 B_{12} 更加缺乏。因此本实验不仅可用于诊断叶酸缺乏，还可与维生素 B_{12} 缺乏作鉴别。

（4）叶酸或维生素 B_{12} 吸收试验：用于检测患者对叶酸或维生素 B_{12} 的吸收功能。

叶酸、维生素 B_{12} 吸收试验：

原理：本试验目的是测定叶酸、维生素 B_{12} 吸收是否正常。用核素 ^{3}H 标记的叶酸 40μg/kg，一次口服后肌内注射无标记叶酸 15mg，测定尿粪中的放射性反映叶酸的吸收；给患者口服核素 ^{57}Co 标记的维生素 B_{12} 0.5μg，2h 后肌内注射未标记的维生素 B_{12} 1mg，收集 24h 尿测定^{57}Co排出量反映维生素B_{12}的吸收。

参考值：正常人从尿中排出口服叶酸剂量的32%～41%；排出维生素B_{12}大于7%。

临床意义：叶酸吸收障碍者从尿中排出小于26%，粪中排出大于60%。巨幼细胞性贫血维生素B_{12}排出小于7%，恶性贫血患者小于5%。

（5）甲基丙二酸测定：维生素B_{12}缺乏患者，血清和尿内该物质水平增高。

尿甲基丙二酸排泄试验：

原理：D－甲基丙二酰辅酶A转变为琥珀酰辅酶A的异构化过程中需要辅酶维生素B_{12}，当维生素B_{12}缺乏时，D－甲基丙二酰辅酶A增高，水解后成为甲基丙二酸。口服缬氨酸10g，收集24h尿测定甲基丙二酸盐的排出量。

参考值：正常人0～3.4mg/24h。

临床意义：在维生素B_{12}缺乏早期，骨髓细胞出现巨幼变之前，本试验可出现阳性，甲基丙二酸盐的排出量增高，可达300mg/24h。

（6）组氨酸负荷试验

原理：叶酸缺乏时，组氨酸转变为谷氨酸的过程受阻，代谢中间产物亚氨甲基谷氨酸（formino－glutamate，FIGlu）产生增加，大量从尿中排出。受检查者口服组氨酸20g，测定24h尿中FIGlu。

参考值：正常人约5mg/24h。

临床意义：叶酸缺乏的巨幼细胞贫血者尿中有大量FIGlu排出，大于1g/24h。

4. 胆红素测定　巨幼细胞性贫血可因无效造血伴发溶血，血清间接胆红素可轻度增高。

其他还有胃液分析，胃液量减少，游离酸减少，组氨酸负荷试验、血清半脱氨酸测定水平升高；血清内因子阻断抗体试验呈阳性；内因子测定水平下降等。

四、诊断标准

巨幼细胞性贫血的诊断一般并不困难，根据典型的血象和骨髓中的巨幼细胞，诊断即可成立。然后要明确其原因，是叶酸的缺乏还是维生素B_{12}的缺乏所致，是单纯的营养缺乏还是继发于其他基础疾病，这些都与治疗及预后有关。单纯用形态学检验是无从区分的，若根据病史、体征及某些实验室检查及小剂量诊断性治疗试验的结果，加以综合分析，两者是可以鉴别的，其中叶酸、维生素B_{12}测定有重要鉴别价值，而小剂量诊断性治疗试验因其方便实用，即便对具有叶酸、维生素B_{12}测定条件的单位，也是一种常用方法。

1. 国内诊断标准

（1）临床表现：①一般有慢性贫血症状；②有消化道症状，食欲缺乏或消化不良，舌痛、舌红、舌乳头萎缩较常见；③神经系统症状．多见于维生素B_{12}缺乏者，恶性贫血者本症状典型。

（2）实验室检查：①大细胞性贫血，平均红细胞体积（MCV）＞100fl，多数红细胞为大的椭圆形。②白细胞和血小板可减少，中性分叶核分叶过多。③骨髓呈巨幼细胞贫血形态改变。④叶酸测定，血清叶酸＜6.91nmol/L，红细胞叶酸＜227nmol/L。⑤血清维生素B_{12}测定＜74～103pmol/L，红细胞叶酸＜227nmol/L。⑥血清维生素B_{12}测定＜19.6pmol/L。⑦血清内因子阻断抗体阳性。⑧放射性维生素B_{12}吸收试验，24h尿中排出量＜4%，加内因子后可恢复正常（＞7%）；用放射性核素双标记维生素B_{12}进行吸收试验，24h维生素B_{12}排出量<10%。

具备上述（1）的①或②，和（2）的①、③或②、④者诊断为叶酸缺乏的巨幼细胞性贫血；具备上述（1）的①或②，和（2）的①、③或②、⑤者诊断为维生素 B_{12} 缺乏的巨幼细胞性贫血；具备上述（1）的①、②、③，和（2）的①、③、⑥、⑦者怀疑有恶性贫血，⑧为确诊试验。

2. 国外诊断标准　国外标准与国内标准基本相同，另外增加一些特殊试验。

（1）叶酸缺乏的巨幼细胞性贫血：①红细胞叶酸测定<317.8～363.2nmol/L；②血清半胱氨酸增高；③脱氧尿嘧啶核苷抑制试验异常，可被叶酸纠正；④叶酸诊断性治疗有效。

（2）维生素 B_{12} 缺乏的巨幼细胞性贫血：①血清维生素 B_{12} 测定<111～148pmol/L；②血清甲基丙二酸增高；③脱氧尿嘧啶核苷抑制试验异常，可被维生素 B_{12} 纠正；④维生素 B_{12} 诊断性治疗有效。

（3）恶性贫血：胃液内因子测定<200u/h。

五、鉴别诊断

由于巨幼细胞性贫血是DNA合成障碍所致，骨髓可有两系统血细胞或三系统血细胞受累，全身其他系统亦可出现相应临床症状，所以本病常需与下列有相似特征的疾病相鉴别。

1. 全血细胞减少性疾病　部分巨幼细胞性贫血患者可表现有明显的全血细胞减少，应与再生障碍性贫血等病相鉴别，骨髓常规检查两者有明显区别。

2. 消化系统疾病　消化道症状明显的或继发于消化系统疾病的巨幼细胞性贫血应与消化系统疾病相鉴别，如胃及十二指肠溃疡、胃癌、肝脾疾病等，鉴别方法主要是骨髓检查。

3. 神经系统疾病　维生素 B_{12} 缺乏的巨幼细胞性贫血因有明显的神经症状，易误诊为神经系统疾病，可以血清维生素 B_{12} 水平测定相鉴别。

4. 骨髓增生异常综合征（MDS）及急性红白血病（AML-M6）　这两种疾病患者细胞也可出现巨幼样变，分叶核细胞分叶过多等特征，但其红细胞巨幼样改变一般没有巨幼细胞性贫血的明显；骨髓增生异常综合征和急性红白血病还有髓系原始细胞增多、细胞形态畸形等改变，对叶酸、维生素 B_{12} 治疗无效等特征。

5. 无巨幼细胞增多的大细胞性贫血　如网织红细胞增多症、部分肝脏疾病、酒精中毒、骨髓增殖性疾病、部分骨髓增生异常综合征等，这些疾病除有其自身特点外，大红细胞一般不如巨幼细胞贫血明显，且呈圆形而非卵圆形，中性粒细胞无分叶过多现象，也不累及其他血细胞。

6. 溶血性贫血　巨幼细胞性贫血因无效造血出现溶血黄疸等症状，但溶血性贫血一般黄疸较重，网织红细胞升高明显，骨髓检查及其他溶血试验可与巨幼细胞性贫血相鉴别。

六、疗效标准

1. 国内标准

（1）有效：经过治疗后患者的临床贫血及消化系统症状消失；血象恢复正常，粒细胞分叶过多现象消失；骨髓象恢复正常。

（2）部分有效：经过治疗后患者的临床症状明显改善；血红蛋白可上升30g/L；骨髓细

胞形态基本正常。

(3) 无效：经过治疗后患者的临床、血象、骨髓象均无改变。

2. 国外标准　对巨幼细胞性贫血患者的疗效标准只有无效和有效之分，认为经相应治疗后，临床症状得到改善，出现网织红细胞的典型反应，血红蛋白随之上升，血象逐渐恢复，即为治疗有效。

（薛　娟）

第四节　再生障碍性贫血

再生障碍性贫血（aplastic anemia，AA），简称再障，是由多种原因引起的骨髓造血干细胞及造血微环境的损伤，以致骨髓造血组织被脂肪代替引起造血功能衰竭的一类贫血。其特征是全血细胞减少，进行性贫血、出血和继发感染，患者以青壮年居多，男性多于女性。

一、病因

再生障碍性贫血是表示骨髓造血功能衰竭的一组综合征，按其发病原因，可分为体质性（先天性）再生障碍性贫血和获得性再生障碍性贫血。通常所说的再生障碍性贫血是指后者，又可分为原发性再生障碍性贫血（未能查明原因的再生障碍性贫血或现在还未被人们认识到），继发性再生障碍性贫血指有某些化学物质和药物，如（氯霉素、苯等）、电离辐射、生物因素（如病毒性肝炎、结核等）以及妊娠、阵发性睡眠性血红蛋白尿症（PNH）等。统计资料表明，原发性再生障碍性贫血所占比例逐渐下降，继发性再生障碍性贫血有增多趋势。

二、发病机制

再生障碍性贫血是再生障碍性贫血致病因素作用于人体而导致的，其机制复杂，往往是多方面作用的结果，目前公认的有造血干细胞缺乏、造血微环境的缺陷、免疫机制异常等。

1. 造血干细胞受损　再生障碍性贫血患者的造血干细胞数量减少，或者有分化成熟障碍。用培养的方法证明再生障碍性贫血患者骨髓和血中粒细胞－单核细胞集落生成单位（CFU－GM）、红细胞集落生成单位（CFU－E）、巨核细胞集落生成单位（CFU－Meg）都减少；再生障碍性贫血的骨髓增生减低及淋巴组织萎缩，全身的淋巴细胞系也是减少的，这也很可能是由于多能干细胞的减少之故。从治疗的角度看，输入同种异基因骨髓亦即输入干细胞可使患者造血功能恢复，也证实再生障碍性贫血时干细胞的缺乏。

2. 造血微环境的缺陷　少数再生障碍性贫血患者骨髓体外细胞培养生长良好，但移植得到的干细胞却不能很好增殖，对这种患者进行骨髓基质移植能使患者骨髓生长，据此认为这些患者有造血微环境的缺陷。

3. 体液因素调节异常　再生障碍性贫血患者血清中造血调节因子活性增加，如集落刺激因子、红细胞生成素，有学者认为这些因子不能被运输至骨髓，而有学者认为这是患者的继发性代偿反应。少数患者造血负调控因子水平增高，如干扰素（INF）、白介素－2（IL－2）、前列腺素（PGE）等。

4. 细胞免疫机制异常 部分患者存在T淋巴细胞介导的免疫抑制。一部分患者抑制性T淋巴细胞活性增强，抑制自身或正常人骨髓造血细胞的增殖，有人认为再生障碍性贫血患者CD47CD8细胞比例无明显失衡，其骨髓抑制作用主要与活化的细胞毒性T淋巴细胞（TCL）有关。用免疫抑制药或ATG治疗可取得较好疗效。

其他如单核细胞抑制作用，第二信使cAMP水平下降，也被认为与再生障碍性贫血发病有关。

三、病理生理

再生障碍性贫血的主要病变包括造血功能障碍、止血机制异常及免疫功能降低3个方面。

1. 造血功能障碍

（1）造血组织的病变：骨髓增生减低，长管状骨多完全变为脂肪髓而呈蜡黄色油脂状，严重病例扁平骨亦变为脂肪髓。有的在脂肪髓中散在一些造血灶，造血灶中包括不同比例的造血细胞成分，但仍可见有较多的淋巴细胞及浆细胞，其增生程度可接近或超过正常。

（2）无效性红细胞生成和无效性血红素合成：慢性再生障碍性贫血骨髓虽有代偿性增生的部位，但此部位可能有无效性红细胞生成。

（3）其他如肾上腺皮质萎缩，重量减轻，皮质细胞内的脂肪、脂质及胆固醇含量均较多。肾上腺皮质分泌增加，但储备能力降低。患者血浆及血细胞的CAMP含量降低。男性患者睾丸萎缩，血清睾酮减低，雌二醇增加，这更不利于造血。

2. 止血机制异常 部分患者凝血时间延长，凝血活酶生成障碍，少数患者血中出现类肝素抗凝物质。蛋白C含量及抗凝血酶活性增高。血小板除数量减少外，其体积变小，形态不规则，突起少，胞质透明，颗粒减少或消失，其黏附性、聚集性及血小板因子Ⅲ明显低于正常。微血管功能方面有不同程度改变。因此可出现广泛出血。

3. 免疫功能降低 患者的粒细胞减少，其碱性磷酸酶阳性率和阳性指数增加，可能和细胞衰老有关。淋巴细胞绝对值减少，T细胞、B细胞均减少，T_8增加，T_4/T_8减少，甚至倒置。血清总蛋白与白蛋白含量均较正常减低，淋巴因子IL－2、IL－2受体、干扰素γ及肿瘤坏死因子增加（这些都对骨髓造血有抑制作用），自然杀伤细胞减少。表明患者的体液及细胞免疫功能都有异常。

四、临床表现及分型

再生障碍性贫血的主要的临床表现为贫血、出血、发热和感染。由于这些症状发生的快慢、严重性以及病变的广泛程度不同，临床表现亦各异。国外根据病程分为急性再生障碍性贫血（<6个月）、亚急性再生障碍性贫血（6个月至1年）、慢性再生障碍性贫血（长于1年）3类，后又提出重型再生障碍性贫血（SAA）。我国根据其发病原因、病程、病情、血象、骨髓象、转归等方面特点，将再生障碍性贫血分为慢性再生障碍性贫血（SAA）和急性再生障碍性贫血（AAA）（表6－4）。

表6-4 急、慢性再生障碍性贫血的主要区别

区别点	急性型	慢性型
起病	多急骤，贫血进行性加剧	多缓渐
出血症状	部位多，程度重，内脏出血多见	部位少，程度较，多限于体表
感染	多见，且较严重，多合并败血症	少见，且较轻
血象	全血细胞减少严重，网织红细胞<1%，中性粒细胞$<0.5\times10^9/L$，血小板降低	白血细胞减少较轻，网织红细胞细胞>1%、中性粒细胞，血小板较高
骨髓象	多部位增生减低，非造血细胞增加	有的部位增生活跃，有的部位增生减低，非造血细胞增加不明显
预后	病程短，经多种治疗，约半数病例缓解，少数病例存较长	病程较长，早期治疗者可治愈或缓解，部分病例进步，部分迁延不愈，少数死亡

1. 急性再生障碍性贫血　发病年龄4~47岁，多小于12岁，但各种年龄、性别都可发病。约50%病例发病急骤，50%病例发病缓渐。约50%病例以贫血发病，50%病例以出血发病，少数病例以发热发病，出血趋势十分严重，不仅有皮肤、黏膜等外部出血，且有多处内脏出血，包括消化道（便血）、泌尿生殖器（血尿、子宫出血）及中枢神经系出血。失血量较多。有的患者眼底出血致影响视力。发热及感染也较严重，体温多在39℃以上，除呼吸道感染和口腔黏膜感染外，也可有肺炎、蜂窝织炎、皮肤化脓及败血症等。严重的感染常加重出血趋势，出血又易继发感染，而出血及感染都可加重贫血。

（1）血象：全血细胞减少，程度十分严重，血红蛋白可降至30g/L左右，白细胞降至$1.0\times10^9/L$左右，中性粒细胞极度减少可至10%，血小板可少于$10\times10^9/L$，网织红细胞大多少于1%，可降为0。红细胞、粒细胞形态大致正常。

（2）骨髓象：绝大多数病例多部位骨髓穿刺示增生不良，分类计数示粒、红系细胞减少，淋巴细胞、浆细胞、组织嗜碱性细胞及网状细胞增多，骨髓涂片中不易找到巨核细胞。可见非造血细胞团。

此型相当于国外的重型再生障碍性贫血（SAA），为与重型慢性再生障碍性贫血区别，称之为SAA-Ⅰ。

2. 慢性再生障碍性贫血　发病年龄2~46岁，但以50~60岁发病率高，男多于女。发病多缓渐，多以贫血发病，以出血或发热发病者甚为少见。出血趋势很轻，常见的出血为皮肤出血点或轻微的牙龈出血，很少有内脏出血，但青年女性可有不同程度的子宫出血。合并严重感染者甚少见，如有感染，亦常为感冒，体温多在38℃以内。

（1）血象：全血细胞减少程度较轻，血红蛋白多在50g/L左右，白细胞多在$2\times10^9/L$左右，中性粒细胞多在25%左右，血小板降至$(10\sim20)\times10^9/L$，网织红细胞多大于1%。

（2）骨髓象：胸骨和脊突增生活跃，骨骼多增生减低。分类计数：增生活跃的部位红细胞系增多，且晚幼红细胞增多，巨核细胞减少；增生减低部位粒、红系都减少，多找不到巨核细胞，淋巴细胞百分率增多，片尾有较多脂肪细胞，骨髓小粒造血细胞所占的面积比率少于50%。肉眼观察骨髓液有较多油滴。

如病程中病情恶化，临床、血象及骨髓象与急性型相似，称重型再生障碍性贫血Ⅱ型（SAA-Ⅱ）。

五、检验项目

1. 血象 再生障碍性贫血全血细胞减少为最主要特点，但早期红细胞、血细胞、血小板三者不一定同时出现减少，并且减少的程度也不一定呈平行关系。急性再生障碍性贫血属正色素正细胞性贫血，Hb、网织红细胞明显减低，白细胞减少，主要为中性粒细胞减少，而淋巴细胞比例相对增高。血小板减少，体积偏小，突起和颗粒减少，形态可不规则。慢性再生障碍性贫血各指标均要好于急性再生障碍性贫血。全血细胞减少程度较轻，血红蛋白多在50g/L左右，白细胞多在2×10^9/L左右，中性粒细胞多在25%左右，血小板降至（10~20）$\times10^9$/L，网织红细胞多大于1%。

2. 骨髓象 再生障碍性贫血患者的骨髓象特点为增生低下，造血细胞减少，脂肪多，穿刺涂片时见较多量的油滴，以致片膜不易干燥。必要时需结合骨髓活检考虑。急性型绝大多数病例多部位骨髓穿刺示增生不良，分类计数示粒、红系细胞减少，淋巴细胞、浆细胞、组织嗜碱性细胞及网状细胞增多，骨髓涂片中不易找到巨核细胞。可见非造血细胞团。慢性型胸骨和脊突增生活跃，骨骼多增生减低。分类计数：增生活跃的部位红细胞系增多，且晚幼红细胞增多，巨核细胞减少；增生减低部位粒、红系都减少，多找不到巨核细胞，淋巴细胞百分率增多，片尾有较多脂肪细胞，骨髓小粒造血细胞所占的面积比率少于50%。肉眼观察骨髓液有较多油滴，如病程中病情恶化，临床、血象及骨髓象与急性型相似，称重型再生障碍性贫血Ⅱ型（SAA-Ⅱ）。

3. 细胞化学染色 常用于再生障碍性贫血检验的化学染色是中性粒细胞碱性磷酸酶（NAP），再生障碍性贫血患者NAP值升高，随病情改善而下降。另外过碘酸-雪夫反应（PAS）、骨髓铁染色也可用于再生障碍性贫血的检验，再生障碍性贫血患者中性粒细胞PAS反应比正常人显著增强，骨髓铁染色显示铁储存量偏高，常在++~+++以上。

中性粒细胞碱性磷酸酶染色：

原理：显示碱性磷酸酶的方法有钙-钴法和偶氮偶联法两种。血细胞的碱性磷酸酶（alkaline phosphatase，ALP）在pH9.6左右的碱性条件下将基质液中的β甘油磷酸钠水解，产生磷酸钠，磷酸钠与硝酸钙发生反应，形成不溶性磷酸钙。磷酸钙与硝酸钴发生反应，形成磷酸钴，磷酸钴与硫化氨发生反应，形成不溶性棕黑色的硫化钴沉淀，定位于酶活性之处。

参考值：正常情况下碱性磷酸酶主要存在于成熟中性粒细胞，除巨噬细胞可呈阳性反应外，其他血细胞均呈阴性反应。成熟中性粒细胞碱性磷酸酶（NAP）的积分值为7~51分。

临床意义：NAP有年龄、性别以及月经周期、妊娠期、应激状态等生理变化。在临床中NAP染色主要用于：细菌性感染升高，而病毒性感染时一般无明显变，因而可有助于鉴别感染；慢性粒细胞白血病的诊断与鉴别诊断，CML的NAP明显降低，甚至到0；再生障碍性贫血的NAP积分值增高。

4. 造血髓总容量 用放射性核素扫描技术，放射性核素进入患者体内，被骨髓单核-巨噬系统细胞吞噬而成像，证实再生障碍性贫血患者的造血髓总容量减少。

5. 骨髓细胞培养 再生障碍性贫血属于造血干细胞异常疾病，通过粒细胞、巨噬细胞集落形成单位（CFU-GM）、红细胞集落形成单位（CFU-E、BFU-E）、T淋巴细胞集落形成单位（CFU-TL）等培养来观察干细胞的异常。

（1）再生障碍性贫血患者的 CFU－GM 集落数明显减少或为零，丛形成亦减少，但丛/集落比值明显高于正常。暴式红细胞集落形成单位 BFU－E 和 CFU－E 培养集落形成都减少甚至为零。所以细胞培养可作为诊断再生障碍性贫血的重要方法。

（2）再生障碍性贫血集落数减少的程度与病情严重性较一致，病情好转时集落数上升，因此细胞培养可作为病情判断和疗效观察的重要方法。

（3）CFU－TL 的培养有助于研究再生障碍性贫血发病的免疫机制。若上述培养生长为正常的再生障碍性贫血患者理论上应属造血诱导微环境（HIM）缺陷，可通过成纤维细胞培养 CFU－F 来证实。再生障碍性贫血的发病机制不同，细胞培养的结果也不同，因此细胞培养对研究再生障碍性贫血的发病机制和指导临床治疗有重要价值。

6. 免疫功能检验

（1）T 细胞检验：对再生障碍性贫血患者的免疫功能检验有 E 玫瑰花环形成试验、淋巴细胞转化试验、T 细胞亚群测定，淋巴因子 γIFN、IL－2 可增高，IL－1 减少等。

（2）B 细胞检验：患者 B 细胞膜表面免疫球蛋白（SmIg）标记明显减低，血清免疫球蛋白可减低，循环免疫复合物（CIC）可增高等。

随着流式细胞仪的广泛应用，利用单克隆抗体直接分析再生障碍性贫血患者血液或骨髓的淋巴细胞各亚群的数量和功能。

（3）单核细胞减少：再生障碍性贫血患者外周血单核细胞比例减低或仍维持正常范围，但绝对数一定减少。

7. 其他检验

（1）染色体，再生障碍性贫血患者淋巴细胞姐妹染色单体互换（sister chrommatid exchange，SCE）率可用于了解细胞 DNA 的损伤和修复。正常人 SCE 率较低，而再生障碍性贫血患者 SCE 率增高，提示染色体 DNA 的损伤。

（2）红细胞生成素（EPO），慢性再生障碍性患者红细胞生成素显著升高，但多数贫血患者红细胞生成素也升高。

（3）血小板平均容积（MPV），正常人血小板数与 MPV 呈非线性负相关，血小板数愈低，MPV 愈大，而再生障碍性贫血患者血小板数越低，MPV 越小。在再生障碍性贫血患者治疗过程中 MPV 明显增大，待病情稳定后 MPW 又逐渐变小，并且 MPV 增大的出现比骨髓及血象恢复早。所以 MPV 是预示骨髓恢复的指标，MPV 大小还可以预示有无出血倾向。

（4）血红蛋白 F 测定，慢性再生障碍性贫血贫血患者血红蛋白 F 升高，一般认为血红蛋白 F 升高的再生障碍性贫血患者预后较好。

六、诊断标准

当患者血液表现为全血细胞减少，特别是伴有出血、发热、感染时，而脾不大，均应考虑再生障碍性贫血的可能。再生障碍性贫血的诊断要考虑：①全血细胞减少，有一些不典型的再生障碍性贫血有一、两系统血细胞先后或同时减少，最后发展为全血细胞减少。②骨髓多增生低下，慢性再生障碍性贫血或不典型再生障碍性贫血的增生灶处可呈骨髓增生活跃。疑为再生障碍性贫血患者，应做骨髓活检，有条件的可以做全身放射性核素扫描。③确诊再生障碍性贫血后，通过全面实验室检查可进一步确定其类型，并尽可能查明原因。

1. 国内标准　1987 年第四届全国再生障碍性贫血学术会议修订再生障碍性贫血诊断标准为：①全血细胞减少，网织红细胞绝对值减少；②一般无肝脾肿大；③骨髓至少有一个部位增生减少或不良，非造血细胞增多；④排除其他伴有全血细胞减少的疾病；⑤一般抗贫血治疗无效。

2. 急性再生障碍性贫血诊断标准　综合国内外文献，作如下总结。

（1）有急性再生障碍性贫血临床表现：发病急，贫血进行性加剧，常伴有严重感染、内脏出血。

（2）血象：血红蛋白下降较快，并具备下述两条：①网织红细胞 <0.01，绝对值 $<15\times10^9/L$；②白细胞数明显减少，中性粒细胞绝对值 $<0.5\times10^9/L$；③血小板 $<20\times10^9/L$。

（3）有急性再生障碍性贫血骨髓象表现：①多部位增生减低，三系造血细胞明显减少；②非造血细胞增多，淋巴细胞比例明显增高。

3. 慢性再生障碍性贫血诊断标准　须符合下述 3 项标准。

（1）有慢性再生障碍性贫血临床表现：发病慢，贫血、感染、出血较轻，可出现病情恶化。

（2）血象：慢性再生障碍性贫血患者血红蛋白下降较慢，网织红细胞、白细胞数及血小板比急性再生障碍性贫血高。

（3）骨髓象：慢性再生障碍性贫血患者骨髓有三系或两系血细胞减少，至少一个部位增生不良，可见有核红细胞，巨核细胞明显减少，非造血细胞增加。

4. 国外标准　参照美国标准，并结合近年的国外文献作如下综述。

（1）标准型再生障碍性贫血：①粒细胞 $<0.5\times10^9/L$；②血小板计数 $<20\times10^9/L$；③网织红细胞 <0.01（以上 3 项中符合 2 项）；④骨髓增生中至重度减低，非造血细胞 >0.70；⑤除外其他全血细胞减少性疾病。

（2）轻型再生障碍性贫血：①骨髓增生减低；②全血细胞减少。

七、鉴别诊断

多种疾病具有与再生障碍性贫血相似的全血细胞减少，故需与再生障碍性贫血相鉴别。

1. 阵发性睡眠性血红蛋白尿症（PNH）　该症是再生障碍性贫血患者首要鉴别的疾病。此症伴全血细胞减少，且再生障碍性贫血患者中偶尔也可出现对补体敏感的红细胞，因此这两种病可混淆。但 PNH 是溶血性贫血，患者有黄疸，网织红细胞轻度增高，酸溶血试验阳性，发作时有血红蛋白尿，骨髓红系增生活跃等，再生障碍性贫血患者多没有这些特点。

再生障碍性贫血与 PNH 均属于造血干细胞发育异常疾病，少数病例可相互转化，即先表现为再生障碍性贫血后出现 PNH 的实验室检查特征，或先表现为 PNH 后出现慢性骨髓造血功能低下，称为 AA－PNH 综合征。有人认为一部分再生障碍性贫血的本质是 PNH 前期状态，而 AA－PNH 综合征只是这些病例的发展过程。

2. 骨髓增生异常综合征（MDS）　MDS 的血象和临床症状，有时与再生障碍性贫血很相似。临床工作中常遇到的情况是增生度较活跃的患者，是 MDS 无效造血，还是再生障碍性贫血增生灶或再生障碍性贫血对治疗的反应；还有低增生的 MDS 也要与再生障碍性贫血相鉴别。MDS 患者除可有原始细胞不同程度的增多，主要是其细胞形态的畸形，巨核细胞多不减少，可有小巨核细胞，骨髓病理检查有助于鉴别。此外 NAP 也有助于鉴别。

有人认为某些再生障碍性贫血病程中可出现细胞的异常克隆，因此可以向 MDS 或急性白血病转化。

3. 急性白血病　低增生性白血病可表现为全血细胞减少，尤其外周血中原始细胞很少时，容易与再生障碍性贫血混淆，骨髓检查即可鉴别。但有些低增生性白血病与再生障碍性贫血鉴别就较为困难，此时应多部位复查或做骨髓活检。

4. 肝炎后再生障碍性贫血　肝炎患者可有一过性血细胞减少，一般可恢复；少数患者可发生严重的再生障碍性贫血，预后较差。

5. 其他　还要与营养性巨幼细胞贫血、原发性血小板减少性紫癜（ITP）、脾功能亢进、粒细胞缺乏症、骨髓病性贫血等相鉴别。

八、疗效标准

1. 基本治愈　患者血象恢复，男性血红蛋白 >120g/L，女性血红蛋白 >10g/L，WBC > 4×10^9/L，血小板计数 >80×10^9/L，临床症状消失，一年以上未复发。

2. 缓解　男性血红蛋白 >120g/L，女性血红蛋白 >100/L，WBC >3.5×10^9/L，血小板也有一定程度的增加，临床症状消失，随访 3 个月病情稳定或继续恢复。

3. 明显进步　患者贫血和出血症状明显好转，不输血，血红蛋白比治疗前 1 个月内上升 30g/L 以上且能维持 3 个月。

以上标准均须 3 个月内不输血。

4. 无效　经充分治疗后，血象、症状均未达到明显进步。

九、其他造血功能障碍性贫血

1. 先天性再生障碍性贫血（congenital aplasticanemia）　又名先天性全血细胞减少综合征或范科尼贫血（Fanconi' s anemia)。本病有家族性，呈常染色体隐性遗传，遗传基因易受到外界多因素而变异，淋巴细胞或成纤维母细胞培养出较多的断裂。男女发病约为 2∶1。临床上常见自幼贫血，智力低下，常伴先天畸形（包括指、趾、尺桡骨、眼、肾及生殖器官发育畸形）和先天性心脏病。

该病血象呈正细胞正色素性贫血，可见靶形和巨幼红细胞，全血细胞减少，中性粒细胞有中毒颗粒，HbF 常增加。骨髓象主要呈现再生障碍或不良，造血细胞减少，脂肪细胞增多。

2. 急性造血停滞（acute arrest of hemopoieses，AAH）　也称急性再生障碍危象（acute aplasia crisis)。本病常在原有慢性贫血病或其他疾病的基础上，在某些诱因作用下，促使造血功能紊乱和代偿失调，血细胞暂时性减少或缺如，一旦诱因除去，危象可随之消失。

常见的原发病有各种遗传性慢性溶血性贫血、营养性贫血，或在其他原发病基础上，又患感染（如某些病毒或细菌感染）、多种营养素缺乏和免疫调节紊乱。也可因服用某些直接损害血细胞膜的药物，影响 DNA 合成而致发病。

该病的贫血比原有疾病严重，Hb 常低至 15 ~ 20g/L，网织红细胞减低，淋巴细胞占绝对多数，中性粒细胞有中毒颗粒。除去诱因后，血象可逐渐恢复，先是网织红细胞和粒细胞上升，Hb 则恢复较慢。骨髓象多数增生活跃，但有的减低，尤其红细胞系受到抑制，粒红比例增大。在涂片周边部位出现巨大原始红细胞是本病的突出特点，胞体呈圆形或椭圆形，20～50μm，有少量灰蓝色胞质内含天青胺蓝色颗粒，出现空泡及中毒颗粒，胞核圆形或多核分裂型，核仁 1～2 个，核染色质呈疏网状。部分患者有粒系和巨核细胞系成熟障碍。治疗后各系的成熟障碍会逐渐恢复。

（薛　娟）

第七章　造血与骨髓增殖性疾病检验

第一节　造血细胞培养

体外造血干/祖细胞培养包括 CFU－GM、BFU－E、CFU－E、CFU－MK 及 CFU－L 等培养，可检测其在骨髓、血液和脐血中的数量及生物活性，同时也可应用于体外造血干/祖细胞类型、特性及生理意义的实验研究，在造血系统疾病的发生机制、诊断、疗效、预后判断及治疗药物的选择等方面具有十分重要的意义。通过这些造血细胞体外克隆形成，为临床造血系统疾病如再生障碍性贫血、白血病和骨髓增生异常综合征（MDS）等的发生、诊断、疗效观察提供了造血干/祖细胞水平的依据。

一、原理和方法

1. 造血干细胞（HSC）培养

（1）基质依赖 HSC 长期培养（Dexter 培养法）：将造血前体细胞置于成纤维细胞、巨噬细胞、内皮细胞及网状细胞形成的基质层内，在基质细胞支持下不断分化为各种定向干细胞，进入培养上清液。其特点是模拟体内造血微环境，保持 HSC 的体内造血重建功能，并可体外传代，最长维持时间 10～15 周。

（2）基质可溶性因子依赖 HSC 长期培养：将造血干细胞与基质细胞层用 0.4μm 孔径微孔滤膜隔开，阻断了两者借助于接触黏附所进行的调控，而只允许可溶性因子通过。HSC 仍然可以维持增生 8 周以上，且粒－巨噬祖细胞分化十分活跃。

（3）细胞因子依赖 HSC 长期培养：在不含基质的培养体系中不断加入外源性细胞因子以维持 HSC 的长期增生分化，由于没有基质细胞，避免了基质细胞通过细胞结合和分泌细胞因子对 HSC 的影响，培养条件易于控制，产量稳定，但细胞因子代价昂贵。

2. 造血祖细胞培养　造血祖细胞的体外扩增采用类似 HSC 培养技术，收集和分离少量的骨髓、外周血或脐带血中的造血干/祖细胞，在选定的支持介质上，采用 SCF、CSF 和 IL 等组合培养液进行有目的的体外扩增，产生 CFU。每一 CFU 可视为由单一祖细胞增殖分化而来，CFU 的产生可反映造血祖细胞数量及分化增殖能力。

（1）造血生长因子（haematopoietic growth factor，HGF）：主要有 SCF、GM－CSF、M－CSF、EPO、TPO 等。由于这些生长因子昂贵，所以国内有些实验室还采取造血条件培养液。如胎肝培养液、植物血凝素（PHA）刺激的白细胞条件培养液（PHALCM）、胎盘条件培养液和人肺条件培养液等。这些条件培养液中含有一定量的与造血有关的刺激因子。根据对造血细胞不同的作用阶段将其分为：①特异性细胞因子：大多作用于分化后期，包括 EPO、TPO、M－CSF、G－CSF 和 IL－5；②无系特异性细胞因子：作用于分化状态的 HSC，包括 IL－3、GM－CSF 和 IL－4，其功能主要维持处于 G_0 期之外所有 HSC 的生存、增生；③G_0

期作用细胞因子：包括IL－1、IL－3、IL－6、IL－11、IL－12、G－CSF、LIF和SCF，维持早期HSC的存活或促其分化扩增：④抑制因子：包括TNF－α、TNF－β IFN和MIP－1α等，其中TGF－β主要抑制早期血细胞生成，MIP－α抑制原始的HSC的增殖。常用的组合形式如下。

1）IL－3、EPO、MGF、IL－6组合：主要扩增为红系祖细胞。

2）IL－3、GM－CSF、M－CSF、G－CSF、MGF、IL－6组合：主要扩增为髓系祖细胞（CFU－GM）。

3）IL－2＋GM－CSF＋G－CSF－SCF组合：使大部分造血干/祖细胞向粒系分化，扩增21d使细胞数增生130倍。

4）IL－3＋TPO组合：主要扩增为巨核系祖细胞（CFU－Meg）。

5）IL－3＋CSF－GM＋EPO＋TPO组合：主要扩增为粒、红、单核和巨核细胞的混合祖细胞形成单位（CFU－MIX，CFU－GEMM）。

有报道认为，SCF＋IL－1＋IL－6＋EPO是体外扩增外周血HSC的最适宜组合，扩增高峰在12～14d，平均可扩增190倍的集落形成细胞；Pixy321是IL－3和GM－CSF融合蛋白，加入Pixy321＋CSF培养6周达高峰，细胞数可扩增1 500倍。适用于大剂量放/化疗后粒细胞减少的治疗。

（2）支持物：主要有①血浆凝块；②甲基纤维素；③半固体琼脂。临床上较常用的支持物是半固体琼脂及甲基纤维素，前者常用于CFU－GM、CFU－B/T的体外培养，后者常应用于BFU－E、CFU－E及CFU－MK等的培养。

（3）营养液：常用营养液有RPMI 1640、MEM、IDMEM和TC 199等，这些营养液主要提供造血干/祖细胞生长所需的氨基酸、糖、脂和维生素。

（4）天然条件培养物：有新生牛血清、胎牛血清、人AB血清等，这些血清的质量是造血干/祖细胞培养成功的关键。血清的批号及生产日期的不同会对造血细胞培养产生明显的影响。目前除了用含血清培养液外，无血清培养液也开始较普遍的应用。

3. 造血集落计数方法

（1）粒－单系造血祖细胞培养：在体外半固体琼脂上培养7d，形成由不同成熟阶段的粒细胞和单核细胞组成的细胞集落。将培养皿置于倒置显微镜下观察。琼脂半固体培养基上大于40个细胞以上的细胞团称为集落（colony），小于40个细胞的团称为簇（cluster），一般3～15个细胞团称为小簇、16～40个细胞团为大簇。

（2）红系祖细胞的培养：在培养体系中多选择甲基纤维素作为支持物。CFU－E集落为由8～50个细胞组成的细胞团。BFU－E集落为50个以上细胞组成的细胞团。在倒置显微镜下与CFU－GM相比，红系集落的背景稍暗、集落内细胞圆整、体积较小。因为细胞胞质内有血红蛋白的合成，集落可呈暗黄色，尤其以晚期幼红细胞为主形成的集落表现更为明显。

（3）巨核系祖细胞培养：以血浆凝块或甲基纤维素为支持物，培养10～14d后，用倒置显微镜观察，含有3个巨核细胞以上者为CFU－MK集落，含有20～500个巨核细胞的集落称为BFU－MK。CFU－MK可用形态学及免疫化学鉴定。血小板膜糖蛋白GPⅡb/Ⅲa（CD41/CD61）阳性为判断CFU－MK的指标。

（4）混合祖细胞培养：以甲基纤维素作为支持物，培养14d后，用倒置显微镜鉴别集落，每个集落至少含有50个细胞，大多为粒细胞和巨噬细胞，巨核细胞和有核红细胞数量不定。难以从形态学鉴定的CFU－GEMM，可用染色法、细胞化学及免疫荧光染色等技术来鉴定。

由于造血干/祖细胞缺乏形态上可辨别的标志，其鉴别方法常用CFU产率和免疫表型分析。用细胞培养法检测CFU产率时间较长、重复率相对较低，宜建立各实验室参考范围。现可应用流式细胞术快速分选、准确检测血液和骨髓中$CD34^+$细胞。CD34是一种细胞表面黏附分子，表达在造血干/祖细胞及具有造血潜能的各种集落形成细胞上，包括多能和定向造血祖细胞；作为造血干/祖细胞的标志有临床实用价值。

二、质量保证

1. 培养技术的选择　根据实验目的选择良好的方法，并拟定合适培养体系，例如支持介质、培养方式等；应有针对性地选择细胞因子，例如干细胞因子（SCF）表达于多种干细胞表面，刺激干细胞分化成不同谱系血细胞。CSF刺激不同造血细胞系或不同阶段的细胞增生、分化与成熟。例如GM－CSF（粒细胞－巨噬细胞集落刺激因子）刺激造血祖细胞增生；G－CSF（粒细胞集落刺激因子）刺激骨髓内中性粒前体细胞如原粒细胞、早幼粒细胞的增生与分化。M－CSF（巨噬细胞集落刺激因子）促进骨髓前体细胞发育成单核/巨噬细胞；GM－CSF、G－CSF及M－CSF都参与CML的白血病细胞的增殖。EPO刺激骨髓内红细胞样前体细胞产生CFU－E和BFU－E，使红细胞样前体细胞增生分化成为成熟红细胞。此外，IL－3能刺激骨髓中多种谱系细胞集落形成，称为多克隆集落刺激因子（M－CSF）。IL－11能单独或者协同其他细胞因子刺激骨髓造血干/祖细胞的增生、分化与成熟。

2. 培养材料的选择　不同厂家、甚至不同批号的有关细胞培养所用的器材、试剂、血清和因子等可能差异很大，应做预试验优选。

3. 培养过程中注意事项　①控制每一试验过程避免污染；②换液时避免细胞的损伤和丢失。

三、临床意义

造血祖细胞体外培养对骨髓移植时供体造血干/祖细胞数量的测定；干/祖细胞冻存后细胞活性的分析以及多种血液病的诊断与预后等均有重要参考价值。

1. 骨髓增殖性疾病（MPD）　MPD骨髓及外周血造血祖细胞数目明显升高。自发性或内源性集落形成（spontaneous colony formation）是MPD的特征性表现，具有诊断和鉴别诊断价值。BFU－E的体外增殖与分化依赖于BPA和EPO的共同刺激，正常人BFU－E培养体系中不加入外源性BPA和EPO，则无BFU－E集落生成。但在MPD，可见到不依赖于外源性BPA和EPO的红细胞集落自发性生长。有人认为红系集落的自发性增殖，可能是由于MPD的红系祖细胞对培养体系中胎牛血清所含的微量EPO的高度敏感所致。最近，Dai等报道在真性红细胞增多症（PV），骨髓CFU－GM，CFU－MK和BFU－E均对IL－3和GM－CSF高度敏感。此外，在MPD还可见到CFU－MK和CFU－GM的自发性增殖。除PV外，自发性红系集落生长也见于其他类型的MPD。约有50%的特发性血小板增多症和骨髓纤维化，以及少数慢粒均伴有自发性红系集落生长。大多数特发性血小板增多症同时伴有CFU－MK的自发性生长，而在反应性和继发性血小板增多症则较少见到CFU－MK和BFU－E集落的自发形成。鉴于此，有作者提出对于不明原因的红细胞、血小板以及粒细胞增多，若同时伴有造血祖细胞（BFU－E，CFU－MK 或 CFU－GM）集落的自发形成，可诊断为 MPD。

2. 骨髓增生异常综合征（MDS）　大多数 MDS 的 CFU－MK，BFU－E 和 CFU－GEMM 体外增殖不良，正常形态的祖细胞集落数很少，有时可见大量异常形态细胞集落形成，提示 MDS 存在造血干/祖细胞异常。当 MDS 与骨髓增殖性疾病及再生障碍性贫血难以鉴别时，造血祖细胞培养有助于 MDS 的确诊。尽管再生障碍性贫血和 MDS 均可见到正常祖细胞集落数目的减少，但祖细胞集落形态的异常，特别是出现白血病样生长支持 MDS 诊断的确立。CFU－GM 检测对 MDS 预后有参考价值，CFU－GM 增殖正常或近似正常提示预后良好，转化为急性白血病的机会小；而 CFU－GM 增殖异常，出现异常细胞形态集落则表示预后不良。外周血 CFU－GM、特别是外周血 CD34 抗原阳性细胞的监测，对 MDS 预后更有意义。

3. 再生障碍性贫血（AA）　Baynara 等应用核酸分子杂交技术，发现获得性 AA 和先天性 AA 造血细胞的 GM－CSF 及 IL－3 受体基因的转录表达正常，先天性 AA 对 GM－CSF，IL－3 和 SCF 的刺激缺乏反应性，并非由于这些因子的受体 mRNAs 表达缺陷所致；提示先天性 AA 的干/祖细胞可能存在着内在本质性缺陷，对 GM－CSF，IL－3 和 SCF 刺激的反应性不如获得性 AA 明显。造血祖细胞培养对先天性 AA 和获得性 AA 有一定的鉴别诊断价值。

4. 白血病（AL）　AML 的 CFU－GM 数目减少甚至无集落形成，而由白血病干细胞形成的异常形态细胞集落却明显增多。此外，CFU－E，BFU－E，CFU－MK 和 CFU－GEMM 集落数也显著减少或根本不形成集落。急性淋巴细胞白血病（ALL）的骨髓造血祖细胞培养提示，骨髓正常造血祖细胞集落数目减少而外周血祖细胞数目明显增多。因此，祖细胞体外培养异常有助于白血病的诊断。

四、方法评述

（1）传统 HSC 培养多利用胶体凝胶等介质作依托，没有细胞微环境，不能支持 HSC 的生长或分化，只能维持造血祖细胞在 1～2 周形成细胞集落。即使设法加入营养物、生长因子等，培养时间也只能延长到 2～4 周；HSC 不能在这样的培养体系中存活、增殖。采用此类培养体系可开展短期的、初步的实验研究。

（2）深入进行疾病诊治研究的 HSC 体外扩增方法主要有细胞因子支持下筛选 $CD34^+$ 细胞培养法和基质细胞支持的灌注培养法。一般认为，单独应用细胞因子效果不佳，多个因子合理组合才能获得理想的扩增效果。生长因子合理组合应包括：①细胞存活因子，如 IL－1、IL－6 和 SCF 等；②刺激早期造血细胞增殖的因子，如 SCF、IL－3 和 GM－CSF 等；③定向扩增刺激因子，如 G－CSF 和 EPO 等。基质细胞支持的灌注培养方法提供接近于体内 HSC 的造血环境，能扩增各阶段的造血细胞，并维持甚至扩增原始 HSC，称原始 HSC 培养方法。基质支持作用除了通过细胞－细胞接触的直接作用外，还分泌许多因子影响造血过程。该法除对 Dexter 培养法基质条件进行改进外，还以基质支持灌注体系常加用造血因子。因子一方面支持基质细胞，起间接造血作用，一方面直接刺激 HSC 存活、增殖和分化，以加强 HSC 的扩增效果。

（高政聪）

第二节 细胞因子检测

一、原理和方法

检测细胞因子的方法主要有生物学检测法、免疫学检测法和分子生物学检测法。

1. 生物学检测法 生物学检测是根据细胞因子特定的生物活性而设计的检测方法。由于各种细胞因子都具有一定的活性，例如白细胞介素 -2（IL -2）能促进淋巴细胞增殖，肿瘤坏死因子（TNF）可杀伤肿瘤细胞，干扰素（IFN）则能保护细胞免受病毒攻击。因此，通过观察细胞因子独特的生物活性，即可对其进行检测。

（1）细胞增殖法：许多细胞因子能刺激细胞生长，利用这一特性，目前已建立了一些只依赖于某种因子的细胞株，即依赖细胞株（简称依赖株），或用一些短期培养的细胞，如胸腺细胞、骨髓细胞等作为反应细胞。通过测定细胞增殖情况，如用3H - TdR 掺入法或四甲基偶氮唑盐（MTT）比色法测定细胞增殖程度，观测相应细胞因子的活性。

（2）靶细胞杀伤法：根据 TNF 能在体外杀伤靶细胞而设计的检测方法。靶细胞多选择体外长期传代的肿瘤细胞，如 L929（来自小鼠成纤维细胞瘤），该细胞可因 TNF 的杀伤作用而死亡，用放射性核素释放或活细胞染色法判断 TNF 杀伤活性。

（3）细胞病变抑制法：病毒可引起靶细胞损伤，IFN 等则可抑制病毒所导致的病变。因此可利用细胞病变抑制法检测这类细胞因子。

2. 免疫学检测法 细胞因子均为蛋白或多肽，具有较强的抗原性，利用相应的特异性抗血清或单克隆抗体，就能通过抗原抗体反映定量监测细胞因子。常用的方法包括酶联免疫吸附试验（ELISA）、放射免疫测定（RIA）和免疫印迹法。

3. 分子生物学检测法 这是一类利用细胞因子的基因探针检测特定细胞因子基因表达的技术。目前所公认的细胞因子基因已被克隆化，故能较容易制备某一细胞因子 cDNA 探针或人工合成寡核苷酸探针，利用基因探针检测细胞因子 mRNA 表达。方法有：斑点杂交、Northern blot、逆转录 PCR、细胞或组织原位杂交等。

二、质量保证

细胞因子的产生是动态而短暂的，并且能与其受体结合或者发生降解，因此在血液采集后尽快分离获得血清或者血浆。分离后的血清或者血浆标本在 2 ~ 8℃可储存 3d，超过 3d 应该放入 -20℃或者 -70℃。避免反复冻融。

细胞因子分析中以标准品为质控的核心，已公认的标准品提供基地有位于美国国立癌症研究所的生物反应调整小组（BRMP，NCI）和英国国立生物标准化和控制研究所为世界卫生组织（WHO）的标准品提供机构。所有的细胞因子的参考标准品应以该标准品标定后方可使用。实验室应该有内部质控参考物，该参考物先以 WHO 标准品标定后大批量冻存（ -80℃），每次实验均以此标准品为参考物。每次检测的参考物的批间差异应少于10%。

1. 生物学检测法 应选择公认的对细胞因子敏感的细胞株，要求被刺激的细胞能产生稳定而敏感的反应。注意各种细胞的具体培养条件，调整适当的培养基酸碱度。所使用的悬浮细胞浓度或者贴壁细胞的密度不宜过高，确定被刺激时细胞处于对数生长期，细胞存活率要高，细胞形态要饱满。收集细胞进行洗涤要充分，以去除其他刺激因素，同时要轻柔，以避免影响细胞状态。细胞需要长时间培养，注意严格无菌操作。

2. 免疫学检测法

（1）酶联免疫吸附试验（ELISA）：ELISA 的影响因素很多，要保证实验结果的稳定性和可重复性，要从标本、抗原和抗体的保存、溶液配置等方面来控制实验条件。

1）用阳性对照与阴性对照控制实验条件。

2）血清或者 EDTA 抗凝血浆均可检测。血清或血浆中残存凝块或红细胞须经离心去除，勿使用溶血或者脂血标本。

3）要选择适当的包被抗体。包被抗体的纯度要高。包被的最适浓度应进行滴定：使用不同浓度的抗体进行包被后，在其他实验条件相同时，观察阳性标本的 OD 值。选择 OD 值最大而包被浓度最低的浓度。

4）叠氮钠对辣根过氧化物酶有灭活作用，在实验体系中应该避免使用。底物显色液必须临时配制，过氧化氢应放置在 2～8℃，保存 6 个月以内。

（2）放射免疫测定（RIA）

1）标准品与被测物质应当化学结构一致并具有相同免疫活性。应要求高度纯化，不应含有对放射免疫分析有干扰的物质。

2）标记抗原应具备比放射性高，以保证方法的灵敏度；免疫活性好；所用的核素的半衰期尽可能长，标记一次可较长时间使用；标记简便、易防护。

3）所用试管质地要均匀，表面光洁度好，非特异性吸收低，不能沾有放射性核素。

4）要使用效率高、本底低、稳定性好的放射性测量仪器，并要采用足够的测量时间。放免计数仪应经常维护和保养。最佳工作条件的选择可以制定出较好的标准曲线，从而获得可靠的测量结果。

（3）免疫印迹法

1）选用多克隆抗体或者混合的单克隆抗体而不是单一单抗，能确保与变性抗原反应。

2）注意被检抗原的浓度。浓度低至 0.1ng 的蛋白可被检出。稀有蛋白在进行凝胶电泳之前要进行免疫沉淀纯化。

3）背景过高影响检测的准确性与灵敏度。由二抗产生的弥散性背景过高，可采用缩短二抗的孵育时间；在一抗和二抗试剂中加入 1% NP－40 或 0.3% 吐温和 3% BSA；用 RIPA 缓冲液（1% NP－40，0.5% DOC，0.1% SDS9 150mmol/L NaCl，50mmol/LTris，pH 8.0）冲洗印迹膜，延长每次清洗时间；滴定一抗和（或）二抗的效价，找到一个产生的合适信号强度的较低浓度。

3. 分子生物学检测法

（1）提取 RNA 过程中严格防止 RNA 酶的污染，并设法抑制其活性。可通过琼脂糖变性凝胶电泳检测 RNA 完整性，28S 和 18S 真核细胞 RNA 比值约为 2 ：1，表明无 RNA 降解，如果该比值逆转，说明 RNA 降解。避免核酸污染，防止假阳性，这些有赖于对操作环境和操作规程的严格控制。操作过程需戴手套。所有实验用器材都应于高温烘烤或使用 DEPC 水以消除 RNA 酶。原位杂交中，取材后应尽快冷冻或固定。

（2）根据不同的杂交实验要求选择不同的核酸探针。检测靶序列上的单个碱基改变时应选用寡核苷酸探针；检测复杂的靶核苷酸序列选用特异性较强的长的双链 DNA 探针；组织原位杂交应选用短的探针，因为它易透过细胞膜进入胞内或核内。

（3）在选择标记方法时，应考虑实验的要求，如灵敏度和显示方法等。放射性探针比非放射性探针的灵敏度高。在检测单拷贝基因序列时，应选用标记效率高、显示灵敏的探针标记方法。在对灵敏要求不高时，可采用保存时间长的生物素探针技术和比较稳定的碱性磷酸酶显示系统。

（4）选择最适的杂交反应温度与时间，减少错配与非特异性结合。

（5）原位杂交中要注意玻片清洗干净，使用高温烘干以去除任何 RNA 酶；应用稀释的 Triton ×100 或消化酶增强核酸探针的穿透性；杂交后的酶处理和去垢剂洗涤均有助于减低背景染色。

三、临床意义

造血因子是对血细胞的生成、分化、增殖和成熟等方面有调控作用的细胞因子，多数是糖蛋白或多肽类，在靶细胞上多有相应的受体。现知细胞因子与某些疾病的发生发展有关，检测造血因子对于研究血液系统疾病的发病机制和诊治具有重要意义。

1. 对于骨髓增殖性疾病的诊断与疗效观察的意义

（1）细胞因子对于骨髓增殖性疾病的诊断有一定的临床意义：例如检测血清中 EPO 的水平有助于鉴别诊断真性红细胞增多症与继发性红细胞增多症。真性红细胞增多症患者多数因红系过度增生，负反馈下调 EPO 致使血清 EPO 水平多正常或降低，治疗好转后，血清 EPO 水平上升。相反，继发性红细胞增多症则表现为 EPO 过高，缺氧愈严重，血清 EPO 水平愈高。对 TPO 的检测有类似发现，在肺癌导致的反应性血小板增多症患者血清 TPO 水平显著高于原发性血小板增多症患者。

（2）细胞因子水平与病情发展有相关性：CML 加速期及急变期的外周血白血病细胞以及急变期的骨髓基质细胞可产生大量的 IL－1β，慢性期的 CML 患者 IL－1β 水平显著低下。IL－1 能直接或间接通过诱导 GM－CSF、G－CSF、M－CSF、IL－3、TNF－α 等细胞因子的释放，上调白血病细胞膜表面造血刺激因子受体，并与上述细胞因子发生协同作用，刺激 CML 干/祖细胞的恶性增殖，加速病情恶化及病程转变。TNF－α 与 CML 的病程转变也有着密切的关系。慢性期患者血清 TNF－α 水平较正常对照增高，处于加速期和急变期的 CML 血清 TNF－α 水平显著增高，治疗后达到缓解的患者血清 TNF－α 水平降至正常对照水平。研究认为 TNF－α 能诱导骨髓基质细胞释放 IL－1、IL－6、G－CSF 与 GM－CSF，上调 GM－CSF 和 IL－3 受体在白血病原始细胞上的表达，刺激白血病细胞增殖。

（3）检测细胞因子水平也有助于疾病的疗效及预后的观察与判断：IL－1β 与 CML 的生存期及预后有关。原发性和继发性骨髓纤维化患者骨髓组织转化生长因子 $β_1$（TGF－$β_1$）显著升高，其中继发性骨髓纤维化患者升高更明显。TGF－$β_1$ 参与骨髓纤维化的发生，其检测有助于判断其预后，病情缓解后血清 TGF－$β_1$ 水平下降至接近正常。对 CML 细胞中 IL－1β 及 IL－1RA 水平观察发现，IL－1β 含量高的 CML 患者生存期均数为 44 个月，IL－1β 含量低的患者其生存期均数为 58 个月；对 IFN－α 治疗敏感的 CML 患者 IL－1β 水平低，而耐受者 IL－1β 水平高。IFN－α 治疗前血清中 TNF－α 水平增高的患者，对 IFN－α 治疗反应差，反之可达到完全或部分临床血液学缓解，部分患者可达到细胞遗传学缓解。

2. 白血病患者存在细胞因子水平异常

（1）研究发现白血病患者存在Th1/Th2免疫失衡。Th1免疫（细胞免疫）降低，Th2免疫（体液免疫）增强，这种免疫失衡可能造成肿瘤局部的免疫抑制状态，导致白血病细胞免疫逃逸。IFN－γ、TNF－α参与Th1免疫，IL－4、IL－10、IL－6参与Th2免疫。在AML患者，血清IL－4水平明显增高，而IFN－γ水平下降。对急性白血病初发患者检测显示IL－10浓度显著升高。ALL患儿初发期其静脉血单个核细胞内IL－6表达水平较正常明显升高，而静脉血单个核细胞内IFN－γ表达水平较正常对照组有所下降。对于ALL以及AML儿童检测显示骨髓单个核细胞内TNF－α表达也是降低的。

（2）化疗前后细胞因子的改变与疗效和预后有一定联系。有效治疗能逆转上述细胞因子的表达，使得Th1型细胞因子水平升高，Th2型细胞因子下降。急性白血病患儿化疗缓解后TNF－α表达与化疗前比较有所上升，而治疗后未缓解和复发患儿TNFα的表达仍低。化疗前AML患者血清IL－12与IFN－γ低，化疗后达完全缓解时血清IL－12与IFN－γ水平升高；ALL初诊组血清IL－12、IFN－γ明显低于正常对照，而完全缓解组血清IL－12和IFN－γ则明显升高。化疗前急性白血病患儿IL－6水平明显增高，化疗后IL－6水平明显低于化疗前。白血病患儿治疗前或复发时血清IL－10明显升高，治疗后病情缓解时IL－10水平下降。总体上急性白血病患者CR期IFN－γ、IL－4水平接近正常，而初治组、短期CR组、中期CR组、长期CR组血清IFN－γ水平依次升高，而IL－4水平逐渐降低；另一组资料显示缓解（CR）组、部分缓解（PR）组、耐药死亡组治疗前血浆中IFN－γ浓度依次降低，IL－10浓度依次升高。因此临床上还可通过对Th1、Th2型细胞因子检测来评估患者的疗效和预后。

四、方法评述

3种方法从不同方面检测细胞因子。生物学检测评价细胞因子的生物学功能，免疫学检测和分子生物学检测则分别测定细胞因子的蛋白水平和基因水平。实验者根据需要选择具体方法。

（1）生物学功能检测需要确保两方面的质量，即被检测细胞因子的活性与靶细胞的活性。细胞因子的活性的确保需要注意保存条件与方法。获取标本后需要立即检测，不能立即检测则需要进行冻存。实验者应根据实验的安排，对标本进行适当的分装，以能进行多次重复实验，又能避免反复冻融标本，否则将破坏标本中的细胞因子的活性。靶细胞的选择十分重要，而培养靶细胞更为重要。要保证在使用时，靶细胞处于活性较好的状态，才能反映细胞因子的真实活性，否则靶细胞状态差，则对细胞因子的反应较差。此外，需要进行预实验细胞因子作用靶细胞的效靶比，即细胞因子作用浓度与靶细胞浓度。还需要标准品作为对照，以控制实验条件。以上这些要求都体现了生物学实验操作的复杂性。但其检测的指标是其他两种方法所不能实现的。比如细胞因子水平虽然没有变化，但是基因发生变异导致蛋白结构的变异，使其不能与其受体发生结合，则可通过生物学检测的方法检测出来。对于阐明细胞因子的作用机制与生物学功能更是必不可少的方法。

（2）免疫学检测为最常用的检测方法，直接反映标本中细胞因子的蛋白水平。这也是研究中涉及最多的检测指标。在保证标本中的细胞因子不发生降解的保存条件下，标本无需复杂处理。ELISA、RIA与免疫印迹法方法学都已十分成熟，应用十分普遍，都有比较完整的质量控制方案，从而保证了检测结果的准确性。很多细胞因子的免疫学检测都有商品化成套试剂出售，使得操作更为方便。但其仅能反映细胞因子量的变化，而细胞因子质的变化，即蛋白分子的变异，则不能检测出来。

（3）分子生物学检测方法，需要对细胞或者组织标本进行 DNA 或者 RNA 的提取。要确保 DNA，尤其是 RNA 不发生降解，同时要避免核酸污染，以获取高质量的基因提取物。要设计适合的引物或者探针，要确定适当的 PCR 或者探针杂交的反应条件。因此操作较免疫学检测复杂得多。但分子生物学检测既可以检测细胞因子表达水平，即 mRNA 水平，又可以通过探针杂交等方法检测出基因变异，这是其他方法不能达到的。

（高政聪）

第三节 细胞增殖检测

一、原理和方法

一个有核细胞通过 DNA 复制，发生有丝分裂而增殖成为两个子细胞，子细胞会再进行一次分裂成为两个细胞。从前一次分裂结束起到下一次分裂结束为止的活动过程形成一个细胞周期，其分为间期与分裂期两个阶段。间期包括 DNA 合成前期（G_1 期）、DNA 合成期（S 期）与 DNA 合成后期（G_2 期）。细胞分裂期为 M 期。各期的细胞 DNA 含量、RNA 含量以及相关的细胞周期蛋白发生变化，通过检测这些指标而显示处于细胞周期的各个阶段的细胞，从而反映细胞增殖状态。现仅介绍流式细胞术（FCM）检测细胞增殖的方法。

1. DNA 含量检测（图 7－1）　G_0 期与 G_1 期的 DNA 含量相等，G_2 期与 M 期的 DNA 含量相等，是 G_0 期与 G_1 期的 DNA 含量的 2 倍。一个有增殖能力的细胞群体，在静止状态或给予诱导有丝分裂的刺激因素作用下，处于各个阶段的细胞周期的细胞数量是不同的。静止状态位于 $G_0/1$ 期的细胞为多，而在诱导有丝分裂的刺激因素作用下，位于 S 期或者 G_2/M 期的细胞为多。

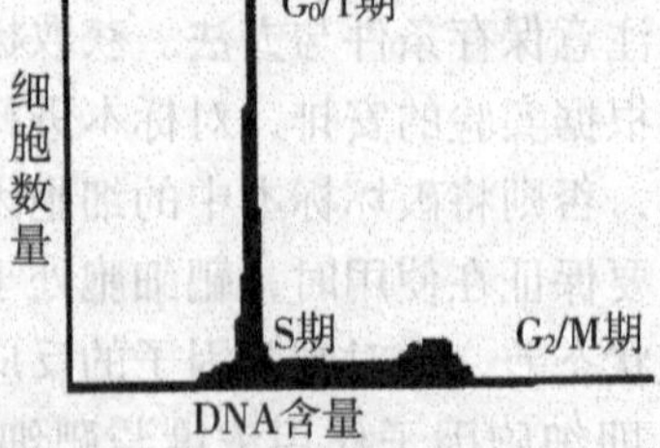

图 7－1　DNA 含量检测

（1）检测参数：显示 $G_0/1$ 期、S 期和 G_2/M 期增殖状态，不能区分 G_0 与 G_1 期、G_2 与 M 期。DNA 含量检测能提供以下参数：

1）DNA 指数（DNA index，DI）：DI = 被分析细胞 $G_0/1$ 期细胞峰顶荧光强度/正常二倍体 $G_0/1$ 期细胞峰顶荧光强度。正常二倍体细胞 $G_0/1$ 期峰 DI 值是 1.0。肿瘤细胞 DNA 含量发生异常改变，即出现异倍体细胞峰，DI 值大于 1 或者小于 1。

2）S 期比例（S－phase fraction，SPF）：代表肿瘤细胞中处于 DNA 复制期细胞的比率，即 S 期细胞比率。$SPF = S/(G_0/1 + S + G_2/M) \times 100\%$，反映了肿瘤细胞增殖活性程度。

3）增殖指数（proliferation index，PI）：S 期与 G_2/M 期细胞所占比率。$PI = (S + G_2/M)/(G_0/1 + S + G_2/M) \times 100\%$，也反映了肿瘤细胞增殖活性程度。

（2）检测方法

1）PI（propidium iodide）：是最常用的 FCM 检测 DNA 含量荧光染料。PI 同时染 DNA 和 RNA，必须先使用 RNA 酶以去除 RNA 的干扰。PI 不能进入完整细胞膜，必须先使用细胞膜通透剂 Triton－X100 作用细胞。使用一步法染色：PI 染液含有 PI 5mg/ml、Rnase 0.01mg/ml、0.002 5% TritonX100、枸橼酸钠 1mg/ml，pH 7.2～7.6，置于4℃冰箱避光保存备用。将细胞 PBS 洗涤 2 次，取 1×10^6 个细胞，加 1ml PI 染液，染色 20～30min，离心去 PI 染液，加 PBS 上机检测。PI 在 488nm 激发光下，发出 620nm 的红色荧光。

2）Hoechst 33342：为 DNA 特异性荧光染料，主要结合在 DNA 的 A－T 碱基区。是对 DNA 特异结合最好的活性染料。其活染方法为，将 Hoechst 33342 加入培养介质，其终浓度为 2～5μg/ml，在 37℃作用 30min。对于使用 70%冷乙醇固定的细胞染色方法为：将洗涤过的细胞悬浮在含有 Hoechst 33342 0.5～1μg/ml 的 PBS 染液中，室温下染色 15～20min，即可进行检测。Hoechst 33342 在蒸馏水中配成 1mg/ml 的储存液，避光保存于4℃冰箱，可保存 1 个月。使用时使用 PBS 稀释成所需要的浓度。在紫外光激发下，发出 483nm 的明亮蓝色荧光。

3）DAPI：性质与染色方法同 Hoechst 33342。在紫外光激发下发出 455nm 的蓝色荧光。

2. 同时检测 DNA 与 RNA

（1）基本原理：G_0 与 G_1 期的 DNA 含量相等，不能通过 DNA 染色区分开来。G_1 期的 RNA 含量增加，用以合成大量的蛋白质，为进入 S 期准备必要的物质基础，因此对 DNA 与 RNA 的同时检测能区分 G_0 与 G_1 期（图 7－2）。

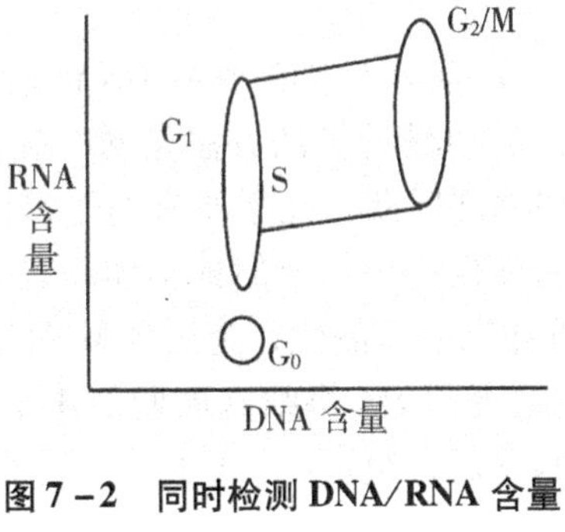

图 7－2 同时检测 DNA/RNA 含量

（2）检测方法

1）吖啶橙（acridine orange，AO）：激发光波长为 492nm，DNA 染色为 530nm 的绿色荧光，RNA 染色为 640nm 的红色荧光。方法如下：制备溶液 A 和溶液 B。A 溶液：0.1% Triton－X100，0.08mmol/L HCl，0.15mmollL NaCl。B 液：将 0.2mmol/L Na_2HPO_4 63ml 与 0.1mmol/L 枸橼酸钠 37ml 混匀，然后分别加入 NaCl（0.15M）、EDTA－Na（1～3M）和 AO（6μg/ml）。染色步骤：在 0.2ml 活细胞悬液中（10^6/ml）加入 0.4ml A 液，振摇混匀，静止 30s，立即加入 1.4ml B 液，10min 内进行检测。以上步骤均在冰浴中进行。

2）PY（派洛宁Y）和Hoechst 33342组合区分RNA和DNA：先使用Hoechst 33342染色，再使用PY染色，则Hoechst 33342的蓝色荧光代表细胞内DNA含量，PY的红色荧光代表细胞内RNA含量。将细胞先用70%的冷乙醇至少固定12h，离心去除乙醇，重悬于含有0.5μg/ml的Hoechst 33342的PBS中，室温下染色15min，然后将染色管置于冰中至少5min，加入等体积的PBS染液，含有0.5μg/ml的Hoechst 33342、2μg/ml的PY，冰中染色5min，即可检测。需要使用2个激发波长的流式细胞仪检测。PY的激发光为549～562nm，发射光为565～574nm的红色荧光。

3. 检测细胞增殖相关蛋白（图7－3） 有许多蛋白在G_0期和细胞增殖各期的表达不同，针对这些细胞增殖相关蛋白的抗体已经商品化。最常用的一种抗体为Ki－67抗体。Ki－67是一种增殖细胞相关的核抗原，其功能与有丝分裂密切相关，在细胞增殖中不可缺少，因此作为标记细胞增殖状态的抗原。但其确切机制尚不清楚。这种抗原在细胞增殖各期普遍表达，G_1期水平最低，在S期和G_2期的水平增加，在M期水平最高；但在G_0期通常不存在。另一个细胞增殖相关标志物是增殖细胞核抗原，（proliferating cell nuclear antigen，PC－NA）其是一种DNA聚合酶&辅助蛋白。特异性的表达于S期的细胞核内，而在G_1期和G_2/M期位于细胞质内。

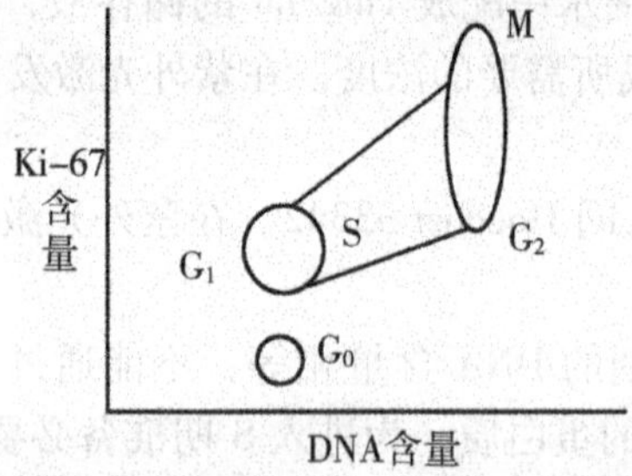

图7－3 同时检测DNA/Ki－67含量

4. 区分G_2期与M期细胞 G_2期与M期的细胞DNA复制已经完成，是静止期细胞的2倍。区别这两期的方法有很多，其中最特异的方法是同时检测DNA含量与组蛋白H3的磷酸化（图7－4）。从有丝分裂初期到后期，几乎所有的组蛋白H3分子都在Ser－10上发生磷酸化，而在细胞周期的其他时期仅一小部分的核小体具有磷酸化的组蛋白H3。特异性识别组蛋白H3的磷酸化表位的抗体已经商品化，为区分M期与G_2期细胞提供了很好的标志。同时检测DNA含量与磷酸化的组蛋白H3将细胞周期的4个阶段显示出来。但是，在单核细胞与某些细胞被诱导单核细胞化后，组蛋白H3也是广泛被磷酸化的，因此对于这些细胞的检测必须谨慎。

5. 细胞周期素的检测 细胞周期的有序进行是通过许多细胞内蛋白质的有序的磷酸化与去磷酸化调控的，比如pRB磷酸化使细胞由G_1期进入S期，而使其发生磷酸化的主要激酶为周期素依赖性激酶（cyclin－dependent kinase，CDK），其细胞含量在细胞周期各期保持不变，而周期素的细胞含量，尤其是周期素D、E、A与B1，在细胞周期各期的变动则非常大（图7－5）。

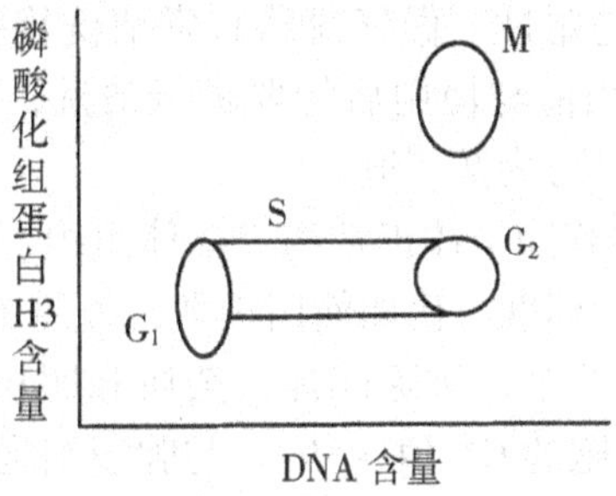

图 7-4 同时检测 DNA/磷酸化组蛋白 H3 含量

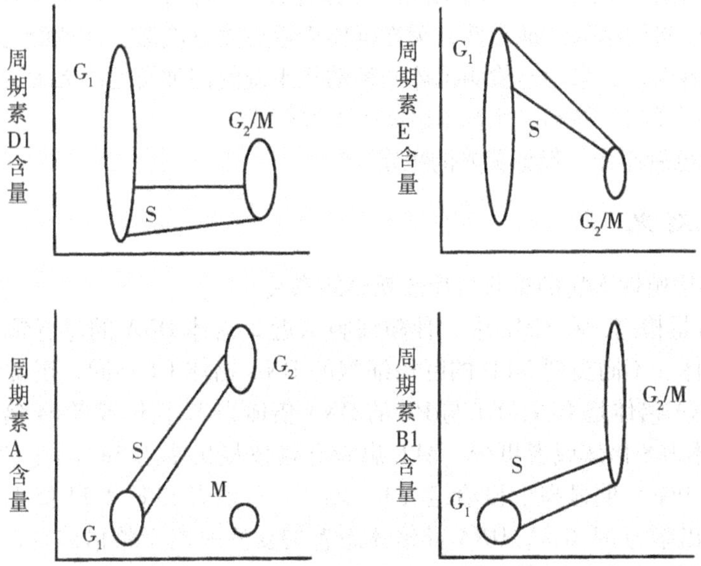

图 7-5 同时检测 DNA 含量/周期素水平

周期素 D、E、A 与 B1 水平具有明显的细胞周期各期的特征性分布 周期素 D1 仅在一部分 G_1 期细胞与小部分 G_2/M 期存在，在正进入 S 期、整个 S 期与 G_2/M 期的大部分为阴性；周期素 E 在 G_1 期一部分为阴性，其他显示为很高水平；正进入 S 期的细胞表达最高水平的周期素 E，进入 S 期后不断降低；周期素 A 在 G_1 期不表达，在 S 期开始表达，并不断增加，在 G_2 达到最高，在 M 期不存在；周期素 B1 在 S 后期被检测到，在 G_2/M 期明显表达达到最高。这些特征在不同种类的细胞系都存在，因此周期素的细胞水平可作为细胞周期的标志。然而，某些肿瘤细胞系存在异常：G_1 周期素（周期素 D、E）不仅在 G_1 期存在，也存在于 G_2 期；G_2 周期素 Bl 能在 G1 期细胞发现。这样的异常表达是细胞周期紊乱的一个标志。

二、质量保证

（1）使用流式细胞术检测细胞增殖，首先应保证流式细胞仪的性能的稳定性。检测一定大小一定荧光强度的、稳定保存的标准荧光微球，每次检测的荧光强度变动要在控制范围之内，从而确保光路与流路的稳定性。做好流路日常清洗维护，保证管道的通畅。DNA 染色要使用荧光染料如 PI，在使用前与使用后均要进行清洗，以免污染管道。对所制作标本要进行过滤取出大的细胞团块以防堵塞管道。

（2）检测 DNA 含量，采用相同个体正常的二倍体组织、相同的样品处理方法、同步染色、同样的仪器检测条件作为内标准。比如使用正常人外周血细胞以确定正常二倍体细胞的 DNA 含量。检测细胞数应在 1 万个，排除碎片、杂质和团块。正常二倍体细胞组方图 CV 值 >8% 时放弃分析，但肿瘤细胞的 CV 值 >8%，与肿瘤细胞的异质性有关。当异倍体细胞数占总细胞数 10% 以下时，需要结合其他诊断指标，不可盲目下结论，至少异倍体细胞占总细胞数的 20% 以上，可以确定异倍体的存在。

（3）使用荧光标记抗体检测细胞增殖相关蛋白以及周期素，标本细胞浓度为 10^6/ml，细胞浓度过低影响检测结果的准确性；荧光抗体染色后充分洗涤，注意混匀和离心速度，减少重叠细胞和细胞碎片；采用与检测抗体同种动物来源的同种类型的无关荧光抗体于同样的标本作用制备对照样品；检测对照标本以减去本底荧光。

（4）注意染色后避光，保证荧光的稳定。

三、临床意义

1. 对于骨髓增殖性疾病的诊断与疗效观察的意义

（1）DNA 含量检测：在 CML 中，骨髓细胞示近 2 倍体 DNA 的患者预后较好，急变患者可检测到异倍体。不同类型 MPD 的巨核细胞的 DNA 倍体 GI 不同，正常人与反应性的血小板增多症的 DNA 倍体是 16N，ET 与 PV 的 DNA 倍体为 32 倍体或者 64 倍体或者更多，而 CML 的 DNA 倍体为 8 倍体或者更少。ALL 患者异倍体检出率为 38.1%；在复发/难治组异倍体检出率（61.9%）明显高于初治组（30.2%），且前者 SPF 和 PI 值也显著增加。AML 患者异倍体的检出率为 34.6%，DNA 异倍体患者的复发率高于整倍体者，SPF 增高者治疗缓解率低，并易早期复发。这些提示 DNA 倍体、SPF 和 PI 与白血病的预后有关。

（2）细胞周期素检测：细胞周期素作为细胞增殖的一个标志蛋白，正常人往往未检出其表达或者水平较低。周期素 D1 表达的水平在对照组、CML 慢性期、加速期/急变期呈明显的由低到高的上升趋势。CML 慢性期的周期素 D1 水平与进展到加速期的时间有相关性，具有高水平的周期素 D1 的患者发展到加速期的平均时间明显短于低水平的患者。周期素 D2 与周期素 E mRNA 水平在 CML 患者白血病细胞中也明显增高，同时检测到 CML 患者 G_0/G_1 期细胞减少，S 期细胞增多，推测周期素 D2 与周期素 E 水平的升高致使 G_0/G_1 期缩短，细胞快速通过 G_1/S 转换点进入 S 期，加速细胞周期进程和细胞增殖，导致 CML 的发生。急性白血病（AL）细胞周期素 D1、D3 与 E 阳性率显著升高，在 ALL 和 AML 间差异无显著性。初治、复发、缓解 AL 患者周期素 B1 蛋白表达水平依次降低，完全缓解组周期素 B1 与正常对照组比较无显著性差异。AL 患者周期素 A 蛋白或 mRNA 高表达患者的完全缓解率明显高于低表达患者，复发组 ALL 患者的周期素 A 蛋白表达水平明显低于初治组；AL 耐药组患者细胞周期蛋白 A 表达水平明显低于敏感组患者，与耐药相关基因拓扑异构酶（TOPOⅡa）表达水平呈高度的正相关。因此细胞周期蛋白 A 可能会成为判断 AL 患者预后的新指标，联合 TOPOⅡa 检测对判断 AL 耐药有意义。

（3）细胞增殖相关蛋白检测：在 CML 细胞 PCNA 表达水平增加，说明 PCNA 参与促进骨髓细胞的增殖以及抑制细胞凋亡；急变期中幼粒细胞和晚幼粒细胞的细胞表达 PCNA，而在缓解期这些细胞则不表达，有助于提示 CML 的急变期的发生。研究显示与继发性红细胞增多症相比，在真性红细胞增多症，骨髓组织的 PCNA 阳性率显著增加，有助于对两者的鉴别诊断。对 MDS、AML 以及骨髓瘤的检测发现，对骨髓中红系与粒系的增殖活性的检测对于这些疾病的鉴别没有意义，而在慢性骨髓增殖性疾病中骨髓巨核细胞 Ki－67 的表达显著增加，同时检测微小巨核细胞，则有助于支持慢性骨髓增殖性疾病的诊断。对原发性骨髓纤维化患者进行回顾性分析，同时检测骨髓组织的凋亡水平和 PCNA 检测增殖水平，发现处于疾病不同时期而增殖与凋亡比例不同，正常或者高水平的 PCNA 阳性率伴有高的凋亡水平，反映造血组织良好的再生更新的能力。原发性骨髓纤维化患者的年龄、贫血程度、白细胞与血小板水平被认为是最重要的预后参数，如果将 PCNA 阳性率与凋亡水平纳入其中，能明显提高其预测效率。

2. 对于急性白血病的诊断与疗效观察的意义　ALL 患者异倍体检出率为 38.1%；在复发/难治组异倍体检出率（61.9%）明显高于初治组（30.2%），且前者 SPF 和 PI 值也显著增加。AML 患者异倍体的检出率为 34.6%，DNA 异倍体患者的复发率高于整倍体者，SPF 增高者治疗缓解率低，并易早期复发。这些提示 DNA 倍体、SPF 和 PI 与白血病的预后有关。白血病患者 PCNA 表达显著高于正常对照组，PCNA 表达对观察 AML 患者病程有参考意义，其表达增高可能预示临床复发。儿童和成人 ALL 的完全缓解率在 Ki－67 和 Bcl－2 两项同时低表达组中最高。

四、方法评述

流式细胞术（flow cytometry，FCM）检测细胞周期有其独特的优势：①定量检测：使用荧光染料染色 DNA、RNA，使用免疫荧光标记抗体结合细胞增殖相关的蛋白，通过检测上万个细胞数，显示这个细胞群体的细胞周期的状态；②多参数分析：能同时检测 2 个参数或者 3 个参数的指标，通过对 DNA、RNA 的同时检测能区别 G_0 与 G_1 期，更详细的显示细胞周期的动力学过程；同时检测细胞周期相关蛋白，如细胞周期素、细胞周期素依赖性激酶、细胞周期相关的原癌基因蛋白产物等，从而探讨这些蛋白分子参与细胞周期的机制。传统的检测方法比如使用放射性元素标记（^3H－TdR）核苷或者酶标记核苷被增殖细胞摄取进入到合成 DNA，通过检测放射性的强度或者酶底物反应显示的颜色强度来反映发生增殖细胞的多少，提供的信息单一，远没有 FCM 结果的丰富，而且存在放射性污染。

（高政聪）

第四节　细胞凋亡检测

一、原理和方法

1. 形态学方法

（1）普通光学显微镜检测法：细胞凋亡发展过程中，细胞形态学发生特殊的变化。不同于细胞坏死时细胞及细胞核肿胀，凋亡细胞发生收缩，细胞核浓缩成块状，可碎裂成多个颗粒。使用姬姆萨染色，显示细胞皱缩，胞质少，染为淡红色，细胞核内染色质凝聚，染成深紫色，细胞核可分裂成数个颗粒。可对组织切片或者细胞涂片进行染色检测。

（2）荧光显微镜检测法：对石蜡切片、冷冻切片或者细胞涂片使用荧光染料包括碘化丙啶（propidium，PI）、DAPI 染液（4′，6′-diamidino-phenylindole）、吖啶橙（acridine orange，AO）以及 Hoechst 33342（HO）染色。这些染料均能与 DNA 结合，其中 PI 还能与 RNA 结合，因此 PI 染液中须有 RNA 酶以去除 RNA 干扰。4 种染料 PI、DAPI、AO 以及 HO 分别在 536nm、359nm、492nm 以及 340nm 激发光下发出红色、蓝白色、黄绿色以及蓝紫色荧光。在荧光显微镜下观察早期凋亡细胞呈现核浓缩，染色加深，或核染色质呈新月形聚集于核膜一边；晚期凋亡细胞表现为核碎裂成大小不等的圆形小体，并被细胞膜所包绕，即凋亡小体。

（3）凋亡小体的电镜观察：在扫描或透射电镜下观察到的"凋亡小体"系由细胞膜卷曲、脱落形成的小泡，其内包含有完整的细胞器及核片段。这种小体易被巨噬细胞、上皮细胞等吞噬，借以清除正常发育过程中凋亡的细胞。

2. 生物化学方法　发生细胞凋亡时，由于内源性核酸酶的激活，DNA 链被切割成 160 个碱基的小分子量片段及其多倍体片段组成，将这些 DNA 片段抽提出来进行电泳，可得到 DNA 梯带（DNA ladder）。结果观察：典型的细胞凋亡显示出 DNA 梯带，最小片段约 200bp。

3. 免疫学方法（ELISA 法）　细胞凋亡的发生，是由于内源性核酸内切酶的激活，这种钙和镁依赖性核酸酶在最容易进入的核小体间区解开双链 DNA，产生单/低聚核小体片段，而核小体 DNA 由于与组蛋白 H_2A、H_2B、H_3 和 H_4 形成紧密复合物而不被核酸内切酶裂解。采用双抗体夹心酶免疫法，应用小鼠抗 DNA 和抗组蛋白的单克隆抗体，与核小体片段形成夹心结构，可特异性检测细胞溶解物中的单/低聚核小体。

4. TdT 介导的 dUTP 缺口末端标记法（TUNEL）　凋亡细胞由于内切性核酸内切酶的激活，核 DNA 被切割成许多双链 DNA 片段以及高分子量 DNA 单链断裂点（缺口），暴露出大量 3′羟基末端，如用末端脱氧核苷酸转移酶（TdT）将标记的 d-UTP 进行缺口末端标记，则可原位特异的显示出凋亡细胞。

（1）荧光标记法：荧光标记后，用荧光显微镜观察，选用蓝色激发光（波长 488nm），所有的细胞核均被 PI 着色，显示出红色荧光，而凋亡细胞被特异的标记上 FITC，显示出黄绿色荧光。

（2）酶标记法：光学显微镜下观察，所有细胞核均着绿色，凋亡细胞核染色质显示出特异性的棕黄色。

5. 流式细胞分析术　根据不同凋亡时期细胞的生物学特征，选择相应的方法进行检测。

（1）凋亡早期：①半胱氨酸天冬氨酸特异性蛋白酶检测法。半胱氨酸天冬氨酸特异性蛋白酶-3（cysteinyl aspartate-specific proteinase-3，Caspase-3）激活后介导细胞凋亡信号的传导，在早期就被激活，激活的 Caspase-3 标志正在进行凋亡的细胞。对细胞膜和核膜打孔后，给予荧光标记的抗活性 Caspase-3 显示早期凋亡细胞。②Annexin V/PI 法。磷脂酰丝氨酸（Phosphatidylserine，PS）正常位于细胞膜的内侧，但在细胞凋亡的早期，PS 可从细胞膜的内侧翻转到细胞膜的表面，暴露在细胞外环境中。Annexin-V 是 Ca^{2+} 依赖性磷脂结合蛋白，能与 PS 高亲和力特异性结合。碘化丙啶（propidine iodide，PI）是一种核酸染料，它不能透过完整的细胞膜，不能染色凋亡早期的细胞（凋亡晚期可着色）。将 Annexin-V 进行荧光素 FITC（488nm 激发光下为绿色荧光）标记，与 PI（488nm 激发光下为红色荧光）匹配使用，利用流式细胞仪或荧光显微镜可检测细胞凋亡的发生（图 7－6）。

（2）凋亡晚期：①亚"G_1"峰检测法（图 7－7）。处于增殖周期中的细胞，根据其所在不同周期时相，其 DNA 含量分布为 2～4n。发生凋亡的细胞由于核内 DNA 裂解成许多小片段，在酒精固定后用细胞膜通透剂，小分子量的 DNA 片段穿过胞膜而丢失，仅剩下大片段 DNA，这些失去部分 DNA 含量的细胞，在 DNA 染色后，形成一个 DNA 含量 <2n（即 <G_1 期细胞）的分布区，成为"亚 G_1 峰"（即凋亡峰）。②TUNEL 法。同前述。使用荧光标记的 d－UTP 经末端转移酶标记后的细胞，再经 DNA 荧光染色（红色荧光－PI）后，这种带有双重荧光信号的细胞经 FCM 检测，可显示出不同周期时相之细胞凋亡情况。

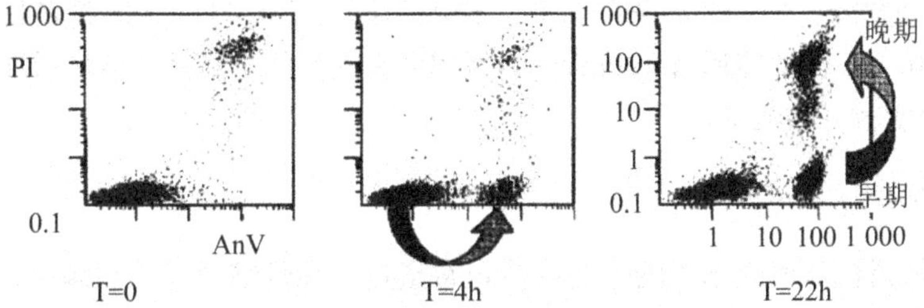

图 7－6　Annexin V/PI 示凋亡各期特征

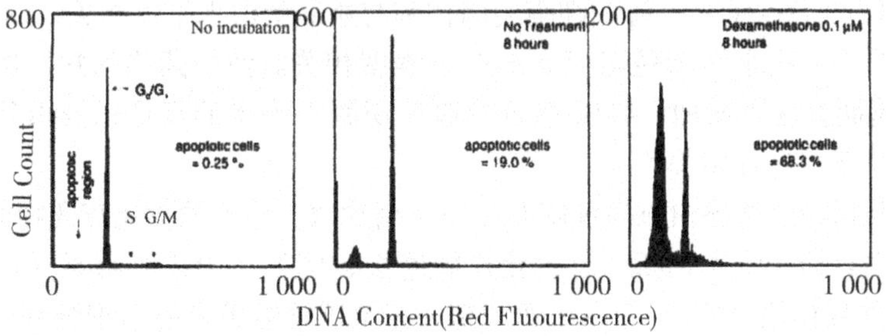

图 7－7　示亚 G_1 峰

二、质量保证

（1）实验者要根据所检测标本选择适当的检测方法。如对于实体组织宜做切片进行荧光染色后直接进行显微镜观察，或者使用 TUNEL 法进行原位染色；对于血液细胞或者培养细胞，则可使用流式细胞术检测。

（2）在获得标本进行固定染色之前，标本要保持新鲜，避免发生自溶，导致假阳性。

（3）不同的细胞类型需要使用适当的诱导凋亡方法，在适当的诱导时间进行检测细胞凋亡，才能获得好的检测结果。

（4）荧光易发生淬灭，染色后标本要避光保存。使用抗荧光淬灭的封片液可减缓淬灭。为降低本底，应将细胞未结合的荧光染料洗去。

（5）在 TUNEL 法中，设阳性对照与阴性对照。阳性对照的切片可使用 DNA 酶部分降解的标本，阳性细胞对照可使用地塞米松处理的 3～4h 的人外周血淋巴细胞，阴性对照不加 TdT 酶。其余步骤与实验组相同。

(6) 使用流式细胞分析术检测凋亡，首先应保证流式细胞仪器的性能稳定。检测一定大小一定荧光强度的、稳定保存的标准荧光微球，荧光强度变动要在控制范围之内，确保光路与流路的稳定性。做好流路日常清洗维护，保证管道的通畅。DNA 染色要使用荧光染料比如 PI，在使用前与使用后均要进行清洗，以免污染管道。对所制作标本要进行过滤取出大的细胞团块以防堵塞管道。

(7) 检测亚"G_1"峰，需要使用正常组织，比如正常人的外周血淋巴细胞确定正常二倍体 DNA 峰的位置。正常组织与标本使用同样的方法处理与同样的方案进行检测。正常二倍体 CV 大于 8% 以上，应该放弃分析。样本中杂质、细胞碎片过多，细胞成分仅占 20% 以下时，不能进行检测。分析单个细胞数要在 1 万个以上。

(8) 因为细胞凋亡是一个动态的过程，检测不同阶段的凋亡要把握好收集细胞的时间点与及时检测标本。比如使用 AnnexinV - FITC/PI 法检测早期凋亡，染色后要尽快检测，反应 1h 后荧光强度就开始衰变。

三、临床意义

骨髓细胞的凋亡与增殖水平的平衡维持正常造血。在骨髓增殖性疾病中，对骨髓组织的检测发现，原发性骨髓纤维化（IMF）、真性红细胞增多症（PV）与原发性血小板增多症（ET）患者骨髓组织凋亡水平正常的，其增殖活性增强，而在 CML 凋亡水平明显升高。研究发现 PV 患者的 CD34（+）骨髓细胞的凋亡率与血红蛋白水平负相关，CD34（+）骨髓细胞的低水平凋亡、高水平增殖与疾病的严重程度相关。使用药物治疗，例如以 IFN 治疗 CML，骨髓细胞凋亡水平增加。CML 患者骨髓组织凋亡水平的高低以及 IFN 治疗后的凋亡程度与患者的存活率有着相关性。

许多化疗药物通过诱导白血病细胞凋亡而达到疗效。体外检测化疗药物能否有效的诱导白血病细胞凋亡有助于预先判断患者对化疗敏感性，例如使用柔红霉素（DNR）和阿糖胞苷（Ara - C）体外作用 AML 患者白血病细胞，完全缓解组患者的白细胞凋亡率明显高于未缓解组。该检测也可用于新药开发，对药物疗效做出初步评价。在治疗过程中，对患者的白血病细胞的凋亡水平能够进行监测，能及时反映患者对该治疗的反应性，并提示预后。

四、方法评述

形态学检测法使用普通光镜或者使用荧光染料染色后进行肉眼观察，准确性低，受观察者的主观因素影响，而且只能达到定性的目的而不能做到定量检测。DNA Ladder 为经典的检测凋亡方法，特异性较好，但是灵敏度差，需要在细胞凋亡晚期或者凋亡比较严重的组织中才能获得较好结果，同样不能达到定量检测的目的。TUNEL 法既可以在显微镜下检测，又可以在流式细胞仪中检测。在显微镜下检测实际上是将分子生物学与形态学结合，对石蜡包埋组织切片、冷冻组织切片、培养的细胞和从组织中分离的细胞进行原位染色，同时观察细胞形态，但显微镜观察仍不能给予定量检测。

流式细胞术检测细胞凋亡的方法，是随着流式细胞术应用的推广以及对凋亡的细胞生物学机制的不断认识共同产生的。能检测细胞凋亡的不同阶段的细胞生物学变化。能检测大量细胞，提供准确的定量检测数据。不足之处在于只能对单个细胞悬液标本进行检测，对于组织切片不能检测。流式细胞术检测的方法中最常用的方法为 PI 染色检测凋亡细胞峰、

TUNEL 法以及 Annexin V 法。对这 3 种方法的比较，研究者认为由于典型的凋亡形态并不一定伴有核小体间 DNA 降解及断裂，而亚二倍体并不一定是凋亡细胞，因此 PI 法检测凋亡可能有很大的错检或漏检，认为 PI 法敏感性低、特异性差，故不适宜定量检测细胞凋亡；而 TUNEL 法检测 DNA 单链断裂点的 3′羟基末端，但是坏死期的细胞 DNA 也被切割为大小不等的片段，因此 TUNEL 法检出的凋亡阳性率实际反映了细胞凋亡与坏死的总和，对于凋亡检测存在假阳性。与其他两种方法比较，TUNEL 法检出的凋亡阳性率显著偏高，表明其敏感性较高，但特异性较差；而 Annexin V/PI 法在检测原理上能正确的区分凋亡与坏死，而且操作比较简单，不需如上述两种方法对细胞进行固定，避免因固定而造成的碎片增多或 DNA 片段丢失的不良影响，能检测早期的凋亡，因此利用流式细胞术检测凋亡时，宜首选 AnnexinV/PI 双参数法。

（高政聪）

第五节 慢性粒细胞白血病

慢性粒细胞白血病（CML）是一种起源于多能干细胞的恶性克隆增殖性疾病，是国人较多发的慢性白血病。

一、临床诊断标准

1. 国内诊断及分期标准

（1）慢性期（CP）

1）临床表现：无症状；或有低热、乏力、多汗、体重减轻等症状。

2）血象：白细胞数增高，主要为中性中、晚幼和杆状粒细胞，原始细胞（Ⅰ型 + Ⅱ型）<10%，嗜酸粒细胞和嗜碱粒细胞增多，可有少量有核红细胞。

3）骨髓象：增生明显至极度活跃，以粒系增生为主，中、晚幼粒细胞和杆状核粒细胞增多。原始细胞（Ⅰ型 + Ⅱ型）<10%。

4）有 Ph 染色体。

（2）加速期（AP）：具有下列之二者，考虑为本期。

1）不明原因的发热、贫血、出血加重和（或）骨骼疼痛。

2）脾脏进行性肿大。

3）非药物引起的血小板进行性降低或增高。

4）原始细胞（Ⅰ型 + Ⅱ型）在血和（或）骨髓中 >10%。

5）外周血嗜碱粒细胞 >20%。

6）骨髓中有显著的胶原纤维增生。

7）出现 Ph 以外的其他染色体异常。

8）对传统的抗 CML 药物治疗无效。

（3）急变期（BP）：具有下列之一者可诊断为本期。

1）原始细胞（Ⅰ型 + Ⅱ型），或原淋巴细胞 + 幼淋巴细胞，或原单 + 幼单在外周血或骨髓中 >20%。

2）外周血中原始细胞 + 早幼粒细胞 >30%。

3）骨髓中原始粒细胞＋早幼粒细胞＞50%。

4）有髓外浸润。

此期临床症状、体征比加速期更加恶化，CFUGM 培养呈小簇生长或不生长。

2. WHO 诊断分期标准

（1）慢性期（CML－CP）如上所述。

（2）加速期（CMI－AP）具有下列之一或以上者。

1）外周血白细胞和（或）骨髓中有核细胞中原始细胞占 10%～19%。

2）外周血嗜碱细胞≥20%。

3）与治疗无关的持续性血小板减少（$<100\times10^9/L$）或治疗无效的持续性血小板数增高（$>1\,000\times10^9/L$）。

4）治疗无效的进行性白细胞数增加和脾大。

5）细胞遗传学示有克隆演变。

6）病态巨核细胞伴有网硬蛋白或胶原蛋白增加和（或）有重度病态粒系细胞应考虑为 CML－AP。

（3）急变期（CMI－BP）：具有以下之一或以上者为本期。

1）外周血白细胞或骨髓有核细胞中原始细胞占≥20%。约 70% 的患者为急髓变，可以是中性粒细胞、嗜酸粒细胞、嗜碱粒细胞、单核细胞、红细胞或巨核细胞的原始细胞。有 20%～30% 为急淋变。

2）髓外浸润：常见部位是皮肤、淋巴结、脾、骨骼或中枢神经系统。

3）骨髓活检示原始细胞大量聚集或成簇。如果原始细胞明显地呈局灶性聚集于骨髓，即使其余部位的骨髓活检示为慢性期，仍可诊断为 BP。

3. 细胞与免疫化学、染色体与基因表达

（1）组化/免疫分型：CML－CP 时中性粒细胞的碱性磷酸酶染色明显减弱。CML－BP 时髓过氧化酶可增强、减弱或消失。CML－CP 时的免疫表型为髓系的弱表达，如 $CD15^+$，$HLA-DR^+$。CML－BP 时则有各种髓系和（或）淋系的抗原表达。

（2）细胞遗传学：90%～95% CML 具有典型的 t（9；22）（q34；q11）异常核型，即 Ph 染色体。也可有涉及第三条或第四条染色体所形成的复杂易位。80% 的患者在疾病进展时发生克隆演变，出现 Ph 以外的染色体异常。常见的附加染色体异常有＋8，双 Ph，i（17q），－Y 等。

（3）基因诊断：可用 FISH、RT－PCR 或 Southern blot 技术证明骨髓细胞存在 BCR/ABL 融合基因。由于 BCR 断裂点的不同，可形成不同的 BCR/ABL 编码蛋白，分别是 P210、P190、P170。与 Ph 染色体一样，BCR/ABL 融合基因是与其他慢性骨髓增殖性疾病鉴别的重要依据。

二、鉴别诊断策略

主要与类白血病反应和骨髓增生异常综合征/骨髓增殖性疾病（MDS/MPD）做鉴别。

（1）类白血病反应是机体在感染、结核病、休克、晚期肿瘤或应激时反应性白细胞增高，有明确的病因。血象中红细胞、血红蛋白和血小板一般正常，白细胞增高很少超过 $50\times10^9/L$，外周血出现幼稚粒细胞，成熟中性粒细胞胞质中出现中毒性颗粒和空泡，骨髓象除了有增生、核左移及中毒性改变外，没有白血病细胞的形态畸形，成熟中性粒细胞碱性磷酸酶明显增高。没有染色体异常和 BCR/ABL 融合基因。

（2）慢性中性粒细胞白血病（CNL）是少见的慢性白血病，多在 60 岁以上发病。骨髓和内脏器官有明显的中性粒细胞浸润，血象中粒细胞均为成熟型，没有嗜酸粒细胞和嗜碱粒细胞增多。骨髓粒系主要为中性成熟粒细胞极度增生，原始粒细胞和早幼粒细胞比例不高。没有染色体异常和 BCR/ABL 融合基因。

（3）慢性粒－单核细胞白血病（CMML）原属于 MDS 的一个亚型，现按 WHO 分类归属于 MDS/MPD 亚型。临床有轻度贫血、血小板减少和常有脾大。外周血白细胞持续增高，且主要是成熟单核细胞增高，绝对数为 $1.0\times10^9/L$ 以上。骨髓中单核细胞比例没有外周血高。多数有不同程度的病态造血。

三、治疗原则

针对 CML 发病机制中 BCR/ABL 融合基因过度产生酪氨酸激酶而设计的酪氨酸激酶抑制药伊马替尼治疗方案取得成功，分子靶向治疗被国际公认为一线治疗。以干扰素为基础的治疗是国人之首选。慢性期的口服化疗和加速/急变期的联合化疗是常规治疗。异基因造血干细胞移植是治愈本病的唯一方法。

CML 中位生存期 3～5 年，急变后自然生存一般不超过半年。巨脾、白细胞数过高、血小板数过高或低于正常，附加染色体异常均为预后不良因素。CML 有特异的遗传学和分子学标志，所以对 CML 的疗效判断除临床与血象/骨髓象外，现今国际上将遗传学和分子学效应纳入疗效评估中。循证医学结果证明，患者如能获得持续性的完全遗传学缓解和 BCR/ABL 水平较治疗前下降≥3.0log 以上，生存率明显高于未达此标准者。目前通用 NCCN（美国肿瘤综合网）疗效标准：

1. 血液学缓解

（1）完全血液学缓解

1）外周血细胞数完全正常，白细胞数 $<10\times10^9/L$。

2）血小板数 $<450\times10^9/L$。

3）外周血无幼稚细胞如原粒、早幼粒细胞和中幼粒细胞。

4）无症状及阳性体征，脾不可触及。

（2）部分血液学缓解：基本同完全血液学缓解，但：外周血有不成熟细胞；或血小板数较治疗前下降 50% 以上，但仍 $>450\times10^9/L$；或脾较治疗前缩小 50% 以上，但仍持续性肿大。

2. 遗传学缓解（至少检测 20 个中期分裂相）

（1）完全遗传学缓解：未见骨髓 Ph 染色体。

（2）部分遗传学缓解：Ph 染色体占 1%～34%。

（3）微遗传学缓解：Ph 染色体达 35%～90%。

3. 分子效应　①“完全”：定量 PCR 未测出 BCR/ABL mRNA。②主要：定量 PCR≤0.10（或较治疗前下降≥3.0log）。

（王尚云）

第六节　骨髓纤维化

原发性骨髓纤维化（IMF）是一种结缔组织无明显原因进行性增生而取代正常骨髓造血组织的骨髓增殖性疾病。临床特点为多数起病缓慢，脾脏常明显增大，外周血中出现幼稚红细胞和幼稚粒细胞，骨髓穿刺常有干抽和骨髓增生低下。同义名有骨髓硬化症、原因不明的髓外化生等多种，Mettier 及 Rusk 于 1938 年称之为“骨髓纤维化”。Heuck 于 1879 年首先阐述本病，我国于 1962 年周钟洁等最先报道第一例“骨髓纤维化”，目前国内文献多沿用“原发性骨髓纤维化”这一名称来描述本病。

一、临床诊断标准

国内诊断标准如下：①脾明显肿大；②外周血象出现幼稚粒细胞和（或）幼稚红细胞性，有数量不一的泪滴状红细胞，病程中可有红细胞、白细胞及血小板的增多或减少；③骨髓穿刺多次“干抽”或呈增生低下；④脾、肝、淋巴结病理检查示有造血灶；⑤骨髓活检病理切片显示纤维组织明显增生。诊断 IMF 须具备第 5 项再加其余 4 项中任何 2 项，并能除外继发性骨髓纤维化。

二、鉴别诊断策略

1. 慢性粒细胞白血病　两者均可有巨脾、巨核细胞计数增高，周围血出现中幼粒、晚幼粒等粒细胞增生表现。二者鉴别见表 7－1。

表 7－1　原发性骨髓纤维化与慢性粒细胞白血病的鉴别

	原发性骨髓纤维化	慢性粒细胞白血病
发病年龄	50～60 岁多见	20～40 岁多见
白细胞计数及分类	白细胞计数一般在（10～30）$\times10^9$/L 很少 $>50\times10^9$/L，70% 左右患者分类中有中幼粒及晚幼粒细胞	常在 100×10^9/L 以上，几乎全部患者分类中均有中幼粒及晚幼粒细胞
血中有核红细胞	70% 患者出现且数量较多	数量少或无
中性粒细胞碱性磷酸酶	增高或正常，少数降低	减少或消失
血清维生素 B_{12}	正常或偏高	明显增高
骨髓穿刺	易“干抽”	无
骨髓涂片	有核细胞增生一般低下或正常	有核细胞显著增生，以中晚粒占多
骨髓活检病理检查	造血组织由纤维组织及骨质增生代替，巨核细胞增多	各系列细胞尤以中、晚粒细胞显著增生
染色体检测	约 41% 患者有 C 组 3 倍体，Ph 染色体阴性	约 90% 患者 Ph 阳性
脾脏病理	呈髓外造血	以幼粒细胞增生为主

2. 骨髓转移癌　常伴幼红、幼粒细胞血象，可有贫血，一般病程短，脾大较轻。骨髓中可找到癌细胞。部分患者可找到原发灶。有时癌症转移后可产生继发性骨纤，但纤维化往往较局限。

3. 低增生性急性白血病　外周血可出现幼稚细胞，可伴全血细胞减少，骨髓增生减低。但通常起病较急，肝脾肿大不显著，骨髓穿刺和活检可发现大量幼稚细胞。

4. 再生障碍性贫血　原发性骨髓纤维化晚期发生全血细胞减少时需和再生障碍性贫血鉴别。后者脾不肿大，血中无幼粒、幼红细胞，且骨髓活检结果与骨纤明显不同，再生障碍性贫血有时骨髓可呈增生状态，但绝无纤维组织和巨核细胞增生。

三、治疗原则

主要是改善贫血及巨脾引起的压迫症状，针对并发症的治疗。无症状病情稳定者可定期观察。

（王尚云）

第七节　真性红细胞增多症

真性红细胞增多症（PV）是一种克隆性的以红系细胞异常增殖为主的慢性骨髓增殖性疾病。临床特征为皮肤黏膜红紫、脾大和血管及神经系统症状。血液学特征为红细胞和全血容量增多，血黏滞度增高，常伴有外周血白细胞和血小板轻至中度增多。

一、临床诊断标准

根据红细胞持续增多、全血细胞增多、脾肿大 3 项，并能排除继发性红细胞增多症，可确立诊断。早期临床表现不典型者不易确诊。1968 年国际真性红细胞增多症研究组（PVSG）制定的真红诊断标准简便易行，被广泛采用（表 7－2）。

Pearson & Messinezy（1996）诊断标准中结合一些新技术新方法，对诊断 PV 极为有用。如 A1＋A2＋A3 或 A4 可诊断 PV，A1＋A2＋B 项中任意 2 项可诊断 PV。如（表 7－3）所示。

表 7－2　经典真性红细胞增多症诊断标准（PVSG）

A 类	B 类
（1）红细胞容积	血小板增多
男性≥36ml/kg 女性≥32ml/kg	血小板计数＞400×10^9/L
（2）动脉 O_2 饱和度正常，≥92%	白细胞增多，＞12×10^9/L（无发热或感染）
	中性粒细胞碱性磷酸酶积分＞100（无发热或感染）
（3）脾脏肿大	血清维生素 B_{12}＞900pg/ml 或未饱和维生素 B_{12} 结合力增高，＞1 628pmol/L（＞2200pg/ml）

表 7－3　Pearson & Messinezy 关于真性红细胞增多症诊断标准

A 类	B 类
A1. 红细胞容积增高，（大于正常平均值的 25%）	B1. 血小板增多，＞400×10^9/L
A2. 无继发性红细胞增多症	B2. 中性粒细胞增多，＞10×10^9/L
A3. 可触及的脾大	B3. 核素或超声波发现脾大
A4. 有克隆性标志（如染色体核型异常）	B4. 特征性的 BFU－E 生成或血清 EPO 水平降低

国内诊断标准如下：①临床有多血症表现、脾肿大；②男性血红蛋白 >180g/L、红细胞计数 $>6.5\times10^{12}/L$；③红细胞容积：男性 >39ml/kg、女性 >27ml/kg；④血细胞比容男性≥0.54，女性≥0.50，白细胞计数 $>11.0\times10^{9}/L$，血小板计数 $>300\times10^{9}/L$，中性粒细胞碱性磷酸酶积分 >100，骨髓三系增生尤以红系增生显著；⑤除外相对和继发性红细胞增多症。

凡符合上述条件中①、②、③项，并除外继发性红细胞增多症者，可诊断为真性红细胞增多症。若无条件测定红细胞容量，则需具备①、②、④、⑤项条件方可诊断为真性红细胞增多症。

由于红细胞容积（red cell mass，RCM）与全身肌肉容积而非总体重密切相关，因此检测 RCM 用 ml/kg 体重来表示对肥胖个体来说显然偏低，由此易造成漏诊。1995 年国际血液学标准化委员会放射性核素专门委员会提出了正常平均 RCM 计算公式如下。

男性：正常平均 RCM =（1 486 × S）– 825ml

女性：正常平均 RCM =（1.06 × 年龄）+（822 × S）

S：体表面积

体表面积 = 体重（kg）× 0.425 × 身高（cm）× 0.725 × 0.007 184

研究表明，98% 的男性和 99% 的女性的 RCM 平均正常在 ±25% 范围内，因此，Pearson 等（1996）建议用大于正常平均 RCM 的 25% 来取代 PVSG 标准中的 A1。

二、鉴别诊断策略

1. PV　需要与继发性红细胞增多症和相对性红细胞增多症相鉴别（表 7 – 4）。继发性红细胞增多症见于下列情况：①组织缺氧引起红细胞生成素增加，如有右至左分流的先天性心脏病、慢性肺部疾病、高铁血红蛋白血症等；②红细胞生成素或红细胞生成素样物质异常增多引起红细胞增多症，各种肿瘤如肾母细胞瘤、肾上腺样瘤、肝癌、肺癌、子宫平滑肌瘤等，也见于肾囊肿、肾盂积水、肾动脉狭窄等疾病。

表 7 – 4　3 种红细胞增多症的鉴别要点

	真性红细胞增多症	继发性红细胞增多症	假性红细胞增多性
红细胞容积	增加	增加	正常
全血容量	增加	正常或增加	减少
血浆容量	正常或下降	正常或下降	减少
动脉血氧饱和度	正常	减低或正常	正常
白细胞增多	有	无	无
血小板增多	有	无	无
脾大	有	无	无
骨髓象	全血细胞增生	红系增生	正常
粒细胞碱性磷酸酶	增高	正常	正常
血清维生素 B_{12}	增高	正常	正常
红细胞生成素	减低或正常	增加	正常
内源性 CFU – E 生成	有	无	无

相对性红细胞增多症是因血浆容量减少、血液浓缩而致的单位血液中红细胞浓度的增加，而红细胞总量并不增加，常见于严重脱水、大面积烧伤、慢性肾上腺功能减退等。部分肥胖、高血压、长期吸烟或精神紧张的患者可出现红细胞增多，称为应激性红细胞增多症或Gaisbock 综合征，也属相对性红细胞增多症。

2. 本病尚需与其他骨髓增殖性疾病鉴别（表7－5）

表7－5 4种骨髓增殖性疾病鉴别

	真性红细胞增多症	慢性粒细胞白血病	原发性骨髓纤维化	原发性血小板增多症
临床表现	多血症，脾大	贫血，脾大（可有巨脾）	贫血，肝脾大（可有巨脾）	出血，血栓，脾大
血象	三系均增多，以红系为著	细胞增多为主，并有中幼粒、晚幼粒及嗜酸、嗜碱粒细胞增多。红细胞数正常或减少。血小板数正常或轻度增多	红细胞数减少。粒细胞数正常或轻度增高。可见幼稚粒细胞、泪滴状红细胞及有核红细胞，血小板数正常、轻度增多（早期）或减少（晚期）	血小板数显著增高 > $1\,000 \times 10^9/L$。红细胞数正常。白细胞轻度增多
骨髓象	增生活跃或明显活跃，三系均增生，但以红系增生为主	增生明显至极度活跃。以粒系增生为主，中幼粒、晚幼粒及嗜酸、嗜碱粒细胞增多	骨髓“干抽”，增生低下，胶原纤维或网状纤维增多	增生活跃。巨核细胞明显增多并有原始、幼稚巨核细胞出现
红细胞容量	增高	减少或正常	减少或正常	正常
粒细胞碱性磷酸酶	增高	减少	增高	正常或增高
染色体	正常或非特异性异常	Ph（＋）或 BCR/ABL（＋）	正常或非特异性异常	正常或非特异性异常

三、治疗原则

要使红细胞总量及总血容量接近或恢复正常，病情缓解，达到此目的最快、最直接的方法是静脉放血，亦可用放射性磷治疗。维持治疗包括口服化疗药及生物治疗。平时根据病情对症及减少并发症的治疗。

（王晓芳）

第八节 原发性血小板增多症

原发性或特发性血小板增多症（ET）是骨髓增殖性疾病中的一种类型。其特征为外周血中血小板明显增多，且功能异常；骨髓中巨核细胞过度增殖，临床有自发出血倾向和（或）血栓形成；约半数患者有脾大。由于本病确切病因尚不清楚，又常有反复出血及血栓形成，故又称原发性出血性血小板增多症或血栓性出血性血小板增多症。

一、临床诊断标准

原因不明的血小板持续性增多（$>600 \times 10^9/L$），骨髓中巨核细胞显著增加，并有大量血小板形成，结合脾大、出血或血栓形成等表现应考虑本病的诊断。但需与继发性血小板增多症及其他骨髓增殖性疾病相鉴别。

1994 年 Tefferi 等在真性红细胞增多症研究组提出的原发性血小板增多症的诊断标准如下：①血小板计数 $>600\times10^9/L$；②无反应性血小板增多症情况；③正常的铁储存；④正常的红细胞容积；⑤无 Ph 染色体；⑥骨髓无胶原纤维增生或在无脾大及外周血中幼稚粒、红细胞情况下骨髓活检病理切片纤维组织增生 $<1/3$。

国内诊断标准如下：①临床上可有出血、脾脏肿大、血栓形成引起的症状和体征；②血小板计数 $>1\ 000\times10^9/L$；血片中血小板成堆，有巨大血小板；③骨髓增生活跃或以上，或巨核细胞增多、体积大、胞质丰富；④白细胞计数中性粒细胞增加；⑤血小板肾上腺素和胶原的聚集反应可减低。

凡临床符合，血小板 $>1\ 000\times10^9/L$，可除外其他骨髓增殖性疾病和继发性血小板增多症者，即可诊断为原发性血小板增多症。

二、鉴别诊断策略

1. 与继发性血小板增多症的鉴别（表 7 - 6）。

表 7 - 6　原发与继发性血小板增多症的鉴别要点

	原发性	继发性
病因	不明	继发于某种病理、生理因素
病期	持续性	常为暂时性
血小板计数	常 $>1\ 000\times10^9/L$	一般 $<1\ 000\times10^9/L$
血小板生存时间	正常或轻度缩短	一般正常
血小板形态和功能	常不正常	一般正常
骨髓巨核细胞	显著增多，并可见幼巨核细胞	轻度增多
脾肿大	常有	常无
白细胞计数	常增多	一般正常
血栓和出血	常见	少见

2. 其他骨髓增殖性疾病　真性红细胞增多症、慢性粒细胞白血病及骨髓纤维化等骨髓增殖性疾病，皆可伴有血小板增多，但真性红细胞增多症以红细胞增多为突出表现。慢性粒细胞白血病以粒细胞系增生为主，血中白细胞显著增多，出现幼稚粒细胞，中性粒细胞 NAP 积分明显降低，骨髓象亦以粒细胞系增生为主，染色体检查可见到 Ph 染色体，外周血白细胞分类嗜碱粒细胞不同程度增高。骨髓纤维化的患者外周血中有幼稚粒、红细胞，红细胞大小不等及易见泪滴样红细胞增多，骨髓大多干抽，骨髓活检有纤维化的表现。

三、治疗原则

若无症状可以随诊观察。维持治疗包括口服化疗药及生物治疗。血小板数量显著增多伴出血和血栓形成时，采用单采血小板清除术。可使用抗血小板药，以预防血栓形成。

（王晓芳）

第八章　出血性与血栓性疾病检验

第一节　出血性疾病的检测

出血性疾病按发病机制可以分为血管壁异常，血小板质、量异常，凝血因子异常，纤溶功能亢进及循环抗凝物质所致出血。实验室检查是出血性疾病的诊断、鉴别诊断的重要资料。由于实验室检查方法繁多，可先选择简单易行的筛选试验，再逐步进入确诊试验，最终明确诊断。

一、筛选试验

1. 一期止血缺陷的筛选试验　多数为血管壁和血小板异常所致的出血性疾病。选用出血时间（BT）和血小板计数（PLT）为筛选试验。其检查结果可做如下分析。

（1）BT 延长，PLT 减少：多数为血小板减少性紫癜症，可分为特发性和继发性。

（2）BT 延长，PLT 增多：多数为血小板增多症，可分为原发性和继发性。

（3）BT 延长，PLT 正常：多数见于①某些凝血因子缺乏症，如低（无）纤维蛋白原血症、血管性血友病（vWD）等；②血小板功能异常症，如血小板无力症、血小板第 3 因子缺乏症、贮存池病等。

（4）BT 延长，PLT 正常：见于血管壁异常所致出血性疾病，如过敏性紫癜、遗传性出血性毛细血管扩张症和其他血管性紫癜。

PFA－100 是反映一期止血中血管性血友病因子和血小板的功能的仪器，在国外已经被大量用于血管性血友病和血小板功能性疾病的检测。其敏感性和检出特异性均高于 BT。

2. 二期止血缺陷的筛选试验　多数为凝血异常和抗凝物质所致的出血性疾病。选用活化部分凝血活酶时间（APTT）和凝血酶原时间（PT）为筛选试验，其检查结果可做如下分析。

（1）APTT 延长，PT 正常：多数见于内源凝血途径中 1 个或几个凝血因子缺乏，常见于血友病 A、血友病 B 和因子Ⅺ缺乏等。

（2）APTT 正常，PT 延长：多数见于外源凝血途径中的因子Ⅶ缺乏，常见于遗传性因子Ⅶ缺乏症。

（3）APTT 延长，PT 延长：多数见于共同凝血途径中 1 个或几个凝血因子缺乏．常见于遗传性或获得性。因子Ⅹ、Ⅴ、Ⅱ、Ⅰ的缺乏，以及肝脏病出血、循环抗凝物质和 DIC 等。

（4）APTT 正常、PT 正常：应考虑因子Ⅻ的遗传性或获得性缺乏。

凝血系统作用的关键环节是凝血酶生成，后者生成的多少往往与血栓和出血相关。体外凝血酶生成实验，可以反映机体的出血倾向。

3. 纤溶过度所致出血的筛选试验　多数是由原发性或继发性原因所引起。选用纤维蛋白（原）降解产物检测（FDP）和D－二聚体检测为筛选试验，其检测结果可做如下分析。

（1）FDP正常，D－二聚体正常：多数为正常人，提示无纤溶过度现象。

（2）FDP阳性，D－二聚体正常：多数为FDP的假阳性或原发性纤溶症。

（3）FDP正常，D－二聚体阳性：多数为FDP假阴性或继发性纤溶症。

（4）FDP阳性，D－二聚体阳性：多数为继发性纤溶症，常见于DIC。

二、确诊试验

根据筛选试验分析的结果可以选择确诊试验，根据确诊试验的检查结果以及临床资料，通过综合分析，可对出血性疾病做出正确的诊断。

1. 血小板减少　选择下列确诊试验：①骨髓穿刺涂片和（或）骨髓病理学检查；②血小板寿命检测；③自身免疫有关的指标如抗核抗体、抗双链DNA抗体、ENA、抗心磷脂抗体检测；④血小板膜糖蛋白抗体的检测等。

2. 血小板功能异常　选择下列确诊试验：①血小板黏附试验（PAdT）；②血小板聚集试验（PAgT）；③血小板第3因子有效性检测（PF3aT）；④血块收缩试验；⑤血小板释放产物检测（β－TG、PF_4、TSP、P－选择素检测等）；⑥血小板磷脂代谢产物（TXB_2）检测；⑦血小板膜糖蛋白（GP Ⅰb－Ⅰ X、GPⅡb/Ⅲa）检测等。

3. 凝血因子缺乏　可选择下列确诊试验：①纠正试验，如简易凝血活酶生成试验（STGT）或Bigg凝血活酶生成试验（TGT）等；②凝血因子促凝活性检测，如因子Ⅷ：C、Ⅸ：C、Ⅺ：C和纤维蛋白原（Fg）检测等；③凝血因子抗原含量检测，如因子Ⅷ：Ag、Ⅸ：Ag、Ⅺ：Ag等；④抗凝物质检测，如肝素和类肝素物质检测和狼疮抗凝物质检测等；⑤凝血因子活化标志物检测，如凝血酶原片段1＋2（F_{1+2}）检测，纤维蛋白肽A（FPA）检测，可溶性纤维蛋白单体复合物（SFMC）检测，凝血酶－抗凝血酶复合物（TAT）检测等。

4. 纤溶活性过度　常见于原发性和继发性两种。可选择下列确诊试验：①组织型和（或）尿激酶型纤溶酶原激活物（t－PA或u－PA）检测；②纤溶酶原（PLG）检测；③纤溶酶原激活物抑制剂－1（PAI－1）检测；④α_2－纤溶酶抑制物（α_2－PI）检测；⑤纤溶酶－抗纤溶酶复合物（PAP）检测；⑥凝血酶时间（TT）和优球蛋白溶解时间（ELT）；⑦FDP和D－二聚体检测等。

（周　琴）

第二节　血栓性疾病的检测

血栓形成可以由遗传性及获得性两类不同的病因所引起。由前一类原因所引起的血栓栓塞症被称为遗传性易栓症（thrombophilia）。临床上大多数血栓栓塞症是由获得性病因所引起，其中动脉粥样硬化、心脑血管疾病、糖尿病、周围血管疾病以及介入治疗是引起血栓的常见病因。这类疾病的血栓形成原因较为复杂，涉及血管壁、血液成分以及血流动力学方面的异常，且常常是多种因素同时存在，在实验检测时可发现多种指标异常。由于疾病在不断地发展，故其检测的结果常随疾病的进程而改变。

一、筛选试验

1. 活化的部分凝血活酶时间（APTT）　血栓性疾病时可以缩短。

2. 血浆凝血酶原时间（PT）　血栓性疾病时可以缩短。

3. 血浆纤维蛋白原含量（Fg）　Fg 的增高是血栓形成的危险因素之一。

4. 血小板聚集试验（PAgT）　参考值因不同的诱导剂、不同的剂量和所使用的仪器不同而异。在部分患者血小板聚集功能亢进，有利于血栓形成的诊断。

5. 血管性血友病因子（von Willebrand factor，vWF）　血浆含量上升提示血管内皮细胞损伤。

6. 体外凝血酶生成实验　血栓尤其是静脉血栓形成时凝血酶生成量增加。

7. PFA－100　该仪器可以反映一期止血中血管性血友病因子和血小板的功能，在血栓形成尤其是动脉血栓形成时，检测值可以明显缩短。

8. 血液黏度增高　血栓性疾病患者可有血浆黏度和全血黏度（高切变率）的增高。

二、分类试验

1. 血管内皮细胞检测

（1）血浆内皮素－1（ET－1）：ET－1 是体内最强的缩血管物质，在内皮细胞损伤时可以明显增高。

（2）血浆：6－酮－前列腺素 $F_{1\alpha}$（6－ketone prostaglandin $F_{1\alpha}$）及去二甲基－6－酮前列腺素 $F_{1\alpha}$，二者减少，有利于血栓形成的诊断。

（3）血浆凝血酶调节蛋白（thrombomodulin，TM）：TM 与凝血酶结合后可以激活蛋白 C（protein C，PC），因此是抗凝系统的重要组成成分。内皮细胞受损时，TM 被大量释放于血。

2. 血小板检测

（1）血浆 β－血小板球蛋白（β－thromboglobulin，β－TG）及血小板第 4 因子（paltelet factor 4，PF_4）：p－TG 和 PF_4 均为血小板 α 颗粒内两种特异的蛋白质，血小板被活化后大量释放入血。

（2）P－选择素（P－selectin）：存在于血小板 α 颗粒表面，也可以在活化后释放入血浆中。血小板活化时二处的 P－选择素可以明显升高。

（3）血栓烷 B_2（Thromboxane B_2，TXB_2）与 11－去氢血栓烷 B_2（DH－TXB_2）：TXB_2 是血小板细胞膜磷脂释放的花生四烯酸经环氧化酶途径代谢的产物。TXB_2 在体内经肝脏氧化酶或脱氢酶作用后转化为 DH－TXB_2。血小板活化时二者可以明显升高。DH－TXB_2 受其他因素影响较小。

（4）血小板胞质内钙离子：钙作为血小板的第二信使，血小板中约 60% 的钙储存于致密管道中，采用钙离子探针可在荧光仪或流式细胞仪上检测质浆内钙含量。静息血小板的［Ca^{2+}］浓度约为 100nmol/L。在各种强诱导剂刺激时，［Ca^{2+}］浓度可增至 1μmol/L。

3. 凝血系统的检测

（1）凝血酶原片段 1＋2（F_{1+2}）：凝血酶原被激活时，肽键 Arg（273）－Thr（274）及 Arg（322）－Ⅱe（323）同时被裂解，从 N 端释放片段 1＋2（F_{1+2}），即［Ala（1）－

Arg（273）]。因此，F_{1+2}可以反映凝血酶原酶的活性和凝血酶的生成。在DIC、DVT、心肌梗死、糖尿病、脑栓塞等情况下，血浆F_{1+2}水平升高。

（2）纤维蛋白肽A（FPA）：在纤维蛋白原转变为纤维蛋白的过程中，凝血酶先裂解纤维蛋白原分子中的Arg（16）－Gly（17）键，释放出纤维蛋白肽A（FPA_{1-16}）。因此FPA是反应凝血酶活性的分子标志物之一。血栓前状态、DIC和血栓性疾病时FPA增高。

（3）组织因子（TF）：TF存在于血管内皮细胞、单核细胞、吞噬细胞及各种组织上，炎症感染、凝血酶、内毒素、免疫复合物、白介素－1和肿瘤坏死因子等可以促使TF的合成和表达，并将其释放至血浆中，以启动外源凝血途径。DIC、血栓性疾病、内毒素血症和恶性肿瘤时，血浆TF水平升高，反映外源凝血系统的激活。

（4）可溶性纤维蛋白单体复合物（SFMC）：在凝血酶的作用下，纤维蛋白原先后形成纤维蛋白Ⅰ（FbⅠ）和Ⅱ（FbⅡ），二者自行聚合为可溶性纤维蛋白单体复合物（SFMC）。SFMC水平的增高特异性地反映凝血酶的活性。在心肌梗死、脑血栓形成、糖尿病和DIC时，SFMC水平显著升高。

（5）凝血酶－抗凝血酶复合物（TAT）：凝血酶与抗凝血酶以1∶1结合形成TAT复合物，后者是凝血酶生成的分子标志物之一。TAT增高见于肺栓塞、DVT、闭塞性动脉疾病和DIC等；此外TAT尚可用于抗凝及溶栓治疗的监测指标，肝素治疗后往往可使升高的TAT减低，心肌梗死溶栓治疗后若有TAT的持续升高（超过6ng/ml）应考虑有再次梗死的可能。

4. 抗凝与纤溶系统

（1）D－二聚体（D－Dimer）：是交联后纤维蛋白被纤溶酶降解的特异标志物之一。DIC、深静脉血栓形成（DVT）、血栓性血小板减少性紫癜（TTP）、心肌梗死、肺栓塞患者D－二聚体显著升高。D－二聚体阴性可作为DVT和肺栓塞的排除试验。在溶栓治疗过程中，D－二聚体也明显升高，可作为溶栓治疗疗效判断指标之一。

（2）纤维蛋白（原）降解产物（FDP）：包括纤维蛋白降解产物及纤维蛋白原降解产物。结合FDP与D－二聚体的测定结果，可以对原发性纤溶及继发性纤溶进行鉴别诊断。

（3）纤溶酶－抗纤溶酶复合物（PAP）：纤溶酶生成后，迅速与α_2－抗纤溶酶（α_2－AP）形成1∶1复合物。因此，PAP是体内纤溶酶生成的分子标志物。在DIC前期、DIC和血栓性疾病时PAP增高。

（4）组织型纤溶酶原激活物（tissue－type plasminogen activator，t－PA）：t－PA由内皮细胞合成及分泌，在运动、血管受阻后可应激性地释放增加。t－PA：Ag及t－PA：A（活性）升高可见于原发性及继发性纤溶亢进及应用t－PA进行溶栓治疗时；t－PA：Ag及t－PA：A降低见于高凝状态及血栓性疾病，表示体内纤溶活性减弱。

（5）纤溶酶原激活物抑制剂（PAI－1）：PAI－1是一种单链糖蛋白，相对分子质量52 000，主要由血管内皮细胞产生，大部分PAI－1储存于血小板α颗粒中，其释放与β－TG、PF_4相平行。PAI－1的主要作用是灭活t－PA和双链u－PA的活性。在血栓前状态或血栓性疾病时，PAI－1升高。

（周　琴）

第三节　血友病出血

血友病（hemophilia）是一组常见的遗传性出血性疾病，包括血友病 A（因子Ⅷ缺乏症）、血友病 B（因子Ⅸ缺乏症）。本病以 X 伴性隐性遗传为特征，男性发病，女性携带。血友病在男性人群中血友病 A 的发病率为 1/5 000，血友病 B 的发病率为 1/25 000，血友病 A 占血友病的 80% ~85%，血友病 B 占血友病的 15% ~20%。

一、理论基础

1. 凝血因子Ⅷ（FⅧ）属血浆球蛋白组分，以单链形式存在，相对分子质量约 330kD，血浆含量约 0. 2mg/L，半衰期为 8 ~12h，FⅧ基因位于 X 染色体（Xq28），基因全长 186kb，由 26 个外显子和 27 个内含子组成，成熟的 FⅧ由 2 332 个氨基酸组成。FⅧ基因突变种类繁多，其中最常见的是 FⅧ内含子 22 倒位和内含子 1 倒位突变，分别是 45% ~50% 和 2. 3% 重型血友病的发病机制；此外，几乎每个血友病 A 家系都有不同的突变，存在高度异质性，包括基因缺失、插入和点突变，如错义突变、无义突变、剪接突变等，其中 65% 是由单核苷酸突变所致。

2. 凝血因子Ⅸ（FⅨ）属血浆蛋白组分，以单链形式存在，相对分子质量约 57kD，血浆含量 5. 1mg/L，半衰期为 24h。FⅨ基因位于 X 染色体（xq27），基因全长 34kb，由 8 个外显子和 7 个内含子组成，成熟的 FⅨ由 415 个氨基酸组成。FⅨ基因突变类型繁多，无明显为突变热点，也多见于错义突变、无义突变、剪接突变等。

FⅧ和 FⅨ均属内源凝血途径中两个重要的凝血因子。FⅧ被凝血酶激活后，作为 FⅨa 的辅因子参与凝血瀑布反应，FⅧ数量缺乏/结构缺陷导致血友病 A。FⅨ被 FⅨa 和组织因子（TF）/FⅦa 复合物激活成活化因子Ⅸ（FⅨa），与其辅因子（FⅧa）在磷脂表面，共同激活因子 X。FⅨ数量缺乏/结构缺陷导致血友病 B。

二、临床特征

患者终身有自发性或轻微损伤后出血难止倾向。皮肤、黏膜由于易受损伤，故是出血的多发部位；但负重深部肌肉和大关节出血是血友病的出血特点，晚期可以形成血友病血囊肿及大关节畸形；患者还可发生鼻出血、便血、血尿、咯血及致命的颅内出血。当患者的出血具有以上特点时，临床要考虑血友病出血的可能性。出血程度与患者的临床分型和损伤的严重性相关（表 8 -1）。

表 8 -1　血友病的分型

分型	因子水平（%）或（U/m）	出血症状
重度	1%（<0. 01）	自发出血，主要有关节和肌肉
中度	1% ~5%（0. 01 ~0. 05）	偶有自发出血，创伤或者手术后严重出血
轻度	5% ~40%（0. 05 ~0. 40）	严重创伤或大手术后严重出血

治疗上，本病目前依旧依赖替代治疗。两种血友病分别使用抗血友病球蛋白和含凝血因子Ⅸ的血液制品（或基因重组产品）进行治疗。

三、实验诊断

（一）筛选试验

1. 活化的部分凝血活酶时间（APTT） APTT 是内源凝血系统的较为敏感的筛选试验。血友病时可以延长。

2. 凝血酶原时间（PT） PT 是外源凝血系统的较为敏感的筛选试验，血友病时正常。

（二）确诊试验

1. FⅧ：C 和 FⅧ：Ag 根据 FⅧ：C 和 FⅧ：Ag 检测结果，可将血友病 A 分为交叉反应物质阳性（CRM +，即 FⅧ：C 降低，FⅧ：Ag 正常或增高）和阴性（CRM -，即 FⅧ：C、FⅧ：Ag 均降低）两类。CRM +，表示患者可能是由于 FⅧ基因结构发生了点突变所致；而 CRM - 则可能是 FⅧ的合成量减少所致。

2. 血浆 FⅨ：C 和 FⅨ：Ag 根据 FⅨ：C 和 FⅨ：Ag 的检测结果，也可将血友病 B 分为 CRM + 和 CRM - 型。

（三）鉴别试验

1. 出血时间（BT）、血管性血友病因子抗原（vWF：Ag）检测 可以作为血友病与血管性血友病（vWD）的鉴别试验。vWD 时，BT 延长，vWF：Ag 降低。

2. 血浆凝血酶原时间（PT）检测 可以初步鉴别血友病性出血与外源凝血系统凝血因子缺乏所致的出血。前者 PT 检测正常，后者 PT 有不同程度的延长。

3. 血浆 FⅪ：C、FX：C、FV：C、FⅡ：C 和纤维蛋白原含量检测 可以用来进一步确定凝血因子Ⅺ、Ⅹ、Ⅴ、Ⅱ及纤维蛋白原缺乏。

（四）排除试验

常用复钙交叉试验或 APTT 交叉试验作为排除获得性血友病的筛选试验。当延长的复钙时间或 APTT 不能被等量的正常人血浆（患者血浆：正常人血浆 1 ：1）所纠正时，应考虑血友病患者血浆中有凝血因子抗体的存在，必要时可以检测相应凝血因子的抗体滴度。获得性血友病时，相应抗体（抗因子Ⅷ或Ⅸ）的滴度增高。

（五）携带者诊断和产前诊断

1. 血友病 A ①直接诊断：可以检测 F8 基因内含子 22 倒位或内含子 1 倒位来诊断血友病 A 基因缺陷携带者或患病的胎儿；F8 基因测序检测突变直接发现突变也为临床应用。②间接诊断：采用限制性内切酶片段长度多态性（RFLP）进行检测，所使用的遗传标志有外显子 18 外侧的 Bcl I、内含子 22 中的 Xba I、F8 基因外与其紧密连锁的 DXS52（St 14）及内含子 13 及 22 中的两个短重复顺序（STR）等；结合 F8 基因外的 DXS15，DXS 9901、G6PD、DXS 1073、DXS 1108 等位点可以使血友病 A 的基因诊断率得到提高。

2. 血友病 B ①直接诊断：由于 FⅨ基因小，因此可以通过直接测序进行诊断；②间接诊断：主要通过联合选用 F9 基因外的 DXS1192、DXS1211、DXS 102、DXS 8013、DXS 1127、DXS 8094 的遗传连锁分析进行。

四、治疗原则

血友病 A 目前的治疗措施是凝血因子的替代治疗，可以选择的制剂有基因重组的凝血因子Ⅷ或血浆源性的凝血因子Ⅷ，低温冷沉淀和新鲜冷冻血浆也可以选用。

血友病 B 目前的治疗措施也是凝血因子的替代治疗，首选凝血因子Ⅸ浓缩制剂，血浆凝血酶原复合物浓缩剂（PCC）和血浆也可以选用。

（周　琴）

第四节　维生素 K 缺乏引起的出血

此类获得性凝血因子缺乏是临床上最常见的因合成凝血因子成分不足所致的有明显出血倾向的疾病，又是临床上常见的复合性凝血因子缺陷。凝血酶原因子Ⅱ（FⅡ）、因子Ⅶ（FⅦ）、因子Ⅸ（FⅨ）、因子Ⅹ（FⅩ）和蛋白 C（PC）、蛋白 S（PS）在肝脏合成时，均需要依赖维生素 K 的参与。当存在维生素 K 摄入不足、吸收不良、肝病、新生儿出血症、服用香豆素类抗凝剂等原因，造成维生素 K 缺乏和利用障碍时，可导致上述凝血因子和抗凝因子的单独或多个缺乏。

一、理论基础

γ－羧基谷氨酸是依赖维生素 K 凝血因子或抗凝蛋白所特有的分子结构，可称作 γ－羧基谷氨酸（Gla）结构区。Gla 区是唯一可以与钙离子结合的氨基酸，凝血因子的功能取决于这些 Gla 区与钙离子的结合能力，而钙离子在这些 Gla 残基与磷脂结合过程中起到桥梁作用。维生素 K 缺乏的原因不外乎是摄入不足，肠道吸收不佳，肝脏转化不利和内源性维生素 K 生成不足。通常人们每天有一定量的绿叶或黄叶蔬菜的食用，已可足够保证体内的需要。在严重不思饮食、严格限制脂肪类食物或伴有严重感染的患者，可由摄入不足而导致 VK 相对缺乏。在胆石症和胆道肿瘤所致的阻塞性黄疸，在胆道手术后引流或胆道插管时，由于导致肠道胆盐缺乏，可影响 VK 的吸收。在肠瘘、慢性胰腺炎、广泛小肠切除、慢性肠炎和慢性腹泻等致肠道吸收不良时，也会导致 VK 的吸收障碍。长期服用润滑剂可致脂溶性 VK 丢失过多而致吸收减少；长期服用广谱抗生素（如新霉素、磺胺药等）可以抑制或杀灭肠道正常菌群，导致细菌不能合成足量的 VK。严重的肝脏疾病，如重症肝炎、失代偿期肝硬化、中毒性肝病和晚期肝癌，由于肝实质细胞严重的水肿、破坏和溶解，并伴有 VK 的摄入、吸收、代谢和利用过程的障碍，致使肝细胞不能合成正常的依赖 VK 的凝血因子，代之只能合成一种其谷氨酸残基无或低 γ 羧基化的异常依赖 VK 的凝血因子，即 PIVKA（Protein induced by vitamine K absence）。

二、临床特征

维生素 K 缺乏的临床表现在不同的年龄，因为病因不同，略有差异。可见皮肤瘀斑、黏膜出血（鼻出血、口腔血痕）、内脏出血（呕血、黑粪、血尿）等。临床上，口服香豆素类抗凝剂过量，可导致程度不一的出血症状。主要表现为皮肤瘀斑、黏膜出血，严重者也见内脏出血。出生后 2～7d 的新生儿，尤其是早产儿，最易发生由于 VK 缺乏所致的出血。本病的治疗最有效的方法是去除病因，在此基础上使用维生素 K 制剂或血浆、凝血酶原复合物浓缩剂（PCC）等，往往可以使凝血检测指标得到改善、出血得到纠正。

三、实验诊断

（一）筛选试验

1. 活化部分凝血活酶时间（APTT） 内源凝血系统因子合成障碍，可以造成 APTT 不同程度地延长。

2. 血浆凝血酶原时间（PT） 维生素 K 缺乏时，可以造成 PT 不同程度的延长。

（二）分类试验

FⅡ：C、FⅦ：C、FⅨ：C、FⅩ：C 和 FⅡ：Ag、FⅦ：Ag、FⅨ：Ag、FⅩ：Ag 检测维生素 K 缺乏时，可以造成这些指标不同程度的异常。

四、治疗原则

1. 病因治疗 维生素 K 缺乏治疗首先需要去除病因，在此基础上实施其他治疗措施。

2. 替代治疗 可以补充维生素 K 制剂，紧急时可以补充凝血酶原复合物浓缩剂（PCC）。

（周 琴）

第五节 弥散性血管内凝血

弥散性血管内凝血（DIC）是由多种致病因素，如严重感染、恶性肿瘤、组织损伤、病理产科、肝脏疾病等引起，导致循环血液在全身微小血管内广泛性凝固，形成以血小板和纤维蛋白为主要成分的微血栓。在此过程中，消耗了大量的血小板和凝血因子。临床上，除有基础疾病的表现外，尚有广泛性出血、不能用基础疾病解释的循环衰竭或休克、组织器官功能障碍以及微血管病性溶血性贫血等临床表现。

一、理论基础

易于发生 DIC 的基础疾病甚多，几乎遍及临床各科，其中以感染性疾病最为常见，其次为恶性肿瘤、严重创伤及病理产科，约占 DIC 发病总数的 80% 以上。

DIC 的发病机制甚为复杂，且可因基础疾病不同而各异。

（一）外源凝血途径激活

人体许多组织、细胞如血管内皮细胞富含组织因子，当其受损时，组织因子释人血液，通过激活外源凝血途径触发凝血反应，导致微血栓形成，在 DIC 发病过程中具有极其重要的作用。此外，人体许多组织、细胞在损伤或破坏时释放的组织因子类物质，以及一些进入血流的外源性物质，具有与组织因子相同的活性和作用，也可成为 DIC 的“始动”因素。

（二）内源凝血途径启动

多种致病因素如细菌、病毒、内毒素等激活因子Ⅻ导致内源凝血途径激活，也是 DIC 发病机制中的重要一环。

（三）血小板活化加速凝血反应

多种 DIC 致病因素可导致血小板损伤，使之在血管内皮处黏附、聚集并释放一系列内容物和代谢产物，加速、加重 DIC 进程。

上述病理变化将导致体内凝血酶形成。凝血酶为 DIC 发病机制中的关键因素。它一方面直接使纤维蛋白原转化为纤维蛋白形成血栓，同时通过对凝血因子及血小板等强大的正性反馈作用进一步加速凝血过程，另一方面可直接激活纤溶系统，加重凝血紊乱。

（四）纤溶激活致凝血－抗凝失调进一步加重

在 DIC 的发病机制中纤溶亢进十分重要，纤溶激活的始动因素既可以是凝血激活的病理因素，而凝血启动后的连锁反应也可以是纤溶激活的重要原因。

二、病理生理改变

（一）微血栓形成

微血栓形成是 DIC 的基本病理变化，亦为 DIC 的特征性改变。存在部位极为广泛，多见于肺、肾、脑、肝、心、肾上腺、胃肠道及皮肤黏膜等部位。伴随微血管栓塞而出现的继发性病理变化有：血栓远端血管痉挛、间质水肿、灶状出血及缺血性坏死。因此在有微血栓形成的脏器，可出现一过性功能损害甚至不可逆的功能衰竭。

（二）凝血功能异常

此为 DIC 最常见的病理生理变化，其检出率可高达 90% ~100%。其演变过程如下：①初发性高凝期，为 DIC 的早期改变；②消耗性低凝期，在高凝期进行的同时，由于血栓形成过程中凝血因子的消耗及纤溶酶对凝血因子的降解，血液凝固性降低；③纤溶亢进期，可与低凝期同时存在，但易见于 DIC 后期，随着血管内血栓形成、大量血小板和凝血因子的消耗及代偿性抗凝增强，凝血过程渐趋减弱，纤溶过程则逐渐增强，且成为 DIC 病理生理过程中的主要矛盾。

（三）微循环障碍

微循环衰竭或休克为 DIC 的重要发病诱因，亦是 DIC 中最常见的病理生理变化之一。

三、临床特征

DIC 的临床表现相当复杂、多样，但主要的表现有：①出血。为大多数 DIC 患者（70% ~80%）的初发症状，且形式多样，涉及广泛，如：皮肤瘀点瘀斑、紫癜、呕血、黑粪、咯血、血尿、牙龈出血、鼻出血等。出血程度轻者创口（手术创面或采血部位）渗血不止，重者多部位大量出血。②休克。常伴发于急性 DIC。③多系统器官功能障碍。轻症者造成个别器官部分功能障碍，重症者则可引起多系统器官功能衰竭，甚至死亡。临床表现依受累器官的不同而异。肺小血栓形成，可损害呼吸膜，引发呼吸困难，甚至呼吸衰竭；在肾脏，可导致双侧肾皮质出血性坏死和急性肾衰竭，产生少尿、蛋白尿、血尿等症；若在肝，则可致肝衰竭；若累及中枢神经系统，可出现神志模糊、嗜睡、昏迷、惊厥等症状。上述脏器衰竭的临床表现，在临床上通常以综合表现的形式存在。④贫血。是 DIC 患者通常伴有的一种特殊类型的贫血，称微血管病性溶血性贫血。

本症的治疗，重点是去除致病因素，避免诱发因素。在此基础上，进行抗凝、抗血小板治疗。后期，补充血浆凝血因子制剂和血小板，抗纤溶治疗。由于基础疾病的多样性，患者的临床表现严重程度差异极大，尚无统一的治疗指南。临床上需要根据病情变化，利用实验室指标的监测，及时调整治疗方案，以期达到最佳的治疗效果。

四、实验诊断

（一）筛选试验

1. 血小板计数（BPC） DIC时，血小板由于参与微血栓的形成而被消耗，故循环血液中PLT减低。常波动在（20×10^9 ~ 100×10^9）/L，其减低发生率通常为90%~95%；PLT动态性减低对诊断DIC更有价值。

2. 血浆凝血酶原时间（prothrombin time，PT） PT是外源凝血系统的筛选试验。PT的延长或缩短分别反映凝血因子Ⅶ、Ⅹ、Ⅴ、Ⅱ和纤维蛋白原血浆水平的减低或增高。DIC时，由于纤维蛋白原（Fg）的减少，纤维蛋白（原）降解产物（FDP）、纤维蛋白单体（FM）以及纤溶酶（PL）等的干扰，PT延长（占70%~90%）或缩短（占10%~30%）。

3. 血浆纤维蛋白原含量检测（fibrinogen，Fg） Fg属急性相反应蛋白。DIC高凝血期可增高（>4.0g/L），在消耗性低凝血期和继发性纤溶期常降低（<2.0g/L）。Fg减低见于70%的病例。在诊断DIC中，其特异性为22%，敏感性为87%。

4. 纤维蛋白（原）降解产物［fibrin（ogen）degradation products，FDP］检测 FDP是在纤溶酶作用下，Fg发生降解生成X、Y、D、E碎片（FgDP）和纤维蛋白发生降解产生X′、Y′、D、E′碎片（FDP）的总称。DIC时，由于纤维蛋白（原）被降解，故FDP增高，其阳性率可高达85%~100%，准确性达75%。参考值为0~5mg/L。但FDP超过20mg/L（肝病大于60mg/L）才有诊断价值。

（二）分类试验

1. 凝血和抗凝血检测

（1）凝血酶原片段$_{1+2}$（prothrombin fragment$_{1+2}$，F_{1+2}）：检测F_{1+2}是凝血酶原向凝血酶转化过程中所释放的片段，能敏感地反应因子Ⅹa的活化和凝血酶的生成。在大多数DIC患者，血浆F_{1+2}浓度显著升高，可高至正常值的3~5倍，其阳性率高达98%，准确性达93%。

（2）纤维蛋白肽A（fibrinopeptide A，FPA）检测：FPA是凝血酶水解纤维蛋白原Aa链释放的多肽（$FPA_{1\sim16}$），血中FPA增高，表明凝血酶活性增强。DIC时，患者血浆FPA含量增高，阳性率达89%~92%，准确率达88%。

（3）组织因子（tissue factor，TF）检测：TF大量释放并进入血流是大多数DIC发生的直接原因。因此，血浆中TF水平升高是DIC存在的证据之一。TF不仅可反映DIC的发生，而且可反映感染、炎症、休克、白血病等DIC的原因。DIC时，60%以上患者TF活性升高。

（4）可溶性纤维蛋白原单体复合物（soluble fibrin monomer complex，SFMC）检测：失去FPA和FPB的纤维蛋白可自行聚合成可溶解于5mol/L尿素的纤维蛋白单体复合物（SFMC）。血浆SFMC的增高反映凝血酶的活性增强和继发性纤溶的开始。DIC时，由于凝血酶生成增多，故患者血浆SFMC的含量增高。与副凝固试验（3P试验）相比，本试验更为直接、敏感和特异。

（5）凝血酶-抗凝血酶复合物（thrombin-antithrombin complex，TAT）检测：体内凝血酶生成后可与抗凝血酶结合形成复合物（TAT），所以TAT是反映凝血系统激活和凝血酶生成的敏感标志物。血浆 TAT 水平在 DIC 前 3d 已显著升高。DIC 时，TAT 的敏感度为 88%，特异性度 63%，阳性诊断率为 79%，阴性诊断率为 88%。

（6）抗凝血酶（antithrombin，AT）检测：AT 是体内最重要的抗凝蛋白，它是凝血酶和凝血过程中许多丝氨酸蛋白酶（因子Ⅹa、Ⅸa、Ⅺa、Ⅻa 等）的主要抑制物。DIC 时由于凝血酶、因子Ⅹa、Ⅺa 等大量形成，并与 AT 结合，因此 AT 水平明显减低。DIC 时，检测 AT 活性（AT：A）比检测 AT 抗原含量（AT：Ag）更为重要，有 80% ~90% 的 DIC 患者血浆 AT：A 水平减低。

2. 纤溶系统检测

（1）纤溶酶-抗纤溶酶复合物（plasmin - antiplasmin complex，PAP）检测：PAP 是纤溶酶与 α_2-抗纤溶酶（α_2-AP）形成的复合物，它反映纤溶酶的生成。DIC 时，血浆 PAP 水平升高。PAP 水平的增高与 DIC 的发展相平行，PAP 水平的降低与 DIC 的缓解相关。PAP 在 DIC 的诊断中有重要价值，因为它不仅反映纤溶系统的激活，而且反映纤溶抑制物被消耗。

（2）D-二聚体检测：可溶性纤维蛋白单体经因子ⅩⅢa 作用后，生成交联的纤维蛋白，纤维蛋白经过纤溶酶裂解生成特异 D-二聚体。DIC 时，患者血浆 D-二聚体含量明显增高，它是确诊 DIC 的特异指标，准确率达 93%。D-二聚体是区别 DIC 和原发性纤溶症的重要试验。

（3）α_2-抗纤溶酶（α_2 - antiplasmin，α_2-AP）检测：α_2-AP 与纤溶酶形成复合物，从而灭活纤溶酶。DIC 病程中继发性纤溶亢进，大量纤溶酶生成，α_2-AP 因被消耗而减少。

（4）纤溶酶原（plasminogen，PLG）检测：DIC 时，大量纤溶酶原被吸附在纤维蛋白血栓上，在纤溶酶原激活剂（PA）作用下转变为纤溶酶。因此血中纤溶酶原含量明显降低，是反映纤溶活性增强的直接证据之一。

（5）纤维蛋白肽 $B\beta_{1-42}$（$B\beta_{1-42}$）和纤维蛋白肽 $B\beta_{15-42}$（$B\beta_{15-42}$）检测：纤溶酶作用于纤维蛋白原，可以从纤维蛋白原 Bβ 链裂解出肽段 $B\beta_{1-42}$；纤溶酶作用于纤维蛋白单体或纤维蛋白，可从 Bβ 链裂解出肽段 $B\beta_{15-42}$。血中这两种片段增高，表明纤溶酶活性增强。DIC 时，$B\beta_{1-42}$ 和 $B\beta_{15-42}$ 血浆水平增高；原发性纤溶时，仅 $B\beta_{1-42}$ 增高。

3. 血小板检测

（1）β-血小板球蛋白（β - thromboglobulin，β-TG）检测：β-TG 是血小板被激活后由 α 颗粒中释放的一种特异性蛋白质。DIC 时，血小板被激活，患者血浆 β-TG 含量升高。

（2）血小板第 4 因子（platelet factor 4，PF_4）检测：PF_4 是血小板被激活由 α 颗粒中释放的另一种特异性蛋白质。DIC 时，血小板被激活，患者血浆 PF_4 含量升高。

（3）血小板 P-选择素（P - Selectin，曾称 GMP - 140）检测：静息的血小板中 P-Selectin 仅分布于 α 颗粒膜上，血小板经凝血酶刺激后，α 颗粒膜迅速与质膜融合而在表面表达，并进入血浆。DIC 时，血小板膜表面和血浆中 P-Selectin 水平均增高。

（三）DIC 的诊断标准

2001 年全国第七届血栓与止血会议修订了 DIC 的诊断标准。

一般诊断标准：

（1）存在易于引起 DIC 基础疾病，如感染、恶性肿瘤、病理产科、大型手术及创伤等。

（2）有下列 2 项以上临床表现

1）多发性出血倾向。

2）不易以原发病解释的微循环衰竭或休克。

3）多发性微血管栓塞症状、体征，如皮肤、皮下、黏膜栓塞坏死及早期出现的肾、肺、脑等脏器功能不全。

4）抗凝治疗有效。

（3）实验室检查符合下列标准（同时有以下3项以上异常）

1）血小板低于100×10^9/L或进行性下降。

2）纤维蛋白原<1.5g/L或呈进行性下降，或>4.0g/L。

3）3P试验阳性或FDP>20mg/L或D-二聚体水平升高（阳性）。

4）凝血酶原时间缩短或延长3s以上或呈动态性变化或APTT延长10s以上。

5）疑难或其他特殊患者，可考虑行抗凝血酶、因子Ⅷ：C及凝血，纤溶、血小板活化分子标记物测定。

肝病合并DIC的实验室诊断标准：

（1）血小板<50×10^9/L或有2项以上血小板活化产物升高（β-TG、PF_4、TXB_2、P-选择素）。

（2）纤维蛋白原<1.0g/L。

（3）血浆因子Ⅷ：C活性<50%。

（4）凝血酶原时间延长5s以上或呈动态性变化。

（5）3P试验阳性或血浆FDP>60mg/L或D-二聚体水平升高。

白血病并发DIC实验室诊断标准：

（1）血小板<50×10^9/L或呈进行性下降或血小板活化、代谢产物水平增高。

（2）血浆纤维蛋白原含量<1.8g/L。

（3）凝血酶原时间延长5s以上或呈动态性变化。

（4）3P试验阳性或血浆FDP>60mg/L或D-二聚体水平升高。

基层医院DIC实验室诊断参考标准（同时有下列3项以上异常）：

（1）血小板<100×10^9/L或呈进行性下降。

（2）血浆纤维蛋白原含量<1.5g/L，或进行性下降。

（3）3P试验阳性或血浆FDP>20mg/L。

（4）凝血酶原时间缩短或延长3s以上或呈动态性变化。

（5）外周血破碎红细胞比例>10%。

（6）血沉低于10mm/h。

原发性纤溶症系某种原因导致的纤维蛋白溶解系统功能的亢进，此时的凝血系统未被激活。患者的出血表现与DIC在临床上较难鉴别，实验室检查可以提供诊断线索（表8-2）。

表8-2　原发性纤溶症的特殊试验和与DIC的鉴别试验

	原发性纤溶	DIC
β-血小板球蛋白（β-TG）	N	↑
血小板第4因子（PF_4）	N	↑
P-选择素（GMP140）	N	↑
凝血酶原片段$_{1+2}$（F_{1+2}）	N	↑

续　表

	原发性纤溶	DIC
纤溶蛋白肽（FPA）	N	↑
可溶性纤维蛋白单体复合物	N	↑
D－二聚体	N	↑
$B\beta_{1\sim42}$肽	↑	N
$B\beta_{15\sim42}$肽	N	↑

注：N：正常；↑：增高。

五、治疗原则

1. 治疗原发病　为 DIC 治疗的根本措施。一旦原发病被控制，辅助其他治疗，DIC 的病理生理进程可以被逆转。

2. 抗栓治疗　DIC 早期血液呈高凝状态，此时可以针对性给予抗凝或抗血小板药物，以阻断疾病的发展。但该期临床表现不典型，持续时间较短，治疗时机较难控制。

（周　琴）

第九章　与机体防御和代谢相关的白细胞疾病检验

第一节　白细胞的发育与成熟

各类血细胞起源于共同的造血干细胞或多能造血干细胞，它可以分化为各系祖细胞，在适当的体外培养条件下可以生成由红、粒、巨核等细胞组成的混合细胞集落 CFU－Mix 或单一细胞系组成的细胞集落 CFU－E、CFU－G 和 CFU－M 等，随之经原始细胞发育而成熟。

一、粒细胞的发育

1. 骨髓阶段的粒细胞　粒细胞产生于骨髓，来自于多能造血干细胞，经分化为定向干细胞→粒单核祖细胞，进一步分化为原始粒细胞，再经增殖、发育成熟、释放入血液。

骨髓中的粒细胞可分为增殖和储存两个区域。原始粒细胞、中性早幼粒细胞和中性中幼粒细胞具有复制能力，组成增殖区群；中性晚幼粒细胞和成熟的中性粒细胞（杆状核、分叶核）则没有复制能力，组成储存区群。1 个原始粒细胞经 4～5 次细胞分裂并同步发育产生 16～32 个晚幼粒细胞，晚幼粒细胞继续成熟为成熟的中性粒细胞蓄积于储备池中，部分释放入血液。故储备池中含有比正常循环血中多得多的细胞，且在某种不利的条件下成熟期可能缩短，分裂期可能被跨越，细胞在成熟前可能提前释放到血液中。

2. 血液中的粒细胞　进入血液中的中性粒细胞不再重新回到骨髓。其中一部分黏附于血管内皮上，并不参加循环，组成了血液中的边缘池（marginated pool，MGP），另一部分参加血液循环并组成了血液中的循环池。在正常情况下中性粒细胞在边缘池和循环池之间保持动态平衡，但锻炼、注射肾上腺素或压力均易使中性粒细胞自边缘池移入循环池中，并且最后都以随机方式离开血液进入组织，并在局部逐渐衰老后由单核－巨噬细胞清除，或经呼吸道、消化道黏膜表面随分泌物排出。

嗜酸粒细胞的发育与中性粒细胞类似，成熟的嗜酸粒细胞在骨髓中储存若干天后再释放。正常情况下只有1%的嗜酸粒细胞参与循环，由于在胸导管淋巴和淋巴结中有嗜酸粒细胞，似乎其循环路线不同于中性粒细胞。嗜碱粒细胞迄今对其所知甚少，体外研究已证明嗜碱粒细胞的生命周期很短，而且即使进入组织中仍保持粒细胞的特征。

二、淋巴细胞－浆细胞发育

淋巴细胞为一群具有异质性的细胞，其包括不同发育过程、不同功能和免疫学特点的细胞，主要可分为 3 大类，即 T、B 细胞和 NK 细胞。

B 淋巴细胞起源于骨髓，并在骨髓中发育为 B 淋巴细胞；T 淋巴细胞起源于骨髓，其后细胞迁移至胸腺，在胸腺发育成熟。成熟淋巴细胞多储存于脾脏、淋巴结和其他淋巴组织中，外周血循环的淋巴细胞不足全身所有淋巴细胞总数的5%。淋巴组织中的淋巴细胞能再进入血循环，两者之间保持动态平衡。NK细胞是缺乏B和T细胞主要标志特征的第三类群淋巴细胞。NK细胞确切的来源还不十分清楚，一般认为直接从骨髓中衍生，其发育成熟依赖于骨髓的微环境。由于NK细胞具有部分T细胞分化抗原，如80%～90%NK细胞$CD2^+$，20%～30% NK细胞$CD3^+$（表达CD3ζ链），30%NK细胞$CD8^+$（α/α）和75%～90%NK细胞$CD38^+$，而且NK细胞具有IL－2亲和性受体，在IL－2刺激下可发生增殖反应，活化NK细胞可产生IFN－γ，因此一般认为NK细胞与T细胞在发育上关系更为密切。

三、单核细胞－巨噬细胞的发育

单核细胞的谱系发育证实，单核细胞和巨噬细胞的起源存在着密切关系。单核细胞的产生受细胞因子如集落刺激因子（CSF）的调节，其来源于粒系共同的祖细胞。成熟的单核细胞从骨髓释放到外周血循环中生存1～3d时间，其在外周循环的边缘池与循环池之间迅速地分配。单核细胞移动到外周组织后在适当刺激原的刺激下发育成巨噬细胞，补充组织中巨噬细胞数量。巨噬细胞具有细胞分裂能力，可以进行自我补充。

（韩　华）

第二节　成熟白细胞的代谢和功能

一、成熟白细胞的代谢

1. 成熟中性粒细胞代谢

（1）糖代谢：中性粒细胞能量产生的主要途径是糖酵解，除葡萄糖外还可代谢半乳糖、甘露糖、果糖，其中葡萄糖主要来自中性粒细胞储存的糖原或血糖。当白细胞与^{14}C标记的葡萄糖孵育时，发现约80%的葡萄糖转化为乳酸，己糖激酶是糖酵解的限速酶，氢化可的松能抑制中性粒细胞的糖酵解过程。在中性粒细胞进行吞噬作用时糖酵解未发生改变，但ATP水平由1.9nmol/10^6细胞降低到0.8nmol/10^6细胞。中性粒细胞还能通过磷酸己糖途径代谢葡萄糖，在静息状态通过该途径代谢的葡萄糖约占细胞代谢的葡萄糖总量的2%～3%，但该代谢途径所产生的NADPH是中性粒细胞合成杀菌氧化物的重要条件。

中性粒细胞含有大量糖原，糖原首先出现于中幼粒细胞，并随细胞的成熟而增加，其中大多数糖原来自葡萄糖，磷酸丙糖水平的合成极少。当缺乏葡萄糖时糖原利用增加，储备减少，当周围环境中葡萄糖水平增高时糖原合成又加强。当中性粒细胞进行吞噬作用时若周围环境中葡萄糖水平降低，则α－1，4－聚糖－正磷酸酯葡糖基转移酶活性增强，而磷酸化酶激酶和糖原合成酶活性保持不变。

（2）蛋白质代谢：曾认为成熟中性粒细胞作为终末分化细胞缺乏合成蛋白质的能力，但越来越多的体内和体外研究结果并不支持这一观点。目前认为中性粒细胞能合成多种蛋白质，包括细胞因子、趋化因子、生长因子和干扰素等。虽然中性粒细胞合成蛋白质种类很多，但同单核细胞比较，平均每个中性粒细胞合成蛋白量不高。由于中性粒细胞是参与急性炎症的主要细胞且数量众多，因此它们总体蛋白合成能力强，在炎症及其修复和免疫应答中发挥重要作用。

（3）核酸代谢：研究发现用大肠埃希菌脂多糖进行处理时，许多基因发生活化或被抑制，包括编码转录因子、细胞因子、趋化因子、白介素、Toll 样受体等的基因。在细胞迁徙、吞噬和凋亡过程中也发现基因表达发生显著变化。这些结果表明中性粒细胞具有活跃的转录活性。DNA 聚合酶在幼稚型白细胞最为活跃，其活性随细胞成熟而减弱，在成熟粒细胞其量仅可测及。中幼粒细胞是进行核分裂的最晚期粒细胞。中性粒细胞存在数种参与叶酸代谢的酶，其中二氢叶酸还原酶可催化叶酸还原为四氢叶酸。在正常中性粒细胞中仅有微量的二氢叶酸还原酶活性，而慢性粒细胞白血病和慢性淋巴细胞白血病其活性较高。

（4）前列腺素和血栓烷代谢：中性粒细胞受调理素作用的酵母多糖或趋化因子等刺激后，由磷脂酶 A_2 介导细胞膜磷脂释放花生四烯酸（AA）。AA 能导致中性粒细胞脱颗粒，而且是粒细胞中环氧化酶或脂质氧化酶反应类型的前体。环氧化酶催化前列腺素内过氧化物（PGG_2 和 PGH_2）的形成。AA 在脂质氧化酶作用下，形成不稳定的 5－过氧化氢花生四烯酸，后者再还原为 5－烃花生四烯酸和 12－烃花生四烯酸。这两种产物均有趋化性并能使粒细胞释放溶菌酶。

2. 嗜酸粒细胞、嗜碱粒细胞的代谢　嗜酸粒细胞的能源主要是葡萄糖，抑制糖酵解就可破坏其功能反应，用 C_{5a} 或合成的甲酰甲硫氨酰－亮氨酰－苯丙氨酸（formylmethionyl leucyl phenylalanine，FMLP）等强趋化物质刺激该细胞可诱导葡萄糖的跨膜输送。静息的嗜酸粒细胞其氧代谢水平高于静息的中性粒细胞。嗜酸粒细胞激活时其呼吸爆发作用产生的过氧化氢、超氧化物、化学发光和蛋白质的碘化作用水平远比其他白细胞高。过氧化氢能直接参与毒杀旋毛虫幼虫。虽然参与磷酸己糖途径所有酶的有效性一样，但嗜酸粒细胞的杀菌力却逊于中性粒细胞。

3. 淋巴细胞的代谢

（1）糖代谢：葡萄糖通过易化扩散进入细胞，糖代谢的强度受葡萄糖进入细胞速度的影响。静息淋巴细胞仅消耗少量的氧，虽含有糖酵解途径和三羧酸循环所需要的各种酶，有合成糖原的能力，但糖原储备少，且淋巴细胞维持其离子含量、补充降解蛋白质和维持活跃运动状态均需要很多能量，目前认为淋巴细胞运动所需能量大部分来自氧化磷酸化途径。磷酸戊糖途径只为静息淋巴细胞提供了很少的能量。

（2）蛋白质合成：血液中淋巴细胞具有活跃的蛋白质合成能力，蛋白质合成对细胞的存活很重要。小淋巴细胞呼吸率和蛋白质的合成率都是低的。激活之后，便出现蛋白质合成的增加，B 细胞和浆细胞合成 Ig，T 细胞能合成 IL－2、IL－5、IFN－γ 和淋巴毒素等。

（3）核酸代谢：淋巴细胞能缓慢合成 RNA，并通过异质性核蛋白微粒来进行 RNA 的运输和剪切。由于小淋巴细胞在通常情况下是不分裂的，对核苷酸的需求低，因此小淋巴细胞中催化嘌呤和嘧啶合成的酶活性很低。此外淋巴细胞还具有较弱的核苷酸还原酶活性和脱氧核糖核酸合成能力。在淋巴细胞中能检测到较高含量催化嘌呤和嘧啶转化的酶类，但缺乏黄嘌呤氧化酶和鸟嘌呤脱氨酶。

成熟浆细胞是 B 细胞分化的终末细胞，能专一合成、组装和分泌免疫球蛋白，其粗面内质网和高尔基体相当发达；DNA 合成速率低；含有糖酵解和三羧酸循环途径的酶，磷酸戊糖途径的酶活性偏低。

4. 单核－巨噬细胞的代谢

（1）能量代谢：单核细胞和巨噬细胞是兼性厌氧的细胞，但肺巨噬细胞例外，它是惟一通过有氧代谢获取能量的细胞。单核－巨噬细胞主要是以糖酵解产生腺苷三磷酸（ATP）的形式提供能量。并且从厌氧转移到有氧的环境中并不能降低糖酵解率（葡萄糖变成乳酸）。

（2）呼吸爆发：静止的单核－巨噬细胞仅有很低的需氧代谢。单核－巨噬细胞中具有线粒体，代谢所需的能量大部分来自于其中的厌氧糖原酵解。当受到激活时，无论有无配体与单核－巨噬细胞表面受体结合，单核－巨噬细胞都表现为氧消耗增加，厌氧糖原酵解增加，磷酸戊糖途径活跃。同时产生高毒性的氧衍生物 O_2^-、H_2O_2 等，这一系列反应即称为呼吸爆发（respiratory burst），这些活性态氧物质都具有杀菌或细胞毒活性。在呼吸爆发的代谢过程中，NADPH 一氧化酶在其中起着重要作用。在静止的吞噬细胞中这些酶以休眠形式存在于胞质中。若调理了的细菌或其他微生物、不溶性免疫复合物、其他可溶性的配体（如凝集素，化学趋化因子，补体 C_{5a}、LTB4、PAF）和一些可溶性免疫复合物等与膜上的受体结合则可激活 NADPH－氧化酶。另一些激活剂如阴离子氟、钙离子载体 A23187、花生四烯酸等则不依赖受体也可直接或间接地激活该酶，而佛波酯通过与胞质受体结合，是惟一能直接引起吞噬细胞呼吸爆发的配体。

（3）活性氮中间体和前列腺素的产生：在单核－巨噬细胞、粒细胞、内皮细胞和血小板中，还存在一氧化氮合成酶（nitric oxide synthetase，NO 合成酶）。这种合成酶作用于 L－精氨酸末端胍基氮。从而产生一系列高活性氮中间体如 NO 等，这些中间体具有强烈的杀伤效应和免疫系统调节作用。在吞噬细胞中产生的 NO 对微生物或肿瘤都有较强的细胞毒作用，尤其是与 TNF 协同作用时会产生更强的杀伤作用。单核－巨噬细胞中的花生四烯酸代谢也十分活跃。在环氧合酶的作用下产生各种前列腺素的衍生物。前列腺素及其衍生物具有广泛的生理功能，也具有一定的免疫调节功能。

二、成熟白细胞的功能

1. 中性粒细胞的功能　中性粒细胞在机体防御和抵抗病原菌的侵袭过程中起重要作用，它们的功能同淋巴细胞和巨噬细胞关系密切。当血浆蛋白与抗原/致病原作用时会产生趋化因子，吸引中性粒细胞从血液中移动到感染部位，通过移动伪足包裹已被调理的病原体并吞噬形成吞噬体。胞质颗粒与吞噬体融合后通过“脱颗粒”作用释放超氧化物、过氧化氢、若干酶类物质等对细菌进行杀灭。

（1）趋化作用：中性粒细胞在趋化因子的吸引下向炎症区域单向移动称趋化作用，类似阿米巴运动，当趋化因子浓度梯度差达到1%时趋化作用就能发生。中性粒细胞接触趋化因子时马上形成伪足，此时中性粒细胞发生变形成为特异性非对称形状，其中伪足位于前面，胞核和胞质位于中部，最后为尾部，移动时胞质不断向前流动，推动伪足向前延伸，移动速度可达 50μm/min。趋化因子有来自于组织损伤所激活的某些蛋白质片段，如补体、激肽及凝固途径；趋化性寡肽；趋化性脂质如脂质及含脂质的多肽。淋巴细胞的淋巴因子也是重要的趋化因子。

（2）黏附作用：血液中循环的中性粒细胞一般处于非黏附状态，当中性粒细胞被活化后黏附能力增强，通过受体介导可黏附于血管内皮细胞上，这是中性粒细胞进入组织的关键环节。很多蛋白（包括 L－选择素和 b_2 整合素等）参与黏附作用。

（3）吞噬作用：中性粒细胞可吞噬颗粒性抗原，当中性粒细胞与颗粒性抗原接触时，形成的伪足逐渐包围颗粒性抗原，当伪足末端融合时，就将颗粒性抗原吞入胞质并形成吞噬体（phagosome），此时中性粒细胞颗粒迅速发生脱颗粒反应，将颗粒内所含的多种杀菌成分释放入吞噬体中。

（4）杀菌作用：吞噬体形成后，与中性粒细胞胞质中的溶酶体颗粒接触后相互融合，颗粒中的各种酶类和某些蛋白质通过脱颗粒反应释放入吞噬体内，使病原菌在吞噬体内即被杀灭。

2. 嗜酸粒细胞和嗜碱粒细胞的功能

（1）嗜酸粒细胞的功能

1）吞噬/杀伤细菌、寄生虫作用：嗜酸粒细胞可做变形运动，但移动速度不如中性粒细胞快。其吞噬能力虽然很弱，但可吞噬多种物质，如酵母细胞壁、带有抗体的红细胞、抗原抗体复合物、细菌、肥大细胞以及惰性颗粒等。异物颗粒吞入细胞后，吞噬体与嗜酸性颗粒接触，形成融合体，在其中进行氧化分解反应和杀菌作用。嗜酸粒细胞能特异地移动到肥大细胞、嗜碱粒细胞及其产物周围发挥作用。当遇到太大的目标物不能吞噬、产生“无效吞噬”时，嗜酸粒细胞的颗粒内含物就分泌到它们的表面进行破坏。许多蠕虫的幼体即通过这种方式被杀死。它对一般寄生虫细胞的杀死是通过抗体和补体介导进行的，其对血吸虫的杀伤则是通过释放颗粒蛋白质起作用。

2）趋化作用：主要的趋化因子有 C_{3a}、C_{5a}、C_{567}、免疫复合物，过敏性嗜酸粒细胞趋化因子（eosinophil chemotactic factor of anaphylaxis，ECFA）等。有人认为嗜酸粒细胞与抗原抗体复合物有亲和力，能有选择地对肥大细胞脱颗粒释放的趋化因子起反应。

3）分泌细胞因子和介质：嗜酸粒细胞能释放多种细胞因子，如 IL－1、IL－2、IL－8 和 IL－12 等。但与其他细胞相比，嗜酸粒细胞分泌这些因子浓度较低，且对这些因子的功能还不明确。嗜酸粒细胞主要通过其分泌的多种介质发挥效应，如 LTC4、PAF、15－HETE、TXB_2、EDN 等，其中部分介质在嗜酸粒细胞受刺激时合成，部分介质是贮存在胞质的各种颗粒中，当受到脱颗粒信号刺激时就会从细胞中释放出来。

（2）嗜碱粒细胞和肥大细胞的功能

1）参与急性超敏反应：嗜碱粒细胞和肥大细胞表面有高亲和性的 IgEFc 受体（$Fc^{\varepsilon}RI$）。$Fc^{\varepsilon}R$ Ⅰ含有 4 条多肽链（α、β、2γ），暴露于细胞外的是链，与 IgE 的 Fc 有较强的结合力；两条链伸向胞质内部，在结构和功能上都像 CD3 分子的 ζ 链；β 链在细胞膜中将 α 和 γ 连接起来。通过 FcR、嗜碱粒细胞和肥大细胞可从循环中吸附大量的 IgE 分子在细胞表面，通过桥连作用与相应抗原结合后可引起嗜碱粒细胞和肥大细胞脱颗粒释放出大量介质，这些介质的突然释放可导致急性超敏反应的多种临床症状，如支气管哮喘、荨麻疹、过敏性鼻炎等。

2）参与迟发性超敏反应：迟发性超敏反应的发生和白细胞的作用相关，当迟发性超敏反应发生时，白细胞会被招募到炎症部位。动物实验研究表明肥大细胞分泌的细胞因子 TNF 可引起迟发性超敏反应时血管通透性的改变和白细胞浸润，在人体内肥大细胞也发挥着类似的作用。

3）趋化性和吞噬作用：嗜碱粒细胞对各种血清因子、细菌因子、补体和激肽释放酶等化学物质有趋化作用。嗜碱粒细胞有胞饮作用（弱吞噬作用），该作用与脱颗粒有关。

4）免疫调节能力：肥大细胞在各种免疫反应中有重要作用的另一些根据是肥大细胞介质有免疫调节或免疫调变性能力。体外实验表明组胺有免疫抑制作用，如通过 H_2 受体可介导组胺抑制 T 细胞。5－羟色胺可抑制凝集素刺激淋巴细胞的增殖，这可能是由于调节了 IL－2 受体在响应细胞表面的表达所致，而花生四烯酸氧化物的产生则是减弱免疫反应。PGE_2 产生于大鼠激活的肥大细胞，体外实验表明其可降低 IL－2 的产生。肝素则通过干扰丝裂原或抗原引起的胚细胞样转变和通过抑制 T 细胞迁移到抗原攻击的部位而抑制免疫反应，它的抑制效应很可能是抑制了 TNF－α 产生之故。相反，肥大细胞产生的 LTB4、PAF 和一些细胞因子及趋化因子因它们的强趋化效应而增强免疫反应。这些都表明肥大细胞产生和分泌的众多细胞因子和趋化因子对促炎症作用和其他免疫调控作用均有多种重要影响。

3. 淋巴细胞－浆细胞的功能　成熟淋巴细胞根据其功能的不同可分为 T 细胞、B 细胞和 NK 细胞等。T 细胞来源于胸腺，主要参与细胞介导的细胞毒作用和迟发型超敏反应，通过分泌细胞因子调节免疫应答和对 B 细胞的辅助功能。B 细胞是浆细胞的前体细胞，能浓缩和提呈抗原。NK 细胞是固有免疫的主要效应细胞。

（1）淋巴细胞的功能

1）T 细胞的功能：①介导细胞免疫反应：T 细胞表面的抗原结合分子称为 TCR，多数是由 α 和 β 链组成的，少部分为 γδ 链。T 细胞所有的功能都与细胞表面的免疫应答有关，TCR 与抗原的作用实际是细胞间的作用。根据 TCR 受体类型不同，首先将 T 细胞分为 TCRαβ（TCRⅡ型）、TCRγδ（TCRⅠ型）T 细胞。TCRⅡ型 T 细胞又进一步分为 $CD4^+$ T 细胞和 $CD8^+$T 细胞两大亚群。前者主要功能是辅助或诱导免疫反应，在抗原识别过程中受 MHCⅡ类抗原复合物分子限制；后者主要为细胞毒性 T 细胞（cytotoxic T lymphocyte，CTL or cytotoxic T cell，Tc），或抑制性 T 细胞（suppressor T cell，Ts），识别抗原时受 MHCⅠ类分子限制。$CD4^+$ T 细胞又进一步分为两个功能亚群：辅助性 T 细胞（helper T cell，Th）能够促成 T 细胞和 B 细胞的免疫反应。根据 $CD4^+$ Th 细胞所分泌的细胞因子不同，将其分为 Th_0、Th_1 和 Th_2 3 种类型；诱导抑制性 T 细胞（suppressor inducer T cell，Ti）能诱导 $CD8^+$ T 细胞中细胞毒功能和抑制 T 细胞功能。另外，CD4 也是人类免疫缺陷病毒（humanimmuno－deficiency virus，HIV）的受体分子，可结合 HIV。$CD8^+$ T 细胞可分为两个功能亚群：抑制性 T 细胞（suppressor T cell，Ts），能抑制 T 细胞和 B 细胞的免疫反应；细胞毒性 T 细胞（cyto－toxic T cell，Tc），其主要作用是直接与靶细胞结合，通过释放穿孔素等杀伤靶细胞。根据 $CD8^+$ Tc 细胞所分泌细胞因子不同，分为 Tc1 和 Tc2 两种类型。前者主要分泌 IFN－γ，后者主要分泌 IL－4、IL－5、IL－10。T 细胞在免疫反应中，直接与靶细胞结合，通过释放胞质内嗜苯胺蓝颗粒中的穿孔素（perfirin）等杀伤靶细胞。CTL 或 Tc 可直接破坏和杀伤抗原或肿瘤，或通过表达 Fas 配体，并与靶细胞 Fas 交联，激活细胞内死亡机制，使其凋亡。②免疫调节作用：执行免疫调节功能的 T 细胞主要为 Th 和 Ts 细胞。Th 能够辅助 B 细胞产生抗体和辅助 Tc 功能，分别由 Th_1 和 Th_2 亚群完成。另外 Th_1 亚群还能介导特异性的炎症反应，通过分泌 IL－2 和 IFN－γ，能辅助 Tc 活性和引起迟发型变态反应。Th_2 不产生 IFN－γ 但能分泌 IL－2、IL－4、IL－5、IL－6 和 IL－10，主要负责刺激 B 细胞增生、分化为抗体产生细胞即浆细胞，对抵御游离的异体的抗原入侵有重要意义。$CD4^+$ T 亚群中的诱导抑制 T 细胞（suppressor inducer Tcell，Ti）能诱导 $CD8^+$ T 中细胞毒功能和抑制性 T 细胞功能。Ts 是一类具有负调节作用的T细胞亚群，它对B细胞合成和分泌抗体，Th细胞介导的细胞免疫和迟发型变态反应以及Tc介导的细胞毒作用都有抑制作用。其功能低下，可使机体出现过高免疫反应，造成组织损伤。Ts还可分为不同亚群，特别是其中TCS（contrasuppresor T cell，反抑制性T细胞）亚群活化后，可分泌反抑制性T细胞因子（TCSF），直接作用于Th细胞，解除Ts对Th的抑制作用，使Th细胞恢复辅助活性。总之Th和Ts细胞在免疫调节中起着十分重要的作用，尤其是Ts细胞介导的负性调节尤为重要。

2）B细胞的功能：①体液免疫：细胞介导体液免疫，可由胸腺依赖抗原（thymus dependent antigen，TD）或非胸腺依赖抗原（thymus independent antigen，TI）引起。TI抗原可直接激活B细胞。多数情况下，TD抗原在辅助性T细胞及吞噬细胞辅佐下，B细胞被激活，一小部分转变为记忆性B细胞不再进行分化，在再次免疫应答中起重要作用。多数增殖分化的B细胞最终发展成为B细胞的终末细胞即浆细胞，合成、组装并分泌免疫球蛋白。抗体的合成受T细胞抗体的反馈抑制及独特型-抗独特型网络的调节。这些抗体参与直接效应、激活补体、抗体依赖性细胞介导的细胞毒作用（antibody dependent cell-mediated cytotoxicity，ADCC）等多种多样的效应。②免疫调节作用：激活的B细胞能产生大量细胞因子，如IL-1α、IL-1β、IL-2、IL-4、IL-6、IL-8、IL-10、IL-12、IL-13、IFN-γ、IFN-α、TNF、TGF-β等，它们参与免疫调节、炎症反应及造血过程。现已证明B细胞可通过抑制作用和抗原递呈作用两种方式参与免疫调节作用。③抑制性B细胞（suppressor B cell，Bs）：其主要表面标志是IgG的Fc受体，Bs细胞受细菌脂多糖（lipopolysaccharide，LPS）和免疫复合物等刺激和结合后，被活化并分泌抑制性B细胞因子（suppressor B cell factor，SBF）和其他非特异性抑制因子，从而产生明显的抑制效应。④抗原递呈作用：在免疫应答的早期阶段，B细胞可结合可溶性抗原，通过内吞和加工后以抗原肽—MHC分子复合物的方式将抗原递呈给T细胞，从而对免疫应答进行调节。

3）NK细胞的功能：NK细胞缺少T或B细胞标志。在形态上属于大颗粒淋巴细胞（large granular lymphocyte，LGL）。在功能上能不经预先致敏即可杀伤肿瘤细胞以及病毒和寄生虫感染。它们杀伤靶细胞的作用也不受MHC限制。

NK细胞毒作用依赖于活化和抑制受体信号的平衡。当活化信号占优势时，NK细胞与靶细胞黏附。随后颗粒向靶细胞内分泌。NK通过尾足和靶细胞结合。NK细胞上淋巴细胞功能相关抗原-2（lymphocyte function-associated antigen-1，LFA-1）和靶细胞上细胞间黏附分子-2（intercellular adhesion molecule 2，ICAM-2）间的相互作用，溶解靶细胞。抗LFA-1或ICAM-2抗体阻止靶细胞溶解。这些分子可作为黏附分子，但也可引发NK细胞的细胞毒作用。

感染时NK细胞的移动受细胞因子的调节，IL-2、IFN-γ和IFN-α可刺激其运动活性。IL-12也趋化NK细胞，并增加其与内皮细胞的作用。细胞因子的活化又可增加NK细胞的细胞毒性作用。IL-2活化的NK细胞形成淋巴因子杀伤（LAK）细

NK细胞可产生大量细胞因子，特别是IFN-γ、粒-单细胞克隆刺激因子（GM-CSF）、IFN-α、IL-8、IL-3和其他因子。IL-12是刺激IFN-γ产生的主要因子，IL-2可增加其活性。

（2）浆细胞的功能：B细胞接触抗原后，在T细胞和巨噬细胞的协助下，结合抗原的B细胞克隆即增殖，分化为记忆性淋巴细胞和分泌针对该抗原的特异性抗体的浆细胞。

浆细胞的主要功能是合成、组装和分泌免疫球蛋白，在体液免疫中起重要作用，体内所有5种免疫球蛋白IgG、IgA、IgM、IgE、IgD均由浆细胞合成。IgG是体内主要的血清抗体，具有结合补体、通过胎盘和异型亲细胞抗体，对各种病毒、细菌、毒素和寄生虫等都有活性。IgA对细菌起调节作用而利于吞噬，并有抵抗细菌和抗病毒作用，是机体抵抗微生物感染的第一道防线。IgM有很强的凝集作用，是主要的凝集素，有激活、结合补体、中和毒素、杀伤细菌和病毒的作用。IgD的功能是非特异性的。IgE可激活肥大细胞释放组胺，引发过敏反应，并有抗寄生虫感染作用。

浆细胞不能再分裂、增殖。由于抗体主要来源于浆细胞，故抗体的多寡就取决于浆细胞生成率及其功能性半衰期的长短。抗体虽由浆细胞生成，但经T细胞加以调节，同时已产生的抗体可以通过结合抗原，进而清除抗原，抑制更多浆细胞的生成，阻止抗体的过量生成。

4. 单核-巨噬细胞的功能　单核-巨噬细胞系统（mononuclear phagocyte system，MPS）包括血液中的单核细胞和组织中固定的和游走的巨噬细胞。单核-巨噬细胞来自于造血干细胞的分化和发育。造血多能干细胞进入系列定向祖细胞后，在GM-CSF的作用下进一步定向分化为两个不同的细胞系：G-CFU和M-CFU。后者在M-CSF的进一步诱导下，分化发育为具有吞噬细胞特征的原单核细胞。自原单核细胞至幼单核细胞，发育成熟为单核细胞后释放到血液，随血液循环迁至组织中定位，并分化成熟为巨噬细胞（macrophage）。本系统的细胞广泛分布于全身血液、骨髓、胸膜、肺泡腔、淋巴结、脾、肝和其他实质器官，具有很强的吞噬能力和防御能力。

（1）趋向性：单核细胞和巨噬细胞被吸引进入炎症和组织创伤部位是受趋化因子的影响。具有趋化作用的物质包括细菌产物、激活的补体成分（C_{3a}、C_{5a}、C_{567}）和致敏淋巴细胞释放的可溶性因子等。单核细胞识别趋化因子可能是通过表面受体感觉到这种因子浓度梯度的方向，然后经某种机制将这种信息传导给细胞并调节细胞内的某种效应机制，使其在炎症感染或免疫反应部位迅速聚集，并发挥吞噬、杀菌等多种生物功能。

（2）吞噬功能：单核-巨噬细胞具有较强的吞噬功能，能将病原微生物（主要针对结核杆菌、原虫、真菌等）、衰老损伤的细胞和异物颗粒等固体物质和液体物质，分别经吞噬和胞饮作用摄入细胞内形成吞噬小体，并进一步与溶酶体融合形成吞噬溶酶体，并发生脱颗粒现象。吞噬细胞的杀菌活性主要依赖于溶酶体内的溶菌酶及由呼吸爆发产生的各种活性氧或氧化物，多种淋巴因子可明显增强吞噬细胞对胞内寄生菌的杀灭清除作用。特别是结合有特异性抗体和补体C_{3b}的抗原性物质，由于调理作用，更易于被吞噬细胞所吞噬。单核细胞阳离子蛋白具有杀真菌活性。但是，结核杆菌、麻风杆菌有蜡脂胞壁包裹，可抗水解酶消化作用，能在吞噬细胞内存活，并刺激吞噬细胞，形成慢性肉芽肿。

（3）诱导及免疫调节反应：①正调节功能，在诱导免疫反应时，吞噬细胞摄取并处理抗原，并将有效抗原成分递呈给淋巴细胞，启动免疫应答，此功能受MHCⅡ类分子的限制。巨噬细胞分泌的活性物质如IL-1、IL-3、IL-6、IFN-α、IFN-γ等因子，激活免疫细胞增殖、分化、成熟及增强免疫效用，其中IL-1是T细胞活化的必要信号。②负调节功能：巨噬细胞受到某些刺激信号，如LPS、分枝杆菌成分或肿瘤抗原等的持续、过度激活，会转成抑制性巨噬细胞（suppressor macrophage，SM_{φ}）。抑制性巨噬细胞可以通过本身或其分泌的物质（如PGE_2），发挥直接抑制作用，对免疫应答起负调控作用，此活性为非特异性抑制作用。

(4) 抗肿瘤活性：巨噬细胞除吞噬作用外，更重要的抗肿瘤作用主要是通过抗体依赖性细胞毒机制（ADCC），激活的巨噬细胞释放的 TNF 或其胞内的溶酶体杀伤肿瘤细胞等。然而，体内激活的巨噬细胞杀伤肿瘤的确切机制仍未完全清楚。

(5) 巨噬细胞的分泌作用：巨噬细胞在淋巴因子、细菌、代谢产物或炎症因子的刺激下，在不同的条件下分泌不同的因子，可达50余种。主要有酸性水解酶、中性蛋白酶（如纤维蛋白溶酶原活化因子）、溶菌酶、补体成分、凝血因子、血管生长因子、EPO、成纤维细胞生因子、TNF、花生四烯酸代谢产物，它们分别起不同的生物学作用。

（韩　华）

第三节　中性粒细胞和吞噬细胞的检测

一、储备功能检测

1. 原理和方法

(1) 泼尼松刺激试验：正常时骨髓中粒细胞储备量大于外周血中的 10～15 倍，泼尼松具有刺激骨髓中性粒细胞由储备池向外周血释放的功能。如果受检者骨髓的粒细胞储备池正常，服用泼尼松后经过一定时间储备池中的中性粒细胞大量释放至外周血而使外周血中性粒细胞的绝对值明显增高。反之，则无此作用或作用不明显。分别于服药前及服药后 3h、6h、24h 取血，计数中性粒细胞数并分类。

参考范围：服药后中性粒细胞最高绝对值 $>20\times10^9/L$（服药后 5h 为中性粒细胞上升到高峰的时间）。

(2) 肾上腺素激发试验：白细胞（主要是指中性粒细胞）进入血流后，约半数进入循环池，半数黏附于血管壁成为边缘池的组成成分。注射肾上腺素后血管收缩，黏附于血管壁上的白细胞脱落，从边缘池进入循环池，致外周血白细胞数增高，分别在注射前和注射后 5min、10min、15min、20min、30min 取血，计数中性粒细胞数并分类。

参考范围：粒细胞上升值一般低于 $(1.5\sim2)\times10^9/L$。

2. 质量保证

(1) 受检者用药前白细胞计数，最好在清晨起床前采样，如条件不许可，应让受检者静息 1h 后采样检查。

(2) 泼尼松可使淋巴细胞、嗜酸粒细胞溶解，故刺激后的外周血单用白细胞计数往往不能准确反映中性粒细胞的释放量，须以中性粒细胞的绝对值作指标。其计算公式为：中性粒细胞绝对值 = 白细胞总数 × 中性粒细胞分类百分率。

(3) 肾上腺素还有较强的收缩血管作用，注射后患者可有心悸、面色发白的反应。心、脑血管病、高血压病等患者不宜做本试验。

3. 临床意义

(1) 泼尼松试验：可反应骨髓中性粒细胞储备池的容量。中性粒细胞减少患者，如服用泼尼松后外周血中性粒细胞最高绝对值 $>20\times10^9/L$，表明患者中性粒细胞的储备池正常，粒细胞减少可能是由于骨髓释放障碍或其他因素所致。这对于某些骨髓受损引起粒细胞减少的轻微病例有一定参考及诊断价值。反之，则反映储备不足。

（2）肾上腺素激发试验：白细胞减少者，注射肾上腺素后，如外周血白细胞数能较注射前增加1倍以上或粒细胞上升值超过（1.5～2）$\times 10^9/L$，且无脾大则表示患者白细胞在血管壁黏附增多，提示患者粒细胞分布异常，即边缘池粒细胞增多，可诊断为“假性”粒细胞减少。如果增高低于上述值，则应进行其他检查，进一步确定白细胞减少的病因。

4. 方法评述

（1）泼尼松试验操作方便，结果可靠，能准确地反映骨髓中粒细胞的储备功能。

（2）肾上腺素激发试验操作简单，可用于鉴别粒细胞减少症是否为“假性”减少。是粒细胞减少症患者常用的实验检查方法之一，但应注意肾上腺素的副作用。

二、趋化功能检测

1. 原理和方法（boyden 小室法）　Boyden 小室法又称为滤膜小室法，采用特殊的小盒装置，盒中以1片3～5）μm 孔径的微孔滤膜将盒分为上下两小室。上室加受检的白细胞悬液，下室加细菌菌体或其产物、酵母菌活化的血清等趋化因子。置37℃温育数小时。上室中的中性粒细胞因受下室内趋化因子的吸引使细胞由滤膜微孔进入滤膜内，最后取滤膜，经固定、干燥、染色、脱色、脱水等步骤，将透明后的滤膜置油镜下观察，计算5个高倍视野中中性粒细胞数（约250个）。阴性对照（用培养基代替趋化因子）观察20～30个视野。通常以双份滤膜内移动细胞的平均数为趋化单位。

参考范围：趋化指数3.0～3.5。

2. 质量保证

（1）Boyden 小室法若用聚碳酸酯滤膜时，应注意其正反面，必须将无光泽的一面作为吸引物面，中性粒细胞趋化功能检测适用未经 PVP 处理的滤膜。油镜观察时应移动镜头焦距。

（2）该小盒装置不能浸入有机溶剂或洗涤剂中，否则会造成丙烯树脂溶解或洗涤剂在孔内的沉着；也不能放入烘箱烤干，只能用大量流水冲洗干净，再用双蒸水冲洗后自然干燥。

（3）趋化功能测定时，应预试验选择最适白细胞浓度、最适趋化因子浓度。在测定趋化试验结果时，还应注意固定采用一种计数方法（滤膜下表面计数或滤膜内计数法）。

（4）如以动物腹腔中单核－巨噬细胞作为指示细胞时，需在缓冲液中加入小牛血清白蛋白或小牛血清，否则效果不佳；所用滤膜需用 PVP 处理；单核细胞数和培养时间随滤膜孔径而改变，应事先选择最适条件。

3. 临床意义　趋化运动功能缺陷或低下可见于 Wiskot－Aldrich 综合征、幼年型牙周炎、糖尿病、烧伤、新生儿、慢性皮肤黏膜白色念珠菌病、高 IgE 综合征、肌动蛋白功能不全症、chediak－Higashi 综合征。临床上还用于评价易感染倾向患者的细胞趋化功能的状况和药物的影响。

4. 方法评述　趋化性是粒细胞到达炎症局部所必需的。本试验是体外检测粒细胞和单核－巨噬细胞趋化性强弱的方法。Boyden 小室法因比琼脂糖法敏感，能检测出纳克（ng）水平的趋化因子活性，且需时间短、重复性好而被广泛采用。

三、吞噬功能检测

1. 原理和方法

（1）墨汁吞噬试验：在一定量的肝素抗凝血中，加入一定量的墨汁，经37℃温育4h，涂片染色后在油镜下计数200个中性粒细胞对墨汁的吞噬情况，并计算吞噬率及吞噬指数。结果判断标准①阴性：细胞内未吞噬墨粒；②阳性：（+）细胞内含有小墨粒1~5个；（++）细胞内含有大小不同墨粒10个左右；（+++）细胞内含有大墨粒10个左右，小墨粒较多；（++++）细胞内含有多数大颗墨粒，并有块状、球状，小墨粒很多，但细胞核清楚。

$$吞噬率（\%）=\frac{吞噬墨粒的中性粒细胞数}{200}\times 100\%$$

$$吞噬指数=\frac{被吞噬墨粒总数}{200}$$

参考范围：

成熟中性粒细胞平均吞噬率74%±15%，平均吞噬指数126±60。

成熟单核细胞平均吞噬率95%±5%，平均吞噬指数313±86。

（2）细菌吞噬试验：分离白细胞悬液，将待测的中性粒细胞与某种可被吞噬而又易于查见计数的颗粒物质如葡萄球菌混合、温育一定时间后，细菌可被中性粒细胞吞噬，涂片染色，细菌被中性粒细胞吞噬可被亚甲蓝染料着色（蓝色）。在油镜下计数200个中性粒细胞吞噬细菌的情况，根据吞噬率和吞噬指数即可反映吞噬细胞的吞噬功能。

吞噬率（%）=吞噬细菌的中性粒细胞数/200×100%

吞噬指数=200个中性粒细胞中吞噬细胞总数/200

参考范围：吞噬率62.8%±1.4%，吞噬指数1.06±0.05。

2. 质量保证

（1）墨汁吞噬试验：肝素剂量对白细胞的吞噬功能有影响，肝素用量过大，细胞形态异常，吞噬率及吞噬指数降低，肝素用量过少，影响抗凝。肝素用量以每100μl血用0.3U最好。

（2）细菌吞噬试验：血涂片应薄厚均匀适中，避免过薄或过厚；瑞氏染液染色时间不能过长以免染色过重。

3. 临床意义

（1）墨汁吞噬试验可作为机体免疫功能和吞噬功能缺陷病的筛检指标。其反映：①成熟中性粒细胞功能，遗传性中性粒细胞吞噬功能缺陷（如Chediak－Higashi综合征）、慢性粒细胞白血病的成熟中性粒细胞吞噬能力明显减低。②可作为白血病某些亚型的鉴别，急性单核细胞白血病 M_{5a} 型为弱阳性，M_{5b} 型吞噬指数明显增高。急性粒细胞白血病（M_2 型）、急性淋巴细胞和急性早幼粒细胞白血病的原始及幼稚细胞吞噬试验为阴性。急性粒－单核细胞白血病呈阳性反应，对鉴别有一定价值。

（2）细菌吞噬率、吞噬指数增高，反映中性粒细胞吞噬较强，常见于细菌性感染。对疑有中性粒细胞吞噬功能低下者，吞噬率、吞噬指数和杀菌率均降低，有帮助确诊的价值。

（3）单核－巨噬细胞功能检测对基础理论研究和临床治疗都有重要意义。吞噬细胞吞噬功能低下主要见于各种恶性肿瘤，吞噬率常<45%，手术切除好转后可以上升，故可作为肿瘤患者化疗、放疗、免疫治疗疗效的参考指标。免疫功能低下的患者，吞噬率降低，可作

为预测感染发生的概率，并观测疗效、判断预后的指标。

4. 方法评述

（1）墨汁吞噬试验方法简单、实用、经济。临床利用该试验来了解吞噬细胞的吞噬功能，从而协助急性白血病的诊断与鉴别，对急性单核细胞白血病也有初步判断作用。此法可检测吞噬细胞的非特异性吞噬功能。

（2）细菌吞噬试验简单、可靠，可了解中性粒细胞的吞噬功能。

四、杀伤功能检测

1. 原理和方法

（1）杀菌功能检查：将中性粒细胞、细菌（大肠埃希菌或葡萄球菌）与调理素（或正常新鲜血清）按一定比例混匀，定时（0min、30min、60min 和 90min）用定量白金耳取 1.0μl 反应物加至蒸馏水 1ml 中，混匀，取出 0.1ml 涂布于营养琼脂平板表面（也可混匀于营养琼脂 10ml 中做倾注培养）。37℃培养 18h，计算菌落数。以了解杀菌情况。

$$杀菌率（\%）=\left(\frac{1-作用30min、60min或90min菌落数}{0min菌落数}\right)\times 100\%$$

参考范围：

杀菌率：正常人对大肠埃希菌应大于 90%。正常人对金葡菌应大于 85%。

（2）肿瘤细胞杀伤活性试验（H33342 释放法）：H33342（Hoechst 33342）为 DNA 的特异性荧光染料，可用其标记肿瘤细胞以检测单核细胞对肿瘤细胞的杀伤效应。被损伤的靶细胞 DNA 断裂后，H33342 释放到上清液中，采用微量荧光仪可定量测定上清液中荧光强度。效应细胞的杀伤活性与靶细胞释放的荧光强度呈正相关。

2. 质量保证

（1）中性粒细胞内杀菌功能检查（溶细胞法）：本试验须考虑不同的研究对象，最好选用相应的细菌（如研究反复发生金葡菌化脓感染的患者，宜用金葡菌；研究易发生念珠菌感染者宜用白色念珠菌）。中性粒细胞、细菌与调理素的比例要合适。一般以 5 ：4 ：1 的比例混合。培养的温度应保持稳定。

（2）H33342 释放法：本试验中分离的单核细胞其细胞纯度应大于 90%，细胞活力应大于 95%；虽然高浓度的 H33342 标记靶细胞能获得较高的荧光强度，但对细胞具有一定的毒性作用，因此一般采用即能获得高标记率，又能保持细胞活力的 H33342 浓度（10μmol/10^7 细胞/ml）作为常规试验浓度。

3. 临床意义

（1）杀菌功能检查：杀菌率增高，反映中性粒细胞杀菌功能的增强，常见于细菌性感染。对疑有中性粒细胞杀菌功能低下者，杀菌率降低，有帮助确诊的价值。

（2）H33342 释放法：增高见于宿主抗移植物反应等；降低见于白血病、恶性肿瘤、艾滋病、免疫缺陷病、病毒感染等。

4. 方法评述

（1）溶细胞法能直接反映细胞杀菌的情况，并能测定血清调理素活性；实验中只需以血清标本代替调理素，简便实用。

（2）H33342 释放法因 H33342 是和 DNA 的碱基序列发生化学结合，具有牢固、结合时间长、荧光不衰退等优点，又由于结合后的 H33342 自发释放低，其结合浓度往往随细胞分裂而减低，因此特别适合观察长时间的细胞杀伤活性。

五、代谢活性检测

1. 原理和方法

（1）硝基四氮唑蓝还原（NBT）试验：硝基四氮唑蓝是一种易于还原的水溶性淡黄色的活性染料。当中性粒细胞在杀菌过程中，能量消耗剧增，氧的消耗量增加，磷酸己糖旁路（糖分解代谢途径之一）的活力增强。葡萄糖分解的中间代谢产物葡萄糖 6 - 磷酸经磷酸己糖旁路氧化脱氢而成为磷酸戊糖所释放的氢被吞入或渗入中性粒细胞内的 NBT 染料接受，使其还原成非水溶性的蓝黑色甲月替颗粒，呈点状或片状沉着在胞质内有酶活性的部位，可在显微镜下观察并计数 100 个中性粒细胞中 NBT 阳性细胞数。

参考范围：

阴性：能还原 NBT 的中性粒细胞数低于 10%。

阳性：能还原 NBT 的中性粒细脆数高于 10%。

（2）血清溶菌酶活性试验：溶菌酶能水解革兰阳性球菌的细胞壁乙酰氨基多糖成分，使细胞失去细胞壁而破裂。以对溶菌酶较敏感的微球菌悬液为作用底物，根据微球菌的溶解程度来检测血清或尿中溶菌酶的活性。主要方法有琼脂平板法、比浊测定法及免疫测定法。

参考范围：尿液及脑脊液中溶菌酶为 0；

血清中：比浊法：11.8 ± 2.2m/L；平板法：20.4 ± 2.7mg/L；免疫测定法：10 ~ 40mg/L。

2. 质量保证

（1）硝基四氮唑蓝还原试验：NBT 原液要过滤，除去未溶解的染料颗粒，否则被吞噬细胞吞噬而影响试验结果；所用的器皿应干净，避免其他因素影响实验结果；血液与 NBT 溶液要充分混匀；温育的时间应在 30min 内才能得到准确的结果。

（2）血清溶菌酶活性试验：菌液保存 4℃比较稳定；溶菌酶标准液以高浓度 4℃保存为佳；每间次溶菌酶样本的测定须同时做标准管与菌液对照管的测定；血清标本 4℃保存 10d，酶活性基本不变。

3. 临床意义

（1）硝基四氮唑蓝还原试验：①用于中性粒细胞吞噬、杀菌功能异常的过筛鉴别和辅助诊断：如儿童慢性肉芽肿（CGD）、髓过氧化物酶缺乏症和 Job 氏综合征，上述疾病 NBT 还原试验阴性。如在涂片中能查出几个出现甲月替沉淀的中性粒细胞即可排除 CGD。故本试验可用于这些疾病的过筛试验和辅助诊断。如在涂片中未查出有甲月替沉淀的中性粒细胞而又不能确定是 CGD 时，可做细菌内毒素激发试验。若 NBT 阳性细胞仍在 10% 以下，即可诊断为中性粒细胞吞噬杀菌功能异常。若 NBT 还原阳性细胞超过 29%，即可排除 CGD。②用于细菌感染的诊断：全身性细菌感染时，患者的 NBT 还原阳性细胞增多在 10% 以上而病毒感染则在 10% 以下。但若局部细菌感染币无内毒素等激发白细胞还原 NBT 的物质入血时也可在 10% 以下。此外与是否接受治疗有关，当抗生素和激素治疗后阳性率可降低，因此，NBT 试验也可作为评价对细菌感染疗效的指标。

（2）在人体血清中的溶菌酶，主要来自血中的单核细胞、粒细胞和巨噬细胞，单核细胞和巨噬细胞的溶菌酶位于细胞表面，能直接释放入血；中性粒细胞中，其酶主要位于细胞溶酶体中，当胞体崩解时才释放入血。从中幼粒到成熟粒细胞酶活性可随细胞的成熟程度而增高；嗜酸粒细胞，除中幼阶段外，均无此酶活性。淋巴细胞中则含量极低。血清和血浆中的溶菌酶大部分是由破碎的白细胞释放。

血清溶菌酶含量增高：可见于部分急性髓细胞白血病。①急性单核细胞白血病的血清溶菌酶含量明显增高，由于成熟单核细胞溶菌酶的含量很多，因而在周围血中成熟单核细胞的多少，直接影响血清溶菌酶的检测值。②急性粒单核细胞白血病血清溶菌酶含量也有明显增高，其增高程度与白细胞总数有关。在治疗前其含量明显高，表示细胞分化程度较好，预后亦较好。③急性粒细胞白血病的血清溶菌酶的含量可正常或中度增高。

血清溶菌酶含量减低：急性淋巴细胞白血病多数减低，少数正常。慢性粒细胞白血病血清溶菌酶含量正常，但急变时下降。再生障碍性贫血明显降低。

4. 方法评述

（1）硝基四氮唑蓝还原试验简单、快速、易于重复，可用来筛检中性粒细胞吞噬和杀菌功能异常的疾病及鉴别细菌性和病毒性感染的辅助诊断方法，但可能出现假阳性或假阴性；近年报道全血化学发光试验能较好地反映生理条件下中性粒细胞的功能，其敏感性和准确性高于 NBT 还原试验。

（2）血清溶菌酶活性试验以琼脂平板法、比浊测定法检测酶的活性，免疫测定法检测酶的质量，两者可结合分析。免疫测定法具有特异、灵敏、准确及定量等优点。

六、粒细胞抗体检测

1. 原理和方法

（1）荧光免疫法检测：受检血清中的抗体和粒细胞结合后，加标记荧光物质的羊抗人 IgG 血清，可使粒细胞膜显示荧光，然后在荧光显微镜下观察阳性比率和荧光强度。

（2）流式细胞术检测：采用正常人“O”型抗凝血分离出单核细胞和粒细胞，经 1% 多聚甲醛固定，两者再等量混合制成细胞悬液，加受检血清孵育，再加结合异硫氰酸荧光素（fluoresion isothiocyanate，FITC）和抗人 F（ab）^{2}IgG，采用流式细胞分析仪进行分析来检测同种反应性粒细胞抗体。荧光强度与粒细胞抗体量呈线性关系，根据荧光强度的大小即可得出粒细胞抗体的量。

2. 质量保证

（1）取新鲜全血，尽快收集血清，冰冻保存。

（2）在检测过程中，微生物或组织的自发性荧光、荧光抗体试剂、正常血清或免疫血清以及荧光抗体技术本身都是非特异性荧光产生的来源，这些非特异性荧光严重地干扰了结果判断，应通过对照进行鉴别和排除，或通过对抗原、抗体、荧光素提纯、调整荧光素抗体结合物二者比例等方面加以排除。

（3）每次洗涤要充分。

（4）荧光染色后的标本最好在当天观察，否则随时间延长荧光强度会逐渐下降，所以标本不能长时间保存。

（5）操作用玻片、吸管均应清洁、消毒。

3. 临床意义　粒细胞抗体阳性反应表示被检血清中存在粒细胞抗体，可用于确诊免疫性粒细胞减少症。

4. 方法评述　荧光免疫法敏感性较好，特异性强，在临床上常作为确诊免疫性粒细胞减少症的方法，但本法不易保存，且需要荧光显微镜，结果判断易受主观因素的影响。流式细胞术检测自动化程度高、重复性好，能对粒细胞抗体做半定量、定量检测，对抗体类型进行分析也十分方便。

（韩　华）

第十章　白血病与淋巴瘤检验

第一节　急性淋巴细胞白血病

急性淋巴细胞白血病（acute lymphocytic leukemia，ALL 急淋）是由于未分化或分化很差的淋巴细胞在造血组织（特别是骨髓、脾脏和淋巴结）无限增殖所致的恶性血液病。

一、形态学检查

（1）血象：红细胞及血红蛋白低于正常，血片中遇见少量幼红细胞。白细胞计数多数增高，可正常或减少。分类中原始及幼稚淋巴细胞增多，可达 90%。血小板计数低于正常，晚期明显减少。

（2）骨髓象：骨髓增生极度或明显活跃，少数病例呈增生活跃，以原始和幼稚淋巴细胞为主，大于 25%，伴有形态异常，粒细胞系统增生受抑制，红细胞系统增生也受抑制。巨核细胞系显著减少或不见，血小板减少。退化细胞明显增多，篮细胞（涂抹细胞）多见，这是急淋的特征之一。按 FAB 形态学分类：急淋可分为 L1、L2、L3 三种亚型（表 10－1）。

表 10－1　急性淋巴细胞白血病的 FAB 分型

细胞学特征	第 1 型（L1）	第 2 型（L2）	第 3 型（L3）
细胞大小	小细胞为主，大小较一致	大细胞为主，大小不一致	大细胞为主，大小较一致
核染色质	较粗，每例结构较一致	较疏松，每例结构较不一致	呈细点状均匀
核形	规则，偶有凹陷或折叠	不规则，凹陷或折叠常见	较规则
核仁	小而不清楚，少或不见	清楚，1 个或多个	明显，一个或多个，呈小泡状
胞质量	少	不定，常较多	较多
胞质嗜碱性	轻或中度	不定，有些细胞深染	深蓝
胞质空泡	不定	不定	常明显，呈蜂窝状

注：小细胞：直径≤12μm；大细胞：直径＞12μm。

二、其他检查

（1）细胞化学染色

1）过氧化物酶（POX）与苏丹黑（SB）染色：各阶段淋巴细胞均阴性，阳性的原始细胞小于 3%。

2）糖原（PAS）染色：20%～80% 的原淋巴细胞呈阳性反应。

3）酸性磷酸酶（ACP）染色：T 细胞阳性，B 细胞阴性。

4）其他：非特异性酯酶及溶菌酶均呈阴性反应。

（2）免疫学检测：根据膜表面标记，将 ALL 分为 T 系 ALL 和 B 系 ALL 及其各自的亚型。

（3）染色体及分子生物学检验：大约 90% 的急淋有克隆性核型异常，其中 66% 为特异性染色体重排。染色体数目异常可有超二倍体、亚二倍体、假二倍体及正常二倍体。染色体结构异常可见非特异性结构重排 6q -、t/del（9p）、t/del（12p）和特异性结构重排。

（王军梅）

第二节　急性髓细胞白血病

一、M_0 的实验诊断

1. 血象　白细胞数较低，血小板可较低或正常，伴正细胞正色素性贫血。

2. 骨髓象　骨髓有核细胞增生程度较轻，原始细胞大于 30%，红系、巨核系有不同程度的增生减低。

3. 细胞化学染色　POX 及 SB 染色为阴性或阳性率小于 3%。PAS 及特异性酯酶染色呈阴性或弱阳性。

4. 电镜　MPO 阳性，也有内质网和核膜 MPO 阳性，PPO 阴性。

5. 染色体　大多有染色体异常，但无特异性核型。

6. 免疫学检查　免疫细胞化学 MPO 阳性。免疫表型表达为髓系分化抗原 CD13，CD33，CD14，CD15，CD11b 中至少有一种阳性。不表达 B 系特异性抗原和 T 系特异性抗原，可表达未成熟标志 CD34，TdT，HLA - DR。也有免疫细胞化学 MPO 阴性，但表达髓系分化抗原。

7. 超微结构检验　MPO 阳性，也有内质网和核膜 MPO 阳性，PPO 阴性。

二、M_1 的实验诊断

1. 血象　贫血显著，外周血可见幼红细胞，白细胞总数升高。血片中以原始粒细胞为主，少数患者可无或极少有幼稚粒细胞出现。血小板中度到重度减少。

2. 骨髓象　骨髓增生极度活跃或明显活跃，少数病例可增生活跃甚至减低。骨髓中原始粒细胞大于 90%（NEC），白血病细胞内可见 Auer 小体，幼红细胞及巨核细胞明显减少。淋巴细胞也减少。

3. 细胞化学染色　POX 染色至少有 3% 原粒细胞 POX 阳性。

4. 免疫学检验　本型往往显示 HLA - DR、MPO、CD34、CD33 及 CD13 阳性，CD11b、CD15 阴性。CD33 阳性者 CR 率高，CD13 阳性、CD33 阴性者 CR 率低。

5. 染色体和分子生物学检验　核型异常、Ph 染色体 t（9；22）形成 BCR - ABL 融合基因，约见于 3% 的 AML，大多为 M_1 型。

三、M_{2a} 的实验诊断

1. 血象　贫血显著，白细胞中度升高和 M_1 相似，以原始粒细胞及早幼粒细胞为主。血小板中度到重度减少。

2. 骨髓象　骨髓增生极度活跃或明显活跃，骨髓中原始粒细胞占 30% ~89%（非红系），早幼粒、中幼粒和成熟粒细胞大于 10%，白血病细胞内可见 Auer 小体，幼红细胞及巨核细胞明显减少。此型白血病细胞的特征是形态变异及核质发育不平衡。

3. 细胞化学染色

（1）POX 与 SB 染色：均呈阳性反应。

（2）PAS 染色：原粒呈阴性反应，早幼粒细胞为弱阳性反应。

（3）中性粒细胞碱性磷酸酶（NAP）：成熟中性粒细胞的 NAP 活性明显降低，甚至消失。

（4）特异性和非特异性酯酶染色：氯醋酸 AS－D 萘酚酯酶染色呈阳性反应。醋酸 AS－D 萘酚酯酶染色（AS－D－NAE）可呈阳性反应，但强度较弱，且不被氟化钠抑制。

（5）Phi（φ）小体染色：原始和幼稚粒细胞内出现 Phi（φ）小体。

（6）染色体及分子生物学检验：特异性染色体重排 t（6；9）约见于 1% 的 AML，主要为本型。

4. 免疫学检验　表达髓系抗原，可有原始细胞和干细胞相关抗原，CD34、HLA－DR、CD13、CD33 和 CD57 阳性。

5. 染色体和分子生物学检验　特异性染色体重排 t（6；9）约见于 1% 的 AML，主要为本型所见，该染色体的重排易产生融合基因（DEK－CAN）。

四、M_{2b} 的实验诊断

1. 血象　多数病例为全血细胞减少。血红蛋白及红细胞数均减低，常较其他类型白血病更为明显。白细胞数大多正常或低于正常，随着病情的进展或恶化，多数患者的白细胞数常有增高的趋势。血小板明显减少，形态多异常。

2. 骨髓象　骨髓多为增生明显活跃或增生活跃，红细胞系及巨核细胞系增生均减低。粒细胞系增生明显活跃，原始粒细胞及早幼粒细胞明显增多，以异常中性中幼粒细胞为主，≥30%（NEC），异常中性中幼粒细胞形态特点是胞核与胞质发育极不平衡。

3. 细胞化学染色　①POX 及 SBB 染色呈阳性或强阳性反应；②AS－D－NCE 染色阳性；③α－NBE 阴性；④NAP 染色其活性明显减低。

4. 免疫学检验　CD33、CD13 阳性率减低，而表达更成熟的髓系抗原 CD15 和 CD11b 阳性率增高。白血病分化阻滞阶段较 M_{2a} 晚。

5. 遗传学和分子生物学检验　t（8；21）（q22；q22）易位是 M_{2b} 的一种常见非随机染色体重排，其检出率高达 90%。t（8；21）染色体易位导致 AML1 基因重排可作为本病基因诊断的标志。

五、M_3 的实验诊断

1. 血象　血红蛋白及红细胞数呈轻度到中度减少，部分病例为重度减少。白细胞计数大多病例在 15×10^9/L 以下，分类以异常早幼粒细胞为主，可高达 90%，Auer 小体易见。血小板中度到重度减少。

2. 骨髓象　多数病例骨髓增生极度活跃，个别病例增生低下。分类以颗粒增多的早幼粒细胞为主，占 30% ~90%（NEC），早幼粒细胞与原始细胞之比为 3 ：1 以上。幼红细胞和巨核细胞均明显减少。

3. 细胞化学染色　POX、SB、AS－D－NCE 和 ACP 染色均呈阳性或强阳性反应。AS－D－NAE 可呈阳性反应，但不被氟化钠抑制，α－萘酚丁酸酯酶染色阴性，依次可与急单作鉴别。

4. 免疫学检验　髓系标志为主 CD13、CD33. MPO、CD68 等阳性，而 HLA－DR、CD34 为阴性者。

5. 染色体及分子生物学检验　70%～90% 的 APL 具有特异性的染色体易位 t（15；17），是 APL 特有的遗传学标志。t（15；17）染色体易位使 17 号染色体上的维甲酸受体 α（RARα）基因发生断裂，与 15 号染色体上的早幼粒细胞白血病（PML）基因发生融合，形成 PML－RARα 融合基因。

六、M_4 的实验诊断

1. 血象　血红蛋白和红细胞数为中度到重度减少。白细胞数可增高、正常或减少。外周血可见粒及单核两系早期细胞，原单核和幼单核细胞可占 30%～40%，粒系早幼粒细胞以下各阶段均易见到。血小板呈重度减少。

2. 骨髓象　骨髓增生极度活跃或明显活跃。粒、单核两系同时增生，红系、巨核系受抑制。包括两种类型：①异质性白血病细胞增生型：白血病细胞分别具有粒系、单核系形态学特征；②同质性白血病细胞增生型：白血病细胞同时具有粒系及单核系特征。部分细胞中可见到 Auer 小体。本病可分为 4 亚型：M_{4a}、M_{4b}、M_{4c}、M_4Eo。

3. 细胞化学染色

（1）POX、SB 染色：原单和幼单细胞呈阴性或弱阳性反应，而幼粒细胞呈阳性或强阳性反应。

（2）非特异性酯酶染色：应用 α 醋酸萘酚为底物进行染色，原始和幼稚细胞呈阳性反应，其中原粒细胞不被氟化钠（NaF）抑制，而原单细胞可被 NaF 抑制。

（3）酯酶双重染色：可呈现醋酸萘酚酯酶阳性细胞、氯醋酸酯酶阳性细胞或双酯酶阳性细胞。

4. 免疫学检验　白血病细胞主要表达粒、单系抗原 CD13、CD14、CD33、HLA－DR，部分表达 CD9。

5. 染色体及分子生物学检验　常累及 11 号染色体长臂的异常，包括缺失和易位，后者尤以 t（9；11）（p21；q23）为多见。M_4Eo 常有非随机 16 号染色体异常，主要表现为 inv（16）、del（16）和 t（16；16）三种类型，伴 inv（16）的 M_4Eo 患者 CR 率较高。11q23 重排断裂点位于 HRX（或称 ILL）基因内，故 t（9；11）导致 MLL－AF9 融合基因。

七、M_5 的实验诊断

1. 血象　血红蛋白和红细胞数呈中度到重度减少，大多数患者白细胞数偏低，分类以原单和幼单核细胞增多为主，可占细胞总数的 30%～45%。未分化 M_{5a} 以原单细胞为多，部分分化型 M_{5b} 以幼单和单核细胞为主。两型血小板均重度减少。

2. 骨髓象　骨髓增生极度活跃或明显活跃。原单加幼单细胞大于 30%。M_{5a} 以原单细胞为主，可大于 80%（NEC 或单核系细胞），幼单细胞较少。M_{5b} 中原单、幼单及单核细胞均可见到，原单细胞小于 80%。白血病细胞中有时可见到 1～2 条细而长的 Auer 小体。

3. 细胞化学染色

（1）POX 和 SB 染色：原单核细胞是阴性和弱阳性反应，而幼单细胞多数为阳性反应。

（2）PAS 染色：原单细胞约多数为阴性反应。半数呈细粒状或粉红色弱阳性反应，而幼单细胞多数为阳性反应。

（3）酯酶染色：非特异性酯酶染色阳性，可被氟化钠抑制，其中 α－丁酸萘酚酯酶（α－NBE）染色诊断价值较大。

4. 免疫学标志　白血病细胞表面抗原表达 CD11、CD13、CD14、CD15、CD33、CD34、HLA－DR。

5. 染色体和分子生物学检验　t/del（11）（q23）约见于 22% M_5 型，染色体的缺失和易位均累及 11q23 带的 HRX 基因（MLL 基因），以 t（9；11）易位致 MLL－AF9 融合基因及 t（11；19）易位致 MLL－ENL 融合基因最多见。

八、M_6 的实验诊断

1. 血象

（1）红血病期：贫血轻重不一，随着疾病的进展而加重。可见各阶段的幼红细胞，以原红和早幼红细胞为主，幼红细胞的形态奇特并有巨幼样变。白细胞数低于正常，随着病程的发展白细胞数可增多。血小板常减低。

（2）红白血病期：血红蛋白和红细胞数大多由中度到重度减少。见到各阶段的幼红细胞，以中、晚幼红细胞为多，且形态异常。白细胞数一般偏低，可见到原粒及早幼粒细胞，随着病程的发展，部分病例后期发展为急性髓细胞白血病；其血象也随之而改变，此时幼红细胞逐渐减少。血小板减少明显，可见畸形血小板。

2. 骨髓象

（1）红血病期：骨髓增生极度活跃或明显活跃。以红系增生为主。多数病例大于 50%，粒红比例倒置，原红及早幼红多见，异形红细胞超过 10%，而骨髓中红系细胞占 30% 即有诊断意义。

（2）红白血病期：骨髓增生极度活跃或明显活跃。红系和粒系（或单核系）细胞同时呈恶性增生。大部分病例以中晚幼红细胞为主，原红、早幼红细胞次之；白细胞系统明显增生，原粒（或原单核＋幼单核）细胞占优势，大于 30%（ANC），部分原始和幼稚细胞中可见 Auer 小体。

3. 细胞化学染色　幼红细胞 PAS 呈阳性反应，积分值明显增高，且多呈粗大颗粒、块状、环状或弥漫状分布。

4. 免疫学检查　表面抗原表达主要是血型糖蛋白 A、CD13、CD33、CD34。

5. 染色体检查　染色体有 5q－/－5、7q－/－7、－3、dup（1）、＋8 异常。

九、M_7 的实验诊断

1. 血象　常见全血细胞减少。白细胞总数大多减低，少数正常或增高，血小板减少。少数病例正常。可见到类似淋巴细胞的小巨核细胞，亦可见到有核红细胞。

2. 骨髓象　骨髓象增生明显活跃或增生活跃。粒系及红系细胞增生均减低。巨核细胞系异常增生，全片巨核细胞可多达 1 000 个以上，以原始及幼稚区核细胞为主。其中原始巨核细胞大于30%，根据分化程度分两种亚型：未成熟型：以原始巨核细胞增多为主；成熟型：原始巨核至成熟巨核细胞同时存在。

3. 细胞化学染色　有价值的细胞化学染色是5′-核苷酸酶、ACP和PAS为阳性，酯酶染色ANAE阳性，并可被NaF抑制。MPO及SB染色阴性。

4. 免疫学检查　CD41、CD42可呈阳性表达。

5. 染色体检验　染色体有inv（3）或del（3）、+8、+21异常。

6. 电镜　M7的原始巨核细胞根据其体积大小（4倍体~8倍体）及特异性细胞器的出现，加以识别。MKB和Pro-MKB均示血小板过氧化物酶（platelet peroxidase，PPO）阳性反应，髓过氧化物酶（MPO）呈阴性反应。

十、中枢神经系统白血病的实验诊断

1. 脑脊液涂片　涂片染色观察发现白血病细胞。

2. 脑脊液生化蛋白含量测定　蛋白总量大于450mg/L，潘氏试验阳性。含糖量偏低，LDH同工酶升高，β_2-微球蛋白增加，尤以CSF和血清中β_2微球蛋白比值的增高更有诊断意义。

3. 颅内压测定　颅内压升高，大于196kPa（$200mmH_2O$）。

脑脊液的改变是诊断中枢神经系统白血病的重要依据。表10-2为中枢神经系统白血病诊断标准（草案，1978）。

表10-2　中枢神经系统白血病诊断标准

1. 有中枢神经系统症状和体征（尤其是颅内压增高的症状和体征）
2. 有脑脊液的改变
（1）压力增高，大于1.96kPa（$200mmH_2O$），或大于60滴/分
（2）白细胞数大于$0.01\times10^9/L$
（3）涂片见到白血病细胞
（4）蛋白大于450mg/L，潘氏试验阳性
3. 排除其他原因的中枢神经系统或脑脊液有相似改变的疾病

注：1. 符合3加2中任何一项者，为可疑中枢神经系统白血病（CNSL）；符合3加2中涂片见到白血病细胞或任何两项者可诊断为CNSL；

2. 无症状但有脑脊液改变，可诊断为CNSL。但如只有单项脑脊液压力增高，暂不确定CNSL的诊断。若脑脊液压力持续增高，而经抗CNSL治疗压力下降恢复正常者可诊断CNSL，应严密进行动态观察；

3. 有症状而无脑脊液改变者，如有颅神经、脊髓或神经根受累的症状和体征，可排除其他原因所致，且经抗CNSL治疗症状有明显改善者，可诊断为CNSL；

4. 无症状但有脑脊液改变，可诊断为CNSL，但如只有单项脑脊液压力增高，暂不确定CNSL的诊断，若脑脊液压力持续增高，而经抗CNSL治疗压力下降恢复正常者可诊断为CNSL。应严密进行动态观察；

5. 有症状而无脑脊液改变者，如有颅神经、脊髓或神经根受累的症状和体征，可排除其他原因所致，且经抗CNSL治疗症状有明显改善者，可诊断为CNSL。

十一、微量残留白血病

1. 免疫学检测

（1）间接免疫荧光法：检测外周血TdT，95%ALL有TdT阳性细胞，检测TdT阳性细胞可算出白血病细胞的检出率。

（2）免疫双标记技术：检测同一细胞上两种相关抗原的表达。常见的双标记包括CD19/TdT，CD10/TdT，CD7/TdT，CD5，TdT，CD13/TdT，CD33/TdT，CD34/TdT等，骨髓或周围血发现上述双标记阳性细胞，可判定MRL。本法敏感性高达10^{-4}。

2. 细胞遗传学检验

（1）染色体分带技术：绝大部分白血病有染色体异常，若能观察到500个分裂象，白血病的检出率为1%。

（2）流式核型分析（flow karyotyping analysis）：可检测DNA非整倍体细胞，本法快速、精确，敏感度达10^{-2}，但60%～70%的急性白血病不存在DNA非整倍体细胞。

（3）荧光原位杂交（fluorescence in situ hybridization，FISH）：不仅用于分裂中期细胞，也可用于细胞分裂间期。进行双标记原位杂交，检测染色体结构异常，可快速筛选大量细胞，敏感度达10^{-3}，对完全缓解患者提供一个检测MRL的敏感而特异的方法。

3. 分子生物学检验　MRL的分子生物学检验的关键是寻找肿瘤性的标志，基因过度表达、点突变、染色体易位。基因重排或融合基因等均可作为白血病细胞的分子标志，以此检测MRL。

（王军梅）

第三节　慢性白血病

一、慢性粒细胞白血病的实验诊断

1. 血象

（1）红细胞：红细胞和血红蛋白早期正常，少数甚至稍增高，随病情发展渐呈轻、中度降低，急变期呈重度降低。

（2）白细胞：白细胞数显著升高，初期一般为50×10^9/L，多数在（100～300）$\times10^9$/L，最高可达1 000$\times10^9$/L。可见各阶段粒细胞，其中以中性中幼粒及晚幼粒细胞增多尤为突出，杆状粒和分叶核也增多、原始粒细胞（Ⅰ＋Ⅱ）低于10%，嗜碱性粒细胞可高达10%～20%，是慢粒特征之一。嗜酸性粒细胞和单核细胞也可增多。随病情进展，原始粒细胞可增多，加速期可大于10%，急变期可大于20%。

（3）血小板：血小板增多见于1/3～1/2的初诊病例，有时可高达1 000$\times10^9$/L。加速期及急变期，血小板可进行性减少。

2. 骨髓象　有核细胞增生极度活跃，粒红比例明显增高可达10∶1～50∶1；显著增生的粒细胞中，以中性中幼粒、晚幼粒和杆状核粒细胞居多。原粒细胞小于10%。嗜碱和嗜酸性粒细胞增多，幼红细胞早期增生、晚期受抑制，巨核细胞增多，骨髓可发生轻度纤维化。加速期及急变期时，原始细胞逐渐增多。慢粒是多能干细胞水平上突变的克隆性疾病，故可向多方面急性变、急粒变、急淋变。此外，还可有慢粒急变为原始单核、原始红细胞、原始巨核细胞、早幼粒细胞、嗜酸或嗜碱性粒细胞等急性白血病。急变期红系、巨核系均受抑制。

3. 细胞化学染色　NAP阳性率及积分明显减低，甚至缺如。

4. 染色体及分子生物学检验　Ph 染色体是 CML 的特征性异常染色体，检出率为90% ~ 95%，其中绝大多数为 t（9；22）（q34；q11）称为典型易位。Ph 染色体存在于 CIL 的整个病程中，治疗缓解后，Ph 染色体却持续存在。基因分析发现，其正常位于 9q34 上的癌基因 C - abl 移位至 22q11 的断裂点，与 bcr 基因组成 BCR 和 ABL 融合基因，表达具有高酪氨酸蛋白激酶活性的 BCR/ABL 融合基因，该蛋白在本病发病中起重要作用。

二、慢性淋巴细胞白血病的实验诊断

1. 血象　红细胞和血小板减少为晚期表现。白细胞总数大于 $10 \times 10^9/L$，少数大于 $100 \times 10^9/L$，淋巴细胞大于或等于 60%，晚期可达 90% ~ 98%。血片中篮细胞明显增多，这也是慢淋特点之一。

2. 骨髓象　骨髓增生明显活跃或极度活跃。淋巴细胞显著增多，占 40% 以上，细胞大小和形态基本上与外周血一致。在疾病早期，骨髓中各类造血细胞都可见到。但至后期，几乎全为淋巴细胞。原淋巴细胞和幼淋巴细胞较少见，通常 <5%。粒细胞系和红细胞系都减少，晚期巨核细胞也减少。

3. 细胞化学染色　PAS 染色淋巴细胞呈阳性反应或粗颗粒状阳性反应。

4. 免疫学检查　B - CLL 主要表达 B 细胞特异性抗原，有 CD19、CD20、CD21、SmIg、HLA - DR CD5 阳性。

5. 染色体与分子生物学检验　大约半数慢淋有克隆性核异常，以 12 号三体（+12）检出率最高。20% 的慢淋可见 13q14 异常。

（王军梅）

第四节　特殊类型白血病

一、细胞白血病的实验诊断

浆细胞白血病（plasma cell leukemia，PCL）临床上分为原发性浆细胞白血病和继发性浆细胞白血病。原发性浆细胞白血病是一种独立细胞类型的白血病，其特征为异常白细胞广泛浸润，可遍及全身各组织，并常伴有出血和淀粉样变，引起脏器肿大或功能障碍，临床表现有贫血、高热、皮肤及黏膜出血，多脏器浸润，肝、脾肿大；若病变侵犯胸膜，可有胸水，胸水内可见大量浆细胞；若侵犯心脏可发生心律不齐、心力衰竭等。继发性浆细胞白血病主要来自多发性骨髓瘤、慢性淋巴细胞白血病、巨球蛋白血症等，其白血病病理改变和临床表现与原发性浆细胞白血病基本相似。

1. 血象　大多数病例有中度贫血，多为正细胞正色素性贫血，少数是低色素性，白细胞总数多升高，可达（10 ~ 90）$\times 10^9/L$，包括原始和幼稚浆细胞，形态异常。血小板计数多减少。

2. 骨髓象　骨髓增生极度活跃或明显活跃，各阶段异常浆细胞明显增生，包括原浆细胞、幼浆细胞、小型浆细胞和网状细胞样浆细胞。浆细胞成熟程度和形态极不一致，形态一般较小，呈圆形或卵圆形，胞核较幼稚，核仁明显，核染色质稀疏，核质发育不平衡。

3. 免疫学检验　表现为晚期 B 细胞或浆细胞的特征，胞质 Ig，浆细胞抗原 - 1（PCA -

1)，CD38 弱阳性；SmIg 和其他早期 B 细胞抗原，包括 HLA－DR、CD19、CD20 常呈阳性。

4. 其他　血沉明显增高。血清中出现异常免疫球蛋白，以 IgG、IgA 型多见。多数患者尿本－周蛋白阳性。血清 β_2－微球蛋白及 LDH 水平明显升高。骨骼 X 线有半数患者可见骨质脱钙及溶骨现象。

根据国内诊断标准对其进行诊断，具体如下：①临床上呈现白血病的临床表现或多发性骨髓瘤的表现；②外周血白细胞分类中浆细胞 >20% 或绝对值 ≥2.0 × 10^9/L；③骨髓象浆细胞明显增生，原始与幼稚浆细胞明显增多，伴形态异常。

5. 与多发性骨髓瘤鉴别（表 10－3）

表 10－3　浆细胞白血病与多发性骨髓瘤的鉴别

鉴别点	PCL	MM
年龄	较年轻	多见于老年人
病程	发展快，预后差	发展缓慢
临床表现	贫血、出血、发热及肝脾大，骨痛较轻	骨痛、肾损伤、高黏滞综合征
X 线表现	无明显骨损伤	骨损伤明显
外周血	白细胞明显增高，浆细胞 >20% 或绝对值 ≥2.0 × 10^9/L	白细胞数不高，可见少量骨髓瘤细胞
骨髓象	弥漫性浆细胞浸润，包括原浆细胞、幼浆细胞、小型浆细胞和网状细胞样浆细胞	浆细胞 <15%
血尿单克隆球蛋白	较低或正常	增高明显

二、多毛细胞白血病

1. 血象　绝大多数患者呈全血细胞减少，贫血一般为轻度到中度，血小板多数减少，白细胞总数大部分病例减低，淋巴细胞相对增高，且有特征性的多毛细胞出现。多毛细胞具有以下特点：胞体大小不一，呈圆或多角形，直径为 10～20μm（似大淋巴细胞）；毛发突出的特点是边缘不整齐，呈锯齿状或伪足状，有许多不规则纤绒毛突起，但有时不显著，而在活体染色时更为明显。

2. 骨髓象　骨髓增生活跃或增生减低，也有增生明显活跃者。红细胞系、粒细胞系及巨核细胞系均受抑制，但以粒细胞系抑制更显著。淋巴细胞相对增多。浆细胞增多，可见到较多的典型多毛细胞。有 48%～60% 的病例骨髓穿刺呈“干抽”，这与其他浸润骨髓的恶性细胞不同，也是诊断特点之一。

3. 细胞化学染色　POX、NAP 和 SB 染色呈阴性反应，非特异性酯酶呈阴性或弱阳性，但不被 NaF 抑制。半数病例 PAS 染色阳性。具有特征性的染色是 ACP 染色阳性，不被左旋（L）酒石酸抑制（TRAP），阳性率达 41%～100%。

4. 免疫学检验　多数病例表现为一致和独特的 B 细胞的表型，即膜表面免疫球蛋白（SmIg）大部分阳性；与 B 细胞特异的单抗反应，较特异单抗有 $CD22^+$、$CD11^+$、$Ahc2^+$ 及新单抗 $\beta Ly7^+$。

5. 染色体检验　常见 $14q^+$、$6q^-$、del（14）（q22；q23）等异常。

6. 电镜　扫描电镜（SEM）示毛细胞表面有较多的散射的细长毛状突出，最长可超过4μm，延伸的毛有交叉现象，部分细胞表面呈皱褶状突起。透射电镜（TEM）示毛细胞表面长绒毛和伪足。

三、幼淋巴细胞白血病

1. 血象　有不同程度的贫血，白细胞总数显著增高，多数大于100×10^9/L，分类中以幼淋巴细胞占优势，有时几乎全为幼淋巴细胞。其形态学特点：细胞体积较淋巴细胞略大，直径为12～14μm，胞质丰富，浅蓝色，无颗粒。核/质比率低，胞核圆形或卵圆形。血片中篮细胞较慢淋显著为少。血小板有不同程度减少。

2. 骨髓象　骨髓增生明显活跃。幼淋巴细胞可占50%～95%，其他血细胞成分受抑制而减少。

3. 细胞化学染色　PALS阳性的幼淋巴细胞占0%～19%，SB、POX、NAP等染色均是阴性反应。ALCP染色阳性，但耐酒石酸酸性磷酸酶（TRAP）阴性。T细胞幼淋细胞酸性非特异性酯酶（ANAE）为强阳性。

4. 免疫学检验　本病多数病例属B细胞型，此型幼淋巴细胞表面带有SmIgM，单抗FMC7几乎100%阳性。

5. 染色体检验　B-PLL常见有14q^+，t（6；12）（q15；p13），del（3）（p13），del（12）（p12-13）异常。T-PLL主要有inv（14）（q11；q32）和14q^+异常。

四、成人T细胞白血病

1. 血象和骨髓象　白细胞总数增高，在（10～500）×10^9/L，外周血和骨髓出现多形核淋巴细胞，在外周血占10%以上，此类细胞在光学显微镜下大小不等，细胞核呈多形性改变，扭曲、畸形或分叶状，核凹陷很深呈两叶或多叶，或折叠呈花瓣状，也称花细胞。贫血及血小板减少程度较轻。

2. 细胞化学染色　ATL细胞POX呈阴性；ACP及β-葡萄糖醛酸酶均呈阳性；非特异性酯酶阳性，但不被NaF抑制。

3. 免疫学检验　ATL细胞有成熟T细胞标志，表现为辅助T细胞（TH），其免疫学标志为$CD5^+$、$CD2^+$、$CD3^+$、$CD4^+$、$CD7^-$、$CD8^-$，还不同程度表达T细胞激活标记$CD25^+$，绵羊红细胞受体（Es）阳性。

4. 分子生物学　有TcRβ基因重排、整合的HTLV-1原病毒基因序列的检出可确诊。

5. 血清病毒学检验　患者血清抗HTLV抗体阳性，这是诊断ATL及HTLV-1健康携带者（无症状者）的重要依据。

五、急性混合细胞白血病

依白血病细胞来源及表达不同分两种类型：

1. 双表型（biphenotype）　在混合细胞白血病中，确定有大于或等于10%的恶变细胞，既有淋巴细胞系，又有髓细胞系特性。

2. 双系型（bilineage）　也可命名为双克隆型（biclonal），同时有两种或多种分别表达髓系或不同淋巴系标记的白血病细胞。检验包括细胞形态学（Auer小体）、细胞化学（包括免疫细胞化学及超微结构）、单克隆抗体、E 玫瑰花结、SmIg、CIg、遗传及分子生物学。依据以上多方面检测，进行综合判断，才能诊断本病。大多数患者有 t（4；11）染色体易位，Ph 染色体多见，具有 Ph 染色体的成人混合细胞白血病预后差。

3. 系列转换型　指白血病细胞由一个系列向另一个系列转化，且多在 6 个月以上病程时发生。

4. 血象和骨髓象　红细胞和血红蛋白为中度至重度减低，常为正细胞正色素性贫血。白细胞明显增高，分类可见一定数量的原始细胞，血小板明显减低。骨髓有核细胞增生极度活跃或明显活跃，双系型可见原淋和原粒同时增生，双表型则难以识别其原始细胞系列归属。骨髓其他系列细胞明显抑制。

5. 细胞化学染色　应用淋巴系列标志如 PAS、TdT 染色，同时应用髓系标志如 POX、SBB、特异性酯酶、非特异性酯酶，同时要采用双标记染色检测发现既有淋系又有髓系特征的恶性细胞。

6. 免疫学检查　免疫标记检查对该病的诊断具有诊断意义，可行双标记检测，如荧光标记或双色流式细胞仪等方法，可发现表达一种细胞系以上的免疫学标记。

7. 染色体检查和分子生物学检查　大多数患者有 t（4；11）染色体易位，Ph 染色体多见，具有 Ph 染色体的成人混合细胞白血病预后差。

（王军梅）

第五节　淋巴瘤

恶性淋巴瘤包括霍奇金病与非霍奇金淋巴瘤。二者的原发部位常起源于淋巴组织，且在临床与分期上有类似之处，故传统上是把它们并置于淋巴瘤。本处将其分述，并着重介绍非霍奇金淋巴瘤。

一、临床诊断标准

（一）霍奇金淋巴瘤

发病率较低，预后相对较好。

霍奇金淋巴瘤（Hodgkin lymphoma，HL）确诊依靠病理组织学检查，并没有特征性的临床表现或其他实验室检查可据以做出诊断。然而，临床征象可提示本病存在的可能，通过进一步的活体组织检查确诊。

1. 临床表现

（1）无痛性淋巴结肿大。

（2）肿大的淋巴结引起相邻器官的压迫症状。

（3）随着病程进展，病变侵犯结外组织，如肝、脾、骨、骨髓等，引起相应症状。

（4）可伴有发热、消瘦、盗汗、皮肤瘙痒等全身症状。

2. 实验室检查

（1）可有中性粒细胞增多及不同程度的嗜酸粒细胞增多。

（2）血沉增快和中性粒细胞碱性磷酸酶活性增高，往往反映疾病活跃。

（3）在本病晚期，骨髓穿刺可能发现典型 Reed – Sterberg 细胞（R – S 细胞）或单个核的类似细胞。

(4) 少数患者可并发溶血性贫血，Coombs 试验阳性或阴性。

3. 病理组织学检查　系诊断本病的主要依据，即发现 R－S 细胞。典型的 R－S 细胞为巨大多核细胞，直径 25～30μm，核仁巨大而明显；若为单核者，则称为 Hodgkin 细胞。在肿瘤细胞周围有大量小淋巴细胞、浆细胞、组织细胞等炎性细胞浸润。

(二) 非霍奇金淋巴瘤

1. 临床表现

(1) 非霍奇金淋巴瘤（NHL）多有无痛性淋巴结肿大。

(2) 病变也常首发于结外，几乎可以侵犯任何器官和组织，常见部位有消化道、皮肤、韦氏咽环、甲状腺、唾液腺、骨、骨髓、神经系统等。分别表现相应的肿块、压迫、浸润或出血等症状。

(3) 全身症状：发热、体重减轻、盗汗。

2. 实验室检查　可有一系或全血细胞减少。骨髓侵犯时血涂片可见淋巴瘤细胞。中枢神经系统受累时有脑脊液异常。血清乳酸脱氢酶（LDH）升高可作为预后不良的指标。流式细胞术检测 κ 或 λ 轻链；细胞遗传学方法或 FISH 发现染色体异常；PCR 测定基因重排突变等手段，皆可协助判断淋巴细胞增生的单克隆性，证实 NHL 的诊断。

3. 病理组织学检查　系确诊本病的主要依据。NHL 的病理特点为：淋巴结或受累组织的正常结构被肿瘤细胞破坏；恶性增生的淋巴细胞形态呈异形性，无 R－S 细胞；淋巴结包膜被侵犯。

二、鉴别诊断

在临床上恶性淋巴瘤常易被误诊。主要是以表浅淋巴结肿大者需与淋巴结炎、淋巴组织良性增生性疾病、淋巴结核相鉴别。而发热等全身症状需与结核病、免疫风湿性疾病及其他肿瘤性疾病鉴别。淋巴结穿刺细胞学因阳性率低不能作为淋巴瘤的诊断依据，且不能做病理分型。淋巴瘤的诊断原则主要靠病理检查确定。

影像学如 CT、MRI、B 超则对发现深部隐匿部位的肿大淋巴结和其他病变有很大帮助。

三、治疗原则

通过化学药物治疗以减轻肿瘤细胞负荷是首要的治疗策略，早期足量的联合化疗可根治部分患者。放射治疗和生物靶向治疗已成为重要的治疗措施。自体造血干细胞移植能支持患者接受超大剂量化疗/放疗而防止致死性骨髓衰竭。半数以上的淋巴瘤如果得到适当的治疗均可治愈。影响预后的因素包括：

1. 病理类型　一般说来 HD 较 NHL 预后为佳；B 细胞来源的淋巴瘤预后优于 T 细胞来源的；恶变细胞愈原始预后愈差；低度和中度恶性淋巴瘤通过标准的综合治疗治愈率在 40%～80%；高度恶性治疗需要与白血病近似的方案。

2. 分期　初次治疗时，临床分期对预后有明显影响。Ann Arbor 分期方案将淋巴瘤分为 4 期。

Ⅰ期：单个淋巴结区域或淋巴样组织受累（如脾脏、胸腺、韦氏环等）。

Ⅱ期：在膈肌同侧的两组或多组淋巴结受累（纵隔为单一部位；而双侧肺门淋巴结属

不同区域）。受累区域数目应以脚注标出（如：Ⅱa）。

Ⅲ期：受累淋巴结区域或结构位于横膈两侧。①Ⅲa 伴有或不伴有脾脏、肺门、腹腔或门脉淋巴结。②Ⅲb 伴有主动脉旁、髂动脉旁或肠系膜淋巴结。

Ⅳ期：除了与受累淋巴结邻近的结外器官也有病变外，一个或多个其他结外部位受累。

各期又按有无“B”症状分为 A 或 B。①A：无 B 症状。②B：有“B”症状。所谓“B”症状，即发热（体温 >38℃），或盗汗，或 6 个月内不明原因的体重下降 >10%。Ⅰ、Ⅱ期，无“B”症状者，治疗效果较好。

另外，患者年龄、淋巴结外病变数、血清乳酸脱氢酶和 β_2 - 微球蛋白水平，体能状态均是影响预后的重要因素。

（王军梅）

第十一章　输血检验

第一节　血型鉴定

一、ABO 血型鉴定

1900 年，Karl Landsteiner 在研究 22 个人的血清与红细胞时，发现有些人的血清会与某些人的红细胞发生凝集。1927 年 Karl Landsteiner 按照凝集素原将其分别命名为 A、B、O、AB 型。为常规血型鉴定方法的发展奠定了基础。ABO 血型系统是第一个被发现的血型系统，对临床输血有很重要的意义。

（一）标本

静脉抗凝或不抗凝血 1.5 ~ 2.0ml。

（二）原理

ABO 血型鉴定，是根据 IgM 类特异性血型抗体与红细胞膜上特异性抗原结合能出现凝集反应的原理，用已知 IgM 类特异性标准抗 A 和抗 B 血清来测定红细胞上有无相应的 A 抗原或（和）B 抗原，同时用已知标准 A 型红细胞和 B 型红细胞来测定血清中有无相应的天然 IgM 类抗 A 或（和）抗 B。

（三）器材

载玻片、滴管、小试管、台式离心机、微柱凝胶离心机、玻璃棒、蜡笔或记号笔、显微镜等。

（四）试剂

（1）单克隆或多克隆抗 A、抗 B 血清试剂。

（2）0.8%、5% 和 10% A 型、B 型及 O 型试剂红细胞盐水悬液。

（3）受检者血清。

（4）受检者 0.8%、5% 和 10% 红细胞盐水悬液。

（5）10mm × 60mm 透明的玻璃试管或塑料试管。

（6）微柱凝胶检测卡。

（五）操作步骤

1. 试管法

（1）查抗原：取洁净小试管 2 支，分别标明抗 A、抗 B，用滴管加入抗 A 和抗 B 分型试剂各 2 滴于试管底部，再以滴管分别加入受检者 5% 红细胞盐水悬液 1 滴，混匀。

（2）查抗体：取洁净小试管 3 支，分别标明 A 型、B 型和 O 型细胞。用滴管分别加入受检者血清2滴于试管底部，再分别以滴管加入A型、B型、O型5%试剂红细胞悬液1滴，混匀。

（3）立即以1 000r/min离心（离心时间为离心机校准时间）。

（4）轻轻摇动试管，使沉于管底的红细胞浮起，先以肉眼观察有无凝集（或溶血）现象，如肉眼观察不见凝集，应将反应物倒于玻片上，再以低倍镜下观察有无凝集。

（5）凝集强度判断标准

4+=红细胞凝集成一大片或几片，仅有少数单个游离红细胞，血清清晰透明。

3+=红细胞凝集成数个大颗粒凝块，有少数单个游离红细胞，血清透明。

2+=红细胞凝成数个小颗粒凝块，游离红细胞<1/2。

1+=红细胞凝成数个小颗粒凝块，游离红细胞>1/2。

±=红细胞凝成数个微小颗粒凝块，周围有很多游离红细胞。

MF=混合凝集外观（mixed field，MF），镜下可见少数红细胞凝集，而绝大多数红细胞呈分散分布。

-=阴性，镜下未见红细胞凝集，红细胞均匀分布。

HP=部分溶血（part hemolysis，HP），有些残留红细胞。

H=完全溶血（hemolysis，H），无残留红细胞。

（6）报告受检者红细胞ABO血型见（表11-1）。

表11-1 多检查红细胞ABO血型

分型血清+受检者红细胞		检者血型	受检者血清+试剂红细胞		
抗-A	抗-B		A细胞	B细胞	O细胞
+	-	A	-	+	-
-	+	B	+	-	-
-	-	O	+	+	-
+	+	AB	-	-	-

注：+为凝集；-为不凝集。

2. 玻片法

（1）查抗原：取清洁玻片1张，用记号笔分别标明抗A、抗B，用滴管加入抗A和抗B分型试剂各1滴于玻片标记相对应处，再以滴管分别加入受检者10%红细胞盐水悬液1滴，混匀。

（2）查抗体：取清洁玻片1张，用记号笔分别标明A型、B型和O型细胞。用滴管分别加入受检者血清1滴于玻片标记相对应处，再分别以滴管加入A型、B型、O型10%试剂红细胞悬液1滴，混匀。

（3）将玻片不断轻轻转动，使血清与细胞充分混匀，连续约15s，以肉眼观察有无凝集反应。如肉眼观察不见凝集，应再以低倍镜下观察有无凝集或溶血。

（4）报告受检者红细胞ABO血型见表11-1。

3. 微柱凝胶法

（1）标本：同试管法。

（2）原理：①人红细胞抗原与相应抗体发生特异性免疫反应（其本质为血凝反应）。②检测系统是在微柱中（载体）将反应介质凝胶（sephdexG-100或50葡聚糖胶）或小玻璃珠装入微柱中。③凝胶或小玻璃珠的间隙具有分子筛作用。凝集的红细胞（结合的）被留在微柱上面成带状或凝集颗粒散布凝胶中间。未凝集的红细胞（即未结合、游离的）通过离心后沉入微柱的底部。④微柱凝胶中所含的特异性单克隆抗-A、抗-B试剂检测红细胞上相应的血型抗原，或在含凝胶的微柱上用标准A型、B型红细胞检测血清中相应的血型抗体，从而鉴定红细胞的血型。

（3）查抗原：在微柱凝胶检测卡的A和B孔中加入受检者0.8%的红细胞生理盐水悬液1滴（或50μl）；即刻使用微柱凝胶离心机，以1 000r/min离心10min，取出观察结果。亦可用全自动血型检测系统直接检测。

（4）查抗体：在微柱凝胶检测卡的RG_{A1}、RG_B和质控Ctrl孔中加入相应的标准。

0.8%A型、B型和O型试剂红细胞盐水悬液和被检血清各1滴（或50μl），即刻使用微柱凝胶离心机，以1 000r/min离心10min，取出观察结果。

（5）结果判断：阳性反应，红细胞抗原与抗体结合使红细胞发生凝集，在离心后浮在凝胶表面或胶中；阴性反应，被检红细胞无相应抗原结合，在离心后红细胞沉于微柱的底部。检测结果：①质控管应为阴性反应。②A孔阳性B孔阴性、RG_{A1}孔阴性RG_B孔阳性为A型。③A孔阴性B孔阳性、RG_{A1}孔阳性RG_B孔为阴性为B型。④A孔B孔阴性、RG_{A1}孔RG_B阳性为O型。⑤A孔B孔阳性、RG_{A1}孔RG_B孔阴性为AB型。

（六）注意事项

（1）严格按操作规程操作，认真核对标本并做好标记。

（2）所用试管、滴管和玻片必须清洁干净，防止溶血。

（3）一般应先加血清，然后再加红细胞悬液，以便容易核实是否漏加血清。

（4）抗血清每次使用完后，应放回冰箱保存，以免细菌污染。

（5）为了防止冷凝集现象的干扰，一般应在室温下进行试验。

（6）严格控制离心速度和时间，防止假阳性或假阴性结果。

（7）观察时应注意红细胞呈特异性凝集、继发性凝固以及缗钱状排列的区别。

（8）未用的微柱凝胶免疫检测卡应入室温保存，用完后放4℃冰箱保存1周。

（9）观察结果时，若出现溶血现象，表明存在抗原抗体反应并有补体激活，应视为凝集。

（10）判断结果后应仔细核对，记录，避免笔误。

（11）分型试剂+受检者红细胞与受检者血清+试剂红细胞结果不符时，要看受检者基本情况，如果是婴幼儿、肿瘤患者，理论上应该检测到的抗体没有查到，可以忽略不计，以查到的抗原定型。

（12）分型血清+受检者红细胞与受检者血清+试剂红细胞结果不符时，受检者基本情况，又不是婴幼儿、肿瘤患者。理论上应该检测到的抗体没有查到，多见老年人，可以用以下方法加以检测抗体：

1）用试管法重做，在做完1、2步后，把试管放4℃环境15min，后取出离心，观察结果。

2）用试管法重做，在做完1、2步后，把试管放37℃环境15min，后取出离心，观察结果。

3）用试管法重做，用聚凝胺方法查抗体：①取洁净小试管3支，分别标明A型、B型和O型细胞。用滴管分别加入受检者血清2滴于试管底部，再分别以滴管加入A型、B型、O型5%试剂红细胞悬液1滴，混匀。②于三个试管中分别加入低离子强度液（low ionstrength solution，LISS 液）0.7ml、聚凝胺液（polybrene solution）2 滴，混匀。③以 1 000r/min 离心（离心时间应按离心机校准时间）。④倒掉上清液，管底残液体留约 0.1ml。⑤轻轻摇动试管，目测红细胞有无凝集，如无凝集，则必须重做。⑥加入解聚液（resupension solution）2 滴，轻轻转动试管混合并同时观察结果。如果在 30 秒至 1 分钟内凝集散开，代表是由聚凝胺引起的非特异性聚集；如凝集不散开，则为红细胞抗原抗体结合的特异性反应。如反应可疑，可进一步倒在玻片上用显微镜观察。

（13）受检者血清 + 试剂红细胞试验中，O 型细胞凝聚要查自身抗体和不规则抗体。

（七）方法评价

（1）玻片法定型简单，不需要离心设备，适用于大规模血型普查。亚型红细胞抗原与抗体的凝集反应慢、凝集强度弱，有时容易被忽略而导致定型有误。该法仅靠抗体的力量凝集红细胞而无离心力加速反应，故反应时间较长，且不适用于交叉配血。

（2）试管法定型反应快、时间短，特别是紧急输血时可在抗原抗体反应 1 分钟后离心观察结果；通过离心增强凝集，可发现亚型和较弱的抗原抗体反应，结果准确可靠。

（3）微柱凝胶法定型使用安全，操作简单，结果稳定可靠，灵敏度高，重复性好，但费用昂贵，需要特殊的仪器设备。

（八）临床意义

（1）血型鉴定是实施输血治疗的首要步骤。进行交叉配血前必须准确检测受血者和供血者的血型。

（2）进行组织器官移植时，供、受器官者的 ABO 系统血型必须相同。

（3）母、子 ABO 系统血型不合可以造成 ABO 系统新生儿溶血病。

（4）查抗体的目的在于复检血型抗原结果的准确性，纠正漏检、误报。

（5）查抗原时，对一些具有弱抗原的亚型，如 A_2B 型，因其 A 型抗原较弱而被忽略，误定为 B 型。通过查抗体可发现此类患者血清中既无抗 A，也无抗 B 凝集素，提示检查的抗原可能有误，应进一步核实鉴定结果。

（6）查抗体可以纠正某些肿瘤患者因红细胞抗原性减弱造成的抗原检测错误，同时还可以克服和排除获得性类 B 抗原和全凝集现象对红细胞定型的干扰。

（7）查抗体还可以发现血清中存在的一些不规则抗体，如抗 M、抗 N、抗 P_1、抗 Lewis 等。

二、ABO 亚型鉴定

人类红细胞 A 抗原主要有两种亚血型，即 A_1 和 A_2（构成全部 A 型血液的 99.99%）亚型。二者的红细胞与抗 A 试剂血清反应结果很强。其血清学区别由 B 型人血清或双花扁豆（dolichos biflous）种子提取液制备的抗 A_1 与红细胞的反应确定。A 型红细胞除 A_1 和 A_2 外，时而可见一些与抗 A 呈弱反应、甚至不反应的“弱 A”变异体，一般也称为 A 亚型，国内报道的有 A_3、A_x、A_m 亚型，受控于一些罕见的等位基因，其频率在几千分之一到几万分之一之间。A_3、A_x 和 A_m 亚型的鉴定，主要根据各自的特点相互比较，尚无特定的抗血清加以区别。本试验主要鉴定 A_1 和 A_2 亚型。

（一）标本

静脉抗凝或不抗凝血 1.5 ~2.0ml。配成 5% 红细胞盐水悬液备用。

（二）原理

根据 ABO 血型血清学特点，A 型和 AB 型可分为 A_1、A_2、A_1B 和 A_2B 四种亚型。抗 A 血清中含有抗 A 和抗 A_1 两种抗体，抗 A 抗体可以凝集所有 A 型和 AB 型红细胞，而抗 A 抗体只能与一部分 A 型和 AB 型红细胞反应。据此凡与抗 A_1 血清反应者被指定为 A_1 或 A_1B 亚型；不与抗 A_1 血清反应者指定为 A_2 或 A_2B 亚型。

（三）器材

吸管、小试管、记号笔、台式离心机、显微镜等。

（四）试剂

（1）单克隆或多克隆抗 A_1 试剂。

（2）生理盐水。

（3）A_1 和 A_2 亚型 5% 红细胞盐水悬液。

（五）操作步骤

（1）取两支小试管，一支测定受检者红细胞用，另一支供对照用并标明 A_1 和 A_2。

（2）将单克隆或多克隆抗 A 试剂分别在受检者小试管中和对照小试管的 A_1 和 A_2 中各加 1 滴。

（3）将受检者 5% 红细胞悬液加 1 滴于受检者小试管中。

（4）将对照用 5% A_1 和 A_2 红细胞悬液相应各加 1 滴于小试管的 A_1 和 A_2 中。

（5）摇匀，立即以 1 000r/min 离心 1 分钟。

（6）轻轻摇动，在低倍镜下观察结果。

（六）结果判断

如 A 对照红细胞凝集，而 A_2 对照红细胞不凝集，说明该试验结果可靠。此时如果受检者红细胞凝集者为 A 型，不凝集者为 A_2 型。

（七）注意事项

（1）对其他亚型的鉴定还须做吸收与放散试验来确定，如出现鉴定困难，可采用分子生物学的方法鉴定。

（2）用 A_2 红细胞吸收过的 B 型人血清和双花扁豆种子提取液测定结果，可推测 A_1 和 A_2 细胞是抗原量的变化，而从 A_2 或 A_2B 的人所产生的抗 A_1 观察，A_1 和 A_2 红细胞 A 抗原是质的不同。因此，检查时必须掌握好反应时间。

（3）如 A_1 和 A_2 对照红细胞都凝集或都不凝集，表示抗 A_1 血清不纯或有其他质量问题。

（4）新生儿红细胞 ABO 血型抗原较弱，不宜作 A_1 和 A_2 亚型鉴定。

（八）临床意义

（1）若 A_1 和 A_2 基因共同遗传时，人体的表型为 A_1 亚型，此时 A_2 基因被 A_1 基因所隐蔽。当 A_2 基因与 B 和 O 基因配对时，则人体的表型将为 A_2B 或 A_2 亚型。

(2) 在常规输血试验中，除非 A_2 或 A_2B 亚型人的血清含有抗 A 抗体，患者与供者间的 A_1 或 A_2 亚型不需加以区别。

(3) 只有在 37℃有反应的抗 A_1 亚型，才考虑具有临床意义，因其能造成红细胞与血清试验间的 ABO 定型不符，且亦可引起交叉配血试验不相合。

三、Rh 血型鉴定

Rh 血型系统通过输血或妊娠可产生免疫性抗体，当遇到相应抗原，可致溶血反应或新生儿溶血病。若误诊误治，可导致患者残废或死亡。临床输血时，一般需作 Rh 血型鉴定（Rh blood typing）。

（一）检测原理

Rh 抗原主要有 5 种：C、c、D、E、e。Rh 血型形成的天然抗体极少，主要是免疫抗体。抗－D 抗体是 Rh 血型系统中最常见的抗体。Rh 抗体有完全抗体和不完全抗体两种，完全抗体在机体受抗原刺激初期出现，一般属 IgM 型。机体再次受抗原刺激，则产生不完全抗体，属 IgG 型。Rh 抗体主要是不完全抗体，如用 5 种不完全抗体的血清（抗－D、抗－E、抗－C、抗－c、抗－e）作鉴定，可将 Rh 血型系统分为 18 个型别。在临床上，因 D 抗原的抗原性最强，抗体出现频率高，临床意义又较大，故一般只作 D 抗原的血型鉴定。如仅用抗 D 血清进行鉴定，则凡带有 D 抗原者称为 Rh 阳性，不带 D 抗原者称为 Rh 阴性。

（二）试剂

(1) Rh 抗血清：5 种不完全 Rh 抗血清（IgG）；单克隆 Rh 抗血清（IgM/IgG）。

(2) 5% 受检者红细胞盐水悬液。

(3) 0.067mol/L 磷酸盐缓冲液（pH 5.5）由 0.067mol/L Na_2HPO_4 5ml 加 0.067mol/L KH_2PO_4 95ml 混合而成。

(4) 1% 菠萝蛋白酶（或木瓜酶）溶液，称取菠萝蛋白酶 1.0g，溶解于 0.067mol/L 磷酸盐缓冲液（pH 5.5）100ml 内。

(5) 5% Rh 阳性红细胞和 5% Rh 阴性红细胞悬液各 1 份。

（三）操作

1. 酶法　取小试管（10mm × 60mm）5 支，用蜡笔标记，分别加上述 5 种抗血清各 1 滴，再加 5% 受检者红细胞盐水悬液及 1% 菠萝蛋白酶试剂各 1 滴，混匀，置 37℃水浴中 30min，以肉眼观察凝集反应。

2. 盐水法　取小试管（10mm × 60mm）5 支，蜡笔标记，分别加 5 种单克隆 Rh 抗血清（IgM）各 1 滴，再加入 5% 受检者红细胞各 1 滴，混匀，1 000g，离心 15s 观察结果。

3. 对照管　用蜡笔标记阳性和阴性分别加入抗 D 血清（IgG）1 滴，阳性对照管加 Rh 阳性红细胞 1 滴，阴性对照管加 Rh 阴性红细胞 1 滴，再各加 1% 菠萝蛋白酶溶液 1 滴，置 37℃水浴中 30min，肉眼观察反应结果。

4. 结果判定　如阳性对照管凝集，阴性对照管不凝集，受检管凝集，即表示受检者红细胞上有相应抗原；受检管不凝集，即表示受检红细胞上没有相应抗原。用 5 种抗 Rh 血清的检查结果可能有 18 种表型（表 11－2）。

表 11－2　5 种抗 Rh 血清检查结果判定

与各抗血清的反应					受检者 Rh 表型	Rh 阳性或阴性	
抗 C	抗 c	抗 D	抗 E	抗 e		临床上通称	血清学区分
+	+	+	+	+	CcDEe	Rh 阳性	Rh 阳性
+	−	+	−	+	CCDee	Rh 阳性	Rh 阳性
+	+	+	−	+	CcDee	Rh 阳性	Rh 阳性
+	−	+	+	−	CCDEE	Rh 阳性	Rh 阳性
−	+	+	+	−	ccDEE	Rh 阳性	Rh 阳性
−	+	+	−	+	ccDee	Rh 阳性	Rh 阳性
−	+	+	+	+	ccDEe	Rh 阳性	Rh 阳性
+	−	+	+	+	CCDEe	Rh 阳性	Rh 阳性
+	+	+	+	−	CcDEE	Rh 阳性	Rh 阳性
+	−	−	−	+	CCdee	Rh 阴性	Rh 阳性
−	+	−	+	−	ccdEE	Rh 阴性	Rh 阳性
+	+	−	+	+	CcdEe	Rh 阴性	Rh 阳性
−	+	−	−	+	Ccdee	Rh 阴性	Rh 阳性
−	+	−	+	+	ccdEe	Rh 阴性	Rh 阳性
+	−	−	+	−	CCdEE	Rh 阴性	Rh 阳性
+	−	−	+	+	CCdEe	Rh 阴性	Rh 阳性
+	+	−	+	−	CcdEE	Rh 阴性	Rh 阳性
−	+	−	−	+	ccdee	Rh 阴性	Rh 阴性

（四）注意事项

（1）单克隆 IgM：Rh 抗血清有商品试剂供应，可用盐水介质做凝集试验。抗血清（IgM）1 滴，加 5% 受检者红细胞悬液 1 滴，混合，1 000g 离心 15s，观察凝集反应。

（2）如临床上只要求检查是否为 Rh（D）阳性还是阴性，只需用抗－D 血清进行鉴别。如结果为阴性，则应进一步检查排除弱 D。

（3）在我国汉族人群中，Rh 阳性占 99.66%，Rh 阴性占 0.34%。

（4）阳性对照可取 3 人 O 型红细胞混合配成。阴性对照不易得到。

（5）一般设计方法为正带 AB 型血清 1 滴，加 5% D 阳性红细胞悬液 1 滴和菠萝蛋白酶试剂 1 滴混匀，与受检管一同置 37℃水浴 30min。

（6）Rh 血型鉴定应严格控制温度与时间，因 Rh 抗原、抗体凝集反应时，凝块比较脆弱，观察反应结果时，应轻轻摇动试管，不可用力振摇。

（7）如鉴定结果只与抗－D 血清起反应，而与抗－C，抗－c，抗－E 和抗 e 都不凝集，则受检者为 Rh 缺失型，以－D 表示。

（五）假阳性反应原因分析

（1）试剂中存在具有其他特异性的抗体（指不完全抗－D 抗体），因此，对疑难抗原定型时，建议用不同来源的抗血清同时做两份试验。因为使用两份特异性相同的抗血清得到不一致的结果时，就会使检测人员意识到有进一步试验的必要。

（2）多凝集红细胞与任何成人血清都会发生凝集。

（3）当用未经洗涤的细胞做试验时，试样中的自身凝集和异常蛋白质可能引起假阳性结果。

（4）试剂瓶可能被细菌、外来物质或其他抗血清所污染。

（六）假阴性反应原因分析

（1）搞错抗血清每次试验时应细心核对抗血清瓶子上的标签。

（2）试管中漏加抗血清在加入细胞悬液之前，必须检查试管中有无抗血清。

（3）某种特定的抗血清不能和其相应抗原的变异型起反应。例如，抗 D 血清与弱 D 抗原，红细胞不起凝集；抗 - E 血清可能与 E″红细胞反应微弱，甚至完全无反应。

（4）如某种抗血清含有主要对抗 Rh 复合抗原的抗体，则可能与独立的基因产物的个别抗原不发生反应。这在抗 C 血清最为常见，因为很多抗 - C 血清含有反应性更强的抗 - Ce 成分。如受检者为 CDE/cde，其反应可能明显减弱，或完全不反应。

（5）未遵照抗血清使用说明书做试验，如抗血清和细胞间的比例以及温育的温度和时间不正确。

（6）抗血清保存不妥，试剂中的免疫球蛋白变质。

（袁学华）

第二节　交叉配血实验

交叉配血主要是检查受血者血清中有无破坏供血者红细胞的抗体，故受血者血清加供血者红细胞相配的一管称为“主侧”；供血者血清加受血者红细胞相配的一管称为“次侧”，两者合称交叉配血。

交叉配血试验又称不配合性试验，是确保患者安全输血必不可少的试验，完整的操作规程应包括：①查阅受血者以前的血型检查记录，如与这次检查结果有所不同，应及时分析原因。②对收到的受血者血样应作 ABO 正反定型，必要时作 Rh 血型和其他血型检查以及血型抗体检测和鉴定。③选择预先进行血型检查的合格供血者作交叉配血试验。

一、交叉配血方法

（一）盐水介质交叉配血试验

盐水介质（saline medium）交叉配血试验是用生理盐水作为红细胞抗原和血清抗体之间的反应介质，通过离心来观察抗原抗体反应情况。盐水介质配血试验是最古老的一种配血试验，临床上多与其他能检出不规则抗体的配血试验（如抗球蛋白试验等）联合使用。

本法是目前最常用的配血方法，可以发现临床上最重要的 ABO 不配合性。当受血者和供血者细胞经混合并离心后，如有 ABO 不配合问题，就会很快显示出来，所以常称为“立即离心”（immediate spin）配血试验。本方法简单、快速，不需要特殊条件。ABO 血型交叉配血最常用方法，适用于无输血史或妊娠史患者。但仅用于检查 IgM 血型抗体是否相配，不能检出不相配的 IgG 血型抗体。

1. 标本　受血者不抗凝静脉血 2.0ml，供血者交叉管血 2.0ml。

2. 原理　人类 ABO 血型抗体是以天然 IgM 类血型抗体为主（包括 MN、P 等血型抗体），这种血型抗体在室温盐水介质中与对应的红细胞抗原相遇，出现红细胞凝集反应，或激活补体，导致红细胞膜损伤，出现溶血。进行交叉配血试验时，观察受血者血清与供血者红细胞以及受血者红细胞与供血者血清之间有无凝集和溶血现象，判断供、受者之间有无 ABO 血型不相合的情况。

3. 器材　试管架、小试管、塑料吸管、离心机、显微镜、载玻片、记号笔等。

4. 试剂

（1）0.9% 生理盐水。

（2）5% 红细胞生理盐水悬液取洗涤后压积红细胞 1 滴，加入生理盐水 8 滴，此时是约为 10% 的红细胞悬液。取此悬液 1 滴，加入生理盐水 5 滴，即为 5% 红细胞生理盐水悬液。

5. 操作步骤

（1）取受血者和供血者的血液标本，以 3 000r/min 离心 3min，分离上层受、供者血清，并将压积红细胞制成 5% 受、供者红细胞生理盐水悬液。

（2）受血者血清标记为 Ps（patient serum），供血者血清标记为 Ds（donor serum）。

（3）受血者 5% 红细胞生理盐水悬液标记为 Pc（patient cell），供血者 5% 红细胞生理盐水悬液标记为 Dc（donor cell）。

（4）取 2 支小试管，分别标明主、次，即主侧配血管和次侧配血管。主侧配血——受者血清 + 供者红细胞（ps 2 滴 + Dc 1 滴），次侧配血——受者红细胞 + 供者血清（Pc1 滴 + Ds 2 滴）

（5）混匀，以 1 000r/min 离心 1min。

（6）小心取出试管后，肉眼观察上清液有无溶血现象，再轻轻摇动试管，直至红细胞成为均匀的混悬液。

（7）取载玻片一张，用两根吸管分别从主侧管和次侧管内吸取红细胞悬液 1 滴于载玻片两侧，用显微镜观察结果。

6. 结果判断　ABO 同型配血，主侧和次侧均无溶血及凝集反应表示配血相合，可以输用。任何一侧凝集、溶血或两侧均凝集、溶血为配血不合，禁忌输血。

7. 注意事项

（1）配血前严格查对患者姓名、性别、年龄、科别、床号及血型，确保标本准确无误，同时，要复检受血者和供血者的 ABO 血型是否相符。

（2）配血试管中发生溶血现象是配血不合，表明有抗原抗体反应，同时还有补体参与，必须高度重视。

（3）试验中，每次滴加不同人血清或红细胞时，都应当更换吸管，或将吸管放置在生理盐水中反复洗涤 3 次，防止血清中抗体拖带，影响试验结果。

（4）红细胞加入血清以后，立即离心并观察结果，不宜在室温下放置，以免影响试验结果。

（5）观察结果时，如果存在纤维蛋白时，可以去除纤维蛋白块，主要观察混合液中有无凝集。

（6）室温控制在（22 ±2）℃，防止冷抗体引起凝集反应，影响配血结果的判断。

（7）患者一次接受大量输血（10 个以上献血者），则献血者之间亦应进行交叉配血试验。

（8）盐水介质配血试验操作简单，是最常用的配血方法，可以发现最重要的 ABO 血型不合。但只能检出不相合的 IgM 类完全抗体，而不能检出 IgG 类免疫性的不完全抗体。对有输血史（特别是有过输血反应的患者）、妊娠、免疫性疾病史和器官移植史等患者，必须增加另外一种可以检测 IgG 类抗体的方法，保证输血安全。

（二）酶介质交叉配血试验

酶介质（enzymes medium）交叉配血试验既能检出不相合的完全抗体，又能检出不相合的不完全抗体。从而使 ABO 系统抗体以外其他血型系统的绝大多数 IgG 类抗体得以检出，提高了输血的安全性。本法敏感性高，对 Rh 血型抗体的检出尤为显著，操作简便，试剂也容易购到，故一般实验室均应建立。

1. 标本　受血者不抗凝静脉血 2.0ml，供血者交叉管血 2.0ml。

2. 原理　蛋白水解酶（木瓜酶或菠萝蛋白酶等）可以破坏红细胞表面带负电荷的唾液酸，使红细胞失去产生相互排斥的负电荷，导致红细胞表面的 Zeta 电势减小、排斥力减弱、距离缩短。同时酶还可以改变红细胞表面的部分结构，使某些隐蔽的抗原暴露出来。这样，IgG 类抗体可与经过酶处理的红细胞在盐水介质中发生凝集。

3. 器材　试管架、小试管、吸管、离心机、显微镜、载玻片、37°C 水浴箱、记号笔等。

4. 试剂

（1）生理盐水。

（2）1% 木瓜酶或 0.5% 菠萝蛋白酶。

（3）5% 不完全抗 D 致敏的 Rh 阳性红细胞悬液。

（4）5% O 型红细胞生理盐水悬液。

（5）抗球蛋白血清试剂。

5. 操作步骤

（1）取受血者和供血者的血液标本，以 3 000r/min 离心 3min，分离上层受、供者血清，并将压积红细胞制成 5% 受、供者红细胞生理盐水悬液。

（2）取 6 支小试管，分别标明主侧管、次侧管、阳性对照管、阴性对照管、盐水对照 1 管和 2 管。

（3）主侧管加受血者血清和供血者 5% 红细胞盐水悬液各 1 滴；次侧管加供血者血清和受血者 5% 红细胞盐水悬液各 1 滴，主、次侧管各加 1% 木瓜酶或 0.5% 菠萝蛋白酶 1 滴。

（4）阳性对照管加 5% 不完全抗 D 致敏的 Rh 阳性红细胞悬液 1 滴和抗球蛋白血清 1 滴；阴性对照管加 5% O 型红细胞盐水悬液 1 滴和抗球蛋白血清 1 滴；盐水对照 1 管加供血者 5% 红细胞盐水悬液 1 滴和等渗盐水 1 滴；盐水对照 2 管加受血者 5% 红细胞盐水悬液 1 滴和等渗盐水 1 滴。

（5）混匀，置 37°C 水浴中孵育 15min。

（6）以 1 000r/min 离心 1min，先用肉眼观察，再用显微镜确证，并记录结果。

6. 结果判断　轻轻转动试管观察结果，如阳性对照管凝集，阴性对照管和盐水对照管不凝集，主、次侧管均不凝集，表明配血相合，可以输用。

7. 注意事项

（1）1%木瓜酶或0.5%菠萝蛋白酶应用液4℃可保存一周，用完后立即放回冰箱。

（2）红细胞经蛋白酶修饰后可以改变红细胞悬液的物理性质，在交叉配血试验中可以出现非特异性自身凝集，因此必须做阳性对照、阴性对照和自身盐水对照。

（3）样本和试剂加完后，也可置37℃水浴中孵育30min，不必离心，直接观察结果。

（4）酶介质交叉配血试验敏感性高，对Rh血型抗体的检出尤为显著。但由于木瓜酶或菠萝蛋白酶不能检出MNS和Duffy血型系统中的某些抗体，存在输血安全隐患，而且酶会产生非特异性凝集，可得到假阳性或假阴性结果，因此目前临床上很少使用此试验。

（三）抗球蛋白介质交叉配血试验

抗球蛋白介质（antiglobulin medium）交叉配血试验主要检测IgG类性质的不完全抗体，避免因ABO以外的血型抗体引起的输血反应。本法是检查不完全抗体最可靠的方法，操作步骤较繁琐，时间长。适用于特殊需要的情况。

1. 标本　受血者不抗凝静脉血2.0ml，供血者交叉管血2.0ml。

2. 原理　IgG类抗体相邻两个结合抗原的Fab片段最大距离是14nm，而在盐水介质中的红细胞间的距离约为25nm，所以IgG抗体不能在盐水介质里与相应的红细胞发生凝集，仅使红细胞处于致敏状态。由于抗人球蛋白试剂是马或兔抗人球蛋白抗体，可与致敏在红细胞膜上的IgG型血型抗体结合反应，经抗球蛋白抗体的“搭桥”作用，使二者结合，出现红细胞凝集现象。因此，为了检出IgG类性质的不完全抗体，需要使用抗球蛋白交叉配血试验。

3. 器材　试管架、小试管、记号笔、塑料吸管、载玻片、离心机、37℃水浴箱、显微镜等。

4. 试剂

（1）生理盐水。

（2）多特异性抗球蛋白血清（IgG，C_{3d}）。

（3）人源性IgG型抗D血清。

（4）AB型血清。

（5）O型RhD阳性红细胞。

5. 操作步骤

（1）取受血者和供血者的血液标本，以3 000r/min离心3min，分离上层受、供者血清，并将压积红细胞制成5%受、供者红细胞生理盐水悬液。

（2）取2支小试管，分别标明主侧和次侧，主侧管加受血者血清2滴和供血者5%红细胞盐水悬液1滴，次侧管加供血者血清2滴和受血者5%红细胞盐水悬液1滴。

（3）阳性对照管加5%人源性IgG型抗D致敏的RhD阳性红细胞悬液1滴。

（4）阴性对照管加正常人AB型血清作为稀释剂的5% RhD阳性红细胞悬液1滴。

（5）盐水对照1管加供血者5%红细胞盐水悬液1滴和生理盐水1滴；盐水对照2管加受血者5%红细胞盐水悬液1滴和生理盐水1滴。

（6）各试管轻轻混匀，置37℃水浴箱中致敏1小时后，取出用生理盐水离心洗涤3次，倾去上清液（阳性对照管不必洗涤）。

（7）加多特异性抗球蛋白血清1滴，混匀，1 000r/min离心1min，取出后轻轻转动试管，先用肉眼观察结果，再用显微镜确证。

6. 结果判断 阳性对照管红细胞凝集，阴性对照管红细胞不凝集；受血者、供血者盐水对照管不凝集；主、次侧管红细胞均不凝集，表明配血相合，可以输用。阳性对照管红细胞凝集，阴性对照管红细胞不凝集；受血者、供血者盐水对照管不凝集；主、次侧管红细胞一管或两管凝集，表明配血不相合，禁忌输血。

7. 注意事项

（1）抗球蛋白介质交叉配血试验是检查不完全抗体最可靠的方法，该方法还可以克服因血浆蛋白或纤维蛋白原增高对正常配血的干扰。但操作烦琐，耗时较多，仅用于特殊需要的检查。

（2）如果阳性对照管红细胞凝集，阴性对照管红细胞不凝集，但盐水对照管凝集，表明反应系统有问题，试验结果不可信，应当分析原因，重新试验。

（3）为了除去红细胞悬液中混杂的血清蛋白，以防止假阴性结果，受、供者的红细胞一定要用生理盐水洗涤3次。

（4）如果试验结果阴性，要对该试验进行核实。可以在试验结束后，在主侧和次侧管中各加入1滴IgG型抗D致敏的O型红细胞，离心后应当出现红细胞凝集现象，表示试管内的抗球蛋白试剂未被消耗，阴性结果可靠；如果没有出现红细胞凝集则表示交叉配血结果无效，必须重新试验。

（5）抗球蛋白试剂应按说明书最适稀释度使用，否则，可产生前带或后带现象而误认为阴性结果。

（6）红细胞上吸附抗体太少或Coomb′s试验阴性的自身免疫性溶血性贫血患者，直接抗球蛋白试验可呈假阴性反应。

（7）全凝集或冷凝集血液标本及脐血标本中含有Wharton胶且洗涤不充分、血液标本中有很多网织红细胞且抗球蛋白试剂中含有抗转铁蛋白时，均可使红细胞发生凝集。

（8）如需了解体内致敏红细胞的免疫球蛋白类型，则可分别以抗IgG、抗IgM或抗C_3单价抗球蛋白试剂进行试验。

（四）聚凝胺介质交叉配血试验

本法快速、高度灵敏，结果可靠，能检测IgM、IgG等引起溶血性输血反应的几乎所用的规则和不规则抗体，适合各类患者的交叉配血，也可应用于血型检查、抗体测定、抗体鉴定，应用广泛。但该法操作要求较高，漏检Kell系统的抗体。

1. 标本 受血者静脉血2.0ml，供血者交叉管血2.0ml。

2. 原理 聚凝胺是带有高价阳离子的多聚季铵盐（$C_{13}H_{30}Br_2N_2$）x，溶解后能产生很多正电荷，可以大量中和红细胞表面的负电荷，减弱红细胞之间的排斥力，使红细胞彼此间的距离缩小，出现正常红细胞可逆性的非特异性凝集；低离子强度溶液降低了红细胞的Zeta，电位，进一步增加抗原抗体间的引力，增强了血型抗体凝集红细胞的能力。当血清中存在IgM或IgG类血型抗体时，在上述条件下，与红细胞紧密结合，出现特异性的凝集，此时加入枸橼酸盐解聚液以消除聚凝胺的正电荷，由IgM或IgG类血型抗体与红细胞产生的凝集不会散开，如血清中不存在IgM或IgG类血型抗体，加入解聚液可使非特异凝集解散。

3. 器材 试管架、小试管、塑料吸管、载玻片、记号笔、离心机、显微镜等。

4. 试剂

(1) 低离子强度液（low ion strength solution，LISS 液）。

(2) 聚凝胺液（polybrene solution）。

(3) 解聚液（resupension solution）。

5. 操作步骤

(1) 取受血者和供血者的血液标本，以 3 000r/min 离心 3min，分离上层受、供者血清或血浆，并将压积红细胞制成 5% 受、供者红细胞生理盐水悬液。

(2) 取 2 支小试管，标明主、次侧，主侧管加患者血清（血浆）2 滴，加供血者 5% 红细胞悬液（洗涤或不洗涤均可）1 滴，次侧管反之。

(3) 每管各加 LISS 液 0.7ml，混合均匀，室温孵育 1min。

(4) 每管各加聚凝胺液 2 滴，混合均匀后静置 15s。

(5) 以 3 400r/min 离心 15s，然后把上清液倒掉，不要沥干，让管底残留约 0.1ml 液体。

(6) 轻轻摇动试管，目测红细胞有无凝集，如无凝集，必须重做；如有凝集，则进行下一步。

(7) 加入解聚液 2 滴，轻轻转动试管混合并同时观察结果。如果在 30 秒内凝集解开，表示聚凝胺引起的非特异性聚集，配血结果相合；如凝集不散开，则为红细胞抗原抗体结合的特异性反应，配血结果不合。

(8) 当上述结果反应可疑时，可取载玻片一张，用吸管取红细胞悬液 1 滴于载玻片上，用显微镜观察结果。

6. 结果判断　如主侧管和次侧管内红细胞凝集散开，则为聚凝胺引起的非特异性反应，表示配血相合，可以输用。如主侧管和次侧管或单独一侧管内红细胞凝集不散开，则为抗原抗体结合的特异性反应，表示配血不相合，禁忌输血。

7. 注意事项

(1) 若受血者用血量大，需要 10 个献血员以上时，献血员间也要进行交叉配血。

(2) 溶血标本不能用于交叉配血，因为配血试管中发生溶血现象，表明有抗原抗体反应，同时还有补体参与，是配血不合的严重情况。

(3) 血清中存在冷凝集素时，可影响配血结果的判断。此时可在最后滴加解聚液时，将试管立即放入 37℃ 水浴中，轻轻转动试管，并在 30s 内观察结果。

(4) 聚凝胺介质交叉配血试验中，可以用 EDTA 的血浆标本代替血清使用。

(5) 当解聚液加入以后，应尽快观察结果，以免反应减弱或消失。

(6) 聚凝胺是一种抗肝素试剂，若患者血液标本中含有肝素，如血液透析患者，须多加几滴聚凝胺液以中和肝素。

（五）微柱凝胶介质交叉配血试验

微柱凝胶介质（micro column agglutination medium）交叉配血是基于游离的红细胞和凝集红细胞是否能通过特殊结构的凝胶介质，从而使不同状态的细胞得以分离这一原理进行的。该技术实质上是一种在微柱管中利用凝胶介质经过改良的血凝反应。

1. 标本　受血者静脉血 2.0ml，供血者交叉管血 2.0ml。

2. 原理　将适量献血者红细胞和受血者血清、受血者红细胞和献血者血清加入微柱凝胶孔内，放 37℃ 孵育器中孵育后，如果血清中存在针对红细胞抗原的血型抗体（无论是

IgM 型或 IgG 型红细胞血型抗体）时，离心后，发生红细胞凝集，形成红细胞凝集团块，凝胶柱中的凝胶具有分子筛作用，阻止凝集的红细胞下沉，留在凝胶的表面或胶中。如果血清中不存在针对红细胞抗原的血型抗体，经过孵育、离心后，红细胞仍然以单个分散形式存在，沉于微柱凝胶的底部。

3. 器材 试管架、小试管、吸管、台式离心机、加样器（0～50μl）、微柱凝胶离心机、37℃微柱凝胶孵育器等。

4. 试剂

（1）微柱凝胶检测卡（每管除含凝胶外，已加抗球蛋白抗体）。

（2）生理盐水。

5. 操作步骤

（1）取受血者和供血者的血液标本，以 3 000r/min 离心 3min，分离上层受、供者血清或血浆，并制成 0.8% 受、供者红细胞生理盐水悬液。

（2）取出微柱凝胶卡，除去铝箔，分别标明主孔和次孔。

（3）主孔中（主侧）加入 50μl 10.8% 供血者红细胞，25μl 受血者血浆或血清。

（4）次孔中（次侧）加入 50μl 10.8% 受血者红细胞，25μl 供血者血浆或血清。

（5）加样后的微柱凝胶卡，置 37℃微柱凝胶孵育器中 15min。

（6）将卡放入微柱凝胶离心机中，以 1 000r/min，离心 10min，取出卡肉眼观察结果。

6. 结果判断 配血不符：主侧和次侧孔内红细胞与相应血浆或血清发生凝集，在离心后抗原抗体复合物悬浮在凝胶表面或胶中。

配血相符：主侧和次侧孔红细胞与相应血浆或血清没有凝集，在离心后红细胞沉于微柱的底部。

7. 注意事项

（1）微柱凝胶卡必须保存在室温下，实验前，要将微柱凝胶卡空卡放入微柱凝胶离心机中，以 1 000r/min，离心 1min，避免卡中的凝胶在运输途中产生胶质不均匀、胶面不整齐或气泡等。

（2）微柱凝胶介质交叉配血试验，可一次性检出 IgM 型和 IgG 型红细胞血型抗体，因此在临床输血实际使用时，可以省去盐水介质交叉配血试验。

（3）不要将微柱凝胶试剂卡长期保存 4℃，在此温度下，试剂卡中液体蒸发凝集于封口铝箔下，胶易干涸，应将试剂卡保存在 18～22℃。

（4）封口已损坏，管中液体干涸或有气泡的微柱凝胶试剂卡不能使用。

（5）配血标本要新鲜（3d 以内），不能被细菌污染，否则会出现假阳性反应。

（6）血清标本必须充分去纤维蛋白，否则标本中纤维蛋白在微柱凝胶中析出，阻碍阴性红细胞沉淀，呈假阳性反应。

（7）如果使用的标本是血浆，一定要用标准的含抗凝剂的标本管采集，否则血浆中纤维蛋白在微柱离心时析出，阻挡分散的红细胞下降，出现假阳性。

（8）微柱凝胶卡中出现溶血现象，强烈提示为红细胞抗原抗体阳性反应，也不排除其他因素所致溶血，故对标本一定要认真分析。

（9）微柱凝胶介质交叉配血试验操作简单、结果稳定、灵敏度高、重复性好、可标准化、可自动化、使用安全。

8. 微柱凝胶全自动配血系统操作步骤

（1）接通电源，打开全自动配血系统 WADiana 的开关。

（2）双击操作系统图标（即小黑人图标），进入自动系统。

（3）初始化 1min 后，单击黑色箭头，出现对话框（提示请清空废卡盒），单击确定。

（4）出现 test 菜单栏，在当前界面 test 的右边点击下拉键，选择实验名称：crossmatch（交叉配血）。

（5）对话框提示：请将前一个患者的献血员试管与下一个患者试管之间空一个试管位，单击确定。

（6）样品栏（samples）出现样品及试剂反应盘。

（7）样品盘图示的相应位置（从 1 号到 48 号）双击，出现对话框。

（8）按照提示输入患者 ID 号，选择试管直径，单击绿色箭头（即 OK 键）。再次输入，确定。

（9）按照步骤 6 ~ 8 输入所有的样本号（输入样本时前一个患者的献血员试管与下一个患者试管之间空一个试管位）。

（10）所有样本输入完毕，单击当前界面的黑色小人（自动配置实验）。

（11）单击凝胶卡（cards）栏按照提示放卡（diana gel coombs 卡），单击 reagents（试剂）栏按照提示放好试剂（D_{112}），试剂量要达到要求（放置实验用品前单击开门图标）。

（12）试剂放好后，关门，再次检查所有用品是否放好，单击当前界面的绿色箭头（运行实验）。

（13）当凝胶卡被拿去离心时，再次出现操作图标，可以按照 3 ~ 12 步骤操作，进行新的实验。

（14）所有实验结束后，双击判读图标，单击眼睛图标，选择批次，进行结果判读。

（15）双击打印图标，选择打印模式，打印报告存档。

二、临床意义

交叉配血试验是输血前必做的红细胞系统的配合性试验，是保证输血安全的关键措施和根本性保证。

1. 验证血型　进一步验证受血者与供血者血型鉴定是否正确，以避免血型鉴定错误而导致的输血后严重溶血反应。

2. 发现 ABO 血型系统抗体　含有抗 A_1 和抗 A_2 型的血清，与 A_1 型红细胞配血时，可出现凝集。

3. 发现 ABO 血型以外的不规则抗体　虽然 ABO 血型相同，但 Rh 或其他血型不同，同样可引起严重溶血性输血反应。特别是不进行 Rh 和其他稀有血型的鉴定，可通过交叉配血发现血型不同和免疫性抗体存在。

三、质量控制

1. 配血前质量控制

（1）严格查对制度：仔细核对标本上的标签和申请单的有关内容，防止配血错误。

（2）试剂：试剂质量性能应符合商品合格试剂的要求，有效期内使用，严防细菌污染。试验结束后应放冰箱保存，注意保存温度。

（3）器材的要求：①各种器材要清洁、干燥，防止溶血。为防止交叉污染，试管、滴管均应一次性使用。②微柱凝胶血型卡法产品质量符合要求，注意保存温度，有效期内使用，使用微柱凝胶血型卡专用水平离心机。

（4）标本：①标本新鲜，符合要求，防止污染，不能溶血。②红细胞浓度按要求配对，血浆成分可能影响鉴定结果，要用盐水洗涤 3 次红细胞，防止血浆中血型物质中和抗体。③新近或反复多次输血或妊娠可以引起意外抗体出现，若对患者输血史或妊娠史不明，标本应在 48h 内抽取。

（5）检验人员：检验人员应认真、负责、仔细工作。

2. 配血过程质量控制　按要求建立 SOP 文件，严格按操作程序操作。

（1）标记：标记准确清楚。

（2）加标本、试剂：标本和试剂比例要适当，加量准确，注意加入顺序；血型试剂从冰箱取出应待其平衡至室温后再使用。用后应尽快放回冰箱保存。

（3）时间和温度：严格控制反应时间和温度。

（4）离心：离心时间、速度按要求，严格控制。微柱凝胶配血卡法，最好使用微柱凝胶配血卡专用水平离心机。

（5）观察结果：观察结果认真仔细，应注意红细胞呈特异性凝集、继发性凝固的区别，弱凝集要用显微镜证实。

3. 配血后质量控制

（1）配血试管中发生溶血现象是配血不合，必须高度重视，如主侧试管凝集，应禁止输血，必须查找原因。

（2）登记结果和填发报告要仔细正规，查对无误后，才能发报告。

（3）配血后，应将患者和献血者的全部标本置冰箱内保存，保存至血液输完后至少 7d，以备复查。

（4）盐水配血阴性，应加用酶法、抗球蛋白配血等方法进行交叉配血。

（5）为确保输血安全应输同型血，交叉配血时血型相合可以输血。在患者输血过程中要主动与医师、护士取得联系，了解有无输血反应。如发生输血反应，应立即停止输血，查找原因。

（袁学华）

第三节　血小板血型抗原

血小板表面的血型抗原，在自身免疫、同种免疫和药物诱导的血小板免疫反应中起重要作用。血小板血型抗原主要有两大类，即：血小板相关抗原和血小板特异性抗原。血小板表面存在的与其他细胞或组织共有的抗原，称为血小板相关抗原（plateletassociated antigen），又称血小板非特异性抗原或血小板共有抗原，包括组织相容性抗原（HLA）和红细胞血型系统相关抗原，如 ABO、Lewis、I、P 等血型抗原。通常将血小板表面由血小板特有的抗原决定簇组成，表现出血小板独特的遗传多态性，并且不存在于其他细胞和组织上的抗原称为血小板特异性抗原，即人类血小板抗原（human platelet antigen，HPA）。血小板特异性抗原是构成血小板膜结构的一部分，是位于血小板膜糖蛋白（gly-copmtein，GP）上的抗原表位。

一、血小板相关抗原

（一）红细胞血型抗原

血小板上的ABH抗原物质，包括机体所产生的以及由血浆中黏附在血小板表面的两类抗原构成。这些抗原物质在不同的机体血小板表面的含量有极大的差异。部分非O型个体血小板膜上有着极高水平的A或B物质，其血清中的糖基转移酶有较高水平表达。在ABO血型非配合输注时，O型受者的高滴度IgG抗-A、抗-B可以与A或B型血小板表面的抗原物质作用，导致血小板输注无效。在A或B血型抗原高表达的血小板，比较容易导致O型受血者的血小板输注无效。在ABO次侧不相容的血小板输注（如O型血小板输注至A型受者），由于抗-A可能和受者血清中的可溶性A物质结合形成抗原-抗体复合物，后者可以通过Fc受体结合至血小板表面，加速血小板的破坏。因此，目前普遍推荐血小板应该ABO血型同型输注。尽管其他红细胞血型抗原物质（Lea、Leb、I、i、P、Pk）也可以在血小板表面表达，没有证据显示这些物质可以导致血小板输注后在体内的寿命缩短。

（二）HLA系统血型抗原

血小板表面存在HLA-A、HLA-B和HLA-C位点等HLA-Ⅰ类抗原，迄今未发现血小板表面存在HLA-DR、HLA-DP和HLA-DQ等Ⅱ类抗原。血小板上的大部分HLA抗原是内源生成的完整膜蛋白，较少量可从血浆中吸附。多种因素可以影响多次血液输注后HLA抗体产生的可能性，这些因素对于多次接受血小板输注的患者来说有重要的临床意义。人们发现，在广泛使用去白细胞措施以前，第一次接触血小板制品后10天或第二次（先前接受过输血或妊娠）接触后的4天，就可以产生HLA同种免疫性抗体，其产生率在18%～50%。输注相关的HLA同种免疫抗体的产生，与基础疾病、免疫抑制剂的使用以及制品中是否含有足量的白细胞等因素有关。供体的白细胞含有HLA-Ⅰ、Ⅱ类抗原，对于制品输注后的HLA的初期同种免疫起着重要作用。HIA抗体可以导致输入血小板的破坏。

二、血小板特异性抗原

血小板特异性抗原是构成血小板膜结构的一部分，是位于血小板膜糖蛋白（glycoprotein，GP）上的抗原表位。至少5种糖蛋白［GPⅠa，Ⅰb（α和β），Ⅱb，Ⅲa，and CD109］具有多态性并与同种免疫有关。3%～5%的亚洲人和黑种人缺乏第6种血小板糖蛋白（GPⅣ，CD36），在输血或妊娠后可以导致对该种糖蛋白的致敏。迄今，已经有23种血小板抗原被报道，包括在血小板糖蛋白结构上的位置、血小板表面的抗原密度、编码抗原的DNA多态性均已阐明。最新的研究发现，血小板特异性抗原并非为血小板特有，一些特异性抗原也分布于其他细胞上，如HPA-1和HPA-4也存在于内皮细胞、成纤维细胞、平滑肌细胞上，HPA-5存在于长效活化的T淋巴细胞和内皮细胞上等。

血小板特异性抗原系统按发现时间顺序排列如下：Duzo、Pl^A（Zw）、Pl^E、Ko（Sib）、Bak（Lek）、Yuk（Pen）、Br（Hc、zav）、PL^T、Nak、Gov、Sr 等。1990 年国际血液学标准化委员会/国际输血协会（ICSH/ISBT）血小板血清学研讨会统一了血小板特异性抗原系统国际命名方法：①血小板特异性同种抗原系统一律命名为人类血小板抗原系统（HPA）。②不同的抗原系统按发现顺序用数字编号。③对偶抗原按其在人群中的频率由高到低，用字母命名，高的为 a，低的为 b。④今后发现新的 HPA 系统，须经该工作会议（workshop）批准，方能取得正式国际命名。

1990 年被国际输血协会确认的血小板特异性抗原有 5 个系统共 10 种抗原，正式命名为 HPA－1～HPA－5。2003 年国际输血协会（ISBT）和国际血栓与止血协会（ISTH）在 1990 年命名的基础上，对血小板抗原系统的命名进一步完善。至今被 ISBT 确认的血小板特异性抗原已有 22 个，其中 12 个抗原归入 6 个。HPA 系统（HPA－1、HPA－2、HPA－3、HPA－4、HPA－5、HPA－15），各包括 2 个对偶抗原；其余 10 个抗原仅通过同种抗体鉴定到相应的抗原，未发现其对偶抗原。在已知其分子机制的 22 个血小板抗原中，其基因多态性大多是由于相应血小板膜糖蛋白结构基因中的单核苷酸多态性（SNP）引起，而致相应位置的单个氨基酸变异所致，唯一的例外是 HPA－14bw（由 3 个核苷酸缺失导致 1 个氨基酸残基缺失）。

（一）HPA－1 血型系统（Pl^A、Zw 系统）

HPA－1 是最早被人们认识且具临床意义的血小板同种特异性抗原，定位于 GPⅢa 分子上。GPⅢa 多肽链上第 33 位氨基酸的变化（Leu33Pro）决定了 HPA－1a/HPA－1b 的特异性，这一特异性是由 HPA cDNA 链上 T176C 多态性决定的。HPA－1a 与 HPA－1b 的基因频率，在白种人中分别为 89% 和 11%，在中国汉族人中分别为 99.6% 和 0.4%，中国汉族人 HPA－1a 的基因频率明显高于白种人。HPA－1 特异性抗体与输血后紫癜综合征以及大多数新生儿同种免疫性血小板减少性紫癜有关。

（二）HPA－2 血型系统（Ko、Sib 系统）

血小板特异性抗原 Ko 是由 van der Weer dt 等（1962 年）发现的。Saji（1989 年）发现的在日本人中引起血小板输注无效的 Sib^a 抗原，现已证实与 Ko^a 特异性相同。Ko 抗原定位于 GPⅠα 链上，抗－Ko 多为 IgM 型抗体，可直接使血小板凝集。KC^a 为低频等位基因，基因频率为 7%～9%（白种人）；而 Ko^b 为高频等位基因，基因频率为 91%～93%（白种人），中国汉族人与白种人的 HPA－2 基因频率相差不大。HPA cDNA C482T 核苷酸的突变导致 GPⅠbα 多肽链 Thr145Met 转变，产生 HPA－2a 和 HPA－2b 抗原。

（三）HPA－3 血型系统（Bak、Lek 系统）

HPA－3 的抗原决定簇位于 GPⅡb，是由于单核苷酸 T2621G 变异引起多肽链 Ile843Ser 的转变，产生 HPA－3a 和 HPA－3b 抗原。Bak 是由 von dem Borne（1980 年）在荷兰人中发现的，发现的第一例抗－Bak^a 引起了新生儿血小板减少症。MeGrath 等（1989 年）报道抗－Bakb 也与新生儿血小板减少有关，家系调查证实 Bak^a 和 Bak^b 呈等位基因分布。Boizard 等（1984 年）报道的血小板抗原 Lek^a 与 Bak^b 特异性相同。

（四）HPA－4 血型系统（Pen、Yuk 系统）

HPA－4 的抗原决定簇位于血小板膜糖蛋白 GPⅢa，单核苷酸 G506A 变异引起多肽链

Arg143Gln 的转变，产生 HPA－4a 和 HPA－4b 抗原。抗原 Pen 是由 Friedman 等（1985 年）报道的，相应的同种抗体发现于患新生儿血小板减少症孩子的母体血清中。Shibata 等（1986 年）报道，Yuk^a 引起 2 例新生儿血小板减少症，同年又报道 Yuk^a/Yuk^b 为一个新的血小板血型抗原系统，后来证实 Yuk^b 与 Pen^a 的特异性相同。

（五）HPA－5 血型系统（Br、He、Zav 系统）

HPA－5 抗原定位于 GPⅠa，HPA－5 系统抗原的特异性在于 eDNA G1600A 多态性引起 Glu505Lys 替换。Br^a 抗原是由 Kiefel 等（1988 年）报道的，后来证实 Br^a 与 Woods 等（1989 年）报道的 Hc^a 和 Smith 等（1989 年）报道的 Zav^a 抗原特异性相同，在淋巴细胞上也有表达，并统一命名为 HPA－5 系统。

（六）HPA－15 血型系统（Gov 系统）

HPA－15 系统抗原的特异性在于 cDNA C2108T 多态性引起 Ser703Tyr 替换，进一步的实验显示相应的抗原位于 CD109 糖蛋白上。Gov^a 及其对偶抗原 Gov^b 是由 Kehon 等（1990 年）报道的，在一个多次输血的肾移植患者血清中发现了抗－Gov^a，导致血小板输注无效；在另一例子宫出血异常多次输血的患者血清中发现了抗－Gov^b，也导致血小板输注无效。

（七）其他 HPA 血型抗原

1. HPA－6w 血型（Tu、Ca）　KeKomöki 等（1993 年）在 GPⅢa 上发现一个低频抗原，命名为 Tu^b（HPA－6bw），它与 McFarland 等（1993 年）发现的 Ca^a 抗原特异性相同。HPA－6w 系统的多态性位于 GPⅢa 的 Arg489Gln 上，是由其 cDNA 的 G1544A 突变引起。

2. HPA－7w 血型（Mo）　位于 GPⅢa 上，其多态性的产生在于 cDNA 的 C1297G 突变，导致氨基酸 Pro407Ala 的替换。

3. HPA－8w 血型（sr）　Sr^a（HPA－8bw）位于 GPⅢa 上，多态性的产生在于 CDNA 的 C1984T 突变，导致氨基酸 Arg636Cys 的替换。

4. HPA－9w 血型（Max）　HPA－9w 抗原位于 GPⅡb 上，Max^a 是低频抗原，多态性的产生在于 cDNA 的 G2602A 突变，导致氨基酸 Val837Met 的替换。

5. HPA－10w 血型（La）　HPA－10w 抗原位于 GPⅢa 上，多态性的产生在于 cDNA 的 G263A 突变，导致氨基酸 Arg62Gln 的替换。

6. HPA－11w 血型（Gro）　HPA－11w 抗原也位于 GPⅢa 上，多态性的产生在于 cDNA 的 G1976A 突变，导致氨基酸 Arg633His 的替换。

7. HPA－12w 血型（Iy）　HPA－12w 抗原位于 GPⅠbβ/Ⅸ上，Iy 是低频抗原，多态性的产生在于 cDNA 的 G119A 突变，导致氨基酸 Gly15Glu 的替换。

8. HPA－13w 血型（Sit）　HPA－13w 抗原位于 GPⅠa 上，多态性的产生在于 cDNA 的 C2483T 突变，导致氨基酸 Thr799Met 的替换。

9. HPA－14w 血型（Oe）　HPA－14w 抗原位于 GPⅢa 上，多态性的产生在于 cDNA 的 1909～1911 缺失 AAG，导致氨基酸 611Lys 缺失。

10. HPA－16w 血型（Duv）　HPA－16w 抗原位于 GPⅢa 上，多态性的产生在于 cDNA 的 C497T 突变，导致氨基酸 Thr140Ile 的替换。另外，曾经报道的血小板抗原尚有 Mou^a 尚未被定位，其等位基因结构多态性和蛋白结构多态性也尚不了解，故暂时未被归入 HPA 命名法。

（王晓芳）

第四节 血小板血型的临床应用

一、血小板输注无效

多次接受输注的血小板减少症患者有可能出现输注后血小板上升低于预期值，血液系统恶性肿瘤的患者比较容易出现这种情况。判定血小板输注的效果可以通过校正的血小板上升数（corretted count increment，CCI）或血小板输注后的回收率来衡量。一般认为，当两次连续的血小板输注后，1hCCI 低于 5 000m²/μl，可以视为血小板输注无效。

CCI = 体表面积（m²）×血小板上升数×10¹¹输入的血小板数

（一）血小板输注无效的种类

血小板输注无效通常由免疫性和非免疫性因素所导致。

1. 免疫因素导致血小板输注无效　反复输注血小板，可以导致受者体内产生针对 HLA 和 HPA 的血小板同种抗体。HLA 致敏是最常见的血小板输注无效的免疫因素，HLA 的抗原性较强，输血 10 次以上抗体的阳性率可达 30% ~85%；通过在接受输注患者体内测得显著升高的抗 HLA - Ⅰ类抗体的含量，可以明确诊断。用群体反应抗体（panel reactive antibody，PRA）可以反映受者对输入的血小板产生细胞毒抗体，后者可以导致血小板被破坏。一般认为，对于随机血小板 PRA 达到 20%，即可认为血小板输注无效由同种免疫所导致。血小板抗体与输入的血小板反应，导致血小板减少，患者可以出现畏寒、发热等症状。

2. 非免疫因素导致血小板输注无效　非免疫因素如弥散性血管内凝血（disseminated intravascular coagulation，DIC）、脓毒血症、严重出血、脾脏肿大、异基因移植、输注前血小板储存不佳、静脉使用两性霉素 B、血栓性血小板减少性紫癜等均可导致血小板输注无效。在接受造血干细胞移植的患者，病情的不同（进展与否、肝功能好坏）及处理方式（辐照剂量）的不同均可以造成血小板输注疗效的差异。

（二）同种免疫性血小板输注无效的处理

HLA 抗体出现时，可以选择 HLA - Ⅰ类抗原与患者相合的供者单采血小板；供者 HLA - Ⅰ类抗原分型可以采用如微量淋巴细胞毒试验等血清学方法或分子生物学方法。需要注意的是，对 HLA 抗体选用相配的 HLA 表型的供者并不意味着供、受体的 HLA - Ⅰ类抗原完全相同。表 11 -3 显示了 HLA 供、受者之间的配合程度。在时间和血小板供者有限的情况下，应该尽量选择位点最匹配的供者的单采血小板。在同种免疫性血小板减少患者，HLA 匹配等级由高至低依次为 A、B1U、B1X、B2UX、C、D 和 R。在 A、B1U 或 B2UX 的情况下，血小板输注后将会获得较佳的 CCI；而一些在血小板上表达较少的抗原的错配（B44、B45），也会获得较好的效果。D 与随机供者无差别。

表 11-3 供、受者 HLA 匹配的程度（供者的表型为 A1，3；B8，27）

等级	描 述	受者表型
A	4 个抗原完全匹配	A1，3；B8，27
BIU	1 个抗原未知或空缺	A1，-；B8，27
BIX	1 个交叉反应组	A1，3；B8，7
B2UX	1 个抗原空缺和 1 个交叉反应组	A1，-；B8，7
C	1 个抗原错配	A1，3；B8，35
D	2 个或更多的抗原错配	A1，32；B8，35
R	随机抗原	A2，28；B7，35

由于供、受者之间 HLA-Ⅰ类抗原相匹配，导致受者无法发起对供者淋巴细胞的攻击：为避免输血相关性移植物抗宿主病（transfusion associated graft versus host disease，TA-GVHD），HLA 匹配的血小板应该给予核素辐照。另一个被称为抗体特异性预测（antibody specificity prediction，ASP）的血小板输注法是通过检测受者 HLA 抗体的特异性，避免供者血小板含有受者抗体所对应的抗原决定簇。有报道证实，AST 选择可以获得与 HLA 匹配及交叉试验相同的输注效果，比随机选择血小板的输注有着更好的效果。而用 ASP 方法可以比传统的 HLA 匹配标准获得更多的血小板供者。

对于同种免疫性血小板输注无效者，输注前的血小板交叉配合试验可以使血小板输注的效果大大提高。该法还可以用来预测及避免可能的血小板输注无效。每个将给患者输注的血小板均需提前与患者血清进行交叉配合性测试。简易致敏红细胞血小板血清学试验（simplifled sensitized erythroeyte platelel serology assay，SEPSA）或固相红细胞黏附法（solid-phasered cell adherenee，SPRCA）是最常用的方法学。实践证明测试结果和输注后的血小板计数之间有良好的关系。SEPSA 和 SPRCA 不仅可以避免排除 HLA 不匹配但却是相容的供者，而且可以检测出直接针对血小板特异性抗原的抗体。然而，当患者被高度同种免疫，如 PRA 超过 50%，血小板交叉配合试验就往往难以成功。这种情况下，比较难以获得足够的相容性血小板。后者可以通过选择 HLA 匹配的血小板来解决。尽管由于血小板特异性抗体所导致的血小板输注无效比较少见，但若发现患者存在血小板特异性抗体，在寻找相应抗原缺乏的供血者的同时，也应该积极检测患者家庭成员的血小板表型，以便及时发现合适的供者。

（三）血小板同种免疫的预防

一旦发生血小板同种免疫，给临床处理带来很大困难。为预防这种情况的发生，可以选择：①紫外线照射血小板制品。②白细胞滤器减少血小板制品中的白细胞含量。上述方法可以有效地减少 HLA 抗体的产生，由此可以使血小板输注无效率的发生大大减少。

二、输血后紫癜

输血后紫癜（post transfusion purpura，PTP）多发生在女性，有输血和妊娠史。起病往往在输注红细胞、血浆或血小板后约 5~10 天，大部分患者有血小板减少性紫癜，血小板减少的特点是突然发生、显著性减少及自限性，主要表现为皮肤瘀点、瘀斑和黏膜出血，严重者有内脏甚至发生颅内出血而危及生命。与出血同时发生的是血小板特异性同种抗体的出现，与 PTP 有关的抗体通常是抗 HPA－1a，其他涉及的是 HPA－1b、HPA－2b、HPA－3a、HPA－3b、HPA－4a 等在 GPⅡb/Ⅲa 上的抗原所针对的抗体。中国人 HPA－1a 的抗原频率＞99.99%，至今尚未发现该抗原阴性者。因此，HPA－1a 的抗原对中国人意义不大。与红细胞抗体不同，PTP 自身的抗原（通常 HPA－1a）阴性的血小板，与输入的抗原阳性的血小板一起也被破坏。这种导致自身血小板破坏的机制目前仍未完全阐明。诊断时可检测血清中的血小板相关抗体结合血小板抗原定型，患者的血小板基因分型可以在急性期提供本病的诊断依据。该病恢复期为 6～100 天（平均 24 天），超过 40 天者往往较严重，可用血浆交换法配合静注免疫球蛋白治疗，急性期可以选择抗原阴性的血小板输注，但需注意的是后者在体内的存活时间也是明显缩短的。

三、新生儿同种免疫性血小板减少性紫癜

新生儿同种免疫性血小板减少性紫癜（neonatal alloimmune thrombocytopenia，NAITP）与新生儿溶血病（HDN）的发病机制相似，妊娠期间由于母婴间血小板血型不同，胎儿的血小板抗原刺激母体产生血小板相关抗体，后者通过胎盘导致胎儿和新生儿血小板减少。NAITP 是最常见的胎儿或新生儿血小板减少的原因，最严重的并发症是颅内出血。该病在白种人中的发生率约为 1/（1 000～2 000），80% 左右的 NAITP 是由 HPA－1a 抗体引起的；但是在黄种人中，由于 HPA－1a 抗原频率极高，推测 HPA－3a 和 HPA－4a 抗体可能是引起 NAITP 的主要原因。对母体和胎儿进行 HPA DNA 分型可为 NAITP 的产前诊断提供依据，其实验诊断原理基本同 HDN（表 11－4）：①母亲血清血小板特异性抗体测定以鉴别是否血小板减少是由血小板特异性抗体的反应引起。②母亲和父亲血小板抗原的基因分型以证实前者体内的抗体产生机制。本病的治疗主要是静脉注射免疫球蛋白配合血小板输注。一旦 NAITP 的诊断确立，母亲再次妊娠时有同样的患病风险。此时给予静脉注射免疫球蛋白或类固醇激素的治疗可以达到比较好的效果。

表 11－4 HDN 和 NAITP 的实验诊断

指 标	HDN	NAITP
母亲细胞表面缺乏常见抗原	细胞抗原鉴定	血小板抗原鉴定
抗体特异性	红细胞抗体筛选	血小板抗体筛选
婴儿血细胞包被有 IgG	直接抗人球蛋白试验	血小板相关 Ig 检测
低频率抗原抗体	母亲血清＋父亲红细胞	母亲血清＋父亲血小板

四、特发性血小板减少性紫癜

特发性血小板减少性紫癜（idiopathicth romboeytopenic purprua ITP）是由于自身免疫系统失调，机体产生针对自身血小板相关抗原的抗体，从而引起免疫性血小板减少。慢性 ITP 在临床上最为常见，往往在明确诊断前已经有数月至数年的隐匿性血小板减少，女性患者较为多见。疾病罕有自发缓解，治疗上可以采用类同醇激素或静脉注射免疫球蛋白，有效的免疫抑制剂和脾脏切除术可以作为二线治疗措施。急性 ITP 主要是在儿童出现的病毒感染后的突发性血小板减少，患者在发病 2～6 个月后多数会自行缓解。静脉注射免疫球蛋白或抗－D 抗体在提升血小板数量上往往有效。对患者血清和洗涤血小板的研究，发现患者的 IgG、IgM 和 IgA 同种抗体与一种或多种血小板膜表面的糖蛋白（Ⅱb/Ⅲa、Ⅰa/Ⅱa、Ⅰb/Ⅸ、Ⅳ

和Ⅴ）作用。迄今为止，尚未发现血小板抗体特性与疾病的严重性和预后的相关性。尽管许多实验在检测总的及血小板细胞表面血小板相关免疫球蛋白方面比较敏感，但这些检测在诊断和治疗方面的特异性还有待提高，血小板抗体检测对本病的诊断还是有一定的价值。多数较新颖的实验主要用于检测结合到血小板糖蛋白（GPⅡb/Ⅲa，GPⅠa/Ⅱa，GPⅠb/Ⅸ）特异表位上的免疫球蛋白。这些糖蛋白特异性检测提高了与非特异性免疫导致血小板减少的鉴别能力，但其敏感性却有下降。在血小板数量非常低时，由于难以得到足够的血小板，方法学的应用也受到限制。患者的血小板洗脱液与固相的系列血小板糖蛋白－单克隆抗体复合物作用，用酶联抗人免疫球蛋白可以检测结合在该复合物上的血小板抗体。患者血浆中的抗体可以用相同的方法检测，但后者的检测阳性频率要低于洗脱液中抗体的检测。

由于巨核细胞表面存在与血小板相同的抗原成分，所以血小板自身抗体不仅可与自身或同种血小板结合，还能与巨核细胞结合而可能引起血小板的生成障碍。

体内的同种抗体是血小板减少的主要原因。因此，在ITP的治疗上血小板的输注仅在血小板计数低至可能引起导致生命危险的出血时（20×10^9/L）考虑应用。

（王晓芳）

第五节　输血相关人类免疫缺陷病毒检测

艾滋病又称获得性免疫缺陷综合征（acquired immunodeficiency syndrome，AIDS），是由人类免疫缺陷病毒（human immunodeficiency virus，HIV）引起的。艾滋病病毒主要是经血源或性接触传播，其特点是传播速度快、涉及范围广和致病性高。实验室中主要通过检测HIV抗体来筛查和辅助诊断艾滋病。HIV抗体以IgG类抗体为主，抗－HIV－IgG出现的人群广，持续的时间长，为实验室诊断HIV的主要检测对象。常用的检测方法分为初筛和确证试验。初筛试验一般采用酶联免疫吸附试验进行检测，而HIV确认实验多采用蛋白印迹法或荧光抗体定量法检测HIV抗体来进行，且必须由取得资格的确认实验室来检测。

根据卫生部规定，HIV抗体阳性必须由卫生部认证并取得资格的HIV抗体确认实验室报告才具有法律效应。

一、酶联免疫吸附试验

（一）标本

静脉血2ml，常规分离血清或血浆（肝素、枸橼酸钠或EDTA抗凝）。

（二）原理

酶标板包被HIV－1p24，HIV－1gp160，HIV－1ANT70合成肽和HIV－2evn合成肽，每个酶标板孔内放置一个由辣根过氧化物酶标记相同抗原的球状复合物。首先加入酶标板孔内的标本稀释液溶解球状抗原复合物，再加入标本，如果标本存在HIV－1抗体、HIV－2抗体和（或）HIV－10亚型抗体，就会形成固相HIV抗原－HIV抗体－酶标记抗原复合物。洗板后加入四甲基联苯胺（TMB）底物溶液，辣根过氧化物酶催化底物溶液显色，颜色深浅与抗体量成正比。据此推断HIV抗原－HIV抗体－酶标记抗原复合物的含量。

（三）器材

加样器（50μl、100μl）、37℃水浴箱、酶标仪（450nm、630nm）、振荡器、吸水纸、

洗板机等。

（四）试剂

（1）微量酶标板（12 × 8），包被有 HIV－1p24，HIV－1gp160，HIV－1ANT70 合成肽和 HIV－2evn 合成肽。每孔含有珍珠样冻干 HRP 标记的 HIV－1p24，HIV－1gp160，HIV－1ANT70 合成肽和 HIV－2evn 合成肽。

（2）HIV－1 抗体阴性对照质控，不含有抗 HIV－1 单克隆抗体的人血清。

（3）HIV－2 抗体阳性对照质控，含有抗 HIV－1 单克隆抗体的人血清。

（4）浓缩磷酸盐洗液，使用时蒸馏水或去离子水 1 ：25 稀释。

（5）酶标抗人 HCV－IgG 或 IgM 抗体。

（6）标本稀释液，含有蛋白稳定剂和防腐剂。

（7）底物 A、B 液。

（8）终止液（2mol/L H_2SO_4）。

（五）操作步骤

（1）从冰箱中取所需数量微孔条固定于支架，按顺序编号，置室温平衡 10min。

（2）按顺序分别在相应孔中加入 50μl 待测样本和阴性、阳性对照血清及空白对照。

（3）每孔加入 HIV 酶标记抗原 100μl，混匀，37℃孵育 60min。

（4）弃去板内液体，每孔加满洗涤液，洗涤 5 次，洗涤完后在吸水纸上扣干（每次应保持 30～60s 浸泡时间）。亦可用洗板机自动洗涤。

（5）加底物 TMB A、B 液各 50μl，混匀后置 37℃水浴避光 15min。

（6）加终止液 50μl，振荡混匀。

（7）用酶标仪单波长 450nm 或双波长 450/630nm 测定各孔 OD 值，30min 完成测定，并记录结果。

（六）结果判断

1. 目测　阳性孔呈橘黄色，阴性孔为无色。

2. 比色

（1）临界值（CO）的计算：临界值。阳性对照均值 ×0.1 + 阴性对照均值。

（2）阴性对照 OD 值小于 0.05 时以 0.05 计算。

（3）阳性对照：正常情况下，阴性对照孔 OD 值≤0.1。

（4）阴性对照：正常情况下，阳性对照孔 OD 值≥0.5。

（5）结果判定：样品 OD 值 S/CO≥1 者为 HIV 阳性，样品 OD 值 S/CO≤1 者为 HIV 阴性。

（七）注意事项

（1）试剂使用单位必须是经当地卫生行政部门批准的 HIV 实验室。整个 HIV 检测必须符合《全国艾滋病检测技术规范》，严格防止交叉感染。操作时必须戴手套，穿工作衣，严格健全和执行消毒隔离制度。

（2）试剂仅用于体外诊断。

（3）避免在有挥发性物质及次氯酸类消毒剂的环境下操作。

（4）使用前请将试剂放置室温 30min。

（5）封板膜不能重复使用，不同批次的酶标板、酶标试剂和阴、阳性对照不可混用。

（6）加样品和液体试剂时必须用加液器加注，并经常校准。

（7）洗涤时各孔均须加满洗液，浸泡 30～60s。

（8）测定结果的判定必须以酶标仪为准。读取结果时，应擦干酶标板底部，且孔内不能有气泡。不要触碰孔底部的外壁，指印或划痕都可能影响板孔的读值。

（9）所用样品、废液和废弃物都应按传染物处理。

（10）初试阳性者应重新取样双孔复试，复试阳性者应按“全国 HIV 检测管理规范”，送 HIV 确证实验室进行确证实验。

（八）临床意义

临床上主要通过检测 HIV 抗体进行 HIV 感染的诊断。在献血员筛查时，任何一种检测方法检测结果出现阳性即被取消献血资格。HIV 抗体阳性说明患者处在 HIV 的感染的潜伏期；HIV 隐性感染期；艾滋病相关综合征或艾滋病。

二、免疫层析试验

（一）标本

（1）静脉血 2ml，尽快分离血清或血浆以避免溶血。

（2）检测时应尽量使用新鲜标本。

（3）标本若不能及时送检，可在 2～8℃冷藏 3d。

（4）长期保存需冷冻于 -20℃，忌反复冻融。

（二）原理

用特异性重组 HIV1/2 抗原 gp41 和 gp36 及兔抗 HIV1/2 多克隆抗体包被硝酸纤维素膜，配以红色乳胶标记重组 HIV1/2 抗原 gp41 和 gp36。根据免疫层析原理，当标本迁移通过结合物包被处时，如标本含 HIV1/2 抗体，被固相包被的合成肽和重组抗原所捕捉固定，形成一条红线；如标本中无 HIV1/2 抗体，则抗原 - 抗体结合物将会通过患者窗口，而没有红线。余下混合物继续迁移至质控窗口形成红线。

（三）器材

试剂冰箱、微量加样器等。

（四）试剂

HIV1/2 抗体胶体硒检测拭子条。

（五）操作步骤

（1）使用前将诊断试剂和血清（血浆）标本恢复至室温。

（2）从原包装铝箔袋取出诊断试剂（在打开铝箔袋前应先恢复至室温）。

（3）将诊断试剂置于干净平坦的台面上，加 50μl 血清或血浆标本于加样孔 S 中，随后再加入 50μl 缓冲液。

（4）等待红色条带的出现，在 15～30min 读取测试结果。

（六）结果判断

（1）阳性结果：两条红色条带出现。一条带位于测试区内（T），另一条带位于质控区内（C）。

（2）阴性结果：仅质控区（C）出现一条红色条带，在测试区内（T）无红色条带出现。

（3）无效：质控区（C）未出现红色条带，表明不正确的操作过程或诊断试剂已变质损坏。在任何情况下，应重新测试。

（4）由于样本中抗 HIV1/2 抗体滴度的不同，测试区（T）内的红色条带会显现出不同深浅的颜色，均表示阳性结果。当样本中含有低滴度的抗 HIV1/2 抗体时，可能会导致出现的 T 线颜色很淡。测试结果不能作为判定样本中抗体滴度高低的依据。

（七）注意事项

（1）试剂取出后要尽快地使用（1h 内），特别是在室温高于 30℃或是在高度潮湿的环境中应尽快使用。

（2）必须在 15～30min 内判读结果，否则结果无效。

（3）阳性结果仅表示样本中（HIV1/2）抗体存在的可能，而不能作为机体感染 HIV 的标准。对阳性结果必须用 ELISA 或 Westem Blot 作进一步分析确证。

（4）如有临床症状存在，阴性结果并不能排除感染 HIV 的可能性。应用如 Westem Blot 法检测做出判定。

（王晓芳）

第三篇

生化与分子检验

第十二章　糖代谢紊乱的检验

第一节　体液葡萄糖的检测

本节叙述葡萄糖测定的标本问题以及测定葡萄糖的方法和性能特点。

一、标本及其稳定性

需测定葡萄糖（glucose，Glu）的临床标本有血液、尿液、胸腔积液、腹腔积液和脑脊液等。

1. 血液　离体后血液中的细胞、细菌在一定时间内仍可利用其中的葡萄糖；室温下血细胞中糖酵解使血中葡萄糖减少 5% ~7%/h，当有白细胞增多或细菌污染时，葡萄糖利用速率会增加。测定血糖标本多采用血清或血浆，应尽快分离制备。分离血浆比血清快捷，但采用已加促凝剂的一次性真空采血管，亦能在 30min 内离心分离得到血清。使用血浆需将血液抗凝，氟化钠除通过抑制烯醇化酶而防止糖酵解外，还具有弱抗凝作用，建议使用氟化物 - 草酸盐混合物抗凝，使用量为每毫升血液加 2mg 草酸钾和 2mg 氟化钠。血浆葡萄糖在 25℃稳定 8h，4℃稳定 72h。快速血糖仪则采用全血标本，由于红细胞中葡萄糖浓度较低，空腹全血葡萄糖的浓度比血浆低 12% ~15%（在血细胞比容正常时）。一些品牌的快速血糖仪将仪器测定的全血葡萄糖浓度校正为血浆葡萄糖浓度，以便与血浆葡萄糖测定的结果比较。

2. 尿液　尿糖通常做定性检测，可留置随机尿；口服葡萄糖耐量试验中常需多次定时留尿检测。尿葡萄糖定量需留置 24h 尿液，收集前或第 1 次留尿后应加入防腐剂，可采用 5 ~10ml 甲苯，或 5g 苯甲酸钠，或采用双氯苯双胍乙胺 +0.1% 叠氮钠 +0.01% 氯化苯甲乙氧胺；若不加防腐剂需留置过程中将尿液 4℃储存。

3. 胸腔积液、腹腔积液　可能会含细菌或其他细胞，最好立即进行测定，或将标本离心分离出上清液用于测定，未及时测定需冷藏于 4℃环境中。

4. 脑脊液　可能含细菌或其他细胞，与胸腔积液、腹腔积液同样处理。

二、葡萄糖测定方法

目前Glu定量常规多采用酶法。早期的氧化还原法基于Glu的还原性，因血液中存在多种还原性物质的正性干扰，特异性差已被淘汰。第2代方法为芳香胺缩合法，如邻甲苯胺法，需100℃煮沸，更无法自动，已被酶法取代。

1. 已糖激酶法

（1）原理：葡萄糖 + ATP $\xrightarrow{HK}$ G - 6 - P + ADP；G - 6 - P + $NADP^+$ $\xrightarrow{G6PD}$ 6 - PGA + NADPH + H^+。

反应中NADPH生成量与标本葡萄糖含量成正比，可在340nm波长监测其吸光度增加值来定量Glu。式中HK为已糖激酶（hexokinase，HK），G6PD为葡萄糖 - 6 - 磷酸脱氢酶。来源于酵母和人血细胞的G6PD只能以$NADP^+$为辅酶，而来源于明串珠菌属的G6PD以$NADP^+$或NAD^+为辅酶均可，NADH的生成量也在340nm测定。HK最适pH为6.0～9.0，Mg^{2+}为激活剂，EDTA为抑制剂。G6PD以$NADP^+$为辅酶的最适pH > 8.5，以NAD^+为辅酶的最适pH为7.8。

（2）方法性能：该法准确度高，回收率达99.4%～101.6%；批内CV0.6%～1.0%，日间CV约1.3%；线性范围可达33.3mmol/L。特异性高于葡萄糖氧化酶 - 过氧化物酶法，轻度溶血、脂血、黄疸、氟化钠、肝素、EDTA和草酸盐等不干扰测定；严重溶血标本（血红蛋白 > 2.0/L）因红细胞内有机磷酸酯及一些酶类释放，消耗$NADP^+$，可导致Glu测定值偏小。该法适合于所有标本的Glu测定。严格控制检测条件及采用手工操作时，HK法为Glu测定的参考方法。

2. 葡萄糖氧化酶 - 过氧化物酶法

（1）原理：葡萄糖 + O_2 + $2H_2O$ $\xrightarrow{GOD}$ 葡萄糖酸 + $2H_2O$；$2H_2O_2$ + 4 - AAP + 酚 $\xrightarrow{POD}$ 醌亚胺 + $4H_2O$。

式中GOD为葡萄糖氧化酶（glucose oxidase，GOD），POD为过氧化物酶（peroxydase，POD）。以上第2步称为Trinder反应（Trinder reaction），采用此反应原理来测定的代谢物较多，如胆固醇包括HDL - C和LDL - C、三酰甘油、尿酸、肌酐等，均可通过POD催化底物反应并生成H_2O_2，再用Trinder反应呈色。

（2）方法性能：GOD高特异性催化β - 葡萄糖；但Trinder反应易受干扰，因为尿酸、维生素C、胆红素、谷胱甘肽和某些药物等还原性物质可消耗H_2O_2，而减弱呈色反应，使测定结果偏低。采用Trinder反应作为呈色原理的胆固醇、HDL - C、LDL - C、三酰甘油、尿酸、肌酐测定等，同样受以上还原性物质的负干扰。这种负干扰引起操作者注意的程度，常常与血清中待测物的生理和病理浓度有关。比如，正常人血清肌酐、尿酸浓度很低，每升仅几十或几百微摩尔，因此，在测定常见的高胆红素血清时，可发觉其尿酸和肌酐浓度明显偏低。HDL - C、LDL - C、三酰甘油、胆固醇、葡萄糖等通常在血清中浓度依次增高，所以发现测定结果偏低的情况也依次减少至无法发现。在应用Trinder反应作为呈色原理的质量较好的试剂盒，其试剂中常加入维生素C氧化酶和胆红素氧化酶等破坏维生素C和胆红素，以消除或减少它们对被测物的干扰。由于尿液中尿酸等还原性物质浓度很高，可对本法测定Glu造成明显干扰，所以尿糖定量不宜采用。但本法可用于测定脑脊液Glu浓度。GOD -

POD 法线性范围至少可达 19.0mmol/L，回收率 94% ~105%，批内 CV0.7% ~2.0%，批间 2%左右，日间 2% ~3%。准确度和精密度都能达到临床要求，操作简便，适用于常规检验。

（陈 峻）

第二节 糖尿病急性并发症检验指标的检测

糖尿病急性并发症主要包括糖尿病酮症酸中毒、糖尿病性非酮症高渗性昏迷和乳酸酸中毒等，诊断、监测这些并发症除需测定血液和尿液 Glu 外，还需检测酮体、渗透压、乳酸和丙酮酸、血液酸碱平衡指标以及血浆电解质等，本节叙述酮体、乳酸和丙酮酸的检测方法。

一、酮体的检测

酮体（ketone bodies）包括乙酰乙酸、β-羟丁酸及丙酮。定性检测主要针对乙酰乙酸，其次是丙酮，β-羟丁酸一般无反应。血、尿标本均可做定性，且血酮体的半定量检测比尿酮体更为准确，因为尿酮体排泄量受尿液浓缩稀释和膀胱储尿时间的影响。实际检测中主要采用尿标本，原因是多数检测方法标本需要量大，其次是尿液留取方便。乙酰乙酸在菌尿中会被细菌降解，应使用新鲜尿标本并尽快检测；如保存应密闭冷藏或冷冻，检测时先将标本恢复至室温后再操作。酮体定量检测可针对乙酰乙酸或β-羟丁酸。

1. 血清乙酰乙酸测定 血液采集后 20min 内分离血清或血浆，然后将其密封存放于 4℃环境下，至测定前取出；需在 5d 内测定。

（1）原理：采用酶法测定，利用β-羟丁酸脱氢酶催化下列反应：

$$\text{乙酸乙酰} + NADH + H^+ \xrightarrow{\beta-\text{羟丁酸脱氢酶，pH7.0}} \beta-\text{羟丁酸} + NAD^+$$

通过在 340nm 监测 NADH 的消耗量，来检测乙酰乙酸浓度。

（2）方法性能：该法精密度较高；特异性好，无非特异性反应，且严重溶血、严重脂浊和严重黄疸，以及β-羟丁酸高达 10.0mmol/L 时，均不影响结果。但线性范围较小，为 0.02 ~1.50mmol/L。用此方法测定健康人血清乙酰乙酸含量 <0.3mmol/L。

2. 血清β-羟丁酸测定 可采用血清或血浆，取样后 24h 内分离标本即可，保存在 4℃环境下不能超过 1 周。

（1）原理：利用酶法测定乙酰乙酸的逆反应见下。

$$\beta-\text{羟丁酸} + NAD + \xrightarrow{\beta-\text{羟丁酸脱氢酶，pH9.5}} \text{乙酸乙酰} + NADH + H^+$$

检测 NADH 在 340nm 的吸光度升高，其程度与β-羟丁酸浓度成正比。

（2）方法性能：本法试剂非常稳定，批内、批间 CV <3%，线性范围 0.1 ~6.5mmol/L，严重溶血或黄疸标本可使结果偏低。健康人β-羟丁酸与乙酰乙酸以等克分子存在，但在酮症时β-羟丁酸的比例增高。若试验仅检测乙酰乙酸，将导致测定结果与病情不相符的情况，即当患者最初有酮症酸中毒时，酮体定性或乙酰乙酸测定可能仅有弱阳性或轻度增高；而治疗后，β-羟丁酸可转变为乙酰乙酸，此时临床表现为假性的酮症加重。所以β-羟丁酸的测定更重要。

二、血液乳酸测定

测定乳酸（lactic acid）以酶法的应用最为普遍，有乳酸脱氢酶法和乳酸氧化酶法。血细胞会使葡萄糖代谢生成乳酸，标本若不马上处理，会导致乳酸含量增高。因此血液标本的采集和处理要求严格，由此使血液乳酸测定受到一定的限制。

1. 血液的采集和处理

（1）采血：应在空腹及休息状态下抽血。最好不用止血带、不用力握拳，以尽量减少血液淤滞时间。如非用止血带不可，应在采血针头刺入静脉后立即放松，然后等待数分钟再抽血。

（2）全血标本处理：采用全血的优点是能立即加入蛋白沉淀剂，制备无蛋白血滤液用于乳酸测定，从而避免乳酸含量的变化。

方法是将试管编号并称重（W1）加 50g/L 偏磷酸溶液 6ml 后再称重（W2），放入冰浴中备用。以肝素化注射器抽血 2ml，立即将血样注入上述冰浴试管内，并颠倒混合 3 次，动作轻稳，切忌产生气泡。待试管温度升至室温后再称重（W3），静止 15min，离心沉淀 15min（4 000r/min），取上清液待测。4℃环境中保存，24h 内乳酸水平无变化。计算稀释因素 D =（$=\frac{W3-W1}{W3-W2}$），最后测定结果乘以此稀释系数即可换算为全血中的乳酸浓度。偏磷酸在水溶液中易形成多聚体［（HPO_3）X］，该多聚体又极易水化成正磷酸（H_3PO_4），以致不能沉淀蛋白质，因此偏磷酸即使在 4℃环境下，也只能保存 1 周效力。

（3）血浆标本的制备：用肝素 - 氟化钠（1mg 肝素、6mg 氟化钠）抗凝，标本必须置于冰上送检，并尽快（至少在采集后 1h 内）分离出血浆，置冰箱保存待测。不能用草酸盐抗凝，因为它会抑制乳酸脱氢酶活性。

2. 乳酸氧化酶法测定

（1）原理：乳酸在乳酸氧化酶（lactic acid oxidase，LOD）催化下生成过氧化氢和丙酮酸，再用 Trinder 反应测定过氧化氢生成量，以反映乳酸浓度。

（2）方法性能：pH7.0 时 LOD 活性最大，工作酶试剂中，LOD 在 200U/L 以上为好。本法显色稳定，120min 内吸光度基本不变。线性上限 11.0mmol/L，平均回收率 99.8%。

3. 乳酸脱氢酶法测定

（1）原理：在碱性条件下，乳酸脱氢酶（lactatedehydrogenase，LD）催化 L - 乳酸脱氢生成丙酮酸，同时 NAD^+ 被还原成 NADH。340nm 波长 NADH 吸光度的增加反映血液乳酸含量。加入硫酸苯肼可使反应向有利于丙酮酸生成的方向移动。

（2）方法性能：本法线性上限为 5.0mmol/L，精密度较好。

三、丙酮酸测定

1. 血液的采集和处理

（1）采血：应在空腹及休息状态下抽血。采血时可以使用止血带，因为血液淤滞 2min，其中丙酮酸（pyruvate）浓度不会产生任何变化。如同时检测乳酸，则应符合乳酸检测的样本采集要求。

（2）全血标本处理：血液标本采集后 1min 丙酮酸就会减少，要尽快制备无蛋白血滤液。三氯醋酸、高氯酸和偏磷酸均可作蛋白沉淀剂，但使用偏磷酸时试剂中 NADH 较稳定。上清液在室温稳定 6d，40℃冰箱稳定 8d，冰冻稳定 42d。

（3）血浆标本的制备：血标本采集同上法，采血后立即加入到碘乙酸钠（终浓度为 0.5g/L）管中，尽快分离血浆进行测定。

2. 乳酸脱氢酶法测定

（1）原理：丙酮酸在 pH7.5 环境和 NADH 存在下，被乳酸脱氢酶还原为乳酸，NADH 转变成 NAD^+。这一反应为乳酸测定的逆反应，在 pH7.5 的条件下，平衡有利于逆反应。

（2）方法性能：本法操作简单，准确性好，线性范围 0～1mmol/L。高浓度乳酸（40mmol/L）、胆红素（200μmol/L）、严重溶血（Hb2g/L）、严重脂血标本均不影响测定结果。正常人丙酮酸浓度为 0.045～0.145mmol/L。

（陈　峻）

第三节　血液糖化蛋白和尿清蛋白的检测

血液糖化蛋白作为糖尿病病情观察和疗效监测指标，目前在临床上已广泛开展，尤其以糖化血红蛋白更常用。尿清蛋白则可作为糖尿病肾病的早期诊断指标。

一、糖化血红蛋白测定

糖化血红蛋白（glycated hemoglobin，GHb）即为 HbA_1，包括 HbA_{1a}、HbA_{1b} 和 HbA_{1c}，而真正葡萄糖化的血红蛋白是 HbA_{1c}。根据方法不同可测定 HbA_1 或 HbA_{1c}，最好测定 HbA_{1c}。不管什么方法，结果都表示为 GHb 或 HbA_{1c} 占总 Hb 的百分比。目前较多用的方法是高效液相层析离子交换法、亲和层析和免疫测定法。

1. 标本　标本需用全血，以 EDTA、草酸盐和氟化物抗凝，病人无需空腹及无采血时间要求。全血标本 4℃环境中可储存 1 周以上。高于 4℃，HbA_{1a} 和 HbA_{1b} 会随时间和温度上升，而 HbA_{1c} 仅轻微变化。-70℃可保持 18 周以上，一般不推荐 -20℃保存。肝素抗凝标本需在 2d 内完成测定，且不适于某些方法，故不推荐使用。

2. 高效液相层析离子交换法

（1）原理：采用弱酸性阳离子交换树脂，由于 Hb 中各组分蛋白在一定的离子浓度和 pH 条件下所带电荷的不同而被分离，按流出时间快慢分别为 HbA_{1a1}、HbA_{1a2}、HbA_{1b}、HbA_{1c} 和 HbA。

（2）方法性能：该法通常在专门制作的糖化血红蛋白分析仪上检测，而且能设置自动进样装置，检测速度快，精密度和准确度均较好，线性范围可达到 14% 以上。是目前检测 HbA_{1c} 的最佳方法。

3. 亲和层析法　其原理是采用交联了间氨基硼酸的琼脂糖珠作为亲和层析凝胶柱，由于间氨基硼酸可与 GHb 分子上葡萄糖等的顺位二醇基发生可逆性结合，故可选择性吸附 GHb，使之分离测定。该法检测 GHb 总量，灵敏度和准确性较高；现已有专门的糖化血红蛋白分析仪。

4. 其他 GHb 测定方法评价

（1）免疫化学法：应用抗 Hbβ 链糖基末端起始端 4 个氨基酸残基序列的抗体，与抗原

HbA_{1c}发生反应而产生浊度。免疫法可采用透射比浊，能在自动生化分析仪中测定，且常利用胶乳来增强反应。但该法可发生交叉免疫反应，特异性不高，精密度也不好，临床应用不佳。

（2）电泳法：等电聚焦电泳法也可较好的检测 HbA_{1c}，且检测成本较低，但电泳检测的精密度不好，而且分析速度慢，通常需成批检测，无法进行实时测定。

二、糖化血清蛋白测定

糖化血清蛋白（glycated serum protein，GSP）是葡萄糖通过非酶促糖基化反应与血浆中蛋白质结合的产物，与 GHb 一样，具有酮胺结构。过去测定 GSP 基于其蛋白酮胺结构的还原性反应，与果糖胺（fructosamine）具有同样反应，故采用果糖胺作为标准品，也曾因此将果糖胺作为糖化血清蛋白的普通命名。现测定 GSP 也可采用较特异的酮胺氧化酶法。

1. 果糖胺法

（1）原理：在碱性溶液中，糖化蛋白的酮胺结构能将硝基四氮唑蓝（nitro tetrazole blue，NBT）还原成紫红色甲臜。在碳酸盐缓冲液中，果糖胺重排成为 enearninol 形式，具有同样的还原作用，因而将果糖胺作为标准品。在 530nm 进行比色测定其吸光度反映甲臜生成量。该反应的机制尚未明确，可能与某种超氧自由基有关。

（2）方法性能：该法便宜、快速，能用于自动化分析。线性可达 1 000μmol/L，批间精密度较好。因该法为还原性反应，受干扰因素较多，自 1982 年建立本法以来，在试剂方面做过多次改进，三酰甘油、尿酸和维生素 C 的干扰已被减低，但中度溶血（>1g/L）、胆红素（>68.4μmol/L）和较高维生素 C（>50mg/L）等仍会干扰测定。非糖尿病人群参考范围为 205～285μmol/L。

2. 酮胺氧化酶法

（1）原理：蛋白酶将 GSP 分解为非糖化部分和糖化蛋白片段，酮胺氧化酶再特异性作用于葡萄糖与氨基酸残基间的酮胺键，使二者裂解，同时有 H_2O_2 生成，H_2O_2 与显色底物在过氧化物酶作用下显色，此产物与 GSP 浓度成正比。

（2）方法性能：本法有较好的分析灵敏度和线性范围；精密度良好，批内 CV、批间 CV 分别<1.0%和<2.0%；溶血（<29/L）、胆红素（<500μmol/L）、维生素 C（<80mg/L）、尿酸（<2.0mmol/L）和三酰甘油（<8.5mmol/L）均无干扰。参考范围为122～236μmol/L〔美国金酶诊断公司（Genzyme Diagnostics），格雷普（GlyPro）试剂〕。

三、尿清蛋白测定

尿清蛋白（urinary aloumin）增高是 DN 的主要表现，微量清蛋白尿（20～200）μg/min 或 30～300mg/24h 则是早期 DN 的惟一临床表现，同时也是动脉粥样硬化性疾病和高血压疾病引起肾病的预示因子。一些生理性因素如运动、姿势和使用利尿药等可使尿清蛋白增加，尿路感染、急性疾病、手术后和急性的液体负荷后，测定结果可受影响。

1. 尿标本的收集　随机尿的清蛋白浓度受尿量影响，定量检测的留尿方法有：晨尿，同时测定清蛋白和肌酐；24h 尿；8h 或 12h 夜尿；1h 或 2h 尿。清蛋白/肌酐比值最方便于患者，但 24h 尿最为敏感。由于个体内变异（CV30%～50%）和日内变异（CV50%～100%）很大，所以通常至少要留 3 次尿液检测才能确定。留尿期间尿标本应当保存在 4℃

环境中储存，检测时要使尿标本温度恢复到10℃以上；或者每升尿液加入2ml 50g/L的叠氮钠，但不提倡这种方法。

2. 试纸条检测尿清蛋白　属定性试验，是可选择的过筛试验。因尿清蛋白量变异很大，定性正常不能排除肾疾病，定性阳性则需进行定量测定。有多种供尿清蛋白定性的商品试剂，如利用胶乳凝集抑制法的Albu Screen和Albu Sure、利用溴酚蓝和碱性条件检测清蛋白的Micro－Bumintest，以及采用结合乳糖苷酶的单克隆抗清蛋白IgG方法的Micral test strip。值得提出的是临床上尿常规检验中的尿蛋白定性试验，其原理是根据清蛋白与溴酚蓝的反应来检测的，因此，严格来说同样是针对尿清蛋白而非针对尿总蛋白，清蛋白外的尿蛋白反应性很低，难以被检测出来。

3. 尿清蛋白定量　所有敏感和特异的尿清蛋白定量测定都采用人清蛋白抗体的免疫化学法，每种方法都有其优点和缺点，应根据实验室条件选择。

（1）免疫扩散法：可靠和廉价，但因为孵育时间长、技术要求高和不能自动化，所以应用不广。

（2）放射免疫法：灵敏、精密度高及价廉，但试剂有放射性和半衰期限制。

（3）酶联免疫吸附法：灵敏度较低和变异较大，可采用半自动化检测。

（4）免疫比浊法：比放免法简单方便，可进行大量标本的快速分析，具有更好的线性范围。

（陈　峻）

第四节　血糖调节激素的检测

一、胰岛素测定

放射免疫分析法（radioimmunoassay，RIA）是一种可选择的方法，化学发光免疫分析法（chemiluminescence Immunoassay，CLIA）是近年来应用较为广泛的方法，包括化学发光、酶化学发光和电化学发光免疫分析（electrochemiluminescence Immunoassay，ECLIA）均可用。

1. 放射免疫分析法

（1）原理：待测标本中的胰岛素（insulin）和^{125}I标记的胰岛素竞争性结合胰岛素抗体，当反应达到动态平衡后，加入分离机，进行结合部分和游离部分的分离，测定结合部分放射性活度，通过标准曲线求出待测标本中胰岛素的含量。

（2）方法性能：RIA灵敏度高，最小可检出值为1mU/L，检测成本较低。但RIA法存在许多缺点①检测线性较窄，测定步骤烦琐，为半自动化操作，需时长，试剂寿命较短，并有放射性污染等。②血液中胰岛素原也能和试剂中抗胰岛素抗体反应，对测定胰岛素有干扰，故称RIA法测定的胰岛素为“免疫反应性胰岛素”。在胰岛素瘤和某些糖尿病患者，可能存在高浓度的胰岛素原，因此导致胰岛素测定值偏高。③用外源性胰岛素治疗的患者会产生抗胰岛素抗体，可与试剂中抗体竞争结合胰岛素，使结果假性升高。可采用下列方法去除干扰，一是用聚乙二醇沉淀标本中内源性抗体与胰岛素结合的复合物，测定上清液可得游离胰岛素值；二是用盐酸洗脱抗体结合的胰岛素，聚乙二醇沉淀抗体，测定洗脱的胰岛素量，两部分相加可得到总胰岛素浓度值。

2. 电化学发光免疫分析法

（1）原理：采用生物素化的抗胰岛素单克隆抗体和钌（Ru）标记的抗胰岛素单克隆抗体，与血清中胰岛素形成夹心复合物；加入链霉亲和素包被的微粒，让上述复合物通过生物素与链霉亲和素间的反应结合到微粒上。反应混和液吸到测量池中，微粒通过磁铁吸附到电极上，未结合的物质被清洗液洗去，电极加电压后产生化学发光，通过光电倍增管进行测定。

（2）方法性能：灵敏度高，精密度好，特异性较佳，线性范围宽。测定步骤简单，可全自动化，测定时间短，全过程30min内可完成，使用的试剂安全无放射性。不受黄疸、脂血和少量生物素（<60ng/ml）的干扰，溶血会产生干扰；接受高剂量生物素（>5mg/d）治疗的病人，至少要等最后1次摄入生物素8h后才能采血。患者体内的抗胰岛素抗体含量较高时，对该法测定胰岛素结果也有干扰。

二、C肽测定

1. 放射免疫分析法

（1）原理：待测标本中的C肽（connecting - peptide，CP）和^{125}I标记的C肽竞争性结合C肽抗体，当反应达到动态平衡后，加入分离机，进行结合部分和游离部分的分离，测定结合部分放射性活度，通过标准曲线求出待测标本中C肽的含量。

（2）方法性能：具有RIA的一般特性和缺点。目前常用的抗体是以抗原免疫动物而诱发产生的多克隆抗体，该抗血清可识别多个不同的表位，故交叉反应较大。此外，因标记的是抗原，标记C肽与待测C肽的抗原性存在一定的差异，从而对C肽测定的准确度有一定的影响。

2. 电化学发光免疫分析法

（1）原理：采用生物素化的抗C肽单克隆抗体和钌（Ru）标记的C肽单克隆抗体，与血清中C肽形成夹心复合物；加入链霉亲和素包被的微粒，让上述复合物通过生物素与链霉亲和素间的反应结合到微粒上。待测反应混和液被电极激发后产生化学发光并被检测。

（2）方法性能：该法稳定性好，检测灵敏度高，因其使用的抗体为单克隆抗体，且有2种不同的单克隆抗体同时识别待测抗原的2个不同的表位，所以特异性高。ECLIA标记的是抗体，C肽完全保留自然的抗原性，因此准确度较好。

三、胰岛素原测定

需采用免疫化学法测定胰岛素原（proinsulin）。准确测定胰岛素原的困难在于血浆中胰岛素原浓度低，难获得纯品，故抗体制备困难；多数抗体与胰岛素和C肽交叉反应（2者浓度都较高）。现已开始生产基因重组的胰岛素原，并由此制备单克隆抗体，可提供可靠的胰岛素原标准品和检测方法。

酶联免疫吸附试验：选择2种单克隆抗体并引入生物素与亲和素放大系统来建立酶联免疫分析方法，1种抗C肽单克隆抗体结合到酶反应板上作为固相抗体，另1种生物素标记的抗胰岛素抗体作为液相抗体。

四、胰高血糖素测定

胰高血糖素（glucagons）需用免疫化学法测定。RIA 法的原测定理是：标本中胰高血糖素与^{125}I标记的胰高血糖素，在适宜的条件下竞争与限量的抗胰高血糖素抗体结合，当反应达到动态平衡后，加入二抗和聚乙二醇混合的分离剂，进行结合型和游离型的分离，测定结合型的放射性计数，通过标准曲线求出待测标本中的胰高血糖素含量。

五、胰岛组织自身抗体检测

这类抗体有 ICA、IAA、GADA、IA－2 抗体和 IA－2β 抗体等，测定方法可采用间接免疫荧光法、酶联免疫吸附法或放射免疫分析法。酶联免疫吸附法有较多商品试剂可选，其中某些产品检测结果比较满意。放射免疫法可以进行较好的定量测定，其检测精密度比酶联免疫吸附法好。GADA 也可用放射配体检测法，目前限于科研，但有较好的实用前景。几乎所有使用动物胰岛素治疗的糖尿病患者都可产生胰岛素抗体（insulin antibody，IA），这些抗体可干扰对胰岛素自身抗体（IAA）的免疫学检测。改善动物来源胰岛素的纯度和使用重组人胰岛素可减少 IA 的产生，但并不能完全消除。

（陈　峻）

第十三章 酶学检验

第一节 酶的代谢

一、酶的释放

血清酶来源于组织细胞的代谢过程，细胞内酶溶于胞质或与细胞结构结合，虽然酶浓度细胞内比细胞外高1 000 ~ 10 000倍，但在健康人体，只能检测到很低的酶催化活性。病理情况下，由于细胞膜的直接损伤或缺氧和组织局部缺血导致细胞内酶释放到血液或组织液中。血清中酶升高的程度和过程取决于细胞内、外酶的浓度梯度、细胞内酶的分布和形式、器官损害的性质和原因、组织内缺氧的程度和持续的时间及器官灌注情况和当前的代谢活动等。

二、酶合成增加

1. 组织细胞内酶的数量以及（或）生化活性增加　如青春期血清ALP活力的增加是由于成骨细胞的数量和活性增加引起的。

2. 酶诱导作用　组织细胞酶的合成增加，如肝细胞在乙醇、巴比妥酸、苯妥英的化学刺激下γ-GGT合成增高。

三、血清酶的清除

肾是血清中低分子量酶的重要排泄途径，如α-淀粉酶，而大部分的酶首先在血浆中灭活，然后通过受体介导的细胞内摄作用吸收入网状内皮细胞系统内，再被分解为可重新利用的多肽和氨基酸。大部分酶的半衰期在24 ~ 48h。

（瞿　新）

第二节 生物学因素和干扰因素对酶活性的影响

酶活性的升高或降低可能是生物因素或检测中的其他干扰因素所致。

一、生物学因素

1. 标本采集　血清酶水平高于参考范围时，患者采血时的姿势和止血带的应用都可影响血清酶的浓度，如果采集样本时患者取坐位，以坐姿15min后抽血，那么酶活性估计要升高5% ~ 10%。使用止血带超过6min可致ALP、ALT、CK、GGT、和LD升高8% ~ 10%。

2. 个体差　异酶的水平在不同的个体之间是有一定差异的。

3. 个体内变异　有报道称在6个月内测定以下酶的水平，在同一个体内有一定的变异系数，如CK 22.8%，ALT 30%，AST 12.2%，LD 10.3%，GGT 12.9%，ALP 7.4%。

4. 年龄　某些酶随年龄而变化，如老年人的ALP比中年人高，尤其是妇女。

5. 运动　运动可导致CK、AST和LD升高。

6. 饮食　长期禁食和高蛋白饮食都可导致氨基酸转移酶的升高。高脂肪的膳食后LD可升高，低脂肪膳食后LD下降。

7. 乙醇　乙醇可致GGT、ALT、AST和GLD升高。

8. 药物　许多药物可导致酶水平升高，可能是诱导和病理作用所致。如女性服用了炔雌醇后，酶的诱导作用使ALP和GGT升高。

二、干扰因素

药物、溶血、高胆红素和样本中的代谢产物等是导致体内酶活性改变的重要干扰因素。

样本储存期酶的稳定性：将血清从全血中分离后，ALP、α-淀粉酶、ALT、AST、CK、ChE、GGT和LD在4~8℃至少可稳定4d。ALP、α-淀粉酶、ALT、AST、ChE在室温下可稳定3d。

三、标本的采集、处理与储存

在实验室测定酶之前，标本要经过采集、运输、血清分离和储存等一系列处理过程。而血液离体后，酶活性还会有一定变化，处于一个动态变化过程。因此其中任何一个阶段处理不当，都有可能引起测定值变化。

除非测定与凝血或纤溶有关的酶，一般都采用血清作为测定标本。大多数抗凝剂都在一定程度上影响酶活性。

（瞿　新）

第三节　血清常用酶的测定

本部分只介绍临床常用酶的特性、测定方法和参考区间，具体的临床意义将在各器官功能中描述，在此不再赘述。

一、碱性磷酸酶及其同工酶的测定

碱性磷酸酶（alkaline phosphatase，ALP）（EC3.1.3.1）是一组底物特异性较低，在碱性条件下能水解磷酸单酯化合物的酶。广泛分布于机体各器官组织，在肝、肾、胎盘、小肠、骨骼等组织含量较高。成年人血清中的ALP主要来源于肝，小部分来源于骨骼。

人体各组织的ALP由3种不同基因所编码，相应产生3类ALP同工酶：肠型、胎盘型和非特异组织型。非特异组织型是在酶蛋白合成后，经过不同形式的修饰和加工形成的肝型、胆型、肾型、骨骼型等酶的多种形式。

1. 测定方法

（1）总ALP的测定

1）IFCC方法测定原理：在氨基醇［X-OH，如2-氨基-2-甲基-1-丙醇（AMP），或二乙醇胺（DEA）］存在的情况下，ALP 能将 4 - 硝基苯磷酸盐（4 - NPP 或 PNPP）上的一个磷酸基转移到氨基醇上，从而加速底物的去磷酸化，生成游离的对硝基苯酚（4 - NP），后者在碱性溶液中呈现黄色。测定 405nm 处的吸光度增高速率来计算 ALP 催化活力。

$$4-NPP+AMP\xrightarrow{ALP}4-NP+X-OPO_3H_2$$

2）DGKC 方法测定原理：根据 IFCC 方法，但使用 N - 甲基 - D - 葡萄糖胺（MEG）作为缓冲液。将底物加入到反应混合物中即可引发酶促反应。

$$4-NPP+MEG\xrightarrow{ALP}4-NP+MEG-Pi$$

（2）ALP 同工酶测定

1）电泳分离法：在碱性 pH 条件下，各型同工酶在支持介质乙酸纤维素条带或聚丙烯酰胺凝胶上向阳极迁移而被分离。乙酸纤维素条带上的迁移率：胆管 ALP > 肝 ALP > 骨 ALP > 肠 ALP > 胎盘 ALP。聚丙烯酰胺凝胶上的迁移率：胎盘 ALP = 肝 ALP > 骨 ALP > 肠 ALP > 胆汁 ALP。聚丙烯酰胺凝胶电泳更适于测定骨 ALP。乙酸纤维素电泳适用于测定胆管 ALP。

由于电泳条带之间有重叠，故该法仅能定性评价骨和肝 ALP 的升高。

2）热灭活和化学抑制：在反应混合物中加入化学试剂或者预先对血清进行热处理，如 L - 苯丙氨酸可明显抑制胎盘 ALP 活性，肠 ALP 的化学抑制反应与胎盘 ALP 相似。胎盘 ALP 在 65℃时能耐受 10min，可以将胎盘 ALP 与肝 - 骨 - 肾组的 ALP 区分开来。

3）植物凝集素层析法：麦芽凝集素与骨特异性 ALP 的 N - 乙酰葡萄糖胺结合后沉淀，分离的骨 ALP 进行定量分析。该方法操作简便、特异性和灵敏度较好。

传统的热灭活法检测结果准确度差，易受干扰；电泳法虽能区分肠、胎盘来源的同工酶，但骨和肝同工酶的电泳条带重叠，不易准确定量。

2. 参考区间　ALP 活性与年龄有关，儿童由于骨骼的发育而比成年人高。

（1）IFCC 方法（37℃）：4 ~ 15 岁，54 ~ 369U/L。①男性 20 ~ 50 岁，53 ~ 128U/L；≥60 岁，56 ~ 119U/L。②女性 20 ~ 50 岁，42 ~ 98U/L；≥60 岁，53 ~ 141U/L。

（2）DGKC 方法（37℃）：男性 37 ~ 145U/L；女性 44 ~ 155U/L。

二、α - 淀粉酶

人 α - 淀粉酶（α - amylase，AMY）即（1，4 - α - D - 葡聚糖葡聚糖水解酶，EC3.2.1.1）作用于 α - 1，4 糖苷键，是一种钙依赖性金属蛋白酶，卤素和其他阴离子有激活作用，特别是氯化物是强有力的激活剂。其主要存在于胰腺和唾液腺中，因此有 2 种同工酶，即唾液型（S - AMY）和胰腺型（P - AMY），其分子量小，可以从肾小球滤过出现在尿液中。有时淀粉酶与抗淀粉酶自身抗体可形成高分子的巨型淀粉酶。

1. 检测方法　淀粉酶测定方法很多，最早的方法多以天然淀粉为底物，通过测定经 AMY 水解后淀粉的消耗量来测定 AMY 的活性；另一类是以活性染料淀粉结合物为底物的。由于以上方法的准确性差，步骤繁杂，不能自动化而逐渐少用。目前主要是以人工合成的麦芽单糖苷为底物的方法。主要的麦芽单糖苷有麦芽四糖、麦芽五糖和麦芽七糖，这里主要介绍以 4，6 - 亚乙基 - 4 - 硝基酚 - α - D - 麦芽七糖苷（E - G_7 - 4 - PNP）作底物，辅助酶是多功能 α - 葡萄糖苷酶，简称 EPS 法的测定方法。

$$5E-G_7-4-NP+5H_2O \xrightarrow{AMS} E-G_3+G_4-4-NP+2E-G_4+2G_3-4-NP+2E-G_5+2G_2-4-NP$$

$$G_4-PNP+2G_3-PNP+2G_2-PNP+14H_2O \xrightarrow{\alpha-\text{葡萄糖苷酶}} 14G+5\ (4-NP)$$

2. 参考区间　血清淀粉酶（37℃），28～100U/L；尿液淀粉酶（37℃），≤120U/L。

三、丙氨酸氨基转移酶和天冬氨酸氨基转移酶

氨基转移酶是一组催化α－酮酸与α－氨基酸之间氨基移换的酶。与临床诊断最有关联的氨基转移酶是丙氨酸氨基转移酶（alanine aminotransferase，ALT）（EC2.6.1.2）和天冬氨酸氨基转移酶（aspartate aminotransferase，AST）（EC2.6.1.1），磷酸吡哆醛（P5P）是转氨酶的辅基，它与酶蛋白结合后ALT（或AST）才具有催化活性。转氨酶广泛存在于肝、心肌、骨骼肌、肾、脑、胰腺、肺、白细胞和红细胞中。

1. 测定方法

（1）AST测定原理：在AST催化下，从天冬氨酸转移2个氨基到α－酮戊二酸上，生成产物L－谷氨酸和草酸乙酸盐。后者通过苹果酸脱氢酶（malate dehydrogenase，MD）催化下转变成苹果酸，在340nm处检测NADH下降的速率，它与AST活性成比例。

$$L-\text{门冬氨酸}+2-\text{氧代戊二酸} \xrightleftharpoons{AST} L-\text{谷氨酸}+L-\text{草酰乙酸}$$

$$L-\text{草酰乙酸}+NADH+H^+ \xrightarrow{MD} L-\text{苹果酸}+NAD^+$$

（2）ALT测定原理：在ALT催化下，从丙氨酸转移2个氨基酸到α－酮戊二酸上，生成产物谷氨酸和丙酮酸。后者通过乳酸脱氢酶催化下转变成乳酸，在分光光度计下检测NADH下降的速率，它与ALT活性成比例。

$$L-\text{丙氨酸}+2-\text{氧代戊二酸} \xrightarrow{ALT} L-\text{谷氨酸}+L-\text{丙酮酸}$$

$$L-\text{丙酮酸}+NADH+H^+ \xrightarrow{LD} L-\text{乳酸}+NAD^+$$

2. 参考区间　IFCC和DGKC方法（37℃）：男性ALT≤40U/L，AST≤35U/L；女性ALT≤34U/L，AST≤31U/L。

四、胆碱酯酶

胆碱酯酶（cholinesterase，CHE）根据对底物特异性的差异分为2类。1类为乙酰胆碱乙酰水解酶（EC3.1.1.7），旧称特异性胆碱酯酶、真胆碱酯酶（AChE）或胆碱酯酶Ⅰ，水解乙酰胆碱。它存在于红细胞、中枢神经系统灰质、肺和脾内，支配肌细胞的交感神经节的运动神经终板，不存在于血浆内。另1类为乙酰胆碱酰基水解酶（EC3.1.1.8），旧称非特异性胆碱酯酶、拟胆碱酯酶（PChE）、苯甲酰胆碱酯酶、胆碱酯酶Ⅱ，水解芳基或烷基胆碱酯，见于血浆、肝、肠黏膜、胰、脾和中枢神经系统的白质内。本文仅围绕乙酰胆碱酰基水解酶讨论。

1. 检测方法　PChE的检测方法很多，目前主要以连续监测法和比色法应用最广泛。

（1）连续监测法测定原理：PChE催化丁酰－乙酰或丙酰硫代胆碱水解，产生丁酸或丙酸与硫代胆碱；后者与无色的5，5′－二硫代双（2－硝基苯甲酸）反应，形成黄色的5－巯基－2－硝基苯甲酸（5－MNBA）。在410nm处测定吸光度的速率，从而计算处PChE的

活性。

乙酰硫代胆碱 $\xrightarrow{PChE}$ 丁酸 + 硫代胆碱

硫代胆碱 + 二巯代硝基苯甲酸→5 - MNBA + 2 - 硝基苯脘 - 5 - 巯基硫代胆碱

（2）苯甲酰胆碱比色法原理：苯甲酰胆碱可被 PChE 水解，生成反应产物苯甲酸和胆碱。可在 240nm 处测定苯甲酰胆碱吸光度的下降。

2. 参考区间

（1）丁酰硫代胆碱（37℃）：男性 4.62 ~ 11.5kU/L，女性 3.93 ~ 10.8kU/L。

（2）苯甲酰胆碱（37℃）：0.66 ~ 1.62kU/L。

五、肌酸激酶及其同工酶测定

人类肌酸激酶（creatine kinase，CK）（EC2.7.3.2）是由不同的基因表达的亚基组成的多聚酶，各自的基因产物包括 CK - M（肌组织）、CK - B（脑）、CK - Mi（线粒体）。CK 主要以骨骼肌、心肌含量最多，其次是脑组织和平滑肌。在正常人群中，所测到的总 CK 活性主要是 CK - MM，其他 CK 同工酶和变异体仅微量或不易测出。若总 CK 活性增加，尤其是某一型同工酶活性增加，可提供有关器官受损的信息。

1. 检测方法　CK 的测定方法有比色法、酶耦联法、荧光法和生物发光法等。可以测定正向反应产物，也可以测定逆向反应的产物。由于逆向反应的速度是正向反应的 2 ~ 6 倍，敏感性高，是目前主要的测定方法。

（1）总 CK 检测原理：在 CK 催化作用下将磷酸基从肌酸磷酸盐可逆性地转移到 ADP 上，产生的 ATP 再以已糖激酶（Hexokinase，HK）作辅酶，葡萄糖 - 6 - 磷酸脱氢酶（G - 6 - P dehydrogenase，G6PD）做指示酶进行酶偶联反应。根据 340nm 处 NADPH 吸光度速率的变化，计算总 CK 活性。

磷酸肌酸 + ADP $\xrightarrow{CK}$ 肌酸 + ATP

ATP + 葡萄糖 $\xrightarrow{HK}$ ADP + 6 - 磷酸 - 葡萄糖

6 - 磷酸 - 葡萄糖 + $NADP^+$ $\xrightarrow{G6PD}$ 6 - 磷酸葡萄糖内酯 + NADPH + H^+

（2）CK 同工酶测定

1）免疫抑制法原理：免疫抑制法临床应用的理论依据是假定仅 CK - MM 和 CK - MB 在肌损伤后被释放入血流。抗 CK - M 抗体能抑制所有 CK - M 的活性，剩下的是 CK - B 活性。样本中得到的 CK - MB 活性应该乘 2。巨 CK 不含有 CK - M 亚单位，不发生免疫抑制。在典型的巨肌酸激酶血症的病例中，测定后活性乘以 2 会出现 CK - MB 活性超过样本中总 CK 活性。

2）同工酶电泳原理：CK 在醋酸纤维纸条或琼脂凝胶上被分离，各活性条带用总 CK 试剂染色。根据反应中形成的 NADPH 的荧光强度（360nm）可以做定量分析，检测线性 2 ~ 10U/L。若样本用抗 CK - M 抗体作预先处理后再进行电泳分析，巨 CK Ⅰ 型就能很明显区别于 CK - MB 和 CK - MM，巨 CK Ⅱ 型与 CK - MM 也能被一起识别。除了自动化操作，电泳的程序比较费力、复杂、昂贵。因此仅适用于特殊实例。

3）CK - MB 浓度的免疫测定法：CK - MB 检测使用特异性的 CK - M 或 CK - B 单克隆

抗体结合酶、荧光化学发光或电化学发光的免疫测定技术测定 CK－MB 的质量，检测的灵敏度和精确度都很高，检测下限≤1μg/L，上限 5μg/L。可在 15～30min 内获得结果。

2. 参考区间　CK 活性受年龄、性别、种族、体重指数、活动状态、基因变异等因素的影响。

（1）总 CK：男性 46～171U/L，女性 34～145U/L。

（2）CK－MB：①免疫抑制法。CK－MB＜25U/L，CK－MB/总 CK 在 6%～25%。②电泳法。CK－BB 0%，CK－MB 0%～3%，CK－MM 97%～100%，CK－MB 的阳性决定水平为 5%。

六、γ－谷氨酰氨基转移酶

γ－谷氨酰氨基转移酶（L－γ－glutamyltransferase，GGT）（E 2.3.2.2）也称 γ－谷氨酰转肽酶，其催化 γ－谷氨酰基转移反应。主要分布在肾、胰、肝、肠和前列腺中，血清中 GGT 主要来源于肝、胆，以多种形式存在，在红细胞中含量甚低。

1. 测定方法　在 GGT 的催化下，谷氨酰残基从 L－γ－谷氨酰－3－羧基－对硝基苯胺（3－carboxy－GGPNA）转移到双苷氨肽上，同时生成 2－硝基－5－氨基苯甲酸，在 405nm 波长处检测这种复合物浓度增加时的吸光度变化，它与反应混合物中酶活性的浓度成正比：

3－carboxy－GCPNA＋双甘肽 $\xrightarrow{GGT}$ 2－硝基－5－氨基苯甲酸＋L－γ－谷氨酰－甘氨酰甘氨酸。

2. 参考区间　男性≤55U/L，女性≤38U/L。

七、乳酸脱氢酶

乳酸脱氢酶（lactate dehydrogenase，LD）（EC1.1.1.27）是一种糖酵解酶，广泛存在于机体的各种组织中，其中以心肌、骨骼肌和肾含量最丰富，其次为肝、脾、胰腺、肺和肿瘤组织，红细胞中 LD 含量也十分丰富，是正常血清的 100 倍。由于其分布原因，LD 对诊断具有较高的灵敏度，但特异性较差。

LD 是由 H 亚基和 M 亚基组成的四聚体，其亚基的不同组合形成 5 种同工酶：LD_1（H_4）、LD_2（H_3M）、LD_3（H_2M_2）、LD_4（HM_3）和 LD_5（M_4）。其中 LD_1 和 LD_2 主要来源于心肌，LD_3 来源于肺、脾组织，LD_4 和 LD_5 主要来源于肝和骨骼肌。由于 LD 同工酶的组织分布特点，其检测具有病变组织定位作用。

1. 检测方法

（1）总 LD 测定原理：根据测定其催化的正反应或逆反应分为 L－P 反应和 P－L 反应。

1）L－P 反应：L－乳酸＋NAD^+ $\xrightarrow{LD}$ 丙酮酸＋NADH＋H^+。

2）P－L 反应：丙酮酸＋NADH＋H^+ $\xrightarrow{LD}$ L－乳酸＋NAD^+。

L－P 反应的 pH 为 8.8～9.8，而 P－L 反应的 pH 为 7.4～7.8。

在动力学分析中通过测定 NADH 吸光度的变化来反映酶的活性。对于正反应，在 340nm 处测得的 NADH 的吸光度增加，对于逆反应，由于 NADH 氧化为 $NADH^+$，测得的吸光度值则下降。

（2）LD 同工酶的检测

1）化学法抑制含 M 亚基的 LD_1 同工酶测定：将 1，6 - 己二醇或高氯酸钠加入到含样本反应液中，选择性地抑制含 M 亚基的 LD 同工酶，由于 LD_1 由 4 个 H 亚基组成，因此只有它才能被测定。同工酶 LD_1 催化基质 2 - 酮丁酸为羟丁酸的速度比其他同工酶要高，因此也可以单独用 2 - 酮丁酸脱氢酶测定 LD_1 的活性。

2）电泳法 LD 同工酶的测定：在碱性 pH 下，LD 同工酶可以在琼脂凝胶或醋酸纤维薄膜上电泳分离。电泳向正极迁移速度取决于同工酶的亚基组成。含 H 亚基的同工酶移动速度最快，含 M 亚基移动的速度最慢，因此 LD_1 有最快的迁移率，LD_5 最慢。在琼脂凝胶上 LD_5 几乎停留在原点（负极）。在醋酸纤维薄膜电泳，没反应生成的丙酮酸与四唑盐结合形成肉眼可见的同工酶片段。在琼脂凝胶电泳，凝胶 37℃ 孵育在凝胶上覆盖乳酸和 NAD^+，产生 NADH 的荧光，用 365nm 波长激发后于 410nm 处测定。

2. 参考区间

（1）L - P：成人女性 135 ~ 215U/L，男性 135 ~ 225U/L，儿童 180 ~ 360U/L。

（2）P - L：95 ~ 200U/L。

（3）LD 同工酶琼脂糖电泳法：LD_1 14% ~ 26%；LD_2 29% ~ 39%；LD_3 20% ~ 26%；LD_4 8% ~ 16%；LD_5 6% ~ 16%。

八、脂肪酶

脂肪酶（lipase，LPS）（EC 3.1.1.3）是一组特异性较低的脂肪水解酶，主要来源于胰腺、胃及小肠，但胰腺组织是其他组织的 5 000 倍，血清的 20 000 倍。脂肪酶作用于酯和水界面的脂肪，只有当底物呈乳剂状态时，LPS 才具有水解作用。由于早期的测定方法缺乏准确性和重复性，限制了其在临床上的广泛应用。目前由于测定方法的改进，其准确性和重复性均有较大提高，对急性胰腺炎的诊断特异性和灵敏度均高于淀粉酶。

1. 检测方法　脂肪酶测定的方法很多，如比浊测定法、pH - stat 滴定法、比色法（可分为酶偶联显色比色法、干化学法、紫外分光光度法）等，目前临床使用最普遍的是比浊法。

（1）比浊法原理：三酰甘油与水制成的乳胶液，因其胶束对入射光的吸收及散射而具有乳浊状态。胶束中的三酰甘油在脂肪酶的作用下水解，使胶束分裂，浊度或光散射因而减低，减低的速率与脂肪酶的活性有关。

（2）酶偶联显色比色法

$$1，2 - 二酰甘油 + H_2O \xrightarrow{胰脂肪酶} 2 - 单酸甘油酯 \rightarrow 脂肪酸$$

$$2 - 单酸甘油酯 + H_2O \xrightarrow{单酸甘油脂肪酶} 甘油 + 脂肪酸$$

$$甘油 + ATP \xrightarrow{甘油激酶} 3 - 磷酸甘油 + ADP$$

$$3 - 磷酸甘油 + O_2 \xrightarrow{磷酸甘油氧化酶} 磷酸二羟丙酮 + H_2O_2$$

$$2H_2O_2 + 4 - AAP + TOOS \xrightarrow{过氧化物酶} 醌亚胺染料 + 4H_2O$$

TOOS：N - 乙基 N - （ - 2 - 羟基 3 - 磺丙基 - m - 甲苯胺）

（3）新色原比色法：1，2 - 二月桂基 - rac - 丙三氧基 - 3 - 戊二酸试灵酯由 2 个甘油酯和1个酯组成，LPS在碱性条件下水解底物生成不稳定的戊二酸-6′-甲基试卤灵，在碱性条件下自发的水解为戊二酸和甲基试卤灵，后者是蓝紫色的发光基团，在577nm有最大吸收峰，其吸光度的变化与LPS活性相关。

1，2-二月桂基-rac-丙三氧基-3-戊二酸试灵酯$\xrightarrow{\text{脂肪酶}}$1，2-二月桂基甘油+戊二酸-6′-甲基试卤灵

戊二酸-6′-甲基试卤灵$\xrightarrow{OH^-}$戊二酸+甲基试卤灵

2. 参考区间　比浊法，≤7.9U/L；酶偶联比色法：≤45U/L；新色原比色法，≤38U/L。

九、酸性磷酸酶

酸性磷酸酶（acid phosphatase，ACP）（CE3.1.3.2）是指反应体系pH 7.0以下，酶活性最大的所有磷酸酶，它的主要来源是血小板、红细胞、骨、网状内皮系统的细胞和前列腺。衍生于前列腺的同工酶，在诊断前列腺癌时起重要作用，前列腺ACP可作为肿瘤标记物。来自于前列腺和血小板的ACP可以被酒石酸盐抑制，剩余的活性即称为前列腺ACP。

1. 检测方法　ACP反应以α-萘基磷酸盐或者对一硝基苯磷酸盐为底物，在pH4.5~6.0的条件下释放无机磷酸盐。如反应的产物是硝基酚，由于在酸性条件下，其摩尔吸光系数小，故应在反应的终点加入碱性液以提高反应的摩尔吸光系数。如反应的产物是α-萘酚，则偶联有色的偶氮试剂如固红TR盐，通过在405nm处监测偶氮化合物生成的速率来测定ACP的活性。

2. 参考区间　底物对-硝基苯磷酸盐（37°C），4.8~13.5U/L；酒石酸盐抑制ACP≤3.7U/L；底物α-萘基磷酸盐（37℃），男性≤4.7U/L，酒石酸盐抑制ACP≤1.6U/L；女性≤3.7U/L。

十、谷氨酸脱氢酶

谷氨酸脱氢酶（glutamate dehydrogenase，GLD）（EC1.4.1.3）作为一个线粒体酶，存在于所有组织中，其中肝、心肌和肾含量最高。然而，仅在细胞坏死时，此酶在血清中浓度才升高。

1. 测定方法　GLD在NADH存在催化下，转移铵到2-氧化谷氨酸上。形成谷氨酸和NAD。在340nm处监测NADH的吸光度下降速率，即与反应体系中GLD的活性成正比。

2-氧化谷氨酸+NADH+NH_4^+ $\xrightarrow{GLD}$L-谷氨酸+NAD^+ +H_2O

2. 参考区间　成年人，男性≤8.0U/L，女性≤6.0U/L。

（瞿　新）

第十四章　血脂检验

第一节　血清总胆固醇检验

TC 测定方法据其准确度与精密度不同分为 3 级：①决定性方法。放射性核素稀释－气相色谱－质谱法（ID－GC－MS），此法最准确，测定结果符合“真值”，但需特殊仪器与试剂，技术要求高、费用贵。用于发展和评价参考方法及鉴定纯胆固醇标准。②参考方法。目前国际上公认的是 Abell、Levy、Brodie 及 Kendall 等（1952）设计的方法，称为 AL－BK 法，是目前化学分析法中最准确的方法。③常规方法。化学方法大都用有机溶剂提取血清中的胆固醇，然后用特殊试剂显色，比色测定。显色剂主要有 2 类，即醋酸－醋酸酐－硫酸反应（简称 L－B 反应）和高铁硫酸反应，这些反应须用腐蚀性的强酸试剂，特异性差，干扰因素多，准确性差，应予淘汰。现在已广泛应用酶法，这类方法特异性高、精密、灵敏，用单一试剂直接测定，既便于手工操作，也适用于自动分析仪测大批标本，既可作终点法，也可作速率法。

一、酶法测定胆固醇

1. 原理　血清中的胆固醇酯（CE）被胆固醇酯水解酶（CEH）水解成游离胆固醇（Chol），后者被胆固醇氧化酶（CHOD）氧化成Δ^4－胆甾烯酮并产生过氧化氢，过氧化氢再经过氧化物酶（POD）催化 4－氨基安替比林与酚（三者合称 PAP），生成红色醌亚胺色素（Trinder 反应）。醌亚胺的最大吸收光波长值在 500nm 左右，吸光度与标本中 TC 含量成正比。反应式如下：

$$\text{胆固醇酯} + H_2O \xrightarrow{CEH} \text{胆固醇} + \text{脂肪}$$

$$\text{胆固醇} + O_2 \xrightarrow{CHOD} \Delta^4 - \text{胆甾烯酮} + H_2O_2$$

$$2H_2O_2 + 4 - \text{氨基安替比林} + \text{酚} \xrightarrow{POD} \text{醌亚胺} + 4H_2O$$

2. 参考区间　人群血脂水平主要决定于生活因素，特别是饮食营养，所以各地区调查所得参考区间高低不一，以致各地区有各自的高 TC 划分标准。现在国际上以显著增加冠心病危险的 TC 水平作为划分界限，在方法学标准化的基础上，采用共同的划分标准，有助于避免混乱。

（1）我国《血脂异常防治建议》提出的标准（1997，6）为：TC 水平理想范围 < 5.2mmol/L（< 200mg/dl）；边缘升高：5.23 ~ 5.69mmol/L（201 ~ 219mg/dl）；升高：≥ 5.72mmol/L（≥220mg/dl）。

（2）美国胆固醇教育计划（NCEP），成年人治疗组（Adult Treatment Panel）1994 年提出的医学决定水平：TC 水平理想范围 < 5.1mmol/L（< 200mg/dl），边缘升高 5.2 ~

6.2mmol/L（200~239mg/dl），升高≥6.21mmol/L（≥240mg/dl）。

3. 临床意义

（1）影响TC水平的因素：①年龄与性别：TC水平往往随年龄上升；②长期的高胆固醇、高饱和脂肪和高热量饮食可使TC增高；③遗传因素；④其他：如缺少运动、脑力劳动、精神紧张等可能使TC升高。

（2）高TC血症是冠心病的主要危险因素之一，病理状态下高TC有原发性的与继发性的2类。

原发性的如家族性高胆固醇血症（低密度脂蛋白受体缺陷）、家族性apoB缺陷症、多源性高TC、混合性高脂蛋白血症。继发的见于肾病综合征、甲状腺功能减退症、糖尿病、妊娠等。

（3）低TC血症也有原发性的与继发性的，前者如家族性的无或低β-脂蛋白血症；后者如甲状腺功能亢进症、营养不良、慢性消耗性疾病等。

二、正己烷抽提L-B反应显色法测定胆固醇

此法原为Abell等（1952）设计，由美国疾病控制中心（CDC）的脂类标准化实验室协同有关学术组织作了评价和实验条件的最适化，称为AL-BK法，已被公认为参考方法。

1. 原理　本法用氢氧化钾乙醇溶液使血清蛋白变性，并水解血清中的胆固醇酯，加水后用正己烷分溶抽提，可以从碱性乙醇液中定量地提取胆固醇（达99.7%），分溶抽提达到抽提与纯化的双重目的。提取的胆固醇溶液中除少量其他甾醇（人血清中约占总胆固醇的1%）以外，基本上不含干扰物，故测定结果与放射性核素-稀释-气相色谱-质谱法（决定性方法）接近。

抽提液挥发干后，以Lieberman-Bur-Chard（L-B）试剂与胆固醇显色，试剂中醋酸与醋酸酐作为胆固醇的溶剂与脱水剂，浓硫酸既是脱水剂又是氧化剂，所生成的绿色产物主要是五烯胆甾醇正离子，最大吸收光波长值为620nm，但随后可变成黄色产物，故应该严格控制显色条件。

本法是目前化学分析法中最准确的方法，已被公认为参考方法。

2. 临床意义　同酶法。

（杨进波）

第二节　血清三酰甘油检验

血清三酰甘油（TG）测定的决定性方法为放射性核素-稀释-质谱法，参考方法为二氯甲烷抽提、变色酸显色法。常规方法为酶法（GPO-PAP法），作为临床测定，国内外均推荐GPO-PAP法。

一、酶法测定三酰甘油

1. 原理　用高效的微生物脂蛋白脂肪酶（LPL）使血清中TG水解成甘油与脂肪酸，将生成的甘油用甘油激酶（GK）及三磷腺苷（ATP）磷酸化，以磷酸甘油氧化酶（GPO）氧化3-磷酸甘油（G-3-P），然后以过氧化物酶（POD）、4-氨基比林（4-AAP）与4-

氯酚（三者合称 PAP）显色，测定所生成的 H_2O_2，故本法简称 GPO－PAP 法，反应如下：

$TG+3H_2O\xrightarrow{LPL}$甘油＋3－脂肪酸

甘油＋ATP $\xrightarrow{GK,\ Mg^{2+}}$3－磷酸甘油＋ADP

3－磷酸甘油＋O_2＋$2H_2O\xrightarrow{GPO}$磷酸二羟丙酮＋$2H_2O_2$。

H_2O_2＋4－氨基安替比林＋4－氯酚$\xrightarrow{POD}$苯醌亚胺＋$2H_2O$＋HCl

分光光度波长 500nm，测定吸光度（A），对照标准可计算出 TG 含量。

2. 参考区间　正常人 TG 水平高低受生活环境的影响，中国人低于欧美人，成年以后随年龄上升。TG 水平的个体内与个体间差异都比 TC 大，人群调查的数据比较分散，呈明显正偏态分布。营养良好的中、青年 TG 水平的平均值去除游离甘油（free glycerol，FG）为 0.90～1.00mmol/L（80～90mg/dl），老年前期与老年人平均超过 1.13mmol/L，（100mg/dl），95%中青年约 1.69mmol/L（150mg/dl），老年约为 2.26mmol/L（200mg/dl）。

美国国家胆固醇教育计划对空腹 TG 水平划分界限的修订意见（1993）是：TG 正常＜2.3mmol/L（＜200mg/dl），TG 增高的边缘为 2.3～4.5mmol/L（200～400mg/dl），高 TG 血症＞4.5mmol/L（＞400mg/dl），胰腺炎高危＞11.3mmol/L（＞100mg/dl）。

3. 临床意义　高 TG 血症也有原发性的与继发性的 2 类，其中包括家族性高 TG 血症与家族性混合型高脂（蛋白）血症等。继发的见于糖尿病、糖原累积病、甲状腺功能减退症、肾病综合征、妊娠、口服避孕药、酗酒等，但不易分辨原发或继发。高血压、脑血管病、冠心病、糖尿病、肥胖与高脂蛋白血症等往往有家族性集聚现象，其间可能有因果关系，但也可能仅仅是伴发现象；例如糖尿病患者胰岛素与糖代谢异常可继发 TG（或同时有 TC）升高，但也可能同时有糖尿病与高 TG 2 种遗传因素。冠心病患者 TG 偏高的比一般人群多见，但这种患者 LDL－C 偏高与 HDL－C 偏低也多见。一般认为单独有高 TG 不是冠心病的独立危险因素，只有伴以高 TC、高 LDL－C、低 HDL－C 等情况时才有病理意义。

通常将高脂蛋白血症分为Ⅰ、Ⅱa、Ⅱb、Ⅲ、Ⅳ、Ⅴ等 6 型，除Ⅱa 型以外都有高 TG。

（1）Ⅰ型是极为罕见的高 CM 血症，原因有二，一为家族性 LPL 缺乏症，一为遗传性的 apoCⅡ缺乏症。

（2）最常见的是Ⅳ型，其次是Ⅱb 型，后者同时有 TC 与 TG 增高，即混合型高脂蛋白血症；Ⅳ型只有 TG 增高，反映 VLDL 增高，但是 VLDL 很高时也会有 TC 轻度升高，所以Ⅳ型与Ⅱb 型有时难于区分，主要根据 LDL－C 水平做出判断。家族性高 TG 血症属于Ⅳ型。

（3）Ⅲ型又称为异常 β－脂蛋白血症，TC 与 TG 都高，其比例近于 1 ∶ 1（以 mg/dl 计），但无乳糜微粒血症。诊断还有赖于脂蛋白电泳显示宽 β 带；血清在密度 1.006g/ml 下超速离心后，其顶部（VLDL）做电泳分析证明有漂浮的 β－脂蛋白或电泳迁移在 β 位的 VLDL 存在，化学分析示 VLDL－C/血清（或浆）TG＞0.3 或 VLDL－C/VLDL－TG＞0.35；apoE 分型多为 E_2/E_2 纯合子。

（4）Ⅴ型为乳糜微粒和 VLDL 都增多，TG 有高达 10g/L 以上的，这种情况可以发生在原有的家族性高 TG 血症的基础上，继发因素有糖尿病、妊娠、肾病综合征、巨球蛋白血症等，易引发胰腺炎。

二、变色酸显色法测定三酰甘油

原理：变色酸显色法，为 CDC 参考方法。其原理是用二氯甲烷抽提血清 TG，同时加入硅酸去除磷脂、游离甘油、一酰甘油、部分二酰甘油及蛋白。TG 经氢氧化钾皂化生成甘油，酯化后以过碘酸氧化甘油产生甲醛，用亚砷酸还原过剩的过碘酸后，甲醛与变色酸在硫酸溶液中加热产生反应，产生紫红色物质，然后比色测定。

本法根据 Van Handel 等（1957）及 Carlson 法（1963）改进而来。

（杨进波）

第三节　血清高密度脂蛋白胆固醇检验

高密度脂蛋白（HDL）是血清中颗粒数最多而且很不均一的一组脂蛋白，按其密度高低主要分为 HDL_2 与 HDL_3 2 个亚组分，临床一般只测定总 HDL，也可以分别测定其亚类。因为 HDL 组成中含蛋白质与脂质各半，脂质中主要是胆固醇与磷脂，磷脂测定比较麻烦，通常以测定胆固醇含量（HDL－C）代表 HDL 水平。HDL－C 测定参考方法为用超速离心分离 HDL，然后用化学法（ALBK 法）或酶法测定其胆固醇含量。20 世纪 70 年代出现不少多聚阴离子沉淀法，称直接测定法，有肝素－Mn 法、磷钨酸（PTA）－镁离子法、硫酸葡聚糖（DS）－镁离子法和聚乙二醇（PEG）6 000 法等。此类方法操作相对简便，被临床实验室用作常规测定。其中硫酸葡聚糖（DS）－镁离子法和聚乙二醇（PEG）6 000 法应用最为广泛。但此类方法的缺点是标本需预处理，不能直接上机测定，且高 TG 的标本由于 VLDL 沉淀不完全，会影响测定结果，新近中华医学检验学会血脂专题委员会推荐匀相测定法作为临床实验室测定 HDL－C 的常规方法。匀相法免去了标本预处理步骤，可直接上机测定，在自动分析仪普及的基础上，很快被临床实验室接受。

一、磷钨酸－镁沉淀法

1. 原理　血清 HDL 不含 apoB，临床检验中大都用大分子多聚阴离子化合物与两价阳离子沉淀含 apoB 的脂蛋白［包括 LDL、VLDL、Lp（a）］，本法中用磷钨酸与镁离子作沉淀剂，其上清液中只含 HDL，其胆固醇含量用酶法测定（同酶法测 TC）。

2. 临床意义

（1）流行病学与临床研究证明，HDL－C 与冠心病发病成负相关，HDL－C 低于 0.9mmol/L 是冠心病危险因素，HDL－C 增高（$>$1.55mmol/L，即 60mg/dl）被认为是冠心病的“负”危险因素。HDL－C 下降也多见于脑血管病、糖尿病、肝炎、肝硬化等。肥胖者 HDL－C 也多偏低。吸烟可使 HDL－C 下降，饮酒及长期体力活动会使 HDL－C 升高。

（2）在生理与病理情况下，HDL－C 水平的变动往往由于 HDL_2－C 的变化，而 HDL_3－C 的变化较小。多数报道认为冠心病患者 HDL_2－C 下降比 HDL_3－C 明显，但也有不同的报道。肝病患者 HDL－C 下降主要是 HDL_3－C 部分下降。

二、硫酸葡聚糖－Mg 沉淀法

原理：硫酸葡聚糖－Mg 沉淀法，为 CDC 指定的比较方法。其原理是，以硫酸葡聚糖

DS50（MW50 000 ± 5 000）与 Mg^{2+} 沉淀血清中含 apoB 的脂蛋白［LDL、VLDL、LP（a）］，测定上清液中的 HDL－C。

HDL 主要包括 HDL_2、HDL_3 亚组分（HDL，很少），适量增加 DS50 和 Mg^{2+} 浓度，可使血清中的 HDL_2 含 apoB 的脂蛋白同时沉淀，离心后上清液中只含 HDL_3，故可测出 HDL_3－C。总 HDL－C 与 HDL_3－C 之差即为 HDL_2－C。

三、匀相测定法

1. 原理　基本原理有以下几类。

（1）PEG 修饰酶法（PEG 法）：①CM、VLDL、LDL＋α－环状葡聚糖硫酸盐＋Mg^{2+}→CM、VLDL、LDL 和 α－环状葡聚糖硫酸盐的可溶性聚合物；②HDL－C＋PEG 修饰的 CEH 和 COD→胆甾烯酮＋H_2O_2；③H_2O_2＋酚衍生物＋4－AAP＋POD→苯醌亚胺色素。

（2）选择性抑制法（SPD 法）：①CM、VLDL 和 LDL＋多聚体阴离子＋多聚体→CM、VLDL、LDL 和多聚阴离子生成聚合物并被多聚体掩蔽；②HDL－C＋表面活性剂＋CEH 和 COD→胆甾烯酮＋H_2O_2；③同（1）③。

（3）抗体法（AB 法）：①CM、VLDL 和 LDL＋抗 apoB 抗体→CM、VLDL、LDL 和抗 apoB 抗体聚合物；②HDL－C＋CEH 和 COD→胆甾烯酮＋H_2O_2；③同（1）③。

（4）过氧化氢酶法（CAT 法）：①CM、VLDL、LDL＋选择性试剂＋CEH 和 COD→胆甾烯酮＋H_2O_2；②H_2O_2＋过氧化氢酶→$2H_2O$＋O_2；③HDL－C＋CEH 和 COD＋过氧化酶抑制剂→胆甾烯酮＋H_2O_2；④同 1（3）。

2. 参考区间

（1）男性：1.16～1.42mmol/L（45～55mg/dl）。

（2）女性：1.29～1.55mmol/L（50～60mg/dl）。

（3）正常人 HDL－C 占 TC 的 25%～30%。

我国《血脂异常防治建议》提出的判断标准：理想范围＞1.04mmol/L（＞40mg/dl），降低＜0.91mmol/L（35mg/dl）。NCEP，ATP Ⅲ 提出的医学决定水平：①＜1.03mmol/L（40mg/dl）为降低，CHD 危险增高；②≥1.55mmol/L（60mg/dl）为负危险因素。

ATPIII 将 HDL－C 从原来的＜35mg/L（0.9mmol/L）提高到＜40mg/L（1.03mmol/L）是为了让更多的人得到预防性治疗（男性将从原来的 15% 提高到约 40%，女性从原来的 5% 提高到 15% 的人群被划归高危人群）。

3. 临床意义　同磷钨酸－镁沉淀法。

（杨进波）

第四节　血清低密度脂蛋白胆固醇检验

直接测定血清（或血浆）LDL－C 的经典方法是超速离心分离 LDL，或超速离心（去除 VLDL）结合沉淀法，均非一般实验室所能采用。电泳分离 LDL 的方法也不够简单。10 多年来发展起来的简单方法有 2 类：一类是用化学法分离 VLDL，然后测定 HDL 和 LDL 部分的胆固醇，减去 HDL－C 得 LDL－C；另一类是选择沉淀 LDL 法。该法在 LDL 沉淀后，可测出上清液的 HDL＋VLDL 部分的胆固醇然后计算出 LDL－C，或直接取沉淀物测定 LDL－C，这类方法有3种沉淀剂：肝素-枸橼酸；聚乙烯硫酸（PVS）；多环表面活化阴离子。目前多用PVS沉淀法，美国LRC各实验室也统一采用此法（Boehringer试剂盒）。但国内还很少用LDL-C直接测定，而是用Friedewald公式用TC、TG、HDL-C 3项测定计算LDL-C，不如直接测定法可靠。新近，中华医学会检验学会已推荐匀相法作为临床实验室测定LDL-C的常规方法。

一、聚乙烯硫酸沉淀法

1. 原理　用聚乙烯硫酸（PVS）选择沉淀血清中LDL，测出上清液中的胆固醇代表HDL-C与VLDL-C之和，所以TC减去上清液胆固醇即得LDL-C值。试剂中含EDTA用以除去两价阳离子，避免VLDL共同沉淀。适量的中性多聚物（聚乙二醇独甲醚PEGME）用以加速沉淀。胆固醇测定同TC测定。

2. 操作　用早晨空腹血清，如在4℃存放不得超过4d，深低温保存只能冻1次，融化后即须测定。在小离心管中加入血清200μl，沉淀剂100μl，混合，室温放置15min，离心（3 000r/min，15min）。

混合后，放置37℃水浴5min，用分光光度计测吸光度（A），波长500nm。

3. 计算

(1) TC（mmol/L）=TC测定管A/标准管A×校准管浓度（mmol/L）。

（2）非LDL-C（mmol/L）=（非LDL-C测定管A）/标准管A×校准管浓度（mmol/L）。

（3）LDL-C（mmol/L）=TC（mmol/L）-非LDL-C（mmol/L）。

4. 临床意义　LDL增高是动脉粥样硬化发生发展的主要脂类危险因素。过去只测TC估计LDL-C水平，但TC水平也受HDL-C水平的影响。故最好采用LDL-C代替TC作为动脉粥样硬化性疾病的危险因素指标。美国国家胆固醇教育计划成年人治疗专业组规定以LDL-C水平作高脂蛋白血症的治疗决策及其需要达到的治疗目标（病理改变参阅TC测定的临床意义）。

二、匀相测定法

1. 原理　基本原理有如下几类。

（1）增溶法（Sol法）：①VLDL、CM和HDL由表面活性剂和糖化合物封闭；②LDL-C表面活性剂+CEH和COD→胆甾烯酮+H_2O_2；③H_2O_2+4-AAP+POD+HSDA-苯醌胺色素。

（2）表面活性剂法（SUR法）

1）VLDL、CM和HDL+表面活性剂Ⅰ+CEH和COD→胆甾烯酮+H_2O_2。

H_2O_2+POD→清除H_2O_2，无色。

2）LDL-C+表面活性剂Ⅱ+CEH和COD→胆甾烯酮+H_2O_2。

3）H_2O_2+4-AAP+POD+HSDA→苯醌亚胺色素。

（3）保护法（PRO）

1）LDL+保护剂，保护LDL不被酶反应。

非LDL-C+CEH和COD→H_2O_2+过氧化氢酶→H_2O_2。

2）LDL-C+去保护剂CEH和COD→胆甾烯酮+H_2O_2。

3）H_2O_2 +4 - AAP + POD + HDAOS→显色。

（4）过氧化氢酶法（CAT 法）

1）非 LDL - C + 非离子表面活性剂 + CEH 和 COD→胆甾烯酮 + H_2O_2。

H_2O_2 + 过氧化物酶→H_2O。

2）LDL - C + 离子型表面活性剂 + CEH 和 COD→胆甾烯酮 + H_2O_2 过氧化氢酶 + NaN_3→抑制。

3）H_2O_2 +4 - AAP + POD + HSDA→苯醌亚胺色素。

（5）紫外法（CAL 法）

1）LDL + Calixarene→可溶聚合物。

非 LDL - C + CE 和 CO + 肼→胆甾烯酮腙。

2）LDL - C + 去氧胆酸 + β - NAD + CEH 和 CH→胆甾烯酮腙 + β - NADH。

2. 参考区间　LDL - C 水平随年龄上升，中、老年人平均 2.7 ~ 3.1mmol/L（105 ~ 120mg/dl）。

（1）我国《血脂异常防治建议》提出的判断标准：理想范围 <3.12mmol/L（120mg/dl），边缘升高 3.15 ~3.61mmol/L（121 ~139mg/dl），升高 >3.64mmol/L（ >140mg/dl）。

（2）NCEP，ATPⅢ提出的医学决定水平：理想水平 <2.58mmol/L（100mg/dl），接近理想 2.58 ~3.33mmol/L（100 ~129mg/dl），边缘增高 3.64 ~4.11mmol/L（130 ~159mg/dl），增高 4.13 ~4.88mmol/L（160 ~189mg/dl），很高≥4.91mmol/L（≥190mg/dl）。

三、Friedewald 公式计算法

Friedewald 原公式按旧单位（mg/dl）计算，假设血清中 VLDL - C 为血清 TG 量的 1/5（以重量计），则 LDL - C = TC - HDL - C - TG/5。

按法定计量单位（mmol/L）计，则应为：LDL - C = TC - HDL - C - TG/2.2

（杨进波）

第五节　血清载脂蛋白检验

血清载脂蛋白（Apo）测定采用免疫化学法，目前常用方法有电免疫分析（火箭电泳法）、放射免疫分析（RIA）、酶联免疫分析（EIA）及免疫浊度法等，后者又分为免疫透射比浊（ITA）及免疫散射比浊（INA）法。免疫浊度法是目前最常用的方法，具有简单快速，可以自动化批量分析等优点。INA 法需要光散射测定仪（例如激光浊度计），ITA 法只需要比较精密的光度计或生化自动分析仪，精密度高于其他各法，适合临床实验室应用。目前国内外生产的试剂盒大都采用此法。Lp（a）目前多用 EIA 法与 ITA 法。这些免疫测定方法必须有合适的抗血清，对抗血清的主要要求：特异性好，与其他血清蛋白及其他 Apo 无交叉反应；高亲和力高效价。在免疫比浊法中（包括 INA 与 ITA）尤其是用自动化仪器做速率法测定，要求抗原 - 抗体反应迅速，对抗血清的质量要求高。

1. 方法　采用免疫透射比浊法测定 ApoA Ⅰ和 ApoB。

2. 原理　血清 ApoAⅠ和 ApoB 分别与试剂中特异性抗人 ApoA Ⅰ和 ApoB 抗体相结合，形成不溶性免疫复合物，使反应产生浑浊，以光度计在波长 340nm 测出吸光度，浊度高低

与血清中 ApoAⅠ和 ApoB 含量成正比。

3. 参考区间

（1）ApoAⅠ平均值为 1.40 ~ 1.45g/L，女性略高于男性，年龄变化不明显。

（2）ApoB 值不论男女均随增龄而上升，70 岁以后不再上升或开始下降。中、青年人平均 ApoB 值为 0.80 ~ 0.90g/L，老年人平均 ApoB 值为 0.95 ~ 1.05g/L。

4. 临床意义

（1）HDL 组成中蛋白质占 50%，蛋白质中 ApoAⅠ占 65% ~ 70%，而其他脂蛋白中 ApoAⅠ极少，所以血清 ApoAⅠ可以代表 HDL 水平，与 HDL - C 呈明显正相关。但是 HDL 是一系列颗粒大小与组成不均一的脂蛋白，病理状态下 HDL 脂类与组成往往发生变化，则 ApoAⅠ的升降不一定与 HDL - C 成比例，同时测定 ApoAⅠ与 HDL - C 对病理生理状态的分析可能更有意义。

（2）正常情况下，每一个 LDL、IDL、VLDL 与 Lp（a）颗粒中均含有 1 分子 ApoB100，因 LDL 颗粒居多，大约有 90% 的 ApoB100 分布在 LDL 中，故血清 ApoB 主要代表 LDL 水平，它与 LDL - C 呈显著正相关，但当高 TG 血症时（VLDL 极高），ApoB 也会相应增高，在流行病学与临床研究中已确认，高 ApoB 是冠心病危险因素，但还很少有前瞻性研究表明 ApoB 对冠心病风险的估计价值。

（3）ApoB/ApoAⅠ比值可以代替 LDL - C/HDL - C 比值作为动脉粥样硬化指数。

（杨进波）

第十五章 心血管疾病检验

第一节 心肌损伤的酶学标志

一、肌酸激酶及其同工酶

（一）肌酸显色法测定肌酸激酶总活性

1. 原理 磷酸肌酸和二磷酸腺苷（ADP）在肌酸激酶（creatine kinase，CK）催化下，生成肌酸和三磷腺苷。肌酸与二乙酰（2，3－丁二酮）及α－萘酚结合生成红色化合物。在一定范围内，红色深浅与肌酸量成正比，据此求得血清中CK活性。Mg^{2+}为激活剂，半胱氨酸供给巯基，氢氧化钡和硫酸锌沉淀蛋白并中止反应。

2. 主要试剂

（1）混合底物溶液：预先配制Tris－HCl缓冲液（pH7.4）、12mmol/L磷酸肌酸溶液（－25℃保存）、4mmol/L ADP溶液（－25℃保存）。临用前将三溶液等量混合，然后按每9ml混合液中加入盐酸半胱氨酸31.5mg，调pH至7.4，置－25℃或冰盒中保存，可用1周。若空白管吸光度太高，表明有游离肌酸产生，不能再用。

（2）配制沉淀剂：50g/L硫酸锌溶液和60g/L氢氧化钡溶液。

（3）配制显色剂：先配制碱储存液（含NaOH 60g/L和Na_2CO_3 128g/L），临用前再以碱储存液为溶剂配制40g/Lα－萘酚溶液；配制10g/L的2，3－丁二酮溶液作储存液，临用前蒸馏水作20倍稀释。

（4）配制1.7mmol/L肌酸标准液，在冰箱保存可用数月。

3. 操作步骤（表15－1）

表15－1 肌酸显色法测定CK操作步骤

	测定管	标准管	空白管
血清（ml）	0.1		
肌酸标准液（ml）		0.1	
蒸馏水（ml）			0.1
混合底物液（ml，需37℃预温）	0.75	0.75	0.75
混匀，37℃水浴30分钟			
氢氧化钡溶液（ml）	0.5	0.5	0.5
硫酸锌溶液（ml）	0.5	0.5	0.5
蒸馏水（ml）	0.5	0.5	0.5
充分振荡混匀后离心（2 000r/min×10min），取上清液继续如下步骤			

续 表

	测定管	标准管	空白管
上清液（ml）	0.5	0.5	0.5
α－萘酚溶液（ml）	1.0	1.0	1.0
2，3－丁二酮溶液（ml）	0.5	0.5	0.5
混匀后，37℃水浴15～20分钟			
蒸馏水（ml）	2.5	2.5	2.5
混匀后在540nm波长，空白管调零比色			

单位定义：1ml血清在37℃与底物作用1小时产生1μmol肌酸为1个CK活力单位。若将此单位乘以1 000/60（或16.7），即为国际单位（U/L）。

结果计算如下：CK单位＝（测定管吸光度/标准管吸光度）×标准管中肌酸含量(μmol)×［1/反应时间（h）］×［1/样品量（ml）］＝（测定管吸光度/标准管吸光度）×3.4。

4. 参考范围　成人血清：8～60U/L。

5. 评价

（1）肌酸与α－萘酚溶液及2，3－丁二酮产生红色化合物的反应并非肌酸所特有，精氨酸、胍乙酸及肌酐均可起反应。在肾衰竭及某些代谢病时，此类物质含量较高，应注意做血清空白对照。实验所用α－萘酚应为白色或略带黄色之结晶，如颜色过深，应在乙醇中重结晶后再用。

（2）本法的线性范围在200U/L，当血清CK活力超过200U/L时，需用已知较低CK活性的血清稀释后再作，经计算得出结果。如用生理盐水稀释，CK活性将随血清稀释倍数的增加而增加，因为血清中存在内源性的抑制剂。

（二）酶偶联法测定总CK

1. 原理　在CK的催化下，磷酸肌酸与ADP反应生成肌酸和ATP；随即在已糖激酶（HK）催化下，生成的ATP使葡萄糖磷酸化为6磷酸葡萄糖（G－6－P）；再在6－磷酸葡萄糖脱氧酶（G_6PDH）催化下，G－6－P与$NADP^+$反应，生成6－磷酸葡萄糖酸和NADPH；在340nm波长下，监测NADPH的生成速率，即代表总CK活性。反应过程如下：

$$\text{磷酸肌酸} + ADP \xrightarrow{\text{肌酸激酶（pH 6.7）}} \text{肌酸} + ATP$$

$$ATP + \text{葡萄糖} \xrightarrow{\text{已糖激酶}} 6-\text{磷酸葡萄糖（G－6－P）} + ADP$$

$$G-6-P + NADP^+ \xrightarrow{G_6PDH} 6-\text{磷酸葡萄糖酸} + NADPH + H^+$$

2. 主要试剂　由试剂盒提供，各厂家试剂盒可能会略有不同。试剂1主要含咪唑缓冲液（pH 6.7）、D－葡萄糖、醋酸镁、五磷酸二腺苷、N－乙酰半胱氨酸、已糖激酶、G6PDH、ADP、AMP、$NADP^+$等（N－乙酰半胱氨酸供给巯基，保持CK活性中心必需基团不被氧化；Mg^{2+}作激活剂；血清中Ca^{2+}是Mg^{2+}的竞争性抑制剂，EDTA可消除Ca^{2+}的影响，且有利于试剂的稳定；AMP和五磷酸二腺苷可抑制腺苷酸激酶的活性）。试剂2为磷酸肌酸。

3. 操作步骤

（1）以半自动分析仪为例，操作如下：

1）取 2ml 试剂 1 与 100μl 血清置测定管中，混匀，37℃水浴 5 分钟。

2）加入 500μl 已预温的试剂 2，混匀，移入比色杯中，立即放入 37℃恒温比色槽。

3）待延滞时间 150 秒后，在 340nm 波长处，连续监测吸光度变化速率（读数时间 150 秒），以线性反应期吸光度的增加速率，计算血清中 CK 的活性。

（2）如为自动分析仪上机操作，则严格按说明书要求设置参数。

4. 计算

CK（U/L）=（ΔA/min）×（106/6 220）×26 =（ΔA/min）×4 180

式中 6 220 为 NADPH 在 340nm 的摩尔吸光度，26 为反应液总体积与血清用量的比值。ΔA/min 为平均每分钟吸光度变化值。

5. 参考范围　①成年男性血清参考范围为：38 ~ 174U/L；②成年女性血清参考范围为：26 ~ 140U/L。

6. 评价

（1）酶偶联法测定血清肌酸激酶活性灵敏、快速，为 IFCC 推荐方法。

（2）最好采用血清标本，勿用柠檬酸盐、EDTA 和氟化物作抗凝剂，否则会影响测定结果。黄疸和脂血可干扰测定。

（3）红细胞中虽不含 CK，轻度溶血对测定无影响，但中度和重度溶血时，红细胞释放的腺苷酸激酶（AK）可催化 2ADP→ATP + AMP，红细胞中还会释放 ATP 及 6 - 磷酸葡萄糖等干扰测定，影响结果。其余同肌酸显色法评价 2。

（三）免疫抑制法测定肌酸激酶 MB 同工酶

1. 原理　预先加入抗肌酸激酶 M 亚基抗体，完全抑制 CK - MM 和半抑制肌酸激酶 MB 同工酶（creatine kiriase - MB，CK - MB）的活性，在后续反应中，仅肌酸激酶 B 亚基催化磷酸肌酸与 ADP 的反应。其后续反应及测定原理同前述的酶耦联法测定总 CK。但测得的是肌酸激酶 B 亚基的活性，结果乘以 2 即为 CK - MB 的活性。

2. 主要试剂　由试剂盒提供，各厂家试剂盒可能会略有不同。试剂 1 主要含咪唑缓冲液（pH 6.5）、葡萄糖、醋酸镁、五磷酸二腺苷、N - 乙酰半胱氨酸、己糖激酶、G6PDH、ADP、AMP、$NADP^+$、抗肌酸激酶 M 亚基抗体等。试剂 2 主要为磷酸肌酸、咪唑缓冲液（pH 8.5）。

3. 操作步骤　按说明书要求设置参数，上全自动生化分析仪进行测定。

4. 计算　计算公式同前，所得结果为 CKB（U/L）。

CK - MB（U/L）= CK - B（U/L）×2

5. 参考范围　成人血清参考范围为 0 ~ 10U/L，或 CK - MB 活力占总 CK 活力的 5% 以内。

6. 评价

（1）本法是假定标本中无 CK - BB 或 CK - BB 活性极低，若某些疾病致 CK - BB 异常升高，则可使 CK - MB 测定结果假性偏高，有的甚至高于 CK。

（2）巨分子 BB（免疫球蛋白复合物）会被当作 B 亚基测定，如 CK - B 的活性超过总 CK 活性的 20%，应怀疑有巨分子 BB 存在。

（3）线性范围为500U/L，其余评价同酶偶联法评价（2）和（3）。

（四）全血快速定性检测 CK－MB 质量（CK－MB mass）

1. 原理　CK－MB 质量（CK－MB mass）可用固相免疫层析法试条快速测定。

2. 操作步骤　吸取肝素化或EDTA 抗凝的全血150μl 加入样本孔，由于膜的作用将血细胞同血浆分离（3 分钟内），定量的血浆随即迁移，标本中的 CK－MB 同染料标记的 CK－MB 抗体结合，形成的复合物被固定在测定线上的抗 CK－MB 抗体捕获而显色。过量的标记抗体继续移动在质控区结合形成沉淀线。阳性检测结果会出现两条沉淀线，阴性结果只有一条质控线。如在规定时间内，没有质控线出现，则视为无效，必须重新测定。

3. 评价

（1）此项试验同其他的 CK 同工酶无交叉反应，胆红素、血红蛋白和三酯酰甘油不影响结果。

（2）目前已经有 ELISA 方法定量检测 CK－MB 的试剂盒，抗干扰和特异性进一步增强，并可较精确定量。

二、乳酸脱氢酶及其同工酶

（一）比色法测定乳酸脱氢酶总活力

1. 原理　乳酸脱氢酶（lactate dehydrogenase，LD）催化 L－乳酸脱氢，生成丙酮酸。丙酮酸和2，4－二硝苯肼反应，生成丙酮酸二硝基苯腙，在碱性溶液中呈棕红色。其颜色深浅与丙酮酸浓度呈正比，由此计算酶活力单位。

$$\text{乳酸} + NAD^+ \xrightarrow{LD/pH>9.5} NADH + H^+ + \text{丙酮酸} \xrightarrow{2，4\ \text{二硝基苯肼}} \text{丙酮酸二硝基苯腙}$$

2. 主要试剂

（1）底物缓冲液（含0.3mol/L 乳酸锂，pH 8.8）。

（2）11.3mmol/L NAD 溶液，4℃保存可用2 周。

（3）1mmol/L 2，4－二硝基苯肼溶液。

（4）0.5mmol/L 丙酮酸标准液。

3. 操作步骤

（1）血清0.01ml（另设立对照管）＋底物缓冲液0.5ml→37℃水浴5 分钟→测定管加NAD 溶液0.1ml，对照管不加→37℃水浴15 分钟→2，4－二硝基苯肼0.5ml，以及 NAD 溶液0.1ml（对照管不加）→氢氧化钠溶液5.0ml 终止反应→室温放置5 分钟后，波长440nm，比色杯光径1.0cm，用蒸馏水调零，读取各管吸光度。以测定管与对照管吸光度之差值查标准曲线，求得酶活力。

（2）标准曲线：按表15－2 制作。

表15－2　标准曲线绘制步骤

加入物	B	1	2	3	4	5
丙酮酸标准液（ml）	0	0.025	0.05	0.10	0.15	0.20
底物缓冲液（ml）	0.5	0.475	0.45	0.40	0.35	0.30
蒸馏水（ml）	0.11	0.11	0.11	0.11	0.11	0.11

续　表

加入物	B	1	2	3	4	5
2，4－二硝基苯肼	0.5	0.5	0.5	0.5	0.5	0.5
37℃水浴 15 分钟						
0.4mmol/L 氢氧化钠溶液（ml）	5.0	5.0	5.0	5.0	5.0	5.0
相当于 LD 活力（金氏）单位	0	125	250	500	750	1 000

室温放置 5 分钟，波长 440nm，比色杯光径 1.0cm，用 B 管调零，读取各管吸光度，并与相应的酶活力单位数绘制标准曲线。

（3）金氏单位定义：以 100ml 血清，37℃作用 15 分钟，产生 1μmol 丙酮酸为一个单位。

4. 参考范围　190～437 金氏单位。

5. 评价

（1）乳酸锂、乳酸钾、乳酸钠都可作为乳酸脱氢酶底物，其中乳酸锂为稳定性较好的固体，容易称量，故常选用。后两种为水溶液，如保存不当易产生酮酸类物质，抑制酶反应，且含量不够准确，所以一般不选用。

（2）除二乙醇胺缓冲液外，也可用 Tris 或焦磷酸缓冲液。金氏法以前用 pH10 的甘氨酸缓冲液，但甘氨酸对 LD 有抑制作用，所以现一般改用二乙醇胺缓冲液，这样 LD 增高时的检出率加大。

（3）血清含有较多的免疫球蛋白时，IgA、IgG、IgM 可与 LD 形成复合物，对 LD 活性产生抑制作用，使测得活性降低。

（4）因红细胞内 LD 浓度为血浆中的 360 倍左右，因此轻微溶血即可引起 LD 浓度增加，为防止 LD 从红细胞中逸出，标本必须在采集后 2 小时内离心；离心不彻底的抗凝血，因血浆中富含血小板，同样可引起 LD 假性升高。由于 LD－4 和 LD－5 对冷敏感，所以常规分析的血清应该储存在室温下，室温下血清可稳定至 7 天。

（二）连续监测法测定 LD 总活力

1. 原理　LD 催化的反应如下：

$$\text{L－乳酸} + NAD^+ \underset{b}{\overset{a}{\rightleftharpoons}} \text{丙酮酸} + NADH + H^+$$

当 pH 在 8.8～9.8 之间时，正向反应（a）发生，此时在 340nm 处测得的 NADH 的吸光度增加，其增加的速率与标本中 LD 的总活力成正比关系。IFCC 推荐在 30℃时测定正向反应，也可于 37℃测定，测定正向反应是全自动生化分析的主要方法。

当 pH 在 7.4～7.8 之间时，逆向反应（b）发生，在反应过程中，丙酮酸还原成乳酸，同时 NADH 氧化成 NAD^+，引起 340nm 处吸光度下降，其下降速率与标本中 LD 活性呈正比关系。

2. 主要试剂

（1）正向反应（a）的主要试剂：pH 范围：8.9±0.1；Tris－HCl 50mmol/L；L－乳酸锂（MW96.01）50mmol/L；NAD（酵母，MW 663.4）6mmol/L。另外以 1ml 乳酸锂 Tris 缓冲液（含 Tris 52.5mmol/L，乳酸锂 52.5mmol/L）加 4.2mgNAD^+配制底物应用液。

（2）逆向反应（b）的主要试剂：pH 范围：7.5 ±0.1；Tris – HCl 50mmol/L；NAD（酵母，MW 663.4）0.2mmol/L；EDTA – Na_2 5mmol/L；丙酮酸 1.2mmol/L。

3. 操作步骤

（1）正向反应（a）的主要操作步骤（以半自动分析仪为例）

1）血清稀释度：血清 50μl，加 37℃ 预温底物应用液 1.0ml，立即吸入自动分析仪，血清稀释倍数为 21。

2）主要参数：系数：3 376；孵育时间：30 秒；连续监测时间：60 秒；波长：340nm；吸样量：0.5ml；温度：37℃。

3）计算：LD（U/L）=ΔA/min×3 376。

（2）逆向反应（b）的主要操作步骤

1）在光径 1.0cm 比色杯中，加入血清 50μl 和 NADH – Tris – EDTA 缓冲液 2.0ml，混匀，37℃ 预温 5 分钟（消除血清标本中内源性 α – 酮酸对 NADH 的消耗）。再加入 0.2ml 已预温的丙酮酸溶液，混匀，记录 340nm 波长处吸光度的下降速率（–ΔA/min）。

2）计算：LD（U/L）=AA/min×7 234。

4. 参考范围 ①LD – L 法：109 ~ 245U/L；②LD – P 法：200 ~ 380U/L。

5. 评价

（1）正向反应以 L – 乳酸锂和 NAD 为底物，为乳酸→丙酮酸的反应（简称 LD – L 法）；逆向反应以丙酮酸和 NADH 为底物，为丙酮酸→乳酸的反应（简称 LD – P 法）。作为 IFCC 的推荐方法，LD – L 法的主要优点有：乳酸盐和 NAD 底物液的稳定性比丙酮酸盐和 NADH 底物液的稳定性好，前者冰冻保存可稳定 6 个月以上，后者只能保存数天；LD – L 法的线性范围也较宽，重复性比 LD – P 法好。

（2）由于逆向反应速度比正向反应速度快，且测定方法不同，参考范围也有所不同，LD – P 法的参考值约为 LD – L 法的 2 倍。

（3）LD – P 法中，如有微量金属离子存在，NADH 的稳定性较差，此时可于试剂中加入 EDTA 以螯合金属离子，增加 NADH 的稳定性。

（4）关于内源性 α – 酮酸对 NADH 的消耗问题（LD – P 法），有学者认为需要 3 ~ 5 分钟预孵育期，但也有学者认为内源性反应不会显著改变 ΔA/min 的值，各实验室最好通过预试验确定。

（5）其余同比色法评价（4）。

（三）选择性测定 LD 同工酶 LD_1

1. 原理 LD 是由 H 亚基和 M 亚基组成的四聚体，共有五种 LD 同工酶（LD isoenzyme）。LD_1 的组成为 H_4，通过选择性抑制 M 亚基，即可检测 LD_1。

（1）化学抑制法：将 1，6 – 已二醇或高氯酸钠加入到含样本的反应液中，选择性地抑制含 M 亚基的 LD 同工酶，由于 LD_1 由 4 个 H 亚基组成，因此只有 LD_1 不被抑制，可被测定。

（2）免疫抑制法：将抗 M 亚基的抗体加入，与含 M 亚基的同工酶形成免疫复合物，离心移去免疫复合物，上清液中只有唯一不含 M 亚基的 LD_1 被测定。

2. 主要试剂 除化学抑制剂或免疫抑制剂外，其余试剂同比色法或连续监测法。

3. 操作步骤 除先行抑制外，其余步骤同所选方法（比色法或连续监测法）。

4. 参考范围 ①化学抑制法：15～65U/L；②免疫抑制法：18～34U/L。

5. 评价 免疫抑制法的特异性较化学抑制法好，且经离心去除沉淀后再行下一步测定，对后续测定影响较小，所以该法较理想，但抗体较贵。其余评价同比色法或连续监测法。

（四）琼脂糖凝胶电泳分离 LD 同工酶

1. 原理 LD 由 M 和 H 亚基组成，H 亚基含较多的酸性氨基酸，在碱性缓冲液中带有较多的负电荷，因此含 H 亚基多的 LD 同工酶在电泳时迁移快，加之各同工酶分子形状不同，它们在琼脂糖凝胶中电泳后可分离成五条区带，从阳极到阴极分别为 LD_1、LD_2、LD_3、LD_4、LD_5。经酶染色后用光密度计扫描，即可计算出各同工酶百分比。

2. 主要试剂

（1）基质－显色液：①乳酸溶液：85%乳酸 2.0ml 用氢氧化钠调 pH 至 7.0；②1g/L 的吩嗪甲酯硫酸盐溶液；③1g/L NBT 溶液；④10g/L NAD^+ 溶液。临用前分别顺次吸取四种溶液 4.5ml、1.2ml、12ml、4.5ml，混匀即为基质－显色液。

（2）其余试剂：如电泳缓冲液、固定漂洗液等，均按电泳常规试剂配制。

3. 操作步骤 常规制作 5g/L 琼脂糖凝胶板，根据 LD 总活性大小加样 20～40μl。电泳条件为：①电压：75～100V；②电流：8～10mA/板；③电泳时间：30～40 分钟。

将基质－显色液与经沸水融化的 8g/L 琼脂糖凝胶液，按 4 ∶ 5 的比例混合制成显色凝胶，避光置于 50℃水浴中备用。电泳结束后，取下凝胶板置于铝盒中，立即用滴管吸取显色凝胶液约 1.2ml 滴于电泳板上，使其自然铺开，完全覆盖。待显色凝胶液凝固后，置铝盒于 37℃水浴中保温 1 小时。显色完毕后，常规固定和漂洗凝胶，置光密度计中于 570nm 处扫描，即可求出各区带的百分比。

4. 参考范围 ①LD_1：$(28.4 \pm 5.3)\%$；②LD_2：$(41.0 \pm 5.0)\%$；③LD_3：$(19.0 \pm 4.0)\%$；④LD_4：$(6.6 \pm 3.5)\%$；⑤LD_5：$(4.6 \pm 3.0)\%$。

5. 评价

（1）基质－显色液中的递氢体对光敏感，所以显色液需避光保存和使用，否则显色后凝胶板的背景色深；NBT 被大量用来证实同工酶的活力，但非脱氢酶也可导致非特异染色，在相当于 LD_1 和 LD_3 的位置出现干扰。

（2）LD 同工酶电泳时可观察到电泳谱带变宽的现象，如电泳谱带宽度为 $LD_1 > LD_2 > LD_3 > LD_4 > LD_5$，则为 H 亚基的 H′变异；如 $LD_1 < LD_2 < LD_3 < LD_4 < LD_5$，则为 M 亚基的 M′变异。LD 同工酶变异往往可造成对测定结果的错误解释。

（3）其余评价与普通琼脂糖电泳相同。

三、糖原磷酸化酶及其同工酶 BB

（一）比色法测定糖原磷酸化酶

1. 原理 根据糖原分解第一步的逆反应，糖原磷酸化酶（glycogen phosphorylase，GP）催化如下反应：

$$\text{糖原} + \text{葡萄糖}-1-\text{磷酸} \xrightarrow{\text{糖原磷酸化酶}} \text{糖原}(n+1) + \text{磷酸}$$

通过测定反应液中磷酸的含量来确定酶活性。

2. 主要试剂

(1) 混合缓冲液 (pH 8.6): 40mmol/L 甘氨酰甘氨酸, 30mmol/L 巯基乙醇, 8mmol/L EDTA。

(2) 3.3% 糖原溶液, 83mmol/L 的葡萄糖 - 1 - 磷酸, 5mmol/L AMP。

(3) 2% 十二烷基磺酸钠, 35mmol/L 硫酸溶液, 氨基萘磺酚酸。

3. 操作步骤

(1) 于试管中依次加入下列溶液: 待测血清 250μl, 混合缓冲液 250μl, 3.3% 糖原溶液 300μl, 83mmol/L 葡萄糖 - 1 - 磷酸溶液 200μl, 5mmol/L AMP 液 200μl。

(2) 37℃水浴 4 分钟、64 分钟、124 分钟后, 分别取反应混合液 200μl, 加入 2% 十二烷基磺酸钠 1.2ml, 35mmol/L 硫酸溶液 1.2ml, 以及氨基萘磺酚酸后混匀, 室温下显色 30 分钟, 在 700 ~ 730nm 波长处读取吸光度值。

(3) 单位定义: 以每毫升血清每分钟生成的磷酸 mmol 数表示其活性 (即 mU)。

4. 参考范围　各实验室自己建立。

5. 评价　本法以反应生成的磷酸为目标物来指示糖原磷酸化酶的活性, 因此在试剂配制和分析中, 应注意含磷酸基团物质的干扰。

(二) ELISA 法测定糖原磷酸化酶同工酶 BB

1. 原理　应用双抗体夹心酶标免疫分析法测定标本中人糖原磷酸化酶同工酶 BB (glycogen phosphorylase - BB, GP - BB) 水平。用纯化的抗体包被微孔板, 制成固相抗体, 往包被抗体的微孔中依次加入人 GP - BB、生物素化的抗人 GP - BB 抗体、HRP 标记的亲和素, 经过彻底洗涤后用底物四甲基联苯胺 (TMB) 显色。TMB 在过氧化物酶的催化下转化成蓝色, 并在酸的作用下转化成最终的黄色。颜色的深浅和样品中的 GP - BB 呈正相关。

2. 主要试剂　由试剂盒提供, 主要包括酶联板、样品稀释液、检测稀释液、底物溶液、浓洗涤液、终止液等。

3. 操作步骤　各试剂在使用前需平衡至室温。分别设空白孔、标准孔、待测样品孔, 严格按试剂盒说明书操作。用酶标仪在 450nm 波长处测量各孔的吸光度值。

以标准物的浓度为横坐标 (对数坐标), 吸光度值为纵坐标 (普通坐标), 在半对数坐标纸上绘出标准曲线, 根据样品的吸光度值由标准曲线查出相应的浓度, 再乘以稀释倍数; 或用标准物的浓度与吸光度值计算出标准曲线的直线回归方程式, 将样品的吸光度值代入方程式, 计算出样品浓度, 再乘以稀释倍数即可。

4. 参考范围　为 1.6 ~ 19μg/L。

5. 评价

(1) 如标本中待测物质含量过高, 应先稀释后再测定, 最后乘以稀释倍数。

(2) 洗涤过程应充分, 否则易造成假阳性。

(陈　峻)

第二节　心肌损伤的蛋白标志

一、肌钙蛋白

（一）胶体金法测定血清肌钙蛋白

1. 原理　采用固相层析 - 双抗体夹心技术定性检测人血清（浆）心肌肌钙蛋白 I（cardiac troponin I，cTnI）。检测卡的检测线处包被有固化的 cTnI 单克隆抗体，质控线处包被有抗 IgG 抗体。检测时，将血清（浆）滴入加样孔后，如标本中含有一定浓度的 cTnI，则与膜中的胶体金标记的 cTnI 抗体结合形成复合物，该复合物通过毛细管作用向前移动，当移行至检测线处，被检测区内包被的未标记的抗 cTnI 特异抗体所捕捉，形成一条可见的紫红色带。

试剂盒提供配套的检测板、滴管等。

2. 操作步骤

（1）把试剂盒、样品平衡至室温后，取出检测卡，于样品孔内滴加 100 ~ 150μl 血清（浆），15 分钟内观察结果。

（2）结果判断：①阳性：在检测线和质控线处均出现紫红色带。如早于 15 分钟出现，也可判定为阳性。②阴性：质控线处出现紫红色带，检测线处无明显的紫红色带。阴性结果必须等到 15 分钟方可判断。③无效：标本加入 15 分钟后，在质控线处无紫红色带，则无论检测线处是否有紫红色带，均为无效，应重新检测。

3. 评价

（1）本法方便、快捷，适合作床旁检测。但必须注意各试剂厂家的灵敏度不一致，差别较大，一般为 0.3ng/ml，但也有 1.0ng/ml 的，在报告结果应予说明。

（2）待测样品最好用血清，不用抗凝血浆。EDTA 是 Ca^{2+} 螯合剂，可促使 cTnI - TnC 复合物的解离，使游离型 cTnI 增加，游离型 cTnI 易降解；肝素带有负电荷，可与 cTnI 结合形成复合物，影响抗原 - 抗体反应，进而引起结果错误。

（3）如检测线处包被的是心肌肌钙蛋白 T（cardiac troponin T，cTnT）单克隆抗体，则测定的为 cTnT。目前主张只测定其中一种，以下均以 cTnI 为例。

（二）免疫比浊法测定血清肌钙蛋白 I

1. 原理　将特异抗体结合于胶乳颗粒表面，标本中的 cTnI 与胶乳颗粒表面的抗体在反应缓冲液中结合，相邻的胶乳颗粒彼此交联，浊度增加，引起 500 ~ 600nm 处的吸光度增加，该增加幅度与标本中的 cTnI 含量成正比，以此定量 cTnI。

2. 主要试剂　由试剂盒配备，可能会略有不同。试剂 1 主要为含增敏剂和表面活性剂的缓冲液；试剂 2 为结合有特异抗体的胶乳颗粒。

3. 操作步骤　以半自动分析仪为例，操作步骤如下（如为全自动分析仪，则按说明书要求进行参数设置和测定）：

（1）取 150μl 试剂 1 与 25μl 血清置测定管中，混匀，37℃水浴 3 分钟。

（2）加入 90μl 试剂 2，混匀，移入比色杯中，立即放入 37℃恒温比色槽。

（3）在 500nm 波长处，待延滞时间 100 秒后，开始读数，连续监测吸光度变化速率，读数时间为120秒。以线性反应期吸光度的增加速率进行多参数曲线拟合，根据参考工作曲线得出结果。

4. 参考范围　95%单侧上限为0.8μg/L。

5. 评价

(1) 纤维蛋白或其他颗粒物质可造成假阳性，故标本于使用前需4 000r/min离心10分钟，以确保去除该类干扰物。TB > 680μmol/L、Hb > 3.9g/L、TG > 17.1mmol/L可干扰测定，应予避免。

(2) 类风湿因子可与抗体结合导致胶乳聚集，出现假阳性。某些人体内存在的异种动物蛋白的抗体，如抗鼠抗体、抗兔抗体等也可与抗体结合，造成假阳性。

(3) 目前cTnI测定尚未实现标准化，无法溯源至统一标准，因此各方法间无法进行直接的数值比较。其余评价同胶体金法评价（2）和（3）。

（三）ELISA法测定血清肌钙蛋白I

1. 原理　双抗体夹心ELISA法。

2. 主要试剂　由试剂盒配备，可能会略有不同，主要包括：抗cTnI抗体包被板、抗体-酶结合物、孵育缓冲液、浓缩洗液、终止液和显色剂、cTnI标准品等。

3. 操作步骤　严格按照试剂盒说明书操作，主要包括如下步骤：混合→孵育结合→加酶孵育→显色与终止。最后在酶标仪上于450nm波长下测定吸光度值，根据标准品绘制标准曲线，然后根据标准曲线计算未知样品中cTnI浓度。

4. 参考范围　0～0.15μg/L。

5. 评价

(1) 本试剂盒用于检测血清样品，肉眼可见的溶血、脂浊会影响测定。

(2) 应在标本采集6小时内进行检测，如不能及时进行，应将血清存于-20℃或更低温度，可保存3个月，但应避免反复冻融。

(3) 用孵育缓冲液稀释具有较高浓度cTnI的血清，不可用蒸馏水稀释。

二、肌红蛋白

（一）ELISA法测定血浆（清）肌红蛋白

1. 原理　样品中的肌红蛋白（myoglobin，Mb）和酶标记Mb竞争结合Mb特异抗体，酶标记Mb-Mb抗体复合物中的辣根过氧化物酶作用于底物（OPD-H_2O_2）产生有色物质，颜色深浅与样品中Mb浓度成反比，查半对数坐标曲线即得样品Mb的浓度。

2. 主要试剂　由试剂盒提供，可能会略有不同，主要包括：包被液、酶标记Mb溶液、底物溶液、稀释液、Mb标准品。

3. 操作步骤　严格按照试剂盒说明书操作，主要包括如下步骤：抗体包被→加样与酶标抗体→显色终止与测定。最后在酶标仪E于492nm波长下测定吸光度值，以系列Mb标准的吸光度为普通坐标，以浓度为对数坐标绘制半对数标准曲线，然后根据样品吸光度值即可得出样品中Mb的浓度。

4. 参考范围　2.5～22.8ng/L。

5. 评价

（1）该法灵敏度高、特异性强、操作简单，可同时检测多个样本，检测的线性范围也较宽，可达1 000μg/L。唯一的缺点是耗时稍长。

（2）血清肌红蛋白上午9时最高，下午6～12时最低。因此，连续监测时应注意定时采集标本，以免受生理节律的影响。

（3）理想的标本应该是新鲜采集的血清，最好无溶血、脂浊。分离后的血清可于2～8℃保存1天。不能及时测定的标本最好分装成小管，于－20℃冰冻保存，避免反复冻融。理想的血清标本最好不用促凝剂或抗凝剂，样品采集管中的分离胶也会干扰分析，标本采集后待其自然凝固或适度孵育后离心即可。

（二）胶乳增强免疫透射比浊法测定血浆（清）肌红蛋白

1. 原理　将抗人Mb抗体包被至大小均匀的聚苯乙烯胶乳颗粒上，当待检血清与胶乳试剂在缓冲液中混合时，标本中的Mb与胶乳颗粒表面的抗体结合使反应混合液浊度增加，引起570nm处的吸光度值升高。通过绘制Mb浓度吸光度标准曲线，即可求出Mb的浓度。

2. 主要试剂　由试剂盒提供，可能会略有不同，试剂1为甘氨酸缓冲液，试剂2为包被有抗人Mb抗体的胶乳颗粒。

3. 操作步骤　全自动分析主要测定参数如下：①分析方法：两点终点法；②测光点：20～34；③样品/R1/R3：11/110/80；④主波长/次波长：570nm/800nm。

4. 参考范围　①血清：0～70μg/L；②尿液：0～5μg/L。

5. 评价　本法最低检测限为20ng/ml，检测范围为20～750ng/ml。TB 680μmol/L、Hb 5g/L，以及1.5%的脂肪乳对本法无干扰。其余评价同ELISA法评价（2）和（3）。

（三）放射免疫分析法测定血浆（清）肌红蛋白

1. 原理　同RIA分析原理。

2. 主要试剂　由试剂盒提供，可能会略有不同，主要包括：抗血清、$^{125}I-Mb$、Mb标准溶液、PR分离剂等。

3. 操作步骤　严格按照试剂盒说明书操作，以$B/B_0\%$为纵坐标，相应的标准Mb浓度为横坐标绘制标准曲线。根据样品管的$B/B_0\%$，从标准曲线上查得Mb浓度。

4. 参考范围　13～45μg/L。

5. 评价　RIA法灵敏度高，最低检测范围可为2μg/L，特异性强，操作简便快速；但有放射性污染的危险。其余评价同ELISA法评价（2）和（3）。

三、脂肪酸结合蛋白

（一）ELISA法测定心脏型脂肪酸结合蛋白

1. 原理　采用非竞争夹心酶联免疫吸附的原理，应用2株针对心脏型脂肪酸结合蛋白（heart fatty acid binding protein，FABP－H）不同表位的单克隆抗体，测定FABP－H含量。

2. 主要试剂　由试剂盒提供，可能会略有不同，主要包括：FABPH单克隆抗体、封闭液、洗涤液、底物液。

3. 操作步骤　严格按照试剂盒说明书操作，主要包括如下步骤：包被→封闭→加样→加抗体→显色与终止。最后在酶标仪上于492nm/620nm波长下测定吸光度值，绘制标准曲线，然后根据标准曲线得出未知样品中 FABPH 浓度。

4. 参考范围　成人血浆 FABP - H：1.57 ~ 8.97μg/L。

5. 评价

（1）该法线性范围较宽，可达 0 ~ 25ng/ml。特异性好，与肌红蛋白、肌球蛋白无交叉反应。血浆标本的批内 CV 为 7%，批间 CV 为 7.9%；尿液标本的批内 CV 为 5%，批间 CV 为 9.6%。

（2）血液标本用枸橼酸钠抗凝，静脉血 1.8ml 加 109mmol/L 枸橼酸钠溶液 0.2ml，3 000r/min 离心 5 分钟取血浆待测或置 - 20℃冻存。如为尿液，应新鲜采集。

（二）时间分辨荧光免疫法测定脂肪酸结合蛋白

1. 原理　以 F31 型单克隆抗体作为捕获抗体，用 Eu 标记 F12 型单克隆抗体作为标记抗体，于时间分辨荧光计上测定荧光强度，其强度值与血清中 FABP 含量呈正比。

2. 主要试剂　F31 型单克隆抗体，F12 型单克隆抗体，LANFLA 增强液和洗涤液。

3. 操作步骤　包被（每孔加入 100μl F31 型单克隆抗体标记包被反应板，4℃过夜后，洗涤 3 分钟 ×3 次）→加样（标本 100μl 加入包被后的微孔板中，室温放置 30 分钟，洗涤 3 分钟 ×3 次）→加抗体（各孔加 F12 型单克隆抗体 100μl，室温放置 30 分钟，洗涤 3 分钟 ×3 次）→增强与测定（每孔加增强液 100μl，混匀后于时间分辨荧光计上测定荧光强度，并自动计算、打印出结果）。

4. 参考范围　为 0 ~ 2.0μg/L。

5. 评价　本法灵敏度高，最低检测浓度为 1μg/L，测定范围为 1 ~ 300μg/L。

（陈　峻）

第三节　肾素 - 血管紧张素 - 醛固酮系统的检验

一、RIA 法测定血浆肾素活性

1. 原理　由于肾素在体内作用于底物 - 血管紧张素原并产生血管紧张素Ⅰ（AngⅠ），因此测定血浆肾素活性（reninactivity，RA）实际上是测 AngⅠ的产生速率。即双份血浆，一份直接测定其 AngⅠ浓度，为对照管；另一份在 37℃温育一定时间后，再测定其 AngⅠ浓度，为测定管。根据测定管和对照管的 AngⅠ浓度，计算出 AngⅠ的产生速率，即为 RA。AngⅠ含量测定采用放射免疫技术，其原理与普通放射免疫原理一致。

2. 主要试剂　商品化试剂盒一般包括抗 AngⅠ抗体、^{125}I 标记 AngⅠ、AngⅠ标准品、缓冲液、分离剂等。有些试剂盒还包括特殊的抗凝剂。

3. 操作步骤　采用均相竞争法直接测定血浆中的 AngⅠ，严格按照试剂盒说明书操作，注意放射性污染。各管经 γ 计数后，通过绘制标准曲线，求出各管 AngⅠ的结果。根据对应测定管和对照管的 AngⅠ浓度差值，计算 PRA，一般采用 37℃孵育 1 小时所产生的 AngⅠ来表示 RA。公式如下：

RA =（测定管 AngⅠ - 对照管 AngⅠ）/孵育时间

4. 参考范围　①普通饮食（卧位）：0.05 ~ 0.79ng/（ml·h）；②低钠饮食（卧位）：0.00 ~ 5.86ng/（ml·h）。

5. 评价

（1）肾素活性是以 Ang Ⅰ 产生速率来表示的。标本采集时采用加酶抑制剂来阻断转换酶的活性，从而达到准确测定的目的。标本采集的抗凝剂和酶抑制剂包括：EDTA、8-羟基喹啉和二巯丙醇，详见试剂盒说明书。低温离心分离血浆后，可于-20℃保存 2 个月。

（2）β-阻断剂、血管扩张剂、利尿剂、甾体激素、甘草等均影响体内肾素水平，测定 PRA 一般要在停药 2 周后；若用利血平等代谢缓慢的药物，则应在停药 2~3 周后。不宜停药的患者可改服胍乙啶等降压药。

（3）肾素分泌呈周期性变化，有较多的影响因素：高钠饮食时分泌减少，低钠饮食时分泌增多；卧位时分泌下降，立位时分泌升高；同一体位时早晨 2~8 时为分泌高峰，中午至下午 6 时为分泌低谷；肾素的分泌随年龄的增加而减少；肾素的分泌还随女性的月经周期而变化，卵泡期最少，黄体期最多。

二、RIA 法测定血管紧张素Ⅱ

1. 原理　RIA 法测定血管紧张素Ⅱ（angiotensinⅡ，AngⅡ）同放射免疫分析基本原理。

2. 主要试剂　商品化试剂盒一般包括抗 AngⅡ抗体、^{125}I 标记 AngⅡ、AngⅡ标准品、缓冲液、分离剂等。有些试剂盒还包括特殊的抗凝剂。

3. 操作　严格按照试剂盒说明书操作，注意放射性污染。

4. 参考范围　21.5~50.1pg/ml。

5. 评价　本法直接测定血浆中 AngⅡ含量，采用加酶抑制剂来阻断血管紧张素酶的活性，以达到准确测定的目的。其余评价同 RIA 法测定血浆肾素活性的评价。

三、RIA 法测定醛固酮

1. 原理　RIA 法测定醛固酮（aldosterone，Ald）同放射免疫分析基本原理。

2. 主要试剂　商品化试剂盒一般包括抗 Ald 抗体、^{125}I 标记 Ald、Ald 系列标准品、缓冲液、阻断剂、分离剂等。

3. 操作步骤　严格按照试剂盒说明书操作，注意放射性污染。

4. 参考范围　①普通饮食（卧位）：59.5~173.9pg/ml；②低钠饮食（卧位）：121.7~369.6pg/ml。

5. 评价

（1）采用肝素抗凝血浆测定，每 1ml 标本中加肝素注射液（12 500U）10μl。应避免溶血，严重溶血可使结果升高 2 倍。

（2）实验中采用二抗-PEG 分离，最好使用圆底试管，沉淀更容易集中。

（3）血浆钾、钠离子水平的变化对于血浆 Ald 水平影响很大，在钾、钠离子相对稳定的状态下测定 Ald 水平才有意义。

（陈　峻）

第十六章　胃、肠、胰相关疾病检验

第一节　胃疾病的生物化学检验

胃结构和功能的完整是保证胃正常生理作用的基础，一旦胃黏膜屏障被破坏或胃肠激素分泌紊乱，将引起各种胃疾病的发生。胃疾病可引起胃分泌功能异常，使胃液的量和成分发生变化。因此，通过胃液检测分析可以了解胃的分泌、运动和消化功能，还可协助检查与胃液成分改变有关的疾病，是临床研究与诊断胃疾病的重要手段。

一、胃酸测定

胃酸（gastric acid）分泌量是衡量胃分泌功能的良好指标，常用单位时间氢离子的分泌量（mmol/h）表示。检测方法可分非刺激和刺激 2 类，刺激因子可选五肽胃泌素或磷酸组胺。

（1）方法

1）胃酸浓度测定：用 NaOH 溶液滴定胃液至终点，则胃酸浓度（mmol/L）= NaOH 浓度（mmol/L）×NaOH 消耗量（ml）/被滴定胃液量。

2）基础胃酸分泌量（basic acid output，BAO）：基础胃酸分泌量为注射刺激剂前 1h 内抽取的胃液量乘以胃酸浓度。

3）最大胃酸分泌量（maximal acid output，MAO）：最大胃酸分泌量为注射刺激剂后每 15min，共 4 次标本的酸度总和。

4）高峰胃酸分泌量（peak acid output，PAO）：高峰胃酸分泌量做完 MAO 测定后，取最高和次高 2 次分泌量之和乘以 2，即为 PAO。

参考区间：空腹胃液游离酸为 0 ~ 30mmol/L，平均为 18mmol/L；总酸度为 10 ~ 50mmol/L，平均为 30mmol/L。BAO 为 2 ~ 5mmol/h，MAO 为 15 ~ 20mmol/h，PAO 为（20.6 ±8.77）mmol/h，BAO/MAO 为 0.2。

（2）临床意义：胃酸测定是胃分泌功能检查中的一项重要内容。BAO 主要反映胃对神经、精神、体液因素等内源性刺激的应答。MAO 和 PAO 临床含义相同，都反映使用刺激物后，胃排酸量增加程度。临床诊断上一般可分为胃酸分泌增加和胃酸分泌减少 2 种情况。①胃酸增高。可见于消化性溃疡、卓 - 艾综合征、幽门梗阻、胆囊炎、阑尾炎等。②胃酸减少。可见于急性胃炎、慢性萎缩性胃炎、胃癌、恶性贫血及部分胃溃疡。

二、胃蛋白酶原和胃蛋白酶的测定

人胃液中存在 7 种类型的胃蛋白酶原（pepsinogen，PG），以 PGⅠ、PGⅡ和 PGⅢ型为主，其中 PGⅠ作用最强。PGⅠ和 PGⅡ均由胃体的主细胞所分泌，都可出现于血清中，仅

PGⅠ从尿中排出。

(1) 方法：测定方法主要有放射免疫法和牛血清蛋白水解法。

参考区间：血清PGⅠ为25～100μg/L，PGⅡ为5～20μg/L，胃蛋白酶为40～60U。胃液胃蛋白酶为3.6～10.6U。

(2) 临床意义：由于PGⅠ完全由泌酸区的黏膜产生，所以与胃酸分泌的相关性较好，可作为胃分泌功能测定的辅助指标。PGⅠ和PGⅡ含量增加提示消化性溃疡发病的危险性增加；PGⅠ增加有助于判断溃疡的活动性。胃溃疡时胃蛋白酶多为正常，十二指肠溃疡时明显升高；慢性十二指肠炎、胃扩张、慢性胃炎时活性减弱；恶性贫血时极低或无活性。

三、胃泌素测定

(1) 方法：体循环中至少有5种胃泌素，其中主要是G-17和G-34，二者调节胃酸分泌的能力相当，仅G-34的半衰期稍长。常用放射免疫法测定血清胃泌素，空腹参考值一般<150ng/L。

(2) 临床意义：胃泌素虽然可刺激胃酸分泌，但高胃泌素血症时也可伴低酸分泌，因此高胃泌素血症必须结合基础酸分泌的情况进行分析（表16-1）。

表16-1　高胃泌素血症的临床意义

基础酸分泌	临床意义
正常或低分泌	胃溃疡、胃癌、萎缩性胃炎、恶性贫血、肝硬化、慢性胰腺炎、慢性肾衰、小肠大部切除、胃窦G细胞增生、迷走神经切除、嗜铬细胞瘤、非胰岛细胞瘤
6～15mmol/h	慢性胃通道阻塞、胃窦功能亢进
>15mmol/h	卓-艾综合征

（薛　娟）

第二节　胰腺疾病的生物化学检验

一、概述

胰腺疾病的诊断方法近年来虽有很大发展，但都有局限性。因此，胰腺酶和胰外分泌功能的试验仍占有较重要地位。常用的有关胰腺酶和外分泌功能的试验有以下几个方面：

(1) 血清淀粉酶、尿淀粉酶、淀粉酶同工酶、胰脂肪酶、胰蛋白酶等测定。

(2) 粪便中氮、脂肪、胰酶等检测。

(3) 十二指肠内容物检查。

(4) 促胰酶素-促胰液素试验（P-S test）。

(5) 对氨基苯甲酸试验试验（Bz-Ty-PABA实验）和荧光素试验等。

此外还有一些其他试验，如木糖吸收实验、粪便脂肪定量等，以上这些试验可以对急性胰腺炎、慢性胰腺炎及其他胰腺疾病的诊断，吸收不良原因的鉴别等提供帮助。实验虽多，但也要选好适应证。有些胰功能试验由于操作复杂，特异性和灵敏度不够等原因，已很少用了。实际应用最多的还是血清酶和尿酶检查。

此外，由于胰腺也有很大的储备、代偿能力，往往需要病变严重到一定程度时胰功能试验才能显出异常，此点应加以注意。

二、淀粉酶测定

(一) 原理和方法

胰淀粉酶由胰腺以活性状态排入消化道，是最重要的水解碳水化合物的酶，和唾液腺分泌的淀粉酶一样都属于α－淀粉酶，作用于α－1，4糖苷键，对分支上的α－1，6糖苷键无作用，故又称淀粉内切酶。其作用的最适 pH 为6.9，可通过肾小球滤过，是唯一能在正常时于尿中出现的血浆酶。

人体的其他组织如卵巢、输卵管、肺、睾丸、精液、乳腺等的提取物中都发现有淀粉酶活性；血液、尿液、乳液中也含淀粉酶。血液淀粉酶中主要来自胰腺、唾液腺，尿液中淀粉酶则来自于血液。

测定血清淀粉酶同工酶时，发现有两个主要的同工酶区带及数个次要区带。两个主要区带中的一个和胰腺的提纯物或分泌物电泳的位置相同，因此命名为P－同工酶；另一个和唾液腺提纯物或唾液电泳在同一位置，因此命名为S－同工酶。测定淀粉酶同工酶有助于对胰腺疾病的鉴别诊断。

参考值：限定性底物法

血清淀粉酶：≤220U/L（37℃）；

尿淀粉酶：≤1 200U/L（37℃）；

P－同工酶：血清115U/L；

尿：800U/L。

新生儿血清淀粉酶约为成年人的18%，主要为S－型，到5岁时达成人水平；在一岁内测不出血清P－型淀粉酶，以后缓慢上升，在10～15岁时达成人水平。

血清淀粉酶和尿淀粉酶测定是胰腺疾病最常用的实验室诊断方法，当罹患胰腺疾病，或有胰腺外分泌功能障碍时都可引起其活性升高或降低，有助于胰腺疾病的诊断。尿淀粉酶水平波动较大，所以用血清淀粉酶检测为好，或两者同时测定。淀粉酶活性变化亦可见于某些非胰腺疾患，因此在必要时测定淀粉酶同工酶具有其鉴别诊断意义。

(二) 临床意义

1. 血清淀粉酶　血清淀粉酶升高最多见于急性胰腺炎，是急性胰腺炎的重要诊断指标之一，在发病后2～12小时活性开始升高，12～72小时达峰值，3～4天后恢复正常。淀粉酶活性升高的程度虽然并不一定和胰腺损伤程度相关，但其升高的程度越大，患急性胰腺炎的可能性也越大。因此，虽然目前还都用淀粉酶作为急性胰腺炎诊断的首选指标，但其特异性和灵敏度都还不够高。当怀疑急性胰腺炎时，应对患者血清和尿淀粉酶活性连续作动态观察，还可结合临床情况及其他试验，如胰脂肪酶、胰蛋白酶等测定共同分析，做出诊断。

淀粉酶测定对监测急性胰腺炎的并发症如胰腺假性囊肿、胰腺脓肿亦有价值，此种时候血淀粉酶活性多持续升高。重症急性胰腺炎时可以引起胸腔积液和（或）腹腔积液，积液中的淀粉酶活性甚至可高于血清淀粉酶活性100倍以上。

急性胰腺炎的诊断有一定的困难，因为其他急腹症也可以引起淀粉酶活性升高。所以当怀疑急胰腺炎时，除应连续监测淀粉酶外，还应结合临床情况及其他试验，如胰脂肪酶、胰蛋白酶等测定结果共同分析，做出诊断。

慢性胰腺炎淀粉酶活性可轻度升高或降低，但没有很大的诊断意义。胰腺癌早期淀粉酶活性可见升高。

淀粉酶活性中度或轻度升高还可见于一些非胰腺疾病，如腮腺炎、急性腹部疾病（消化性溃疡穿孔、上腹部手术后、机械性肠梗阻、肠系膜血管病变、胆道梗阻及急性胆囊炎等）、服用镇痛剂、酒精中毒、肾功能不良及巨淀粉酶血症等情况，应加以注意。

血液中淀粉酶能被肾小球滤过，所以任何原因引起的血清淀粉酶升高时都会使尿中淀粉酶排出量增加，尤以急性胰腺炎时为多见。急性胰腺炎时肾清除淀粉酶的能力加强，其升高可早于血淀粉酶，而下降晚于血淀粉酶。

2. 淀粉酶同工酶　血清淀粉酶除来源于胰腺外，还来源于唾液腺及许多其他组织，所以在淀粉酶活性升高时，同工酶的测定有助于疾病的鉴别诊断。P－同工酶升高或降低时，说明可能有胰腺疾患；S－同工酶的变化可能是源于唾液腺或其他组织。当血清淀粉酶活性升高而又诊断不清时，应进一步测定同工酶以助鉴别诊断。有许多方法可以测定同工酶，琼脂糖和醋纤膜电泳法都是比较常用的方法。

淀粉酶的测定结果受方法的影响较大，不同方法参考值亦有所不同，临床所用方法也较多。因此，必须了解所用测定方法和其参考值，才能做出正确的诊断。

作为胰腺疾病尤其是急性胰腺炎诊断的试验，淀粉酶测定应用已久，试验方法曾屡经改进，已经有过200多种方法。其试验基本原理都是把患者的标本（含淀粉酶）和作为底物的多糖一起进行反应后，测定反应后的剩余底物或产物来计算淀粉酶的活性。很久以来一直以淀粉为底物，但由于淀粉来源物质不同，其分子结构、分子量变化都很大，因而会影响到淀粉酶的测定。多年的研究结果，认为从天然物质中提取的淀粉分子结构差异很大，不宜用做底物。现在已经改用限定性底物法，即选用结构明确，性质稳定的小分子低聚糖作为底物，能产生稳定的限定性产物，然后测定反应产物（发色团或葡萄糖）量来计算淀粉酶活性。

用做限定性底物的一般有4～7种葡萄糖（戊糖、庚糖等），并连有发色团如β－2－氯－4－硝基酚－G7、ethylidene－G7PNP等。试验中所用的工具酶α－葡糖苷酶来源不同时，其水解淀粉酶作用后产物的程度也不同，也会影响测定的结果。

很多阴离子有激活淀粉酶的作用，其中以Cl^-、Br^-为最强。血清甘油三酯浓度高时，可以抑制淀粉酶活性，应将标本加以稀释，以降低其影响。由于Ca^{2+}是淀粉酶分子组成的部分，所以除肝素外，一般抗凝剂如草酸盐、枸橼酸盐等因能与Ca^{2+}结合，抑制淀粉酶活性而不宜应用。

另外，应该注意淀粉酶的测定方法操作要简单、快速，适于急诊应用，因为急性胰腺炎需要尽快诊断和治疗。

三、淀粉酶清除率与肌酐清除率比值（ACCR）

健康人肾脏清除淀粉酶的能力为1～3ml/min。淀粉酶清除率与肌酐清除率有一个稳定的比值，可用Cam/Ccr表示。其参考值在2%～5%。在急性胰腺炎时由于肾清除淀粉酶的能力加强，其比值大于8%者并不少见。据报道，急性胰腺炎时Cam/Ccr比值明显高于对照组（P<0.01），在对照组中有 Cam/Ccr 比值正常而淀粉酶却升高者；而试验组中有一部分急性胰腺炎患者此比值升高而血清淀粉酶却正常，说明 Cam/Ccr 比值测定比淀粉酶更为敏感和特异。因此，对怀疑患急性胰腺炎而血清淀粉酶正常的患者，检测 Cam/Ccr 比值也许更有意义。

测定 Cam/Ccr 比值不需限制留尿的时间和尿量，因为测定淀粉酶和肌酐是用同一份标本，尿量和时间都一样。一般用随意尿或留 2～4 小时尿就可以了，在留尿期间取血同时测定血肌酐。

同样地，如果采取标本的时间不合适，病情较轻或有淀粉酶活性抑制物存在时，此值也可正常。Cam/Ccr 比值降低可见于巨淀粉酶血症患者。

四、脂肪酶

（一）原理和方法

脂肪酶是一种水解长链脂肪酸甘油酯的酶，血清中的脂肪酶主要来自于胰腺，也有一些来自于其他组织，如胃、小肠黏膜、肺等处者；此外，在白细胞、脂肪细胞、乳汁中也可测到脂肪酶活性。脂肪酶可由肾小球滤过，并被肾小管全部回吸收，所以尿中测不到脂肪酶活性。检测方法有滴定法、荧光光度法和比浊法等。

参考值：BMD 浊度法（30℃）：成人：30～10^9 U/L；

>60 岁：18～180U/L。

滴定法：0～0.7U/ml，1.5U 以上有意义。

偶联法：1～54U/L。

色原底物法：13～63U/L。

（二）临床意义

血清脂肪酶活性测定可用于胰腺疾病诊断，特别是在急性胰腺炎时，发病后 4～8 小时内血清脂肪酶活性升高，24 小时达峰值，一般持续 8～14 天。脂肪酶活性升高多与淀粉酶并行，但可能开始升高的时间更早、持续时间更长、升高的程度更大。有报道患急性胰腺炎时脂肪酶比淀粉酶更敏感和特异，因而认为脂肪酶活性升高更有诊断意义，最好是同时检测淀粉酶和脂肪酶。因脂肪酶活性升高持续的时间较长，所以在疾病的后期测定可能更有意义。

此外，血清脂肪酶升高也可见于急腹症、慢性肾病等。但患腮腺炎和巨淀粉酶血症时不升高，此点与淀粉酶不同，可用于鉴别。

测定脂肪酶可用橄榄油或三油酸甘油酯做底物。脂肪酶只作用在脂－水界面，因此所用之底物必须呈乳胶状态，其反应速度将随乳状液之分散度（表面积）而增加。由胰腺分泌的共酯酶连于胆酸盐表面，形成共酯酶－胆酸盐复合物，再附着于底物表面，这种形式的底物和脂肪酶有很高的亲和力。

虽然脂肪酶对急性胰腺炎诊断比较特异和灵敏，但以前由于方法学问题，未得到临床普遍应用。现已有试剂盒供应，有利于临床推广应用。

五、胰蛋白酶

胰蛋白酶是胰腺分泌的重要消化酶之一，人类胰腺细胞合成两种主要的胰蛋白酶，通常是以无活性的酶原形式存在，即胰蛋白酶原－1和胰蛋白酶原－2。它们都储存在酶原颗粒中，在食管神经反射和（或）肠道激素（胆囊收缩肽－肠促胰酶素）的刺激下分泌入肠道，肠液中的肠肽酶可以激活胰蛋白酶，胰蛋白酶本身及组织液亦可使其激活，亦可被 Ca^{2+}、Mg^{2+} 等离子激活。

两种胰蛋白酶酶原的电泳迁移率不同，最适 pH 亦有差别，两者很少有免疫交叉反应，因此有可能用免疫方法测定。

1. 血清胰蛋白酶　虽然胰液中含有大量的胰蛋白酶，正常时却很少进入血循环。健康人血清中存在的主要为游离胰蛋白酶原－1，没有游离的胰蛋白酶。

急性胰腺炎时，血清胰蛋白酶和淀粉酶平行升高，其峰值可达参考值上限的2～400倍，两种胰蛋白酶的分布和急性胰腺炎的类型及严重程度有关。轻型者80%～99%为游离胰蛋白酶原－1及极少的结合型的胰蛋白酶－1；而重型者游离胰蛋白酶原－1可低到胰蛋白酶总量的30%，大部分以结合形式存在，它可以和 α_1－抗胰蛋白酶或 α_2－巨球蛋白结合。

由于有上面所说的临床意义，许多人都想把血清胰蛋白酶测定用于胰腺疾病诊断，但因为血清中还有其他蛋白酶也能水解试剂中的底物，同时还有蛋白酶的抑制物存在，这些都会影响测定结果，所以，以前临床很少测定血清胰蛋白酶。但现在已经有了测定胰蛋白酶原－1、胰蛋白酶－1、α_1－抗胰蛋白酶复合物的免疫方法，不过目前还没有广泛用于临床。其临床意义和价值尚须观察和总结。

2. 尿胰蛋白酶　由于胰蛋白酶原的分子量比较小（25kd），所以很容易由肾小球滤出。但是肾小管对两者的回吸收却不同，对胰蛋白酶原－2的回吸收低于胰蛋白酶原－1，因此，尿中前者的浓度较大。在急性胰腺炎时尿中胰蛋白酶原－2的浓度明显升高。

有研究报道，急性胰腺炎时尿胰蛋白酶原－2的特异性为95%，敏感性为94%，说明其优于淀粉酶，是一个比较敏感而特异的诊断指标，而被用在急诊时的筛选试验。尿胰蛋白酶原－2阴性结果多半可以除外急性胰腺炎，而阳性结果时应做进一步检查以确定诊断，也应做动态观察。

现用的尿胰蛋白酶原－2的试纸条定性方法是基于免疫层析的原理。试纸条上有两种抗人胰蛋白酶原－2抗体，一种标记于蓝色乳胶颗粒上，作为检测标记物，另一种固定在膜上，以捕捉标记的颗粒，显示阳性结果。按要求将试纸条的一部分浸入尿液，如果出现蓝色条带是为阳性。试验可以在床旁进行，于5分钟内完成，适合急诊应用。胰蛋白酶原－2还可用免疫荧光法作定量检测。

急性胰腺炎的诊断要从两个方面考虑，即临床症状（急性腹痛等）和实验室检查（各项检查的临床意义已写在各试验中），但两者都有不典型的时候，应注意鉴别诊断。

六、胰腺外分泌功能试验

1. 促胰酶素－促胰液素试验（P－S test）　本试验是利用给胰腺以刺激，引起胰腺外分泌活动、采取给刺激物前、后的十二指肠液和血液，测定各项指标。从给刺激前、后各项指标的变化来评价胰腺外分泌功能。本试验所给的刺激物主要作用是促使胰腺组织分泌富含碳酸氢盐的电解质溶液，使胰液流出量增加；促使各种胰酶的分泌量和浓度增加。这样来测定在给这刺激物前、后胰液的流出量，碳酸氢盐及酶的浓度和排出量等，从其变化来评价胰腺外分泌功能。

从原理上看本试验是属于真正的胰腺外分泌功能试验，但因其操作复杂，患者又比较痛苦，因此很少应用于临床。

2. 对氨基苯甲酸试验（PABA test、BTP test） 本试验实际是一个简单易行的胰腺外分泌功能试验，利用胰糜蛋白酶分解所给药物的能力来判断胰腺外分泌功能。其做法是给患者口服 N－苯甲酰－L－烙氨酰－对氨基苯甲酸（BTP），此药到小肠后被胰糜蛋白酶特异地分解成 Bz－Ty 和 BAPA（对氨基苯甲酸）两部分，BAPA 被小肠吸收并在肝代谢后经肾由尿中排出，服药后留 6 小时尿，测 6 小时尿内所含 BAPA 量，计算其占所服药量百分数。

胰糜蛋白酶降低主要见于胰腺功能缺损。本试验结果降低可见于慢性胰腺炎、胰腺癌、胰腺部分切除术后等。本试验和 P－S test 有相关性，但病症轻微时不如 P－S test 敏感。

许多药物可能干扰本试验，特别是抗生素、磺胺类和利尿剂等，因此试验前应停服所有药物。有些含马尿酸盐前体的食物如梅子、李子等也能干扰测定，应避免进食。留尿期间可以饮水，但要禁食。此外，肠道的吸收和肾排出速度都可以影响测定结果，应加以注意。

（薛 娟）

第三节 胃炎

胃炎是指任何病因引起的胃黏膜炎症，常伴有上皮损伤和细胞再生。按临床的缓急和病程的长短，一般将胃炎分为急性胃炎和慢性胃炎。

一、急性胃炎病因与发病机制

急性胃炎是由多种病因引起的急性胃黏膜炎症。急性发病，常表现为上腹部症状。内镜检查可见胃黏膜充血、水肿、出血、糜烂（可伴有浅表溃疡）等一过性病变。病理组织学特征为胃黏膜固有层有中性粒细胞为主的炎症细胞浸润。

（1）药物：常见的有非甾体抗炎药（nonsteroidal antiinflammatory drug，NSAID）阿司匹林、吲哚美辛等、某些抗肿瘤药物、口服氯化钾或铁剂等。这些药物直接损伤胃黏膜上皮层。

（2）应激：严重创伤、大手术、大面积烧伤、颅内病变、败血症及其他严重脏器病变或多器官功能衰竭等均可引起胃黏膜糜烂、出血，严重者发生急性溃疡并大量出血。

（3）乙醇：乙醇具有亲酯性和溶脂能力，高浓度乙醇可直接破坏胃黏膜屏障。

二、慢性胃炎病因与发病机制

（1）幽门螺杆菌感染：幽门螺杆菌具有鞭毛，能在胃内穿过黏液层移向胃黏膜，其所分泌的黏附素使其紧贴上皮细胞，其释放尿素酶分解尿素产生 NH_3 从而保持细菌周围中性环境，幽门螺杆菌的这些特点有利于其在胃黏膜表面定位。通过上述产氨作用、分泌空泡毒素 A（VacA）等物质而引起细胞损害；其细胞毒素相关基因（cagA）蛋白能引起强烈的炎症反应；其菌体胞壁还可以作为抗原诱导免疫反应。这些因素的长期存在导致胃黏膜慢性炎症。

（2）饮食和环境因素：长期幽门螺杆菌感染，在部分患者可发生胃黏膜萎缩和肠化生，即发展为慢性多灶萎缩性胃炎。但幽门螺杆菌感染者胃黏膜萎缩和肠化生的发生率存在很大的地区差异，如印度、非洲、东南亚等地人群幽门螺杆菌感染率与日本、韩国、哥伦比亚等国相当甚至更高，但前者胃黏膜萎缩和肠化生发生率却远低于后者。我国地区间的比较也存在类似情况。世界范围的对比研究显示萎缩和肠化生发生率的地区差异大体与地区间胃癌发病率的差异相平行，这提示慢性萎缩胃炎的发生和发展还涉及幽门螺杆菌感染之外的其他因素，如饮食中高盐和缺乏新鲜蔬菜水果与胃黏膜萎缩、肠化生以及胃癌的发生密切相关。

（3）自身免疫：自身免疫性胃炎以富含壁细胞的胃体黏膜萎缩为主；患者血液中存在自身抗体如壁细胞抗体（parietal cell antibody，PCA），伴恶性贫血者还可查到内因子抗体（intrinsic factor antibody，IFA）；自身抗体攻击壁细胞，使壁细胞总数减少，导致胃酸分泌减少或丧失；由壁细胞分泌的内因子丧失，引起维生素 B_{12}吸收不良而导致恶性贫血。

（4）其他因素：幽门括约肌功能不全时含胆汁和胰液的十二指肠液反流入胃，可削弱胃黏膜屏障功能。其他外源因素，如酗酒、服用 NSAID 等药物、某些刺激性食物等均可反复损伤胃黏膜。

三、实验室及相关检查

（1）胃镜及活组织检查：胃镜检查并同时取活组织做组织学病理检查是最可靠的诊断方法。

（2）幽门螺杆菌检测：幽门螺杆菌检查常用胃黏膜组织活检进行快速尿素酶试验、革兰染色镜检、ELISA 法检测血清抗体、^{14}C 呼气试验及 10% CO_2 分离培养。如果培养阳性即可确诊。消化性溃疡，胃及十二指肠黏膜分离培养阳性率分别为 57% ~85% 及 86% ~96%；慢性胃炎，胃黏膜分离培养阳性率 85%；十二指肠炎，分离培养阳性率高，如果在活动期可高达 100%。

^{14}C 呼气试验是检测幽门螺杆菌感染非常成熟的一种方法，其原理是幽门螺杆菌的尿素酶能把尿素分解成 CO_2 和 NH_3，用不同的核素标记尿素分子中的碳原子和氮原子，然后让被试者口服一定量的标记尿素，定时收集呼出的气体或排出的尿液，检测其中标记 CO_2 和 NH_3 的排除率，即可准确的反映幽门螺杆菌在胃中的存在。幽门螺杆菌是人胃内惟一富含尿素酶的细菌，口服的尿素均匀分布于胃内，胃内任何一处有幽门螺杆菌感染都能接触到尿素，故该法十分敏感和准确，是国际上公认的幽门螺杆菌诊断的“金标准”之一。

（3）自身免疫性胃炎的相关检查：疑为自身免疫性胃炎者应检测血 PCA 和 IFA 抗体，如为该病 PCA 多呈阳性，伴恶性贫血时 IFA 多呈阳性。血清维生素 B_{12}浓度检测及维生素 B_{12}吸收试验有助于恶性贫血诊断。当胃体黏膜出现明显萎缩时空腹血清胃泌素水平明显升高而胃液分析显示胃酸分泌缺乏（多灶性萎缩性胃炎血清胃泌素正常或偏低，胃酸分泌正常或偏低）。

（4）血清胃泌素：G17、胃蛋白酶原（PG）Ⅰ和Ⅱ测定胃体萎缩者血清胃泌素 G17 水平显著升高、PGⅠ和 PGⅠ/PGⅡ比值明显降低；胃窦萎缩者血清胃泌素 G17 水平下降、胃蛋白酶原和Ⅰ（或）Ⅱ比值正常；全胃萎缩者则二者均低。

（薛 娟）

第四节　消化性溃疡

消化性溃疡（peptic ulcer，PU）是指消化道暴露于胃酸及胃蛋白酶的任何部位的溃疡，因其发生与胃酸及胃蛋白酶的“消化作用”有关而得名。溃疡的黏膜缺损超过黏膜肌层，不同于糜烂。人群中消化性溃疡患病率高达5%～10%，以发生在胃和十二指肠最为多见，分别称之为胃溃疡和十二指肠溃疡。

一、病因与发病机制

消化性溃疡的病因及发病机制尚未完全清楚，目前比较一致的观点是：对胃和十二指肠黏膜有损害作用的攻击因子与黏膜自身防御因子之间失去平衡则可致病。胃溃疡以防御因子作用减弱为主要致病因素，而十二指肠溃疡以攻击因子作用增强为主要致病因素。

（1）攻击因子作用增强：胃黏膜经常遭受内源性或外源性损伤因子的攻击，内源性者主要是盐酸、胃蛋白酶及胆盐；外源性者主要为食物成分、细菌感染、药物、乙醇等。

1）幽门螺杆菌感染：1982年Marshall和Warran从慢性活动性胃炎患者的胃窦黏膜标本中分离培养出幽门螺杆菌（Helicobacter pylori，Hp），发现Hp是导致多种上消化道疾病包括慢性胃炎和消化性溃疡的主要病因之一。Hp为一种微需氧、带鞭毛的螺旋形革兰阴性菌。Hp可借助其螺旋状菌体及鞭毛结构特点穿透其他细菌不易通过的胃黏膜表面不溶性黏液层而定居于胃的黏液层。Hp能分泌高活性的尿素酶，分解组织内尿素产生氨。氨可使胃黏膜的跨膜电位下降，抑制Na^+-K^+-ATP酶活性，阻止H^+由黏膜内向胃腔主动转运，促使胃腔H^+逆向扩散而致溃疡形成。氨增多还能干扰胃酸对胃泌素的反馈抑制，导致胃泌素分泌增多和壁细胞增生，促进胃酸分泌。

2）胃酸和胃蛋白酶：局部溃疡的形成是胃壁或十二指肠壁组织被胃酸和胃蛋白酶消化的结果，这种自我消化过程是溃疡形成的直接原因。

3）某些化学因素的损伤作用：某些药物如阿司匹林等非甾体消炎药（NSAID）可引起胃黏膜的损害。这些药物除了对胃肠黏膜的直接刺激和损伤外，还能通过抑制内源性前列腺素的合成、降低胃和十二指肠黏膜血流量以及削弱胃黏膜屏障功能使胃黏膜的保护作用受到损害。

乙醇可引起胃黏膜微静脉收缩，导致血流淤滞及黏膜缺血，破坏胃黏膜屏障；还能抑制环氧合酶活性而阻碍前列腺素的合成。

（2）防御因子功能减弱

1）胃黏膜保护功能减弱：胃黏膜屏障和黏液$-HCO_3^-$屏障完整是胃黏膜保护的结构基础。若黏膜细胞自身受损及攻击因子的作用使黏膜屏障功能破坏，则引起H^+的回渗，加速自身消化，从而导致溃疡的形成。

2）胃黏膜血供障碍：正常胃黏膜血流对维持黏膜内正常酸碱度、增强黏膜抵抗力具有重要作用。胃黏膜屏障功能正常必须依靠充足的血液供应。胃黏膜血供减少后，胃黏膜抵抗力降低，易受胃酸侵蚀，常引起胃黏膜溃疡。

3）其他防御因子作用减弱：胃黏膜合成的内源性前列腺素能抑制胃酸的分泌，刺激胃黏液、糖蛋白及HCO_3^-分泌，引起血管扩张增加血流量，促进胃黏膜细胞内DNA、RNA和蛋白质合成，增强胃黏膜上皮对攻击因子的抵抗力。表皮生长因子（EGF）能抑制胃酸分泌，促进黏膜细胞和壁细胞增殖，增强细胞保护作用。生长抑素（somatostatin，SS）能够抑制胃酸、胃泌素的分泌，具有保护胃黏膜作用。上述防御因子若合成、分泌减少，必将减弱胃黏膜的保护功能，促进溃疡的形成。

二、实验室检查

（1）胃酸测定：胃酸是引起胃和十二指肠黏膜损伤的主要因素。十二指肠溃疡患者常有胃酸分泌过多，其基础胃酸分泌量（BAO）和最大胃酸分泌量（MAO）均明显增高。有高胃酸分泌的十二指肠溃疡患者发生出血、穿孔等并发症的机会较大；十二指肠溃疡手术后若 BAO 仍 >5mmol/h、MAO >15mmol/h 时，应考虑溃疡复发的可能。胃溃疡患者胃酸分泌多正常或稍高于正常，但有些患者胃酸分泌不增反降，可能原因是这些患者胃黏膜结构的缺陷使 H^+ 自胃反向弥散入黏膜。

（2）幽门螺杆菌（Hp）检测：胃溃疡患者 Hp 检出率可达 72% ~100%，十二指肠溃疡为 73% ~100%。Hp 检测还有助于观察溃疡愈合及复发情况。

（3）胃蛋白酶原和胃蛋白酶测定：血清 PGⅠ高者易发生十二指肠溃疡，而胃溃疡患者多为 PGⅡ增高、PGⅠ/PGⅡ比值降低。胃溃疡时胃蛋白酶多为正常，十二指肠溃疡时胃蛋白酶明显增高。

（4）血清胃泌素测定：胃溃疡患者血清胃泌素较正常人稍高，而十二指肠溃疡患者餐后应答较正常人为强。血清胃泌素水平一般与胃酸分泌成反比，高胃泌素血症的胃溃疡患者基础胃酸分泌不高，甚至可降低。

（薛　娟）

第五节　胰腺炎

胰腺炎可分为急性和慢性 2 类，急性胰腺炎可复发但一般不会进展为慢性，而慢性胰腺炎为慢性损害引起，即使已将病因去除，仍持续存在并常有发展。

一、急性胰腺炎病因与发病机制

急性胰腺炎（acute pancreatitis，AP）是指各种原因所致胰腺内酶原群激活，发生胰腺自身及其周围脏器的自我消化而引起的炎症性疾病，是一种常见的急腹症。临床上根据病理变化一般分为单纯水肿型和出血坏死型 2 类。前者常见，以突发的上腹部疼痛、恶心、呕吐及血清、尿淀粉酶升高为主要表现，病程 1 周左右，预后良好。后者少见，但病情严重，易并发休克、腹膜炎等，病死率高。

（1）梗阻与反流：约 50% 的急性胰腺炎由胆道结石、炎症和胆道蛔虫引起，尤以胆结石最为常见。上述疾病可引起壶腹部梗阻，及胆汁潴留超过胰管压力，倒流入胰管，激活胰酶。

（2）酗酒和暴饮暴食：可使胰液分泌过多，酗酒还可引起十二指肠乳头水肿与 Oddi 括约肌痉挛，如伴呕吐可导致十二指肠内压骤增，引起十二指肠液反流激活胰酶而致病。

（3）感染：肝胆炎症时病原菌可通过淋巴管进入胰腺，也可发生血行感染，或肠道细菌由寄生虫携入胰管。一些急性传染病如流行性腮腺炎、病毒性肝炎以及柯萨奇病毒感染等可伴有 AP。

（4）内分泌与代谢障碍：任何引起高钙血症的原因（如甲状旁腺肿瘤、维生素 D 过量等）均可产生胰管钙化、增加胰液分泌和促进胰蛋白酶原激活。家族性高脂血症可使胰液内脂质沉着，引发 AP。

（5）药物：一些药物如利尿药、肾上腺皮质激素、四环素、硫唑嘌呤等通过不同机制对胰腺造成毒性损害。

（6）手术与创伤：损伤胰腺血管、胰胆管造影（ERCP）也可引发急 AP。

各种病因引起的急性胰腺炎虽然致病途径不同，但却具有共同的发病过程，即胰腺各种消化酶被激活所导致的自身消化作用。

二、慢性胰腺炎病因与发病机制

慢性胰腺炎（chronic pancreatitis，CP）是由各种原因引起的胰腺组织结构和功能持续性、进行性和不可逆性损害。其临床表现主要为长期反复发作的腹痛、腹泻、消瘦、糖尿病等。慢性胰腺炎的发病因素与急性胰腺炎相似，主要有胆道疾病、酒精中毒、甲状旁腺功能亢进、高脂血症、手术和外伤、遗传因素等，大多由急性胰腺炎长期存在或反复发作而致。此外，尚有 10% ~30% 病因不明的特发性胰腺炎。

三、实验室检查

胰腺疾病的生物化学诊断方法近年来虽有很大发展，但都有一定的局限性，胰腺酶和胰外分泌功能试验仍是常用的诊断方法。胰腺酶检测包括淀粉酶、脂肪酶、蛋白酶等。胰腺外分泌功能主要用于诊断慢性胰腺炎及胰腺癌等病变所致的胰外分泌功能障碍。

（1）酶学检测

1）淀粉酶：血清淀粉酶测定是急性胰腺炎的重要诊断指标之一，淀粉酶活性升高的程度与胰腺炎损伤程度不一定成平行关系，但活性愈高，诊断的正确率愈高。慢性胰腺炎早期淀粉酶活性可一过性增高，后期可不增高或增高不明显。

2）脂肪酶：血清脂肪酶活性在急性胰腺炎发病后 2 ~12h 升高，24h 达峰值，一般可持续 8 ~15d。脂肪酶活性升高与淀粉酶基本平行，特异性高于淀粉酶。肾小球滤过的脂肪酶可被肾小管全部重吸收，所以尿中一般测不到脂肪酶活性。因脂肪酶在急性胰腺炎病程中持续升高的时间比淀粉酶长，故测定血清脂肪酶可用于急性胰腺炎后期的诊断，特别是在血清淀粉酶和尿淀粉酶已恢复正常时，更有诊断意义。此外，有些疾病如腮腺炎伴发腹痛时，可用脂肪酶作鉴别诊断，因为单纯腮腺炎时，只表现为淀粉酶升高而脂肪酶正常。

3）胰蛋白酶：虽然胰液中含有大量的胰蛋白酶，正常时却很少进入血循环。血清放免法测定参考值 <400μg/L，急性胰腺炎时可增高 10 ~40 倍，阳性率约为淀粉酶的 2 倍。检测尿中的胰蛋白酶原 -2 方法简单。灵敏度高，与胰腺炎的严重程度有很好的相关性。有研究报道急性胰腺炎时尿胰蛋白酶原 -2 检测的特异性为 95%，敏感性为 94%，优于淀粉酶，是 1 个比较敏感而特异的诊断指标，可作为急诊时的筛选试验。

4）磷脂酶 A_2：磷脂酶 A_2 由胰腺腺泡合成，以前磷脂酶 A_2 的酶原形式由胰腺分泌，其激活时在氨基端裂解下来的一段多肽称为磷脂酶 A_2 活性肽（PLAP）。急性胰腺炎时磷脂酶

A_2 活性升高，其升高水平与疾病严重程度、预后密切相关，诊断急性坏死型胰腺炎的敏感性为75%，特异性为78%，阳性预测值71%。PLAP的浓度可反映磷脂酶的激活情况，利用放免法测定尿PLAP的峰值出现在急性胰腺炎发作后12~24h，且与疾病的严重程度正相关，是较灵敏的诊断指标。

（2）C反应蛋白（C-reactive protein，CRP）：C反应蛋白是组织损伤和炎症的非特异性标志物，近期的研究揭示CRP水平对急性胰腺炎的早期诊断很有价值，并有助于评估病情的严重程度。以CRP浓度120mg/L作为区别水肿型和坏死型急性胰腺炎的临界值，其诊断准确率达85%。CRP测定方法简便，适合作为胰腺炎患者的常规检查。其他急性时相反应蛋白如 α_2-巨球蛋白、纤维蛋白原、α_1-抗胰蛋白酶、α_1-抗糜蛋白酶等对急性胰腺炎的诊断价值与CRP相似。

（3）其他生化检查：暂时性血糖升高常见，可能与胰岛素释放减少和胰高血糖素释放增加有关。持久的空腹血糖>10mmol/L反映胰腺坏死，提示预后不良。高胆红素血症可见于少数患者，多于发病后4~7d恢复正常。血清AST、LDH可增加。暂时性低钙血症（<2mmol/L）常见于重症急性胰腺炎，低血钙程度与临床严重程度平行，若血钙<1.5mmol/L以下提示预后不良。AP时可出现高三酰甘油血症，这种情况可能是病因或是后果，后者在急性期过后可恢复正常。

（4）胰腺外分泌功能试验：分为直接试验和间接试验，直接分泌试验是利用胃肠激素直接刺激胰腺测定胰液和胰酶的分泌量作为判断胰腺疾病的参数。间接试验是应用试餐刺激胃肠分泌胃肠激素进而测定胰腺外分泌功能，或者基于胰腺功能降低使粪中未吸收食物（蛋白、脂肪）增加，血、粪中酶含量降低，一些合成物质（月桂酸荧光素、核素标记底物）在肠腔被胰酶分解，通过测定血、尿、粪、呼气中这些被水解物质的浓度降低程度来评估胰腺外分泌功能。主要有下列试验。

1）胰泌素试验：用胰泌素刺激胰腺后，观察胰液分泌量，HCO_3^- 和胰酶的含量。如 HCO_3^- 排出<10mmol/20min，或胰液量<80ml/20min则提示分泌功能受损。

2）Lundh试验：用特定饮食刺激胰腺分泌，从双腔管抽吸胰液，测定其中某些胰酶的活力。此法费时，烦琐，现渐少用。

3）胰功肽试验（N-苯甲酰-L酪氨酰对氨苯甲酸，简称BT-PABA试验）：BT-PABA是一种人工合成肽，口服后经胰液的作用可分解成PABA，自小肠吸收而从尿中排泄。当胰腺外分泌功能减退，糜蛋白酶分泌不足时，可致尿PABA含量减少，约为正常量的60%。此方法简便易行，近来多用此法。

4）血清胆囊收缩素-胰泌素（CCK-PZ）含量测定：免疫法测定血中CCK-PZ含量为当前诊断CP的较好方法。由于本病胰酶分泌减少，对CCK-PZ的反馈性抑制消失或减弱，故血清中CCK-PZ浓度明显高于参考值（60pg/ml）。

（薛　娟）

第六节　胰腺癌

胰腺癌是恶性程度很高的消化道肿瘤，由于胰腺的解剖位置比较深，在早期癌肿不易发现，且该病的症状无特异性，癌肿呈多中心扩散，是预后最差的恶性肿瘤之一。近年来，胰腺癌发病率在国内外呈上升趋势，每10年约增加15%。

一、病因与发病机制

病因与发病机制至今未明。临床资料分析表明，可能是多种因素长期共同作用的结果，大量吸烟、饮酒、饮咖啡者，糖尿病患者，慢性胰腺炎患者发病率较高，胰腺癌的发生率也可能与内分泌有关，其根据是男性发病率较绝经期前的女性为高，女性在绝经期后则发病率上升，长期接触某些化学物质如F－萘酸胺、联苯胺、烃化物等可与胰腺癌有关。遗传因素与胰腺癌的发病也有一定关系。

分子生物学研究提示：癌基因激活与抑癌基因失活以及DNA修复基因异常在胰腺癌的发生中起重要作用，如90%的胰腺癌患者可有K－ras基因第12密码子的点突变。

二、实验室检查

（1）糖蛋白类抗原标志物：与胰腺癌诊断相关的糖蛋白类抗原主要有CA19－9、CA242、CA50、CAr72－4等。其中CA19－9是目前临床上最有诊断价值也是应用最多的一种肿瘤相关抗原，其血清临界值为37kU/L，肿瘤普查的分界值为120kU/L，高于此值者，应高度怀疑胰腺癌。CA19－9诊断胰腺癌的敏感性超过90%，但特异性较低，约75%，胆、胰良性疾病、胃肠道良、恶性病变时也可升高。血清CA19－9水平也是判断预后的重要指标，如果肿瘤切除后CA19－9降至正常，预后较好。CA242的血清分界值为20kU/L，诊断胰腺癌的敏感性为74%，特异性为91%，虽然与CA19－9相比敏感性稍差，但特异性较高，且在良性肝、胆、胰疾病时升高不如CA19－9显著，也是较好的胰腺癌诊断指标。

（2）基因类标志物：胰腺癌相关的原癌基因主要有k－ras、c－myc、c－fos等，其阳性表达与胰腺癌关系最密切的为k－ras。通过细针穿刺活检获得胰组织进行k－ras突变的检测其阳性率可在90%以上，远高于其他肿瘤的突变率。抑癌基因p53、p16在50%以上的胰腺癌中存在失活现象。约70%胰腺癌存在p53突变。

（3）其他标志物：乳铁蛋白（lactoferin）是一种含铁黏蛋白，存在于胰液和其他外分泌液中，胰腺癌患者胰液中的乳铁蛋白占胰液总蛋白的浓度百分比较慢性胰腺炎呈明显降低，是临床鉴别胰腺癌和慢性胰腺炎的方法之一。

（薛　娟）

第十七章　肝脏功能检验

第一节　血清酶学检验

一、丙氨酸氨基转移酶

（一）连续监测法测定丙氨酸氨基转移酶活性

1. 原理　在丙氨酸氨基转移酶（Alanine transferase，ALT）速率法测定中酶偶联反应式为：

$$L-丙氨酸+\alpha-酮戊二酸\xrightleftharpoons{ATL}丙酮酸+L-谷氨酸$$

$$丙酮酸+NADH+H^{+}\xrightleftharpoons{LDH}L-乳酸+NAD^{+}$$

在上述偶联反应中，NADH 的氧化速率与标本中酶活性呈正比，在 340nm 波长处，NADH 呈现特征性吸收峰，而 NAD 则没有。因此，在 340nm 监测吸光度的下降速率（$-\Delta A/min$），可计算出 ALT 的活性单位。

2. 试剂组成

（1）试剂Ⅰ：Tris 缓冲液 100mmol/L，L－丙氨酸 500mmol/L，NADH 0.18mmol/L，LDH 1 200U/L。

（2）试剂Ⅱ：pH 7.3 100mmol/L Tris 缓冲液，α－酮戊二酸 15mmol/L。

3. 操作步骤

（1）手工法实验步骤：取试剂Ⅰ1ml，加入血清 100μl，混匀，37℃温育 5 分钟后，加入试剂Ⅱ100μl，混匀。延迟 30 秒后，在 340nm 波长下连续监测吸光度变化 60 秒，根据吸光度下降速率（$-\Delta A/min$），计算出 ALT 活性单位。

（2）自动生化分析仪主要反应参数：①测定模式：速率法（RATE）；②波长：主波长 340nm（副波长 410nm）；③延迟时间：30 秒；④测定时间：>60 秒；⑤样品、试剂用量：按试剂说明书设置或等比例修改。

4. 计算

$$ALT\ (U/L)=(\Delta A/min\times Tv\times 1\,000)/(6.22\times Sv\times P)$$

式中：Tv 为总反应体积（ml），Sv 为样本体积（ml），6.22 为 NADH 在 340nm 处摩尔吸光度，P 为比色杯光径（cm）。

5. 评价

（1）样本收集和贮存：宜用空腹新鲜血清或肝素抗凝血浆并避免溶血。因为红细胞中 ALT 浓度约为血浆中 3～5 倍。分离血清室温保存 ALT 可稳定 3 天，在 2～4℃可稳定 3 周（10%～15%降低）。避免冰冻，冰冻可导致明显降低。

（2）血清中存在的α-酮酸（如丙酮酸）对实验有正向干扰：丙酮酸 + NADH + $H^+ \xrightleftharpoons{LDH}$ L-乳酸 + NAD^+，采用双试剂法可去除此干扰。

（3）血清中谷氨酸脱氢酶（GLDH）增高时，在有氨存在的条件下，有如下反应，导致ALT升高：α-酮戊二酸 + NADH + H^+ + $NH^+ \xrightleftharpoons{GLDH}$ L-谷氨酸 + H_2O + NAD^+。一般来说，血清中氨含量甚微影响不大，但对于个别重型肝炎患者此影响较大。

（二）赖氏比色法测定丙氨酸氨基转移酶活性

1. 原理　本实验基于下述反应：

L-丙氨酸 + α-酮戊二酸 $\xrightleftharpoons{ALT}$ 巴丙氨酸 + L-谷氨酸　丙氨酸 + 2，4-二硝基苯肼→丙氨酸-2，4-二硝基苯肼（2，4-二硝基苯腙）

在碱性条件下2，4-二硝基苯腙呈棕色，测定510nm处吸光度，与标准曲线对照，计算ALT活性。

2. 试剂　0.1mol/L磷酸盐缓冲液（pH 7.4）；底物缓冲液（DL-丙氨酸200mmol/L，α-酮戊二酸2mmol/L）；1.0mmol/L 2，4-二硝基苯肼溶液；0.4mmol/L氢氧化钠溶液；2mmol/L丙酮酸标准液。

3. 操作步骤

（1）标本测定：具体操作步骤如表17-1。

室温放置5分钟，在505nm波长下比色。

（2）标准曲线绘制：如表17-2加入各种试剂。

表17-1　赖氏比色法测定丙氨酸氨基转移酶活性操作步骤

加入物	测定管	对照管
血清（ml）	0.1	0.1
底物溶液（ml）	0.5	–
	混匀后，37℃水浴30分钟	
2，4-二硝基苯肼溶液（ml）	0.5	0.5
底物溶液（ml）	–	0.5
	混匀后37℃水浴20分钟	
氢氧化钠溶液（ml）	0.4	0.4

表17-2　标准曲线绘制操作步骤

标准管号	0	1	2	3	4
pH7.40，1mol/L磷酸盐缓冲液	0.1	0.1	0.1	0.1	0.1
2mmol/L丙酮酸标准液	0	0.05	0.1	0.15	0.2
底物缓冲液	0.5	0.45	0.4	0.35	0.3
酶活力单位（卡门单位）	0	28	57	97	150

各管加入2，4-二硝基苯肼溶液0.5ml混匀，37℃水浴20分钟后加入氢氧化钠溶液5ml，放置5分钟后以蒸馏水调零，505nm比色。各管吸光度均减去0号管吸光度，所得差值为纵坐标，相应酶活力单位为横坐标作标准曲线图。

4. 评价

（1）卡门单位是分光光度单位，定义为：血清 1ml，反应液总体积 3ml，反应温度 25℃，波长 340nm，比色杯光径 1.0cm，每分钟吸光度下降 0.001A 为一个单位（约相当于 0.160 8μmol NADH 被氧化）。

（2）血清酶活力超过 150 卡门单位时，应用生理盐水稀释标本后再测定。

（3）加入 2，4－二硝基苯肼溶液后应充分混匀，使反应完全。加入氢氧化钠的速度要一致，否则会导致吸光度读数差异。成批测定时尤其重要。

二、天冬氨酸氨基转移酶及其同工酶

（一）连续监测法测定天冬氨酸氯基转移酶活性

1. 原理　本法测定天冬氨酸氨基转移酶（aspartatetransferase，AST）的酶偶联反应式为：

$$\text{L－门冬氨酸} + \alpha\text{－酮戊二酸} \xrightleftharpoons{AST} \text{草酰乙酸} + \text{L－谷氨酸}$$

$$\text{草酰乙酸} + NADH + H^+ \xrightleftharpoons{MDH} \text{L－苹果酸} + NAD^+$$

在 340nm 波长下，监测 NADH 的氧化速率，即吸光度的下降速率，该速率与 AST 的活性成正比。

2. 试剂

（1）试剂Ⅰ：pH7.65 80mmol/L 的 Tris 缓冲液，含 L－门冬氨酸 240mmol/L、NADH 0.18mmol/L、苹果酸脱氢酶 420U/L 和 LDH 600U/L。

（2）试剂Ⅱ：α－酮戊二酸 12mmol/L。

3. 操作步骤

（1）手工法操作步骤：取试剂Ⅰ1ml，加入血清 100μl，混匀，37℃温育 5 分钟后，加入试剂Ⅱ100μl，混匀。延迟 30 秒后，反应进入线性平稳期，在 340nm 波长下连续监测吸光度变化 60 秒，根据吸光度下降速率（－ΔA/min），计算出 AST 活性单位。

（2）自动生化分析仪主要参数：①测定模式：速率法（RATE）；②主波长 340nm，副波长 410nm；③延迟时间 60 秒，测定时间 >60 秒。样品、试剂用量按试剂说明书设置或等比例修改。

4. 计算

$$AST\ (U/L) = (\Delta A/min \times Tv \times 1\,000) / (6.22 \times Sv \times P)$$

式中：Tv 为总反应体积（ml），Sv 为样本体积（ml），6.22 为 NADH 在 340nm 处摩尔吸光度，P 为比色杯光径（cm）。

5. 评价

（1）样本收集和贮存：宜用空腹新鲜血清或肝素抗凝血浆。样品溶血可导致 AST 显著升高。

（2）分离血清在室温保存 AST 可稳定 3 天，在 2～4℃可稳定 3 周（降低小于 10%），冰冻保存 1 年（降低 10%～15%）。

（二）赖氏比色法测定天冬氨酸氨基转移酶活性

1. 原理　本实验基于下述反应：

$$\text{L-门冬氨酸} + \alpha\text{-酮戊二酸} \xrightleftharpoons{AST} \text{草酰乙酸} + \text{L-谷氨酸}$$

经60分钟反应后，加入2，4－二硝基苯肼溶液终止反应，并分别与草酰乙酸和α－酮戊二酸这两种α－酮酸生成2，4－二硝基苯腙。在碱性条件下，两种苯腙的吸光度曲线在500～520nm处差异最大，草酰乙酸生成的苯腙吸光度显著大于α－酮戊二酸生成的苯腙，据此测定AST活力。

2. 试剂　0.1mol/L磷酸盐缓冲液（pH7.4）；底物缓冲液（DL－门冬氨酸200mmol/L，α－酮戊二酸2mmol/L）；1.0mmol/L 2，4－二硝基苯肼溶液；0.4mmol/L氢氧化钠溶液；2mmol/L丙酮酸标准液。

3. 操作步骤

（1）标本测定与ALT比色法相同，只有酶反应时间改为60分钟。

（2）标准曲线绘制与ALT比色法也基本相同，只是各管对应酶活性分别为0、24、61、114和190卡门单位。

4. 评价　本方法的缺点为标本AST活性高时，草酰乙酸对AST显示反馈抑制，使测定结果偏低。但酮血症中草酰乙酸和β－羟丁酸，因同时设有对照管，不会引起测定结果假性增高。

（三）免疫抑制法测定线粒体天冬氨酸氨基转移酶（m－AST）活性

1. 原理　天冬氨酸氨基转移酶有两种同工酶，即存在于细胞质中的胞质天冬氨酸氨基转移酶和存在于线粒体中的线粒体天冬氨酸氨基转移酶（mitochondrial AST，m－AST）。试剂中的抗胞质天冬氨酸氨基转移酶抗体与胞质天冬氨酸氨基转移酶结合，抑制胞质天冬氨酸氨基转移酶的活性。样本中未被抑制的m－AST检测采用改良的IFCC推荐AST测定方法，反应方程式如下：

$$\text{L-门冬氨酸} + \text{2-氧代戊二酸} \xrightleftharpoons{m-AST} \text{草酰乙酸} + \text{L-谷氨酸}$$

$$\text{草酰乙酸} + NADH + H^{+} \xrightleftharpoons{MDH} \text{L-苹果酸} + NAD^{+}$$

2. 试剂

（1）试剂1：乳酸脱氢酶，抗胞质天冬氨酸氨基转移酶抗体，L－门冬氨酸，苹果酸脱氢酶，Tris缓冲液（pH7.8），EDTA。

（2）试剂2：2－氧代戊二酸，NADH。

3. 操作步骤

（1）手工法测定步骤（表17－3）。

表17－3　手工法测定步骤

	标本管	质控管
试剂1（μl）	200	200
样本（μl）	15	15
37℃孵育5分钟		
试剂2（μl）	50	50

混匀孵育180秒后，连续监测吸光度A，计算△A/min。

（2）自动生化分析仪测定主要反应参数：①测定模式：速率法（RATE）；②主波长340nm，副波长410nm；③延迟时间60秒，测定时间>60秒。样品、试剂用量按试剂说明书设置或等比例修改。

4. 计算

m-AST（U/L）=（△A/min×Tv×1 000）/（6.22×Sv×P）

式中：Tv为总反应体积（ml），Sv为样本体积（ml），6.22为NADH在340nm处摩尔吸光度，P为比色杯光径（cm）。

5. 评价　试剂中的抗胞质天冬氨酸氨基转移酶抗体的特异性和抗体含量均可影响测定结果，是试剂盒质量的关键。

三、γ-谷氨酰基转移酶

连续监测法测定γ-谷氨酰基转移酶活性：

1. 原理　本法以溶解性较高的L-γ-谷氨酰-3-羧基-4-硝基苯胺为底物，测定γ-谷氨酰基转移酶（γ-glutamyl transferase，GGT）活性。反应式为：

L-γ-谷氨酰-3-羧基-4-硝基苯胺+甘氨酰甘氨酸←GGT→L-γ-谷氨酰甘氨酰甘氨酸+5-氨基-2-硝基苯甲酸盐

5-氨基-2-硝基苯甲酸盐的生成速率与样本中GGT的活性成正比，在405nm波长监测吸光度的增加可测得GGT活性。

2. 试剂　底物缓冲液：Tris-HCl缓冲液110mmol/L（pH 8.1），含L-γ-谷氨酰-3-羧基-4-硝基苯胺6mmol/L、甘氨酰甘氨酸110mmol/L。

3. 操作步骤

（1）手工法操作步骤：血清0.1ml和37℃预温的底物缓冲液1.0ml充分混匀，在37℃温育，410nm波长下连续监测60秒吸光度变化。

（2）自动生化分析仪主要反应参数：测定模式：速率法（RATE），主波长410nm，副波长540nm，延迟时间30秒，测定时间>60秒，样品、试剂用量按试剂说明书设置。

4. 计算

GGT（U/L）=（△A/min×Tv×1 000）/（9.49×Sv×P）

式中：Tv为总反应体积（ml），Sv为样本体积（ml），P为比色杯光径（cm），9.49为5-氨基-2-硝基苯甲酸盐在405nm处摩尔吸光度。

5. 评价

（1）样本收集和保存：新鲜血清或EDTA-2Na抗凝血浆。肝素抗凝血浆会引起反应液混浊。柠檬酸盐、草酸盐和氟化物抗凝剂会抑制酶活性约10%～15%。分离血清在2～8℃保存可以稳定1周，冰冻可以稳定数月。进食后GGT活性降低，然后逐渐升高，所以推荐早晨空腹采血。

（2）与底物为L-γ-谷氨酰-4-硝基苯胺的Szasz法相比，本法底物L-γ-谷氨酰-3-羧基-4-硝基苯胺中含亲水羧基，溶解度大，容易配制高底物浓度溶液。并且底物自发水解慢，试剂空白吸光度值低。

四、碱性磷酸酶

（一）连续监测法

1. 原理　本法测定血清碱性磷酸酶（alkaline phospha - tase，ALP）活性，是以磷酸对硝基苯酚（4 - NPP）为底物，2 - 氨基 - 2 - 甲基 - 1 - 丙醇（AMP）或二乙醇胺（DEA）为磷酸酰基的受体物。4 - NPP 在碱性溶液中为无色，在 ALP 催化下，4 - NPP 分裂出磷酸基团，生成游离的对硝基苯酚（4 - NP），后者在碱性溶液中转变为较深黄色的醌式结构。在波长 405nm 处监测吸光度增高速率，计算出 ALP 活性。

2. 试剂　底物缓冲液由 pH 10.3 的 2 - 氨基 - 2 - 甲基 - 1 - 丙醇缓冲液 1.8mmol/L、10.5mmol/L 氯化镁液和 31.5mmol/L 磷酸对硝基苯酚液，按体积 10 ：10 ：1 混合而成。

3. 操作步骤　自动生化分析仪主要反应参数：①测定模式：速率法（RATE）；②波长：主波长 405nm（副波长 800nm）；③延迟时间 60 秒，测定时间 >60 秒；④样品、试剂用量按试剂说明书设置或等比例改变。

4. 计算

ALP（U/L）=（△A/min × Tv × 1 000）/（18.5 × Sv × P）

式中：Tv 为总反应体积（ml），Sv 为样本体积（ml），P 为比色杯光径（cm），18.5 为 5 - 对硝基苯酚在 405nm 处摩尔吸光度。

5. 评价

（1）样本收集和保存：使用新鲜血清或肝素抗凝血浆。EDTA、柠檬酸盐、草酸盐抗凝剂会抑制酶活性。分离血清在室温稳定 8 小时，2 ~ 8℃稳定 4 ~ 5 天。冰冻血清需复温至室温后再行测定，否则结果偏低。

（2）常用于 ALP 测定的缓冲液体系可归类为三种：惰性型，如碳酸盐缓冲液和巴比妥缓冲液；抑制型，如甘氨酸缓冲液；激活型，如 AMP、Tris 和 DEA 等缓冲液。不同缓冲体系所测 ALP 活性由高到低依次为：激活型 > 抑制型 > 惰性型。

（二）比色法

1. 原理　碱性磷酸酶催化磷酸苯二钠水解，生成磷酸和游离酚，酚在碱性环境中与 4 - 氨基安替比林结合，被铁氰化钾氧化生成红色的醌衍生物，通过比色计算碱性磷酸酶的活性。

2. 试剂　0.1mol/L 的碳酸盐缓冲液（pH10），2.20mmol/L 磷酸苯二钠溶液，铁氰化钾溶液，酚标准贮存液（1mg/ml），酚标准应用液（0.05mg/ml）。

3. 操作步骤

（1）测定步骤，如表 17 - 4。

表 17 - 4　比色法测定碱性磷酸酶操作步骤

加入物	测定管	对照管
血清（ml）	0.1	-
碳酸盐缓冲液（ml）	1.0	1.0
	37℃水浴 5 分钟	
磷酸苯二钠溶液（ml）	1.0	1.0

续 表

加入物	测定管	对照管
混匀，37℃水浴15分钟		
铁氰化钾溶液（ml）	3.0	3.0
血清（ml）	-	0.1

立即混匀，在510nm波长下，以蒸馏水调零，读取各管吸光度。测定管吸光度值减去对照管吸光度值，按标准曲线确定酶活力单位。

（2）标准曲线绘制：按表17-5操作。

表17-5 标准曲线绘制操作步骤

加入物	0	1	2	3	4	5
酚标准应用液（ml）	0	0.2	0.4	0.6	0.8	1.0
蒸馏水（ml）	1.1	0.9	0.7	0.5	0.3	0.1
碳酸盐缓冲液（ml）	1.0	1.0	1.0	1.0	1.0	1.0
铁氰化钾溶液（ml）	3.0	3.0	3.0	3.0	3.0	3.0
相当金氏单位	0	10	20	30	40	50

在波长510nm，以0号管调零，读取各管吸光度为纵坐标，相应活力单位为横坐标，绘制标准曲线。

4. 评价

（1）铁氰化钾溶液中加入硼酸有稳定显色作用。

（2）底物中不应含有游离酚，如空白管显红色，说明磷酸苯二钠已开始分解，应弃去不用。

（3）加入铁氰化钾后必须迅速混合，否则显色不充分。

五、乳酸脱氢酶及其同工酶

（一）连续监测法（L-法）

1. 原理 此法测定乳酸脱氢酶（lactate dehydrogenase，LD）的反应式为：

$$L-乳酸 + NAD^{+} \xrightleftharpoons{LD} 丙酮酸 + NADH + H^{+}$$

反应过程中，乳酸被氧化成丙酮酸，同时NAD还原成NADH，在340nm波长监测NADH吸光度增高速率，计算LD活力。

2. 试剂 Tris-HCl缓冲液50mmol/L（pH8.9±0.1），L-乳酸锂50mmol/L，NAD6mmol/L。

3. 操作步骤 主要反应参数：①测定模式：速率法（RATE）；②波长：主波长340nm（副波长800nm）；③延迟时间60秒，测定时间60～120秒；④样品、试剂用量按试剂说明书设置或等比例改变。

在基本参数大体不变的基础上，可根据实验室所用生化分析仪和试剂的不同，确定针对性更强的详细参数。

4. 计算

LD（U/L）=（ΔA/min×Tv×1 000）/（6.22×Sv×P）

式中：Tv为总反应体积（ml），Sv为样本体积（ml），6.22为NADH在340nm处摩尔吸光度，P为比色杯光径（cm）。

5. 评价

（1）样本收集和保存：新鲜血清或肝素抗凝血浆，草酸盐抗凝剂会抑制LD活性。分离血清在室温稳定7天。由于LD同工酶LD－4和LD－5对冷敏感，故血清应室温下保存。红细胞内LD浓度为血浆中的360倍，溶血可引起LD增高。

（2）关于顺反应、逆反应问题：顺反应即L法，反应方向为正方向，测定吸光度上升；逆反应即为P法，为负反应，检测NAD吸光度下降。逆反应方法比顺反应快，监测时间短；但由于NADH是不稳定试剂，易产生LD活性抑制的物质，因此两种方法各有利弊。目前国内试剂厂家采用L法居多，国外采用P法的较多。

（二）连续监测法（P－法）

1. 原理　本法测定LD的反应方程式为：

丙酮酸＋NADH＋$H^+ \xrightleftharpoons{LD}$L－乳酸＋$NAD^+$。

反应过程中，丙酮酸被还原成乳酸，同时NADH被氧化成NAD，在340nm波长下监测NADH吸光度降低速率，计算LD活力。

2. 试剂　Tris缓冲液50mmol/L（pH7.4），EDTA－2Na 5mmol/L，丙酮酸1.2mmol/L，NADH缓冲液0.2mmol/L。

3. 操作步骤

（1）手工法操作步骤：取血清0.05ml和2.0ml NADH－Tris－EDTA缓冲液混匀，37℃水浴5分钟（消除血清标本中内源性α－酮酸对NADH的消耗），再加入0.2ml丙酮酸溶液混匀，立即测定340nm吸光度下降速率。

（2）自动分析仪主要反应参数：①测定模式：速率法（RATE）；②波长：主波长340nm（副波长800nm）；③延迟时间；20秒；④测定时间：60～120秒；⑤样品、试剂用量按试剂说明书设置或等比例改变。

4. 计算

LD（U/L）=（ΔA/min×Tv×1 000）/（6.22×Sv×P）

式中：Tv为总反应体积（ml），Sv为样本体积（ml），6.22为NADH在340nm处摩尔吸光度，P为比色杯光径（cm）。

5. 评价　参见连续监测法（L－法）测定LD。

（三）比色法

1. 原理　乳酸脱氢酶催化L－乳酸脱氢，生成丙酮酸。丙酮酸和2，4－二硝基苯肼反应，生成丙酮酸二硝基苯腙，在碱性溶液中呈棕红色，颜色深浅与丙酮酸浓度呈正比，由此计算酶活力。

2. 试剂　底物0.3mol/L乳酸锂（pH 8.8二乙醇胺缓冲液），11.3mmol/L NAD溶液，1mmol/L 2，4－二硝基苯肼溶液，0.4mol/L NaOH，0.5mmol/L丙酮酸标准液。

3. 操作步骤

(1) 标本测定：按表 17-6 操作。

室温放置 5 分钟后，以蒸馏水调零，在波长 440nm 下读取各管吸光度，测定管减去对照管作为标本吸光度对照标准曲线，获得该标本酶活力浓度。

表 17-6 比色法测定乳酸脱氢酶操作步骤

加入物	测定管	对照管
血清 (ml)	0.01	0.01
底物缓冲液 (ml)	0.5	0.5
	37℃水浴 5 分钟	
NAD 溶液 (ml)	0.1	-
	37℃水浴 5 分钟	
2, 4-二硝基苯肼溶液 (ml)	0.5	0.5
NAD 溶液 (ml)	-	0.1
	37℃水浴 15 分钟	
氢氧化钠溶液 (ml)	5.0	5.0

(2) 标准曲线绘制：按表 17-7 操作。

室温放置 5 分钟后，以空白管调零，在波长 440nm 下读取各管吸光度，作为纵坐标，相应活力单位作为横坐标，绘制标准曲线。

表 17-7 标准曲线绘制操作步骤

加入物	B	1	2	3	4	5
丙酮酸标准液 (ml)	0	0.025	0.05	0.1	0.15	0.2
底物缓冲液 (ml)	0.5	0.475	0.45	0.4	0.35	0.3
蒸馏水 (ml)	0.11	0.11	0.11	0.11	0.11	0.11
2, 4-二硝基苯肼溶液 (ml)	0.5	0.5	0.5	0.5	0.5	0.5
			37℃水浴 5 分钟			
氢氧化钠溶液 (ml)	5.0	5.0	5.0	5.0	5.0	5.0
相当金氏单位	0	125	250	500	750	1 000

4. 评价 乳酸锂比乳酸钾和乳酸钠更稳定，容易称量，更适合作为乳酸脱氢酶底物。

六、胆碱酯酶

(一) 连续监测法测定胆碱酯酶

1. 原理 拟胆碱酯酶 (pseudocholinesterase, PChE) 催化丙 (丁) 酰硫代胆碱水解，产生丙 (丁) 酸与硫代胆碱；后者与无色的 5, 5′-二硫代双硝基苯甲酸 (DTNB) 反应，形成黄色的 5-巯基-2-硝基苯甲酸 (5-MNBA)。在 410nm 处测定吸光度增加速率，所测 ΔA410nm/min 与 PChE 活力成正比。

2. 试剂　磷酸盐缓冲液 6.42mmol/L（pH7.6），碘化丙酰硫代胆碱 10mmol/L，5，5′-二硫代双硝基苯甲酸 0.42mmol/L。

3. 操作步骤

（1）手工法操作步骤：测定前，将碘化丙酰硫代胆碱溶液和 5，5′-二硫代双硝基苯甲酸溶液按 1 ：3 混合，取 3ml 预温 3 分钟，加入血清 5μl 混匀，延滞 10 秒后，在 410nm 波长下每隔 30 秒监测 3 分钟。

（2）自动分析仪主要反应参数：①测定模式：速率法（RATE）；②主波长：410nm（副波长：800nm）；③温度：37℃；④延迟时间：10 秒；⑤测定时间：60 ~ 120 秒；⑥样品、试剂用量按试剂说明书设置或等比例稀释。

4. 计算

PChE U/L = （ΔA/min × Tv × 1 000）/（13.6 × Sv × P）

式中：Tv 为总反应体积（ml），Sv 为样本体积（ml），13.6 为 5 - MNBA 在 410nm 处摩尔吸光度，P 为比色杯光径（cm）。

5. 评价

（1）样本收集和保存：新鲜血清或肝素抗凝血浆。PChE 在血清中非常稳定，室温保存稳定数 10 天，-20℃保存可稳定 3 年。

（2）人和动物的胆碱酯酶（CHE）有两类，一类是真胆碱酯酶（AChE），分布在红细胞及脑灰质等中；一类是拟胆碱酯酶（PChE），分布在肝、脑白质和血清等中。两类胆碱酯酶均可催化酰基胆碱水解，但对各种底物的特异性及亲和力有差异。

（3）血清经稀释后，PChE 易失活，如需稀释必须尽快完成检测。

（二）比色法

1. 原理　血清中胆碱酯酶催化乙酰胆碱水解为胆碱和乙酸。未被水解的乙酰胆碱与碱性羟胺作用，生成乙酰羟胺。乙酰羟胺在酸性溶液中与高铁离子作用，生成棕色复合物，比色测定剩余乙酰胆碱含量，间接推算血清中胆碱酯酶的活力。

2. 试剂

（1）缓冲乙酰胆碱溶液：由 A 液 16ml、B 液 2ml 和 C 液 2ml 混合而成。

1）A 液：称巴比妥钠 10.3g，溶于 300ml 蒸馏水中，慢慢加入 1mol/L 盐酸 60ml，再加入无水碳酸钠 5.3g，加热至结晶消失，加蒸馏水至 500ml。

2）B 液：溴化乙酰胆碱 1.13g 或氯乙酰胆碱 0.91g，加蒸馏水溶解至 10ml。

3）C 液：氯化镁 4.2g，氯化钾 0.2g，加蒸馏水溶解稀释至 100ml。

（2）其他溶液：碱性羟胺溶液，10g/L 三氯化铁溶液，4mol/L 盐酸。

3. 操作步骤　取缓冲乙酰胆碱溶液 0.5ml 和血清 0.05ml，混匀 37℃水浴 60 分钟，加入碱性羟胺溶液 0.5ml 混匀，静待 1 分钟后，加入 4mol/L 盐酸 1.5ml 混匀。另用试管取上述混匀液 0.5ml 和氯化高铁溶液混匀后离心，取上清液 540nm 比色。

单位定义：1ml 血清中 CHE 在 37℃水浴与底物作用 1 小时，每水解 1μmol 的乙酰胆碱为 1 个酶活力单位。

4. 评价　加入碱性羟胺后，须待 1 分钟以上再加酸，以保证与乙酰胆碱充分作用。

（杨进波）

第二节 胆红素与胆汁酸检验

一、总胆红素

(一) 改良 J-G 法测定总胆红素

1. 原理 血清中胆红素同重氮试剂反应，产生重氮胆红素化合物，在 550nm 波长下，吸光度与胆红素浓度呈正比。其中结合胆红素可直接与重氮试剂反应，产生偶氮胆红素；在同样条件下，游离胆红素须有加速剂（咖啡因-苯甲酸钠）使胆红素氢键破坏后再与重氮试剂反应，测得的才是血清总胆红素（total bilirubin，TBIL）。

2. 试剂 咖啡因-苯甲酸钠试剂含 5.6% 无水乙酸钠、5.6% 苯甲酸钠、0.1% EDTA-2Na 和 3.75% 咖啡因；263g/L 碱性酒石酸钠；重氮试剂［0.5ml 亚硝酸钠（5g/L）与 20ml 对氨基苯磺酸（5g/L）混合］；5g/L 叠氮钠。

3. 操作步骤

（1）主要反应参数：①测定模式：终点法（END）；②波长：600nm；③温度：37℃；④测定时间：10 分钟；⑤样品、试剂用量按试剂说明书设置。

（2）在基本参数大体不变的基础上，可根据实验室所用生化分析仪和试剂的不同，确定针对性更强的详细参数。

4. 评价

（1）样本收集和保存：新鲜未溶血的血清或血浆。胆红素对光敏感，应避光保存，室温稳定 2 小时，2~8℃稳定 12 小时，-20℃冷冻稳定 3 周。

（2）轻度溶血对本法无影响，但严重溶血可使测定结果偏低。

(二) 胆红素氧化酶法测定

1. 原理 在 pH 8.0 条件下，胆红素氧化酶（bilirubinoxidase，BOD）催化结合胆红素和未结合胆红素氧化，反应如下：

胆红素 + $1/2O_2 \xrightarrow{BOD}$ 胆绿素 + H_2O，胆绿素 + O_2 → 淡紫色化合物

胆红素的最大吸收峰在 450nm 附近，随着胆红素被氧化成胆绿素，吸光度下降，下降程度与胆红素浓度成正比。

2. 试剂 0.1mol/L Tris-HCl 缓冲液（pH8.2）含 4mmol/L 胆酸钠和 15mmol/L 十二烷基硫酸钠（SDS），BOD 溶液 2 000U/L，胆红素标准液。

3. 操作步骤 按表 17-8 进行。

表 17-8 胆红素氧化酶法测定总胆红素操作步骤

加入物	测定（U）	空白（UB）	标准（S）	标准空白（SB）
血清（ml）	0.05	0.05	-	-
胆红素标准（ml）	-	-	0.05	0.05
Tris-HCl 缓冲液（ml）	1.0	1.0	1.0	1.0
蒸馏水（ml）	0.05	0.05	-	-
BOD 溶液（ml）	-	-	0.05	0.05

加入 BOD 溶液后立即混匀，37℃水浴 5 分钟，以蒸馏水调零，在 450nm 波长处比色。

4. 计算　总胆红素 =（AUB - AU）/（ASB - AS）×C 标准

5. 评价

（1）BOD 法特异性高，既适合手工，又适合自动分析仪。

（2）本方法的灵敏度和线性范围均比 J - G 法高，但由于 BOD 来源困难，试剂成本较高。

（三）钒酸盐法测定

1. 原理　血清胆红素在 pH3.0 附近，在有机复合氧化剂和表面活性剂的作用下，被氧化成胆绿素，胆红素特有的黄色消失，测定吸光度的变化，计算样品浓度。

2. 试剂

（1）试剂 1：pH3.0 枸橼酸盐缓冲盐 100mmol/L，表面活性剂。

（2）试剂 2：pH7.5 磷酸盐缓冲液，偏磷酸盐 3.5mmol/L。

3. 操作步骤　按表 17 - 9 操作：

表 17 - 9　钒酸盐法测定总胆红素操作步骤

加入物	空白（B）	标准（S）	测定管（T）
试剂 1（ml）	1.4	1.4	1.4
蒸馏水（ml）	0.05	-	-
标准液（ml）	-	0.05	-
血清（ml）	-	-	0.05
混匀，37℃水浴 5 分钟，450nm 处读取各管吸光度 A_1			
试剂 2（ml）	0.35	0.35	0.35
混匀，37℃水浴 5 分钟，450nm 处读取吸光度 As_2，并计算 $\Delta A = A_1 - A_2$			

4. 计算　总胆红素 =（ΔA 测定/ΔA 标准）×C 标准

5. 评价　钒酸盐法试剂稳定性比重氮法更好。

二、结合胆红素

（一）改良 J - G 法测定结合胆红素

1. 原理　血清中结合胆红素（conjugated bilirubin）可直接与重氮试剂反应，产生偶氮胆红素化合物，在 550nm 波长下，吸光度变化与胆红素浓度成正比。

2. 试剂组成　碱性酒石酸钠 263g/L，重氮试剂由 0.5ml 亚硝酸钠（5g/L）和 20ml 对氨基苯磺酸（5g/L）混合而成，叠氮钠 5g/L。

3. 操作步骤

（1）主要反应参数：①测定模式：终点法（END）；②波长：600nm；③温度：37℃；④测定时间：1 分钟；⑤样品、试剂用量：按试剂说明书设置。

（2）在基本参数大体不变的基础上，可根据实验室所用生化分析仪和试剂的不同，确定针对性更强的详细参数。

4. 评价　样本收集和保存同 TBIL。

（二）氧化酶法测定结合胆红素

1. 原理　反应原理同总胆红素测定，但在 pH3.7～4.5 条件下，胆红素氧化酶（BOD）只能催化结合胆红素和大部分 δ－胆红素转化为胆绿素，而不能催化未结合胆红素发生此氧化反应。反应如下：

胆红素 $+1/2O_2 \xrightarrow{BOD}$ 胆绿素 $+H_2O$，胆绿素 $+O_2 \rightarrow$ 淡紫色化合物

胆红素的最大吸收峰在 450nm 附近，随着结合胆红素被氧化成胆绿素，吸光度下降，下降程度与结合胆红素浓度成正比。

2. 试剂　pH4.5 磷酸盐缓冲液 200mmol/L；胆红素氧化酶（BOD）溶液 2 000U/L；结合胆红素标准液（二牛磺酸胆红素，DTB）。

3. 操作步骤　按表 17－10 操作：

表 17－10　氧化酶法测定结合胆红素操作步骤

加入物	测定（U）	测定空白（UB）	标准（S）	标准空白（SB）
血清（ml）	0.05	0.05	－	－
DTB 溶液（ml）	－	－	0.05	0.05
磷酸盐缓冲液（ml）	1.0	1.0	1－0	1.0
蒸馏水（ml）	0.05	0.05	－	－
BOD 溶液（ml）	－	－	0.05	0.05

加入 BOD 溶液后立即混匀，37℃水浴 5 分钟，蒸馏水调零，450nm 比色。

4. 计算　结合胆红素＝（AUB－AU）/（ASB－AS）×C 标准

5. 评价　光对 BOD 法测定结合胆红素有较大的影响，新生儿黄疸患者经过蓝光照射治疗后，会产生光胆红素，易被 BOD 氧化，导致 BOD 法测定结果假性增高。而高效液相色谱法和 J－G 法测定时没有这种假性增高。

（三）钒酸盐法测定结合胆红素

1. 原理　在 pH3.0 溶液中，血清结合胆红素在有机复合氧化剂和表面活性剂的作用下，被氧化成胆绿素，胆红素特有的黄色消失，测定吸光度的变化，计算其浓度。

2. 试剂

（1）试剂 1：pH3.0 枸橼酸盐缓冲盐 100mmol/L，表面活性剂。

（2）试剂 2：pH7.5 磷酸盐缓冲液，偏磷酸盐 3.5mmol/L。

3. 操作步骤

（1）按表 17－11 操作：

表 17－11　钒酸盐法测定结合胆红素操作步骤

加入物	空白（B）	标准（S）	测定管（T）
试剂 1（ml）	1.4	1.4	1.4
蒸馏水（ml）	0.05	－	－
标准液（ml）	－	0.05	－

续 表

加入物	空白（B）	标准（S）	测定管（T）
血清（ml）	–	–	0.05
混匀，37℃水浴5分钟，450nm处读取各管吸光度 A_i			
试剂2（ml）	0.35	0.35	0.35
混匀，37℃水浴5分钟，450nm处读取吸光度 As_2，并计算 $\Delta A = A_1 - A_2$			

（2）计算

直接胆红素 =（ΔA 测定/ΔA 标准）×C 标准

4. 评价

（1）钒酸盐法试剂稳定性好，易于保存，临床应用更方便。

（2）钒酸盐法测定结合胆红素结果比重氮法偏高，直接胆红素/总胆红素比值亦因此偏高。

三、胆汁酸

（一）酶比色法测定胆汁酸

1. 原理　在3α－羟类固醇脱氢酶（3α－HSD）作用下，各种胆汁酸（bile acid）C3位上的羟基（3α－OH）脱氧形成羰基（3α－O），同时氧化型NAD还原为NADH。随后NADH上的氢由黄递酶催化转移给硝基四氮唑蓝（NTB），产生甲臜。用磷酸终止反应，甲臜的产量与胆汁酸成正比。

2. 试剂

（1）0.2mol/L Tris－HCl的缓冲液（pH7.5）。

（2）测定试剂：3α－羟类固醇脱氢酶（3α－HSD）5U/L；黄递酶500U/L；NAD^+ 1mmol/L；NTB 0.5g/L。

（3）空白试剂：同测定试剂，但不含3α－HSD。

（4）200mmol/L丙酮酸钠溶液。

（5）1.33mol/L磷酸溶液。

（6）混合血清：取无溶血、无黄疸、肝功试验正常的血清混合。

（7）标准液：50μmol/L甘氨胆酸钠。

3. 操作步骤

（1）按表17－12操作

表17－12　酶比色法测定胆汁酸操作步骤

加入物	待测血清（U）		试剂（R）		混合血清（P）		标准（S）	
	U	UB	R	RB	P	PB	P	SB
待测血清（ml）	0.2	0.2	–	–	–	–	–	–
蒸馏水（ml）	–	–	0.2	0.2	–	–	–	–
混合血清（ml）	–	–	–	–	0.2	0.2	–	–

续 表

加入物	待测血清（U）		试剂（R）		混合血清（P）		标准（S）	
	U	UB	R	RB	P	PB	P	SB
标准（ml）	–	–	–	–	–	–	0.2	0.2
丙酮酸钠溶液（ml）	0.2	0.2	0.2	0.2	0.2	0.2	0.2	0.2
测定试剂（ml）	0.5	–	0.5	–	0.5	–	0.5	–
空白试剂（ml）	–	0.5	–	0.5	–	0.5	–	0.5
混匀，37℃水浴10分钟								
磷酸溶液（ml）	0.1	0.1	0.1	0.1	0.1	0.1	0.1	0.1

加入磷酸溶液终止反应后，540nm 波长分别以各组对应的试剂空白管调零，测定吸光度。

（2）计算

总胆汁酸（μmol/L）=［（AU－AR）/（AS－AP）］×50

4. 评价

（1）胆汁酸测定有四类方法：气－液色谱法、高效液相色谱法、放射免疫法和酶法，酶法不需特殊仪器，操作简单，易于推广使用。

（2）样本收集和保存：血清、肝素或 EDTA 抗凝血浆。血清胆汁酸浓度在餐后升高，因此应早晨空腹采血。血清胆汁酸 4℃稳定 1 周，－20℃保存稳定 3 个月。

（二）循环酶速率法测定胆汁酸

1. 原理　胆汁酸被 3α－羟类固醇脱氢酶（3α－HSD）以及 β－硫代烟酰胺脲嘌呤二核苷酸氧化型（Thio－NAD⁺）特异性氧化，生成 3α－酮类固醇以及 β－硫代烟酰胺脲嘌呤二核苷酸还原型（Thio－NADH）。此外在 3α－羟类固醇脱氢酶以及 NADH 的存在下，3α－酮类固醇又被转变为胆汁酸和 NAD⁻，如此反复循环，Thio－NADH 生成越来越多，405nm 处检测吸光度增加速率，可得标本胆汁酸浓度。反应如下：

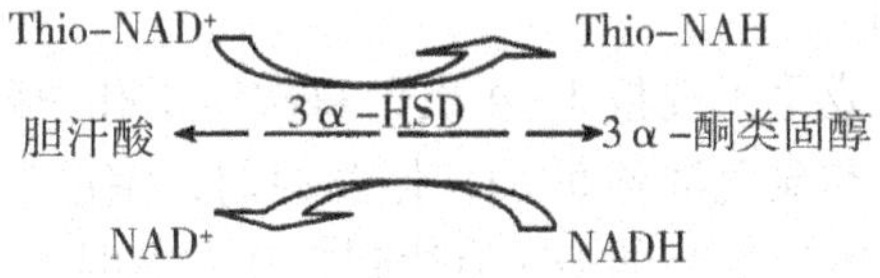

2. 试剂

（1）试剂 1：950mg/L Thio－NAD⁺。

（2）试剂 2：NADH 6 000mg/L，3α－HSD 12U/L。

3. 操作步骤

（1）自动生化分析仪主要参数：①测定模式：速率法（RATE）；②温度：37℃；③波长：405nm；④延迟时间：1 分钟；⑤测定时间：2 分钟；⑥样品、试剂用量按试剂说明书设置。

（2）计算

总胆汁酸（μmol/L）=（ΔA 样本/min÷ΔA 标准/min）×C 标准

4. 评价　胆汁酸循环酶法测定是胆汁酸酶法测定的第四代产品，之后又有第五代产品推出。相比较前期方法，优点为：终点法改为速率法，提高准确度；产物由蓝色染料变为非染料，对仪器和管道不再有污染；对胆红素、Hb 和 Vc 的抗干扰能力增强；试剂稳定性增加。

（杨进波）

第三节　肝脏纤维化检验

目前市场常用的检测方法有单抗原抗体包被和酶标记抗体的三步法、双表位抗体酶免一步法、时间分辨和放射免疫等方法。由于对环境的污染和对检测者的辐射，所以放射免疫方法基本被淘汰；时间分辨的方法需专门的仪器，实验原理与酶免法相同；酶免多步法由于采用单表位抗体包被与标记，敏感性和特异性与双抗原表位抗体的一步法没有优势，并且操作步骤复杂，所以本文只介绍酶免一步法的实验操作。

一、Ⅲ型前胶原氨基端肽

1. 原理　用羊抗人Ⅲ型前胶原（precollagen Ⅲ，PC Ⅲ）纯化多抗包被反应板，待测血清样本和酶结合物同时加到反应板中，血清中 Pc Ⅲ的不同表位同时与包被板中的抗体和酶结合物上的抗体结合，形成酶联复合体，洗板后加显色剂显色，通过与标准品比对显色深浅程度，获得血清中 Pc Ⅲ浓度。

2. 操作步骤

（1）试剂准备：包被板在实验前从冷冻冰箱拿出洗板 2 遍，按测定数量需求取板，剩余冷冻保存。实验板在室温平衡 5 分钟后使用。

（2）标准品：取 100μl 标准品，按照酶标仪定量格式要求自高到低倍比稀释。在酶标板孔中按 A1 ~ A8 或 A1 ~ H1 的次序加入各浓度标准品 100μl。

（3）血清：取 100μl 血清标本加入酶标板孔中。

（4）酶结合物：在标准品和标本孔中依次加入酶结合物 100μl，板式振荡器振荡混匀 10 秒左右，37℃，放置 60 分钟。

（5）洗板：使用酶标仪或手工洗板 3 ~ 4 次，每次甩干孔中残液。

（6）显色：加入底物液和显色液各 50μl，振荡混匀，室温显色 5 ~ 10 分钟。

（7）终止反应：最高浓度标准品的 OD 值达到 2.0 左右时，按显色液的进样次序，依次加入终止液 50μl，混匀。

（8）结果测定：在酶标仪 450nm 测定各孔吸光值，或按酶标仪设定的定量程序进行测定。无酶标仪定量程序可在电脑 EXCEL 中按其吸光值进行定量分析。

3. 参考范围　成年人 < 120ng/ml

4. 评价　由于采用双表位抗原的抗体包被与标记酶，本法具有较高的特异性和敏感性，是目前实验室逐渐替代放射免疫的主要方法。酶免两步法或三步法的特异性和敏感性与一步法基本一致。

二、血清Ⅳ型胶原

1. 原理　采用羊抗人Ⅳ型胶原多抗血清包被 ELISA 微孔板。将鼠抗人Ⅳ型胶原通用表位单抗标记 HRP 酶，血清中的Ⅳ型胶原（collagenⅣ，CⅣ）可同时与包被抗体和酶结合抗体结合，洗板后加 TMB 显色液显色。终止反应，测其 450nm 吸光值，根据标准品的吸光值建立的公式计算标本 CⅣ型浓度。

2. 操作步骤

（1）试剂准备：包被板在实验前从冷冻冰箱拿出洗板 2 遍，按测定数量需求取板，剩余冷冻保存。实验板在室温平衡 5 分钟后使用。

（2）标准品：取 100μl 标准品，按照酶标仪定量格式要求自高到低进行倍比稀释。在酶标板孔中按 A1 ~ A8 或 A1 ~ H1 的次序加入各浓度标准品 100μl。

（3）血清：取 100μl 血清或血浆标本加入酶标板孔中。

（4）酶标 CⅣ抗体：在标准品和标本孔中依次加入酶标 CⅣ抗体 10μl，在板式振荡器振荡混匀 10 秒左右，37℃反应 45 分钟。

（5）洗板：使用洗板机或手工洗板 3 ~ 4 次，每次甩干孔中残液。

（6）显色：将加入显色液 A 和显色液 B 各 50μl，振荡混匀，在室温显色 5 ~ 10 分钟。

（7）终止反应：待最高浓度标准品的 OD 值达 2.0 左右，按显色液的进样循序，依次加入终止液 50μl，混匀。

（8）结果测定：在酶标仪 450nm 测定各孔吸光值，或按酶标仪设定的定量程序进行测定。无酶标仪定量程序可用电脑 EXCEL 按其吸光值进行定量分析。

三、血清层黏蛋白

1. 原理　采用羊抗人血清层粘连蛋白（laminin，LN）多抗包被 ELISA 微孔板，封闭后备用。将鼠抗人血清层黏蛋白通用表位单抗标记 HRP 酶，血清中的 LN 可同时与包被抗体和酶标抗体结合，反应后洗板，加 TMB 显色液显色。终止反应，测定 450nm 吸光值，根据标准品的吸光值建立的公式进行标本 LN 的计算。

2. 操作步骤

（1）试剂准备：包被板在实验前从冷冻冰箱拿出洗板 2 遍，按测定数量需求取板，剩余冷冻保存。实验板在室温平衡 5 分钟后使用。

（2）标准品：取 100μl 标准品，自高到低依次进行 7 次倍比稀释。在酶标板按 A1 ~ A8 或 A1 ~ H1 的次序加入各浓度标准品 100μl。

（3）血清：取 100μl 血清或血浆标本加入酶标板孔中。

（4）酶标抗体：在标准品和标本孔中依次加入酶标 LN 抗体 10μl，在板式振荡器振荡混匀 10 秒左右，37℃反应 60 分钟。

（5）洗板：使用洗板机或手工洗板 3 ~ 4 次，每次甩干孔中残液。

（6）显色：各孔加入显色液 A 和显色液 B 各 50μl，振荡混匀，室温显色 5 ~ 10 分钟。

（7）终止反应：待最高浓度标准品的 OD 值达 2.0 左右，按显色液的进样循序，依次加入终止液 50μl，混匀。

（8）结果测定：在酶标仪 450nm 测定各孔吸光值，按酶标仪设定的定量程序进行测定。无酶标仪定量程序可用电脑 EXCEL 按其吸光值进行定量分析。

四、血清透明质酸

1. 原理 采用生物素化的透明质酸（hyaluronic acid，HA）结合蛋白（lrHABP）与患者血清 HA 先预孵育，再将剩余的 b－HABP 结合到固相化的 HA 上，然后与亲和素化碱性磷酸酶反应，测其 405nm 吸光值，根据标准品的吸光值建立的公式进行标本 HA 浓度计算。

2. 操作步骤

（1）试剂准备：按测定数量，提前半小时将试剂盒从冷藏冰箱中取出，平衡至室温后进行实验。

（2）标准品：取 100μl 标准品，自高到低依次进行 7 次倍比稀释。在酶标板按 A1～A8 或 A1～H1 的次序加入各浓度标准品 100μl。

（3）标本进样：取 100μl 血清或血浆标本加入酶标板孔中

（4）b－HABP：在标准品和标本孔中依次加入 b－HABP10μl，在板式振荡器振荡混匀 10 秒左右，37℃反应 60 分钟。

（5）洗板：使用洗板机或手工洗板 3～4 次，每次甩干孔中残液。

（6）显色：各孔加入显色液 A 和显色液 B 各 50μl，振荡混匀，室温显色 5～10 分钟。

（7）终止反应：待最高浓度标准品的 OD 值达 2.0 左右，按显色液的进样循序，依次加入终止液 50μl，混匀。

（8）结果测定：在酶标仪 405nm 测定各孔吸光值，按酶标仪设定的定量程序进行测定。无酶标仪定量程序可用电脑 EXCEL 按其吸光值进行定量分析。

3. 评价 采用 AP 酶标记的竞争法，与其他三项不同。可检测血清、体液（胸、腹水、尿液）及组织匀浆液中的 HA（透明质酸）。

（陈 峻）

第十八章　肾脏功能检验

第一节　肾小球功能检验

一、肌酐

（一）去蛋白终点法测定血清（浆）肌酐

1. 原理　血清（浆）中的肌酐（creatinine，Cr）与碱性苦味酸盐反应，生成橘红色的苦味酸肌酐复合物（Jaffe 反应），在 510nm 波长处比色测定。

2. 主要试剂

（1）40mmol/L 苦味酸溶液：苦味酸 9.3g，溶于 500ml 80℃蒸馏水中，冷却至室温，加蒸馏水定容至 1L。以酚酞作指示剂，用 0.1mmol/L 氢氧化钠滴定至溶液变红（>pH8.4）时，用蒸馏水稀释至 0.04mmol/L，贮存于棕色瓶中。

（2）35mmol/L 钨酸溶液

1）100ml 蒸馏水中，加入 1g 聚乙烯醇，加热助溶（勿煮沸），冷却。

2）300ml 蒸馏水中，加入 11.1g 钨酸钠，使完全溶解。

3）300ml 蒸馏水中，缓慢加入 2.1ml 浓硫酸，冷却。

将 1）液加入 2）液中，再与 3）液混匀，蒸馏水定容至 1L，室温至少可稳定 1 年。

（3）肌酐标准应用液：肌酐 113mg 用 0.1mol/L 盐酸溶解并定容至 100ml，冰箱内保存可稳定 1 年。以 0.1mol/L 盐酸稀释 1 000 倍的肌酐标准应用液，置冰箱内保存。

3. 操作步骤

（1）于一试管中加入血清（或血浆）0.5ml，35mmol/L 钨酸溶液 4.5ml，充分混匀沉淀蛋白，3 000r/min 离心 10 分钟，取上清液备用。

（2）取试管 3 支，标明测定、标准和空白，分别加血清无蛋白滤液、肌酐标准应用液、蒸馏水 3.0ml。

（3）每管分别加入 40mol/L 苦味酸溶液 1.0ml，混匀。

（4）每管分别加入 0.75mol/L 氢氧化钠溶液 1.0ml，混匀。

（5）室温放置 15 分钟，以空白管调零，510nm 波长分光光度计比色，读取各管吸光度。

4. 计算　血清（浆）肌酐（μmol/L）=（测定管吸光度/标准管吸光度）×标准液浓度

5. 参考范围　①成年男性：44～133μmol/L（0.5～1.5mg/dl）；②成年女性：70～106μmol/L（0.8～1.2mg/dl）；③儿童：35～106μmol/L（0.4～1.2mg/dl）。

6. 评价

（1）血清（浆）标本若当时不测定，可于冰箱保存 3 天，若要保持较长时间，宜 -20℃保存。轻微溶血标本对测定肌酐无影响。

（2）去蛋白终点法温度升高时，可使碱性苦味酸溶液显色增深，但标准与测定的增深程度不成比例，因此，测定时各管温度均需平衡至室温。

（二）速率法测定血肌酐

1. 原理　标本中肌酐与碱性苦味酸盐反应生成橘红色苦味酸肌酐复合物（Jaffe 反应），在 500nm 比色测定。由于标本中肌酐与苦味酸形成复合物的速度与干扰物假肌酐不同，以及肌酐的反应速度与浓度成正比的原理，选择适宜的速率监测时间，可以提高肌酐测定的特异性，称为速率法或动力学法测定血肌酐。

2. 主要试剂　同内生肌酐清除率试剂。

3. 操作步骤

（1）标准管和测定管分别加入肌酐标准应用液或血清 100μl。

（2）各加入碱性苦味酸溶液 1.0ml

（3）以空白管调零，510nm 波长分光光度计比色，在试剂与样品（或标准液）混合后，25℃（或 30℃、37℃）反应 20 秒，测定吸光度 A_1 测或 A_1 标，准确反应至 60 秒时，读取吸光度 A_2 测或 A_2 标。

4. 计算　肌酐（μmol/L）＝（A_2 测 − A_1 测）/（A_2 标 − A_1 标）×标准液浓度

5. 参考范围　①成年男性：62～115μmol/L（0.7～1.3mg/dl）；②成年女性：53～97μmol/L（0.6～1.1mg/dl）。

6. 评价

（1）维生素 C、丙酮酸、丙酮、乙酰乙酸、甲基多巴以及高浓度葡萄糖、蛋白质和一些抗生素（如青霉素 G、头孢噻吩、头孢西丁、头孢唑啉）等也能与苦味酸反应生成红色，这些不是肌酐的物质称为假肌酐。

（2）干扰 Jaffe 反应的非肌酐色原性物质有二类：一类为快速反应假肌酐物质，在 20 秒内即完成反应；另一类为慢反应假肌酐物质，混合后 80～100 秒才开始反应。利用肌酐与假肌酐反应时间的差异，设置 20 秒延迟期，并选择速率测定时间在 20～60 秒，可有效排除这两类假肌酐物质干扰，提高本法的特异性。

（3）胆红素和半胱氨酸等可抑制 Jaffe 反应，使测定结果偏低。

（4）该法成本低廉，操作简便，可去除假肌酐的影响，不需去蛋白与处理，已成为肌酐测定的常规分析法。

二、内生肌酐清除率

1. 原理　内生肌酐由肌酸代谢产生，其生成量较稳定。受试前让患者无肌酐饮食 2～3 天，以避免外源性肌酐影响。通常肌酐绝大部分经肾小球滤过，仅 5% 左右从肾小管排泌，而肾小管对其不吸收。单位时间内肾脏把多少体积血浆中的内生肌酐全部清除，称为内生肌酐清除率（endogenous creatinine clearance，Ccr）。

2. 主要试剂

（1）碱性苦味酸溶液：将 40mmol/L 苦味酸溶液和 0.32mmol/L 氢氧化钠溶液等体积混合，加适量表面活性剂（如 TritonX－100），放置 20 分钟后即可使用。

（2）100μmol/L 肌酐标准应用液。

3. 操作步骤

(1) 受检者试验前无肌酐饮食2~3天，避免剧烈运动，受试日饮足量的水，使尿量不可少于1ml/min。准确收集24小时尿液，于收集尿样的同时，采集静脉血3ml，分别测定尿、血清肌酐含量。

(2) 按下式计算Ccr

Ccr (L/24h) = [尿肌酐浓度 (μmol/L) /血清肌酐浓度 (μmol/L)] ×24h尿量 (L)

校正的Ccr (L/24h) =Ccr× [1.73/受试者体表面积 (m^2)]，以正常人24小时内生肌酐清除值128L为100%，则Ccr=校正的Ccr× [100/128 (或0.78)]。

目前临床上主张用每分钟清除率报告，计算方法如下：

Ccr (ml/min) = [尿肌酐浓度 (μmol/L) /血清肌酐浓度 (μmol/L)] ×每分钟尿量 (ml)

4. 参考范围 ①成年男性：(105±20) ml/min；②成年女性：(90±20) ml/min。

5. 评价

(1) 检查前3天禁食肉类，蛋白摄入少于40g/d，不饮咖啡和茶，停用利尿剂。

(2) 体表面积是根据患者的身高 (cm) 和体重 (kg) 计算而来，一个标准身高体重人的体表面积为1.73m^2。

(3) 由于肌酐除从肾小球滤过外，尚有少量从近端小管分泌，故Ccr常超过实际的肾小球滤过率。

(4) 本实验由于一次性采血及留尿标本，不需静脉注射，也没有菊粉引起的发热反应，故被临床广泛应用。

三、尿素

(一) 脲酶-波氏比色法测定血清 (浆) 尿素

1. 原理 首先用尿素酶水解尿素 (urea)，产生二分子氨和一分子二氧化碳。氨在碱性介质中与苯酚及次氯酸反应，生成蓝色吲哚酚 (此过程需用硝普钠催化)。吲哚酚生成量与尿素含量成正比，在630nm测定吸光度。

2. 主要试剂

(1) 酚显色剂：苯酚10g，硝普钠 (含2分子水) 0.05g溶于1 000ml去氨蒸馏水中，冰箱中可保存60天。

(2) 碱性次氯酸钠溶液：氢氧化钠5g溶于去氨蒸馏水中，加“安替福民”8ml，再加蒸馏水至1 000ml，置棕色瓶内，冰箱保存可稳定2个月。

(3) 尿素酶标准应用液：尿素酶 (比活性3 000~4 000U/g) 0.2g悬浮于20ml 50% (V/V) 甘油中，置冰箱内可保存6个月。以10g/L EDTA-2Na溶液 (pH 6.5) 稀释100倍可得尿素酶标准应用液。

(4) 尿素标准应用液：干燥纯尿素0.6g溶解于去氨蒸馏水中并稀释至100ml，加0.1g叠氮钠防腐，置冰箱内可稳定6个月。以去氨蒸馏水稀释20倍得到5mmol/L标准应用液。

3. 操作步骤

(1) 取试管3支，分别标明测定管、标准管和空白管，各加尿素酶应用液1.0ml。

(2) 每管分别加入血清、尿素标准应用液、蒸馏水10μl，混匀。

（3）37℃水浴15分钟，向每管迅速加入酚显色剂5ml，混匀。

（4）置37℃水浴20分钟，使呈色反应完全。空白管调零，波长560nm读取各管吸光度。

4. 计算　尿素（mmol/L）=（测定管吸光度/标准管吸光度）×标准液浓度

5. 参考范围　成年人：2.9～8.2mmol/L。

6. 评价

（1）空气中氨对试剂或玻璃器皿的污染或使用铵盐抗凝剂可使结果偏高。

（2）高浓度氟化物可抑制尿素酶，引起结果假性偏低。

（3）尿素酶水解尿素产生氨的速率，也可用电导的方法进行测定，适用于自动分析仪。

（二）二乙酰一肟显色法测定血尿素

1. 原理　在酸性反应环境中加热，二乙酰一肟产生二乙酰，二乙酰和尿素缩合，生成红色的色素原二嗪（diazine），称为Fearon反应。540nm波长测定吸光度。

2. 主要试剂

（1）酸性试剂：在三角烧瓶中加蒸馏水约100ml，然后加入浓硫酸44ml及85%磷酸66ml，冷至室温；加入硫氨脲50mg及硫酸镉（$CdSO_4 \cdot 8H_2O$）2g，溶解后以蒸馏水定容至1L，置棕色瓶放冰箱保存，可稳定半年。

（2）二乙酰一肟溶液：二乙酰一肟20g加蒸馏水约900ml，溶解后再用蒸馏水定容至1L，置棕色瓶中，冰箱内可保存半年。

（3）尿素标准应用液：同脲酶-波氏比色法测定血清（浆）尿素。

3. 操作步骤

（1）取试管3支，标明测定管、标准管和空白管，分别加血清、尿素标准应用液、蒸馏水20μl。

（2）各管依次加入二乙酰一肟溶液0.5ml、酸性试剂5ml，混匀。

（3）置沸水浴中加热12分钟，取出，置冷水中冷却5分钟，以空白管调零，540nm波长读取标准管及测定管吸光度。

4. 计算　血清尿素（mmol/L）=（测定管吸光度/标准管吸光度）×标准液浓度

5. 参考范围　成年人：2.9～8.2mmol/L。

6. 评价

（1）本法易受煮沸时间和煮沸时液体蒸发量的影响，因此，测定用试管规格和煮沸时间应与制作标准曲线时完全一致，以减少误差。

（2）二乙酰一肟法试剂中加入硫胺脲和镉离子，目的是增进显色强度和色泽稳定性，但仍有轻度褪色现象（每小时小于5%），故显色冷却后应及时比色。

（3）血清（浆）中尿酸、肌酐、氨基酸（瓜氨酸除外）等诸多含氮物质对本试验无干扰。

（三）酶偶联速率法测定血尿素

1. 原理　尿素在尿素酶催化下，水解生成氨和二氧化碳，氨在α-酮戊二酸和还原型辅酶Ⅰ存在下，经谷氨酸脱氢酶（GLDH）催化生成谷氨酸，同时还原型辅酶Ⅰ被氧化成氧化型辅酶Ⅰ。还原型辅酶Ⅰ在340nm波长处有吸收峰，其吸光度下降速率与待测样品中尿素的含量成正比。

2. 主要试剂　不同试剂盒有差异，但主要为 Tris－琥珀酸缓冲液，尿素酶，谷氨酸脱氢酶（GLDH），还原型辅酶Ⅰ（NADH），α－酮戊二酸和 ADP 等。

3. 操作步骤

（1）取试管 3 支，标明测定管、标准管和空白管，分别加血清、尿素标准液、去氨蒸馏水 15μl。

（2）以上各管依次逐管加入已预温的酶试剂 1.5ml，混匀后立即在分光光度计上监测吸光度的变化，自动计算 ΔA/min。

4. 计算　尿素（mmol/L）＝［（测定 ΔA/min－空白 ΔA/min）/（标准 ΔA/min－空白 ΔA/min）］×标准液浓度

5. 参考范围　成年人：2.9～8.2mmol/L。

6. 评价

（1）偶联速率法必须具备自动生化分析仪，或有连续监测吸光度变化功能和恒温装置的分光光度计。自动生化分析仪预置下列测定参数：二点法，温度 37℃，波长 340nm，延迟时间 30 秒，读数时间 30 秒。

（2）氨可干扰该法测定，标本严重溶血及血氨升高可产生正干扰。但上机测定因标本被大量稀释，溶血、脂血、黄疸及其他含氮化合物对结果影响不大。

（3）本法是目前自动生化分析仪上常用的测定方法，适用于各种类型的生化分析仪，其测定程序及其参数可参照仪器及所用试剂设置。

四、尿酸

（一）磷钨酸还原法测定血清尿酸

1. 原理　去蛋白血滤液中的尿酸（uric acid，UA）在碱性溶液中被磷钨酸氧化生成尿囊素及二氧化碳，磷钨酸在此反应中则被还原成钨蓝。钨蓝生成量与标本中尿酸含量呈正比，可进行比色测定。

2. 主要试剂

（1）磷钨酸应用液：钨酸钠 50g 溶于约 400ml 蒸馏水中，加浓磷酸 40ml 及玻璃珠数粒，煮沸回流 2 小时，冷却至室温，用蒸馏水定容至 1L，贮存在棕色瓶中。取 10ml 磷钨酸贮存液，以蒸馏水稀释至 100ml 的磷钨酸应用液。

（2）0.3mol/L 钨酸钠溶液：钨酸钠 100g 用蒸馏水溶解后并定容到 1L。

（3）钨酸试剂：在 800ml 蒸馏水中，加入 0.3mol/L 钨酸钠溶液 50ml，0.05ml 浓磷酸和 0.33mol/L 硫酸 50ml，混匀，室温中可稳定数月。

（4）300μmol/L 尿酸标准应用液：60mg 碳酸锂溶解在 40ml 蒸馏水中，加热至 60℃，使其完全溶解。精确称取尿酸 100.9mg，溶解于热碳酸锂溶液中，冷却至室温，定容至 100ml，棕色瓶中贮存。在 100ml 容量瓶中，加尿酸标准贮存液 5ml，乙二醇 33ml，然后以蒸馏水定容到刻度的 300μmol/L 尿酸标准应用液。

3. 操作步骤

（1）取试管 3 支，各加 4.5ml 钨酸试剂，分别加入 0.5ml 血清、0.5ml 标准应用液和 0.5ml 蒸馏水，混匀后静止数分钟，离心沉淀。

（2）另取试管 3 支，标明测定管、标准管和空白管，依次加离心上清液 2.5ml，分别加碳酸钠溶液0.5ml，混匀后放置10分钟。

(3) 分别加磷钨酸应用液0.5ml，混匀，室温放置20分钟后，以空白管调零，660nm波长分光光度计比色。

4. 计算 血清尿酸（μmol/L）=（测定管吸光度/标准管吸光度）×标准液浓度

5. 参考范围 ①成年男性：262～452μmol/L（4.4～7.6mg/dl）；②成年女性：137～393μmol/L（2.3～6.6mg/dl）。

6. 评价

(1) 血清与尿液标本中的尿酸在室温可稳定3天。尿液标本冷藏后，可引起尿酸盐沉淀，此时可调节pH至7.5～8.0，并将标本加热到50℃，待沉淀溶解后再进行测定。

(2) 高浓度维生素C的标本，可使测定结果偏低，故不少试剂盒中加入抗坏血酸氧化酶，以防止维生素C的干扰。

(3) 不能用草酸钾作抗凝剂，因草酸钾与磷钨酸容易形成不溶性的磷钨酸钾，造成显色液混浊。

(4) 尿酸在水中溶解度很低，但是易溶于碱性溶液中，故配制标准液时，加碳酸锂并加热助溶。如无碳酸锂，可用碳酸钾或碳酸钠代替。

(5) 用钨酸沉淀蛋白时会引起尿酸的部分沉淀，而且随滤液pH不同而变化。用1/2浓度的沉淀剂，滤液pH在3.0～4.3之间，回收率为93%～103%。此外，为防止锌与尿酸形成不溶性的尿酸锌，不能用氢氧化锌作蛋白沉淀剂。

(6) 本法不足之处是特异性不高，显色褪色速率变化不定，灵敏度较低。

（二）尿酸氧化酶－过氧化物酶偶联法测定血清尿酸

1. 原理 尿酸在尿酸氧化酶催化下，氧化生成尿囊素和过氧化氢；过氧化氢与4－氨基安替比林（4－AAP）和3，5二氯2－羟苯磺酸（DHBS）在过氧化物酶的作用下，生成有色物质（醌亚胺化合物），颜色深浅与样品中尿酸浓度成正比。

2. 主要试剂

(1) 酶混合试剂：实验前半小时将干粉试剂尿酸氧化酶（160u/L）、过氧化物酶（1 500U/L）、4－AAP（0.4mmol/L）和蒸馏水复溶的DHBS（2mmol/L）。

(2) 300μmol/L尿酸标准应用液。

3. 操作步骤

(1) 取试管3支，标明测定管、标准管和空白管，然后分别加入血清0.1ml，尿酸标准液0.1ml，蒸馏水0.1ml。

(2) 各管分别加入酶试剂1.5ml，混合。

(3) 室温放置10分钟，以空白管调零，520nm波长分光光度计比色，读取各管吸光度。

4. 计算 血清尿酸（μmol/L）=（测定管吸光度/标准管吸光度）×标准液浓度

5. 参考范围 ①成年男性：208～428μmol/L；②成年女性：155～357μmol/L。

6. 评价

(1) 干粉试剂保存在2～6℃，复溶后的试剂室温可稳定6～8小时，2～6℃可稳定2周。

(2) 以甲醛为防腐剂的商品尿酸标准液，不能用于尿酸氧化酶法，但可用于磷钨酸还原法。

(3) 本法敏感性高，比用酚作色素原高4倍。本法特异性亦高。可分为紫外分光光度法和酶偶联法，适用于各种类型生化分析仪。

五、中分子物质

1. 原理 待测血浆经三氯醋酸沉淀法获得无蛋白血滤液，上清液中主要含中分子物质（middle molecular substances，MMS），稀释后于254nm波长下测其吸光度，由此得出MMS总量。

2. 主要试剂 中分子沉淀剂：主要成分为三氯醋酸。

3. 操作步骤

（1）取血浆0.1ml、中分子沉淀剂0.2ml于小玻璃试管内，立即在旋涡振荡器上混匀，根据室温放置一定时间。

（2）加入重蒸馏水1.1ml，轻柔混匀后，4 000r/min离心10分钟。

（3）取上清液1.0ml，加入重蒸馏水2.0ml，混匀，254nm波长光电比色。吸光度值乘以100即为MMS含量。

4. 参考范围 成年尿：(224 ±27) U/dl。

5. 评价

（1）本法操作较简单，无须特殊仪器，适于临床检查。但特异性不高。

（2）用高效液相层析测定血清中MMS总量优于本法，但临床未普及。微型柱高速凝胶过滤技术适用于科学研究，MMS用254nm和206nm处吸光度表示。

（孙 萍）

第二节 肾小管功能检验

一、尿α_1微球蛋白

（一）放射免疫法检测尿α_1-微球蛋白

1. 原理 ^{125}I标记α_1-微球蛋白（α_1-microglobulin，α_1-MG）与样品或α_1-MG标准品同时竞争特异抗体，孵育一定时间后，加入第二抗体（含PEG）形成抗原抗体复合物。离心沉淀复合物，用γ计数器测量沉淀放射性，其强度与α_1-MG浓度呈反比。

2. 主要试剂

（1）α_1-MG标准品：浓度调整为0、10、25、50、100、200和400ng/ml。

（2）抗α_1-MG血清（第二抗体）：用蒸馏水溶解。

（3）^{125}I标记抗体（每1ml标记物所含放射性<10.0kBq）：用蒸馏水溶解。

（4）沉淀剂（PR）：苯乙二醇（PEG）4.1g、NaF 1.0g，溶解于100ml硼酸缓冲液中。

（5）PBS缓冲液：用生理盐水稀释。

3. 操作步骤 用PBS缓冲液将尿液做适当稀释后按表18-1操作。

表18-1 尿α_1-MG测定操作步骤［单位（μl）］

	T管	非特异性结合管（NSB）	空白管	标准管	测定管
缓冲液		50	50		
标准				50	

续 表

	T管	非特异性结合管（NSB）	空白管	标准管	测定管
样品					50
$^{125}I-\alpha_1-MG$	100	100	100	100	100
NSB		200			
α_1-MG 抗体			200	200	200

混匀，室温放置15分钟，以3 500r/min离心20分钟，弃去上清液后测量沉淀物γ射线计数（cpm），结果乘以稀释倍数。

4. 计算

（1）计算每双管cpm的平均值（预扣除本底）。

（2）标准和被测样品的$B/B_0\%$按下式计算：

$B/B_0\% = (B-NSB)/(B_0-NSB)$

式中：B=每双管cpm的平均值，B_0=零标准品双管cpm的平均值，NSB=非特异结合双管cpm的平均值。

（3）以各标准管B/B_0为纵坐标，标准浓度为横坐标，在对数坐标纸上绘制标准曲线。待测样品浓度可从标准曲线上查得，也可经仪器配备的程序自动得出。

5. 参考范围　成年尿：（2.74±1.9）μg/ml。

6. 评价

（1）标本用量少，试剂可制成配套试剂盒，一次能分析大量标本。

（2）本法检测尿α_1-MG的灵敏度高，特异性强。

（3）RIA法由于使用了生物试剂，稳定性受多种因素影响，需要一整套质量控制措施来确保结果的可靠性。此外，存在放射性危害和污染的问题。

（二）酶联免疫法检测尿α_1-微球蛋白

1. 原理　将纯化的α_1-MG抗体包被在固相酶标板上，加入待测血浆及标准品，抗原抗体结合，再加入酶标抗体，形成$\alpha_1-MG-\alpha_1-MG$抗体-酶标抗体复合物，加入底物显色，492nm测得的吸光度与待测标本α_1-MG含量呈正相关。

2. 主要试剂　α_1-MG抗体包被的酶标反应板、酶标抗体、α_1-MG标准品、底物、洗涤液、终止液和H_2O_2。

3. 操作步骤

（1）在α_1-MG抗体包被的酶标反应板上，每孔加不同浓度的待测血浆及标准品（加样前用稀释液对标准品进行7次倍比稀释得：400、200、100、50、25、12.5、6.25及3.2ng/ml不同浓度标准品各100μl），37℃孵育90分钟。

（2）弃去反应孔内的液体，注满洗涤液，静置3秒，甩干，反复3次，扣干。

（3）加入酶标抗体100μl，37℃孵育60分钟。

（4）同步骤（2）。

（5）加入应用底物液100μl，37℃孵育20分钟显色后，加入终止液50μl。

（6）492nm波长比色，空白管调零，测定各孔吸光度。

（7）绘制标准曲线：以标准品浓度为横坐标，吸光度为纵坐标，绘制标准曲线，从标

准曲线上查出 α_1 - MG 的含量。

4. 计算　待测样品的含量（mg/L）=标准曲线上查出值（ng/ml）×稀释倍数÷1 000。

5. 参考范围　成年尿：(3.0±1.8) μg/ml。

6. 评价

(1) 冷冻标本复溶后应注意充分混匀。

(2) 待测标本 α_1 - MG 的含量很高时，应进行适当稀释。

(3) 由于酶的催化效率很强，故本法具有很高的敏感度。

(4) 不同批次试剂不能混用，封板膜为一次性用品，不能重复使用。

（三）免疫散射比浊法检测尿 α_1 - 微球蛋白

1. 原理　特种蛋白分析仪一般采用颗粒增强免疫散射比浊法测定尿 α_1 - MG 浓度。测定时尿中的 α_1 - MG 与包被了 α_1 - MG 特异性抗体的乳胶微粒形成免疫复合物，当入射光穿过时，这些复合物颗粒会使光束发生散射，散射光的强度与标本中 α_1 - MG 的浓度成正比，与标准浓度对比即可得到标本中 α_1 - MG 的浓度。

2. 主要试剂　不同的设备和方法试剂略有不同，但都包括抗血清、α_1 - MG 标准品（人源性）和质控品（人源性）、缓冲液、稀释液以及辅助试剂等。

3. 操作步骤

(1) 试剂准备：因设备和方法不同，试剂可能需要恢复至室温（15～25℃）。

(2) 建立参考曲线

1) 有的仪器能自动对标准品做系列稀释，通过对系列标准品浓度的测定建立多点参考曲线。

2) 只要质控品在其可信区间内，可一直使用该参考曲线；如果使用另一批号的抗血清，则必须建立新的参考曲线。

(3) 标本检测：标本上清可在未稀释的情况下检测，如果测得的浓度超出测量范围，可以利用仪器的稀释功能测定更大倍数的稀释的标本液。

(4) 内部质量控制：质控项目与患者标本平行检测和评估，每次建立参考曲线后、某批号抗血清初次使用前或每测定一轮标本后，都要检测相应的质控品。

(5) 结果：检测结果由仪器的 logit - log 函数自动计算得出相应标本的 α_1 - MG 浓度值。

4. 参考范围　不同设备和试剂略有不同，参照试剂盒说明书规定的参考范围，建立自己实验室的参考值。

5. 评价

(1) 标本尽可能新鲜，一般采用随机或定时采集的尿液。

(2) 标本中的浑浊和颗粒可能干扰测定结果，每个尿液标本在测试前必须经过离心沉淀，分离上清。上清尽可能新鲜测定，若在 2～8℃下储存不可超过 8 天。标本不能冷冻。储存的样本可能会发生 α_1 - MG 浓度显著下降的现象。

(3) 健康人及肾脏疾病时，尿中 α_1 - MG 在弱酸性尿液标本中的稳定性较好，很少受尿液 pH 及温度变化的影响，其稳定性优于 β_2 - MG 和 RBP，这使 α_1 - MG 浓度测定的准确性和重复性提高，减少了临床应用的实验误差。

二、尿 β_2 – 微球蛋白

（一）酶联免疫法检测尿 β_2 – 微球蛋白

1. 原理　常用双抗体夹心法，原理同酶联免疫法检测尿 α_1 – 微球蛋白，因 β_2 – 微球蛋白（β_2 – microglobulin，β_2 – MG）为免疫球蛋白轻链的组分，故以辣根过氧化物酶标记抗人 IgD/IgE 为第二抗体进行测定。

2. 主要试剂　β_2 – MG 抗体包被的酶标反应板、酶标抗体、β_2 – MG 标准品、底物、洗涤液以及终止液等。

3. 操作步骤　同酶联免疫法检测 α_1 – MG 的操作步骤。

4. 参考范围　随机尿：16～518μg/L。

5. 评价

（1）操作简单，无需昂贵的仪器，适合于各级医院开展。

（2）本法受酶活性和温度的影响，避免标本的反复冻融以及复溶后混匀。

（二）免疫散射比浊法检测尿 β_2 – 微球蛋白

1. 原理　同免疫散射比浊法测定尿 α_1 – MG。

2. 主要试剂　与免疫散射比浊法检测 α_1 – MG 的试剂相似。

3. 操作步骤　参见免疫散射比浊法检测尿 α_1 – MG 的操作步骤。全自动特种蛋白分析仪测定，按说明书要求设置参数。

4. 参考范围　不同设备和试剂略有不同，参照试剂盒说明书规定的参考范围，建立自己实验室的参考值。

5. 评价

（1）酸性尿液或标本留置时间过长，对 β_2 – MG 有一定程度的破坏作用，故不宜收集第一次晨尿标本。必要时可于测定前一天给受试者口服碳酸氢钠等碱性药物，使尿液 pH > 6.0。

（2）取得标本后应及时测定或调节 pH 为 7.0～9.0，处理好的尿样在 2～8℃下储存不宜超过 8 天，–18℃下冷冻可保存 2 个月，但最好及时测定。

（3）尿液中的混浊和颗粒可通过离心沉淀分离上清，然后加入 1 滴尿稳定剂并彻底混匀。

三、尿渗量测定

（一）冰点下降法测定尿渗量

1. 原理　冰点下降法测定尿渗量（urine osmolarity，UOsm）的原理是：1Osm 溶质可使 1kg 纯水的冰点下降 1.858℃，以尿冰点与纯水相比下降温度（℃），得到尿渗量［Osm/（kg · H_2O）］。

尿渗量［Osm/（kg · H_2O）］＝尿冰点下降度数（℃）÷1.858。

2. 主要试剂　标化液的配制：NaCl 3.094g/L、NaCl 15.93g/L、NaCl 32.12g/L 或 NaCl 44.98g/L。

3. 操作步骤

（1）冷却池应充满不冻液。

（2）接通冰点渗透压计的电源，预热45分钟。

（3）冷却池的温度在 -8 ~ -7℃时进行测定。

（4）标化液冰点下降值与渗量的关系：NaCl 3.094g/L 冰点下降 0.186℃，渗量为 100mOsm/（kg·H_2O）；NaCl 15.93g/L 冰点下降 0.929℃，渗量为 500mOsm/（kg·H_2O）；NaCl 32.12g/L 冰点下降 1.858℃，渗量为 1 000mOsm/（kg·H_2O）；NaCl 44.98g/L 冰点下降 2.601℃，渗量为 1 400mOsm/（kg·H_2O）。

4. 参考范围　600 ~ 1 000mOsm/（kg·H_2O）；24小时最大变化 40 ~ 1 400mOsm/（kg·H_2O）。

5. 评价

（1）冰点下降法受环境温度等干扰较多。

（2）对仪器的状态进行严格检查，样品加量要准确，特别是冷却池不冻液的水平状态。

（3）测试探针应位于测试样品的中央，避免震动引起的探针搅动幅度太大。

（二）折射法测定尿渗量及比密

1. 原理　用已知比密的系列标准液，在折射计上测出折射率，绘制折射率 - 比密关系曲线，建立折射率、比密的经验关系式，计算出对应值，刻制在目镜适当位置上。测量时，只需在折射计测量玻板上加一滴尿标本，目镜中观察明暗交界处，即可读出尿比密（urine specific gravity，USG）值。

2. 主要试剂　已知比密的系列标准液。

3. 操作步骤

（1）取蒸馏水 1 ~ 2 滴于棱镜的表面上，调控目镜和分光镜，直到刻度和测定界线清晰地出现在视野中。

（2）用吸水纸将蒸馏水擦干，取离心尿液上清液 1 ~ 2 滴，重复以上操作。

（3）测尿比密时，将刻度线对准 1.000，测渗量时对准 1.333，明暗交界处的刻度数值即为所测值。

（4）尿比密可直接读取数值，尿渗量可查阅折射仪标准刻度表。

4. 参考范围　尿渗量：600 ~ 1 000mOsm/（kg·H_2O）。尿比密：晨尿为 1.020 ~ 1.030；随机尿为 1.003 ~ 1.030；新生儿尿在 1.002 ~ 1.004。正常尿渗量和尿比密关系：尿渗量 [mOsm/（kg·H_2O）] =（尿比密 - 1.000 0）×40 000。

5. 评价

（1）此法操作简单，成本低，重复性好，准确性高，为尿比密测定推荐法。

（2）虽然本法可测定比密值和折射率，并折算出渗量和总固体量。但尿渗量与折射率仅在正常或基本正常尿有较好的相关系数（0.97）；而尿含较多蛋白、糖等大分子时，相关性较差，故不宜用于临床尿渗量测定。

四、自由水清除率

1. 原理　可将尿液视为两部分：等渗尿和纯水。纯水清除率也称自由水清除率（free water clearance，CH_2O），是指在单位时间内所排出的尿量与渗透性溶质清除率之差。由于原尿与血浆的渗透浓度相等，故 CH_2O 代表肾小管中产生或重吸收的水量。

2. 主要试剂　同尿渗量测定试剂。

3. 操作步骤

（1）晚餐后不再进食或饮水，至次日晨排尿弃去。

（2）准确收集1小时的尿液并采静脉血1.0ml，计算出每分钟的尿量V。

（3）测定尿渗量（UOsm）、血浆渗量（POsm），按下式计算：

$CH_2O = V - (UOsm \times V/POsm)$

4. 参考范围　限水12小时以上：（－25～－100）ml/h。

5. 评价　急症、重症患者可随时测定，测定前不必限水，但应在输液前进行，根据病情对测定结果做出判断。

（孙　萍）

第三节　早期肾脏损伤检验

一、尿微量清蛋白

（一）透射比浊法测定尿微量清蛋白

1. 原理　尿液中的微量清蛋白（microalbumin，Malb）与抗人清蛋白特异抗体在缓冲液中反应生成抗原抗体复合物，产生的浊度与尿中清蛋白浓度呈正比，用透射比浊法测定吸光度，与同样处理的标准品比较，求得尿液中清蛋白的浓度。

2. 主要试剂

（1）缓冲液（聚乙二醇60g/L，pH 7.4 Tris/HCl 缓冲液20mmol/L，NaCl 150mmol/L）。

（2）抗人血清蛋白抗体配制溶液（pH 7.4 Tris/HCl 缓冲液20mmol/L，NaCl 150mmol/L）。

（3）人血清蛋白标准液（9.9、19.8、49.5、99.0、198mg/L）。

3. 操作步骤

（1）尿液微量清蛋白测定按表18－2操作。

表18－2　尿液微量清蛋白测定操作步骤

加入物	测定管	标准管
缓冲液（ml）	1.0	1.0
待检尿液（μl）	100	
标准液（μl）		100
充分混匀，波长340nm，比色杯光径1cm，蒸馏水调零，读取起始吸光度A，后加入：		
抗人清蛋白抗体（μl）	100	100

充分混匀，盖上塑料膜，37℃温育20分钟，再次混匀，同样方法再读取各管最终吸光度为A_2。

（2）标准曲线的绘制：应用9.9、19.8、49.5、99.0、198mg/L的5种浓度标准液，分别制作5个标准管，同上操作测定吸光度。

ΔA标准 = A_2标准 − A_1标准

ΔA标准和对应的清蛋白浓度在半对数坐标纸上作图，绘制标准曲线。

4. 计算 ΔA 样本 = A_2 样本 - A_1 样本。

以 ΔA 样本查标准曲线，即可求得尿中清蛋白浓度。

5. 参考范围 成人：①24 小时尿：< 30mg/24h；②定时尿：< 20μg/min；③随机尿：< 30μg/mg 肌酐。推荐每个实验室应建立自己的参考值，以反映人群年龄、性别、饮食和地理环境的影响。

6. 评价

（1）本法线性范围为 4 ~ 200mg/L。尿液清蛋白浓度超过 500mg/L，受前带现象的影响，结果可呈假性降低，因此分析前应以 0.9% NaCl 稀释使其浓度处于线性范围内。

（2）可用随意尿标本进行测定。留尿前患者应避免锻炼或运动，尿液若混浊，应于分析前离心或过滤。

（3）若不能及时测定，可向尿液中加入 0.02% NaN_3 或乙基汞硫代水杨酸钠，储存于 2 ~ 8℃。

（4）高浓度水平的水杨酸盐（5g/L），能引起尿蛋白沉淀，使结果偏低。

（5）抗人清蛋白抗体是用人来源的材料制备的，所有试剂与患者标本均应当作可传播感染性疾病的标本处理，以防止实验室内感染。

（二）酶联免疫吸附法检测尿微量清蛋白

1. 原理 包被抗人清蛋白抗体与待测标本中的清蛋白结合，加入酶标二抗体后形成复合物，后者与底物作用呈现颜色变化。492nm 处测得的吸光度值与待测标本清蛋白含量成正比。

2. 主要试剂 商品试剂盒包括包被反应板、酶标抗体、标准品、底物（临用前每瓶底物用 5ml 蒸馏水溶解，然后加入 35μl H_2O_2 混匀）、稀释液、洗涤液、H_2O_2、终止液。

3. 操作步骤

（1）稀释：标准品用 1.0ml 重蒸馏水复溶，取 250μl 用稀释液作 8 次倍比稀释，得浓度分别为 640、320、160、80、40、20、10、5、2.5mg/ml 的系列标准液。

（2）加样：每孔加不同浓度标准品和待测标本各 100μl，空白对照孔中加入稀释液 100μl，37℃温育 90 分钟。

（3）洗涤：弃去反应孔内液体，用洗涤液注满各孔，静置 3 秒，甩干，反复 3 次后拍干。

（4）加酶标抗体：每孔加酶标抗体 100μl，37℃温育 60 分钟后重复步骤（3）。

（5）显色：每孔加底物液 100μl，37℃温育 20 分钟。

（6）终止：每孔加终止液 50μl。

（7）比色：在酶标仪上 492nm 处，以空白对照管调零，测定各孔吸光度。

（8）数据处理：以 A492 对 Malb 标准品浓度在半对数坐标纸上作标准曲线，待测样品 Malb 可从标准曲线上查出。

4. 参考范围 成人：0.3 ~ 26mg/L。

5. 评价

（1）本法具有高度的灵敏度和特异性，标记试剂比较稳定，无放射性危害。

（2）样品留取及报告方式有三种：①定时留尿法：计算出单位时间内的排出率（μg/min）；②随机留尿法：用肌酐比值报告排出率；③晨尿法：报告单位体积的排出量，结果波动大。

（三）染料结合法检测尿微量清蛋白

1. 原理　将尿标本事先用 Sephadex G－50 凝胶过滤，除去尿中色素及其他干扰成分。将流出物加 BPB 染料，使之与清蛋白结合显色，经与同样显色的清蛋白标准液比较，可求得尿中清蛋白含量。

2. 主要试剂

（1）洗脱液：154mmol/L NaCl 溶液。

（2）Sephadex G－50，50～150μm。

（3）1mol/L 甘氨酸缓冲液（pH 3.0）：甘氨酸 7.507g，Brij－35 1.65g，NaN_3 66mg，加蒸馏水约 90ml 使溶解，以浓盐酸调节至 pH3.0，再加蒸馏水至 100ml，混匀。

（4）1.1mmol/L 溴酚蓝显色液：溴酚蓝 75mg，溶于 2ml 0.1mmol/L NaOH 溶液，溶解后加入 100ml 甘氨酸缓冲液，混匀，置 4℃冰箱保存。

（5）60mg/L 清蛋白标准液：取注射用人血清蛋白（电泳纯）、经凯氏定氮以后根据其浓度用生理盐水稀释至 60mg/L。

3. 操作步骤

（1）装柱：层析柱内径 1.2cm，高 15cm，柱床体积约 10.5ml。称取 Sephadex G－50 5g，加 154mmol NaCl 溶液 100ml 左右，置室温浸泡 6 小时，可装 5 支柱。柱床应均匀，无断裂或气泡。

（2）标本准备：将待检尿样先离心沉淀或过滤，再作蛋白定性。阴性者可直接上柱；若蛋白为＋，则先用洗脱液稀释 5 倍，2＋稀释 10 倍，3＋稀释 15 倍，4＋稀释 20 倍。

（3）凝胶过滤：将尿液（或稀释尿）3ml 加于柱床上部的凝胶上，待样品完全进入凝胶后，弃去流出物，加入洗脱液洗脱，流速 5ml/min，收集洗脱液 6ml，混匀，供测定用。

（4）测定：取试管 3 支，分别标明空白管、标准管及测定管，按表 18－3 进行。

表 18－3　尿液微量清蛋白测定操作步骤

加入物（ml）	空白管	测定管	标准管
154mmol NaCl	4.0		
尿样洗脱液		4.0	
清蛋白标准液			4.0
显色液	0.4	0.4	0.4

混匀后，以 154mmol NaCl 溶液调节吸光度至零点，30 秒内分光光度计比色，波长 600nm，读取各管吸光度。

4. 计算　尿液清蛋白（mg/L）＝［（测定管吸光度－空白管吸光度）/（标准管吸光度－空白管吸光度）］×标准液浓度（60）×6/3。

5. 参考范围　成人：（39.9±20.3）mg/L 尿液；（22.4±9.9）mg/g 尿液肌酐。

6. 评价

（1）本法灵敏度高，检出限为 5mg/L。若检测浓度超过 150mg/L 时，若尿中清蛋白含量超过此值，应将标本稀释后再做凝胶过滤。

（2）清蛋白与溴酚蓝混合后 30 秒显色达顶点，球蛋白显色在 30 秒后逐渐加深，为避免对清蛋白测定的干扰，显色后应在 30 秒内读取吸光度。

（3）混浊尿液上柱前必须离心或过滤，否则可使结果偏高。尿中血红蛋白浓度达37.2mg/L时对本法有干扰。

二、尿转铁蛋白

1. 原理　尿转铁蛋白（transferrin，TRF）免疫散射比浊法的检测原理同尿 α_1 -MG 的免疫散射比浊法检测。

2. 主要试剂　主要包括抗血清、TRF标准品、蛋白质控品、缓冲液、稀释液等。

3. 操作步骤　按说明书要求设置参数，上全自动特种蛋白分析仪测定，具体参见尿 α_1 -MG检验的操作。

4. 参考范围　小于2.0mg/L。

5. 评价

（1）尽可能及时测定，尿若在2~8℃下储存不可超过8天。

（2）抗血清每次使用后立即盖紧，并且避免污染，2~8℃保存期间可能会出现混浊或沉淀，不影响活性，可用孔径为0.45μm的滤器过滤后再用。

三、尿液Ⅳ型胶原

1. 原理　尿液中的Ⅳ型胶原（collagen typeⅣ，Ⅳ-C）先后与小珠上包被的单克隆抗体及过氧化物酶标记的第二抗体结合，形成Ⅳ型胶原抗体-Ⅳ型胶原-酶标抗体复合物，加入酶基质反应显色，测定吸光度，通过标准曲线查出Ⅳ型胶原的浓度。

2. 主要试剂

（1）酶标抗体液：过氧化物酶标记鼠抗人Ⅳ型胶原蛋白单克隆抗体。

（2）显色剂：3，3′，5，5′-四甲基联苯胺，以显色剂溶解液与显色剂溶液按1∶100的比例配制。

（3）底物液：含有0.015%过氧化氢10mmol/L醋酸缓冲液。

（4）终止液：0.665mol/L（1.33N）硫酸。

（5）Ⅳ-C标准品：人Ⅳ型胶原蛋白。

3. 操作步骤

（1）准备好标准曲线用的5支试管，取各浓度的Ⅳ-C标准液50μl（0ng/ml管则加稀释液），样品管中加入样品50μl。各管分别加酶标抗体液300μl。

（2）用小钳子取出抗体包被珠，用滤纸吸去黏附的液体，逐个放入试管立即混匀，10~30℃下准确静置1小时，按一定间隔时间加洗液1.0ml，终止反应。

（3）洗涤：用吸管吸去反应液，加洗液3.5ml进行吸除，反复此操作3次。

（4）加显色液300μl，按一定间隔加底物液100μl，混匀后，在10~30℃情况下，准确静置30分钟。

（5）加终止液1.0ml终止酶反应。用水作对照，450nm波长测定吸光度。

4. 参考范围　成人：（4.31±1.98）mg/L。

5. 评价

（1）标本冷藏1周，冷冻保存6个月稳定，冻存标本复融时应充分混匀，避免反复冻融。

（2）洗涤液和抗体稀释液应随用随配，用前应充分混匀。

（3）显色剂使用四甲基联苯胺（TMB），灵敏度及显色后的稳定性良好，无致癌性。

四、胱抑素－C

1. 原理　血清中胱抑素－C（cystatin，Cys－C）与包被有抗体的乳胶粒子反应，使反应溶液浊度增加。其浊度的增加值与血清中 Cys－C 的浓度呈正比，在 570nm 波长处监测溶液吸光度的增加速率，并与标准品比较，计算出 Cys－C 的浓度。

2. 主要试剂

（1）试剂Ⅰ：Tris 缓冲液。

（2）试剂Ⅱ：抗人 Cys－C 多克隆抗体乳胶颗粒悬浊液。

（3）Cys－C 标准品。

3. 操作步骤

（1）血清 3μl，加试剂Ⅰ125μl，混匀后孵育 5 分钟，再加试剂Ⅱ125μl，混匀。延时 60 秒，监测时间 90 秒，记录吸光度增加的速率（ΔA/min）。

（2）将标准品稀释成系列浓度，依据以上操作，读取各浓度标准管的 ΔA/min，与相应的 Cys－C 浓度绘制标准曲线。

4. 计算　根据血清样品的 ΔA/min，从标准曲线上查得 Cys－C 的浓度。

5. 参考范围　成人：0.59～1.03mg/L。建议各实验室建立自己的参考值。

6. 评价

（1）本法检测灵敏度为 0.05mg/L，线性范围可达 8mg/L，若样品浓度超过此范围，需用生理盐水稀释后测定。

（2）本法不仅完全符合评估清除率的标记物特点，而且克服了目前常用标记物的多种缺点，可上机自动化检测。

（3）颗粒增强免疫散射比浊法（PENIA）和颗粒增强免疫透射比浊法（PETIA）适于自动化仪器检测，与单纯免疫扩散法、酶免疫法或放射免疫测定法比较，简单易行，检测周期短。

（4）不同来源的 Cys－C 标准品，参考区间可有一定差异。

五、尿视黄醇结合蛋白

1. 原理　免疫散射比浊法检测尿视黄醇结合蛋白（retinol binding protein，RBP）的原理同尿 α_1－MG 免疫散射比浊法检测。

2. 主要试剂　主要包括 RBP 抗体包被的乳胶微粒、相应蛋白标准品、蛋白质控品、缓冲液、稀释液等。

3. 操作步骤　按试剂盒说明书要求设置参数，上全自动特种蛋白分析仪测定，具体见尿 α_1－MG 检验的操作。

4. 参考范围　成人：<12.0μg/mmol 肌酐。

5. 评价

（1）尿 RBP 在酸性环境中稳定性好，不易被破坏。

（2）尿 RBP 的检测操作方便，适合常规检测。

（3）正常人尿中 RBP 含量极少，主要为 apo－RBP，其排出量取决于肾小管的重吸收功能。

六、循环免疫复合物

（一）聚乙二醇比浊法测定循环免疫复合物

1. 原理　在被检血清中加入低浓度聚乙二醇（PEG），可将血清中循环免疫复合物（circulating immune complex，CIC）沉淀下来，利用透射比浊或散射比浊法可测出 CIC 的存在与含量，用吸光度（A）值表示其相对量。

2. 主要试剂

（1）0.1mol/L pH8.4 硼酸盐缓冲液（BB）：硼砂（$Na_2B_4O_7 \cdot 10H_2O$）4.29g，硼酸 3.40g，蒸馏水加至 1 000ml，完全溶解后用 G3 或 G4 号玻璃滤器过滤。

（2）PEG－NaF 稀释液：PEG 40.0g，NaF 10.0g，BB 加至 1 000ml，溶解后用 G3 或 G4 号玻璃滤器过滤。

3. 操作步骤　取试管两支标明测试管和对照管。分别加 BB、PEG－NaF 稀释液 2.0ml，各管加稀释样品（用 BB 作 1 ∶ 3 稀释）0.2ml。37℃水浴 60 分钟，495nm 波长测定吸光度。以大于正常人浊度值均值加 2 个标准差为 CIC 阳性。

4. 计算　待检血清浊度值＝（测定管吸光度－对照管吸光度）×100

5. 参考范围　各家阳性标准不同，以高于正常人均值 ±2s 为阳性，或者 <10U/ml，或者 A 值 >0.12 为阳性，A 值≤0.12 为阴性。最好应参照试剂盒的参考值，建立自己实验室的参考范围。

6. 评价

（1）本法简单快速，但易受多种大分子蛋白和温度的干扰，灵敏度较低；乳糜微粒、低密度脂蛋白、高 γ 球蛋白血症以及标本反复冻融均易造成假阳性，特异性不高。

（2）PEG 法特别适用于沉淀获得 CIC，再进行解离分析其中的抗原与抗体。

（二）酶联免疫法测定循环免疫复合物

1. 原理　在已包被 C1q 的聚苯乙烯反应板微孔中加入待测血清，血清中若有 CIC 时，CIC 中的 IgG 以其 Fc 段与 C1q 结合，洗涤后加入酶标抗人 IgG 抗体，反应生成 C1q－CIC－酶标记抗人 IgG 复合物。洗去未反应物，再加酶底物/色原溶液呈色，颜色强度即可反映待测血清中 CIC 的水平。

2. 主要试剂　已包被 C1q 的微孔条板，人 CIC 标准品（2、20、200RU/ml），阳性与阴性对照血清，酶标兔（山羊）抗人 IgG，酶底物/色原（H_2O_2/TMB）溶液等。

3. 操作步骤

（1）将待测血清、CIC 标准品、阳性与阴性对照分别加至相应微孔中，每孔 100μl，室温温育 30 分钟。

（2）甩尽孔内液体，用洗涤液洗孔 3 次，在吸水纸上拍干。

（3）各孔加入工作浓度的酶标抗人 IgG 100μl，室温温育 30 分钟，重复步骤（2）。

（4）各孔加入酶底物/色原溶液 100μl，室温避光反应 15 分钟呈色，每孔加终止液 100μl，终止反应后 30 分钟内于酶标仪 450nm 波长读取吸光度。

4. 参考范围　各实验室可参照试剂盒参考值建立自己的不同性别和年龄的正常参考值。

例如，第 90 百分位数参考值为 15RU/ml，第 95 百分位数参考值为 31RU/ml。

5. 评价

（1）试剂应保存于 2～8℃，不可冰冻。复融后的标准和对照血清应分装保存于 -20℃。

（2）待测血清在 2～8℃可保存 3 天，长期保存需置 -20℃，取出时应室温自然融化，且避免反复冻融。

（3）待测血清、试剂、废弃物均应视为“生物危险品”，按规定防护和处理。

（4）酶联免疫法测定 CIC 阳性率在系统性红斑狼疮患者为 75%～80%，类风湿关节炎为 80%～85%，血管炎为 73%～78%。

七、β-N-乙酰氨基葡萄糖苷酶

（一）对硝基酚比色法测定尿液β-N-乙酰氨基葡萄糖苷酶

1. 原理　β-N-乙酰氨基葡萄糖苷酶（Nacetyl-β-D-glu-cosaminidase，NAG）测定是以对硝基酚 N 乙酰 β-D-氨基葡萄糖为底物，加入一定量尿液，尿中 NAG 作用于底物，产生 N-乙酰 β-D-氨基糖和对硝基酚。再加入一定量碱溶液，终止反应，并使对硝基酚显黄色，400nm 测吸光度。常同时测尿肌酐，以 NAG U/g 尿肌酐表示。

2. 主要试剂

（1）pH4.6 50mmol/L 枸橼酸盐缓冲液：枸橼酸（$C_6H_8O_7 \cdot H_2O$）5.4g，枸橼酸三钠（$Na_3C_6H_5O_7 \cdot 2H_2O$）10g，用蒸馏水溶解并定容到 1L。

（2）10mmol/L 底物溶液：称取对硝基酚-N-乙酰-β-D 氨基葡萄糖苷 342.3mg，用上述缓冲液稀释到 100ml，混匀，于 4℃冰箱可保存 10 天。

（3）pH9.8 50mmol/L 碱性缓冲液（BAS）：硼砂（$Na_2B_4O_7 \cdot H_2O$）4.77g，用适量蒸馏水溶解后，加 0.2mol/L 氢氧化钠 170ml，再用蒸馏水定容到 1L。

（4）3mmol/L 对硝基酚标准液：取合乎要求的对硝基酚 41.7mg，用蒸馏水溶解并定容到 100ml，混匀后置冰箱保存。

3. 操作步骤

（1）取两支试管，标明测定管和对照管，分别加入尿液 0.2ml，标准液 0.2ml，37℃水浴平衡 3 分钟。

（2）测定管再加入 37℃预温的底物溶液 1.0ml，37℃水浴 15 分钟。

（3）各管加入 pH 9.8 缓冲液 4.0ml，底物溶液 1.0ml，混匀。

（4）以蒸馏水调零，405nm 波长读取各管吸光度，用测定管和对照管吸光度之差值（Au-Ac）查标准曲线。

4. 参考范围　尿液：NAG 活性小于 16U/L。

5. 评价

（1）尿液标本中 NAG 于 4℃冰箱可稳定 1 周。

（2）配制试剂应用重蒸馏水，底物中应无游离 4-甲基伞形酮（4-MU），如有可用丙酮提去。BAS 中如有应 50℃加热 2 小时灭活。

（3）以“NAG U/g 肌酐”比值计算酶排出率，既不受尿浓缩或稀释的影响而变动，又可不留 24 小时尿。

（4）本法的反应底物溶解度小，配制底物溶液时，应先用适量 pH 4.6 缓冲液将底物调成糊状，再逐渐加缓冲液到所需量。

（二）荧光光度法测定尿液β-N-乙酰氨基葡萄糖苷酶

1. 原理　荧光底物4-甲基伞形酮N-乙酰β-D氨基葡萄糖苷，在NAG作用下水解，释放出游离的4-甲基伞形酮（4-MU）。后者在碱性条件下变构，受激发产生荧光。根据荧光强度在标准曲线上查得4-MU含量，计算出酶活力单位。

2. 主要试剂

（1）枸橼酸磷酸盐缓冲液

1）60mmol/L枸橼酸钠溶液：称取12.6g枸橼酸钠，蒸馏水溶解并定容至1L。

2）95mmol/L磷酸氢二钠溶液：称取无水Na_2HPO_4 13.5g，以蒸馏水溶解并定容至1L。

3）取1）液50ml及2）液50ml混合，测pH应为4.5。

4）取3）液50ml，加入叠氮钠10mg及牛血清蛋白（BSA）50mg，溶解。4℃保存可稳定数周，如长菌应弃去。此为含牛血清蛋白缓冲液。

（2）2mmol/L底物缓冲液：称取4-甲基伞形酮N乙酰-β-D氨基葡萄糖苷7.6mg，溶入10ml含牛血清蛋白缓冲液中。小量分装于具塞试管中，置-20℃保存可用数月，但不得反复冻融。

（3）pH10.4酶反应中止液：称取甘氨酸37.5g，溶于1L蒸馏水中，加入0.5mol/L氢氧化钠920ml，用0.5mol/L氢氧化钠调校pH至10.4。

（4）300μmol/L 4-MU标准液：称取4-MU 11mg，用中止液溶解并定容至250ml。此为贮存液，置棕色瓶-4℃保存至多稳定10天。

3. 操作步骤

（1）取两支试管，标明测定管和对照管，分别加尿样（一般作20倍稀释）和不含BSA缓冲液0.1ml。

（2）各管加底物缓冲液0.2ml，混匀，37℃水浴15分钟。

（3）各管加中止缓冲液3.0ml，混匀。

（4）激发波长364nm，发射波长448nm，以中止液调零，6μmol/L 4-MU管调荧光强度至100后，分别测定测定管及对照管的荧光强度（根据需要，也可用4-MU 3μmol/L管调荧光强度至100）。

4. 参考范围　国外报道健康成人血清NAG为7～20U/L；国内报道为（9.94±2.07）U/L。因测定条件不完全相同，建议各实验室建立自己的参考值。

5. 评价

（1）用窄带宽分光光度计，吸光度至1.0或酶活力达90U/L仍呈线性；用非窄带宽分光光度计，吸光度至0.6或酶活力至60U/L呈线性。超出此范围应将标本用生理盐水稀释后重测，结果乘以稀释倍数。

（2）荧光法测NAG灵敏度高，不受尿色干扰，但服用能产生荧光的药物时需作标本空白对照校正。

（孙　萍）

第十九章　内分泌功能检验

第一节　下丘脑-垂体内分泌功能紊乱的生物化学检验

一、下丘脑-垂体内分泌功能及其调节

1. 垂体分泌的激素　垂体即脑垂体，为位于颅底蝶鞍中的重要内分泌器官，组织学上可分为神经垂体和腺垂体，分泌的激素相应分做神经垂体激素和腺垂体激素（表19-1），这些激素均为肽或糖蛋白。

2. 下丘脑激素　下丘脑可分泌多种调节腺垂体激素释放的调节性激素（表19-2），目前已知的下丘脑调节激素主要是多肽类激素。通过垂体门脉系统，下丘脑分泌释放的调节激素，可直接输送至腺垂体迅速发挥作用。按功能下丘脑激素可分为释放激素与抑制激素，其作用通过其名称即可了解，但也存在某些交叉。

表19-1　主要的垂体激素及其生理作用

激素名称	主要生理作用
腺垂体激素	
生长激素（GH）	促进生长发育
促甲状腺激素（TSH）	促进甲状腺激素合成及释放
促肾上腺皮质激素（ACTH）	促进肾上腺皮质激素合成及释放
尿促卵泡素（FSH）	促进卵泡或精子生成
黄体生成素（LH）	促进排卵和黄体生成，刺激孕激素、雄激素分泌
催乳素（PRL）	促进乳房发育及泌乳
神经垂体激素	
抗利尿激素（ADH）	收缩血管，促进集尿管对水的重吸收
催产素（OT）	促进子宫收缩，乳腺泌乳

表19-2　下丘脑分泌的主要激素

激素名称	调节的腺垂体激素
释放激素	
促甲状腺激素释放激素（TRH）	FSH、GH、FSH、PRL
促肾上腺皮质激素释放激素（CRH）	ACTH
生长激素释放激素（GHRH）	GH
促性腺激素释放激素（GnRH）	LH、FSH、PRL

续　表

激素名称	调节的腺垂体激素
催乳素释放激素（PRRH）	PRL
抑制激素	
生长激素抑制激素（GHIH）	GH、TSH、ACTH、PRL
催乳素释放抑制激素（PRIH）	PRL

3. 下丘脑－腺垂体激素分泌的调节　下丘脑－腺垂体调节激素的分泌调控（图19－1），主要受其调节的内分泌靶腺释放的激素之长反馈调节；腺垂体释放的激素亦反馈性地调节下丘脑相关调节激素分泌（短反馈），如在GH分泌的调节中，短反馈为主要形式；而下丘脑激素或腺垂体激素，还可超短反馈地影响下丘脑或垂体激素对自身的合成释放。此外，下丘脑－腺垂体调节激素还受下丘脑以上中枢神经细胞所释放的神经递质的调节，影响下丘脑－垂体激素的分泌。

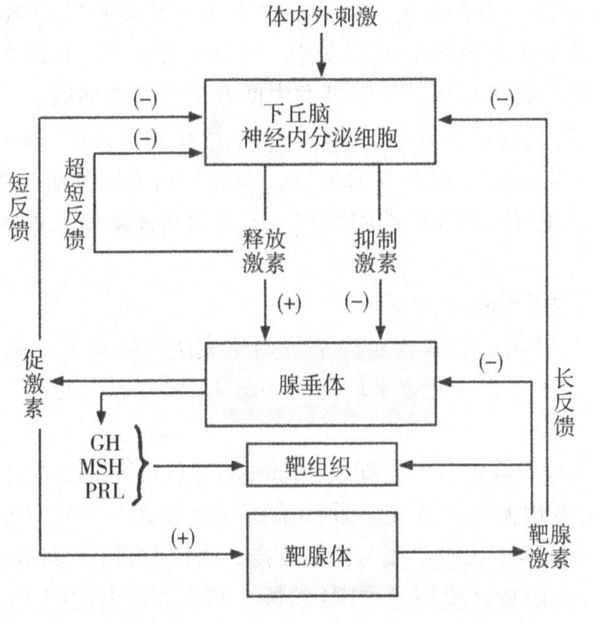

图19－1　下丘脑－腺垂体－内分泌腺调节轴

二、下丘脑－垂体内分泌功能紊乱的生物化学检验

1. 生长激素功能紊乱的生物化学诊断

（1）生长激素及胰岛素样生长因子：生长激素（growth hormone，GH）是由腺垂体嗜酸细胞分泌的含191个氨基酸残基的单链多肽激素。GH最重要的生理作用是促进骨髓软骨细胞DNA、RNA合成，加速蛋白黏多糖合成及软骨细胞分裂增殖，骨髓板增厚，身材长高。GH亦参与代谢调节及性发育调节。

GH的分泌主要受下丘脑释放的GHRH和GHIH调控。正常情况下，GH水平随机体生长发育阶段的不同而异。而每日GH的分泌具有明显的昼夜节律性，且为脉冲式。白天仅在餐后 3h 左右有 1 次较小的脉冲式释放，其余则主要在夜间熟睡后约 1h 有数次较大的脉冲式分泌。

生长激素依赖性胰岛素样生长因子（GH - dependent insulin - like growth factor，IGF）即生长调节素（somatomedin，SM），其化学结构与胰岛素相近，有促进生长作用和一定胰岛素样作用。其中 IGF - 1 即 SM - C，是在 GH 作用下，主要在肝细胞中合成的多肽。血液中的 IGF - 1 几乎全部和 IGF 结合蛋白等血浆蛋白结合，其中 80% 左右与 IGF 结合蛋白 3（IG-FBP - 3）结合。

（2）生长激素功能紊乱

1）生长激素缺乏症：生长激素缺乏症（GH deficiency，GHD）又称垂体性侏儒（pituit-arydwarfism)，是各种原因导致生长发育期 GH 分泌不定或功能障碍，产生的儿童及青少年生长发育障碍。其中以特发性 GHD 最为常见，占 60% ~70%，大多伴其他垂体激素缺乏症；其次为遗传性 GHD，主要为单一性 GH 缺乏症；亦包括部分继发性 GHD，因下丘脑、垂体及周围组织的后天性病变或手术切除等所致。

GHD 突出的临床表现是生长迟缓，骨骼发育不全。性器官发育迟缓，特别是伴有促性腺激素缺乏者尤显。若未伴发甲状腺功能减退，智力一般正常，有别于呆小症。患儿大多血糖偏低，若伴 ACTH 缺乏者更显著，甚至可发生低血糖昏迷或抽搐。

2）巨人症及肢端肥大症：巨人症（gigantism）及肢端肥大症（acromegaly）均由 GH 过度分泌而致。若起病于生长发育期表现为前者，而成年后 GH 分泌过度则可导致后者，GH 持续过度分泌，巨人症还可发展为肢端肥大症。主要由垂体腺瘤、垂体癌或垂体嗜酸细胞异常增生而致。

（3）GH 功能紊乱的生物化学诊断

1）血浆（清）GH 测定：现临床实验室都用免疫法测定血浆或血清中 GH 浓度。参考区间婴幼儿为 l5 ~40μg /L，2 岁儿童平均约为 4μg/L，4 岁以上儿童及成年人为 0 ~5μg/L，女性略高于男性。

由于 GH 特有的脉冲式分泌及半衰期仅 20min 的特点，因此若在非脉冲式分泌期取样测定，GH 水平再高或为零均无多大意义。最佳采血时间应在午夜或清晨起床前安静平卧时。单独的 GH 测定不能作为 GH 功能紊乱的诊断依据，需同时进行 GH 动态功能试验。

2）动态功能试验：刺激试验用于 GHD 诊断，抑制试验则用于巨人症或肢端肥大症的确诊。

a. 运动刺激试验：该试验适合于 4 岁以上儿童，分别抽取空腹基础血及剧烈运动 20min 后的血样，比较血浆 GH 水平的变化。由于试验较难标准化，其结果常表现不稳定。

b. 药物刺激试验：均是在清晨空腹卧床状态下，通过预置的保留式取血套管采集基础血后，用一定的药物刺激 GH 释放。常用的刺激药物及方法包括胰岛素 - 低血糖试验、可乐定激发试验、盐酸精氨酸刺激试验、左旋多巴刺激试验等。

如果 GH 基础水平低，两项以上刺激试验峰浓度仍低于 3μg/L，则可做出 GHD 的诊断。但 GH 受体缺陷等导致的遗传性 IGF - 1 缺乏者，临床表现为 GHD，但 GH 水平多较高，刺激试验为正常人样的反应，唯有通过 IGF - 1 测定进行鉴别。

c. 抑制试验：对于多次测定基础 GH 值均 > 10μg/L 的疑为巨人症或肢端肥大症者，应进行高血糖抑制 GH 释放试验。

3）血清（浆）IGF－1及IGFBP－3测定：由于IGF－1和IGFBP－3的合成均呈GH依赖性，并且血中半衰期长，不会呈脉冲式急剧改变，故现均推荐以免疫法检测血清（浆）IGF－1或IGFBP－3，作为GH紊乱诊断的首选实验室检查项目。

血清IGF－1参考区间。1～2岁为31～160μg/L，以后随着年龄的增长缓慢升高，至青春期（11～16岁）迅速达到180～800μg/L峰水平，成年人随增龄逐渐下降。血清IGFBF－3参考区间为新生儿0.4～1.4mg/L，随年龄增长逐渐升高，青春期达到2～5mg/L的成年人水平。

IGF－1或IGFBP－3显著降低，应考虑GH缺乏症，异常升高则应考虑巨人症或肢端肥大症。在诊断青春期前GH缺乏症上，IGFBP－3优于IGF－1。当然，营养不良、严重肝功能损害及消耗性疾病可致IGF－1、IGFB－3降低，但对IGFBP－3影响较小。

2. 催乳素瘤的生物化学诊断　催乳素（PRL）的功能主要是促进乳腺的发育与泌乳，其分泌的调节主要是受下丘脑分泌的催乳素释放抑制激素（PRIH）的控制。

催乳素瘤（prolactinoma）是功能性垂体腺瘤中最常见者。好发于女性，多为微小腺瘤，以溢乳、闭经、多毛及不育为主要临床表现。男性则往往为大腺瘤，以性欲减退、阳痿及不育为主要症状。血清PRL显著升高为该类患者突出的实验室检查特征，目前实验室多采用免疫法检测PRL。

血清PRL参考区间为男性 <20μg/L，非妊娠及哺乳期女性 <40μg/L，孕妇随孕期升高，可达400μg/L或更高。除孕妇外，血清PRL >200μg/L者，应高度怀疑本病，若血清PRL >300μg/L即可确诊，对血清PRL介于100～200μg/L者，为鉴别本病与功能性高催乳素血症，可以TRH、氯丙嗪或甲氧氯普胺兴奋试验协助诊断。

（王晓芳）

第二节　甲状腺功能紊乱的生物化学检验

一、甲状腺激素及分泌调节

1. 甲状腺激素的化学本质及生理生化功能

（1）甲状激素的化学结构及生物合成：甲状腺激素为甲状腺素（thyoxine，T_4）和三碘甲腺原氨酸（3，5，3triiodthyronine，T_3）的统称，从化学结构上二者均为酪氨酸含碘衍生物。甲状腺激素是由甲状腺滤泡上皮细胞中甲状腺球蛋白上的酪氨酸残基碘化并偶联而成的，其生物合成过程包括甲状腺对碘的摄取、碘的活化及酪氨酸的碘化几个步骤。

（2）甲状腺激素的生理功能：甲状腺激素和受体结合后，主要影响营养物质的代谢过程。并参与维持骨骼、神经系统的发育及正常功能。此外，还可产生类似肾上腺素受体激动样效应，如加快心率、增加心肌氧耗和扩张周围血管等。

2. 甲状腺激素的运输、代谢及分泌调节　血浆中 $>99\%$ 的 T_3、T_4 都和血浆蛋白可逆结合，主要与甲状腺素结合球蛋白（thyroxine binding globulin，TBG）结合。仅有占血浆中总量0.1%～0.3%的 T_3 和0.02%～0.05%的 T_4 为游离的。因只有游离 T_3、T_4 才能进入靶细胞发挥作用，而游离 T_3 的比例高，故 T_3 较 T_4 作用强大。

甲状腺激素的代谢包括脱碘、脱氨基、羧基，以及和葡萄糖醛酸、硫酸根结合等方式，其中主要为脱碘反应。T_4 是具生物活性 T_3 的前体，在脱碘反应中，T_4 可脱碘生成 T_3 和几无活性的 3，3'，5' - 三碘甲腺原氨酸，即反 T_3（reverse triiodothyou - nine，rT_3）。少量 T_3、T_4 及其代谢物可通过尿及胆汁排出。

甲状腺激素的合成和分泌受下丘脑 - 腺垂体 - 甲状腺轴调节。血液中游离 T_3、T_4 水平的变化，负反馈调节下丘脑促甲状腺激素释放激素（thyrotropinreleasing hormone，TRH）及垂体促甲状腺素（thyroid stimuating hormone，TSH）释放。TRH 可促进腺垂体合成和释放 TSH，亦有弱的促垂体合成释放生长激素和催乳素作用。上述调节过程中，游离 T_3、T_4 水平对腺垂体释放 TSH 的负反馈调节最重要。此外，肾上腺皮质激素、雌激素也都有一定的调节作用。

二、甲状腺功能紊乱的生物化学检验

1. 甲状腺功能紊乱

（1）甲状腺功能亢进症：甲状腺功能亢进症（hyperthyroidism）指各种原因所致甲状腺激素功能异常升高而产生的内分泌疾病。病因复杂多样，约 75% 为以毒性弥漫性甲状腺肿伴甲状腺功能亢进症，即 Graves 病，现已肯定为一种自身免疫性疾病；另有近 15% 为腺瘤样甲状腺肿伴甲状腺功能亢进症，近 10% 为亚急性或慢性淋巴细胞性甲状腺炎早期，垂体肿瘤、甲状腺癌性甲状腺功能亢进症、异源性 TSH 综合征均少见。

甲状腺功能亢进症表现出的临床症状与物质代谢增强、氧化加速、散热增多有关，包括高代谢症候群、神经系统兴奋性升高、心血管系统症状、突眼症及甲状腺肿大等。

（2）甲状腺功能减退症：甲状腺功能减退症（hypothyroidism）为各种原因引起甲状腺激素合成、分泌或功能异常低下所致的一组内分泌疾病。其中以慢性或亚急性甲状腺炎中后期、甲状腺切除、抗甲状腺功能亢进症药物或放射性碘治疗过量、缺碘或高碘等原因，直接影响 T_4、T_3 合成分泌所致的原发性甲状腺功能减退症最常见。

2. 甲状腺功能紊乱的生物化学诊断

（1）血清促甲状腺激素（TSH）测定：TSH 为腺垂体合成和分泌的糖蛋白。血中甲状腺激素水平的变化，可负反馈地导致血清 TSH 水平出现显著改变。因此，在反映甲状腺功能紊乱上，血清 TSH 是比甲状腺激素更敏感的指标。TSH 不受 TBG 浓度影响，也较少受影响 T_3、T_4 的非甲状腺疾病的干扰。由此，现在国内外均推荐以血清 TSH 测定作为甲状腺功能紊乱的首选筛查项目。

TSH 测定均为免疫化学法，根据标记物不同有放免、酶免、荧光免疫、化学发光、电化学发光等多种试剂盒可供选用。

TSH 升高最常见于原发性甲状腺功能减退症，若能同时检测到甲状腺素水平低下，则可确诊；其他少见的原因包括垂体肿瘤性甲状腺功能亢进症、异源性 TSH 综合征、甲状腺激素抵抗综合征、应用多巴胺拮抗药和含碘药物等。

TSH 水平降低最常见于甲状腺功能亢进症，此时应伴有甲状腺激素水平升高。此外亦见于 PRL 瘤、Cushing 病、肢端肥大症及过量使用糖皮醇和抗甲状腺药物时。

（2）血清甲状腺激素测定：甲状腺激素血清浓度测定是甲状腺功能紊乱的主要检测项目。包括总 T_3（TT_3）、总 T_4（TT_4）、游离 T_3（FT_3）和游离 T_4（FT_4）。

1）血清 TT_4、TT_3 测定：因为 T_4、T_3 均有一定抗原性，和清蛋白结合后较易制备相应抗体，现在血清 TT_4、TT_3 测定均采用免疫法。血清 TT_3 与 TT_4 浓度增高主要见于甲状腺功能亢进，此外 TT_3 与 TT_4 升高还可见于活动性肝炎、妊娠时。TT_3 与 TT_4 降低见于甲状腺功能减退症、垂体功能减退、营养不良、肾病综合征、严重全身性疾病等情况。

2）血清 FT_3、FT_4 测定：FT_3、FT_4 能真实反映甲状腺功能的状态，且不受 TBG 的影响，其敏感性和特异性明显高于 TT_4、TT_3。现临床上多采用免疫法直接测定 FT_3、FT_4，参考方法为平衡透析法。血清 TT_4、TT_3、FT_3、FT_4 测定，对甲状腺功能紊乱的类型、病情评估、疗效监测上，均有重要价值，特别是和 TSH 检测联合应用，对绝大部分甲状腺功能紊乱的类型、病变部位均可做出诊断。

3）血清反 T_3（rT_3）的测定：正常情况下，rT_3 的生理活性极低。但其与 T_4、T_3 维持一定比例，故其亦可作为反映甲状腺代谢功能的指标之一。放射免疫法参考区间为 0.54 ~ 1.46nmol/L。

（3）血清甲状腺素结合球蛋白测定：血清甲状腺素结合球蛋白（TBG）为肝细胞合成的一种 α - 球蛋白。TBG 为血液中甲状腺激素的主要结合蛋白，约 70% 的 T_4 和 T_3 与其结合。TBG 浓度改变对 TT_4、TT_3 的影响十分显著，所以对 TT_4、TT_3 检测结果，尤其是与临床表现不相符合时的解释具有重要意义。血清 TBG 参考值为 220 ~ 510mmol/L（12 ~ 28mg/L）。

血清 TBG 升高见于孕妇、遗传性高 TBG 症、病毒性肝炎、急性间歇性卟啉病、使用雌激素或含雌激素或含雌激素的避孕药、奋乃静等药物者。而使用雄激素等同化激素、糖皮质激素、苯妥英钠等药物，以及库欣综合征、肾病综合征、严重营养不良、肝衰竭及应激等则可致 TBG 降低。

（4）甲状腺功能动态试验

1）TRH 兴奋试验：TRH 可迅速刺激腺垂体合成和释放储存的 TSH，因此分别测定静脉注射 200 ~ 400μg（儿童按 4 ~ 7μg/kg）TRH 前及注射后 0.5h（必要时可加测 1h 及 1.5h）的血清 TSH 水平，可反映垂体 TSH 合成及储备能力。TRH 兴奋试验较其他动态功能试验安全、简便，影响因素少，在甲状腺功能紊乱，特别是病变部位和诊断上有较大价值。

2）^{131}I 摄取试验及 T_3 抑制试验：^{131}I 摄取试验（^{131}I uptake test）是利用甲状腺的摄碘功能，间接反映其合成分泌甲状腺激素的功能。但该法影响因素多，特异性低，已少用。T_3 抑制试验（T_3 inhibinting test）则是利用 T_3 对下丘脑 - 腺垂体 - 甲状腺调节轴的负反馈抑制作用，给受试者口服 T_3 每次 20μg，每日 3 次，连续 6 天，分别进行用药前和用药后的 ^{131}I 摄取试验。正常人和单纯性甲状腺肿患者 ^{131}I 摄取率下降 50% 以上；甲状腺功能亢进症患者不被抑制。有冠心病、甲状腺功能亢进症性心脏病或严重甲状腺功能亢进症者应慎用本试验。

（5）自身抗体检测：现已肯定某些甲状腺功能紊乱发病机制与自身免疫反应有关，故在患者血中往往可检测到多种针对甲状腺自身抗原的抗体。

1）TSH 受体抗体：TSH 受体抗体（thyrotropin - receptor antibodies，TRAb）为一组抗甲状腺细胞膜上 TSH 受体的自身抗体，它们可与 TSH 受体结合，产生 TSH 样作用。未经治疗的 Graves 病患者，TRAb 阳性检出率可高达 80% ~ 100%，有早期诊断价值，此外也可用于疗效及预后的评估。

2）抗甲状腺微粒体抗体、抗甲状腺过氧化酶抗体、抗甲状球蛋白抗体：抗甲状腺微粒体抗体（thyroid microsomal antibody，TmAb）是甲状腺细胞质中微粒体的自身抗体，抗甲状腺过氧化酶抗体（thyroid peroxidase antibody，TPOAb）是甲状腺激素合成必需的过氧化酶的自身抗体，而抗甲状球蛋白抗体（thyroglobulin antibody，TGAb）则是甲状腺滤泡胶质中甲状球蛋白的自身抗体。动态观察这些抗体特别是 TPOAb 水平，可了解自身免疫性甲状腺病变进程，并辅助自身免疫性甲状腺炎的诊断。

3）甲状腺激素抗体：甲状腺激素抗体（thyroidperoxidase antibody，TPOAb）可结合循环中的 T_3、T_4，干扰其发挥作用，并对以类似物法检测 FT_3 和 FT_4 造成干扰。

（袁聪玲）

第三节 肾上腺功能紊乱的生物化学检验

肾上腺是由中心部的髓质和周边部的皮质 2 个独立的内分泌器官组成。下面分别讨论肾上腺髓质和皮质激素及其功能紊乱的临床生物化学相关内容。

一、肾上腺皮质激素的生理、生化及分泌调节

肾上腺皮质由外向内可分为 3 带：球状带、束状带及网状带。球状带分泌的盐皮质激素（mineralocorticoid），主要是醛固酮（aldosterone）和脱氧皮质醇（deoxycorticosterone）；束状带分泌的糖皮质激素（glcocorticoids，GC），主要是皮质醇（cortisol）及少量的皮质酮（coicosterone）；网状带分泌性激素，如脱氢异雄酮（dehydroepiandrosterone）雄烯二酮（adrostenedione）及少量雌激素。从化学结构看，这 3 类激素均是胆固醇的衍生物，故统称类固醇激素。类固醇激素在人体内均以胆固醇为原料，经过一系列酶促反应合成。

1. 糖皮质激素的代谢　血液中约 75% 的糖皮质激素与血浆中的皮质类固醇结合球蛋白（CBG）可逆结合，只有游离的糖皮质激素才能进入靶细胞发挥生理生化作用。

GC 的代谢主要在肝细胞中进行。主要反应方式为 C－3 酮基及甾核环中双键被加氢还原，生成多种氢化代谢物。另一重要途径是皮质醇的 C11 位脱氢生成无活性的可的松（cortisone），该反应为可逆的。上述代谢物及少量原型 GC，主要通过与葡萄糖醛酸或硫酸根结合的方式从尿中排泄，少量随胆汁从粪中排出。

2. 糖皮质激素的生理生化功能　GC 可影响多种酶及细胞因子的表达，产生广泛作用，其主要生理功能如下。

（1）调节三大营养物质的代谢：对糖代谢，GC 促进糖原异生，增加肝糖原和肌糖原含量，另一方面又抑制除脑和心肌外的其他组织对葡萄糖的利用，从而使血糖升高。对蛋白质代谢，可促进除肝以外多种器官组织蛋白质的分解，升高血氨基酸及尿素。在脂肪代谢上，GC 可诱导四肢皮下组织脂肪酶表达，促进这些部位的脂肪分解，并使脂肪向心性重新分布。

（2）影响水、电解质代谢：有弱的保钠排钾作用及促尿钙排泄作用。

（3）其他：体内其他一些激素（如肾上腺素、胰高血糖素）需同时存在一定浓度的 GC 才能正常表达，这种协同作用称 GC 的“允许作用”（permisslveaction）。此外，GC 尚可拮抗胰岛素、生长激素的作用。GC 为体内主要的应激激素之一，任何应激状态都可使 GC 大量释放。

3. 糖皮质激素分泌的调节　GC 的合成分泌主要受下丘脑－垂体－肾上腺皮质调节轴控制。血中游离 GC 水平的变化，负反馈影响下丘脑促肾上腺皮质激素释放激素（CRH）和垂

体促肾上腺皮质激素（ACTH）的释放。CRH 和 ACTH 亦负反馈地调节下丘脑 CRH 的释放。此外，由于 GC 为一主要应激激素，故任何应激状态都可通过高级神经中枢 - 下丘脑 - 垂体 - 肾上腺皮质轴，促进 GC 大量分泌。

二、肾上腺髓质激素的生理、生化及分泌调节

1. 肾上腺髓质激素的合成及代谢　肾上腺髓质主要合成释放肾上腺素（epinephrine，E）、去甲肾上腺素（norepinephrine，NE）、多巴胺（dopamine，DA），三者均为儿茶酚胺类激素。NE 和 DA 亦是神经递质，但作为递质释放的 NE 和 DA，绝大部分又被神经末梢及其囊泡主动重摄取、储存。肾上腺髓质激素的大部分代谢终产物与葡萄糖醛酸或硫酸结合后，随尿排出体外。

2. 肾上腺髓质激素的生物学作用及其分泌的调节　肾上腺髓质的分泌受交感神经节前纤维支配，交感神经兴奋时，促进髓质激素的分泌。髓质激素与交感神经的这种密切联系，构成了交感 - 肾上腺髓质系统。肾上腺髓质合成的 E 和 NE 储存于嗜铬细胞囊泡中。

肾上腺素作用广泛，主要用于循环系统，使血压升高，增加心排血量；也作用于肝和肌组织，促进分泌；还作用于脂肪组织，促进脂肪分解。

三、肾上腺功能紊乱的生物化学检验

1. 嗜铬细胞瘤及其生物化学诊断　嗜铬细胞瘤（pheochromocytoma）是发生于嗜铬细胞组织的肿瘤，绝大多数为良性，其中约 90% 发生于肾上腺髓质。由于有过多的肾上腺素、去甲肾上腺素释放入血液，作用于肾上腺受体，产生阵发性或持续性高血压病伴有高血糖、高血脂及基础代谢升高等紊乱。本病的生物化学检查主要有以下 2 类。

（1）血浆和尿中儿茶酚胺类及其代谢物测定：血液及尿中的 E 几乎全部来自肾上腺髓质，NE、DA 则还可来自其他组织中的嗜铬细胞和未被摄取的少量神经递质，因此 E 是肾上腺髓质功能的标志物。血浆和尿中儿茶酚胺类显著升高，无疑有助于嗜铬细胞瘤诊断。代谢物测定因干扰因素多，已不主张采用。

1）荧光测定法：测定血液及尿中的 E 和 NE。但荧光法检测 E 和 NE 的灵敏度低，且易受多种药物干扰，故并不理想。

2）HPLC 检测法：测定血浆中的 E 和 NE。多采用 HPLC - 电化学检测法，亦有使用离子对反相 HPLC 或普通反相 HPLC - 电化学检测法。HPLC 法灵敏度、特异性均优于上述荧光法，还可同时检测 DA。

参考值：成年人卧位血浆 E 为 109 ~ 437pmol/L（20 ~ 80pg/ml），NE 为 0.616 ~ 3.240nmol/L（104 ~ 548pg/ml）；尿儿茶酚胺 < 591nmol/24h（100μg/24h）。

检测前因素对血浆和尿儿茶酚胺的准确测定影响更突出。E 和 NE 都极易被氧化破坏，采血后若不立即分离红细胞，室温下 5min 内，E 和 NE 浓度将迅速下降。因此取样后应尽快测定，如不能及时检测则离心分离血浆冷冻保存。多数降压药都可能影响儿茶酚胺释放，故在采血前 3 ~ 7d 应停用降压药。

（2）动态功能试验：如果血浆儿茶酚胺的测定及影像学检查不能明确诊断，则功能性试验可能对嗜铬细胞瘤的诊断有帮助。

1）兴奋试验：常用高血糖素激发试验。对疑为本病的非发作期患者，可考虑做高血糖

素激发试验。由于胰高血糖素可迅速刺激肾上腺髓质释放 E 和 NE，急剧升高血压，故本法禁用于基础血压超过 170/100mmHg 和伴有糖尿病者。

2）抑制试验：常用可乐定抑制试验，其适用于有持续高血压，其他检查结果无明显异常者。由于除可乐定外，多种降压药、抗抑郁药亦可干扰本试验，故需停用上述药物 12h 以上再进行本试验。

2. 肾上腺皮质功能紊乱的临床生物化学检验

（1）肾上腺皮质功能紊乱

1）肾上腺皮质功能亢进症：肾上腺皮质功能亢进症（hyperadrenocorticism）是各种原因造成 GC 分泌异常增多所致症状的统称，又名库欣综合征（Cushing's syndrome）。按病因可分作如下 2 种。

a. 依赖 ACTH 的库欣综合征：即库欣病，指下丘脑－垂体功能紊乱，过量释放 ACTH 引起的继发性肾上腺皮质功能亢症，该病约占 70%；异源性 ACTH 或 CRH 综合征，系垂体以外肿瘤分泌大量 ACTH 或 CRH 所致。前者多见于肺燕麦细胞癌。其次为胰岛细胞癌、胸腺癌等；后者可见于肺癌、类癌等。

b. 不依赖 ACTH 的库欣综合征：肾上腺皮质肿瘤所致的原发性者。占 20%～25%，其中皮质腺瘤较腺癌多见。

肾上腺皮质功能亢进者，具有一些共同的临床表现：向心性肥胖，高血压，骨质疏松，皮肤及肌肉因蛋白质大量分解而萎缩，并因此致皮下微血管显露呈对称性紫纹。因同时伴性激素（主要是雄激素）分泌增多，女性可见多毛、痤疮、月经失调，甚至男性化。高浓度的 GC 还可影响造血功能，抑制免疫反应和炎症反应而易感染。

2）慢性肾上腺皮质功能减退症：慢性肾上腺皮质功能减退症（chronic adrenocortical insufficiency）是指各种原因致肾上腺皮质分泌 GC 持续不足产生的综合征。按病因可分为：①原发性肾上腺皮质功能减退症，又称艾迪生病（Addison's disease），是由于自身免疫反应、结核或真菌感染、转移性癌肿、手术切除、白血病等破坏肾上腺皮质，导致肾上腺皮质激素分泌不足所致。②继发性肾上腺皮质功能减退症。原发性者由于低 GC 水平可负反馈地促进 ACTH 和等分子 γ－MSH 释放，故出现特征性皮肤黏膜色素沉着，可借此与继发性者鉴别。

3）先天性肾上腺皮质质增生症：先天性肾上腺皮增生症（congenital adrenal cortical hyperplasia，CAH）为常染色体隐性遗传病。系由于肾上腺皮质激素合成中某些酶先天性缺陷，肾上腺皮质激素合成受阻，反馈性促进 CRH 及 ACTH 释放，刺激肾上腺皮质弥漫性增生。CAH 多伴有肾上腺性激素分泌增加，故常表现为肾上腺性变态综合征。由于任何酶缺陷都会导致其催化的底物堆积，大量释放入血液，直接或代谢后从尿中排泄。因此，血和尿中此类物质可作为该酶缺陷的生物化学标志物。CAH 常见的酶缺陷种类、主要临床表现、血及尿中的主要生物化学标志物小结于表 19－3 中。

表 19－3 CAH 常见的酶缺陷种类、主要临床表现及血和尿中生物化学标志物

酶缺陷种类	主要临床表现	血生物化学标志物	尿生物化学标志物
胆固醇裂解酶	肾上腺皮质功能衰竭，夭折	无皮质激素	无皮质激素及代谢物
21－羟化酶	轻型：女性假两性畸形，男性假性早熟 重型：同上并出现艾迪生病	17－羟孕酮	17－羟孕酮硫酸酯或葡萄糖醛酸酯，孕三醇

续 表

酶缺陷种类	主要临床表现	血生物化学标志物	尿生物化学标志物
3β－羟类固醇脱氢酶	男女均呈假两性畸形	脱氢异雄酮 雄烯二酮	16－羟脱氢异雄酮、孕烯三醇、17－酮类固醇
17－α羟化酶	高血钠、低血钾、低血糖、高血压、性幼稚症	黄体酮、11－去氧皮质酮、皮质酮	同血生化标志物及孕二醇
11－β羟化酶	高血压、女性假两性畸形、男性假性早熟	11－脱氧皮质醇 11－去氧皮质酮	四氢脱氧皮质醇、17－酮类固醇

（2）肾上腺皮质功能紊乱的临床生物化学检验：肾上腺皮质功能紊乱的临床表现往往非特异，下面将介绍诊断肾上腺皮质功能紊乱的主要特殊检测项目。

1）血、尿、唾液中糖皮质激素及代谢物测定

a. 血清（浆）皮质醇测定：现在临床实验室多用免疫法检测皮质醇，检测的是血清（浆）中包括与蛋白结合和游离 2 部分的总皮质醇浓度。

放射免疫法具有快速、灵敏的特点，是目前最常用的方法。免疫法测定血清（浆）成年人皮质醇参考区间是晨 8 时为 165.5～441.6nmol/L（60～160μg/L），午夜为 50.2～160.6nmol/L（20～60μg/L），峰值与谷值之比＞2。

由于 GC 分泌存在显著昼夜节律，所以正确的样本采集对皮质醇测定结果能否真实反映肾上腺皮质功能状态具有重要意义。

b. 尿、唾液游离皮质醇测定：只有游离皮质醇才能扩散入唾液和经肾小球滤过，因此，用免疫法测得的唾液和尿中皮质醇量与血浆游离皮质醇浓度相关。唾液游离皮质醇（saliva free cortisol，SFC）浓度可代表血浆游离皮质醇浓度；而测定 24h 尿游离皮质醇（24h urine free cortisol，24h UFC）排泄量，可间接反映全天血浆游离皮质醇浓度的状态。为排除 24h 尿收集不完全及肾小球滤过功能的影响，可同时检测尿肌酐，以 UFC/g 肌酐作为单位校正。唾液收集后宜迅速冷冻，测定时解融离心，除去被冷冻沉淀的黏蛋白，降低唾液黏度以便准确取样测定。

成年人 SFC 参考值是晨 8 时为 4～28nmol/L（1.4～10.1μg/L），午夜 2～6nmol/L（0.7～2.2μg/L）。成年人 24h UFC 参考值为 55～248nmol/24h（20～90μg/L/24h）或 33～99μg/g 肌酐，儿童年龄越小越低。

值得注意的是，一些非肾上腺皮质功能紊乱的情况，亦可影响皮质醇水平的改变。妊娠、肥胖、酗酒等各种原因所致的应激状态，可出现血、唾液及尿皮质醇水平升高。而抑郁症、原发性甲状腺功能减退症等情况可使皮质醇水平降低。

c. 尿 17－羟皮质类固醇、17－酮皮质类固醇测定：17－羟皮质类固醇（17－hydroxy-corticosteroid，17－OHCS）是 C－17 上有羟基的所有类固醇物质；17－酮类固醇（17－keto-steroids，17－KS）则是 C－17 为酮基的所有类固醇物质。二者均包括内源性及外源性 2 部分。尿 17－OHCS 和 17－KS 的测定一般均采用分光光度法检测各自 24h 尿排泄量。

在肾上腺皮质功能紊乱诊断上，尿 17－OKCS 和 17－KS 测定的灵敏度、特异性均不如直接检测皮质醇，且假阳性及假阴性率均较高，因此现已不主张用该指标来诊断肾上腺皮质功能紊乱。

2）血浆 ACTH 及 N－POMC 测定：周围血中 ACTH 仅以 pg/ml 水平微量存在，临床检验中多采用免疫法测定。根据标记物种类及检测原理，有不同的免疫法试剂盒。其中以针对 ACTH 肽链 C 端和 N 端肽段单克隆抗体的双抗夹心法灵敏度和特异性高。因 ACTH 分泌存在昼夜节律性，故最好能按规定采集、处理血样，并尽快测定。

成年人血浆 ACTH 参考区间为：晨 8 时 2.2～12pmol/L（10～55ng/L），午夜 12 时 < 2.2pmol/L（<10ng/L）；二者的比值 >2。

血浆 ACTH 升高或降低，昼夜节律消失，提示存在肾上腺皮质功能紊乱。ACTH 及皮质醇均升高，提示为下丘脑、垂体病变（库欣病）或异源性 ACTH 综合征所致的肾上腺皮质功能亢进。若需鉴别二者，可通过静脉插管，同时采集岩下窦及周围静脉血，测定 ACTH。皮质醇升高而 ACTH 降低，应考虑为原发性肾上腺皮质功能亢进。二者均降低提示为下丘脑、垂体病变所致的继发性肾上腺皮质功能减退。

阿片可的松原（POMC）为 ACTH 的前体物，其半衰期长，血中浓度高，易于检验。特别是当异源性 ACTH 综合征生成大量有 ACTH 活性的前体物时，以单克隆抗体检验 ACTH 则可能产生假阴性，测定血浆 N－POMC 则可避免。主要以免疫法检测 POMC，但目前该项检测尚未推广普及。

3）动态功能试验：肾上腺皮质功能紊乱的确诊及对病变部位、性质的判定，往往需要进行动态功能试验。下面各介绍常用的兴奋试验和抑制试验。

a. ACTH 兴奋试验：该试验根据 ACTH 可迅速刺激肾上腺皮质合成释放皮质醇的原理，分别检测使用 ACTH 前后血浆中皮质醇的变化，反映下丘脑－垂体－肾上腺皮质调节轴功能状态。用于诊断原发或继发性皮质功能减退。

短期 ACTH 试验：分别检测静脉注射 25IU（0.25mg）ACTH－24 前及注射后 30min、60min 血浆中皮质醇水平。

延长期 ACTH 试验：50IU（0.50mg）ACTH－24 溶于 500ml 9g/L 氯化钠溶液静脉滴注 8h。分别检测滴注前及滴注后 4h、6h、8h 血浆皮质醇水平。

正常人注射 ACTH 后，30min 将出现血浆皮质醇浓度 >550mmol/L（200ng/L）的峰值。若注射 ACTH 后，60min 血浆皮质醇浓度 >550mmol/L（200ng/L）可肯定排除肾上腺皮质功能减退。继发性肾上腺皮质功能减退者，皮质醇储备少，亦可能发生一定程度的萎缩，但在大剂量 ACTH 作用下可出现延迟反应（在 60min 出现常人样升高）。为鉴别原发性和继发性肾上腺皮质功能减退，须增加基础 ACTH 的检测。肾上腺皮质功能减退的诊断方法见图 19－2。

b. 地塞米松抑制试验：地塞米松（dexamethasone，DMT）可对 CRH、ACTH 分泌产生强大的皮质醇样负反馈抑制作用，进而影响肾上腺皮质分泌 GC 的功能。分别检测使用 DMT 前、后血或尿中皮质醇或 17－OHCS 量改变，有助于诊断和鉴别诊断库欣综合征。

如口服小剂量地塞米松后，血浆皮质醇或尿 17－OHCS 与对照值相比下降不明显，提示肾上腺皮质功能亢进。进而可做大剂量地塞米松抑制试验。以区别其为皮质增生还是肿瘤。如果服药第 2 天 17－OHCS 降低为对照值的 50% 以下；则为皮质增生。如无明显改变则为肿瘤。异位 ACTH 综合征也不受抑制。

对于下丘脑－垂体－肾上腺系统疾病，应首先确定病理性皮质醇分泌过多或不足，进而再鉴别诊断病变发生的部位。由于皮质醇分泌的昼夜节律性，单次测定皮质醇水平的临床诊断价值不高，应结合相应功能试验进行全面评价。

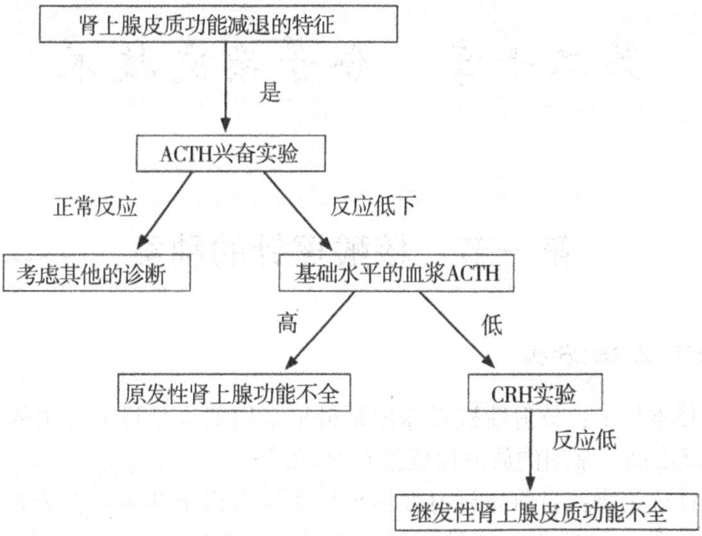

图 19－2　肾上腺皮质功能减退的诊断方法

（王晓芳）

第二十章　分子杂交技术

第一节　核酸探针的种类

一、按标记方法分类

（1）放射性核素标记：放射性核素标记是最早采用的也是目前常用的核酸探针标记方法。其特点是敏感度高。常用的放射性核素有^{32}P和^{35}S。

（2）非放射性标记物：目前非放射性标记物主要有以下几种：①荧光物质，如异硫氰酸荧光素（FITC）等；②酶类，如辣根过氧化物酶（HRP）、半乳糖苷酶或碱性磷酸酶（ALP）等；③半抗原，如地高辛、生物素；④金属类，如Hg。

二、按探针来源和核酸性质分类

（1）DNA探针：DNA探针是指长度为数百个碱基对以上的双链或单链探针，DNA探针多为1个基因的全部或部分序列，也可以是基因的非编码序列。DNA探针是最常用的核酸探针，具有以下几个优点：①标记方法成熟，有多种标记方法可供选择，并能用于核素和非核素标记。②DNA探针可以克隆到质粒载体中进行无限繁殖，而且制备方法简便。③相对于RNA而言，DNA探针不易降解。

（2）cDNA探针：cDNA（complementary DNA）是指互补于mRNA的DNA链。以mRNA为模板，利用反转录酶催化合成1条与mRNA互补的DNA链（cDNA），然后再用RNase H将mRNA消化掉，再在DNA聚合酶的催化下合成第2条DNA链，即形成双链DNA，再将其插入适当的质粒载体，转入细菌中扩增和保存。cDNA探针除了具有上述DNA探针的优点外，由于用这种技术获得的DNA探针不含有基因的内含子序列，因此，cDNA探针用于检测基因表达时杂交效率要明显高于真核基因组DNA探针。尤其适用于基因表达的检测。

（3）RNA探针：RNA探针可以是分离的RNA，但更多的是携目的基因的重组载体在RNA聚合酶的作用下转录生成。RNA探针为单链核酸分子，其复杂性低，杂交时不存在第2条链的竞争，因此，RNA探针与待测核酸杂交的效率高，灵敏度高。同时由于RNA/RNA和RNA/DNA杂交体的稳定性较DNA/DNA杂交体的稳定性高，杂交反应可以在更为严格的条件下进行，因而RNA探针的特异性高。

（4）单核苷酸探针：由于DNA自动合成仪的出现，使核酸探针的制备十分方便，可根据已知DNA或RNA序列，通过化学方法人工合成长20～50个碱基靶序列精确互补的DNA片段作为探针。作为单核苷酸探针的DNA片段一般要求具备以下条件：①长度适宜；②碱基组成合适，G+C含量在40%～60%，避免单一碱基的重复出现；③DNA序列本身不能形成“发夹”结构，否则会降低探针与目的基因序列的结合能力；④特异性高。探针序列应特异性地与靶序列核酸杂交，而与非靶序列的同源性尽量低。单核苷酸探针具有以下特点：序列很短而且复杂度低，杂交时间短，但灵敏度稍差；可识别靶序列内一个碱基的变化；制备方便，可大量合成，而且价格低廉。

DNA 探针、cDNA 探针和 RNA 探针 3 种探针都是可以基因克隆生成的探针。与单核苷酸探针相比，克隆探针的核酸序列较长，从统计学角度而言，较长的序列随机碰撞互补序列的机会较短序列少，因此其特异性更强，复杂度也高。另外，由于克隆探针较单核苷酸探针掺入的可检测标记基因更多，因此可获得更强的杂交信号。但是，越长的探针对于靶序列变异的识别能力越低。对于单个或少数碱基不配序列，克隆探针则不能区分，因此不能用于检测点突变，此时，需要采用化学合成的单核苷酸探针进行检测。然而，当克隆探针的这种特性被应用于检测病原微生物时，不会因病毒或细菌 DNA 的少许变异而漏诊，这种特性是克隆探针优点。

（王晓芳）

第二节　核酸探针的标记和纯化

目前最常用的探针标记物是放射性核素。它具有灵敏度高的优点，但存在环境污染和半衰期短等缺点。近年来发展起来的非放射性标记物如生物素、地高辛等展现出了越来越高的应用价值，但是灵敏度和特异性较放射性标记物差。

一、核酸探针标记物

（1）放射性核素标记物：放射性核素作为核酸探针标记物具有很多优点：灵敏性高：可检测达到数皮克甚至更低浓度水平的核酸，特别适用于单拷贝基因或低丰度的基因组 DNA 或 mRNA 的检测；特异性高：采用放射自显影技术观察结果，样品中的无关核酸和杂质成分不会干扰检测结果；准确性高；方法简便。其缺点主要有：具有衰变特性而且半衰期短；费用高；检测时间长；对操作人员、实验室以及环境易存在潜在危害和污染等。因此，其推广使用受到一定限制。但其仍是目前应用最多的一类探针标记物。核酸探针标记常用的放射性核素有以下几种。①^{32}P。^{32}P 的特点是放射性强，释放的 β－粒子能量高，穿透力较强，因此灵敏度较高，放射自显影所需时间短，被广泛应用于各种滤膜杂交和液相杂交中，特别适合于基因组中单拷贝基因和低丰度基因的检测。其缺点是半衰期短，只有 14.3 天；射线散射严重，分辨率相对较低。②^{35}S：^{35}S 的特点是半衰期较^{32}P 长（为 87.1d），放射性较强，其射线的散射作用较弱，因此在用 X 线底片自显影时分辨率较高。但是由于其释放的 β－粒子的能量较低，因此检测灵敏度较^{32}P 稍低。适用于核酸序列分析和原位杂交等实验。③^{3}H：优点是射线散射少，分辨率较高；半衰期很长（12.1 年），标记的探针可长时间反复使用。但是^{3}H 的放射性较低，灵敏度有限，因此应用范围也受到限制，同时由于其很长的半衰期，对环境的潜在危害也较大。

（2）非放射性标记物：非放射性标记物具有无放射性污染、稳定性好、探针可以长期保存和处理方便等优点，其应用也越来越广泛。但由于其灵敏度和特异性不高，非放射性标记物还不能完全替代放射性核素在核酸分子杂交中的地位。常用的非放射性标记物有半抗原（如生物素、地高辛）、配体（如作为亲和素配体的生物素）、光密度或电子密度标记物（如金、银）、荧光素（如异硫氰酸荧光素、罗丹明）。

1）生物素：生物素标记的核酸探针是最广泛使用的一种非放射性标记的核酸探针。除dUTP外，还可以用生物素对dATP和dCTP进行标记。另外，也可以将光敏基团与生物素通过连接臂预先连接，形成光敏生物素，再通过化学法对核酸进行标记。光敏生物素标记核酸，方法简单，灵敏度也能够达到皮克水平，可用于外源基因的检测。

2）地高辛：地高辛是1种具有类固醇半抗原性质的化合物，仅限于洋地黄类植物中存在。因此，其抗体与其他任何固醇类似物无交叉反应。与生物素相比，地高辛标记的探针不受组织、细胞中内源性生物素的干扰，敏感性高，可达0.1pg；特异性强；检测产物有鲜艳颜色，反差好，背景染色低；同时，安全稳定，操作简便。不仅应用于Southern印迹杂交、斑点杂交及菌落杂交等，还可以检测特定基因序列。是1种很有推广价值的非放射性标记探针。

3）荧光素：核酸探针标记常用的荧光素有异硫氰酸荧光素（fluorescein isothiocyanate，FITC）、四乙基罗丹明（tetraethylrodamine B200，RB200）、德克萨斯红（Texas Red）、吲哚二羧菁（CY3、CY4）及SYBR GreenⅠ等。荧光素可以通过连接臂直接与探针的核苷或磷酸戊糖骨架共价结合，当被修饰的核苷酸掺入到DNA分子中时，荧光素基团便将DNA分子标记。另外，也可以将生物素等连接在探针上，由于亲和素对生物素具有极高亲和力，杂交后可用偶联有荧光素的亲和素间接进行荧光检测。

4）酶：常用的核酸探针非放射性标记酶有辣根过氧化酶（HRP）或碱性磷酸酶（AP）。HRP可以通过形成HRP－PBQ－PEI复合物，在戊二醛的作用下与变性的DNA结合，形成HRP标记的DNA探针。也可以通过核苷酸5′末端标记HRP法和内部标记AP法进行探针标记。

二、核酸探针的标记方法

放射性核素标记和非放射性标记物标记的方法不同。由于放射性核素与相应元素的化学性质完全相同，它的标记只是简单地掺入探针的天然结构而取代非放射性同系物。在非放射性标记物的标记方法主要有2种：1种是将非放射性标记物预先连接于NTP或dNTP上，然后像放射性核素标记方法一样用酶促聚合反应将标记的核苷酸掺入到DNA中，生物素、地高辛等可以采用这种标记方法。另1类是将非放射性标记物与核酸进行化学反应而将其连接到核酸上。

根据探针标记时的反应方式不同，可将核酸探针的标记方法分为化学法和酶促法2种。化学法是通过标记物分子上的活性基团与核酸分子上的基团（如磷酸基）发生化学反应而将标记物结合到探针分子上，这种方法多应用于非放射性标记。化学标记法的优点是简单、快速，标记物在核酸中的分布均匀。酶促法标记是将标记物（放射性核素或非放射性标记物）预先标记在核苷酸分子上，然后通过酶促反应将标记的核苷酸直接掺入到探针分子中，或将核苷酸分子上的标记物转移到探针分子上。酶促法是目前实验室最常用的核酸探针标记方法。核酸探针的酶促标记方法种类较多，主要包括：缺口平移法、随机引物法、末端标记法、PCR标记法、cDNA探针的标记、RNA探针的标记以及寡核苷酸探针的标记等。

（1）化学法标记核酸探针

1）光敏生物素标记核酸探针：光敏生物素是对光敏感基团与生物素结合而成的一类标

记物，由 1 个光敏基团、1 个连接臂和 1 个生物素基团组成。在光作用下光敏基团的 - N3 可以与 DNA 或 RNA 的碱基发生共价交联反应，从而结合到核酸分子上。该方法简便，探针稳定，灵敏度高，适用于 DNA、RNA 的标记。

2）酶标记核酸探针：可以通过对苯醌（PBQ）可将辣根过氧化物酶与聚乙烯亚胺（PEI）连接形成 HRP - PBQ - PEI 复合物，此复合物在戊二醛的作用下与变性的 DNA 结合，使 HRP 与 DNA 连接在一起，组成 HRP 标记的 DNA 探针。用标记单核苷酸探针时，可采用核苷酸 5′末端标记 HRP 法和内部标记 AP 法。前者是在合成的单核苷酸的 5′端带一个巯基，同时让 HRP 产生 1 个与巯基反应的基团，与单核苷酸发生反应并结合在一起。后者是在合成单核苷酸的过程掺入尿苷 3′亚磷酰亚胺，合成的单核苷酸可以与 AP 发生反应，得到 AP 标记的单核苷酸探针。总的说来，化学标记核酸探针的方法简单快速，费用较低。

（2）酶促法标记核酸探针

1）缺口平移法（nick translation）是利用大肠埃希菌 DNA 聚合酶 I 同时具有 5′→3′的核酸外切酶活性和 5′→3′聚合酶活性，将已被核素或非放射性标记物修饰的 dNTP 掺入到新合成的 DNA 探针中去的 1 种核酸探针标记方法。其原理是先用适当浓度的 DNA 酶 I（DNase I）在双链 DNA 探针分子上制造若干个单链缺口（nick），然后利用大肠埃希菌酶 DNA 聚合酶 I 的 5′→3′核酸外切酶活性，在缺口处将原来的 DNA 链从 5′端向 3′端逐步切除；同时利用大肠埃希菌 DNA 聚合酶 I 的 5′→3′聚合酶活性，将脱氧核苷酸（其中 1 种被核素或非放射性标记物标记）按照碱基互补配对的原则加在缺口处的 3′ - 羟基上（图 20 - 1）。使用缺口平移法标记的 DNA 探针比活性高，标记均匀，能满足大多数分子杂交实验的要求。但是其形成的探针较短，且无法精确地控制探针的长度，因此作为对双链 DNA 探针的标记方法已被更好的随机引物法取代。

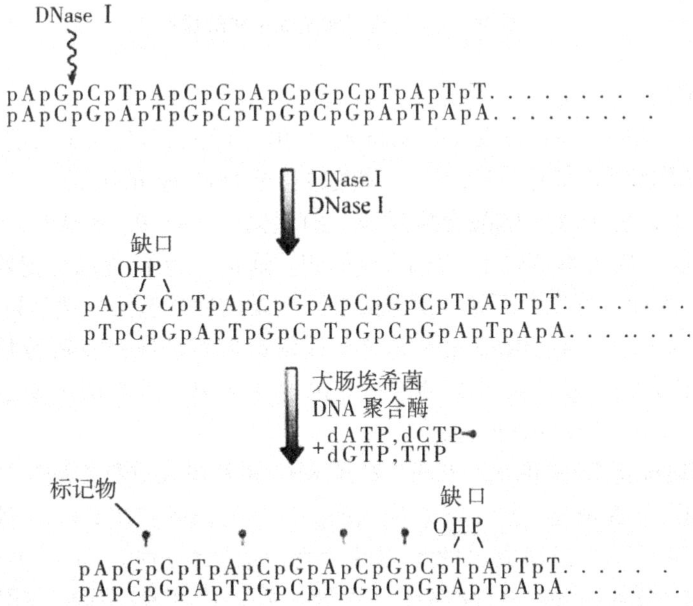

图 20 - 1 缺口平移法标记核酸探针

2）随机引物法（random priming）：随机引物是人工合成的含有各种可能排列顺序的6~8个核苷酸片段的混合物。在引物混合物中，总有1条可以与任何一段核酸片段杂交，并作为DNA聚合酶反应的引物，与变性的DNA或RNA模板退火后，在DNA聚合酶或反转录酶的作用下，按碱基互补配对原则不断在DNA的3′-OH端添加dNTP（其中1种被核素或非放射性标记物标记），经过变性处理后，新合成的探针片段与模板解离，即得到无数各种大小的DNA探针。（图20-2）。用随机引物法标记的DNA探针或cDNA探针的比活性显著高于缺口平移法，而且结果较为稳定，适用于大多数分子杂交实验。同时，随机引物法更为简单，产生的探针长度也更为均一，在杂交反应中重复性更强。另外，这种方法尤其适用于真核DNA探针标记，因为随机引物来自于真核DNA，其与真核序列的退火率要高于原核序列。

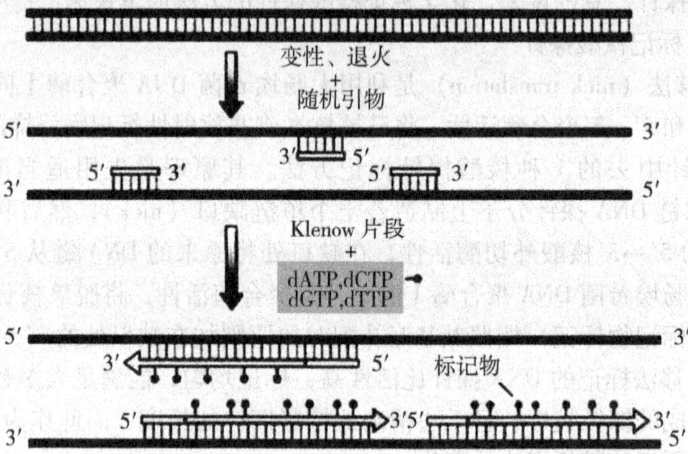

图20-2 随机引物法标记核酸探针

3）末端标记法

a. T4多核苷酸激酶（polynucleotide kinase，PNK）标记DNA的5′末端。

T4多核苷酸激酶可以催化ATP的γ-磷酸转移至DNA或RNA的5′-OH末端。在过量ADP存在的情况下，也可催化磷酸交换反应，即催化［γ-^{32}P］dNTP上的^{32}P与DNA5′末端的磷酸发生交换，从而使DNA的5′端得到标记。通常，为了提高标记效率，对于5′端已经磷酸化的DNA探针，首先要用碱性磷酸酶去除5′端的磷酸基团，然后再用PNK催化进行5′末端标记（图20-3）。由于生物素等非放射性标记物不是连接在磷酸基团上，而是连接在碱基上，因此该方法不能直接对5′端进行非放射性标记。该方法主要用于单核苷酸探针或序列较短的RNA和DNA探针的标记。

b. Klenow片段标记DNA的3’末端。利用Klenow片段在进行核酸探针标记时，先用限制性内切酶将模板DNA消化，产生5′端突出的黏性末端，然后在Klenow片段的作用下，以突出的1条链为模板，并根据突出的5′末端序列，选择合适的［a-^{32}P］dNTP掺入，将DNA3′凹端补平即可得到标记的核酸探针（图20-4）。应注意的是要根据不同限制酶产生的不同黏性末端来选择不同的标记dNTP。这种方法标记的探针主要用作DNA凝胶电泳的分子量参考。

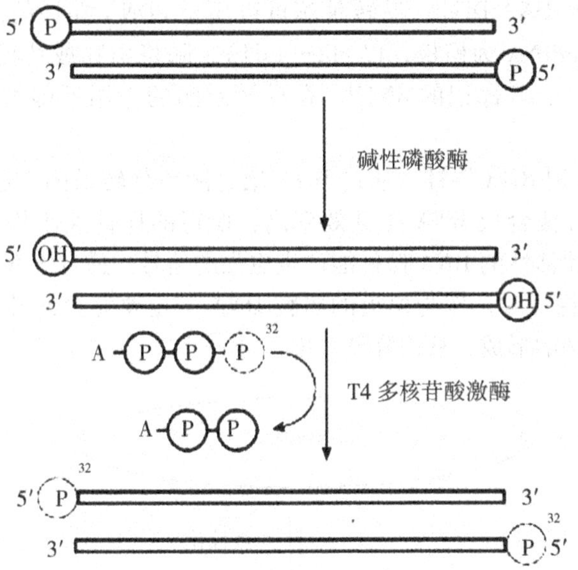

图 20-3 T4 多核苷酸激酶标记核酸探针 5′末端

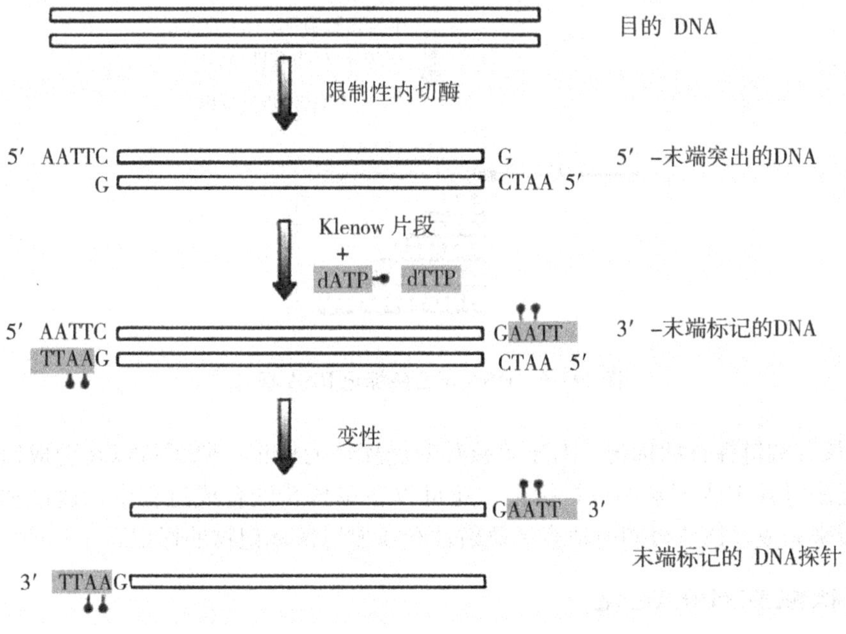

图 20-4 Klenow 片段标记核酸探针 3′末端

4）聚合酶链反应标记法：聚合酶链反应的另 1 个重要用途就是以少量的起始模板制备高比活性的 DNA 探针。在 PCR 反应体系中加入［$\alpha-^{32}P$］dNTP 或其他标记的 dNTP，通过 PCR 扩增，可在短时间内合成大量标记的 DNA 探针，而且标记物的掺入率可高达 70% ~ 80%。因此，PCR 标记技术特别适用于大规模制备和非放射性标记。

5）反转录酶标记 cDNA 探针：反转录酶可以用于 cDNA 探针的制备，制备的同时可以对其进行标记。以 mRNA 为模板，以 oligo（dT）、随机引物或特异性单核苷酸为引物，在底物（dNTP）中掺入^{32}P标记的 dNTP，在反转录酶的作用下即可以合成标记的 cDNA 探针。

6）RNA 聚合酶标记 RNA 探针：通过 RNA 聚合酶体外转录的方法可以制备 RNA 探针（图 20－5）。利用该方法合成 RNA 探针效率高，所得的探针大小均一，比活性较高，与 DNA 探针相比，相同比活性的 RNA 探针能产生更强的信号。适合于 Northern blotting 和细胞原位杂交。标记 RNA 探针时，作为模板的质粒 DNA 一定要完全线性化，因为少量的环形 DNA 会导致多聚转录物的形成，从而降低产率。

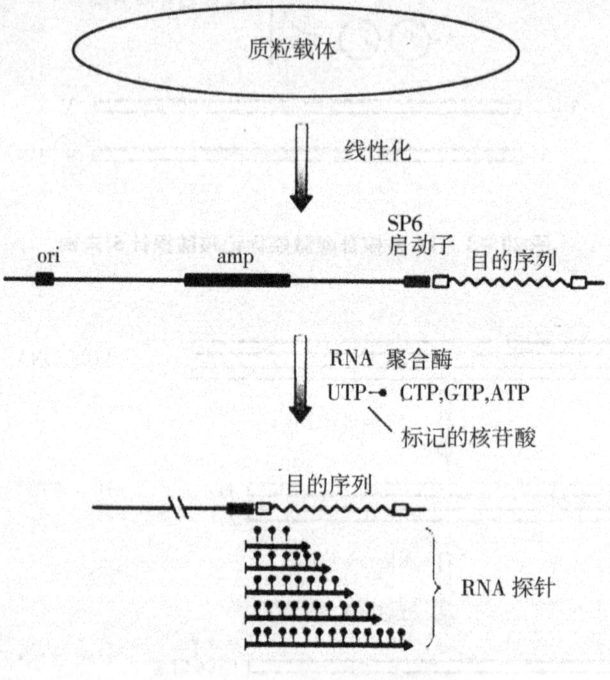

图 20－5　RNA 聚合酶标记 RNA 探针

7）单核苷酸链探针的标记。对于单核苷酸链探针的标记，除了可以在合成以后通过探针末端标记法对其 3′或 5′末端进行标记，还可以在单核苷酸合成过程中，通过加入特定标记的核苷酸来完成。该法可同时适合于放射性和非放射性标记物的标记。

三、核酸探针的纯化

核酸探针标记反应结束后，反应液中存在的未掺入的游离 dNTP、酶、无机离子以及质粒 DNA 等物质必须去除，否则会干扰后续的杂交反应。常用的核酸探针纯化方法主要有：乙醇沉淀法、凝胶过滤色谱法、反相色谱法等。

（王晓芳）

第三节 核酸探针信号的检测

一、放射性核素探针的信号检测

根据放射性核素能够产生射线的原理，通常可以采用放射自显影技术或液体闪烁计数法对核酸探针的信号进行检测。前者是利用放射性核素探针发出的射线在 X 线底片上成影的作用来检测杂交信号。该方法比较简单，只需将杂交膜与 X 线底片在暗盒中曝光数小时或数天（视放射性强弱而定），再显影、定影即可。后者的原理是当粒子射到某种闪烁体（如甲苯、二甲苯等）上时，闪烁体会产生荧光，通过收集和检测荧光信号即可以检测核酸探针的信号。其他用于放射性核素检测的方法还有 Geiger – Muller 计数管法、固体闪烁计数器法等。

二、非放射性探针的信号检测

（1）直接检测探针信号：直接法主要用于酶或荧光素直接标记的核酸探针的信号检测。由于可检测的标记分子与核酸探针直接结合，因此杂交反应后可以立刻观测结果。对于酶直接标记的探针可通过直接显色检测，即在杂交后通过酶促反应使酶的作用底物形成有色产物。根据标记探针所用酶的不同，所用的显色体系也不同。常用的显色体系有碱性磷酸酶（alkaline phosphatase，ALP）显色体系和辣根过氧化物酶（horseradish peroxidase，HRP）显色体系。对于荧光素直接标记的核酸探针可在杂交后通过激发光照射发出荧光后，与 X 线胶片在暗室曝光、显影检测。也可以通过荧光显微镜观察，主要用于荧光原位杂交。

（2）间接检测探针信号：对于其他非放射性标记物（如生物素、地高辛等）标记的核酸探针必须通过 2 步反应才能完成信号的检测：第 1 步是偶联反应，即将非放射性标记物与可检测系统偶联；第 2 步是显色反应，其原理与上述直接法相同。

1）偶联反应：生物素和地高辛等大多数非放射性标记物都是半抗原，可以通过抗原一抗体免疫反应体系与显色体系偶联起来。另外，生物素还是亲和素的配体，可以通过生物素一亲和素反应体系与显色体系偶联。根据参与反应的成分及反应原理的不同，偶联反应可分为直接法、直接亲和法、间接免疫法、间接亲和法和间接免疫亲和法等几类（图 20 – 6）。

2）显色反应：通过上述的偶联反应，显色物质（如酶、荧光素等）得以直接或间接地连接在核酸探针上。通过对显色物质进行检测即可得到杂交信号。如果直接或间接偶联的显色物质是荧光物质（如异硫氰酸荧光素、罗丹明等），则可以在特定波长下观察和检测荧光信号。针对偶联的酶类，如辣根过氧化物酶或碱性磷酸酶，1 种方法是通过酶促显色法检测，即酶促反应使底物变成有色产物。另 1 种方法是采用化学发光法检测。即在化学反应过程中伴随的发光反应。目前应用最为广泛的是辣根过氧化物酶催化鲁米诺伴随的发光反应。其原理是在过氧化氢存在的条件下，辣根过氧化物酶催化鲁米诺发生氧化反应，使其达到激发态，当从激发态返回至基态时，可以发出波长为 425nm 的光。

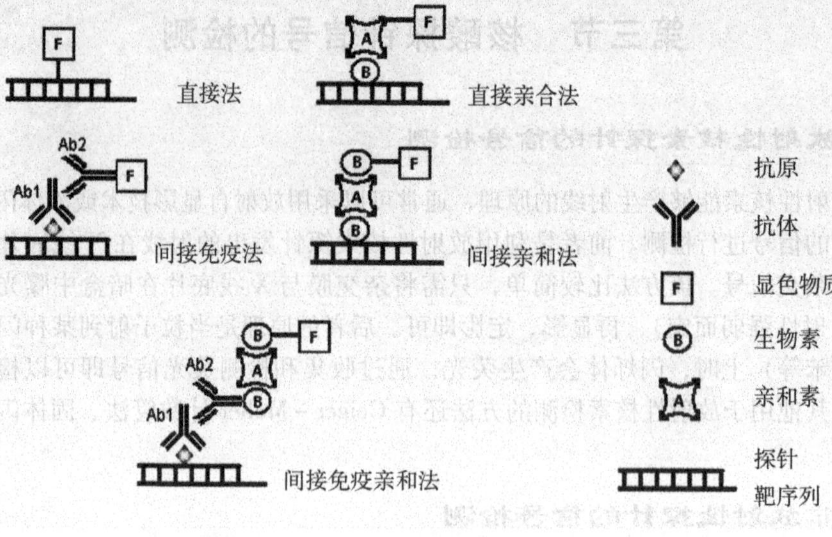

图 20－6　非放射性核酸探针偶联反应

（王晓芳）

第四节　分子杂交技术的分类及应用

按照杂交环境的不同，核酸分子杂交可分为固相分子杂交和液相分子杂交 2 种类型。固相分子杂交是指参加反应的 1 条核酸链被固定在固体支持物上，而另 1 条核酸链游离在反应溶液中。固相杂交中常用的固体支持物有尼龙膜、硝酸纤维素薄膜、磁珠、乳胶颗粒等。液相杂交是指所参加反应的 2 条核酸链都游离在溶液中。与液相杂交相比，固相杂交后的游离核酸容易被漂洗去除，膜上留下的杂交物容易检测，而且操作简便，误差较低。因此固相杂交技术的应用更为普遍。

一、滤膜分子杂交

根据杂交时核酸的位置是否被改变，可将固相杂交分为滤膜杂交和原位杂交 2 种。滤膜杂交是指从细胞中分离出核酸片段，转移并固定到固相支持物（滤膜）上，然后用标记的探针与结合在固相支持物上的核酸片段进行杂交。滤膜杂交又包括印迹杂交（Southern blotting、Northern blotting）、斑点杂交、狭缝杂交等。

1. Southern blotting　Southern blotting，即 Southern 印迹技术，是将电泳分离的待测 DNA 片段转移并固定在固相载体上，与标记的核酸探针进行杂交，在与探针有同源序列的位置上显示杂交信号的 1 种方法。该技术最初于 1975 年由 EdSouthern 发明并因此而得名。主要包括核酸样本的制备、琼脂糖凝胶电泳、变性、印迹、杂交、结果检测等步骤。Southern 印迹技术可以用于基因组中特定基因的定性和定量分析、基因酶切图谱分析及其在染色体中的定位、基因突变分析、限制性片段长度多态性的分析等。

2. Northern blotting　Northern blotting 是 1 种将 RNA 从琼脂糖凝胶转移到硝酸纤维素膜上进行分子杂交的方法，其原理与 Southern blotting 基本相同：将从细胞中提取的 RNA 样品进行琼脂糖凝胶电泳，然后转移到固相载体上，再用探针杂交检测同源性序列。Northern blotting 与 Southern blotting 具有以下不同点。

（1）检测样品不同：Northern blotting 检测的是总 RNA 或 mRNA，而 Southern blotting 检测的是 DNA。

（2）变性剂不同：由于 Southern blotting 中使用的 DNA 变性剂 NaOH 可以水解 RNA 的 2－羟基基团，因此 Northern blotting 使用甲基氧化汞、乙二醛或甲醛作为 RNA 的变性剂。

（3）样品处理不同：RNA 电泳前需要加热变性，电泳时加变性剂保持变性状态，转膜前不需变性和中和处理；而 DNA 电泳前和电泳中不需要变性，只需在转膜前进行碱变性及中和处理。

（4）RNA 电泳时，凝胶中不能加溴化乙啶（EB），因为 EB 会影响 RNA 与硝酸纤维素膜的结合。

3. 斑点杂交与狭缝杂交　将 RNA 或 DNA 变性后直接点样或采用狭缝点样器加样于硝酸纤维素膜或尼龙膜上，再采用特异性的核酸探针进行杂交的方法称为斑点杂交（dot blotting）或狭缝杂交（slot blotting）。斑点杂交和狭缝杂交都是将被检标本直接点在膜上进行杂交，不需电泳和转膜过程。二者的区别只是点样方式和点样后样品的形状的不同。这 2 种杂交方法操作过程简便、快速。但无法判断核酸片段的大小，也无法判断样品溶液中是否存在多种不同的靶序列，因此斑点杂交和狭缝杂交多用作核酸定性或半定量分析以及杂交条件的摸索。

二、原位分子杂交

原位杂交（in situ hybridization，ISH）是 1 种将核酸分子杂交技术与组织细胞化学和免疫组织化学结合起来的杂交方法，可以在不改变核酸位置的情况下直接在“原位”进行分子杂交。因此，原位杂交可以在保持细胞形态的条件下检测细胞内 DNA 或 RNA 的定位。这一技术从分子水平上，为研究细胞内基因表达及基因调控提供了有效的方法。

原位杂交技术主要包括以下几个基本步骤。

1. 杂交前处理　其目的是为了保持细胞形态结构，最大限度地保存细胞内 DNA 或 RNA；增加组织或细胞的通透性和探针的穿透性，使探针易于进入细胞或组织，降低背景染色。

2. 杂交　探针与细胞中的靶序列特异性的结合。

3. 杂交后处理　用一系列不同浓度、不同温度的盐溶液进行漂洗，减少背景。

4. 检测　根据核酸探针标记物的不同，可进行放射自显影或酶促显色。在显微镜或电子显微镜下可对待测核酸进行细胞内定位。对于细胞或组织切片，还可进行半定量的测定。

与滤膜杂交技术相比，原位杂交技术具有其独特的优点和应用范围。原位杂交能在成分复杂的组织中对单一细胞进行研究，不受同一组织中其他成分的影响，因此对于那些细胞数量少且散在于其他组织中的细胞内 DNA 或 RNA 的研究更为方便。原位杂交不需要从组织中提取核酸，有利于检测组织中含量极低的靶序列，并可完整地保持组织和细胞的形态，更能准确地反应出组织细胞的相互关系及功能状态。原位杂交可以检测组织细胞中特定基因的定位和表达水平；可精确定位特定核苷酸序列在染色体上的位置；可用特异性的微生物核酸序列作为探针检测细菌或病毒感染并定位等。原位杂交技术已广泛应用于基础研究（如基因组图、转基因检测、基因表达定位等）和临床研究（如细胞遗传学、产前诊断、肿瘤和传染性疾病的诊断等）。

原位杂交又可以分为菌落原位杂交和组织原位杂交。

菌落原位杂交（colony in situ hybridization）是1种将细菌从培养板转移到硝酸纤维素滤膜上，裂解细菌释放DNA后进行分子杂交的方法。根据硝酸纤维素膜上的杂交信号，可在平板上找出对应的阳性杂交菌落。该方法的基本步骤如下。

（1）影印：将硝酸纤维素滤膜轻轻铺在长有单个菌落的培养板上，将菌落影印到膜上，并保持膜和板上菌落位置相同。

（2）裂解：用10%SDS将影印在硝酸纤维膜上的菌落裂解，释放细菌DNA。

（3）变性和中和：用含NaOH的变性液浸湿滤膜，使膜上的DNA变性成单链，然后用中和液中和。

（4）干燥：滤膜经洗涤后，高温干燥固定。

（5）杂交：加入探针使之与膜上的DNA杂交，清洗去除膜上未杂交的游离探针。

（6）检测：根据探针种类选择相应的方法检测。菌落原位杂交可以用于基因重组后阳性菌落的筛选。

组织原位杂交（tissue in situ hybridization）是指组织或细胞的原位杂交，最为常用，因此往往简称为原位杂交。组织原位杂交与菌落的原位杂交的重要区别是：菌落原位杂交需要先裂解细菌释出DNA，然后进行杂交；而组织原位杂交是先对细胞或组织进行适当处理，使细胞通透性增加，然后加入探针，探针进入细胞内与靶序列进行杂交。因此，组织原位杂交可以确定探针的互补序列在胞内的空间定位，这一点具有重要的生物学和病理学意义。

利用荧光信号对原位杂交样本进行检测的技术称为荧光原位杂交技术（fluorescence in situ hybridization，FISH）。它通过荧光物质标记的DNA探针与待测样本的DNA进行原位杂交，在荧光显微镜下对荧光信号进行辨别和计数，从而对染色体、基因异常的细胞和组织进行检测和诊断。

FISH是原位杂交技术的一个重要分支，它将荧光信号的高灵敏度和直观性与原位杂交技术的高准确性结合为一体，具有很多优点：特异性好、定位准确；灵敏度高，与放射性探针相当；经济、安全、探针稳定；实验周期短，能迅速得到结果，可以满足临床需要；多色FISH还可以在同一个细胞中同时检测多种序列。因此，FISH在临床诊断及科研工作中的应用非常广泛。

FISH可用于检测各种细胞标本，包括全血、成纤维细胞、骨髓细胞、羊水细胞、绒毛膜细胞、口腔细胞涂片、精细胞和子宫颈细胞等。在临床中具有广泛的用途，主要包括遗传性疾病和产前/置入前诊断、肿瘤的检测和预后、感染性疾病诊断等。

三、液相分子杂交

液相分子杂交是指核酸探针与待测核酸分子游离在溶液中进行杂交，通过层析或电泳除去未结合的探针或者通过羟基磷灰石、磁珠或其他的亲和方法捕获探针－靶杂交体，然后对杂交信号进行检测。液相分子杂交是在溶液中进行，操作简便，因此容易实现自动化。但是去除过量的未杂交探针比较困难，同源与异源的 DNA 分子在杂交过程中可发生竞争，使得杂交结果分析变得困难。常见的液相核酸分子杂交方法包括发光法、夹心法、吸附法、复性速率法等。

（王晓芳）

第四篇

微生物检验

第二十一章　临床微物学检验技术

第一节　细菌形态学检查

一、显微镜

显微镜是由一个或几个透镜组合构成的一种光学仪器，主要用于放大微小物体成为人肉眼所能看到的仪器。由于细菌个体微小，观察其形态结构需要借助显微镜。根据所用光源的不同，显微镜可分为光学显微镜与电子显微镜。

光学显微镜通常由光学部分和机械部分组成。目前光学显微镜的种类很多，主要有普通光学显微镜、暗视野显微镜、荧光显微镜、相差显微镜、激光扫描共聚焦显微镜、偏光显微镜、微分干涉差显微镜、倒置显微镜等。

1. 普通光学显微镜（light microscope）　普通光学显微镜主要用于观察细菌菌体染色性、形态、大小，细胞形态学以及寄生虫等。操作基本步骤如下。

（1）取镜和放置：一般右手紧握镜臂，左手托住镜座，将显微镜放于实验台上，距离实验台边缘5～10cm，并以自己感觉舒适为宜。

（2）光线调整：低倍镜对准通光孔，打开并调节光栅，根据需要调整至适宜的光线强度。

（3）放置标本：将制备好的玻片放在载物台上，并用弹簧夹卡住玻片，然后调整至最佳位置。

（4）调节焦距：先用粗螺旋调整至能看见物像，再用细螺旋调焦使物像清晰。

（5）物镜的使用：先从低倍镜开始，将位置固定好，放置标本玻片，调节亮度、焦距至成像清晰。显微镜设计一般是共焦点，使用高倍镜时，仅需要调节光线强度即可呈现清晰图像。观察细菌一般使用油镜，从低倍镜、高倍镜到油镜依次转动物镜，滴少许香柏油至载玻片上，先将油镜头浸入香柏油中并轻轻接触到载玻片，注意不要压破载玻片，然后慢慢调节粗、细螺旋升起油镜，直到观察到清晰物像为止。

2. 暗视野显微镜（dark－field microscope）　暗视野显微镜主要用于未染色的活体标本

的观察，如观察未染色活螺旋体的形态和动力等。与普通光学显微镜结构相似，不同之处在于以暗视野聚光器取代了明视野聚光器。该聚光器的中央为不透明的黑色遮光板，使照明光线不能直接上升进入物镜内，只有被标本反射或散射的光线进入物镜，因此，视野背景暗而物体的边缘亮。

3. 荧光显微镜（fluorescence microscope） 荧光显微镜用于组织细胞学、微生物学、免疫学、寄生虫学、病理学以及自身免疫病的观察诊断。荧光显微镜按照光路不同分为两种：透射式荧光显微镜和落射式荧光显微镜。透射式荧光显微镜的激发光源是通过聚光器穿过标本材料来激发荧光的，常用暗视野聚光器，也可使用普通聚光器，调节反光镜使激发光转射和旁射到标本上。优点是低倍镜时荧光强，缺点是随放大倍数增加而荧光减弱，所以对观察较大标本材料较好。落射式荧光显微镜是近代发展起来的新式荧光显微镜，与透射式荧光显微镜的不同之处是激发光从物镜向下落射到标本表面。优点是视野照明均匀，成像清晰，放大倍数越大荧光越强。

4. 相差显微镜（phase contrast microscope） 相差显微镜可以观察到透明标本的细节，适用于活体细胞生活状态下的生长、运动、增殖情况以及细微结构的观察。因此，相差显微镜常用于微生物学、细胞和组织培养、细胞工程、杂交瘤技术和细胞生物学等现代生物学方面的研究。

5. 倒置显微镜（inverted microscope） 倒置显微镜用于微生物、细胞、组织培养、悬浮体、沉淀物等的观察，可以连续观察细胞、细菌等在培养液中繁殖分裂的过程，在微生物学、细胞学、寄生虫学、免疫学、遗传工程学等领域广泛应用。倒置显微镜与普通光学显微镜结构相似，均具有机械和光学两大部分，只是某些部件安装位置有所不同，如物镜与照明系统颠倒，前者在载物台之下，后者在载物台之上。

6. 电子显微镜（electron microscope） 电子显微镜简称电镜，是以电子束作为光源来展示物体内部或表面的显微镜。电子显微镜可用于细胞、微生物（细菌、病毒、真菌）等表面及内部结构的观察。在医学、微生物学、细胞学、肿瘤学等领域有广泛应用。电子显微镜按照结构和用途不同分为透射式电子显微镜（transmission electron microscope，TEM）、扫描式电子显微镜（scanning electron microscope，SEM）、反射式电子显微镜和发射式电子显微镜等。透射式电子显微镜常用于观察分辨细微物质的结构，扫描式电子显微镜主要用于观察物体表面的形态、外貌，可以与 X 射线衍射仪或电子能谱仪结合，构成电子微探针，用于物质成分分析。

二、不染色标本检查

形态学检查是认识细菌、鉴定细菌的重要手段。细菌体积微小，需要借助显微镜放大 1 000倍左右才可识别。由于细菌无色透明，直接镜检只能观察细菌动力，对细菌形态、大小、排列、染色特性以及特殊结构的观察，则需要经过一定染色后再进行镜检。研究超微结构则需要用电子显微镜观察。

不染色标本的检查用于观察标本中的各种有形成分，如观察细菌在生活状态下的形态、动力和运动状况等，可用普通光学显微镜、暗视野显微镜或相差显微镜进行观察。常用的观察方法有悬滴法、湿片法和毛细管法。

1. 悬滴法 取洁净的凹形载玻片以及盖玻片各一张，在凹孔四周的平面上涂布一层薄薄的凡士林，用接种环挑取细菌培养液或细菌生理盐水1~2环放置于盖玻片中央，将凹窝载玻片的凹面向下对准盖玻片上的液滴轻轻按压，然后迅速翻转载玻片，将四周轻轻压实，使凡士林密封紧密，菌液不至于挥发，放于镜下观察。先用低倍镜调成暗光，对准焦距后以高倍镜观察，不可压破盖玻片。有动力的细菌可见其从一处移到另一处，无动力的细菌呈布朗运动而无位置的改变。螺旋体由于菌体纤细、透明，需用暗视野显微镜或相差显微镜观察其形态和动力。

2. 湿片法　湿片法又称压片法。用接种环挑取菌悬液或培养物2环，置于洁净载玻片中央，轻轻压上盖玻片，于油镜下观察。制片时菌液要适量以防外溢，并避免产生气泡。

3. 毛细管法　毛细管法主要用于检查厌氧菌的动力。先将待检菌接种在适宜的液体培养基中，经厌氧培养过夜后，以毛细管吸取培养物，菌液进入毛细管后，用火焰密封毛细管两端。将毛细管固定在载玻片上，镜检。

三、染色检查

通过对标本染色，能观察到细菌的大小、形态、排列、染色特性，以及荚膜、鞭毛、芽孢、异染颗粒、细胞壁等结构，有助于细菌的初步识别或诊断。染色标本除能看到细菌形态外，还可按照染色反应将细菌加以分类。如革兰染色分为革兰阳性菌和革兰阴性菌。细菌的等电点（isoelectric point，pI）较低，pI为2~5，在近中性或弱碱性环境中细菌带负电荷，容易被带正电荷的碱性染料（如亚甲蓝、碱性复红、沙黄、结晶紫等）着色。

1. 常用染料　用于细菌染色的染料，多为人工合成的含苯环的有机化合物，在其苯环上带有色基与助色基。带有色基的苯环化合物——色原，虽然本身带色，但与被染物无亲和力而不能使之着色，助色基并不显色，但它本身能解离，解离后的染料可以与被染物结合生成盐类，使之着色。根据助色基解离后的带电情况，可将染料分为碱性和酸性两大类。此外，还有复合染料。

2. 常用的染色方法　在细菌感染标本的检查中，临床上常用的染色方法有革兰染色、抗酸染色和荧光染色。

（祝　辉）

第二节　细菌数量测定

一、物理计数

1. 计数器测定法　即用血细胞计数器进行计数。取一定体积的样品细菌悬液置于细胞计数器的计数室内，用显微镜观察计数。由于计数室的容积是一定的（0.1mm^3），因而可根据计数器刻度内的细菌数计算样品中的细菌数量。本法简便易行，可立即得出结果。

2. 电子计数器计数法　电子计数器的工作原理是测定小孔中液体的电阻变化，小孔仅能通过一个细胞，当一个细胞通过这个小孔时，电阻明显增加，形成一个脉冲，自动记录在电子记录装置上。该法测定结果较准确，但只识别颗粒大小，而不能区分是否为细菌。因此，要求菌悬液中不含任何其他碎片。

3. 比浊法　比浊法是根据菌悬液的透光度间接地测定细菌的数量。细菌悬浮液的浓度在一定范围内与透光度成反比，与吸光度成正比，所以，可用光电比色计测定菌液，用吸光度表示样品中菌液浓度。此法简便快捷，能检测含有大量细菌的悬浮液，得出相对的细菌数目。

4. 测定细胞重量法　此法分为湿重法和干重法。湿重法是指单位体积培养物经离心后将湿菌体进行称重；干重法是指单位体积培养物经离心后，以清水洗净放入干燥器加热烘干，使之失去水分然后称重。此法适于菌体浓度较高的样品，是测定丝状真菌生长量的一种常用方法。

二、生物计数

生物计数法即活细胞计数法。常用的有平板菌落计数法，是根据每个活的细菌能长出一个菌落的原理设计的。取一定容量的菌悬液，作一系列的倍比稀释，然后将定量的稀释液与融化好的培养基进行平板倾注培养，根据培养出的菌落数，可算出培养物中的活菌数。此法灵敏度高，是目前国际上所采用的检测活菌数的常用方法。生物计数法广泛应用于尿液、水、牛奶、食物、药品等各种材料的细菌检验。

1. 注意事项

（1）一般选取菌落数在 30～300 之间的平板进行计数，过多或过少均不准确。

（2）为了防止菌落蔓延而影响计数，可在培养基中加入 0.001%2，3，5－氯化三苯基四氮唑（TTC）。

（3）本法限用于形成菌落的微生物。

2. 菌落总数　菌落是指细菌在固体培养基上生长繁殖而形成的能被肉眼识别的生长物，它是由数以万计相同的细菌集合而成。当样品被稀释到一定程度后与培养基进行混合，在一定培养条件下，每个细菌都可以在平板上形成一个可见的菌落。菌落总数就是指在一定条件下（如需氧情况、营养条件、pH 值、培养温度和时间等）每克（每毫升）检样所生长出来的菌落总数。如在需氧情况下，37℃培养 48h，能在普通营养琼脂平板上生长的菌落总数。所以厌氧或微需氧菌、有特殊营养要求的以及非嗜中温的细菌，由于现有条件不能满足其生理需求，故难以生长繁殖。因此，菌落总数并不表示实际中的所有细菌总数，另外，菌落总数并不能区分其中细菌的种类，所以也称为杂菌数或需氧菌数等。菌落总数测定常用于判定食品被细菌污染的程度及卫生质量，它反映食品在生产过程中是否符合卫生要求，以便对被检样品做出适当的卫生学评价。菌落总数的多少在一定程度上标志着食品卫生质量的优劣。

3. 检验方法　菌落总数的测定，一般将被检样品制成几个不同的 10 倍递增稀释液，然后从每个稀释液中分别取出 1ml 置于灭菌平皿中与营养琼脂培养基混合，在一定温度下，培养一定时间后（一般为 48h），记录每个平皿中形成的菌落数量，依据稀释倍数，计算出每克（或每毫升）原始样品中所含细菌菌落总数。

4. 倾注培养检验方法

（1）操作方法：根据标准要求或对标本情况进行估计进行适宜比例的稀释，用吸管吸取 1ml 稀释液于灭菌平皿中，每个稀释度做 2 个平皿。将凉至 46℃的营养琼脂培养基注入平皿约 15ml，并转动平皿混合均匀。同时将营养琼脂培养基倾入已加 1ml 无菌生理盐水的灭菌平皿内作对照。待琼脂凝固后，翻转平板，置 35℃孵箱内培养 18～24h，计算平板内菌落数目，再乘以稀释倍数，即得出每毫升（每克）样品所含细菌的数量。

（2）注意事项：倾注用培养基应在46℃水浴内保温，温度过高会影响细菌生长，过低琼脂易于凝固而不能与菌液充分混匀。如无水浴，应以皮肤感受较热而不烫为宜。倾注培养基的量规定不一，从12～20ml不等，一般以15ml较为适宜，平板过厚可影响观察，太薄又易干裂。倾注时培基底部如有沉淀物，应将其弃去，以免与菌落混淆而影响计数观察。为使菌落能在平板上均匀分布，标本加入平皿后，应尽快倾注培养基并旋转混匀，可正、反两个方向旋转，标本从开始稀释到倾注最后一个平皿所用时间不宜超过20min，以防止细菌死亡或繁殖。培养温度一般为35℃。培养时间一般为48h，培养箱应保持一定的湿度，培养48h后培养基失重不应超过15%。

（祝 辉）

第三节 细菌的生化反应

一、糖类代谢试验

1. 糖（醇、苷）类发酵试验

（1）原理：不同细菌发酵糖类的酶不同，故分解糖的能力不同，所产生的代谢产物也随细菌种类而异。观察细菌能否分解各类单糖（如葡萄糖等）、双糖（如乳糖等）、多糖（如淀粉等）、醇类（如甘露醇等）和糖苷（如水杨苷等），是否产酸或产气。

（2）方法：将纯培养的细菌接种到含各种糖的培养管中，放置于一定条件下孵育后取出，观察结果。

（3）结果判断：若细菌能分解此种糖产酸，则指示剂呈酸性变化；不产酸，则培养基颜色无变化。产气可使液体培养基中倒置的小管内出现气泡，或在半固体培养基内出现气泡或裂隙。

（4）注意事项：糖发酵培养基内不能含有任何其他糖类和硝酸盐，以免出现假阳性反应。因为有些细菌可使硝酸盐还原产生气体，而影响结果观察。

2. 葡萄糖代谢类型鉴别试验 该试验又称氧化/发酵（O/F）试验。

（1）原理：观察细菌对葡萄糖分解过程中是利用分子氧（氧化型），还是无氧降解（发酵型），或不分解葡萄糖（产碱型）。

（2）方法：从平板上或斜面上挑取少量细菌，同时穿刺接种于2支O/F管，其中1支滴加无菌液状石蜡覆盖液面0.3～0.5cm，经37℃培养48h后，观察结果。

（3）结果判断：仅开放管产酸为氧化型，两管都产酸为发酵型，两管均不变为产碱型。

（4）注意事项：有些细菌不能在O/F培养基上生长，若出现此类情况，应在培养基中加入2%血清或0.1%酵母浸膏，重做O/F试验。

3. β-半乳糖苷酶试验（ONPG试验）

（1）原理：某些细菌具有β-半乳糖苷酶，可分解邻-硝基酚-β-D-半乳糖苷，产生黄色的邻-硝基酚。

（2）方法：取纯菌落用无菌盐水制成浓的菌悬液，加入ONPG溶液0.25ml，35℃水浴，于20min和3h观察结果。

（3）结果判断：通常在20~30min内显色，出现黄色为阳性反应。

（4）注意事项：①ONPG溶液不稳定，若培养基变为黄色即不可再用。②ONPG试验结果不一定与分解乳糖相一致。

4. 三糖铁试验（TSI试验）

（1）原理：能发酵葡萄糖和乳糖的细菌产酸产气，使三糖铁的斜面均呈黄色，并有气泡产生；只能发酵葡萄糖，不发酵乳糖的细菌，使斜面呈红色，而底层呈橙黄色；有些细菌能分解培养基中的含硫氨基酸，产生硫化氢，硫化氢遇到铅或铁离子形成黑色的硫化铅或硫化铁沉淀物。

（2）挑取纯菌落接种于三糖铁琼脂上，经35℃培养18~24h。

（3）结果判断：出现黑色沉淀物表示产生硫化氢。

（4）注意事项：三糖铁琼脂配制时，应掌握好高压灭菌的温度和时间，以免培养基中的糖被分解。

5. 甲基红试验

（1）原理：某些细菌能分解葡萄糖产生丙酮酸，丙酮酸进一步分解为乳酸、甲酸、乙酸，使培养基的pH值降到4.5以下，加入甲基红指示剂即显红色（甲基红变红范围为pH4.4~6.0）；某些细菌虽能分解葡萄糖，如果产酸量少，培养基的pH值在6.2以上，加入甲基红指示剂呈黄色。

（2）方法：将待检菌接种于葡萄糖蛋白胨水培养基中，35℃培养1~2日，加入甲基红试剂2滴，立即观察结果。

（3）结果判断：呈红色者为阳性，呈黄色者为阴性。

（4）注意事项：①培养基中的蛋白胨可影响甲基红试验结果，在使用每批蛋白胨之前要用已知甲基红试验阳性细菌和阴性细菌做质量控制。②甲基红反应并不因增加葡萄糖的浓度而加快。

6. VP（Voges-Proskauer）试验 VP试验亦称伏普试验。

（1）原理：某些细菌能分解葡萄糖产生丙酮酸，并进一步将丙酮酸脱羧成为乙酰甲基甲醇，后者在碱性环境中被空气中的氧氧化成二乙酰，进而与培养基的精氨酸等所含的胍基结合，形成红色的化合物，即为VP试验阳性。

（2）操作步骤

1）将待检细菌接种于葡萄糖蛋白胨水培养基中，35℃孵育1~2天。

2）观察方法——贝氏法（Barritt）：观察时按每2ml培养物加入甲液1ml、乙液0.4ml混合，置35℃15~30min，出现红色为阳性。若无红色，应置37℃4h后再判断，本法较奥氏法敏感。

（3）结果判断：红色者为阳性。

（4）注意事项：α-萘酚酒精容易失效，试剂放室温暗处可保存1个月，KOH溶液可长期保存。

7. 淀粉水解试验

（1）原理：产生淀粉酶的细菌能将淀粉水解为糖类，在培养基上滴加碘液时，在菌落周围出现透明区。

（2）方法：将被检菌划线接种于淀粉琼脂平板或试管中，35℃培养18~24h，加入碘液数滴，立即观察结果。

(3) 结果判断：阳性反应时菌落周围有无色透明区，其他地方为蓝色；阴性反应时培养基全部为蓝色。

(4) 应用：用于白喉棒状杆菌的生物分型，重型淀粉酶水解试验阳性，轻、中型为阴性；也可用于芽孢杆菌属菌种和厌氧菌某些种的鉴定。

8. 胆汁七叶苷试验

(1) 原理：在10%~40%胆汁条件下，有些细菌具有分解七叶苷的能力。七叶苷被细菌分解产生七叶素，七叶素与培养基中的枸橼酸铁的二价铁离子发生反应形成黑色化合物。

(2) 方法：被检菌接种于胆汁七叶苷培养基中，35℃培养18~24h，观察结果。

(3) 结果判断：培养基基本变黑为阳性，不变色为阴性。

(4) 应用：主要用于D群链球菌与其他链球菌的鉴别，以及肠杆菌科细菌某些种的鉴别。

9. 明胶液化试验

(1) 原理：细菌分泌的胞外蛋白水解酶（明胶酶）能分解明胶，使明胶失去凝固能力而液化。

(2) 方法：将待检菌接种于明胶培养基中，35℃培养24h至7天，每24h取出放入4℃冰箱，约2h后观察有无凝固。

(3) 结果判断：如无凝固则表示明胶已被水解，液化试验阳性，如凝固则需继续培养。

(4) 注意事项：注意培养时间应足够长，时间不够，容易形成假阴性结果；应该同时作阳性对照和阴性对照。

10. 吡咯烷酮芳基酰胺酶（PYR）试验

(1) 原理：多数肠球菌含有吡咯烷酮芳基酰胺酶（pyrrolidonyl arylamidase），能水解吡咯烷酮-β-萘基酰胺（L-pyrrolidonyl-β-naphthylamide，PYR），释放出β-萘基酰胺，后者可与PYR试剂（N，N-dimethylamino-cinnamaldehyde）作用，形成红色的复合物。

(2) 方法：直接取细菌培养物涂在PYR纸片上，放在35℃孵育5min，滴加PYR试剂。

(3) 结果：显红色为阳性，呈无色或不改变为阴性。

11. 葡萄糖酸盐氧化试验

(1) 原理：某些细菌可氧化葡萄糖酸钾，产生α-酮基葡萄糖酸。α-酮基葡萄糖酸是一种还原性物质，可与班氏试剂反应，生成棕色或砖红色的氧化亚铜沉淀。

(2) 方法：将待检菌接种于葡萄糖酸盐培养基中（1ml），置于35℃孵育48h，加入班氏试剂1ml，于水浴中煮沸10min，迅速冷却观察结果。

(3) 结果判断：出现黄色到砖红色沉淀为阳性；不变色或仍为蓝色为阴性。

(4) 注意事项：隔水煮沸应注意试管受热均匀，以防管内液体喷出。

二、氨基酸和蛋白质代谢试验

1. 吲哚（靛基质）试验

(1) 原理：某些细菌具有色氨酸酶，能分解培养基中的色氨酸产生吲哚，吲哚与试剂（对二甲氨基苯甲醛）作用，形成玫瑰吲哚而呈红色。

(2) 方法：将待检细菌接种于蛋白胨水培养基中，35℃孵育1~2天，沿管壁慢慢加入吲哚试剂0.5ml，即可观察结果。

（3）结果判断：两液面交界处呈红色反应者为阳性，无色为阴性。

（4）注意事项：蛋白胨中应含有丰富的色氨酸，否则不能应用。

2. 尿素试验

（1）原理：某些细菌能产生脲酶，分解尿素形成氨，使培养基变为碱性，酚红指示剂变为红色。

（2）方法：将待检细菌接种于尿素培养基中，35℃孵育1～4天。

（3）结果判断：呈红色者为尿素试验阳性。

（4）注意事项：尿素培养基颜色的变化是依靠出现碱性来实现的，故对尿素不是特异的。某些细菌如铜绿假单胞菌利用培养基中的蛋白胨可分解为大量氨基酸，使pH值升高而呈碱性，造成假阳性。因此，必须用无尿素的相同培养基作为对照。

3. 氨基酸脱羧酶试验

（1）原理：有些细菌能产生某种氨基酸脱羧酶，使该种氨基酸脱去羧基，产生胺（如赖氨酸→尸胺、鸟氨酸→腐胺、精氨酸→精胺），从而使培养基变为碱性的，使指示剂变色。

（2）方法：挑取纯菌落接种于含有氨基酸及不含氨基酸的对照培养基中，加无菌液状石蜡覆盖，35℃孵育4天，每日观察结果。

（3）结果判断：若仅发酵葡萄糖显黄色，为阴性；由黄色变为紫色，为阳性。对照管（不含氨基酸）为黄色。

（4）注意事项：①由于脱羧酶培养基含有蛋白胨，培养基表面的蛋白胨氧化和脱氨基作用可产生碱性反应，所以培养基应封闭，隔绝空气，以消除假阳性反应。②不含氨基酸的空白对照管，孵育18～24h后，仍应保持黄色（发酵葡萄糖）。

4. 苯丙氨酸脱氨酶试验

（1）原理：有些细菌产生苯丙氨酸脱氨酶，使苯丙氨酸脱去氨基产生苯丙酮酸，与三氯化铁作用形成绿色化合物。

（2）方法：将待检细菌接种于苯丙氨酸琼脂斜面上，35℃孵育18～24h，在生长的菌苔上滴加三氯化铁试剂，立即观察结果。

（3）结果判断：斜面呈绿色为阳性。

（4）注意事项：①注意接种菌量要多，否则会出现假阴性反应。②苯丙氨酸脱氨酶试验在加入三氯化铁试剂后，应立即观察结果，因为绿色会很快褪去，不管阳性或阴性结果，都必须在5min内做出判断。

5. 硫化氢试验

（1）原理：细菌分解培养基中的含硫氨基酸（如胱氨酸、半胱氨酸等）产生硫化氢，硫化氢遇到铅或铁离子产生黑色硫化物。

（2）方法：将培养物接种于醋酸铅培养基或克氏铁琼脂培养基中，35℃孵育1～2天，观察结果。

（3）结果判断：呈黑色者为阳性。

6. 精氨酸双水解（ADH）试验

（1）原理：精氨酸经两次水解后产生鸟氨酸、氨及二氧化碳，鸟氨酸又在脱羧酶的作用下生成腐胺，氨与腐胺均为碱性物质，可使培养基指示剂变色。

（2）方法：将待检菌接种于精氨酸双水解培养基上，35℃孵育1~4天，观察结果。

（3）结果判断：溴甲酚紫指示剂呈紫色为阳性，酚红指示剂呈红色为阳性，呈黄色为阴性。

（4）应用：主要用于肠杆菌科细菌及假单胞菌属某些细菌的鉴定。

三、有机酸盐和铵盐代谢试验

1. 枸橼酸盐利用试验

（1）原理：在枸橼酸盐培养基中，细菌能利用的碳源只有枸橼酸盐。当某种细菌能利用枸橼酸盐时，可将其分解为碳酸钠，使培养基变为碱性，pH指示剂溴麝香草酚蓝由淡绿色变为深蓝色。

（2）方法：将待检细菌接种于枸橼酸盐培养基斜面，于35℃孵育1~4天。

（3）结果判断：培养基由淡绿色变为深蓝色者为阳性。

（4）注意事项：接种菌量应适宜，过少可发生假阴性，接种过多可导致假阳性：

2. 丙二酸盐利用试验

（1）原理：在丙二酸盐培养基中，细菌能利用的碳源只有丙二酸盐。当某种细菌能利用丙二酸盐时，可将其分解为碳酸钠，使培养基变为碱性，pH指示剂溴麝香草酚蓝，由淡绿色变为深蓝色。

（2）方法：将待检细菌接种子丙二酸盐培养基上，于35℃孵育1~2天，观察结果。

（3）结果判断：培养基由淡绿色变为深蓝色者为阳性。

（4）注意事项：某些利用丙二酸盐的细菌产碱量少，造成判断困难。可将其与未接种的培养基进行对比。培养48h后有蓝色表示为阳性，阴性结果必须在培养48h后才能做出判断。

3. 乙酰胺利用试验

（1）原理：非发酵菌产生脱酰胺酶，可使乙酰胺经脱酰胺酶作用释放氨，使培养基变为碱性。

（2）方法：将待检菌接种于乙酰胺培养基中，于35℃孵育24~48h，观察结果。

（3）结果判断：培养基由黄色变为红色为阳性，培养基颜色不变为阴性。

（4）应用：主要用于非发酵菌的鉴定。铜绿假单胞菌、无色杆菌、代尔伏特菌为阳性，其他非发酵菌大多数为阴性。

4. 醋酸盐利用试验

（1）原理：细菌利用铵盐作为唯一氮源，同时利用醋酸盐作为唯一碳源时，可在醋酸盐培养基上生长，分解醋酸盐产生碳酸钠，使培养基变为碱性。

（2）方法：将待检菌接种于醋酸盐培养基斜面上，于35℃孵育7天，逐日观察结果。

（3）结果判断：斜面上有菌落生长、培养基变为蓝色为阳性，否则为阴性。

（4）应用：肠杆菌科中埃希菌属为阳性，志贺菌属为阴性；铜绿假单胞菌、荧光假单胞菌等非发酵菌为阳性。

四、酶类试验

1. 触酶试验

（1）原理：具有触酶（过氧化氢酶）的细菌，能催化过氧化氢放出新生态氧，继而形成气泡。

（2）方法：取3%过氧化氢溶液0.5ml，滴加于不含血液的细菌培养基上，或取1～3ml滴加于盐水菌悬液中。

（3）结果判断：培养物出现气泡者为阳性。

（4）注意事项：①细菌要求新鲜。②不宜用血平板上的菌落做触酶实验，因红细胞内含有触酶，可能出现假阳性。③需用已知阳性菌和阴性菌做对照。

2. 氧化酶试验

（1）原理：氧化酶（细胞色素氧化酶）是细胞色素呼吸酶系统的酶。具有氧化酶的细菌，首先使细胞色素C氧化，再用氧化型细胞色素C使对苯二铵氧化，生成具有颜色的醌类化合物。

（2）方法：取洁净的滤纸一小块，蘸取菌苔少许，加一滴10g/L盐酸对苯二铵溶液于菌落上，观察颜色变化。

（3）结果判断：立即呈粉色并迅速转为紫红色者为阳性。

（4）注意事项：①试剂在空气中容易氧化，故应经常更换试剂，或配制时在试剂内加入0.1%维生素C以减少自身氧化。②不宜采用含有葡萄糖的培养基上的菌落（葡萄糖发酵可抑制氧化酶活性）。③实验时应避免含铁的培养基等含铁物质，因本实验过程中遇铁时会出现假阳性结果。

3. 靛酚氧化酶试验

（1）原理：具有氧化酶的细菌，首先使细胞色素C氧化，再由氧化型细胞色素C使盐酸对二甲胺基苯胺氧化，并与α-萘酚结合，产生靛酚蓝而呈蓝色。

（2）方法：取靛酚氧化酶纸片用无菌盐水浸湿，然后直接蘸取细菌培养物，立即观察结果。

（3）结果判断：纸片在10s内变成蓝色为阳性。

4. 血浆凝固酶试验

（1）原理：金黄色葡萄球菌可产生两种凝固酶。一种是结合凝固酶，即结合在细菌细胞壁上，为纤维蛋白原的受体，能与血浆中的纤维蛋白原结合，可用玻片法测出。另一种是游离凝固酶，为分泌至菌体外的蛋白质，能被血浆中的协同因子激活成为凝血酶样物质，从而使血浆发生凝固。

（2）方法

1）玻片法：取兔或人血浆和生理盐水各一滴分别置于清洁玻片上，挑取待检菌落分别与血浆及生理盐水混合。如果血浆中有明显的颗粒出现而生理盐水中无自凝现象为阳性。

2）试管法：取试管3支，分别加入0.5ml，的血浆（经生理盐水1∶4稀释），挑取菌落数个加入测定管充分研磨混匀，将已知阳性菌株和阴性菌株加入对照管，37℃水浴3～4h。血浆凝固为阳性。

（3）注意事项：若被检菌为陈旧的肉汤培养物（大于18～24h）或生长不良、凝固酶活性低的菌株往往出现假阴性。该试验需要设阳性对照与阴性对照。

5. DNA 酶试验

（1）原理：某些细菌可产生细胞外 DNA 酶。DNA 酶可水解 DNA 长链，形成数个寡核苷酸链，后者可溶于酸。在平板上加入酸后，若菌落周围出现透明环，表示该菌具有 DNA 酶。

（2）方法：将待检细菌点种于 DNA 琼脂平板上，35℃培养 18～24h，在细菌生长物上加一层 1mol/L 盐酸（使菌落浸没）。

（3）结果判断：菌落周围出现透明环为阳性，无透明环为阴性。

（4）注意事项：培养基表面凝固水需烘干，以免细菌蔓延状生长。也可在营养琼脂的基础上增加 0.2% DNA。

6. 硝酸盐还原试验

（1）原理：硝酸盐培养基中的硝酸盐可被某些细菌还原为亚硝酸盐，后者与乙酸作用产生亚硝酸。亚硝酸与对苯氨基苯磺酸作用，形成偶氮苯磺酸，再与 α－萘胺结合生成红色的 N－α－萘胺偶氮苯磺酸。

（2）方法：将待检细菌接种于硝酸盐培养基中，于 35℃孵育 1～2 天，加入甲液和乙液各 2 滴，即可观察结果。若加入硝酸盐试剂不出现红色，需检查硝酸盐是否被还原。可于原试管内加入少量锌粉，如出现红色，证明产生芳基肼，表示硝酸盐仍然存在；若仍不产生红色，表示硝酸盐已被还原为氨和氮。也可在培养基内加 1 支小倒管，若有气泡产生，表示有氮气产生，用以排除假阴性。如铜绿假单胞菌、嗜麦芽窄食单胞菌等可产生氮气。

（3）结果判断：呈红色者为阳性。若不呈红色，再加入少量锌粉，如仍不变为红色者为阳性，表示培养基中的硝酸盐已被还原为亚硝酸盐，进而分解成氨和氮。加锌粉后变为红色者为阴性，表示硝酸盐未被细菌还原，红色反应是由于锌粉还原所致。

（4）注意事项：本实验在判定结果时，必须在加试剂之后立即判定，否则会因迅速褪色而造成判定困难。

五、其他试验

1. 氢氧化钾拉丝试验

（1）原理：革兰阴性菌的细胞壁在稀碱溶液中容易破裂，释放出未断裂的 DNA 螺旋，使氢氧化钾菌悬液呈现黏性，可用接种环搅拌后拉出黏液丝，而革兰阳性菌在稀碱溶液中没有上述变化。

（2）方法：取 1 滴 40g/L 氢氧化钾水溶液于洁净玻片上，取新鲜菌落少量混合均匀，并不断提拉接种环，观察是否出现拉丝。

（3）结果判断：出现拉丝者为阳性，否则为阴性。

2. 黏丝试验

（1）霍乱弧菌与 0.5% 去氧胆酸盐溶液混匀，1min 内菌体溶解，悬液由混浊变为清晰，并变黏稠，用接种环挑取时有黏丝形成。

（2）方法：在洁净载玻片上加 0.5% 去氧胆酸盐溶液，与可疑细菌混匀，用接种环挑取，观察结果。

（3）结果判断：在 1min 内菌悬液由混变清并且黏稠，有黏丝形成为阳性，否则为阴性。

3. CAMP 试验

（1）原理：B 群链球菌具有“CAMP”因子，能促进葡萄球菌 β 溶血素的活性，使两种细菌在划线处呈现箭头形透明溶血区。

（2）方法：先用产溶血素的金黄色葡萄球菌在血平板上划一横线，再取待检的链球菌与前一划线做垂直接种，两者相距 0.5 ~ 1.0cm，于 35℃孵育 18 ~ 24h，观察结果。

（3）结果判断：在两种细菌划线交界处，出现箭头形透明溶血区为阳性。

（4）注意事项：被检菌与金黄色葡萄球菌划线之间留出 0.5 ~ 1.0cm 的距离，不得相接。

4. 奥普托欣（Optochin）敏感试验

（1）原理：Optochin（乙基氢化去甲奎宁 ethylhydrocupreine 的商品名）可干扰肺炎链球菌叶酸的生物合成，抑制该菌的生长，故肺炎链球菌对其敏感，而其他链球菌对其耐药。

（2）方法：将待检的 α 溶血的链球菌均匀涂布在血平板上，贴放 Optochin 纸片，35℃孵育 18 ~ 24h，观察抑菌环的大小。

（3）结果判断：抑菌环大于 15mm 的为肺炎链球菌。

（4）注意事项：①做 Optochin 敏感实验的平板不能在二氧化碳环境下培养，因其可使抑菌环缩小。②同一血平板可同时测定几株菌株，但不要超过 4 株。③Optochin 纸片可保存于冰箱中，一般可维持 9 个月。如用已知敏感的肺炎链球菌检测为耐药时，纸片应废弃。

5. 新生霉素敏感试验

（1）原理：金黄色葡萄球菌和表皮葡萄球菌可被低浓度新生霉素抑制，表现为敏感，而腐生葡萄球菌表现为耐药。

（2）方法：将待检菌接种于 MH 琼脂平板或血平板上，贴上每片含 5μg 新生霉素诊断纸片一张，35℃孵育 18 ~ 24h，观察抑菌环的大小。

（3）结果判断：抑菌环直径大于 15mm 为敏感，不大于 15mm 为耐药。

6. 杆菌肽敏感试验

（1）原理：A 群链球菌对杆菌肽几乎全部敏感，而其他群链球菌对杆菌肽一般为耐药。故用以鉴别 A 群链球菌和非 A 群链球菌。

（2）方法：用棉拭子将待检菌均匀接种于血平板上，贴上每片含 0.04 U 的杆菌肽纸片一张，放 35℃孵育 18 ~ 24h，观察结果。

（3）结果判断：抑菌环直径大于 10mm 为敏感，不大于 10mm 为耐药。

7. O/129 抑菌试验

（1）原理：O/129（2，4 二氨基 -6，7 - 二异丙基喋啶）能抑制弧菌属、发光杆菌属和邻单胞菌属细菌生长，而气单胞菌属和假单胞菌属细菌耐药。

（2）方法：用棉拭子将待检菌均匀涂布于碱性琼脂平板上，把每片含 10μg、每片含 150μg 两种含量的 O/129 纸片贴于其上，放 35℃孵育 18 ~ 24h，观察结果。

（3）结果判断：出现抑菌环者表示敏感，无抑菌环者为耐药。

（4）注意事项：弧菌属、邻单胞菌属敏感，气单胞菌属细菌为耐药。上述细菌传染性强危害大，实验过程中务必做好生物安全工作，或在相应生物安全级别实验室进行。

（祝　辉）

第四节 细菌分子微生物学检验技术

分子生物学的理论和技术的迅速发展为微生物的鉴定与鉴别，微生物的分型，耐药基因的检测，分子流行病学的调查等提供了重要手段，使得其更加准确、简洁和快速。

一、脉冲场凝胶电泳

脉冲场凝胶电泳（PFGE）以其重复性好、分辨力强而被誉为微生物分子分型技术的“金标准”。无论是在固体还是液体培养基中生长的细菌，用蛋白裂解酶溶解细胞壁和蛋白质后，再经DNA特异位点内切酶消化、酶切，再将经如上处理的微生物DNA放置凝胶中电泳。定时改变电场方向的脉冲电源，每次电流方向改变后持续1秒至5分钟左右，然后再改变电流方向，反复循环，使DNA在琼脂糖凝胶的网孔中呈曲线波动，从而将10～800kb的大片段微生物DNA有效地分离，此电泳图谱经荧光素染色（如溴乙啶）后观察。成像的数据可贮存在商品化的数据库中，并用商品化的软件包进行数据分析。

PFGE图谱的判别标准，根据其电泳条带来判定，如PFGE图谱一致，说明为相同菌株；有1～3条带的差异说明菌株间有相近关系，且只有单基因的改变；4～6条带的差异说明菌株间可能有相近关系，但可有两个独立基因的差异；如菌株间有6条带或更多条带差异，表明有三个或更多基因的改变，可视为无相关性。此标准只适用于小量的局部性基因的变化研究，有一定的局限性。

PFGE适用于各种病原菌分析，与其他分型方法比较有着更高的分辨力和重复性。目前，许多常见的细菌病原体如肺炎链球菌、肠球菌、肠杆菌、铜绿假单胞菌和其他革兰阴性菌以及非结核分枝杆菌等都可用PFGE进行分析。但是，对耐甲氧西林金黄色葡萄球菌、流感嗜血杆菌b型和大肠埃希菌O157：H7型等，由于它们各菌属间有相同的内切酶位点，故在流行病学上无相关性的分离株也可表现出相同的PFGE图谱，不易区分。尽管如此，PFGE在分子生物学分型技术中仍是分辨率最好的方法，实验表明较大多数其他方法分辨率高，如在鉴别乙酸钙不动杆菌和鲍曼不动杆菌、淋病奈瑟菌等菌株时，其分辨率也明显高于重复序列片段PCR（Rep－PER）。凝胶扫描分析仪和相应软件有助于创建所有病原菌PFGE图谱数据库。将鉴定的图谱数据与数据库中的相比较，可判断被测菌株与相关菌属间的遗传学关系。

二、DNA印迹和限制性片段长度多态性分析

DNA印迹主要用于测定和定位各种真核和原核生物体基因序列，其方法是将全染色体DNA经内切酶消化后，用琼脂糖凝胶电泳将其片段分离，再将分离的DNA片段从琼脂糖凝胶中转印到硝酸纤维素或尼龙膜上，最后将结合在膜上的核酸通过与一个或多个同源性探针杂交进行检测。探针的标记可用酶显色底物或酶化学发光底物等。该方法已成功地用于细菌菌株的分型中，它基于各种内切酶位点在不同菌株的基因特异性区域中呈多态性的原理，根据琼脂糖电泳的条带大小来判定菌株间的关系。

基因特异性探针现已用于监测微生物的流行菌（毒）株。在RFLP－DNA印迹的基础上发展起来另一个分型法，核糖体分型（ribotyping）技术，其最大特点是选用细菌核糖体中16SrRNA或

23SrRNA 基因为杂交探针，核糖体分型可用于区分不同的细菌菌株的研究。由于该方法产生的杂交条带较少，结果的判别较容易，但对基因关系相近的菌株间其分辨力尚显不够。

多基因位点也能成为细菌分型中 DNA 印迹研究的靶点，如采用 toxA 基因和 16S 与 23SrRNA 基因的复合探针用于铜绿假单胞菌的分型。但应用双基因探针法的 DNA 印迹技术，其分辨力仍低于 PFGE，又由于 DNA 印迹技术繁琐，其应用多已被 PCR 特异性位点 RFLP 方法所代替。

三、随机扩增 DNA 多态性分析

随机扩增 DNA 多态性分析（RAPD）又称为随机引物 PCR（arbitrary primered PCR）最初由 Williams、Welsh 及 Mc - Clelland 等于 1990 年报道。RAPD 分析是基于较短的随机序列引物（9 ~ 10 个碱基长度），在低退火温度下能与染色体 DNA 序列有较好的亲和力，能用于细菌基因区域的初始扩增。如果当退火时两个 RAPD 引物分别在数千 bp 的范围内，与模板结合后 PCR 所产生的分子长度与两者间的结合距离相一致。由于在同种细菌的不同株之间与随机引物结合位点的数量不同，在理论上不同菌株经琼脂糖电泳分离扩增后产物所产生的条带图谱有所不同。

在多数情况下，RAPD 引物序列所产生的最佳 DNA 条带靠经验来确定试验条件。有人用噬菌体 M_{13}的一段保守 DNA 序列作为 RAPD 指纹图谱分析的引物，可能有助于 RAPD 方法的标准化。

RAPD 法可用来进行细菌和真菌的分型。与其他的分型技术比较，RAPD 分析 16rRNA 基因和 16S ~ 23SrRNA 间隔区较 RFLP 有更好的分辨性，但不及 Rep - PCR。RAPD 分析中的问题是缺乏重复性和难以标准化。由于引物不能直接与一些特殊的基因位点结合使得引物与模板位点间发生不完全性杂交，加之扩增过程敏感性极高，在退火温度下的轻微变化都能导致图谱条带的改变，且根据经验来设计引物，给确定最佳反应条件和试剂浓度的选择带来了困难，这些都是该技术难以标准化的因素。

四、PCR - 异性位点 RFLP

PCR 能对细菌特异性的基因区域进行扩增并进行比较，被检测的这些特异性区域常用相应的特异性引物来进行扩增，将产物进行 RFLP 分析。消化后的 DNA 片段可通过琼脂糖或聚丙烯凝胶电泳进行分离。

PCR - 特异性位点 RFLP（PCR - based locus - specific RFLP）特异性位点的 RFLP 方法能用于微生物基因分型研究。细菌的 16S、23S 和 16S ~ 23S 区域常用于特异性位点 RFLP 的研究靶点。核糖体 DNA 的扩增、内切酶消化和 DNA 片段的电泳分离，较之 DNA 印迹的传统核糖体分型更加简便，同时，特异性位点的 RFLP 方法还可运用于耐药基因的筛查中，Cockerill 等曾通过扩增对异烟肼不同程度耐药的结核分枝杆菌 katG 基因的 RFLP 方法来观察其突变。

由于 PCR 特异性位点 RFLP 所检测的细菌基因区域有限，研究表明，PCR - 核糖体分型与 PFGE 和生化分型方法比较，其分辨率较低。

五、重复片段 PCR

此法通过 PCR 扩增细菌基因的重复 DNA 片段来获得菌株特异性图谱。目前主要应用两种重复片段，一种是基因外重复回文序列（repetitive extragenic palindromic，REP），它是一个有 38bp 的片段，由一个保守回文段以及两端分别为有 6 个降解位点和一个 5bp 的可变框组成。REP 序列已在许多肠杆菌科细菌中发现，REP 片段中的回文特性和它能形成框架结构的特性是导致其具有高度保守结构分散等多重功能的关键。第二种常用于分型的 DNA 序列是肠杆菌科基因间重复序列（enterobacterial repetitive intergenic consensus，ERIC），其核酸为 126bp，其中包含了一个高度保守的中央倒置重复序列并位于细菌染色体中的基因外区域，它们在大肠埃希菌和沙门菌的基因序列中极其重要。

在扩增时，无论 REP 还是 ERIC 片段可以是一对引物或一组引物，也可选用多组复合引物。ERIC 法所产生的图谱一般较 REP 简单，但在对细菌菌株的分辨力却相似。同时选用 REP 和 ERIC 引物进行 PCR 分型可提高其分辨能力。

在细菌 DNA 分型中，重复片段 PCR（Rep－PCR）方法应用最为广泛，REP 和 ERIC 引物都适合于肠杆菌属等各种革兰阴性菌和肺炎链球菌等各种革兰阳性菌。由于该方法简便，适合于大批量菌株的鉴定，但其分辨力仍不及 PFGE。

六、扩增片段长度多态性分析

扩增片段长度多态性分析（AFLP）是一种基因指纹技术，其原理是对经内切酶消化的 DNA 片段进行选择性的扩增，最初该方法主要用于鉴定植物基因的特性，后也用于细菌的 DNA 分型中。一般 AFLP 可选用两个不同的内切酶和两个引物，也可用一个内切酶和一个引物进行。通常细菌 DNA 经提取、纯化后，用两个不同的酶如 EcoRI 和 MseI 消化，选用与酶切位点和被检序列有同源性的片段作为 PCR 引物，则能较好地与之互补进行扩增。为了便于观察，PCR 引物可用放射性同位素或荧光素标记，也可用于溴乙啶染色检查。研究表明，AFLP 在菌株分型中有着较好的重复性，其分辨能力优于 PCR－核糖体技术，但不如 Rep－PCR 和 PFGE。

七、DNA 序列测定

所有鉴别微生物的基因检测方法都是根据菌（毒）株间 DNA 序列的差异而设计，故在理论上 DNA 序列测定（DNAsequencing）是最可靠的微生物分型手段，也是微生物鉴定的基本依据。但因需特殊设备且成本较高，故不宜在临床应用。DNA 序列测定通常是采用 PCR 扩增样品 DNA 中的某一片段，再将 PCR 产物进行测序，RNA 也可通过逆转录后进行序列分析。自动化的 DNA 测序仪是基于实时荧光来监测标记的测序产物而进行，常用的 DNA 测序仪通常采用的是双脱氧链终止法，即在 DNA 合成反应中加入 5’被荧光素标记的寡核苷酸引物和少量的一种 ddNTP 后，链延伸将与偶然发生但却十分特异的链进行竞争，反应产物是一系列的核苷酸，其长度取决于起始 DNA 合成的引物末端到出现链终止位置之间的距离，在 4 组独立的酶反应中分别采用 4 种不同的 ddNTP，结果将产生 4 组寡核苷酸，它们将分别终止于模板的每一个 A、C、G、T 的位置上。再将四管反应物同时进行聚丙烯酰胺凝胶电泳，在电泳时，荧光标记物被氩激光所激发而自动检测，其数据结果经特殊的软件处理而判读出碱基序列。

DNA 序列测定的应用需注意以下几个问题，首先 DNA 序列测定只适用于细菌染色体中非常小范围内的直接检测，不适宜对复杂序列或细菌染色体大范围的测定，而 PFGE、Rep - PCR 和 RAPD 分析等则是检测的细菌全染色体。其次，由于序列测定的 DNA 范围有效，在选择序列范围时，应避开细菌的高度保守区域，以提高其分辨能力。再次，在分型中所选择的被测序列应不能水平地传递给其他菌株，以保证其分型的准确性。

（祝　辉）

第五节　细菌免疫学检测技术

传统的和现代的抗原 - 抗体反应在微生物的鉴定和微生物感染诊断中均具有重要意义。

一、传统的抗原 - 抗体反应

（一）凝集反应

原理：颗粒性抗原与相应的抗体在合适的浓度比例下、在合适的反应条件下（温度、pH、盐离子和反应时间等）可发生凝集反应。应用：用已知抗原检查抗体，或用已知抗体检查抗原。它是细菌鉴定传统的重要技术。

1. 直接凝集反应　多为在实验室制备多价或单价抗血清用来检查细菌的抗原而鉴定细菌。

（1）沙门菌的血清型鉴定：沙门菌的菌体或鞭毛的抗原结构不同。实验室应用成套的多价和单价的抗血清依凝集反应而分出血清型。以前沙门菌的命名就依血清型别的差异，如今虽不以此定种，血清型仍需确定以资鉴别，且需将抗原结构写于菌种名后。

（2）大肠埃希菌的血清型鉴定：致腹泻性或尿道或血流感染性的大肠埃希菌的血清学鉴定有助于确定其致病性（如产志贺毒素大肠埃希菌 O157 等），也可鉴别各种类型的致腹泻大肠埃希菌也是流行病学和流行菌株调查的重要技术。

（3）志贺菌的血清学鉴定：志贺菌的种别与型别由与多价和单价抗血清的凝集而确定。

（4）在耶尔森菌、弯曲菌、军团菌，流感嗜血杆菌，脑膜炎奈瑟菌等的鉴定中也用直接凝集反应。分析菌株的血清型与其致病性、毒力和流行特征密切相关。

2. 间接凝集反应　利用载体，如葡萄球菌 A 蛋白、链球菌 G 蛋白和固相载体，如含 A 蛋白的葡萄球菌菌体，聚苯乙烯（latex）粒子、明胶粒子、炭末、胶体金、胶体硒等包被已知的抗体用来检查抗原（病毒、细菌、支原题、衣原体等抗原）；也可包被已知的抗原来检查患者血清中的抗体。此类间接凝集试验应用很广，已有不少的商品试剂盒。主要有：

（1）筛查梅毒患者的 VDRL（veneral disease research laboratory，美国性病研究实验室）法，RPR（rapid plasma reaction，快速血浆反应）和 USR（unheated serum reaction，不加热血清反应）试验系将非梅毒螺旋体的抗原（心类酯，反应原）结合于粒子表面来筛查梅毒患者血清中的抗体（反应素）。如以梅毒螺旋体的可溶性抗原结合在粒子表面则可检查患者血清中的特异性抗体，作为确证试验。

（2）同时检查多种病原体抗原的粒子凝集试验：如同时检查脑脊液中肺炎链球菌、流感嗜血杆菌和脑膜炎奈瑟菌的 Latex 凝集试验。同时检查脑脊液中疱疹病毒、腮腺炎病毒和腺病毒的 Latex 凝集试验。我国自行开发出自咽部标本检查 A 型流感病毒 H_5N_1 的快速诊断试验。

（3）直接自粪便悬液中检查轮状病毒的 Latex 凝集试验。

（4）检查产毒素大肠埃希菌的不耐热毒素（LT）耐热毒素（ST）的凝集试验需先裂解菌体。

（5）自体液或血液中检查真菌抗原的凝集试验以快速诊断深部真菌感染。

（6）链球菌的抗原分群，以分群抗体分别包被于 Latex 粒子，将自菌体提取的抗原进行凝集反应可用于链球菌的分群。

（7）自标本中检查病毒抗原的间接凝集试验。

（二）沉淀反应

原理：可溶性抗原与相应的抗体在合适的浓度比例、合适的反应条件（温度、pH、盐离子和反应时间等）可发生沉淀反应。

（1）用已知的微生物抗原或抗体通过双向琼脂扩散试验可鉴定相应的抗体或抗原。

（2）用单向琼脂扩散或火箭电泳试验可鉴定和粗略定量微生物抗原或抗体。

（3）免疫光散射或免疫浊度测定技术，可精密地定量微生物抗原或抗体。

（三）补体结合反应

此种技术较前两者的特异性和敏感性好。现虽已应用不多，但在一些病毒性疾患的诊断中仍有重要的作用。

二、现代的抗原－抗体反应

近年迅速发展起来的各种形式的标记免疫分析已成为微生物鉴定及其感染的重要诊断技术。各种均相和非均相的标记免疫分析有放射免疫分析（RIA）、酶免疫分析（EIA）、荧光免疫分析（FIA）、化学发光免疫分析（CIA）、生物发光免疫分析（BIA）和金标记免疫分析技术等，它们的技术原理与基本方法在免疫学检验的章节中已有介绍。需要强调的是以下方面。

（1）单克隆抗体和基因工程抗体以至噬菌体展示技术抗体或适体（aptamer）的迅速发展，可以更特异而敏感地直接自各种标本中检查微生物的抗原而实现快速而可靠的诊断。如今微生物感染的诊断技术已逐步由抗体检测向抗原检测转变。检测标本中含量极低的抗原用上述抗体可以有效地检出。

（2）金标记免疫技术与高特异性的抗体相结合，使之成为简便而快速的微生物感染的诊断技术，成为即时检验（point of care test，POCT）的重要组成部分，最有发展和临床应用前景。

三、免疫学技术检查患者血清中的抗体

（1）以微生物的抗原（菌体的、可溶性的、基因工程制备的）检查患者血清中的 IgM 抗体具有早期诊断的价值。因 IgM 抗体在血清中出现最早，常是感染急性期的标志。

（2）IgG 抗体主要用于回顾性的确诊，如 IgG 抗体持续升高，尤其是在感染的恢复期比急性期有 4 倍以上的升高则具有诊断价值。

(3) IgA 分泌型抗体对局部（尤其是黏膜部位）感染具有诊断价值。EB 病毒壳蛋白的 IgA 抗体与鼻咽癌有较明显的联系。

(4) 抗体检查对新发的或起初病原不明的微生物感染性疾患有重要的诊断和鉴别诊断的价值。如 2003 年世界范围出现的传染性非典型性肺炎（SARS），在最初病原不明的情况下，保留患者的血清检查抗体，对明确诊断极有价值。

（祝 辉）

第六节 真菌形态检验技术

形态学检查为检测真菌的重要手段，可获得真菌感染的直接证据，是最常用的实验室诊断方法。

一、标本的采集与处理

不同疾病采集不同的标本。浅部真菌病可采集皮屑、甲屑、毛发等，深部真菌病可采集血液、脓汁、脑脊液、痰液、分泌物、尿液、组织等，食物中毒可采集可疑食物、粪便等。标本应在用药前采集，已用药者，停药一段时间后再采集。采集标本时，应无菌操作，必要时培养基内要加入抗生素抑制细菌的生长。标本量要充足，液体标本应多于 5ml，组织标本应根据病理检验和组织培养的需要采取。标本采集后，立即送往实验室检查，一般不超过 2 小时，4℃保存不超过 8 小时。

二、直接镜检

直接采取标本制片镜检，不染色，若发现真菌菌丝或孢子可初步判定为真菌感染。但多数不能确定其种类。常用的方法有：

1. 氢氧化钾透明法　常用于癣病标本的检查。将皮屑、甲屑、毛发、组织等少许标本置于载玻片上，加一滴 10% ~20% 的 KOH，盖上盖玻片，微加热促进角质蛋白溶解，使标本透明，并轻压盖玻片，驱逐气泡，用棉拭或吸水纸吸去周围溢液，置于显微镜下检查。检查时光线稍暗，先在低倍镜下检查有无菌丝和孢子，然后用高倍镜观察孢子和菌丝的形态特征。

2. 生理盐水法　常用于观察真菌的出芽现象。将标本置于载玻片上，加一滴生理盐水，在盖玻片四周涂上凡士林，盖在标本上，可防止水分蒸发，37℃ 3 ~4 小时观察结果。此外，脓液、尿液、粪便等标本可滴加生理盐水直接镜检。

此外，还可用水合氯醛 - 苯酚 - 乳酸液来消化透明标本。

三、染色镜检

染色镜检可清晰地观察到真菌的形态结构，提高检出率。可根据菌种和检验要求选取染色方法，常用的染色方法如下：

1. 革兰染色　适用于酵母菌、孢子丝菌、组织孢浆菌等。所有真菌均为革兰阳性，深紫色。

2. 乳酸 - 酚 - 棉蓝染色　用于各种真菌的检查及标本保存。将少许标本置于洁净载玻片上，滴加染液，加上盖玻片（加热或不加热），镜检。真菌被染成蓝色。如需保存染色片，盖玻片四周用特种胶封固。

3. 印度墨汁染色　常用于脑脊液（CSF）中的新生隐球菌的检查。将印度墨汁或优质墨汁1滴滴于洁净载玻片上，加入待检标本或脑脊液沉渣1滴，必要时加生理盐水1滴稀释，加上盖玻片，镜检。在黑色背景下可见到圆形或有出芽的透亮菌体，外周有一层透明的荚膜，宽度与菌体相当。

如标本是皮屑、甲屑、毛发等，须先用10% ~20% KOH处理5~20分钟，然后再在盖玻片一端加染液，另一端用吸水纸缓慢将KOH吸去，直到真菌染上颜色为止。此外，根据需要还可选用其他染色方法。如瑞氏染色用于骨髓和血液中荚膜组织胞质菌的检测；黏蛋白卡红染色法（MCS）用于新生隐球菌荚膜染色；糖原染色（PAS）、嗜银染色（GMS）及荧光染色可用于标本直接涂片或组织病理切片染色检查。

直接镜检也有局限性，阴性结果不能排除真菌感染，不如培养法敏感。可有假阳性结果，如脑脊液中的淋巴细胞在墨汁染色中易误认为新型隐球菌，微小的脂肪滴可误认为出芽的酵母细胞。可疑结果应复查或进一步培养检查。

（祝　辉）

第七节　真菌的培养技术

一、基本条件

多数真菌营养要求不高，在一般细菌培养基上能生长，多用沙保弱培养基培养。培养基可加入一些抑菌剂，有利于选择培养。深部真菌可用血琼脂或脑心葡萄糖血琼脂37℃培养。还有通过显色来鉴别真菌的显色培养基。常用真菌培养基及用途见表21－1。培养真菌需较多氧气。多数真菌在22~28℃生长良好，有些深部真菌最佳生长温度为37℃。最适pH为4.0~6.0。需较高的湿度。真菌生长较慢，除类酵母菌等可在1~2天内长出菌落外，其他真菌需培养1~2周才能形成典型菌落。所有分离标本应孵育至少4周。

表21－1　常用真菌培养基及用途

培养基	用途
沙保弱培养基	深浅部真菌的常规培养
马铃薯葡萄糖琼脂培养基	观察菌落色素，鉴别真菌
玉米粉聚山梨酯（吐温）－80琼脂培养基	观察白色念珠菌厚膜孢子及假菌丝
脑心葡萄糖血琼脂培养基	培养深部真菌，使二相性真菌呈酵母型
皮肤真菌试验培养基	分离皮肤真菌
左旋多巴－枸橼酸铁和咖啡酸培养基	分离新生隐球菌
酵母浸膏磷酸盐琼脂培养基	分离荚膜组织胞质菌和皮炎芽生菌
科玛嘉念珠菌显色培养基	分离和鉴定主要致病性念珠菌
尿素琼脂培养基	鉴别酵母菌和类酵母菌，石膏样毛癣菌和红色毛癣菌

二、培养方法

1. 大培养　又称平皿培养，将标本接种在培养皿或特别的培养瓶内，因表面较大，可使标本分散，易于观察菌落特征。但因水分易蒸发，只能用于培养生长繁殖较快的真菌。

2. 试管培养　将标本接种在琼脂斜面上，主要用于临床标本分离培养、菌种保存和传代。

3. 其他培养方法　根据临床需要还可选用其他培养方法，如小培养、组织或细胞培养、单孢子培养等。

三、生长现象

真菌经过培养后，会长出菌落，菌落是鉴别真菌的重要依据。主要从生长速度、菌落的性质（酵母型菌落、类酵母型菌落、丝状菌落）、菌落的形态特征（菌落大小、菌落颜色、菌落表面、菌落质地、菌落的边缘、菌落高度及菌落底部等）来观察真菌的生长现象。

此外，通过小培养可在显微镜下直接观察菌体的结构及菌丝、孢子等形态。若培养基上长满细菌或确定为实验室污染菌者应弃去，尽快采集新鲜标本重检。

（祝　辉）

第八节　真菌的其他检验技术

一、生化试验检查

主要用于检测深部感染真菌，如假丝酵母菌、新型隐球菌等。有糖（醇）类发酵试验、同化碳源试验、同化氮源试验、明胶液化试验、牛乳分解试验、尿素分解试验及测定淀粉样化合物等试验。临床常用微量生化反应管或鉴定卡来鉴别真菌，有酵母样真菌生化鉴定管、酵母样真菌同化试验编码鉴定管等。

二、免疫学检查

色真菌的诊断除依靠病原学诊断外，有时还需免疫学手段进行辅助诊断。深部感染的病原菌如白念珠菌、曲霉菌和隐球菌等，传统的微生物检测方法主要为血培养，时间太长，阳性率较低，可用免疫学方法检测抗原、抗体及代谢产物辅助诊断。常用的方法有胶乳凝集试验、ELISA 法、荧光免疫法、放射免疫法等。

真菌的其他鉴定诊断实验还有动物实验、核酸检测及真菌毒素的检测及组织病理学检查，可根据临床需要选用。

（祝　辉）

第九节　病毒形态学检查

一、形态学检查

（一）电镜技术

绝大多数病毒的大小超过了光学显微镜的分辨能力，通常只有在电镜下放大几万至几十万倍才能观察病毒的形态。

1. 标本制备　用电镜观察病毒颗粒必须使标本中含有大量的病毒才能进行，因此，浓缩标本是必要的。可以用超速离心或超过滤法直接浓缩标本中的病毒，也可以将标本接种于培养细胞使病毒增殖后再检查。此外，如果病毒是已知的，且有特异的抗血清，可用免疫凝集的方法浓缩病毒。常用的病毒标本制备方法有两种。①超薄切片法：也称正染法，标本用戊二醛固定，经过脱水、包埋、切片、染色后，观察病毒颗粒，本法操作复杂，但标本可长期保存。②负染法：直接将病毒悬液（也可用细胞）滴在铜网上，用重金属盐（通常用磷钨酸）进行染色，观察病毒颗粒，10～20min 可出结果，负染技术基于负性染料不渗入病毒颗粒，而是将病毒颗粒包绕，由于负性染料含重金属，不穿透电子束，使病毒颗粒具有亮度，在周围暗背景上显示亮区，这种方法较正染法显示的图像清晰，可显示病毒的表面结构，其缺点是敏感性低。

为了提高电镜技术的敏感性与特异性，在负染的基础上，又发展了免疫电镜技术。它基于抗原抗体结合形成免疫复合物的原理，用特异性抗体与样品结合，观察凝集的病毒颗粒，可使其敏感性提高 10～100 倍，同时病毒也较易识别。此外，还有胶体金标记技术。

2. 病毒的识别　负染技术将病毒分为两种形态，即裸露病毒和有包膜病毒，属于前者的有腺病毒、乳多空病毒等，属于后者的有疱疹病毒、布尼亚病毒等。大小也是鉴定病毒的标准之一，如小 RNA 病毒为 20～40nm，痘病毒达 200～300nm。电镜下病毒的形态有圆形、杆形、子弹形等规则形和不规则的多边形，如肠道病毒、登革病毒为圆形，狂犬病病毒为子弹形，呼肠孤病毒为六角形，疱疹病毒为圆形或多边形。有的病毒表面有刺突，如麻疹病毒、水疱性口炎病毒，而另一些病毒表面是光滑的，如单纯疱疹病毒、巨细胞病毒。RNA 病毒通常在细胞质成熟，DNA 病毒在细胞核成熟（痘病毒例外）。核衣壳的对称性也是鉴定病毒特征的重要标准，DNA 病毒一般为立体对称，RNA 病毒一般为螺旋对称。总之，在进行病毒的形态学识别时，应充分注意其特殊性与复杂性。很多病毒，如轮状病毒、星状病毒、嵌杯状病毒、甲型肝炎病毒等，都是用电镜首先发现的。

（二）光学显微镜

光学显微镜通常很难直接看到病毒颗粒，当细胞感染某些病毒以后，在细胞质和/或细胞核内可出现包涵体（inclusion body），通过 HE 染色后，在光学显微镜下可以看到包涵体；不同病毒的包涵体往往具有独特的形态、染色特性和存在部位，例如单个还是多个、圆形还是不规则形、外围有无晕圈、嗜酸性还是嗜碱性、在核内还是在胞质内等。通过包涵体的特征往往可以推断出是哪类病毒感染。例如疱疹病毒形成核内嗜酸性包涵体，痘病毒则形成胞质内嗜酸性包涵体，麻疹病毒同时形成核内和胞质内嗜酸性包涵体，狂犬病病毒在患病动物的神经细胞的胞质内形成嗜酸性内基小体等。

二、病毒大小的测定

测量病毒体大小的方法较多，如电子显微镜直接测量法、过滤法、超速离心沉淀法等，最常使用的是电子显微镜直接测量法。

1. 电子显微镜直接测量法　电子显微镜可直接观察到病毒的大小，将标本悬液置于载网膜上，进行负染色观察，对照电镜视野标尺，可以直接算出病毒体的实际大小。

2. 过滤法　将病毒液通过不同孔径大小的滤膜，根据通过与滞留病毒的孔径与滤过病毒的感染滴度可间接测定出病毒的大小。其方法如下。

（1）将病毒液（应含有少量的蛋白质，以防止病毒颗粒被滤膜或滤板吸附，一般用含2%血清或0.5%明胶或0.5%清蛋白的MEM 10 000 r/min 离心20～30min，吸取上清液进行测定。

（2）取上清液分别通过不同孔径的滤器。

（3）将未过滤的病毒液以及通过各级孔径的滤液分别用敏感细胞或实验动物测定感染力，并计算出 LD_{50} 或 $TCID_{50}$。

（4）根据通过与滞留病毒的孔径与滤过病毒的感染滴度计算出病毒的大小。

（王延华）

第十节　病毒的分离和鉴定

一、病毒分离鉴定的一般程序

病毒分离鉴定的一般程序见图21－1。

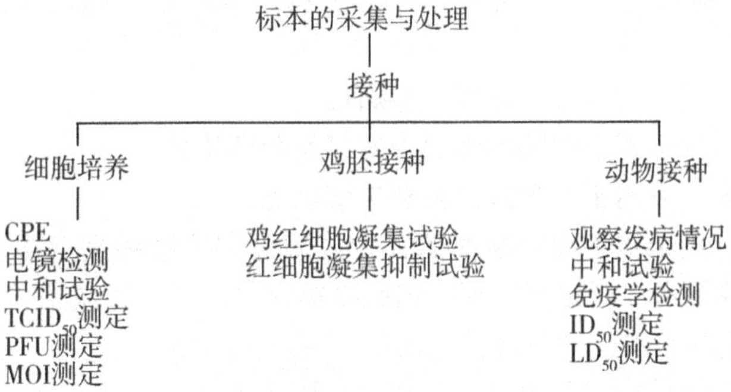

图21－1　病毒分离鉴定的一般程序

二、病毒的分离鉴定

（一）标本采集

根据临床诊断及病期的不同采集不同标本。无菌标本（脑脊液、血液、血浆、血清等）可直接接种于细胞、鸡胚或动物；无菌组织块经培养液洗涤后制成10%～20%悬液离心后，取上清液接种；咽洗液、粪便、尿、感染组织等污染标本在接种前先用抗生素处理，杀死杂菌。

（二）病毒的分离培养

病毒是严格的细胞内寄生的微生物，因此，应根据病毒的种类选择敏感的动物、组织细胞或鸡胚进行病毒的分离培养。

1. 细胞培养　用分散的活细胞培养称为细胞培养（cell culture）。所用培养液是含血清（通常为胎牛血清）、葡萄糖、氨基酸、维生素的平衡溶液，pH7.2～7.4。细胞培养适合绝大多数病毒生长，是病毒实验室的常规技术。其细胞培养方法通常有以下几种。

（1）原代细胞培养（primary cell culture）：用胰蛋白酶将人胚（或动物）组织分散成单

细胞，加一定培养液，37℃孵育1～2天后逐渐在培养瓶底部长成单层细胞，如人胚肾细胞、兔肾细胞。原代细胞均为二倍体细胞，可用于产生病毒疫苗，如兔肾细胞生产风疹疫苗，鸡成纤维细胞生产麻疹疫苗，猴肾细胞生产脊髓灰质炎疫苗。原代细胞不能持续传代培养，不便用于诊断工作。

（2）二倍体细胞培养（diploid cell culture）：原代细胞只能传2～3代细胞即退化，少数细胞在体外分裂50～100代仍能保持染色体数为二倍体，称为二倍体细胞。大多为人成纤维细胞，如人胚肺细胞。二倍体细胞一经建立，应尽早将细胞悬浮于10%二甲基亚砜中，大量分装于安瓿瓶中，储存于液氮（－196℃）内，供以后传代使用。目前多用二倍体细胞培养制备病毒疫苗，也用于病毒的实验室诊断工作。

（3）传代细胞培养（continuous cell culture）：通常是由癌细胞或二倍体细胞突变而来（如Hela、Hep－2、Vero细胞系等），染色体数为非整倍体，细胞生长迅速，可无限传代，在液氮中能长期保存，目前广泛用于病毒的实验室诊断工作，根据病毒对细胞的亲嗜性，选择敏感的细胞系使用。

2. 鸡胚培养　用受精孵化的活鸡胚培养病毒比用动物更加经济、简便。一般采用孵化9～14天的鸡胚，根据病毒的特性可分别接种在鸡胚绒毛尿囊膜、尿囊腔、羊膜腔、卵黄囊、脑内或静脉内。

（1）羊膜腔：可用于初次分离培养流感病毒。

（2）尿囊腔：可用于流感病毒和腮腺炎病毒的分离培养。

（3）绒毛尿囊膜：可用于接种痘病毒和疱疹病毒。

（4）卵黄囊：可用于接种嗜神经性的狂犬病病毒和乙型脑炎病毒。如有病毒增殖，则鸡胚发生异常变化或羊水、尿囊液出现红细胞凝集现象，常用于流感病毒及腮腺炎病毒等的分离培养，但多数病毒在鸡胚中不生长。

3. 动物试验　动物试验是最原始的病毒分离培养方法。常用的实验动物有小鼠、大鼠、豚鼠、家兔及猴等，接种途径可根据各病毒对组织的亲嗜性而定，如鼻内、皮内、皮下、脑内、腹腔或静脉接种等，接种后逐日观察实验动物的发病情况，如有死亡，则取病变组织剪碎、研磨均匀制成悬液，继续传代，并作鉴定。

（三）病毒的鉴定

1. 病毒在细胞内增殖的指征

（1）细胞病变效应（cytopathogenic effect，CPE）：病毒在细胞内增殖可引起细胞退行性病变，表现为细胞皱缩、变圆，出现空泡、死亡和脱落。某些病毒产生特征性CPE，倒置于光学显微镜下观察上述细胞病变，结合临床表现可做出预测性诊断。免疫荧光法（IF）用于鉴定病毒具有快速、特异的优点，细胞内的病毒或抗原可被荧光素标记的特异性抗体着色，在荧光显微镜下可见斑点状黄绿色荧光，根据所用抗体的特异性判断为何种病毒感染。

（2）红细胞吸附现象（hemadsorption phenomenon）：流感病毒和某些副黏病毒感染细胞后24～48h，在细胞膜上可出现病毒的血凝素（hemoagglutinin，HA），能吸附豚鼠、鸡等动物及人的红细胞，发生红细胞吸附现象。若加入相应的抗血清，可中和病毒血凝素，抑制红细胞吸附现象的发生，称为红细胞吸附抑制试验。这一现象不仅可作为这类病毒增殖的指征，还可用于病毒种和型的初步鉴定。

（3）干扰现象（interference phenomenon）：一种病毒感染细胞后可以干扰另一种病毒在

该细胞中的增殖，这种现象称为干扰现象。如前者为不产生 CPE 的病毒（如风疹病毒），但可干扰以后进入的病毒（如 ECHO 病毒）增殖，使后者进入宿主细胞后不再产生 CPE。

2. 病毒感染性的定量测定

（1）空斑形成单位（plaque forming unit，PFU）测定：一种测定病毒感染性比较准确的方法。将适当浓度的病毒悬液接种到生长成单层细胞的平皿或培养瓶中，当病毒吸附于细胞后，再在其上覆盖一层熔化的半固体营养琼脂，待凝固后，孵育培养。当病毒在细胞内复制增殖后，每一个感染性病毒颗粒在单层细胞中产生一个局限性的感染细胞病灶，病灶逐渐扩大，若用中性红等活性染料染色，在红色的背景中显出没有着色的空斑，空斑清楚可见。由于每个空斑由单个病毒颗粒复制形成，所以病毒悬液的滴度可以用每毫升空斑形成单位（PFU）来表示。

（2）50% 组织细胞感染量（50% tissue culture infectious dose，$TCID_{50}$）的测定：可估计所含感染性病毒的数量。将病毒悬液作 10 倍连续稀释，接种于敏感的单层细胞中，培养一定时间后，观察 CPE 等指标，以能感染 50% 的细胞最高稀释度，计算出 $TCID_{50}$。

3. 病毒形态结构的观察　借助电子显微镜可直接观察分离培养的病毒颗粒，根据其大小、形态可初步判断病毒属于哪一类。

4. 病毒抗原或核酸的检测　可利用已知的诊断血清或单克隆抗体来检测分离培养的病毒抗原，或用核酸杂交、PCR 等方法检测病毒核酸，必要时进行核酸测序，对病毒做出进一步鉴定。

（王延华）

第十一节　病毒免疫学检测

病毒的免疫检测包括不同感染部位标本中特异性抗原的检测以及血清特异性抗体的检测。

一、病毒抗原的检测

1. 免疫荧光（immunofluorescence，IF）技术　IF 技术可用于细胞培养病毒的鉴定，也适用于检测临床标本中的病毒抗原，具有快速、特异的优点。直接免疫荧光技术是用荧光素直接标记特异性抗体检测病毒抗原；间接免疫荧光技术是先用特异性抗体与标本中抗原结合，再用荧光素标记二抗与特异性抗体结合，从而间接识别抗原。近年来使用单克隆抗体（monoclonal antibody，McAb），大大提高了检测的灵敏度和准确性。

2. 免疫酶法（immunoenzyme assay，IEA）　其原理与应用范围同免疫荧光技术，IEA 是用酶（通常是辣根过氧化物酶或碱性磷酸酶）取代荧光素标记抗体，酶催化底物形成有色产物，在普通光学显微镜下清晰可见，不需荧光显微镜，便于推广使用。

3. 放射免疫测定法（radioimmunoassay，RIA）　RIA 分为竞争 RIA 和固相 RIA 两种方法。竞争 RIA 是用同位素标记的已知抗原与标本中未标记的待检抗原竞争性结合特异性抗体的试验，将形成的复合物分离出来，用放射免疫检测仪测定其放射活性，同时与系列稀释的标准抗原测定结果进行比较，确定出待检抗原的浓度；固相 RIA 是用特异性抗体包被于固相载体以捕获标本中的抗原，然后加入放射性标记的特异性抗体与抗原结合，测定其放射活性，得知抗原的量。RIA 是最敏感的方法，其缺点在于操作繁琐、费时，且有放射污染性，不易于广泛开展。

4. 酶联免疫吸附试验（enzyme－linked immunosorbent assay，ELISA）　先将特异性抗体

包被（吸附）到塑料微孔板中以捕捉标本中相应抗原，然后加入酶标特异性抗体，相应抗原被夹在抗体之间，当加入酶的底物后显色，显色程度直接反映了标本中病毒抗原的量。因其敏感性接近RIA，又不接触放射性物质，现已被广泛应用于临床。

此外，必要时也可以用蛋白质印迹试验（western blot，WB）检测标本中的病毒抗原。

二、特异性抗体的检测

病毒感染后通常诱发机体针对病毒一种或多种抗原的免疫应答，特异性抗体效价升高或IgM抗体出现有辅助临床诊断的价值。

1. 补体结合试验（complement fixation test，CFT） CFT分两个阶段：①抗原与抗体（一个为已知，一个为待检）混合，加入一定量的补体，若抗原与抗体相对应，则补体被消耗。②在上述混合物中加入溶血素致敏的绵羊红细胞，若补体已与抗原抗体复合物完全结合，则没有剩余补体存在，那么绵羊红细胞就不会溶血，结果为阳性，说明待检标本中有特异性抗体（或抗原）存在，出现阳性结果时血清标本最高稀释度为抗体的效价。由于补体结合抗体产生早、消失快，适用于诊断病毒近期感染。

2. 中和试验（neutralization test，NT） 在活体或活细胞内测定病毒被特异性抗体中和而失去致病力的试验称为NT。实验方法：①先测出病毒的半数致死量（LD_{50}）或半数感染量（ID_{50}）。②随即取活病毒与被试血清按不同比例混合，放置1～2h让其充分结合。③将病毒与血清混合液注入各组动物、鸡胚或组织细胞培养管/瓶内培养。④根据动物、鸡胚死亡数或细胞病变的管/瓶数，计算出百分比（%），然后再计算这些试验对象中的半数免于死亡或免于致病所需要的最少量血清（或最大量的病毒），就是该血清的中和抗体效价（称为50%终点的中和效价）。诊断病毒性疾病时，须取患者双份血清同时做对比试验，病后血清的中和抗体效价也必须超过病初血清4倍或4倍以上才能确诊。用此法鉴定病毒时，须将病毒分别与免疫血清及正常血清（对照）混合做对比试验，免疫血清比正常血清多中和50～100倍剂量的病毒，才能断定是该病毒。

病毒中和抗体的特异性高，持续时间久，显性或隐性感染后，血中可长期存在中和抗体，所以适用于流行病学调查或人群免疫水平研究，但因试验方法繁杂，耗用动物、鸡胚或细胞培养较多，故一般不作常规使用。

3. 血凝抑制试验（hemagglutination inhibition test，HIT）某些病毒如流感病毒、副流感病毒、腮腺炎病毒、乙型脑炎病毒等能凝集红细胞，而抗体与这些病毒结合后能阻止其凝集，若双份血清抗体效价升高大于或等于4倍时，可诊断为这类病毒感染。本法简便、快速、经济、特异性高，常用于流行病学调查等。

4. IgM捕捉ELISA 特异性IgM出现于病毒感染的早期或病毒感染的活动期，因此，从急性期患者单份血清中检出特异性IgM，作为实验室早期诊断病毒感染的可靠方法。实验中先用抗μ链血清包被微孔板，用以捕捉血清标本中的IgM类抗体，再加入特异性病毒抗原及酶标抗体以证实特异性IgM的存在。在先天性感染中，IgM检测有特殊意义，因IgM不能通过胎盘，新生儿血清中如发现抗病毒IgM则提示为宫内感染。

5. 免疫印迹试验（WB） 对于某些病毒感染的诊断需慎重，如HIV感染，在初筛阳性后，尚需用WB法进行确认试验，先将提纯的HIV病毒裂解后经SDS－PAGE，病毒蛋白质按其相对分子质量大小分开，再电转印至硝酸纤维素膜上制成膜条，然后将待检患者血清与带有 HIV 蛋白的膜条反应，若血清中含有抗 HIV 抗体则可与膜条上相应的 HIV 蛋白质条带结合，即可确证。

（王延华）

第十二节　病毒的分子生物学检测

一、核酸杂交

临床病毒学中快速诊断方法通常是检测标本中的病毒抗原，然而核酸杂交（nucleicacid hybridization）具有高度敏感性和特异性，斑点杂交（dot hybridization）广泛用于检测呼吸道、尿液标本中的病毒核酸。标本滴加到硝酸纤维素膜上，病毒 DNA 结合到膜上，在原位进行碱变性处理后，用放射标记或生物素标记的 DNA 探针，按碱基互补原则结合成双链，经放射自显影或其他检测手段就可以判定膜上是否有同源的核酸分子存在。

二、DNA 印迹和 RNA 印迹

1. DNA 印迹（Southern blot）　将标本中提取的 DNA，经琼脂糖凝胶电泳进行分离，继而将其变性并按其在凝胶中的位置转移到硝酸纤维素薄膜或尼龙膜上，固定后再与同位素或其他标记物标记的 DNA 或 RNA 探针进行反应。

2. RNA 印迹（Northern blot）　在变性条件下将待检的 RNA 样品进行琼脂糖凝胶电泳，继而按照 Southern blot 相同的原理进行转膜和用探针进行杂交检测。但 RNA 变性方法与 DNA 不同，不能用碱变性，因为碱会导致 RNA 的水解。

三、聚合酶链反应

聚合酶链反应（polymerase chain reaction，PCR）是一种体外快速扩增特异性 DNA 片段的技术。PCR 反应体系中含有模板 DNA、引物、Mg^{2+}、4 种脱氧核糖核苷酸（dNTP）和 TaqDNA 聚合酶，在高温 94℃下变性，使双链模板解链为两条单链，在退火温度下使引物与模板 DNA 形成部分双链 DNA，然后在 60～72℃下，通过 TaqDNA 聚合酶使引物从 5’端向 3’端延伸，随着 4 种 dNTP 的掺入合成新的 DNA 互补链，完成第一轮变性、退火和延伸反应循环，由于每一轮循环扩增的产物可作为下一轮扩增反应的模板，因此，理论上每一轮循环可使 DNA 数量增加一倍。反复 25～30 次，特异 DNA 序列片段以指数方式可扩增 10^6 倍以上。PCR 扩增倍数 = $(1/X)^n$，X 为扩增效率，n 为 PCR 循环次数。通过这个技术，可使非常微量的 DNA 甚至单个细胞所含的 DNA 起始，产生微克（μg）量的 PCR 产物。经琼脂糖凝胶电泳，可见到溴化乙啶染色的核酸条带，扩增片段的大小取决于两引物的间距。此法较核酸杂交敏感、快速，已用于肝炎病毒、疱疹病毒等感染诊断，尤其适用于不易分离培养及含量极少的病毒标本，也可以用 RT－PCR 法扩增标本中的病毒 RNA。近年发展起来的实时荧光定量 PCR 法还可以定量检测标本中的病毒 DNA。

四、基因芯片技术

基因芯片（gene chip）技术的原理是将已知的基因探针大规模有序地排布于一小块硅片

等载体上，与待检样品中的基因序列相互作用和反应，在激发光的顺序激发下，产生的荧光谱信号被接收器收集，经计算机自动分析处理数据得出结果，可以一次性完成大通量样品 DNA 的检测和分析。目前对已发现的病原性病毒的全基因测序已基本完成，为基因芯片技术的应用奠定了基础。

（王延华）

现代医学
检验与卫生检验技术

（下）

尚立成等◎主编

吉林科学技术出版社

第二十二章 临床细菌学检验

第一节 厌氧球菌

厌氧球菌（Anaerobic cocci）是临床厌氧感染的重要病原菌，约占临床厌氧菌分离株的25%，其中主要包括革兰阳性的消化球菌属、消化链球菌属以及革兰阴性的韦荣球菌属。

一、消化球菌属

黑色消化球菌（Peptococcus niger）是消化球菌属中唯一的菌种。

（一）临床意义

黑色消化球菌通常寄居在女性阴道处，偶见于临床其他标本。该菌常与需氧菌混合引起腹腔感染、肝脓肿、外阴、阴道及盆腔感染等。

（二）微生物学检验

革兰阳性球菌。直径 0.3～1.3μm，单个、成双、短链或成堆排列。无芽孢，无荚膜。专性厌氧菌，生长缓慢，厌氧培养 2～4 天形成黑色不溶血的小菌落。不发酵糖，触酶阳性，靛基质试验、尿素酶试验、硝酸盐还原试验均阴性。对青霉素、红霉素、氯霉素、洁霉素、四环素及甲硝唑敏感。

标本黑色有臭味是该细菌感染的重要特点。接种血琼脂平板，同时接种含血清硫乙醇酸盐培养基或庖肉培养基，经厌氧培养 2～4 天后，观察菌落形态，革兰染色观察菌体形态和排列做出初步报告。根据生化反应、抗菌药物敏感试验以及气液相色谱分析代谢做出最后报告。

二、消化链球菌属

消化链球菌属（Peptostreptococcus）由厌氧消化链球菌、不解糖消化链球菌等 9 个菌种组成，代表菌为厌氧消化链球菌（Panaerobius）。

（一）临床意义

在临床标本中以厌氧消化链球菌最常见。可引起人体各部组织和器官的感染；常与金黄色葡萄球菌或溶血性链球菌协同引起严重的创伤感染，称厌氧链球菌肌炎。该菌亦可通过原发病灶如口腔、牙周等引起细菌性心内膜炎。在临床标本分离株中，消化链球菌占 20%～35%，仅次于脆弱类杆菌。

（二）微生物学检验

革兰阳性球形或卵圆形，大小不等，菌体直径 0.3～1μm，常呈双或呈短链状排列。无鞭毛，无芽孢，无荚膜。专性厌氧，在 35～37℃、pH 7～7.5 时生长最佳。营养要求较高，需羊血和血清培养基才能生长。在厌氧血平板上，菌落直径0.5～1mm、灰白色、凸起、不透明、边缘整齐，一般不溶血，偶有甲型或乙型溶血。生化反应不活泼，在硫乙醇酸钠液体培养基中，呈颗粒状沉淀生长。在其平板上生化反应较为明显，吐温－80可促进其生长。触酶阴性，发酵葡萄糖，不发酵乳糖，不水解胆汁七叶苷，吲哚、尿素酶、硝酸盐还原试验均为阴性，对多聚茴香磺酸钠（SPS）特别敏感。

本属细菌的培养物常有恶臭气味。通过形态、染色、培养特性、生化反应等可与黑色消化球菌鉴别。

三、韦荣球菌属

韦荣球菌属（Veillonella）为革兰阴性厌氧球菌。韦荣球菌属有9个种，其中小韦荣球菌（V. parvala）和产碱韦荣球菌（Valaclescens）最常见。

（一）临床意义

韦荣球菌是口腔、咽部、胃肠道和女性生殖道的正常菌群，为条件致病菌。临床标本可采自软组织脓肿和血液。临床分离率小于1%。小韦荣球菌可引起上呼吸道感染，而产碱韦荣球菌多见于肠道感染。

（二）微生物学检验

韦荣球菌属形态相似，为革兰阴性球菌。直径0.3～0.5μm，多排列成对、近似奈瑟球菌。无鞭毛、无芽孢、专性厌氧。血琼脂平板上生长良好，培养48小时后，形成直径1～2mm圆形、凸起、灰白色或黄色混浊菌落，不溶血；在硫乙醇酸盐肉汤中混浊生长，产生小气泡。新鲜培养物立即置紫外线下照射，菌落可显红色荧光，接触空气后荧光消失。生化反应不活泼，不分解糖类，还原硝酸盐。

取临床标本作直接涂片，如发现革兰阴性小球菌、成对或短链或不规则排列，疑为韦荣球菌。分离培养时可用血琼脂平板，厌氧血琼脂平板或韦荣球菌培养基，分别在需氧和厌氧环境中培养2～3天观察结果。同时可接种硫乙醇酸盐肉汤或庖肉培养基，观察生长情况与形态，并作生化反应进行鉴定。

（崔　杨）

第二节　革兰阴性无芽孢厌氧杆菌

革兰阴性无芽孢厌氧杆菌是一大群不形成芽孢的厌氧杆菌，是人体正常菌群的重要组成成员，部分菌株可作为条件致病菌引起感染。

一、类杆菌属

类杆菌属（Bacteroides）是临床上最重要的革兰阴性无芽孢厌氧杆菌，有26个种，其中耐20%胆汁的有15种，不产色素和不分解糖的有11种。临床标本中以脆弱类杆菌（B. fragilis）最常见，是本属的代表菌种。

（一）临床意义

类杆菌寄生于人的口腔、肠道和女性生殖道，常引起内源性感染。其中脆弱类杆菌占类杆菌分离率的50%。每克粪便中约有10^{10}~10^{12}个，为大肠埃希菌的100~1 000倍。有文献报道产肠毒素的脆弱类杆菌已从幼龄动物肠道、细菌性腹泻患儿以及健康儿童及成人的粪便标本中分离出。脆弱类杆菌也可引起胸腔、颅内及女性生殖系统感染。

（二）微生物学检验

脆弱类杆菌为革兰阴性，大小为（0.8~1.3）μm×（1.6~8）μm，着色不均，两端钝圆而浓染，中间不着色染色较浅似空泡。在陈旧培养物或含糖的液体培养基中呈明显多形性，无鞭毛、无芽孢，多数有荚膜。

专性厌氧，在厌氧血平板上经24~48小时培养后，菌落直径1~3mm，圆形微凸，表面光滑，边缘整齐，半透明，灰白色，少数菌株可有微溶血。在胆汁七叶苷（BBE）培养基中生长旺盛，能分解胆汁七叶苷，使培养基呈黑色，菌落较大，周围有黑晕。触酶试验阳性，发酵葡萄糖、麦芽糖和蔗糖，不发酵阿拉伯糖、鼠李糖、山梨醇和海藻糖。本菌群在发酵过程中，主要代谢产物是乙酸、丙酸和琥珀酸。大部分菌株对青霉素G、卡那霉素和新霉素耐药；对氯霉素、利福平、氨苄西林、哌拉西林、亚胺培南、甲硝唑等敏感。

二、普雷沃菌属

普雷沃菌属（Prevotella）是从类杆菌属分出的一个新菌属，包括20个种，产黑色素的有8个种，不产色素的有12个种。代表菌种是产黑色素普雷沃菌（P. melaninogenica）。

（一）临床意义

产黑色素普雷沃菌主要寄居在正常人体的口腔、女性生殖道等部位，可引起这些部位的内源性感染。临床上本属细菌引起女性生殖道及口腔感染较多见，其致病物质可能是胶原酶。

（二）微生物学检验

本属细菌为革兰阴性球杆状，大小约（0.8~1.5）μm×（1.0~3.5）μm，排列成双或短链，两端钝圆，有浓染和空泡。在液体培养基中，尤其是在含糖培养基中，可长短不等，长者达10μm以上，呈多形性，无鞭毛、无芽孢和荚膜。为专性厌氧菌，在厌氧平板上2~3天培养后，菌落直径为0.5~3mm，圆形、凸起、不透明，许多菌株呈B溶血。菌落在紫外光（波长366nm）照射下有砖红色荧光，逐渐转为褐黑色和棕色菌落，5~7天转为黑色菌落，色素出现后荧光即消失。黑色素只有在含有血液（以兔和人血为好）的培养基上才能产生。本菌群在培养基中加入氯化血红素（1μg/ml）和维生素K_1（0.1μg/ml），可促进生长。

本群细菌在20%胆汁培养基中绝大多数不生长，触酶阴性，产黑色素普雷沃菌可发酵葡萄糖、乳糖和蔗糖，除中间普雷沃菌、变黑普雷沃菌和部分洛氏普雷沃菌外脂酶、脲酶均为阴性。多数对氨苄西林、头孢菌素、卡那霉素和万古霉素耐药，而对甲硝唑、氯霉素、青霉素、利福平和新霉素敏感。牛磺胆酸盐和多种染料可抑制本菌群生长。

三、卟啉单胞菌属

卟啉单胞菌属（Porphyromonas）又称紫单胞菌属。有12个种。与人类有关的主要是不解糖卟啉单胞菌（P. asaccharolvtica）、牙髓卟啉单胞菌（P. endodontalis）和牙龈卟啉单胞菌（P. gingivalis）3种细菌。代表菌种是不解糖卟啉单胞菌。

（一）临床意义

卟啉单胞菌主要分布于人类口腔、泌尿生殖道和肠道。引起牙周炎、牙髓炎、根尖周炎、胸膜炎、阑尾炎和细菌性阴道炎，尚可引起头、颈和下呼吸道感染。

（二）微生物学检验

卟啉单胞菌为革兰阴性杆菌或球杆菌，大小约（1.5～3.5）μm×（0.8～1.5）μm，两端钝圆，着色不均匀。35～37℃厌氧培养3～5天可形成1～2mm圆形、凸起、表面光滑、边缘整齐、棕色或黑色菌落。维生素K_1和氯化血红素可促进本菌生长及黑色素的产生。本属细菌不分解糖或弱分解糖。触酶试验、胆汁七叶苷和脂酶试验均阴性，吲哚大多阳性。能液化明胶。对卡那霉素、多黏菌素E耐药，对万古霉素、头孢菌素、氯霉素、克林霉素、青霉素G、阿莫西林等均敏感。

本属3个菌种均不发酵葡萄糖、乳糖和蔗糖。种内之间的鉴别，不解糖卟啉单胞菌触酶试验阴性，α－岩藻糖苷酶试验阳性；牙髓卟啉单胞菌和牙龈卟啉单胞菌α－岩藻糖苷酶试验均为阴性。

四、梭杆菌属

梭杆菌属（Fusobacterium）是临床常见的革兰阴性无芽孢厌氧杆菌，形态细长，两端尖细如梭而得名。目前发现16种梭杆菌，人类来源的有12种。常见的有具核梭杆菌（F. nucleatum）、坏死梭杆菌（F. necrophorum）、死亡梭杆菌（F. mortiferum）和溃疡梭杆菌（F. ulcerans）。代表菌种为具核梭杆菌。

（一）临床意义

临床感染中以具核梭杆菌多见，常在口腔、生殖器、胃肠道和上呼吸道中被发现，坏死梭杆菌是毒力很强的梭杆菌，常引起急性扁桃体炎，有时并发单核细胞增多症，是儿童和青年人扁桃体周围脓肿中最常分离到的厌氧菌。局部症状还包括颈间隙感染和颈静脉脓毒性血栓静脉炎，尚可引起胸膜渗出性脓胸（积脓）、增生性转移脓肿（最常见于胸部、肺部、肝脏和大关节）和菌血症。

（二）微生物学检验

梭形杆菌为革兰阴性，菌体呈梭状，两端尖细，大小约（5.0～10）μm×1.0μm，常见到游离者为椭圆体，有时菌体中有革兰阳性颗粒存在。无鞭毛，不能运动。本菌为严格厌氧菌，在血平板上生长良好。经48小时培养后，菌落直径1～2mm，不规则圆形，略凸起，灰色、发光、透明、不溶血；用透明光观察，菌落常显示珍珠光斑点；陈旧菌落粗糙、边缘似面包屑样。生化反应不活泼，多数菌株不发酵任何糖类，少数菌株对葡萄糖、果糖可出现弱发酵反应。吲哚和DNA酶试验阳性，触酶阴性。不还原硝酸盐，在20%胆汁中不生长，脂酶试验阴性。梭杆菌对青霉素、利福平、多黏菌素E、卡那霉素与新霉素敏感，对万古霉素耐药，但可被胆汁或牛磺胆酸钠所抑制。不发酵葡萄糖，甘露醇，不分解胆汁七叶苷，吲哚和DNA酶试验阳性。

（王晓芳）

第三节　革兰阳性无芽孢厌氧杆菌

革兰阳性无芽孢厌氧杆菌（anaerobic nonsporeforming Gram - positive bacilli）有6个属，几十个菌种，在临床厌氧菌的分离中约占15%。常见的有丙酸杆菌、优杆菌、乳酸杆菌、双歧杆菌、蛛网菌和放线菌。它们的菌落、生化反应、菌体形态等都很相似，鉴定较难。应用气一液相色谱法（GLC），根据其代谢产物不同，可对菌属做出初步判定。

一、丙酸杆菌属

丙酸杆菌属（Propionibacterum）是丙酸杆菌科中的第一个属。因发酵葡萄糖产生丙酸而命名。本菌属共有8个种，与临床有关的有3种细菌，即痤疮丙酸杆菌（P. acnes）、贪婪丙酸杆菌（P. avidum）与颗粒丙酸杆菌（P. granulosum）。

（一）临床意义

丙酸杆菌属主要寄生在人体的皮肤与乳制品及青贮饲料中。痤疮丙酸杆菌是皮肤上的优势菌群，存在于正常皮肤的毛囊与汗腺中，与痤疮和酒渣鼻有关。亦可成为血液、腰椎穿刺液及骨髓穿刺液培养时常见的污染菌。贪婪丙酸杆菌能从血、脓、伤口、脑脓肿、上颌窦脓汁、其他软组织及粪便中分离出。颗料丙酸杆菌曾从脓汁及肠道中分离出，其致病性尚未明了。

（二）微生物学检验

革兰阳性杆菌，无芽孢、无鞭毛、无荚膜，棒状或略弯曲，染色不均，呈X、Y和V形排列，似类白喉杆菌，在陈旧培养物中常呈长丝状，有高度多形性。该菌初次分离为厌氧，经过数次转种以后可变为兼性厌氧。吐温-80能刺激其生长。在血平板上培养48小时后，形成直径0.2~0.5mm的菌落，圆形、凸起、白或灰白色、不透明、表面光滑，多数菌株不溶血。在葡萄糖肉汤中生长呈混浊并有颗粒沉淀。在30~37℃，pH 7.0环境中可迅速生长。丙酸杆菌属的形态和培养特性都很相似，鉴定主要靠生化反应。本菌对卡那霉素和万古霉素等敏感，对多黏菌素等耐药。

二、优杆菌属

优杆菌属（Eubacterium）又称真杆菌属，包括45种细菌。从人体分离出的有十几个种，临床上最常见的是不解糖优杆菌（E. alactolyticum）、迟钝优杆菌（E. lentum）和黏液优杆菌（E. limosum）。代表菌种为黏液优杆菌。

（一）临床意义

优杆菌是人和动物口腔与肠道正常菌群的成员，对机体有营养、生物拮抗和维持肠道微生态学平衡等功能。少数菌种可与其他兼性厌氧菌造成混合感染，引起人心内膜炎等疾病。

（二）微生物学检验

革兰阳性多形态性，杆状或球杆状，单个或成双排列，偶见短链状，有或无鞭毛。在厌氧血琼脂平板上，37℃培养48小时形成直径0.5~1.5mm，圆形、半透明、不溶血的小菌落。20%胆汁可促进其生长，黏液优杆菌能发酵葡萄糖和阿拉伯糖，凝固牛乳，水解七叶苷；如迟钝优杆菌除硝酸盐还原阳性外，不发酵任何糖类，不凝固牛乳，不液化明胶，不水解七叶苷，也不产生吲哚。

三、双歧杆菌属

本属细菌已达30多种。常见的双歧杆菌主要有青春双歧杆菌（B. adolescantis)、短双歧杆菌（B. breve)、长双歧杆菌（B. longum)、两歧双歧杆菌（B. bifidum）等。代表菌株为两歧双歧杆菌。

（一）临床意义

双歧杆菌（Bifidobacterium）是人和动物肠道内的重要生理菌群。小肠下部数量可达10^3 ~ 10^5/g内容物，大肠中可达10^8 ~ 10^{12}/g粪便。双歧杆菌在体内起到调节和维持人体微生态平衡的重要作用，能合成人体所必需的多种维生素等营养物质，拮抗多种肠道病原微生物，有抗感染、增强机体免疫力、抗肿瘤、调节肠道菌群关系等作用，起到营养保健、抗衰老、控制内毒素血症、提高人体对放射线的耐受力等主要的生理功能。

（二）微生物学检验

本菌为革兰阳性杆菌，菌体形态可因培养基的不同而发生改变，有高度多形性，有直、弯，有分叉，可形成Y、V形及一端或两端膨大呈棒状，有时菌体稍弯，染色不均匀。陈旧培养菌着色常不规则，呈颗粒状，无鞭毛、无荚膜、无芽孢。初代分离要求专性厌氧，不同的菌株对氧的敏感性不同。在BL或BS血琼脂平板上，48小时培养后，菌落圆形、微凸、灰白色或褐色，边缘齐、不透明、表面光滑、不溶血。发酵葡萄糖产生乙酸和乳酸以及少量甲酸及琥珀酸，不产生丁酸和丙酸。大多数细菌触酶阴性，不产生吲哚，不还原硝酸盐。对杆菌肽、青霉素G、红霉素、克林霉素和氨苄西林等高度敏感，对头孢菌素、氯霉素、四环素、呋喃妥因中度敏感，对氨基糖苷抗生素、多黏菌素、萘啶酸和甲硝唑等耐药。

四、乳杆菌属

乳杆菌属（Lactobacillus）有44个种，7个亚种。本属细菌因能发酵糖类产生大量乳酸而得名。常见的菌种是嗜酸乳杆菌（L. acidophilus)、德氏乳杆菌（L. debrueckii)、发酵乳杆菌（L. fermentum）等。代表菌种是德氏乳杆菌（L. debrueckii)。

（一）临床意义

乳杆菌是脊椎动物消化道、阴道的正常共生菌，因可分解糖类生成乳酸，增加其酸度从而抑制病原菌的繁殖。也广泛存在于乳制品（如乳酪、酸奶）中。某些乳杆菌如嗜酸乳杆菌、保加利亚乳杆菌，常用于饮料等发酵工业。乳杆菌与龋齿的形成有密切的关系，其原理是口腔中的某些链球菌能使蔗糖变成胶状葡聚糖，附于牙面形成齿斑，乳杆菌能在齿斑上进一步发酵食物中的糖产生乳酸以溶解牙釉及牙质中的磷酸钙，使之脱钙，致其他细菌经牙质小管侵入牙髓，造成牙根端脓肿。

（二）微生物学检验

革兰阳性无芽孢的细长杆菌，无荚膜及鞭毛，排列成双、单、短链或栅状。某些菌种呈多形性，两端染色较深。乳杆菌为兼性厌氧或微需氧，在厌氧环境中生长更好。最适温度30 ~ 40℃，最适pH 5.5 ~ 6.2，嗜酸，pH 3.5还能生长，菌落直径0.5 ~ 2mm，表面粗糙，边缘不整齐。本属细菌营养要求复杂。常用的分离培养基为MRS营养琼脂或葡萄糖血清琼脂。能发酵多种糖类，主要产生乳酸，不分解蛋白质，故触酶试验、液化明胶、硝酸盐还原及吲哚试验均呈阴性。

（王晓芳）

第四节　梭状芽孢杆菌

梭状芽孢杆菌属（Clostridium）是厌氧芽孢杆菌（anaerobic sporeforming bacilli）的唯一菌属，有130个种。包括一大群厌氧或微需氧的粗大芽孢杆菌。革兰染色阳性，芽孢呈圆形或卵圆形，直径大于菌体，位于菌体中央，极端或次极端，使菌体膨大呈梭状。本菌属细菌在自然界分布广泛，多数为腐物寄生菌，少数为致病菌。临床有致病性的主要有破伤风梭状芽孢杆菌、产气荚膜梭状芽孢杆菌、肉毒梭状芽孢杆菌与艰难梭状芽孢杆菌等，分别引起破伤风、气性坏疽、食物中毒和假膜性结肠炎等疾病。

一、破伤风梭状芽孢杆菌

破伤风梭状芽孢杆菌（C. tetani）是梭状芽孢杆菌属中常见的一种芽孢杆菌，能引起破伤风得名。

（一）临床意义

破伤风梭菌广泛存在于土壤、人和动物的肠道中。当机体受创伤时或新生儿接生时使用不洁用具断脐带，破伤风梭菌可侵入伤口生长繁殖，产生外毒素，引起机体强直性痉挛、抽搐，称为破伤风。新生儿破伤风又称为脐带风。

破伤风梭菌的致病物质主要是外毒素，又称痉挛毒素。对小鼠的最小致死量为10－7mg，对人的致死量小于1μg。它是一种蛋白质，不耐热，可被蛋白消化酶或胰蛋白酶破坏，经0.3%甲醛处理可使毒性消失而保留其抗原性成为类毒素。

本菌感染的主要方式是通过创伤，与其他化脓性球菌混合感染，造成局部组织中的氧化还原电势降低。细菌所产生的痉挛毒素进入血流引起严重的毒血症；该毒素对中枢神经系统尤其是对脑干神经和脊髓前角运动神经细胞有高度的亲和力。该毒素能与神经细胞表面的神经节苷脂结合，封闭脊髓抑制性触突，阻止抑制性突触末端释放抑制性冲动的传递介质，破坏了正常的抑制性调节功能，导致肌肉痉挛性收缩。患者初期有轻度发热、头痛、肌肉酸痛等前驱症状，随后出现局部肌群抽搐，咀嚼肌和表情肌痉挛，张口困难，牙关紧闭呈苦笑面容。继后颈部、躯干及四肢肌肉发生强直性痉挛，患者呈角弓反张，全身肌肉呈强直性收缩、颤抖，颜面发绀，呼吸困难，最后可因窒息而死亡。

（二）微生物学检验

1. 基本特征　本菌为细长杆菌，有周鞭毛，能运动，无荚膜。芽孢正圆形大于菌体，位于菌体顶端呈鼓槌状为本菌特征。初期培养物为革兰阳性，培养48小时后，尤其在芽孢形成后，细菌易转为革兰阴性。

专性厌氧，在梭状芽孢杆菌专用培养基上37℃培养48小时，菌落直径2～4mm，扁平、灰白色、边缘疏松呈羽毛状，伴β溶血。在庖肉培养基中，肉渣部分消化，微变黑，有少量气体。生成甲基硫醇及 H_2S，导致培养物有腐败性恶臭。一般不发酵糖类，能液化明胶。形成吲哚，不还原硝酸盐，对蛋白质有微弱的消化作用。气液相色谱可检出的代谢产物有乙酸、丙酸和丁酸、乙醇和丁醇。

该菌有菌体（O）抗原和鞭毛（H）抗原。根据鞭毛抗原的不同，可分为10个血清型。各型细菌产生毒素的生物活性与免疫活性均相同，可被任何型抗毒素中和。

2. 实验检查　根据破伤风患者典型的临床表现即可做出诊断，一般不作细菌学检查。若临床必须要求作细菌学检查，可按下列方法进行。

（1）直接涂片：从病灶处取脓汁或坏死组织，直接涂片革兰染色，镜检观察菌体见一端有圆形芽孢呈鼓槌状的革兰阳性杆菌，可初步报告结果。

（2）厌氧培养：将可疑标本接种庖肉培养基，在75～85℃水浴加热30分钟，杀灭其他杂菌，保留芽孢，35～37℃培养2～4天。如标本为组织，应先将其剪碎或研磨再接种。在庖肉培养基中生长后可转种适宜的培养基，如新鲜的CD培养基或预热的血平板，尽快厌氧培养，18～24小时后，如有此菌，则呈薄膜状迁徙生长。

（3）动物试验：同时作毒力试验和保护力试验。毒力试验即在小白鼠尾根部皮下或肌内注射0.1～0.25ml培养滤液，阳性者，于注射后12～24小时，出现尾部僵直竖起、后腿强直或全身肌肉痉挛等症状，甚至死亡；保护力试验是将0.5ml培养滤液混以1∶10稀释的等量破伤风抗毒素，给另一小白鼠注射，如不发病，表示保护力试验阳性，证明培养滤液中有破伤风毒素存在。

二、产气荚膜梭状芽孢杆菌

产气荚膜梭状芽孢杆菌（C. perfringens）是临床上引起气性坏疽病原菌中最多见的一种梭状芽孢杆菌，本菌在体内因能形成荚膜而得名。能分解肌肉和结缔组织中的糖，产生大量气体，导致组织严重气肿而影响血液供应，患者以局部剧痛、水肿、胀气、肌肉组织迅速坏死，分泌物恶臭并伴有全身毒血症为特征的急性感染。

（一）临床意义

产气荚膜梭状芽孢杆菌是气性坏疽的主要病原菌。可产生多种外毒素及侵袭性酶。外毒素有α、β、γ、δ、ε、η、θ、τ、κ、λ、μ和ν 12种。最重要的是α毒素（卵磷脂毒），能分解人和动物细胞膜上磷脂和蛋白质的复合物，破坏细胞膜，引起溶血、组织坏死和血管内皮损伤，使血管通透性增高；α毒素还能促使血小板凝聚，导致血栓形成，局部组织缺血。β毒素可引起人类坏死性肠炎。ε毒素有坏死和致死作用。θ毒素有溶血和破坏白细胞的作用，对心肌有毒性。κ毒素（胶原酶）能分解肌肉和皮下的胶原组织，使组织溶解。μ毒素（透明质酸酶）能分解细胞间质中的透明质酸。γ毒素（DNA酶）能使细胞核DNA解聚，降低坏死组织的黏稠度。造成组织溶解、坏死、产气、水肿以及病变的迅速扩散蔓延等全身中毒症状。

气性坏疽常继发于开放性骨折，大块肌肉撕裂以及组织的严重坏死等。主要是大面积创伤、局部供血不足，组织缺氧坏死，氧化还原电势下降，芽孢发芽繁殖，产生毒素和侵袭性酶，引起感染导致气性坏疽。某些型别也可引起食物中毒和坏死性肠炎，常与兼性厌氧菌混合感染，引起深部脓肿、菌血症、心内膜炎及胆道、泌尿道、女性生殖道、腹腔、盆腔、胸腔的感染等。

除产气荚膜梭状芽孢杆菌外，还有诺维梭状芽孢杆菌（C. Novyi）、败毒梭状芽孢杆菌（C. septicum）和溶组织梭状芽孢杆菌（C. histoNticum）等也是气性坏疽的病原菌。

（二）微生物学检验

1. 基本特征　产气荚膜梭状芽孢杆菌为革兰阳性粗大杆菌，两端钝圆，大小约（1.0～1.5）μm×（3.0～5.0）μm。有明显荚膜。在无糖培养基中易形成芽孢，芽孢椭圆形，位于菌体中央或次极端，直径不大于菌体，无鞭毛，不能运动。

产气荚膜梭状芽孢杆菌为非严格厌氧菌，在少量氧的环境中生长迅速，液体培养基中孵育2小时深层即有明显生长，4～6小时后出现表面生长。在血平板上24小时培养，菌落直径2～4mm，圆形、凸起、光滑、半透明、边缘整齐，多数菌株有双层溶血环，内环由θ毒素引起的狭窄透明溶血环；外环由α毒素引起的较宽的不完全溶血环。在庖肉培养基中产生气体，肉渣呈粉红色不被消化。在牛乳培养基中能分解乳糖产酸，使酪蛋白凝固，同时产生大量气体（H_2 与 CO_2），将凝固的酪蛋白冲散成蜂窝状，气势凶猛，称为“汹涌发酵”（stormyfermentation），是此菌的特征。所有型菌株均能发酵葡萄糖、麦芽糖、乳糖和蔗糖，产酸产气，卵磷脂酶阳性，不发酵甘露醇或水杨苷；液化明胶，产生 H_2S，不能消化已凝固的蛋白质和血清，吲哚阴性。主要代谢产物为乙酸和丁酸，有时也形成丁醇。

根据细菌产生外毒素种类的不同，可将产气荚膜梭状芽孢杆菌分成A、B、C、D、E 5个毒素型。5型中对人致病的主要是A型和C型，A型最常见，引起气性坏疽和胃肠炎型食物中毒；C型能引起坏死性肠炎。

2. 实验检查

（1）标本采集：多采取创伤深部的分泌物、穿刺物、坏死组织块：菌血症时采取血液；食物中毒时取可疑食物。坏死组织应研磨制成悬液。

（2）标本直接镜检：可见到革兰阳性粗大杆菌，多伴有其他杂菌（如葡萄球菌和革兰阴性杆菌等），镜下白细胞较少形态不规则，是气性坏疽临床标本直接涂片的特点，对早期诊断有一定意义。在创伤标本的涂片中不常见到产气荚膜梭状芽孢杆菌的荚膜，一般在流产后感染的宫颈涂片上荚膜较易查见。

（3）分离培养：本菌对低浓度氧有耐受且生长迅速，容易分离。标本可接种于庖肉培养基8～10小时后，转种于血平板，培养基加硫酸新霉素（100mg/L）可抑制需氧菌生长，在厌氧环境培养18小时，即可挑取菌落进行检查。本菌在组织中一般不形成芽孢，故病理材料不需加热处理。

（4）鉴定

1）形态：根据形态和缺少芽孢、有荚膜等特征。

2）培养特性：菌落特征和乳糖发酵反应，特别是“汹涌发酵”现象。

3）Nagler试验：卵磷脂酶具有抗原性，它的活性可被相应抗血清所中和。测定时在乳糖卵黄牛乳琼脂平板上划线接种待测菌，尔后贴敷一浸有A型产气荚膜梭菌与A型诺维梭菌混合的抗毒素滤纸条，厌氧培养18小时后观察，在远离纸条处生长的菌落周围出现混浊的白环，而在靠近纸条边缘生长的菌落无此现象，称为Nagler试验阳性。借以确定该菌能否产生卵磷脂酶。

4）动物试验：取24小时庖肉培养基培养物1ml，接种于豚鼠的右后腿肌肉中，数小时后局部有明显肿胀，由于气体产生可出现捻发音。水肿可扩散至腹部，有时达到腋下区。动物在接种后24～48小时死亡。尸体解剖可见血性水肿，组织中有气味。取内脏或心血涂片镜检可发现有革兰阳性大杆菌有明显荚膜。

5）挥发性代谢产物：测定产气荚膜梭菌的重要代谢产物乙酸和丁酸。

三、肉毒梭状芽孢杆菌

肉毒梭状芽孢杆菌（C. botulinum）是一种腐物寄生菌，能产生毒性极强的外毒素，引起特殊的神经中毒症状，病死率很高。多以摄入被肉毒毒素污染的肉类和罐头等食品而中毒，死亡率大约为25%～50%。该菌因能引起人和动物严重的中毒性疾病－肉毒症，故名肉毒梭菌。

（一）临床意义

肉毒梭状芽孢杆菌可产生极其强烈的外毒素－肉毒毒素。该毒素有嗜神经性，可作用于脑神经核与外周神经－肌肉接头处和植物神经末梢，阻止胆碱能神经末梢释放乙酰胆碱，导致肌肉麻痹。人食入毒素后，潜伏期18～72小时，首先表现脑神经麻痹（如头晕、头痛），继之出现眼部症状（复视、眼睑下垂、斜视、眼内外肌瘫痪、瞳孔放大），相继发展至咽部肌肉麻痹、吞咽困难、语言障碍、声音嘶哑，进而膈肌麻痹、呼吸困难。一般无胃肠道症状，重者可死于呼吸困难与心力衰竭。

本菌尚可使婴幼儿患婴儿肉毒症。病儿（多为半岁以内）常先有便秘，1～2周后迅速出现全身软弱，不能抬头，无力吸乳，哭声低弱，脑神经麻痹现象，严重者可出现呼吸衰弱。常可在患儿粪便中查到肉毒梭状芽孢杆菌和肉毒毒素。

（二）微生物学检验

1. 基本特征　肉毒梭状芽孢杆菌为革兰阳性粗大杆菌，大小约（0.9～1.3）×（4.0～6.0）μm，单独或成双排列，有时可见短链状。有周身鞭毛，无荚膜。20～25℃时在菌体次极端形成椭圆形芽孢，芽孢大于菌体，使细菌呈汤匙状或网球拍状。

本菌严格厌氧，35℃培养48小时后，血平板上可形成直径3～5mm，灰白色、边缘不齐、表面粗糙如毛玻璃样菌落，有β溶血，4天后菌落直径可达到5～10mm。庖肉培养基中A型、B型、F型菌可消化肉渣变黑并有腐败恶臭味。不发酵乳糖，生化特性随毒素型不同而有所差异。A、B、E和F型发酵葡萄糖、麦芽糖和蔗糖；C和D型发酵葡萄糖和麦芽糖，但不发酵蔗糖；G型不发酵糖类。各型均液化明胶，产生H_2S，但不产生吲哚。除G型外均产生脂肪酶，都能溶血，一般不产生卵磷脂酶。气液相色谱分析，各型均可产生乙酸和丁酸，其他有机酸则随型别而不同。

肉毒毒素是目前已知毒物中毒性最强者，其毒性比氰化钾强1万倍，比响尾蛇毒素（crotactin）约高10万倍，比士的宁约高100万倍。肉毒毒素对人的致死量为0.1～1.0μg。该毒素具有一定的耐热性，80～90℃加热5～10分钟或煮沸1分钟可破坏。根据所产生毒素的抗原性不同，肉毒梭菌目前分为A、B、C1、C2、D、E、F、G 8个型，引起人类疾病的有A、B、E、F型，以A、B型为常见，国内报告的大多是A型。各型毒素抗原性不同，只能被同型的抗毒素中和，各型毒素的药理作用都是相同的。

2. 实验检查　从患者血清中检出毒素是最直接的有效方法，因为肉毒梭状芽孢杆菌本身并不致病。其次，应采集患者粪便，从中可检出毒素，分离肉毒梭菌，有助于临床诊断。

从食物中毒样本中检出毒素，对于判断食品与中毒的关系和证实临床诊断的可靠性很有意义。外伤感染性患者的伤口坏死组织或渗出液也可供做检验标本。

（1）标本直接镜检：革兰阳性粗大杆菌，单独或成双排列，有时可见短链状。

（2）分离培养与鉴定

1）分离培养：本菌对氧极为敏感，要获得纯培养比较困难。常用增菌方法，将标本接种庖肉培养基，以促进肉毒梭菌的生长和毒素的产生，再经动物接种和保护性试验，以证明毒素的性质。如混合培养物中有毒素存在，可接种血琼脂和卵黄琼脂平板进行次代培养，厌氧培养 36 ~ 48 小时后，取可疑菌落做最后鉴定。培养基加硫酸新霉素（50mg/L）有助于抑制污染菌生长，但硫酸新霉素对 E 型肉毒梭菌的某些菌株有抑制作用。在卵黄琼脂平板上除 G 型外，其余都产生局限性不透明区和珠光层，因此有助于选取菌落。在乳糖卵黄牛乳培养基上，可鉴定分解和不分解蛋白的菌株，不分解蛋白、不发酵乳糖和分解脂肪的菌落，可推测为 C、D 或 E 型，或为 B、F 型的不解蛋白株。

2）毒素检测：可疑食物、呕吐物或胃肠冲洗液、粪便浸液、血清及庖肉培养液等。凡有悬浮固体物的待检物均应低温离心沉淀，取其上清液。肉毒毒素的检验可分为毒素的定性检验和毒素的型别鉴定。

3）鉴定：①涂片镜检为革兰阳性次极端芽孢，呈汤匙状。②厌氧生长，消化肉渣且变黑，产生恶臭味。③菌落边缘有皱褶。④肉毒毒素检测试验阳性。⑤与其他梭状芽孢杆菌鉴别。

四、艰难梭状芽孢杆菌

艰难梭状芽孢杆菌（C. difficile）是梭状芽孢杆菌属中的一种专性厌氧菌，对氧十分敏感，难分离培养故得名。该菌是人和动物肠道寄生菌，在幼儿的粪便中最常见，为肠道正常菌群的成员。近年来发现本菌与假膜性肠炎有很大关系，目前已成为医院内感染的病原菌之一，日益被人们重视。

（一）临床意义

正常情况下，肠道中的乳酸杆菌、双歧杆菌、大肠埃希菌等正常菌群对艰难梭状芽孢杆菌有拮抗作用。长期或大量使用抗菌药物后易引起菌群失调，使艰难梭状芽孢杆菌被药物选择出后大量繁殖而导致抗生素相关性腹泻（antibiotic - associated diarrhea）。此菌产生 A、B 两种毒素。A 毒素为肠毒素，能使肠壁出血坏死，液体积蓄；B 毒素为细胞毒素，能直接损伤肠壁细胞，造成伪膜性结肠炎（pseudomembranous colitis）。临床表现为腹泻、腹痛、伴有全身中毒症状，严重时能致死。除假膜性结肠炎外，艰难梭菌尚可引起肾盂肾炎、脑膜炎、腹腔及阴道感染、菌血症和气性坏疽等。

（二）微生物学检验

1. 基本特征　革兰阳性粗长杆菌，大小约（1.3 ~ 1.6）μm ×（3.6 ~ 6.4）μm，有的菌株有周鞭毛，芽孢为卵圆形，位于菌体次极端，无荚膜。本菌为严格厌氧菌，用常规的厌氧培养法不易生长。最适生长温度为 30 ~ 37℃。在血琼脂、牛心脑浸液琼脂平板上，经 48 小时培养后，菌落直径 3 ~ 5mm，圆形，略凸起，白色或淡黄色、不透明、边缘不整齐、表面粗糙，在血平板上不溶血，在卵黄琼脂平板上不形成乳浊环；在其专用选择培养基（cycloserine - cefoxitin - fructose - agar CCFA）上生长的菌落，在紫外线照射下可见特殊黄绿色荧光；经肉汤培养2天以上，菌体有溶融现象。

该菌发酵葡萄糖、果糖、甘露醇，产酸。水解七叶苷，液化明胶。不分解乳糖、麦芽糖与蔗糖，不分解蛋白质，不凝固牛奶，不产生吲哚和H_2S，硝酸盐还原阴性、不产生卵磷脂酶及脂肪酶。挥发性代谢产物有少量的乙酸、异丁酸、异戊酸、戊酸、丁酸和异已酸。

2. 实验检查　除直接涂片和分离培养外，同时要测定毒素。

（1）直接涂片：革兰染色镜检，依据形态特点及优势菌，进一步进行检查。

（2）分离培养：粪便标本可接种艰难梭状芽孢杆菌选择培养基，根据典型菌落，转种于庖肉培养基中进行纯培养，用于作鉴定试验和毒素测定。

（3）鉴定：本菌为革兰阳性粗大杆菌，芽孢卵圆形，位于菌体次极端；在CCFA平板上形成芽孢，菌落黄色、粗糙型、脂酶和卵磷脂酶阴性；不凝固和不消化牛乳；发酵果糖、液化明胶、不发酵乳糖、不产生吲哚；挥发性代谢产物；细胞毒素试验阳性。

（4）毒性检测：用于毒性检测的腹泻粪便标本，3 000r/min离心30分钟后，取上清液过滤除菌或庖肉培养基37℃4天的培养液，离心沉淀后取上清液过滤除菌，进行细胞毒性试验、家兔肠袢试验及动物致死试验。除上述方法外，尚可用免疫技术直接测定毒素，如应用对流免疫电泳，间接ELISA等。

（王晓芳）

第五节　葡萄球菌属

葡萄球菌属（Staphylococcus）广泛分布在自然界，存在于环境、空气、牛奶、食品及人体和动物体。在动物体内葡萄球菌主要存在于哺乳动物和鸟类的皮肤、皮肤腺体和黏膜上，也可在宿主的口腔、血液、乳腺、肠道、泌尿生殖道和上呼吸道发现。葡萄球菌可能与宿主有互利或共生的关系。葡萄球菌是医院感染的重要微生物，可通过皮肤伤口、针刺或医疗器械直接植入而进入宿主组织，导致感染发生。另外，葡萄球菌也是化脓性感染的最常见病原菌。

一、分类学特征

伯杰鉴定细菌学手册将葡萄球菌归属于微球菌科，葡萄球菌属。以往根据生化反应和产生色素不同，将其分为金黄色葡萄球菌（S. aureus）、表皮葡萄球菌（S. epidermidis）和腐生葡萄球菌（S. saprophyticus）三个种。Kloos和Schleifer 1975年根据对糖类的分解、牛红细胞溶解、凝固酶、硝酸盐还原等试验将葡萄球菌分为10个种，增加了模仿葡萄球菌、孔氏葡萄球菌、木糖葡萄球菌、溶血葡萄球菌、华纳氏葡萄球菌、人葡萄球菌和头状葡萄球菌。伯杰系统手册（1986）已增加至20种，到1989年又增加了一些新的种别。伯杰鉴定细菌学手册报告葡萄球菌属包括致病与非致病的葡萄球菌32个种，15个亚种。数十年来，研究者根据形态、色素、产生的酶和毒素、生化反应和DNA G+C含量、核酸杂交等对葡萄球菌的分类和鉴定作了不懈努力，迄今已有35个种，17个亚种。

在葡萄球菌中，除中间葡萄球菌可产生血浆凝固酶，猪葡萄球菌产血浆凝固酶不定外，只有金黄色葡萄球菌能产生血浆凝固酶，称为血浆凝固酶阳性的葡萄球菌，其余统称为凝固酶阴性葡萄球菌（coagulase negative staphylococcus，CONS）。60%～70%的金黄色葡萄球菌可被相应噬菌体裂解，表皮葡萄球菌不敏感。用噬菌体可将金黄色葡萄球菌分为4~5组26型。肠毒素型食物中毒由Ⅲ和Ⅳ群金黄色葡萄球菌引起，Ⅱ群对抗生素产生耐药性的速度比Ⅰ和Ⅳ群缓慢很多。造成医院感染严重流行的是工群中的52、52A、80和81型菌株。引起疱疹性和剥脱性皮炎的菌株通常是Ⅱ群71型。另外还可利用质粒大小、抗原结构血清学和抗生素等方法对葡萄球菌进行分型。

二、生物学特性

（一）形态特性

典型的葡萄球菌呈球形或稍呈椭圆形，直径0.5~1.5μm，平均0.8μm。致病性葡萄球菌一般较非致病者小，可单个、成双、四联或呈短链状排列，亦可呈不规则葡萄串样排列。固体培养基上由于在多个平面不规则分裂形成葡萄串状，在液体培养基上菌体可在一个平面分裂，常排列成对或成短链。葡萄球菌无鞭毛，不能运动，不形成芽孢，除极幼龄的培养物可见荚膜外，一般不形成荚膜。易被常用的碱性染料着色，革兰染色阳性。衰老、死亡或被白细胞吞噬后的葡萄球菌，以及耐药的某些菌株可呈革兰染色阴性。

（二）培养特性

为需氧或兼性厌氧菌，除腐生葡萄球菌和金黄色葡萄球菌厌氧亚种为专性厌氧外，其余菌种在有氧条件较厌氧条件生长迅速。葡萄球菌对营养要求不高，在普通培养基上生长良好，在含有血液和葡萄糖的培养基中生长更佳。20%~30%的CO_2环境中有利于毒素产生。10~45℃均能生长，但28~38℃生长较好，最适温度为35~37℃。PH为4.5~9.8，最适为7.4~7.6。葡萄球菌耐盐性强，在10%~15%的氯化钠培养基中能够生长。在肉汤培养基中24小时后呈均匀混浊生长。在琼脂平板上经35℃24~48小时培养形成圆形、凸起、边缘整齐、表面光滑、湿润、有光泽、不透明的菌落，直径约为1~5mm。不同种的菌株产生不同的色素，如金黄色、白色、柠檬色。在20℃或在含有糖类、牛乳及血清培养基中色素形成较好，在液体培养基中则不产生色素。葡萄球菌在血琼脂平板上形成的菌落较大，有的菌株菌落周围形成明显的透明溶血环（β溶血），也有不发生溶血者。凡溶血性菌株大多具有致病性。在倾注培养时，深层及表层的菌落均有溶血者多为金黄色葡萄球菌。

（三）生化反应

多数葡萄球菌能分解葡萄糖、麦芽糖和蔗糖，一部分能分解乳糖及甘露醇，产酸不产气。曾用分解甘露醇和明胶液化试验来判断葡萄球菌致病力，但已发现有些非致病菌也能分解甘露醇和液化明胶，故不能以上述两种方法作为判断致病力的唯一标准。有致病力的葡萄球菌凝固酶多阳性，但一些凝固酶阴性的葡萄球菌也引起人类感染。葡萄球菌不产生吲哚，甲基红试验一般阳性，VP反应多为阳性。可以将亚甲蓝、石蕊还原为无色，分解尿素产氨，H_2S产生不定，触酶试验多为阳性，仅解糖葡萄球菌及金葡菌厌氧亚种触酶阴性。

（四）抗原结构

葡萄球菌抗原构造复杂，已发现的有30种以上，目前仅对少数几种葡萄球菌抗原的化学组成及生物学活性有所了解。

1. 葡萄球菌A蛋白（staphylococcal protein A，SPA）　存在于细菌细胞壁的一种表面蛋白，与细胞壁的粘肽相结合。它可与人及多种哺乳动物血清中的IgG的Fc段结合，因而可用含 SPA 的葡萄球菌作为载体，结合特异性抗体，进行协同凝集试验。A 蛋白有抗吞噬作用，还有激活补体替代途径等活性。SPA 是一种单链多肽，与细胞壁肽聚糖呈共价结合，是完全抗原，有种属特异性。所有来自人类的菌株均有此抗原，动物源株则少见。此外，SPA 与 IgG 结合后所形成的复合物还具有多种生物学活性，如激活补体、抗吞噬、促细胞分裂、引起超敏反应、损伤血小板等。

2. 多糖抗原　具有群特异性，存在于细胞壁，借此可以分群。A 群多糖抗原磷壁酸的化学组成为 N－乙酰葡糖胺核糖醇残基。B 群多糖抗原磷壁酸的化学组成是 N－乙酰葡糖胺甘油残基。

3. 荚膜抗原　几乎所有金黄色葡萄球菌菌株的表面有荚膜多糖抗原的存在。表皮葡萄球菌仅个别菌株有此抗原。

三、微生物学检验

（一）标本采集

该菌属细菌是无芽孢细菌中抵抗力最强的细菌，易从感染部位获得标本。可根据病种及检查目的不同，采集不同标本。常见的标本有脓液、渗出液及咽拭子。如疑为菌血症，可采取血标本。脑膜炎可采集脑脊液，疑食物中毒应采集剩余食物、呕吐物及粪便标本。采集皮肤、黏膜标本时应避免病灶周围正常菌群污染。调查院内感染或环境污染，可从各种物品和仪器上采集。

（二）检验方法

1. 直接涂片镜检　取标本涂片，革兰染色后镜检，根据细菌形态、排列和染色性可做出初步判断。无菌标本如脑脊液、关节穿刺液直接涂片镜检，检见细菌有重要临床意义。其他体液标本如同时检见炎性细胞则镜检结果有重要参考意义，可报告为“检见葡萄球菌样革兰阳性球菌”。进而根据镜检结果选择合适方法进行分离鉴定。

2. 分离培养　根据不同的标本类型，选择合适的培养基接种（如血琼脂平板，甘露醇和高盐培养基等）进行分离培养。每一临床标本均应接种血琼脂板；血液、脑脊液等标本可先行肉汤增菌，随后在血平板上分离；对混有杂菌的标本，如粪便等可另外接种于高盐甘露醇培养基进行选择性培养，孵育过夜后挑选可疑菌落进行涂片、染色、镜检，选择性培养可延长到 48～72 小时以便形成可区别的菌落。

在琼脂平板上经 35℃24 小时孵育，大部分葡萄球菌的菌落约 1～3mm 大小，但是多数凝固酶阴性葡萄球菌经过夜培养其菌落仍不能相互区别，平板应继续室温放置 2～3 天。金黄色葡萄球菌厌氧亚种、解糖葡萄球菌、耳葡萄球菌、马胃葡萄球菌、小牛葡萄球菌、缓慢葡萄球菌等生长缓慢的细菌，通常需要 24～36 小时才可形成可见的菌落。

由于可产生脂溶性色素，金黄色葡萄球菌的典型菌落呈奶油黄色或柠檬色等，圆形、光滑、稍凸起、边缘整齐，在血平板上大多数金黄色葡萄球菌可产生透明溶血环。典型的凝固酶阴性葡萄球菌的菌落则为无色素、光滑、圆形、凸起、不透明。

3. 微生物学鉴定　常见的葡萄球菌可通过其生理生化试验鉴定。另外，葡萄球菌可应用其分子表型特征如细胞脂肪酸的组成或应用其基因型特征如染色体限制性酶切片段等进行种的鉴定。

在血琼脂板上，葡萄球菌典型菌落呈圆形、稍凸起、边缘整齐、表面光滑、湿润、有光泽、产色素、溶血的菌落。菌落较大，直径为 1～5mm 的菌落。凝固酶阴性的葡萄球菌菌落无色、表面光滑、凸起、不透明。表皮葡萄球菌对高盐有一定耐受力，可在高盐培养基上生长（微球菌的某些菌株也能生长）。自选择培养基上挑取可疑菌落作鉴定，平板应继续室温放置 2～3 天，通过观察菌落性状有助于菌种鉴定。3 天时金黄色葡萄球菌菌落较大，6～8mm，光滑、凸起，产金黄色或橙色色素。表皮葡萄球菌菌落相对较小，约 3～6mm，无色素。

经镜检明确为革兰染色阳性球菌后，选可疑菌落作触酶试验。取待测菌落置于洁净玻片上，加 3% 过氧化氢一滴，产生气泡为触酶试验阳性。在革兰阳性球菌中，葡萄球菌及微球菌触酶均呈阳性。触酶试验需注意：①从血琼脂板上挑取菌落时不能将培养基一同挑起，因为红细胞含有触酶，可产生假阳性结果。②试验步骤不能颠倒，即不可先加触酶试剂，再取菌落，因为接种环若为白金将产生假阳性结果，镍质接种环则不会产生气泡。③试验菌应用培养 18～24 小时的细菌，不能用陈旧培养物进行试验，否则可致假阴性结果。④触酶试剂应避光保存于 4℃ 冰箱。

血浆凝固酶试验是鉴定与急性感染有关的致病性葡萄球菌的主要试验之一。葡萄球菌中金黄色葡萄球菌、中间葡萄球菌和猪葡萄球菌凝固酶均阳性。另外，路邓葡萄球菌和施氏葡球菌凝固酶亦呈阳性。凝固酶试验有玻片法和试管法两种。试管法检测游离凝固酶，玻片法检测结合凝固酶。试管法具有确定意义，玻片法则广泛用于快速筛选。约有 10% ～15% 的金黄色葡萄球菌凝固酶试验呈阴性结果。实验使用的血浆为 EDTA 抗凝血浆，常用 EDTA 抗凝兔血浆。如用人类血浆必须确定无感染性病原体存在，并具有凝固能力。凝固酶试管法试验：取 0.1ml 心脑浸液肉汤过夜培养物置于试管中（最好用玻璃试管），加 0.5ml 血浆，混匀后置 37℃ 水浴 4 小时，倾斜试管成 90° 观察凝块形成。有些菌种如个别金黄色葡萄球菌株、中间葡萄球菌、猪葡萄球菌等需孵育超过 4 小时，后两者甚至可能需要 12～24 小时才能形成凝块。当孵育时间超过 4 小时，必须注意以下几点：①某些菌株产生葡激酶，可以使凝块溶解产生假阴性。②使用的不是无菌血浆可产生假阳性或假阴性。③所取菌落不纯，由污染的微生物导致错误结果。凝固酶玻片法试验是一种快速、经济的方法。试验时挑取少量培养物加一滴蒸馏水，制成均匀的高浓度细菌悬液，然后加入一滴血浆，于 10 秒内观察结果。由于可能出现自凝和假阳性结果，该试验不能自高盐琼脂平板挑取可疑菌落进行实验。当疑为金黄色葡萄球菌，玻片法试验阴性时，应行试管法进行确证。

耐热核酸酶试验：热稳定性是金黄色葡萄球菌核酸酶所特有的，而且也是金黄色葡萄球菌菌株的特性。其试验方法是将 24 小时肉汤培养物沸水浴处理 15 分钟，用接种针穿刺接种于甲苯胺蓝 DNA 琼脂平板，35℃ 培养 1 小时，在刺种线周围蓝色琼脂变为淡粉色者为阳性。大多数金黄色葡萄球菌、施氏葡萄球菌、中间葡萄球菌和猪葡萄球菌试验阳性，表皮葡萄球菌、模仿葡萄球菌、肉葡萄球菌等呈弱阳性。

碱性磷酸酶试验：将待测菌种点种在硝基酚磷酸盐 MH 琼脂上（pH5.6～6.8），孵育 18～24 小时。细菌产生的碱性磷酸酶使无色的硝基酚磷酸盐水解，生成黄色硝基酚，点种的细菌菌苔周围呈现黄色为阳性。金黄色葡萄球菌、施氏葡萄球菌、中间葡萄球菌、猪葡萄球菌和大多数表皮葡萄球菌碱性磷酸酶试验阳性。

吡咯烷酮芳基酰胺酶（PYR）试验：酶活性可通过水解吡咯烷酮 - β - 萘胺进行检测，

其水解产物与相应的显色剂作用产生红色反应。溶血葡萄球菌、路邓葡萄球菌、施氏葡萄球菌和中间葡萄球菌常呈阳性反应。

其他鉴定试验：鸟氨酸脱羧酶试验、脲酶试验、β半乳糖苷酶试验、VP试验、新生霉素敏感试验、多黏菌素B耐药试验等常用于葡萄球菌种间鉴别。目前商品化鉴定系统多应用糖发酵、传统鉴定试验及酶的产色底物试验，常见的有API staph鉴定板条、VITEK GPI鉴定板卡、Uiten革兰阳性鉴定卡、Microscan系统、Miniten系统等。

肠毒素测定：对于食物中毒患者的呕吐物、粪便或剩余食物在作细菌分离鉴定的同时，接种于肉汤培养基中，孵育后加热煮沸30分钟以破坏其他毒素，取滤液注射于6~8周龄的幼猫腹腔。一般，猫在注射后4小时内出现呕吐、腹泻、体温升高或死亡提示有肠毒素存在的可能。动物常在1~2天内中毒死亡。近年来，采用免疫学方法检测葡萄球菌肠毒素方法繁多，如反向间接血凝、ELISA、放射免疫等方法较快速敏感。

4. 三种常见的葡萄球菌的鉴定 见（表22-1）。

表22-1 三种葡萄球菌的主要生理生化特征

性状	金黄色葡萄球菌	表皮葡萄球菌	腐生葡萄球菌
菌落色素	金黄色	白色	白色或柠檬色
血浆凝固酶	+	-	-
甘露醇	+	-	-
溶血素	+	-	-
SPA	+	-	-
耐热核酸酶	+	-	-
磷壁酸核糖醇型	+	-	+
磷壁酸甘油型	-	+	+
致病性	强	弱或无	无

四、耐药性

耐甲氧西林葡萄球菌（methicillin resistant staphylococcus，MRS）的耐药机制是由于其染色体上携带mecA基因，该基因编码一种称之为PBP_{2a}。的青霉素结合蛋白（penicillin binding protein PBP）。青霉素结合蛋白是一种参与细菌细胞壁合成的酶，也是β内酰胺类药物的作用靶位。PBP_{2a}与β内酰胺类抗生素的亲和力极低，在高浓度抗生素存在时，PBP_{2a}仍可正常工作，参与细胞壁肽聚糖的合成，从而使细菌表现出对甲氧西林以及其他β内酰胺类药物的耐药性。

MRS具有异质性，即在耐药群体中虽然都携带有耐药基因信息，但仅有少部分（10^{-8}~10^{-4}）细菌细胞在体外检测时表达耐药表型。对于异质性耐药株的检测在很大程度上依赖于合适的体外培养条件以促进其耐药表型的表达，这些条件包括中性pH、较低的温度（30~35℃）、高盐（2%~4% NaCl）以及较长的孵育培养时间。

MRS呈多重耐药，除对包括所有头孢菌素、碳青霉烯类、青霉素+青霉素酶抑制剂等抗生素均耐药外，还可对包括大环内酯类、氨基糖苷类、喹诺酮类等抗生素耐药。有重要临床意义的多重耐药葡萄球菌包括甲氧西林耐药金黄色葡萄球菌（MRSA）、甲氧西林耐药表皮葡萄球菌（MRSE）和甲氧西林耐药溶血葡萄球菌（MRSH）等。

MRS是医院内感染的重要病原菌，感染多发生于免疫缺陷患者、老弱患者及手术、烧伤后的患者等，极易导致感染暴发流行。由于其呈多重耐药，治疗困难，死亡率高，即使使用目前认为最有效的万古霉素治疗严重感染，死亡率仍可达10% ~30%，有时高达50%。

此外，最近几年还出现了对万古霉素中介耐药的金黄色葡萄球菌（vancomycin – intermediate staphylococcus aureus，VISA），2002年美国还发现了2例对万古霉素耐药的金黄色葡萄球菌（vancomycin resistant staphylococcus aureus，VRSA）感染病例。另外，万古霉素耐药葡萄球菌具有异质性，即该耐药株含有两个亚群，主群对万古敏感，次群耐药。万古霉素是治疗MRSA非常有效的一类药物，通常被认为是治疗革兰阳性球菌最后一道防线。所以VISA和VRSA的出现引起了世界各国普遍的高度重视。

影响MRS感染诊断的因素很多，纸片药敏试验检出MRS往往比平皿二倍稀释法假阳性高。PCR技术检测mecA基因法可确诊是否为MRS感染，PCR法与平皿二倍稀释法符合率较高。有条件的临床检验实验室应建立PCR快速诊断MRS技术。如无PCR法最好用平皿二倍稀释法复核。凡能确诊为MRS感染的患者应及时使用万古霉素，或用其他糖肽类抗生素如去甲万古霉素，或替考拉宁等进行治疗。

五、凝固酶阴性葡萄球菌

凝固酶阴性葡萄球菌（CONS）是人类正常菌群的主要成员，过去认为不致病，现认为已经成为医源性感染的常见病原菌。CONS特别是表皮葡萄球菌是院内感染的重要病原菌之一。其感染主要与修复或置入装置使用增加及免疫功能低下患者增加有关。表皮葡萄球菌引起人工瓣膜性心内膜炎、静脉导管感染、腹膜透析性腹膜炎、人工关节感染等。腐生葡萄球菌是人类尿路感染，特别是女性尿路感染的重要病原菌，还可引起创伤感染、败血症。溶血性葡萄球菌主要与心内膜炎、败血症、腹膜炎以及伤口、骨和关节感染有关。感染的发生与细菌产生荚膜多糖和糖萼有关。某些凝固酶阳性的葡萄球菌在人体内由于免疫功能低下或使用抗生素，可以转变成CONS或凝固酶弱阳性的葡萄球菌，但体外放置数天后可恢复。CONS诊断可依据凝固酶阴性、不能分解甘露醇及不产色素来判断。

（崔　杨）

第六节　链球菌属

链球菌属（Streptococcus）细菌是触酶阴性，球形或卵圆形、直径<2μm，成对或呈长短不一的链状排列的革兰染色阳性细菌。本属细菌无芽孢、无动力、有些可形成荚膜。尽管链球菌可在有氧条件下生长，但不能合成血红素复合物，因此不能进行呼吸代谢。部分肺炎链球菌及某些草绿色链球菌种生长需要提高CO_2水平（5%）；其营养要求较高，普通培养基生长不良，在添加血或血清的复合培养基上可促进链球菌生长。链球菌可发酵葡萄糖和其他糖类，乳酸是其主要的代谢终产物。链球菌分解葡萄糖不产气，可产生亮氨酸氨基肽酶，但很少产生吡咯烷酮芳基酰胺酶（PYR），只有A群链球菌和一些肺炎链球菌可产生PYR。此属细菌种类多，分布广，大多数存在于水、空气、尘埃、人及动

物粪便中，健康人的鼻咽部、肠道等均可检出本属细菌。有些菌为人体正常菌群，有些则可引起人类重要的疾病。

一、分类学特征

链球菌属有多种分类方法，尚未统一，本节主要介绍以下几种。

（一）根据溶血能力分类

根据链球菌在血琼脂平板上的溶血作用，将其分成三大类。

1. α－溶血性链球菌　此类链球菌通常称为草绿色链球菌，在羊血琼脂平板上，其菌落周围有1～2mm宽的草绿色溶血环，镜下可见溶血环内有尚未溶解的红细胞。这类链球菌多为条件致病菌。

2. β－溶血性链球菌　这类链球菌在血平板上产生溶血素，可使菌落周围形成一个有2～4mm宽、界限分明、完全透明的无色溶血环。这类细菌致病力强，常引起人和动物的多种疾病。

3. γ－溶血性链球菌　这类链球菌不产生溶血素，不溶解红细胞，在血琼脂平板上菌落周围无溶血环。此类链球菌常无致病性，可存在于乳类及粪便中。

（二）根据抗原结构分类

依据Lancefield群特异抗原的不同，将β－溶血性链球菌分成A、B、C、D、E、F、G、H、K、L、M、N、O、P、Q、R、S、T 18个群，近年又增加U和V群，共计20个群。对人类致病的绝大多数属于A群（化脓性链球菌）和B群，偶见C、D、G群链球菌感染。同一个群内的链球菌之间因表面蛋白质抗原（型特异性抗原）的不同，可将其分成若干型。如A群链球菌可根据M抗原不同分成100多个型，B群链球菌分为4个型，C群分为13个型。

（三）综合性分类

根据链球菌的溶血性、抵抗力、生化反应及致病性和存在部位等将链球菌分为3个群。

1. 化脓性溶血性链球菌群　本群有10个种和1个亚种。从人体病灶中分离出的菌种并不多，大多来自动物。

2. 口腔链球菌群　本群包括对人有致病作用的菌种和口腔常驻菌；也包括从动物中分离的菌种。有的不是均一的菌种，如咽峡炎链球菌。该群细菌某些菌的溶血性不定。

3. 厌氧链球菌群　专性厌氧菌，现已明确与链球菌属无关。

（四）目前分类的变化

随着分子分类学研究的进展，链球菌属的分类发生了比较大的变化。原来归属D群的链球菌和N群的链球菌现在已分别独立为肠球菌属和乳球菌属。虽然溶血现象和Lancefield抗原血清学分型在临床实验室仍非常有用，但由于新知识的出现传统分类方法已有所变化。现已知β－溶血链球菌无关种间可产生相同的Lancefield抗原，而遗传学上相关的同种菌的不同菌株可以产生不同的Lancefield抗原。

目前，溶血和Lancefield血清学方法仍然是临床实验室对链球菌进行鉴定的第一步，通过这两个特性将链球菌分为几大类。自人分离的具有Lancefield A、C、和G群抗原的β－溶血分离株进一步分为两个组：菌落直径＞0.5mm的大菌落组和菌落直径＜0.5mm的小菌落组。形成大菌落的 A 群化脓链球菌以及 C 群和 G 群菌株是具有不同毒力的“化脓性”链球菌。形成 β－溶血的大菌落组的 C 和 G 群链球菌通常归为同一亚种，即停乳链球菌似马亚种。有报告介绍三株停乳链球菌似马亚种血培养分离株具有 Lancefield A 群抗原，进一步说明单独用血清学试验鉴定 β－溶血链球菌是不充分的。其他具有 C、G 和 L 群抗原的链球菌一般分离自动物，很少从人体内分离到。它们属于停乳链球菌停乳亚种、马链球菌马亚种，狗链球菌和马链球菌兽瘟亚种等。

形成小菌落的 A、C 或 G 群 β－溶血的菌株遗传学上与“化脓性”菌株不同，属于咽峡炎或米氏链球菌群，包括咽峡炎链球菌、星形链球菌和中间链球菌。尽管这些细菌可呈 β－溶血性，咽峡炎种群的菌被认为是草绿色链球菌，它们中的大多数呈 α－溶血或不溶血。小菌落菌株有可能引起如脓肿等感染，但它们的致病能力似乎较化脓性链球菌弱的多，故它们也被看成是正常菌群。无乳链球菌形成大菌落，其鉴定仍然依赖 B 群 Lancefield 抗原或其他表型特征。

非 β－溶血链球菌中，α－溶血链球菌可分成肺炎链球菌和含有很多种菌群的草绿色链球菌。具有 Lancefield D 群抗原的链球菌包括不溶血的牛链球菌。以前认为的厌氧链球菌已明确与链球菌属无关。

二、生物学特性

（一）形态与染色

链球菌呈圆形或卵圆形，直径为 0.5～1.0μg，成双或短链排列，链的长短不一，主要与菌株的种别和生长环境相关。在液体培养基中生长的细菌，其链较长，在固体培养基上生长的细菌，其链较短。肺炎链球菌呈矛头状，宽端相对而尖端向外。

在血清肉汤中生长的幼龄链球菌可见有荚膜，随菌龄增长荚膜逐渐消失。本菌属细菌无鞭毛，无芽孢，革兰染色阳性。

（二）培养特性

需氧或兼性厌氧，但在有氧环境中生长较厌氧环境好。该属细菌对营养要求较高，在普通培养基中加入血液、血清或腹水等可促进细菌生长。最适生长温度为 35～37℃，最适 pH 为7.4～7.6。

在血清肉汤中，溶血性菌株在管底呈絮状或颗粒状沉淀生长，菌链较长；不溶血菌株在液体培养基中呈均匀浑浊生长，菌链较短。

在血琼脂平板上，经 35～37℃培养 18～24 小时，可形成灰白色、半透明或不透明、表面光滑、有乳光、圆形突起、直径约为 0.5～0.75mm 的小菌落。环绕菌落形成 α、β、γ 三种特征性溶血现象。

A、C、G 群 β－溶血性、化脓性链球菌形成的菌落相对较大（培养 24 小时后直径大于 0.5mm），而 β 溶血性咽峡炎链球菌则形成针尖样小菌落，形成小菌落的 β－溶血性链球菌和其他咽峡炎群菌株的培养物可产生奶油样特殊气味，主要是细菌产生的双乙酰基所致。B 群链球菌比其他 β－溶血性链球菌的菌落大，但 β－溶血环较小，有些 B 群菌株是不溶血的。β－溶血反应可由于链球菌溶血素 O 受到氧或生长在空气或较高 CO_2 环境中的链球菌产生的过氧化氢抑制而不清晰，所以厌氧培养或穿刺接种适于 β－溶血反应的观察判断。α－

溶血呈草绿色，中心凹陷的β-溶血性菌落是肺炎链球菌的明显特征，而草绿色链球菌其他种的菌落则为圆形、凸起状。肺炎链球菌可产生荚膜多糖，常形成黏液样菌落。牛型链球菌则不溶血，菌落呈灰色。

（三）抗原结构

对于β-溶血性链球菌，其菌体抗原可分为三种。①Lance-field 群特异性抗原，称C抗原，是细胞壁的多糖成分，根据其抗原特异性的不同，用血清学方法将β-溶血性链球菌分为18个群。检测群特异性抗原可用于某些特定细菌的直接鉴定，A群特异性抗原检测可用于咽拭子标本中的化脓链球菌的鉴定，但应注意偶可见到非化脓链球菌呈阳性反应。抗原检测也可用于泌尿生殖道标本中B群链球菌的鉴定。②型特异性抗原，又称表面抗原，是链球菌细胞壁的蛋白质抗原。位于C抗原的外层，其中根据理化性质等的不同，又分为M、T、R、S等四种抗原。与致病性有关的是M抗原，该抗原是蛋白质，较耐热，在pH7.0煮沸30分钟不被破坏，溶于酒精，能被蛋白酶迅速消化。M抗原主要见于A群链球菌，根据M抗原不同，可将A群链球菌分为60多个血清型。③非特异性抗原，称P抗原，是将菌体置于弱碱性溶液内的浸出物，此抗原无属、种、群、型的特异性，各种链球菌均一致，并与肺炎链球菌、葡萄球菌含有的P抗原有交叉反应。

肺炎链球菌荚膜多糖抗原，亦称型特异性抗原。存在于肺炎链球菌的荚膜中，由大量多糖多聚体组成。不同菌株所含的荚膜多糖不同，可用凝集、沉淀和荚膜肿胀试验进行肺炎链球菌的分型。目前，至少可将肺炎链球菌分为85个血清型。

（四）生化反应

链球菌触酶反应均为阴性。该属细菌均能分解葡萄糖，产酸不产气。对乳糖、甘露醇、山梨醇、水杨素、蕈糖的分解能力，可因菌株不同而异。通常链球菌不分解菊糖，不被胆汁溶解，但肺炎链球菌此两项反应阳性，有助于鉴别。

三、微生物学检验

（一）标本采集

主要采集痰液、脓汁和血液等标本，采集后应在2小时内运送到实验室，并应立即进行检查和接种。检查妊娠妇女携带B群溶血链球菌时，用无菌棉签采集孕35~37周女性的阴道分泌物。

（二）标本直接检查

1. 直接显微镜检查　标本直接涂片，经革兰染色后显微镜检查，可见链状排列革兰阳性球菌。直接镜检有助于无正常菌群污染标本的初步判断。荚膜肿胀试验用于标本中肺炎链球菌的鉴定。

2. 直接检测抗原　咽拭标本中的A群链球菌和女性生殖道标本中的B群链球菌可用抗原检测法鉴定。先将标本置于含亚硝酸或提取酶（pronase）的溶液中，孵育片刻，即可用凝集试验或用ELISA方法等检测。该方法特异性和敏感度均好，当标本所含的菌数太少时可出现假阴性。

（三）分离培养

采用羊血琼脂平板培养可促进细菌生长并有助于识别链球菌的溶血特性和进一步鉴定。

初代分离在5% CO_2 环境下，经35～37℃孵育24小时后观察菌落性状并明确进一步鉴定的方向。

分离阴道分泌物中的B群链球菌时，将拭子标本或直接接种相应的选择性琼脂平板，或将标本置于含多黏菌素（10μg/ml）和萘啶酸（15μg/ml）的选择性肉汤中孵育18～24小时，再作分离培养。

从污染的标本分离链球菌可采用含叠氮钠胆汁七叶苷琼脂平板或血平板，叠氮化物可抑制标本中革兰阴性菌的生长而具有选择性。

（四）检验方法

1. β溶血性链球菌的鉴定

（1）血清学试验：在β－溶血反应的基础上，根据菌落大小可将Lancefield血清学试验A、C、G群的链球菌分为两组。形成大菌落的A、C、G群菌株是引起化脓性感染的链球菌，而形成小菌落的A、C、G群菌株属于咽峡炎群，包括咽峡炎链球菌、星座链球菌及中间链球菌等。

具有B群特异性抗原的β－溶血性链球菌与无乳链球菌密切相关，而形成小菌落的、具有F群特异性抗原的β－溶血性链球菌则可能是咽峡炎群链球菌株。应注意A、C、G群特异性抗原对于特定的某一链球菌种来说并非特异，具有相应抗原的链球菌可以通过生化试验进行鉴别。不能被Lancefield A、B、C、F或G群抗血清区别的β－溶血性分离株，细菌的生理特性可能有助于鉴定，

（2）生理生化试验

1）PYR试验：PYR即吡咯烷酮芳基肽酶，是化脓链球菌产生的一种酶类，但与动物有关的、较罕见的豕链球菌和海豚链球菌（S. iniae）亦可产生，其他β－溶血性链球菌均不能产生PYR。β－溶血性肠球菌PYR可呈阳性，易与化脓链球菌混淆。可根据菌落大小、形态和其他特征进行鉴别。应使用单菌落或纯培养进行PYR试验。

2）杆菌肽敏感试验：尽管抗原检测方法或PYR试验能快速鉴定化脓链球菌，但杆菌肽敏感试验有助于将化脓链球菌与其他形成小菌落的A群菌株或其他PYR阳性的β－溶血性链球菌区分开来。杆菌肽敏感试验的方法是在含羊血琼脂平板上，挑取3～4个待测单菌落密集涂布，然后再贴上0.04U/片的杆菌肽纸片，经35℃过夜培养后，纸片周围抑菌环直径>10mm表示测试菌株对杆菌肽敏感。

3）VP试验：VP试验检测葡萄糖代谢终产物3－羟基丁酮的产生，该试验可以用作β－溶血性链球菌的鉴别试验。具有A、C或G群抗原的、形成小菌落的β－溶血性咽峡炎链球菌群VP试验阳性，而具有相同抗原形成大菌落的化脓性链球菌菌株VP试验呈阴性。

在MR－VP肉汤中接种待检菌后，经37℃培养2～4天，加入0.6ml 5%的α－萘酚无水乙醇溶液和0.2ml 40%的KOH，轻轻振摇小瓶，使培养基与氧充分接触而使乙酰甲基甲醇氧化，阳性一般在5分钟内出现粉红色颜色反应，15分钟内无粉红色颜色反应则可判为阴性。

4）BGUR试验：BGUR试验检测β－D－葡萄糖苷酸酶活性。自人体分离的形成大菌落的C和G群β－溶血性链球菌可产生该酶，而形成小菌落的C和G群β－溶血性链球菌则不能产生该酶。

5）糖发酵试验：如（表22－2）所示，糖发酵试验用于鉴别形成大菌落的C群和G群

链球菌。形成大菌落的C群和G群β溶血性链球菌的鉴别特征，包括海藻糖和山梨醇发酵试验。这两个糖发酵试验被用于鉴别临床分离的细菌株。如果在Lancefield血清学试验的基础上需进一步鉴定，可以使用含有1.0%糖和溴甲酚紫指示剂的心脑浸液肉汤进行糖发酵试验。

表22-2 人和动物源的形成大菌落的C群或G群β-溶血性链球菌的鉴别特征[a]

细菌种	Lancefield抗原	宿主	海藻糖	山梨醇
停乳链球菌似马亚种[b]	C，G	人	+	-
停乳链球菌停乳亚种[b]	C，L	动物	+	-[c]
马链球菌马亚种	C	动物	-	
马链球菌兽瘟亚种	C	动物	-	+
狗链球菌[d]	G	动物	-	-[c]

注：a：+阳性，-阴性；b：停乳链球菌似马亚种，主要分离自人，对人的纤维蛋白具有溶解活性，并对人的血纤维蛋白溶酶具有链激酶活性。通常情况下分离自动物的停乳链球菌停乳亚种可表现α溶血、β溶血或不溶血性，可能具有Lancefield C或G群抗原，该菌无上述两种活性；c：偶有例外；d：与其他C群大菌落的β溶血性链球菌相比，多数狗链球菌BGUR为阴性。

6）CAMP试验：CAMP是大多数B群链球菌产生的可扩散的胞外蛋白。该蛋白可与葡萄球菌β溶细胞毒素协同作用，引起红细胞溶解。在羊血琼脂平板表面将待测的链球菌划一横线，然后将产生β溶细胞毒素的金黄色葡萄球菌作垂直线划接种，彼此间隔3~4mm。35℃中过夜培养后，在两种细菌接种线的交界处出现箭头形完全溶血区即为CAMP试验阳性。

7）马尿酸水解试验：马尿酸水解亦用于B群链球菌的鉴定。快速试验方法是在1%的马尿酸盐水溶液中接种待测细菌，经35℃孵育2小时，加入茚三酮试剂并孵育10分钟，出现深紫色反应为阳性，表示有马尿酸盐水解终产物甘氨酸的存在。此实验也可用酸性氯化铁法检测马尿酸水解的另一个终产物苯甲酸实现。

（3）核酸探针试验：可利用相应的核酸探针进行A群化脓链球菌和B群链球菌的鉴定。

2. 非β-溶血性链球菌株的鉴定

（1）血清学试验：血清学试验可用于非β-溶血性B群链球菌和肺炎链球菌的鉴定。检测Lancefield D抗原有助于牛链球菌的鉴定，但该抗原在有些菌株中不易检测到；并且D群抗原是相对不具特异性的，许多链球菌和肠球菌属及明串珠球菌属的菌株也产生该抗原。生理生化试验对鉴定非β-溶血性细菌更为可靠。

（2）生理生化试验：（表22-3）总结了非β-溶血性链球菌的生理生化特性。非β-溶血性B群链球菌可通过CAMP试验或血清学试验与其他α-溶血和γ-溶血性链球菌加以区别。Optochin敏感试验和胆汁溶解试验用以鉴别肺炎链球菌和草绿色链球菌群细菌。

表 22-3　非 β-溶血性链球菌的鉴别特征[a]

链球菌属细菌	Optochin 敏感试验	胆汁溶解	胆汁七叶苷
肺炎链球菌[b]	+	+	-
其他草绿色链球菌群细菌	-	-	-[c]
牛链球菌	-	-	+

注：a：+阳性，-阴性；b：某些肺炎链球菌可能是 PYR 阳性；c：偶尔有些链球菌变种胆汁七叶苷为弱阳性。

不溶血性链球菌可能属于牛链球菌或绿色链球菌群细菌。牛链球菌在 40% 胆汁存在时可水解七叶苷，而大多数草绿色链球菌群细菌胆汁七叶苷水解试验阴性。怀疑非 β-溶血性 B 群链球菌时，进行 CAMP 试验有助于鉴定。

1）Optochin 敏感试验：Optochin 可抑制肺炎链球菌的生长。将 Optochin 纸片（含双乙奎丁 5μg/片）贴在涂有待测细菌的血琼脂平板上，在 5% CO_2 孵箱中 35℃过夜培养，观察纸片周围有无抑菌环出现。使用 6mm 纸片时，抑菌环直径 >14mm 表明对待测细菌有抑制作用，可鉴定为肺炎链球菌。当抑菌环直径 <14mm 时，应行胆汁溶解试验进行确认。

2）胆汁溶解试验：胆汁溶解试验用于肺炎链球菌的初步鉴定。该试验测定在特定时间和温度条件下细菌抵抗胆盐溶解的能力。将待测细菌制成 0.5～1.0 麦氏浊度的悬液，取两个测试管中分别加入 0.5ml 菌悬液。其中一管加等量 2% 去氧胆酸盐，另一对照管中加 0.5ml 生理盐水，35℃孵育 2 小时。对照管有细菌生长而试验管呈清亮、透明即胆汁溶解试验阳性。

可用培养皿上的菌落直接进行胆汁溶解试验。加一滴 10% 去氧胆酸盐于待测的单菌落上，室温或 35℃培养箱中放置约 15 分钟，直至溶剂干后进行观察。肺炎链球菌的菌落将会消失或呈扁平状。试验时培养皿应水平放置，以免试剂流淌蔓延或冲掉待测菌落。

3）胆汁七叶苷试验：胆汁七叶苷试验是在 10%～40% 胆汁存在条件下，测定细菌水解葡萄糖七叶苷为葡萄糖和七叶亭的能力。在胆汁七叶苷平板或斜面培养基上接种 1～3 个待测菌菌落，35℃培养 48 小时。当有七叶亭产生时，七叶亭与培养基中的铁盐反应形成一种深棕色或黑色络合物，培养基明显变黑或斜面培养基至少有一半变黑即为胆汁七叶苷试验阳性。胆汁七叶苷琼脂是一个选择、鉴别培养基，用于 D 群链球菌（牛链球菌）和肠球菌的分离和鉴定。

（3）核苷酸探针检测：可应用核酸探针鉴定肺炎球菌。

3. 草绿色链球菌群和牛链球菌的鉴定　草绿色链球菌的鉴定较为困难。随着化学分类和基因分类方法的应用，草绿色链球菌群细菌数量明显增加，牛链球菌也包括在草绿色链球菌群中。

通过比较 16S rRNA 基因序列，可将链球菌属分为 6 群：①化脓链球菌群；②缓症链球菌群；③咽峡炎链球菌群；④变异链球菌群；⑤唾液链球菌群；⑥牛链球菌群。有两种 α 溶血性链球菌，少酸链球菌和猪链球菌（后者在马血琼脂板上具 β 溶血性）未能划入特定的群。

(1) 菌群描述

1) 缓症链球菌群 (S. mitis group): 包括缓症链球菌、血链球菌、副血链球菌、格氏链球菌、嵴链球菌、口腔链球菌以及肺炎链球菌等。该群有数个种具有明确的临床意义。

口腔链球菌和缓症链球菌具有特征性的细胞壁，其胞壁含磷壁酸核糖醇而缺少鼠李糖。另外，口腔链球菌细胞外多糖含量不等而缓症链球菌则无。自咽拭子、血液和尿液等临床标本中可分离到副溶血链球菌，而在口腔和上呼吸道标本中可分离得到嵴链球菌。这两种菌均呈 α 溶血、可水解精氨酸，但不水解七叶苷。

2) 咽峡炎链球菌群 (S. angion suis group): 包括咽峡炎链球菌、星座链球菌和中间链球菌等密切相关的三个种。该群细菌包括过去曾命名为 MG - 链球菌的链球菌，具有 F 群抗原的溶血和非溶血性链球菌，具有 F、G 抗原的小菌落链球菌和米氏链球菌群细菌，中间 - MG - 链球菌，星座 - 咽峡炎链球菌，咽峡炎链球菌，星座链球菌和中间链球菌等。这些菌群是口腔和生殖道正常菌群的组成部分，与口腔和其他部位的感染有关，具有临床意义。该群细菌在血平板上可不溶血，或表现为 α - 或 β - 溶血，但大部分中间链球菌不溶血。5% CO_2 环境可促进该群细菌生长，有些菌株生长需要厌氧环境。咽峡炎链球菌群细菌不产生细胞外多糖，可带有 A、C、F 或 G 群特异性抗原或者不能分群。从女性生殖道常可分离出发酵甘露醇的咽峡炎链球菌，但其在感染中的作用并不明确。星座链球菌多为 β - 溶血性，主要携带 F 群抗原或者不能分群，亦有部分菌株具有 A、C 或 G 群特异性抗原。中间链球菌或者不能分群，或者具有 F 群抗原。

具有 C 群抗原的 β 溶血性星座链球菌可进一步分为两个亚种，即从不同部位临床标本分离获得的星座链球菌星座亚种和主要从人类咽喉部标本分离获得的星座链球菌咽炎亚种。

3) 变异链球菌群 (S. mutans group): 包括变异链球菌、表兄链球菌、仓鼠链球菌、鼠链球菌、汗毛链球菌和猕猴链球菌等六个种。这些细菌与人和动物的龋齿有关，其生理生化特性包括分解蔗糖产生可溶性和不溶性的细胞外多糖，并具有分解多种糖类物质产酸的能力。变异链球菌和表兄链球菌是从人的齿菌斑和龋齿组织分离到的最常见的细菌，汗毛链球菌和猕猴链球菌可从猴分离到。在酸性条件下，固体或肉汤培养的变异链球菌可呈短杆状，而在血琼脂平板上其菌落较硬且黏附于培养基之上，多为 α - 溶血，偶呈 β - 溶血性。大多数表兄链球菌不溶血，偶可见到 α - 溶血株。在含蔗糖的琼脂培养基上，其菌落粗糙、呈堆状，周围有含葡聚糖的液体围绕。鼠链球菌和仓鼠链球菌亦具有相同的菌落特征，另外在蔗糖琼脂平板上鼠链球菌亦可表现为具有弹性的菌落。

4) 唾液链球菌群 (S. salivarius group): 包括唾液链球菌、前庭链球菌和嗜热链球菌。唾液链球菌和前庭链球菌寄生在人的口腔，而嗜热链球菌可自乳品分离。唾液链球菌在口腔内的大部分区域存在，前庭链球菌最初分离自口腔前庭，这两种细菌不是重要致病菌，但唾液链球菌偶尔可引起嗜中性粒细胞减少症患者的败血症。唾液链球菌在血平板上通常不溶血或呈 β - 溶血，在蔗糖平板上产生可溶性胞外多糖而呈现大的黏液样菌落，或产生不溶性的胞外多糖而使琼脂凹陷并呈现大而硬的菌落。大部分唾液链球菌具有 LancefieldK 抗原，约半数唾液链球菌可产生脲酶。前庭链球菌为 α 溶血，脲酶阳性，不能利用蔗糖产生胞外多糖。

5) 牛链球菌群 (S bovis group): 包括牛链球菌、非解乳糖链球菌和马链球菌。对于心内膜炎和直肠癌患者，牛链球菌具有临床意义。新近的研究显示人源牛链球菌与动物源牛链球菌可清晰区分，且后者可分为两个群。人源牛链球菌被分为生物Ⅰ型（典型型）和生物Ⅱ型（变异型），生物Ⅰ型可发酵甘露醇，在蔗糖培养基上可产生大量胞外多糖，生物Ⅱ型则不发酵甘露醇，不产生胞外多糖。生物Ⅱ型又可分为生物Ⅱ/1型和生物Ⅱ/2型，其区别是生物Ⅱ/2型可产生葡糖苷酸酶和半乳糖苷酶以及可自海藻糖而不是糖原产酸。牛链球菌和变异链球菌都可产生葡糖苷、发酵甘露醇以及可在胆汁七叶苷琼脂上生长而具相似性，但牛链球菌不发酵山梨醇、可发酵淀粉或糖原及携带 Lancefield D 群抗原可资鉴别。与唾液链球菌相反，牛链球菌 β - 半乳糖苷酶阴性而 α - 半乳糖苷酶阳性。另外，还可根据 Lancefield D 群血清学反应性，在胆汁七叶苷琼脂上生长，以及甘露醇、菊糖和淀粉发酵、脲酶产生等特点，将牛链球菌与唾液链球菌相区别。

（2）生理生化试验

1）荧光底物测酶活性：将 4 - 羟甲香豆素偶联的底物溶解于最小体积的二甲基亚砜中，用 50mol/L TES 缓冲液 [Tris（hydroxymethyl）methyl - 2 - aminoethane sulfonic acid]（pH7.5）稀释至浓度 100μg/ml。自含 5% 去纤维马血的哥伦比亚琼脂平板上取菌落悬浮于 TES 缓冲液中，使其终浓度约为 10^8 CFU/ml。取 50μl 制备的细菌悬液加入含 20μl 荧光底物的平底微孔板中。37℃孵育 3 小时，底物降解后在紫外灯下可见亮蓝色荧光。

2）精氨酸水解：精氨酸水解试验是检查细菌利用脱羧酶脱去精氨酸羧基形成胺，并使培养基呈碱性的能力。精氨酸水解是鉴定草绿色链球菌的重要试验。文献介绍的多种检测方法之间存在一定差异。常用方法如在含精氨酸的 Moeller 脱羧酶肉汤中接种待测细菌，覆盖矿物油后在 35 ~ 37℃培养不超过 7 天。精氨酸水解导致 pH 升高呈现紫色为阳性。不同实验室的精氨酸水解试验可因方法不同而有不同的影响。

3）尿素水解试验：尿素水解试验检测细菌产生脲酶分解尿素形成二分子的氨并产碱的能力。接种科氏（Christensen）尿素琼脂平板后置 35℃培养不超过 7 天，阳性结果为出现粉红色反应。另外亦可将不含琼脂的科氏培养基加入微孔板中，接种并加一层矿物油覆盖后进行培养。

4）透明质酸酶活性测定：使用含有 400μg/ml 来自人脐带的透明质酸（钠盐）及含有 1% 牛血清白蛋白的琼脂平板检测透明质酸酶活性。将细菌穿刺接种于琼脂培养基，37℃过夜培养，用 2mol/L 乙酸溶液浸没培养基。在针刺接种部位周边出现清晰的环绕带，表明细菌有透明质酸酶活性。

5）成胞外多糖：将待测细菌划线接种子含蔗糖琼脂平板上以获得单菌落。置 37℃培养不超过 5 天。产胞外多糖的细菌多呈黏液样菌落，或由于产生不溶性胞外多糖而使菌落较硬。

（3）血清学试验：针对化脓性链球菌胞外产物（如链球菌素 O、透明质酸酶、脱氧核糖核酸酶 B、NAD、酶、链球菌激酶等）和其细胞成分（如 M 蛋白和 A 群抗原等），机体免疫系统可产生相应的抗体反应。利用血清学试验可证实缺乏前期感染资料，但存在与既往链球菌感染相关的非化脓性疾病如风湿热或肾小球肾炎等。

（周　琴）

第七节　肠球菌属

肠球菌属（Enterococcus）广泛分布于自然界，在水、土壤、食品、植物和哺乳动物、鸟、昆虫等动物体内都存在。在人和动物体内，它们主要栖居在胃肠道，也可在其他部位，如泌尿生殖道和口腔。在人类粪便中其数量仅次于大肠杆菌，每克成人的粪便中约含 10^8 个细菌。肠球菌的流行种类似乎随宿主不同而不同，也受年龄、饮食、生理条件变化及基础疾病和以前的抗微生物治疗等因素影响。粪肠球菌（E. faecalis）是最常见的分离自人胃肠道的细菌。屎肠球菌（E. faecium）、铅黄肠球菌（E. casseliflavus）和鹑鸡肠球菌（E. gallinarum）也可在人胃肠道的不同部位发现。肠球菌是重要的医院感染病原菌，可以引起心内膜炎、胆囊炎、脑膜炎、尿路感染及伤口感染等多种疾病。

一、分类学特征

现在归于肠球菌属（Enterococcus）的细菌过去主要与来源于粪便或肠道的链球菌有关。长期以来，肠球菌被认为是链球菌属的一个主要组成部分，与其他链球菌的区别是肠球菌对理化因素具有较高的抵抗力和大多具有 Lancefield D 群血清学抗原。分子生物学的研究显示粪肠球菌和屎肠球菌完全不同于链球菌属的其他细菌，需要划分成一个单独的属。1984 年 Schleifer 等建议将肠球菌从链球菌属分出，增设肠球菌属，包括 5 组 21 个种。

基于 16s rRNA 基因序列的比较，对触酶阴性的革兰阳性球菌进行的种系发育分析已表明，肠球菌属与漫游球菌属（Vagococcus）、四联球菌属（Tetragenococcus）和肉杆菌属（Carnobacterium）的关系比与链球菌属和乳球菌属（Lactococcus）密切得多。

判断是否归于肠球菌属的通用标准是一个组合，它包括 DNA－DNA 杂交性值、16s rRNA 基因序列、全细胞蛋白质分析和常规表型试验。虽然 DNA－DNA 杂交被认为是定义种的“金标准”，而 16s rRNA 基因序列分析和全细胞蛋白分析与金标准的相关性良好。气－液相色谱对肠球菌细胞长链脂肪酸组成的分析也具有分类学价值，并已经用于种的鉴定。这些技术的应用表明，某些提议为肠球菌的菌并不属于新的肠球菌种。如铅黄肠球菌（E. casseliflavus）和黄色肠球菌（E. flavescens）已被证明在种的水平上相关，铅黄肠球菌被用作种名。

二、生物学特性

（一）形态与染色

肠球菌属的细菌为革兰染色阳性球菌，圆形或椭圆形，多数菌种成双或呈短链状排列。一般无芽孢、无荚膜，少数菌种有稀疏鞭毛，陈旧培养物或在厌氧状态下有时呈革兰阴性。

（二）培养特性

本菌对营养要求较高，任何基础培养基加 5% 动物血可支持肠球菌生长。在普通琼脂及麦康凯琼脂上肠球菌形成小菌落，在血琼脂上形成较链球菌稍大的菌落，约 1～2mm，灰白色、光滑、较湿润、易乳化。依据种的不同，α、β 或 γ 溶血均可出现，部分粪肠球菌在兔血、马血和人血平板上呈 β－溶血，而在绵羊血平板则无 β－溶血表现。坚韧肠球菌具 β－

溶血性，而其他肠球菌则具有 α－溶血或 γ－溶血性。在液体培养基中肠球菌呈均匀浑浊生长，也较易形成长链。需氧或兼性厌氧，最适生长温度 35～37℃，最适 pH 为 4.7～7.6。

（三）抗原结构

肠球菌属 Lancefield 血清系统 D 群，其特异性抗原决定簇是位于细胞壁中的甘油磷壁酸，本质上是多糖类，含有 N－乙酰己糖胺。

（四）生化反应

肠球菌能发酵甘露醇、乳糖、蔗糖、水杨素、葡萄糖、麦芽糖产酸。能液化明胶，VP 试验阳性。马尿酸水解因种而异。由于肠球菌不能合成卟啉因而其触酶试验阴性，但有些菌株可呈假阳性，当生长在含血培养基时粪肠球菌触酶试验可见微弱的气泡产生。大部分肠球菌吡咯烷基芳基酰胺酶阳性，肠球菌所有菌株产生亮氨酸氨基肽酶，可水解亮氨酸 β－萘氨；在含 40% 胆盐的培养基中可水解七叶苷和并能在 6.5% 氯化钠肉汤、pH9.6 葡萄糖肉汤及 45℃生长，个别菌种在 50℃时生长快。

三、微生物学鉴定

（一）标本采集

常规方法采集血、尿、创口分泌物、脓液、脑脊液和其他拭子。标本转运无特殊要求，但标本最好于 2 小时内接种。

（二）检验方法

1. 直接涂片镜检　直接涂片革兰染色镜检：可见卵圆形革兰阳性球菌，呈长或短的链状排列。对于脑脊液、尿液等标本可以先离心后取沉淀涂片染色。涂片结果可作为进一步检查的参考。

2. 分离培养与鉴定　根据不同的标本类型，选择合适的培养基。血液、脑脊液等可先增菌培养，其他标本可直接分离接种。经培养后观察菌落形态，挑取可疑菌落行进一步鉴定。对于诸如粪便或肛拭子等含有革兰阴性细菌的标本，可应用含叠氮化物的培养基进行选择性分离。血琼脂板上形成约 1～2mm、灰白色、光滑、较湿润、易乳化的菌落。粪肠球菌可呈 β－溶血，其他均不溶血或呈 α－溶血。

可通过胆汁七叶苷、PYR、亮氨酸氨基肽酶试验以及 6.5% 氯化钠和 45℃生长试验初步确定触酶阴性、革兰染色阳性球菌为肠球菌属细菌。

在临床分离菌中粪肠球菌占 80%～95%、尿肠球菌占 5%～10%，其余少数为坚韧肠球菌和其他肠球菌。依据甘露醇、山梨醇、山梨糖产酸及精氨酸脱氨基四个关键性的生化生理实验，可将肠球菌分为五组。第一组分解甘露醇、山梨醇产酸，不水解精氨酸，以鸟肠球菌为代表；第二组分解甘露醇和水解精氨酸，以粪肠球菌为代表，包括屎肠球菌等；第三组水解精氨酸，不分解甘露醇、山梨醇和山梨糖，以坚韧肠球菌为代表。第四组不分解甘露醇、山梨醇，不水解精氨酸；第五组分解甘露醇，不分解山梨醇，不水解精氨酸。其中对人类致病者主要为粪肠球菌和屎肠球菌。肠球菌分型的经典方法有细菌素分型、噬菌体分型、生化反应类型分型、耐药谱分型和血清学分型等。还可通过 GPI 鉴定板卡进行鉴定。

四、耐药性

肠球菌对许多抗生素表现为耐药，其耐药性包括固有耐药、获得性耐药及耐受性等。肠球菌固有耐药涉及氨基糖苷类和β内酰胺类两种主要的抗微生物治疗药物。因而，在治疗严重的肠球菌感染时建议使用包括一个如青霉素或万古霉素等细胞壁活性药物及一个如庆大霉素或链霉素等的氨基糖苷类药物组合。获得性耐药包括对氯霉素、四环素、大环内酯类、氨基糖苷类、β内酰胺类、糖肽类以及喹诺酮类等的抗性。上世纪九十年代后，对氨基糖苷类和β内酰胺类高水平耐药以及对糖肽类药物尤其是万古霉素耐药的肠球菌株不断增加。这些菌株对于细胞壁活性药物和氨基糖苷类药物联合作用具有抗性，这对肠球菌感染的临床治疗带来了新的挑战。

肠球菌对青霉素敏感性较差，对头孢菌素类耐药。肠球菌对青霉素耐药的主要机制为细菌产生一种特殊的青霉素结合蛋白（PBPs），后者与青霉素的亲和力减低，从而导致耐药。此种耐药以屎肠球菌多见。青霉素不能致肠球菌自溶，因此对肠球菌而言，青霉素具有抑菌作用，而不是杀菌作用。

肠球菌对氨基糖苷类的耐药性有两种：①中度耐药性（MIC62～500mg/L），系细胞壁通透障碍所致，此种耐药菌对青霉素或糖肽类与氨基糖苷类合用敏感；②高度耐药性（庆大霉素 MIC≥500mg/L、链霉素≥2 000mg/L），系细菌产生质粒介导的氨基糖苷类钝化酶 APH（2’）－AAC（6’）所致，此种耐药使青霉素或糖肽类与氨基糖苷类的协同作用消失。因此测定氨基糖苷类的耐药程度，对于临床治疗有重要参考意义。

肠球菌对万古霉素耐药主要有6种表型：VanA、VanB、VanC、VanD、VanE 和 VanG，分别由不同的耐药基因簇编码，除 VanC 为中等水平天然耐药外，其余均为获得性耐药。VanA 对万古霉素呈高水平耐药（MIC≥64mg/L）和替考拉宁呈低水平耐药（MIC≥16mg/L）；VanB 对万古霉素呈不同程度耐药（MIC 16～512mg/L），对替考拉宁敏感；VanC 对万古霉素呈低水平耐药（MIC 8～32mg/L），对替考拉宁敏感。其中 VanA、VanB、VanC 三型最常见。目前各地肠球菌耐药监测研究中还存在着监测方法标准化和提高准确度的问题。用 K－B 纸片法不容易准确测出万古霉素或替考拉宁中介株，用平皿二倍稀释法测定 MIC 的方法能检出纸片法测不到的中介株。临床上遇到重症肠球菌院内感染可首选万古霉素或替考拉宁治疗，如有万古霉素中介肠球菌感染或发现有 VRE 感染可用替考拉宁治疗，目前尚未发现替考拉宁有中介或耐药株。如临床肠球菌感染病情属中、轻度，对青霉素、氨苄西林仍有一定敏感度可先用大剂量青霉素或氨苄西林联合氨基糖苷类药物治疗，必要时才改用或联用糖肽类抗生素。

虽然体外药敏显示肠球菌对磺胺甲噁唑－甲氧苄啶敏感，但由于肠球菌在体内可利用外源叶酸，故使该药失去抗菌作用。

（周　琴）

第二十三章　临床真菌学检验

第一节　念珠菌属

念珠菌属（Candida）约有154个种，大多数菌种在37℃不生长，无致病性。在临床标本中常见的有白色念珠菌（C. albicans）、热带念珠菌（C. tropicalis）、光滑念珠菌（C. glabrata）、近平滑念珠菌（C. parapsilosis）、克柔念珠菌（C. krusei）、葡萄牙念珠菌（C. lusitaniae）。白色念珠菌致病力最强也最为常见，但由非白色念珠菌引起的感染正逐年增加。

一、生物学特性

念珠菌属细胞呈圆形或卵圆形，直径3～6μm，革兰染色阳性，着色不均。以出芽方式繁殖，绝大多数可形成假菌丝，较长、分枝或弯曲，少数菌种产生真菌丝或厚膜孢子，不产生囊孢子、关节孢子，不能利用肌醇作为碳源。芽生孢子单个或簇状，形态从圆形、卵圆形到长形。大多数菌种需氧，在血平板或沙堡弱平板上，生长迅速，3d内即可成熟，菌落呈奶酪样白色至淡黄色，光滑或扁平干燥、皱褶、膜状，依菌种而异。

二、致病性

念珠菌是一种条件致病菌，病原体入侵机体后能否致病取决于其毒力、数量、入侵途经与机体的适应性以及机体对病原体的抵抗力等。

白色念珠菌致病力最强，对颊黏膜和阴道黏膜上皮细胞有较强的黏附能力，产生水溶性的内毒素，还能产生多种水解酶，如天冬酰胺蛋白酶、磷脂酶，损伤组织诱发病变。念珠菌酵母型一般不致病，但在体内转变成菌丝型有致病性，可以避免白细胞的吞噬作用。

宿主对病原菌的抵抗力，长期应用广谱抗菌药物、糖皮质激素、免疫抑制药，长期放置导管等医源性因素均易导致念珠菌的感染。

三、鉴定与鉴别

念珠菌属需与临床上其他酵母样真菌，如芽生裂殖菌属、隐球菌属、地丝菌属、马拉色菌属、红酵母属、酵母菌属、毛孢子菌属区别。在玉米吐温-80琼脂上的形态，荚膜产生，尿素酶活性，在含放线菌酮培养基上生长能力，沙堡弱肉汤中的生长模式，对糖类的发酵同化作用，可以将念珠菌从别的酵母中区别开来。丰富的假菌丝和单细胞芽生孢子都是念珠菌属的常见特征，假菌丝可与隐球菌属区别。毛孢子菌属和地丝菌属产生大量的关节孢子，区别于念珠菌属。

1. 白色念珠菌

（1）菌落特征：在沙堡弱培养基上25℃孵育生长良好，24h可见菌落，菌落呈奶油样、光滑、柔软有光泽，陈旧性培养物有皱褶，42℃及含放线菌酮培养基上均能生长。在显色培养基上呈蓝绿色菌落。

（2）显微镜特征：沙堡弱培养基上25℃48h，多数可见芽生孢子；玉米吐温－80琼脂平板上25℃，72h可见丰富的假菌丝和真菌丝，假菌丝中隔部伴有成簇的葡萄状小分生孢子，菌丝顶端或侧支有厚壁孢子（在30℃以上，不产生厚壁孢子）。

（3）芽管试验：将待测菌接种于0.2～0.5ml的动物血清中（兔、人、小牛血清等），37℃（水浴箱）中孵育2～4h，镜下观察，绝大部分白色念珠菌可产生典型芽管，其形态中形成芽管的孢子呈圆形，芽管较细为孢子直径的1/3～1/2，芽管连接点不收缩。孵育时间不得超过4h，同时做对照试验。热带念珠菌孵育6h后也能形成芽管，但芽体较宽。

都柏林念珠菌芽管试验阳性，也可产生厚膜孢子，以前常误认为白色念珠菌，但其42℃培养几乎不长，显色培养基上呈深绿色，玉米吐温－80琼脂平板上厚膜孢子丰富，成单、成对、链状、簇状排列。分子生物学方法显示两者核糖体RNA基因序列有差异。

（4）生化特性：能同化葡萄糖、麦芽糖、蔗糖（少数例外）、半乳糖、木糖、海藻糖，不能利用乳糖、蜜二糖、纤维二糖、半乳糖，不还原硝酸盐，尿素酶阴性。

2. 热带念珠菌

（1）菌落特征：沙堡弱培养基上菌落呈奶油样、灰白色，柔软、光滑菌落，边缘或有皱折。显色培养基上菌落暗蓝、蓝灰色。在沙氏肉汤管表面呈膜样生长。

（2）显微镜特征：在玉米吐温－80琼脂平板上可见大量假菌丝，上附芽生孢子，不产生厚膜孢子。极少的菌株可有泪滴状厚膜孢子。在血清中不产生典型的芽管，少数菌株圆形孢子出芽处明显狭窄，“芽管”较粗。

（3）生化特性：除能同化葡萄糖、麦芽糖、蔗糖、半乳糖、木糖、海藻糖外，尚可同化纤维二糖，不同化L－阿拉伯糖和鼠李糖，不利用硝酸盐，尿素酶阴性。

3. 光滑念珠菌

（1）菌落特征：在沙堡弱培养基上生长较慢，2～3d有小菌落出现，灰白色，表面光滑，有折光。42℃能生长，在含放线菌酮培养基上不能生长。在显色培养基上呈紫色菌落。沙氏肉汤表面无膜样生长。

（2）显微镜特征：在玉米吐温－80琼脂平板上25℃孵育72h，不产生真、假菌丝，只见卵圆形芽生孢子，菌体较小（2.5～4.0）μm×（3.0～6.0）μm［白色念珠菌（3.5～6.0）μm×（4.0～8.0）μm］，排列成簇，居中者细胞比周围较大。不产生厚膜孢子，血清中不产生芽管。

（3）生化特性：能同化葡萄糖、麦芽糖、蔗糖和海藻糖，不发酵任何糖类，不利用硝酸盐，尿素酶阴性。

4. 近平滑念珠菌

（1）菌落特征：在沙堡弱培养基上菌落奶油样至淡黄色、柔软、光滑或有皱褶。显色培养基上呈白色、淡粉色菌落。沙氏肉汤表面无膜样生长。

（2）显微镜特征：在沙堡弱培养基上酵母细胞，卵圆形或长倒卵形。在玉米吐温－80琼脂平板上有丰富的假菌丝，分枝链状，附着芽生孢子，不产厚膜孢子。血清中不产芽管。

（3）生化特性：生化反应与热带念珠菌相似，但本菌可同化 L－阿拉伯糖，不同化纤维二糖，热带念珠菌则相反。

5. 葡萄牙念珠菌

（1）菌落特征：在沙堡弱琼脂上菌落白色奶油样、光滑或皱褶、有光泽，边缘可出现假菌丝。42℃及含放线菌酮培养基上均能生长。沙氏肉汤表面无膜样生长。

（2）显微镜特征：在玉米吐温－80 琼脂平板上，大量假菌丝，但也有部分菌株可不出现假菌丝。不产厚膜孢子及芽管。

（3）生化特性：可同化葡萄糖、麦芽糖、蔗糖、半乳糖、纤维二糖、木糖、海藻糖，不利用硝酸盐，尿素酶阴性。与热带念珠菌的区别是能同化鼠李糖，而热带念珠菌不同化。

6. 克柔念珠菌

（1）菌落特征：在沙堡弱琼脂上菌落灰白色，光滑无光泽，边缘可以成叶状。42℃能生长，在含放线菌酮培养基上不能生长。显色培养基上呈粉红色菌落。沙氏肉汤中呈表面生长。

（2）显微镜特征：在玉米吐温－80 琼脂平板上有大量假菌丝，少量芽生孢子卵圆形，游离或沿假菌丝主轴平行排列。

（3）生化特性：同化葡萄糖，对许多常用糖、醇不能同化。不利用硝酸盐，部分菌株尿素酶阳性。本菌与解脂念珠菌生物学性状极为相似，可在 43～45℃下生长、不同化赤藓醇；解脂念珠菌则相反。

四、抗真菌药物敏感性

念珠菌属抗真菌药物敏感试验，通常参照美国临床实验室标准化研究所（CLSI）M27 方案进行，目前只公布了氟康唑、5－氟胞嘧啶和伊曲康唑的药敏结果判定折点，氟康唑、5－氟胞嘧啶的药敏标准只适用于念珠菌和新型隐球菌，伊曲康唑药敏标准只适用于黏膜感染的念珠菌，对黏膜外的侵袭性念珠菌感染伊曲康唑目前尚无公认的折点判定标准，药敏试验结果建议只报告 MIC 值。

大多数念珠菌对两性霉素 B 敏感，季也蒙念珠菌和葡萄牙念珠菌以及毛孢子菌对两性霉素 B 天然耐药，但 CLSI 方案不足以检测出两性霉素 B 耐药株，因为所有实验菌株对两性霉素 B 的 MIC 范围太窄。对唑类抗真菌药物可出现耐药，克柔念珠菌对氟康唑天然耐药，光滑念珠菌对氟康唑也可出现耐药或剂量依赖性敏感。热带念珠菌对氟康唑也可出现高 MIC 值，白色念珠菌对氟康唑很少有耐药株，其耐药机制与泵出机制有关，细胞色素 P450 甾醇 14－去甲基化酶突变也可以导致唑类耐药。伊曲康唑对部分氟康唑耐药的念珠菌可以敏感，但两者存在交叉耐药，如光滑念珠菌。伏立康唑和卡泊芬净对绝大多数念珠菌敏感。5－氟胞嘧啶对念珠菌敏感但很容易产生耐药。

五、临床意义

念珠菌广泛存在于自然环境中，蔬菜、水果、植物的汁液，动物粪便，土壤，医院环境中皆可存在，但实验室污染较为少见。正常人的皮肤、口腔、肠道、阴道都能分离出本菌，以消化道带菌率最高，住院患者的上述标本中可有 10%～20% 的分离率，因此，单纯培养阳性并不能确定感染。

念珠菌引起的感染称为念珠菌病，可侵犯皮肤、黏膜及内脏器官，引起皮肤/甲感染、鹅口疮、阴道炎，也可导致呼吸系统、泌尿系统感染，甚至可致败血症、心内膜炎、脑膜炎等严重的侵袭性感染，常危及生命。

对于皮肤念珠菌病、口腔念珠菌病和外生殖器念珠菌病根据临床表现，结合涂片镜检发现菌丝、假菌丝和孢子诊断不难，如标本直接涂片见大量菌丝，提示念珠菌为致病状态，对诊断有重大意义。

深部念珠菌病或侵袭性念珠菌感染的诊断比较困难，临床表现无特异性且易被基础疾病掩盖，病原学结果难于解释。侵袭性念珠菌感染的确诊通常需要通过侵入性的组织标本，而侵入性的操作常因患者病情的所限而难以实施。血液分离到念珠菌是诊断侵袭性念珠菌病的重要依据，但回顾性研究数据表明尸检确诊的病例中血培养阳性率 <50%。念珠菌尿在住院患者尤其是留置导尿管或接受抗菌药物治疗的患者中比较多见，但其临床意义很难确定。不同于普通细菌可通过菌落计数或是否存在白细胞来确诊，对于低风险患者来讲，无症状的念珠菌尿通常没有临床意义，但能增加侵袭性念珠菌感染的风险；另一方面念珠菌尿又可能是泌尿系统侵袭性念珠菌感染或剖腹术后腹膜炎的证据。痰液，气道吸取物，甚至肺泡灌洗液中分离的念珠菌也都不足以诊断念珠菌性肺炎。念珠菌性脑膜炎儿童患者较为多见，但在成人脑脊液中分离到念珠菌的情况较少见，需考虑是否标本污染。

为了提高侵袭性真菌感染（invasive fungal infection，IFI）诊断的阳性率，近年来真菌抗原的检测受到极大的关注，1，3－β－D－葡聚糖抗原（1，3－beta－D－glucan，G）和曲霉半乳甘露聚糖抗原（galacto－mannan，GM）的检测已成为真菌感染的诊断标准之一。1，3－β－D－葡聚糖广泛存在于除接合菌、隐球菌以外的真菌细胞壁中，占真菌细胞壁成分的50%以上，在酵母菌中含量最高。当发生 IFI 时，1，3－β－D－葡聚糖从细胞壁释放至血液或其他体液，但浅表真菌感染或定植很少有释放入血，因此，G 试验是筛选 IFI 的有效方法，具有临床诊断意义。G 试验阳性提示可能有曲霉或念珠菌感染，但通常在临床症状或影像学出现变化数天后才表达阳性。临床有效的抗真菌治疗能降低血浆中 1，3－β－D－葡聚糖的含量，连续检测有助于病情变化和疗效反应的判断。但 G 试验的缺点是没有种属特异性，不能区分曲霉和念珠菌感染；在接受血液透析、抗癌药物等治疗及肝硬化等患者中可出现假阳性结果；敏感性和特异性的研究报道有较大差异，其临床应用价值还需前瞻性，大样本的临床研究证实。有关 GM 试验在曲霉菌中叙述。

念珠菌病主要是内源性感染，起源于正常菌群中真菌过度生长，但也可偶然由外源性感染，如念珠菌寄生在水果、奶制品等食物上，可因接触而感染，另外患有念珠菌性阴道炎妇女可因性接触而传染男性，也可导致新生儿患口腔念珠菌病；已感染的供者角膜，经移植术后，可发生受者眼内炎。

能引起人类感染的念珠菌不超过 10 种，几乎所有的口腔念珠菌病和至少 90% 的念珠菌性阴道炎都是由白色念珠菌引起。院内血流感染病原菌中念珠菌约占 10%，绝大多数（97%）是由白色念珠菌、光滑念珠菌、近平滑念珠菌、热带念珠菌和克柔念珠菌引起。值得注意的是近年来随着侵袭性念珠菌病的增加，非白色念珠菌的分离率正逐年增加，特别是使用氟康唑作为预防性用药的患者常会增加克柔念珠菌和光滑念珠菌（对氟康唑耐药）感染的机会。

一般念珠菌培养 1～3d 即可生长，7d 不长，报告阴性。

（周　琴）

第二节 隐球菌属

隐球菌（Cryptococcus）大约有 78 个种，与人类感染有关的菌种如下：新生隐球菌（C. neoformans）、白色隐球菌（C. albidus）、罗伦隐球菌（C. laurentii）、浅黄隐球菌（C. luteolus）、地生隐球菌（C. terreus）、指甲隐球菌（C. uniguttulatus）。

一、生物学特性

隐球菌属菌种是含有荚膜的酵母样真菌，1894 年意大利 Francesco Sanfelice 首次在桃子汁中检出。菌细胞为圆形、卵圆形，大小 3.5 ~ 8μm 或以上。单个发芽，母体与子体细胞连结间有狭窄项颈，偶尔可见各种各样出芽，但假菌丝极少见，细胞壁易破碎，常成月牙形或缺陷细胞，尤其是在组织内染色后容易见到。在菌细胞周围存在荚膜，应用印度墨汁湿片法能证明荚膜的存在，经培养后得到的菌细胞一般无荚膜，但在 1% 蛋白胨水中培养可产生丰富的荚膜。

带有荚膜的典型菌落呈黏液状，随着菌龄的增长变成干燥、灰暗，伴有奶油、棕黄、粉红或黄色菌落。所有菌种皆能产生脲酶和同化各种糖类，但不发酵。根据同化各种糖类和硝酸钾的利用试验可以区别各个菌种。新生隐球菌的生化反应和 37℃ 生长可与其他菌种鉴别，但白色隐球菌和罗伦隐球菌亦可在 37℃ 生长。

新生隐球菌按荚膜多糖抗原的不同有 A、B、C、D 及 AD5 个血清型，我国以 A 型最多，未见 C 型。目前认为新生隐球菌有 3 个变种，新生变种（C. neoformans var. neoformans）相对应的荚膜血清型是 D 型，格鲁皮变种（C. neoformans var. grubii）对应的血清型为 A 型，格特变种（C. neoformans var. gatii）含 B、C 血清型。

二、致病性

新生隐球菌是引起隐球菌病的主要病原菌，致病物质主要是荚膜、酚氧化酶，37℃ 生长也是其致病的重要因素，磷脂酶可能也是潜在的毒力因子。酚氧化酶参与黑色素的产生，其作用是防止有毒的羟自由基形成，保护菌细胞氧化应激。健康人对该菌具有有效的免疫力，只有机体免疫力下降时，病原菌才易引起人体感染，艾滋病、糖尿病、淋巴瘤、恶性肿瘤、系统性红斑狼疮、白血病、器官移植及大剂量使用糖皮质激素是隐球菌感染的危险因素，特别是艾滋病患者，隐球菌感染是最常见的并发症之一。

三、鉴别与鉴定

隐球菌属是酵母样真菌，需与其他酵母样菌区别，隐球菌不形成假菌丝，可与念珠菌区别，隐球菌尿素酶阳性，而念珠菌只有解脂念珠菌和克柔念珠菌中的部分菌株阳性。与红色酵母菌的鉴别在于后者不同化肌醇，产生胡萝卜素。隐球菌不形成关节孢子，可与毛孢子菌和地丝菌区别。隐球菌属内各菌种的鉴别可利用 37℃ 是否生长及糖同化试验。新生隐球菌酚氧化酶阳性，很易与其他菌种区别。

新生隐球菌：

1. 菌落特征　在沙堡弱培养基25℃、37℃均能生长，3～5d就有菌落生长，少数2～3周方见生长。菌落奶油色，光滑，因产荚膜渐变黏液样，浅褐色，从长期维持剂量治疗的HIV患者中分离的部分菌株不产荚膜，菌落与念珠菌菌落相似。在含咖啡酸培养基如Bird seed琼脂上形成棕黑色菌落。40℃及在含放线菌酮的培养基上不生长。

2. 显微镜特征　在玉米吐温-80培养基25℃，球形或椭圆形酵母细胞，直径2.5～10μm，不产生菌丝和厚膜孢子。第一代培养物有时可见小荚膜，继代培养不见荚膜。

3. 墨汁染色　如脑脊液标本比较浑浊，可直接进行墨汁染色，但离心沉淀可提高阳性率。用印度墨汁或优质绘图墨汁1滴，加脑脊液1滴，必要时加生理盐水1滴稀释，复盖片。稍待3min左右，先低倍再高倍镜检查。在黑色背景下可见圆形孢子周围绕以透光的厚荚膜，宽度与菌体直径相当。菌体的大小和荚膜的宽窄在同一张片子上可有较大差异。有时可看到出芽的孢子。注意切勿将白细胞等误认为隐球菌，新生隐球菌的特征为：①圆形或卵圆形的孢子，大小不一，胞壁厚，边缘清晰，微调观察有双圈；②孢子周围有透亮的厚荚膜，孢子与荚膜之间的界限和荚膜的外缘都非常整齐、清楚；③孢子内有反光颗粒；④有的孢子生芽，芽颈甚细；⑤加KOH液后，菌体不破坏。任何圆形物体边缘模糊，内部无反光颗粒，外部有较窄、内外界限不清的透亮环，加KOH后即消失者，不是隐球菌。但应注意新生隐球菌以外的其他隐球菌也有荚膜。

4. 血清学检查　乳胶凝集试验检测脑脊液或其他体液标本中新生隐球菌荚膜多糖抗原，简便快速，特异性和灵敏度均较高，对直接镜检和分离培养阴性者更有诊断价值。

假阳性与以下因素有关：①类风湿因子；②肿瘤患者也会出现假阳性但反应滴度很低；③毛孢子菌感染，该菌产生内荚膜，与隐球菌的荚膜多糖有交叉反应；④其他：如实验室移液管污染，反应板清洗中消毒剂或洗衣粉沾污，以及血管中代血浆之类等不明原因造成假阳性。

假阴性也可能出现在前带反应或者感染菌株荚膜贫乏。

5. 生化特征　新生隐球菌不发酵各种糖类，但能同化肌醇、葡萄糖、麦芽糖、蔗糖、覃糖，不能同化乳糖，尿素酶阳性。酚氧化酶阳性，在bird seed琼脂上，室温2～5d菌落呈棕黑色，亦可用咖啡酸纸片试验（caffeic acid disk test），即将新鲜分离物涂布在咖啡酸纸片上，放湿处22～35℃，30min纸片变褐黑色。

四、抗真菌药物敏感性

两性霉素B对新生隐球菌具有杀菌活性，是治疗新生隐球菌脑膜炎和播散性隐球菌病的首选药物之一。氟康唑和伊曲康唑等唑类对大多数新生。隐球菌都有抑菌作用，5-氟胞嘧啶通常是联合用药。棘球白素对新生隐球菌没有抗菌活性。

体外药敏试验表明，两性霉素B与氟康唑、伊曲康唑、泊沙康唑对新生隐球菌有协同作用，对两性霉素B治疗无反应的病例中分离的新生隐球菌，体外结果也显示两性霉素B和5-氟胞嘧啶或利福平有协同作用。

值得注意的是体外药敏方法的不同，结果的解释可能会有较大的差异。Etest法比CLSI推荐的微量稀释法更能检出两性霉素B的耐药株，但Etest法可能会把部分氟康唑、伊曲康唑和5-氟胞嘧啶敏感的新生隐球菌归到耐药株，相反比色法会把部分氟康唑、5-氟胞嘧啶耐药株解释成敏感株。

新生隐球菌不同的变种对抗真菌药物的也有差异，格特变种对两性霉素 B 和 5－氟胞嘧啶的敏感性低于新生变种。

五、临床意义

隐球菌中只有新生隐球菌是致病菌，鸽粪被认为是最重要的传染源，但该鸟类不是自然感染者，分离出本菌的动物还有马、奶牛、狗、猫、山羚羊、猪等，但无证据说明该病从动物传播给人，人传播人亦非常罕见。

吸入空气当中的孢子，是感染的主要途径，引起肺部感染，可为一过性，也可引起严重的肺部感染。新生隐球菌具有嗜神经组织性，由肺经血行播散主要引起中枢神经系统（CNS）隐球菌病，约占隐球菌感染的80%。起病常隐匿，表现为慢性或亚急性过程，起病前有上呼吸道感染史。少数患者急性起病，AIDS 患者最为常见，死亡率高。对于临床上出现 CNS 感染的症状、体征，脑脊液压力明显升高及糖含量明显下降的患者，应高度警惕隐球菌脑膜炎的可能，特别是免疫力低下，有养鸽史及鸽粪接触史者。

新生隐球菌还可侵犯皮肤、前列腺、泌尿道、心肌、眼睛、骨和关节，AIDS 患者隐球菌感染中，常见前列腺的无症状感染，而且在播散性隐球菌成功抗真菌治疗后，患者的尿液和前列腺液中隐球菌培养仍阳性，提示前列腺可能是隐球菌感染复发的重要储菌库。创伤性皮肤接种和吃进带菌食物，也会经肠道播散全身引起感染。

除新生隐球菌可引起感染外，现已发现白色隐球菌、罗伦隐球菌也有致病性，白色隐球菌引起皮肤、眼睛感染，罗伦隐球菌可引起中枢神经系统、皮肤感染及真菌血症。

（马和岗）

第三节　曲霉菌属

曲霉菌属（Aspergillus）大约有185个种，到目前为止报道了大约20种可作为人类机会感染中的致病因子。在临床标本中常见的有烟曲霉（A. fumigatus）、黄曲霉（A. flavus）、黑曲霉（A. niger）、土曲霉（A. terreus）、棒曲霉（A. clavatus）、灰绿曲霉（A. glaucus）、构巢曲霉（A. nidulans）、杂色曲霉（A. ersicolor）。

一、生物学特性

曲霉菌菌丝体分隔、透明或含有颗粒，有分枝，一部分特化形成厚壁而膨大的足细胞，并在其垂直方向生长出直立的分生孢子梗。分生孢子梗一般不分枝，多数不分隔，无色或有色，除黄曲霉群外，多数致病曲霉梗壁光滑。分生孢子梗上端膨大形成顶囊，表面生出产孢细胞。顶囊是曲霉特有的结构，呈球形、烧瓶形、椭圆形、半球形、长棒形等，无色、透明或有颜色与分生孢子梗一致，其表面全部或部分产生产孢细胞。烟曲霉和土曲霉形成烧瓶样顶囊，产孢细胞仅出现于顶囊顶部，黑曲霉、黄曲霉等形成球形或放射状顶囊，产孢细胞覆盖充满顶囊表面。产孢细胞分单层和双层，单层是自顶囊表面同时生出一层安瓿形的细胞，称作瓶梗（phialide），在其上形成分生孢子，双层是顶囊表面先生出一层上大下小的柱形细胞，称作梗基（metula），自梗基上产生瓶梗，然后再形成分生孢子。烟曲霉只产生单层瓶梗，而黑曲霉、构巢曲霉和土曲霉有梗基和瓶梗双层结构，黄曲霉和米曲霉（A. oryzae）可同时具有单层或双层结构。瓶梗顶端形成圆形小分生孢子（直径 2～5μm）排列呈链状，小分生孢子因菌种不同出现黄、绿、蓝、棕、黑等颜色。顶囊、产孢细胞、分生孢子链构成分生孢子头，其形状与顶囊，产孢细胞的着生方式有关，呈球形、放射状、圆柱形或棒形，并具不同颜色。

在沙堡弱琼脂上 25℃及 37℃生长良好。在曲霉菌种中，只有烟曲霉是一种耐温真菌，可以在 20～50℃的环境下生长，40℃以上生长良好。构巢曲霉和灰绿曲霉生长速度慢，在 Czapek－Dox 琼脂上 25℃孵育 7d 后才形成直径 0.5～1.0cm 的菌落，其余曲霉菌生长迅速，形成直径 1～9cm 菌落。大多数菌种早期为绒毛或絮状白色丝状菌落，渐呈黄色、褐色、灰绿、黑色，随着培养时间延长，曲霉菌落呈各种颜色霜状或粉末状。菌落颜色包括反面颜色依菌种而异。

二、直接镜检

将被检材料置玻片上，加 10%～20% KOH，加热，复盖片镜检。可见粗大透明有分隔菌丝体，大多数直径 3～6nm，采集自慢性病损部位材料，曲霉菌丝粗短、弯曲宽阔（12nm），如果曲霉菌寄生在与空气相通的器官中如肺空洞、鼻－窦、眼或皮肤感染，甚至可以看到分生孢子头（顶囊、瓶梗和小分生孢子）。

三、鉴定与鉴别

目前为止，曲霉的鉴定还主要依赖于形态学特征，通常根据菌落形态、颜色、顶囊的形态和结构，小分生孢子的形状，颜色、大小等特点做出区分。并头状菌属与黑曲霉菌外观非常相似，在镜下可发现并头状菌属有管状的孢子囊，无瓶梗，菌丝不分隔。

1. 烟曲霉

（1）菌落特征：生长迅速，质地绒毛或絮状，表面呈深绿色、烟绿色，有些菌株出现淡紫色色素，背面苍白或淡黄色。

（2）显微镜特征：菌丝分隔透明，分生孢子头短柱状，孢子梗壁光滑，淡绿色，顶囊呈烧瓶状，产孢细胞单层分布在顶囊上半部分，分生孢子球形绿色，有小刺。48℃生长良好。

2. 黄曲霉

（1）菌落特征：快速生长，质地羊毛或棉花状，有时颗粒状，有放射状沟纹，表面呈黄绿色到棕绿色，背面无色或淡黄色。

（2）显微镜特征：丝分隔透明，分生孢子头开始呈放射状，逐渐称为疏松状。分生孢子梗壁粗糙不平，顶囊呈球形或近球形，产孢细胞可单层或双层，布满顶囊表面呈放射状排列，分生孢子球形或近球形，表面光滑或粗糙，部分菌株产生褐色闭囊壳。

3. 黑曲霉

（1）菌落特征：生长快速，质地羊毛状或绒毛状．可能会有放射状沟纹，表面初为白色到黄色，随着分生孢子的产生很快变成黑色，背面无色或淡黄色。

（2）显微镜特征：菌丝分隔透明，分生孢子头开始呈放射状，成熟后呈柱状，孢子梗壁壁厚光滑，无色或褐色，顶囊球形或近球形，产孢细胞双层，密布在顶囊全部表面，分生孢子球形，有褐色或黑色色素沉积，粗糙有刺。

4. 土曲霉

（1）菌落特征：生长快速或中等，质地绒毛状，表面有浅放射状沟纹，呈肉桂色或米色、米黄色，背面黄色。

（2）显微镜特征：菌丝分隔透明，分生孢子头致密圆柱状，孢子梗无色光滑，顶囊半球形，其上1/2～2/3处有双层小梗，分生孢子球形或近球形，光滑。粉状孢子圆形到卵圆形。

5. 构巢曲霉

（1）菌落特征：中等生长速度或慢，质地绒毛状到粉状，表面深绿色，产闭囊壳区域橙色或黄色，背面紫色或橄榄色。

（2）显微镜特征：菌丝分隔透明，分生孢子梗柱形，短，褐色光滑，顶囊半球形，双层小梗，分生孢子球形粗糙，壳细胞较多，球形，膜厚。常存在闭囊壳。

6. 杂色曲霉

（1）菌落特征：生长速度中等或慢，质地绒毛或絮状，颜色多样，表面可呈淡绿色、深绿色、灰绿色、淡黄色、粉红色、橙红色，背面苍白色或淡红色。

（2）显微镜特征：菌丝分隔透明，分生孢子头疏松放射状，孢子梗壁光滑无色，顶囊半球形，小梗双层，分布于顶囊4/5处，分生孢子球形，光滑或粗糙。

四、抗真菌药物敏感性

2003年，CLSI推出了产孢丝状真菌的体外药敏试验方案，即M38－A，但没有批准丝状真菌药敏试验的解释折点。许多研究结果表明，不同的曲霉菌菌种得到的最小抑菌浓度（MIC）基本一致，两性霉素B、伊曲康唑、伏立康唑对大多数菌种的MIC都较低，高MIC往往提示耐药，如土曲霉对两性霉素B耐药，部分烟曲霉对伊曲康唑耐药。值得注意的是，在体外伏立康唑对伊曲康唑耐药的烟曲霉是有效的。

新型抗真菌药物剂如棘白菌素在体内和体外对曲霉菌均有活性，同时体外实验和动物模型表明两性霉素B和棘白菌素在抗曲霉中具有协同效应。

两性霉素B（包括它的脂质体）和伊曲康唑是当前可供选择的两种治疗药物，但临床治愈率并不理想。新的唑类药物（如伏立康唑、泊沙康唑、雷夫康唑）、卡泊芬净、棘白菌素在体外抗曲霉菌是有效的，对曲霉病的治疗有良好的前景。

五、临床意义

曲霉菌是自然界中分布广泛的一种丝状真菌，经常存在于土壤、植物和室内环境中，也是常见的实验室污染菌。曲霉菌属有100多种，某些种可引起皮肤、鼻窦、眼、耳、支气管、肺、中枢神经系统及播散性曲霉菌病，亦可导致变态反应或毒素中毒症等。这些感染可以是局部的，也可以是全身性的，统称为曲霉病。在所有的丝状真菌中，曲霉是侵袭性感染最常见的一种。在机会性真菌病中，检出率仅次于念珠菌。

1. 机会感染　免疫抑制是机会感染最主要的易感因素，几乎人体的任何器官和系统都可以感染曲霉，如甲癣，鼻窦炎，脑曲霉病，脑（脊）膜炎，心内膜炎，心肌炎，肺曲霉病，骨髓炎，耳真菌病，眼内炎，皮肤曲霉病，肝脾曲霉病，曲霉菌菌血症，播散性曲霉病。导管或其他设备也可引发医源性曲霉感染。医院内感然是一个危险因素，尤其对中性白细胞减少症的患者。

(1) 肺曲霉球：结核病、肉样瘤病、支气管扩张、尘肺病、强直性脊柱炎、肿瘤引起肺部空洞，曲霉可作为局部定植者，以曲霉球的形式存在肺部。胸片检查具有特征性改变，可见圆形或卵圆形均匀不透明区，上部及周围有透光的环形或半月形，称新月征（Crescent征）。CT扫描对肺曲霉球有很高的诊断价值，典型图像为新月形的空气环包绕一团致密影，致密影可在空洞内随体位改变而移动。

(2) 急性侵袭性肺曲霉病：常发生于免疫受损个体，常危及生命，分为局限型和播散型，临床表现为持续性发热，广谱抗生素无效，胸部CT扫描可见特征性的晕轮征（halo征）和新月征。晕轮征即在肺部CT上表现为结节样改变，其周边可见密度略低于结节密度，而又明显高于肺实质密度，呈毛玻璃样改变。其病理基础是肺曲菌破坏肺部小血管，导致肺实质出血性坏死，早期病灶中心坏死，结节被出血区围绕。晕轮征是IPA早期较有特征性的CT表现，见于40%～69%的早期病例。但CT检查仍不能作为确诊的依据，如念珠菌病、军团菌病、巨细胞病毒、Kaposi肉瘤等疾病也可见类似的“晕轮征”，进一步可行支气管镜检查帮助确诊。

(3) 脑曲霉病：多数有肺部感染血行播散所致，少数由鼻窦直接入侵，是骨髓移植患者脑部脓肿常见原因。

(4) 曲霉性角膜炎：常有外伤史，裂隙灯检查可见隆起的角膜溃疡伴白色的边缘，界清，周围常有卫星状损害。

2. 变应性状态　一些曲霉的抗原可以引起机体过敏性反应，尤其对有遗传性过敏症的患者。

(1) 外源性过敏性肺泡炎：又称农民肺，为反复吸入发霉干草或谷物中的曲霉引起，表现为伴有肉芽肿病变的急性、亚急性或慢性间质性肺泡炎。

(2) 过敏性肺支气管曲霉病：多见于儿童、青少年，吸入曲霉孢子或呼吸道定植的曲霉引起，主要是Ⅰ和Ⅲ型变态反应。

3. 中毒　有些曲霉能产生不同的曲霉菌毒素，现已证实长期摄入这些霉菌毒素可致癌，尤其是在动物中。黄曲霉产生黄曲霉毒素可引发肝细胞癌。

曲霉菌也可引起动物感染，在鸟类，曲霉菌可以引起呼吸系统的感染。在牛和绵羊体内，它也可以诱发霉菌性流产。家禽长期大量食入黄曲霉毒素（毒素污染了动物饲料）可致死。

侵袭性曲霉菌病（invaslve aspergillosis，IA）的死亡率高达50%～100%，早期诊断、早期抗真菌治疗对降低死亡率非常重要。然而IA的早期诊断仍是临床上的难题，因为确诊标准需要组织活检、镜检或培养阳性，但真菌培养阳性率低且费时，即使培养阳性也不能区分是样本污染或是呼吸道定植，培养阴性也不能排除IA，而组织活检可行性差。

CT对于IA的早期诊断有较大的意义，且对于发现病情恶化，评估病情进展，评价治疗效果，帮助选择最佳的经皮肺活检位置有相当价值。

半乳甘露聚糖（galactomannan，GM）是曲霉菌细胞壁上的一种多糖抗原，由核心和侧链两部分组成，核心为呈线性构型的甘露聚糖，侧链主要由4～5个呋喃半乳糖残基组成，具有抗原性。除曲霉菌外，GM还存在于青霉菌中。当曲霉在组织中侵袭、生长时可释放进入血循环。用 ELISA 检测 GM 抗原，可以检测到标本中 0.5 ~ 1ng/ml 的 GM，可在临床症状和影像学尚未出现前数天（平均 6 ~ 8d）表达阳性，被认为是目前对 IA 最有早期诊断价值的血清学检测方法。半乳甘露聚糖在血中存在时间短，建议对高危患者连续动态监测，每周至少 2 次。血清 GM 检测能区分侵袭性肺曲霉感染与念珠菌、毛霉菌感染和烟曲霉口腔定植，在血液系统恶性肿瘤患者应用中具有较好的敏感性和特异性。GM 的检测也可用于 IA 疗效的评价，血清 GM 浓度会随着 IA 的进展而增加，也会随着抗真菌治疗的有效而下降，未见下降意味着治疗失败，但应用卡泊芬净后半乳甘露聚糖值会出现升高。

GM 试验的缺点是影响因素比较多，有关诊断侵袭性曲霉病的阈值还存在争议。应用相同的试剂和方法，美国判定阳性的结果为 I > 0.5，欧洲阳性的结果为 I > 1.5，近年来欧美专家经过大量临床实践逐步认为可将判断折点定为 0.8 或 2 次 I > 0.5，但国内尚缺乏相关的研究。GM 试验假阳性率为 1% ~ 18%，主要是一些抗原物质与单克隆抗体产生交叉反应所致。①胃肠外营养，当患者由静脉供给营养时，营养液中的某些成分会和单克隆抗体产生交叉反应。②患者临床状态很差或化疗，会有胃肠道黏膜的损伤，导致胃肠道定植的曲霉菌以及食物中的 GM 成分渗透进入血液中，与抗体产生交叉反应。③一些抗生素的应用能造成假阳性结果。有研究证明，应用哌拉西林 - 三唑巴坦会显著增加假阳性数量。④一些真菌也能与单克隆抗体产生交叉反应。已经证明从痰标本中分离出的青霉能与单克隆抗体产生交叉反应。⑤血液中某些尚未发现的成分也有产生交叉反应的可能。假阴性率的产生可能与血中存在高滴度的抗体，曲霉感染局限未侵入血管，曲霉释放出微量 GM 有关。也有研究证明，预防性应用两性霉素 B 和伊曲康唑会抑制菌丝的生长，也会造成假阴性的产生。检测 GM 的同时，做 GM 抗体的测定及降低检测阈值有助于减少假阴性情况的发生。

（马和岗）

第四节　青霉菌属

青霉菌属（Penicillium）有多个种，最常见的有产黄青霉（P. chrysogenum）、桔青霉（P. citrinum）、微紫青霉（P. janthinellum）、马内菲青霉（P. marneffei）、产紫青霉（P. purpurogenum）。除马内菲青霉菌外的青霉菌常认为是污染菌但也可能引起感染，特别是在免疫缺陷患者中。

一、生态学特性

青霉菌属除马内菲青霉是双相真菌外，其他种均是丝状真菌，广泛存在于土壤、腐烂植物和空气中。马内菲青霉与其他菌种明显的区别是它具有地方流行性的特点，特别是在东南亚地区马内菲青霉感染竹鼠，这可作为流行病学的标志和人类感染的宿主。

二、致病性和临床意义

青霉菌偶尔会引起人类感染发生青霉病。它可引起角膜炎、外耳炎、食管坏死、肺炎、心内膜炎以及泌尿道感染。大部分青霉菌感染发生在免疫缺陷患者身上。角膜感染一般发生在创伤后。青霉菌除有潜伏感染性外，还可产生真菌毒素：赫曲毒素。此毒素有强的肾毒性和致癌性。毒素的产生通常发生在潮湿的谷物中。

马内菲青霉是致病性真菌，特别容易感染 AIDS 患者，东南亚地区（泰国及邻近国家印度等）发病率较高，被认为是以上地区的地方性流行病，从血液中单独分离出该菌是该区内有 HIV 患者的标记。马内菲青霉也可以感染非 AIDS 患者，如血液恶性肿瘤和接受免疫抑制剂治疗患者。马内菲青霉感染也称为马内菲青霉病，首先通过吸入引起肺部感染，随后引起真菌血症和播散性感染，累及淋巴系统、肝脾和骨，脸部、躯干和四肢皮肤可出现痤疮样丘疹。马内菲青霉感染通常是致命性的。

三、鉴定与鉴别

1. 菌落特征　青霉菌除马内菲青霉菌外其菌落生长迅速，呈扁平、细丝状、柔软、绵状特点。菌落一开始是白色很快变为青绿、灰绿、黄灰、黄色或粉红色。菌落底部常由白色变为淡黄色。

马内菲青霉菌是双相真菌，在25℃下产生菌丝或扁平放射状菌落。这些菌落中心呈蓝绿色周围呈白色。菌落底部出现红色可溶性色素是典型特征。在37℃下马内菲青霉菌菌落呈奶酪色或淡粉红色。

2. 显微镜特征　除马内菲青霉菌外，青霉菌具有无色透明分隔菌丝（直径 1.5～5μm），单一或分支分生孢子梗，梗基以及单个分生孢子。梗基来自分生孢子的第 2 个分支，梗基呈小瓶样。小瓶样结构在孢子的终端是很典型的。它们像刷子样成簇排列形成毛笔状（青霉头）。单个分生孢子直径在 2.5～5μm，圆形，单细胞，并且在瓶状梗基的终端可以看到不成支的条状。

马内菲青霉的菌丝相在显微镜的形态与青霉菌其他种很相似。不同的是马内菲青霉在发酵相可见经细胞分裂而形成的腊肠样长形酵母样菌体（直径 3～5μm）。马内菲青霉在营养丰富培养基中很容易诱导产生酵母样节分生孢子。如在脑心浸液培养基中经 35℃，1 周培养后将形成酵母样菌丝和节分生孢子。

3. 与拟青霉属、胶枝霉属和帚霉属的鉴别　青霉菌与拟青霉属的不同是青霉菌有瓶形、球形或近球形的分生孢子，与胶枝霉菌的不同是青霉菌有链状的分生孢子，与帚霉菌的不同是青霉菌形成瓶状的梗基。马内菲青霉与其他属的区别是马内菲青霉是双相真菌。

四、抗真菌药物敏感性

体外药物敏感性实验数据很缺乏。对于产黄青霉菌，两性霉素、伊曲康唑、酮康唑和伏立康唑的 MIC 值较低，灰黄青霉菌的 MIC 值高于产黄青霉菌。值得注意的是，马内菲青霉对两性霉素 B、5－氟胞嘧啶和氟康唑有相对高的 MIC 值而对伊曲康唑、酮康唑、伏立康唑和特比萘芬 MIC 值较低，但还需要更多的实验数据来了解青霉菌属不同种的药物敏感性。

目前，两性霉素 B，口服的伊曲康唑和氟康唑用于治疗马内菲青霉病。口服伊曲康唑被用于预防马内菲青霉感染 HIV 患者。

（马和岗）

第二十四章　临床病毒学检验

第一节　呼吸道病毒

呼吸道病毒是指一大类以呼吸道为侵入途径，引起呼吸道局部及全身感染的一类病毒。在急性呼吸道感染中90%以上由这类病毒引起。常见的呼吸道病毒包括流行性感冒病毒、冠状病毒、麻疹病毒、腮腺炎病毒、风疹病毒、腺病毒、呼吸道合胞病毒等。所致疾病具有发病急、潜伏期短、传染性强、传播迅速、病后免疫力不持久等特点。

一、流行性感冒病毒

流行性感冒病毒简称流感病毒，是引起人和动物流行性感冒（简称流感）的病原体，属正粘病毒科，包括甲（A）、乙（B）、丙（C）三型。其中甲型流感病毒是人类流感最重要的病原体，已引起多次世界性大流行，仅1918—1919年的世界大流行，死亡人数就多达2 000万，危害严重；乙型流感病毒一般引起局部或小流行；丙型流感病毒主要侵犯婴幼儿，多为散发感染，极少引起流行。

（一）生物学特性

1. 形态结构　流感病毒为有包膜的单股RNA病毒，多为球形，直径为80～120nm，从人或动物体内新分离出的病毒有时呈丝状或杆状。其结构可分为内、中、外三层：

（1）内层：为病毒的核心，含病毒的核酸、核蛋白（NP）和RNA多聚酶。

核酸为分节段的单股负链RNA，甲型和乙型流感病毒有8个RNA节段、丙型只有7个RNA节段。每一个节段即为一个基因，能编码一种结构或功能蛋白，这一结构特点使病毒在复制过程中易发生基因重组导致新病毒株的出现。

核酸外包绕的为核蛋白，为病毒的主要结构蛋白，构成病毒衣壳，呈螺旋对称型。核蛋白为一种可溶性抗原，免疫原性稳定，很少发生变异，具有型的特异性，是流感病毒分型的依据。

（2）中层：为基质蛋白（M蛋白），位于包膜与核心之间，具有保护病毒核心和维持病毒形态的作用。M蛋白免疫原性稳定，具有型特异性，与核蛋白共同参与流感病毒的分型。

（3）外层：是由脂质双层构成的包膜，包膜上镶嵌有两种糖蛋白刺突，即血凝素（HA）与神经氨酸酶（NA）。两者具有重要的免疫原性，是划分流感病毒亚型的依据。①血凝素呈三棱柱状，可介导病毒包膜与宿主细胞膜融合，利于病毒吸附和穿入宿主细胞；能与鸡、豚鼠等多种动物和人的红细胞结合，引起红细胞凝集；具有型和株特异性，可刺激机体产生中和抗体，抑制病毒的感染。②神经氨酸酶呈蘑菇状，可水解宿主细胞表面的神经氨酸，利于成熟病毒的芽生释放；可破坏细胞膜上病毒的特异性受体，液化细胞表面的黏液，促使病毒从细胞上解离，利于病毒扩散；具有免疫原性，刺激机体产生的相应抗体，可抑制该酶的水解，从而抑制病毒的释放与扩散。

2. 分型与变异　根据核蛋白和基质蛋白抗原性的不同将流感病毒分为甲、乙、丙三型。甲型流感病毒又根据 HA 和 NA 的抗原性不同分为若干亚型。目前已分离出 15 个 HA 亚型（H1 ~ H15）和 9 个 NA 亚型（N1 ~ N9）。三型流感病毒中甲型流感病毒最易发生变异，变异的形式有抗原性漂移和抗原性转变，变异的物质基础是 HA 和 NA，病毒变异幅度的大小直接影响流行规模的大小。乙型和丙型流感病毒不易发生抗原变异，至今尚未发现亚型。

（1）抗原性漂移：因病毒基因组自发点突变引起，变异幅度小，属量变，即亚型内变异，引起甲型流感的中小型流行。

（2）抗原性转变：因病毒基因组发生重组而引起，变异幅度大，属质变，大概每隔 10 ~ 15 年出现一个新的变异株，导致新亚型出现，由于人群对新亚型缺乏免疫力，往往引起流感大流行甚至暴发世界性大流行。

3. 培养特性　流感病毒宜在鸡胚和培养细胞中增殖。初次分离病毒以接种鸡胚羊膜腔最好，传代适应后可接种于鸡胚尿囊腔。病毒增殖后游离于羊水或尿囊液中，取羊水或尿囊液进行红细胞凝集试验以确定病毒的存在。细胞培养可选用原代猴肾细胞或狗肾传代细胞。流感病毒在鸡胚和培养细胞中并不引起明显的细胞病变，需用红细胞吸附试验或免疫学方法测定有无病毒增殖。自人体分离的流感病毒能感染多种动物，但以雪貂最为敏感。

4. 抵抗力　流感病毒对外界环境的抵抗力较弱，耐冷不耐热，室温下传染性很快丧失，加热 56℃30 分钟可被灭活，－70°C 以下或冷冻真空干燥可长期保存。对干燥、日光、紫外线、脂溶剂和甲醛等敏感。

（二）临床意义

流感的传染源主要为急性期患者。病毒随飞沫进入呼吸道，通过其表面的血凝素吸附于呼吸道黏膜上皮细胞膜的受体上，然后侵入细胞内增殖，引起细胞变性脱落，黏膜充血水肿等局部病变。经 1 ~ 3 天的潜伏期，患者出现鼻塞、流涕、咳嗽、喷嚏、咽痛等症状，发病初期 2 ~ 3 天，鼻咽部分泌物中病毒含量最高，传染性强。病毒一般不入血，但可释放内毒素样物质入血，引起畏寒、发热、疲乏无力、头痛、全身肌肉关节酸痛等全身症状。流感属于自限性疾病，无并发症者一般病程不超过 1 周，但婴幼儿、老年人及患有慢性疾病的人易继发细菌感染，使病程延长症状加重，如合并肺炎等病死率高。

流感病后可获得对同型病毒的短暂免疫力，主要是机体产生的 HA 和 NA 抗体。抗 HA 为中和抗体，其与病毒结合后可消除病毒的感染力，尤其呼吸道局部 SIgA 在清除病毒、抵抗再感染中发挥重要作用。抗 NA 在减轻病情和阻止病毒扩散中发挥作用。细胞免疫主要靠 CD_4^+ T 淋巴细胞，可辅助 B 细胞产生抗体，CD_8^+ T 细胞可清除病毒。

流感病毒传染性强，传播迅速，流行期间应尽量避免人群聚集，公共场所应经常通风换气和进行空气消毒，用乳酸或食醋熏蒸，可灭活空气中的流感病毒。接种流感疫苗可获得对同一亚型病毒的有效免疫力。盐酸金刚烷胺是目前防治甲型流感的常用药物，其作用机制主要是抑制病毒的穿入和脱壳。干扰素及中草药（板蓝根、金银花、大青叶等）在减轻症状缩短病程方面有较好效果。

（三）微生物学检验

1. 标本采集　应在疾病的早期、最好在发病后 3 天内采集咽漱液、鼻咽拭子或鼻腔洗液等标本。

2. 分离与鉴定　标本经抗生素处理后进行鸡羊膜腔或尿囊腔接种，35℃培养3天，收集羊水或尿囊液做血凝试验检测病毒是否存在，血凝阳性的标本再进行血凝抑制试验以鉴定病毒的型别。原代人胚肾和猴肾细胞、传代狗肾细胞亦可用于流感病毒的分离，接种后经红细胞吸附试验和血凝试验检测病毒是否存在，阳性者用血凝抑制试验进行鉴定。

3. 标本直接检查

（1）显微镜检查：电镜观察可见球形或丝状病毒颗粒，用特异性抗体进行免疫电镜观察可提高检出率。

（2）抗原检测：用IF、EIA和动态连续免疫荧光法等直接检测鼻咽部细胞内或细胞培养物中的流感病毒抗原。

4. 核酸检测　可采用核酸杂交法、RT－PCR法检测标本中或扩增标本中的流感病毒RNA。

5. 血清学诊断　取患者急性期（发病前3天）和恢复期（发病后2～3周）双份血清检测抗体。常用的方法有：血凝抑制试验、中和试验和补体结合试验等，若恢复期血清抗体效价高出急性期4倍以上有诊断意义。

二、其他呼吸道病毒

（一）SARS冠状病毒

冠状病毒属于冠状病毒科，包括人冠状病毒和多种动物冠状病毒。该病毒呈多形性，核酸为单股正链RNA，核衣壳呈螺旋对称，有包膜。电镜观察发现包膜表面有排列较宽的突起，形如日冕或花冠，故命名为冠状病毒。感染人类的冠状病毒主要有人呼吸道冠状病毒和人肠道冠状病毒，分别引起人类上呼吸道感染、腹泻或胃肠炎。

2002年冬至2003年春在全世界流行的严重急性呼吸综合征（SARS）的病原体是一种新的冠状病毒，被命名为SARS冠状病毒。

2002年11月，在我国广东省佛山首先发现了一类临床表现类似肺炎但症状及体征不典型的传染性疾病。随后这种不明原因的传染病迅速向世界各地传播，全球32个国家和地区相继出现疫情，累计病例8 465例，死亡919例。2003年3月，WHO将该病正式命名为“严重急性呼吸综合征”，我国将其称为传染性非典型性肺炎。2003年4月，WHO确定该病病原体为一种新型冠状病毒，称为SARS相关冠状病毒。2003年4月8日我国卫生部将SARS定为法定传染病。

1. 生物学特性

（1）形态结构：SARS冠状病毒的形态在电镜下与冠状病毒类似，病毒颗粒呈不规则球形，直径60～220nm，核衣壳呈螺旋对称，核心为单股正链RNA，有包膜。病毒包膜上有3种主要的糖蛋白：即S蛋白、M蛋白和E蛋白。①S蛋白：为刺突糖蛋白，可介导病毒与宿主细胞上的受体结合并与宿主细胞膜相融合，是一主要的抗原蛋白。②M蛋白：为跨膜糖蛋白，参与病毒的出芽释放与病毒包膜的形成，负责营养物质的跨膜运输。③E蛋白：为包膜糖蛋白，散在于包膜上，是一种小分子量蛋白。

（2）培养特性：SARS冠状病毒可在Vero－E6细胞及FRhK－4等细胞内增殖并引起细胞病变。CPE的特点主要为：病变细胞呈局灶、变圆、折光性强，晚期呈现葡萄串样表现。

恢复期患者血清可抑制病毒复制。

（3）抵抗力：SARS 冠状病毒对乙醚等脂溶剂敏感。化学消毒剂如过氧乙酸、次氯酸钠、乙醇、甲醛等可灭活该病毒。不耐热或酸，但对热的抵抗力比普通冠状病毒强，加热56℃30 分钟可被灭活，在粪便和尿中可存活 1～2 天，在液氮中可长期保存。

2. 临床意义　SARS 患者是主要的传染源，传播途径以近距离飞沫传播为主，亦可通过接触患者的呼吸道分泌物、消化道排泄物、其他体液或接触被患者分泌液污染的物品而传播。人群对 SARS 病毒普遍易感，但患者家庭成员和医护人员等密切接触者是本病高危人群。流行季节主要是 12 月至次年的 5 月。该病起病急，传播快，潜伏期短，一般为 4～5 天，以发热为首发症状，体温持续高于 38℃，可伴有头痛、乏力和关节痛等，3～7 天后出现干咳、胸闷、气短等症状。肺部 X 线片双侧（或单侧）出现阴影，严重者肺部出现多叶病变，X 线胸片 48 小时内病灶达 50% 以上，同时出现呼吸困难和低氧血症。进而出现呼吸窘迫，进展为呼吸窘迫综合征，出现休克、DIC，多器官功能障碍综合征等。若原有糖尿病、冠心病、肺气肿等基础病的老年患者，或合并其他感染性疾病者，病死率可达 40%～50%。目前认为，SARS 冠状病毒的致病机制主要是免疫病理损伤。

机体感染 SARS 冠状病毒后可产生特异性的体液免疫和细胞免疫。对 SARS 的预防应以严格隔离患者、切断传播途径、提高机体免疫力为主的综合措施。用于 SARS 特异性预防的疫苗已进入试用。治疗主要采取综合支持疗法和对症处理，给予抗病毒类药物和大剂量抗生素。流行期间应尽量避免大型集会，公共场所保持空气流通。

3. 微生物学检验

（1）标本采集：可采集鼻咽拭子、气管分泌物、漱口液、痰液、粪便等标本，采集后应尽快接种，48 小时内接种者可 4℃保存，48 小时后接种者标本应放入 －70°C 保存。急性期血清标本应尽可能在发病初期，一般为发病后 1 周内采集；恢复期血清标本在发病后 3～4 周采集。

（2）病毒分离：为防止细菌或真菌生长，标本应加入抗生素（青霉素和链霉素）进行处理，接种 Vero－E6 细胞进行分离培养，以鉴定活病毒的存在。

（3）抗原检测：电镜直接观察病毒颗粒或 ELISA 法检测抗原。

（4）抗体检测：用 ELISA 和间接免疫荧光法检测患者急性期和恢复期双份血清中的特异性 IgM、IgG 抗体。若抗体增高 4 倍以上有诊断意义。

（5）核酸检测：用 RT－PCR 或 ER－PCR 法，从患者血液、粪便、呼吸道分泌物或体液等标本中检测 SARS 冠状病毒核酸。

（二）麻疹病毒

麻疹病毒是引起急性呼吸道传染病麻疹的病原体。临床以发热、口腔黏膜斑及全身斑丘疹为主要特征。WHO 已将其列为计划消灭的传染病之一。

1. 生物学特性　麻疹病毒呈球形或丝状，直径 120～250nm。核酸为完整　分节段的单股负链 RNA，不易发生基因重组和变异，只有一个血清型。核衣壳呈螺旋对称结构，外有包膜，表面有血凝素（HA）和血溶素（HL）两种刺突，HA 能凝集猴等动物的红细胞，并能与宿主细胞受体吸附，HL 具有溶解红细胞及使细胞发生融合形成多核巨细胞的作用，在胞浆及胞核内均可出现嗜酸性包涵体。

麻疹病毒能在许多原代或传代细胞中增殖。麻疹病毒对理化因素的抵抗力较弱，加热

56℃30 分钟和一般消毒剂均易将病毒灭活，对日光、紫外线及脂溶剂敏感。

2. 临床意义　急性期患者为传染源，主要通过飞沫经呼吸道传播，也可通过患者鼻腔分泌物、污染的玩具、日常用具等间接传播。麻疹病毒的传染性极强，易感者接触病毒后几乎全部发病，潜伏期至出疹期均有传染性，尤以出疹前、后 4 ~5 天传染性最强。冬春季发病率最高，潜伏期约为 1 ~2 周，病毒先在呼吸道上皮细胞内增殖，然后进入血流，形成第一次病毒血症，并随血流侵入全身淋巴组织和单核吞噬细胞系统，在其细胞内大量增殖后再次入血形成第二次病毒血症，患者出现发热、咳嗽、流涕、畏光、眼结膜充血等上呼吸道症状，此时多数患儿口颊黏膜出现中心灰白色外绕红晕的黏膜斑（Koplik），有助于早期诊断，随后 1 ~3 天患者皮肤相继出现红色斑丘疹。

麻疹一般可自愈，但年幼体弱者易并发细菌感染，引起支气管炎、中耳炎、尤其肺炎等，是麻疹患儿死亡的主要原因。极个别患者，儿童期患麻疹痊愈后 2 ~17 年，可出现慢性进行性中枢神经系统疾患，称亚急性硬化性全脑炎（SSPE），该病是一种麻疹病毒急性感染后的迟发并发症，患者大脑功能发生渐进性衰退，表现为反应迟钝、神经精神异常、运动障碍，最后导致昏迷死亡。

麻疹病后可获牢固免疫力，包括体液免疫和细胞免疫。6 个月以内的婴儿因从母体获得 IgG 抗体，故不易感染，但随着年龄增长，抗体逐渐消失，自身免疫尚未健全，易感性随之增加。预防麻疹的有效措施是及时隔离患者，对儿童进行人工主动免疫，提高机体免疫力。

3. 微生物学检验

（1）标本采集：取患者发病早期的鼻咽拭子或鼻咽洗液、痰、血液和尿等标本。

（2）病毒分离：患者标本经常规处理后接种原代人胚肾细胞、猴肾或羊膜细胞中培养，观察到多核巨细胞、细胞质和核内出现嗜酸性包涵体即可做出初步诊断。

（3）抗原检测：用直接或间接免疫荧光法、ELISA 法检测病毒抗原。

（4）抗体检测：取患者急性期和恢复期双份血清测特异性抗体，若恢复期血清抗体效价比急性期增高 4 倍以上即有诊断意义。常用 HI 试验，间接免疫荧光法和 ELISA 法。

（5）核酸检测：采用原位核酸杂交法或 RT - PCR 法检测细胞内有无病毒核酸存在。

（三）腮腺炎病毒

腮腺炎病毒是流行性腮腺炎的病原体。

1. 生物学特性　病毒呈球形，核酸为单股负链 RNA，核衣壳呈螺旋对称，有包膜，包膜上含有 HA - NA 刺突和融合因子刺突。病毒易在鸡胚羊膜腔内增殖，在猴肾等细胞中培养能使细胞融合形成多核巨细胞。腮腺炎病毒只有一个血清型。病毒抵抗力较弱，56°C 30 分钟可被灭活，对脂溶剂及紫外线敏感。

2. 临床意义　人是腮腺炎病毒的唯一宿主。传染源为患者和病毒携带者，病毒主要通过飞沫经呼吸道传播，也可通过接触患者的唾液或污染的物品而传播。易感者为 5 ~14 岁儿童，冬春季易发。潜伏期一般 2 ~3 周，病毒在呼吸道上皮细胞和面部淋巴结内增殖，随后侵入血流引起病毒血症，病毒经血流侵入腮腺及其他器官如睾丸、卵巢、胰腺、肾脏等增殖，引起一侧或两侧腮腺肿大，患者有发热、腮腺疼痛和乏力等症状，若无合并感染，大多可自愈，病程一般为 1 ~2 周。青春期感染者，男性易并发睾丸炎，女性易并发卵巢炎，也可引起无菌性脑膜炎及获得性耳聋等，腮腺炎是导致男性不育症和儿童期获得性耳聋最常见的原因之一，病后可获得牢固免疫力。疫苗接种是最有效的预防措施，丙种球蛋白有防止发病或减轻症状的作用。

3. 微生物学检验

（1）标本采集：取患者发病早期的唾液、尿液、脑脊液和血液等标本。

（2）病毒分离：用原代恒河猴细胞或人胚肾细胞分离培养。

（3）抗原检测：用免疫荧光法检测发病早期患者的唾液、脑脊液和尿液中的抗原成分作早期诊断。

（4）抗体检测：采用 ELISA 法、血凝抑制试验检测双份血清中 IgM、IgG 抗体，IgG 抗体在升高 4 倍或 4 倍以上有诊断意义。

（5）核酸检测　可采用 RT－PCR 或核苷酸测序检测病毒核酸。

（张志红）

第二节　甲型肝炎病毒

甲型肝炎病毒属于小 RNA 病毒科肝 RNA 病毒属。

一、临床意义

HAV 是甲型病毒性肝炎的病原体。其感染呈全球分布。1988 年春季上海曾发生因生食毛蚶而暴发甲型肝炎流行，患者达 31 万人，死亡 47 例。HAV 主要通过肠道传播，有隐性感染和显性感染两种，后者引起急性甲型肝炎，传染源为患者或隐性感染者。病毒通常由患者粪便排出体外，经污染食物、水源、海产品及食具等传播而引起暴发或散发流行，潜伏期平均 28 天（15～50 天），发病较急，多出现发热、肝大、疼痛等症状，一般不发展为慢性肝炎和慢性携带者，除重症肝炎外，患者大多预后良好。甲型肝炎患者潜伏末期及急性期粪便有传染性。好发年龄为 5～30 岁。

甲型肝炎临床分为急性黄疸型、急性无黄疸型、亚临床型、急性淤胆型。临床表现从急性无黄疸型肝炎到急性重型肝炎。临床表现与患者年龄、感染病毒量有关。年龄越小症状越轻，3 岁以下多为隐性感染或无黄疸型肝炎，随着年龄增长，临床症状加重，成年人多表现为急性黄疸型肝炎。甲型肝炎感染后，机体在急性期和恢复早期出现 HAV IgM 型抗体，在恢复后期出现 HAV IgG 型抗体．并维持多年，对甲肝病毒的再感染具有免疫防御能力。

二、生物学特性

HAV 为直径约 27nm 球形颗粒，无包膜，衣壳蛋白呈 20 面体立体对称，单股正链 RNA 病毒。只有一个血清型。电镜下可见实心颗粒和空心颗粒两种。前者是由衣壳蛋白和 RNA 基因组构成的完整成熟病毒体，有感染性和抗原性。后者为缺乏病毒核酸的空心衣壳，无感染性但有抗原性。

HAV 基因组全长约 7.5kb，由 5' 末端非编码区（5' noncoding region，5'NCR）、开放读码框架（open reading frame，ORF）和 3'NCR 组成，G＋Cmol% 仅为 38%，明显低于肠道病毒属。5'NCR 区约占全长 10%，是基因组的起始区和基因组中最保守的序列，在翻译过程中有重要作用。ORF 分为 P1、P2 和 P3 三个功能区，编码约 2 200 个氨基酸的前体蛋白。P1 区编码衣壳蛋白，衣壳蛋白主要由 VP1、VP2 和 VP3 多肽组成，具有抗原性，可刺激机体产生中和抗体；而 VP4 多肽缺如或很少，一般检测不到。P2 和 P3 区编码非结构蛋白。P2 区编码 2A、2B 和 2C 蛋白。P3 区编码 3A、3B、3C 和 3D 蛋白，其中 3A 蛋白由一段 21 个疏水氨基酸残基组成，锚定细胞膜；3B 蛋白为病毒基因组连接蛋白（viral genome－linked protein，VPg），与病毒基因组的 5' 端结合，具有启动病毒 RNA 复制的作用；3C 蛋白是蛋白酶，将前体蛋白进行剪切、加工，使之成为具有功能的结构和非结构蛋白；3D 蛋白是依赖 RNA 的 RNA 聚合酶。3'NCR 区位于编码区之后，后接－poly A 尾，与 HAV RNA 的稳定性有关。

根据 HA 核苷酸序列差异，将其分为Ⅰ～Ⅶ基因型，其中Ⅰ、Ⅱ、Ⅲ和Ⅶ型为感染人 HAV（hHAV），我国多为Ⅰ型；Ⅳ、Ⅴ和Ⅵ型为感染猿猴 HAV。

三、微生物学检验

HAV 虽可在培养细胞中增殖，但不引起明显的细胞病变，难以判定病毒是否增殖，故实验室诊断一般不依靠分离病毒；病毒核酸检测目前尚未推荐用于常规临床检测，所以临床主要以免疫学检测为主。

（一）标本采集

依据标准操作规程（standard operation procedure，SOP）进行血清或血浆的采集、运送、处理和贮存，血清或血浆在 4℃可保存数周。粪便标本应在发病前 2 周或出现症状后数天内采集，儿童粪便排病毒的时间较长。

（二）检验方法

1. 显微镜检查　由于粪便标本中病毒含量较低且干扰因素多，直接电镜方法检测 HAV 难以在临床上常规开展。采用免疫电镜检测患者粪便上清液，与高效价的特异性抗体相互作用，观察形成的病毒－抗体聚集物，即采用单克隆抗体使 HAV 病毒颗粒聚集，病毒－抗体聚集物通过 A 蛋白或者抗免疫球蛋白结合到铜网上。尽管电镜技术非常有用，但因其耗时、繁琐、昂贵且需要训练有素的人员，难以适用于临床大量标本检测，故作为临床诊断技术已逐渐被其他方法所取代。

2. 免疫学检测

（1）抗体检测：①抗 HAV IgM 是诊断甲型病毒性肝炎的最重要和常用的特异性诊断指标。目前常用 IgM 抗体捕捉 ELISA 检测法，敏感性与特异性均较高。其原理是用抗人 IgM 重链（抗人链）包被 ELISA 微孔，样本中的人 IgM 抗体被捕捉，其中的抗 HAV IgM 与随后加入的 HAV 抗原及其酶标记的 HAV IgG 抗体（抗 HAV IgG－HRP）的结合物顺序结合，在反应孔表面形成抗人链，抗 HAV IgM－HAV Ag－抗 HA IgG－HRP 的免疫复合物，使底物显色。②抗 HAV IgG 或 HAV 总抗体，采集患者发病早期和恢复期血清，用 ELISA 或其他方法检测血清中抗 HAV IgG 或总抗体变化，有助于 HA 感染的流行病学调查、了解个体既往感染或 HAV 疫苗接种后的效果。

（2）抗原检测：最早用于检测 HAV 抗原的方法为 RIA，但由于需要特殊设备及存在放射性污染等问题，已基本被 EIA 技术所取代。用 ELISA 检测时多采用双抗体夹心法检测，即用 HAV 抗体包被 ELISA 微孔板，后加入待测标本，标本中 HAV 抗原与固相表面的 HAV 抗体结合，再加入酶标记的 HAV 抗体，通过底物显色判断是否存在 HAV 抗原。若用硝基纤维素膜（nitrocellulose，NC）作为非特异性抗原捕获的高效固相载体，即 NC－ELISA 法，可提高检测的灵敏度。但由于 HAV 抗原检测缺乏商品化试剂，难以常规开展。

3. 核酸检测　检测 HAV 核酸的方法包括两大类，即核酸分子杂交与反转录 PCR（RT－PCR）。核酸检测法目前尚未推荐用于疑似急性甲型肝炎的常规检验方法。

（1）核酸分子杂交法：提取临床标本中的 HAV RNA，用非放射性核素（如地高辛或生物素）或放射性核素（如 32p）标记的 HAV 基因片段作为探针进行杂交反应，通过检测杂交信号判断标本中是否存在 HAV RNA。核酸分子杂交法比 ELISA 或者 RIA 检测 HAV 抗原的方法更为敏感。

（2）RT－PCR：提取标本中 HAV RNA，将其反转录成 cDNA，用 PCR 方法对 HAV 特异性 cDNA 进行扩增，PCR 扩增产物经琼脂糖凝胶电泳后进行溴化乙啶染色或经 Southern 杂交或者斑点杂交鉴定。利用包被在 PCR 反应管壁（微孔）上的 HAV 单克隆抗体吸附样本中的 HAV，然后加热变性释放出病毒 RNA，再进行 RT－PCT，进一步提高检测的敏感性，可检出样本中极微量的 HAV。PCR 引物多依据 5'NCR 中的保守序列设计合成。

（三）报告及解释

抗体检测是临床最主要的检验方法，用于患者有急性肝炎的临床症状（如疲乏、腹痛、食欲下降、恶心和呕吐等）和黄疸或血清氨基酸转移酶水平升高，或者患者可能曾暴露于甲肝病毒。抗 HAV IgM 是诊断甲型病毒性肝炎的最重要和常用的特异性诊断指标。抗 HAV IgG 或 HAV 总抗体在患者发病早期和恢复期，血清有 4 倍以上变化，提示甲型肝炎感染；单次测定用于流行病学调查、个体的既往感染或疫苗接种后的效果评价；抗 HAV IgG 出现于病程恢复期，较持久，甚至终生阳性，是获得免疫力的标志，一般用于流行病学调查。

做出急性或者既往感染的判断时，应考虑：①标本中检出病毒抗原和核酸，提示急性感染，但阴性结果不能排除感染。②存在 IgM 型抗体可确定急性或近期感染，但是阴性结果也不能排除感染。③总抗体或 IgG 型抗体是在所有急性感染者或既往感染者中均可检出，但难以确定初始感染时间。

甲型肝炎的临床经过与病毒标志变化见图 24－1。

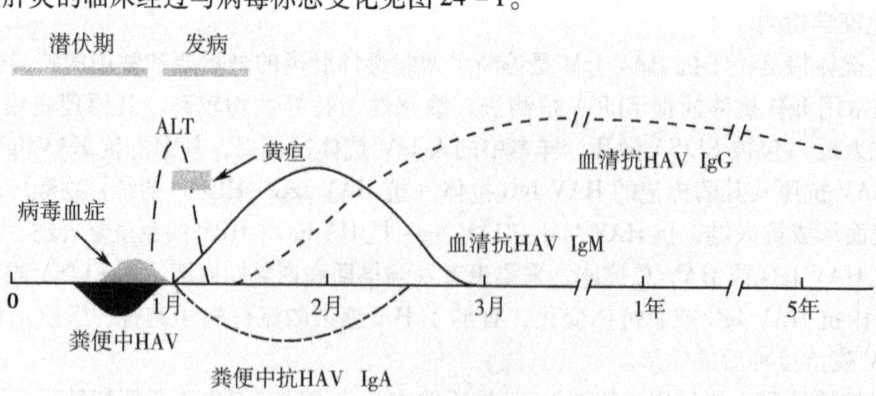

图 24－1　甲型肝炎的临床经过与病毒标志变化

（王军梅）

第三节　乙型肝炎病毒

人类乙型肝炎病毒于1998年被国际病毒命名委员会正式划归新的病毒科——肝DNA病毒科（Hepadnaviridae），属于正嗜肝病毒属（orthohepadnavirus）。

一、临床意义

HBV是乙型病毒性肝炎的病原体。HBV感染呈世界性流行，但不同地区感染的流行程度差异很大。据世界卫生组织报道，全球约20亿人曾感染过HBV，其中3.5亿人为慢性感染者，每年约有100万人死于HBV感染所致的肝硬化、肝衰竭和原发性肝细胞癌。我国属高流行地区，2006年全国乙型肝炎流行病学调查表明，我国1～59岁一般人群HBsAg携带率为7.18%，5岁以下儿童的HBsAg携带率仅为0.96%。据此推算，我国现有的慢性HBV感染者约9 300万，其中慢性乙型肝炎患者约2 000万例。血清型主要是adw、adr、ayw和ayr 4种，我国长江以北adr占优势，长江以南adr和adw混存，新疆、西藏和内蒙古当地民族几乎均为ayW。我国HBV基因型以B型和C型为主，其中北方以C型为主，而南方以B型为主，部分地区两者大致相当。

HBV传播途径主要有三类：

1. 血液、血制品等传播　可经各种血制品、注射、手术、拔牙、针刺等传播。医院内污染的器械（如内镜、器械等）也可导致医院内传播。

2. 接触传播　通过唾液、剃须刀和共用牙刷等均可引起HBV感染。性行为，尤其男性同性恋之间也可传播HBV。但尿液、鼻液和汗液传播的可能很小。

3. 母婴传播　包括母体子宫内感染、围产期感染和产后密切接触感染三种，其中主要是围产期感染，即分娩前后15天及分娩过程中的感染。

人感染后，病毒持续6个月仍未被清除者称为慢性HBV感染。感染时年龄是影响慢性化最主要因素。在围生（产）期、婴幼儿期感染HBV者中，分别有90%和50%～80%将发展成慢性感染，而在青少年和成人期感染HBV者仅5%～10%发展成慢性感染。其感染的自然史一般可分为3个期，即免疫耐受期、免疫清除期和非活动或低（非）复制期，而在成人期感染者一般无免疫耐受期。

乙型肝炎临床可分为急性乙型肝炎、慢性乙型肝炎、乙型肝炎肝硬化、携带者和隐匿性慢性乙型肝炎。急性乙型肝炎临床表现与甲型肝炎相似，多呈自限性，常在半年内痊愈。慢性乙型肝炎病程超半年，仍有肝炎症状、体征及肝功能异常者。乙型肝炎肝硬化是由慢性乙型肝炎发展的结果，其病理学特征是弥漫性纤维化伴有假小叶形成。乙型肝炎携带者又分为慢性HBV携带者和非活动性HBsAg携带者。隐匿性慢性乙型肝炎是指血中HBsAg阴性，但血和（或）肝组织中HBV DNA阳性，并有慢性乙型肝炎的临床表现。

二、生物学特性

在HBV感染患者血液中，可见到3种不同形态与大小的HBV颗粒。①大球形颗粒：又称Dane颗粒，是完整的感染性病毒颗粒，呈球形，直径42nm，具有双层衣壳。外衣壳由脂质双层与蛋白质组成，镶嵌有乙肝表面抗原（hepatitis B surface antigen，HBsAg）和少量前

S抗原。病毒内衣壳是直径为27nm的核心结构，其表面是乙肝核心抗原（hepatitis B core antigen，HBcAg），核心内部含有DNA、DNA聚合酶和蛋白酶。血液中检出Dane颗粒标志着肝内病毒复制活跃。②小球形颗粒：是乙型肝炎患者血液中常见的颗粒，其直径22nm，成分为HBsAg和少量前S抗原，不含HBV DNA和DNA聚合酶，无感染性，由组装Dane颗粒时产生的过剩病毒衣壳装配而成。③管形颗粒：成分与小球形颗粒相同，直径22nm，长100～700nm，由小球形颗粒连接而成。

HBV基因组是不完全闭合环状双链DNA，长链即负链，完全闭合，具有固定的长度，约3.2kb，其5'端有一短肽；而短链即正链，呈半环状，长度可变，其5'端有一寡核苷酸帽状结构，可作为合成正链DNA的引物。长链和短链5'端的黏性末端互补，使HBV基因组DNA形成部分环形结构。在正、负链的5'端互补区的两侧有11个核苷酸（5'TTCACCTCTGC3'）构成的直接重复序列（direct repeat，DR）DRI和DR2，其中DRI在负链，DR2在正链。DR区在HBV复制中起重要作用。HBV含4个部分重叠的ORF，即前S/S区、前C/C区、P区和X区。前S/S区编码大、中、小3种包膜蛋白；前C/C区编码HBeAg及HBcAg；P区编码DNA聚合酶，具依赖DMA的DNA聚合酶、依赖RNA的DMA聚合酶、反转录酶和RNA酶H活性；X区编码X蛋白，具有抗原性。

根据HBV全基因序列差异≥8%或S区基因序列差异≥4%，目前HBV分为A～H共8种基因型。其中A型常见于欧洲、北美和非洲，B型和C型流行于亚洲，D型见于全世界，E型分布在非洲，F型见于南美和阿拉斯加，G型见于北美，H型存在于中美。

三、微生物学检验

（一）标本采集

依据SOP进行血清或血浆采集、运送、处理和贮存。免疫学检测可用血清或血浆。核酸检测多用血清，如采用血浆，应为柠檬酸盐或者EDTA抗凝，因肝素可与DNA结合，从而干扰Taq DNA聚合酶作用，导致PCR假阴性。标本应在采集后6h内处理，24h内检测，否则存放于-70℃。

（二）检验方法

1. 显微镜检查　由于电子显微镜检查难以临床常规开展，故检查HBV感染一般不用该类方法。

2. 免疫学检测　检测HBV标志物是临床最常用的病原学诊断方法。目前常用ELISA定性测定HBV标志物用于判断是否感染HBV；CLIA定量/半定量测定用于HBV治疗效果的评估，HBV疫苗接种效果的评价。HBV标志物包括三个抗原抗体系统，HBsAg与抗HBs，HBeAg与抗HBe、HBcAg与抗HBc，由于HBcAg在血液中难以测出，故临床免疫学检测不包括HBcAg，而抗HBc分为抗HBc IgM和抗HBc IgG，因此HBV标志物检测俗称乙肝两对半检测。

（1）HBsAg和抗HBs：HBsAg是HBV感染后第一个出现的血清学标志物，是诊断的重要指标之一。HBsAg阳性见于急性肝炎、慢性肝炎或无症状携带者。急性肝炎恢复后，HBsAg一般在1～4个月内消失，持续6个月以上则认为转为慢性肝炎。无症状HBsAg携带者是指肝功能正常的乙肝患者，虽然肝组织已有病变，但无临床症状。在急性感染恢复期可检出抗HBs，一般是在HBsAg从血清消失后发生抗HBs阳转。抗HBs是一种中和抗体，是乙肝康复的重要标志。抗 HBs 对同型病毒感染具有保护作用，可持续数年。抗 HBs 出现是 HBsAg 疫苗免疫成功的标志。

（2）HBeAg 和抗 HBe：HBeAg 是一种可溶性抗原，是 HBV 复制及传染性强的指标，在潜伏期与 HBsAg 同时或在 HBsAg 出现稍后数天就可在血液中检出。HBeAg 持续存在时间一般不超过 10 周，如超过 10 周则提示感染转为慢性化。抗 HBe 出现于 HBeAg 阴转后，比抗 HBs 晚但消失早，其阳性表示 HBV 复制水平低，传染性下降，病变趋于静止（但有前 C 区突变者例外）。

（3）HBcAg 和抗 HBc：HBcAg 存在于病毒核心部分以及受染的肝细胞核内，是 HBV 存在和复制活跃的直接指标。血液中量微，不易检测。HBcAg 抗原性强，在 HBV 感染早期即可刺激机体产生抗 HBc，较抗 HBs 出现早得多，早期以 IgM 为主，随后产生 IgG 型抗体。抗 HBc IgM 阳性多见于乙型肝炎急性期，但慢性乙肝患者也可持续低效价阳性，尤其是病变活动时；HBc 总抗体主要是抗 HBc IgG，只要感染过 HBV，无论病毒是否被清除，此抗体均为阳性，可持续存在数年。抗 HBc 不是保护性抗体，不能中和乙肝病毒。

3. 核酸检测　血清中存在 HBV DNA 是诊断感染最直接依据，可用定性 PCR 法、荧光定量 PCR 法和核酸杂交法检测。HBV DNA 定性和定量检测反映病毒复制情况或水平，主要用于慢性感染的诊断、血清 DNA 及其水平的监测以及抗病毒疗效。核酸杂交技术直接检测血清中 DNA。目前最常用的方法是定性 PCR 法和实时荧光定量 PCR 法。定性 PCR 法可使 DNA 在体外成百万倍扩增，提高敏感性，可在 HBsAg 阳性前 2 ~4 周检出 HBVDNA。实时荧光定量 PCR 法是指 PCR 反应体系中加入荧光基团，利用荧光信号积累实时监测整个 PCR 过程，通过测定每个反应管内的荧光信号值达到设定阈值时所经历的循环数来反映未知模板的核酸量，最后通过标准曲线对未知模板核酸量进行定量分析的方法。

4. HBV 基因型　目前 HBV 基因型主要使用 S 区基因测序或反转录酶（reverse transcri - ptase，RT）区基因测序的方法。常用的方法有：①基因型特异性引物 PCR 法；②限制性片段长度多态性（restricted fragment length polymorphisms，RFLP）分析法；③线性探针反向杂交法（Inno - line probe assay，INNO - LiPA）；④PCR 微量板核酸杂交酶联免疫法；⑤基因序列测定法等。

5. HBV 耐药突变位点检测和 YMDD 突变的检测

（1）HBV 耐药突变位点检测：目前主要使用 P 基因区的 RT 区基因测序的方法，用来预测核苷类药物耐药情况，如拉米夫定、阿德福韦、恩曲他滨、恩替卡韦、替诺福韦酯和替比夫定等。

（2）YMDD 突变的检测：HBV 的 P 基因区存在基因变异（如 YMDD、YIDD 及 YVDD 变异等），采用溶解曲线方法进行检测，可预测拉米夫定耐药，其原理是耐药基因位占 YMDD 位于聚合酶 P 区（rtM204I 或 rtM204V），形成 YIDD 或 YVDD 变异（分别是 YMDD 中蛋氨酸（M）被异亮氨酸（I）或缬氨酸（V）所替代）。由于仅能检测 1 个突变位点，现逐渐被 HBV 耐药突变位点检测所取代。

（三）报告及解释

1. 免疫学检测　HBV 免疫学标志与临床关系较为复杂，必须对几项指标综合分析，可估计感染阶段及临床疾病预后（图 24 - 2，表 24 - 1）。对于临床治疗监测可用 HBsAg 定量检测和 HBeAg 血清学转换。

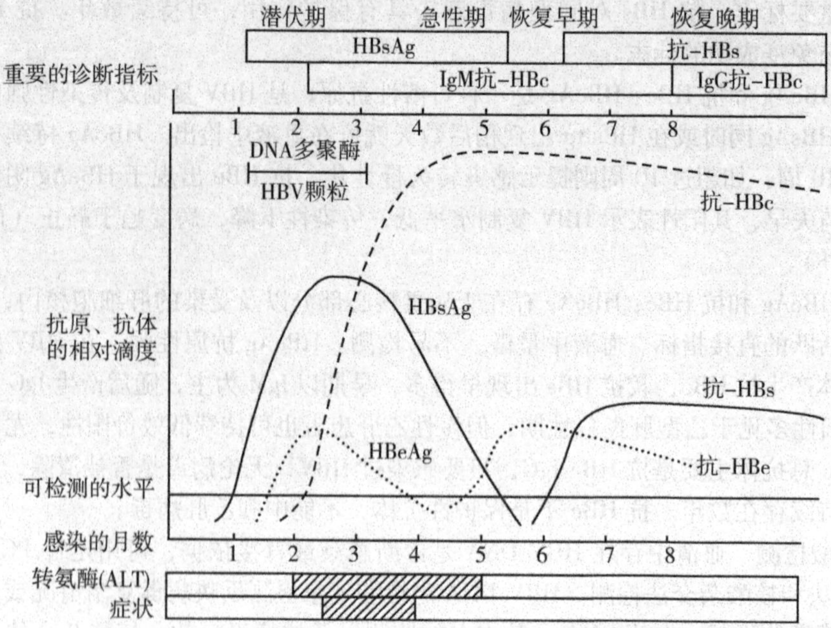

图 24-2　急性乙型肝炎病毒感染的临床与血清学反应

表 24-1　HBV 抗原、抗体检测结果的临床分析

HBsAg	抗 HBs	HBeAg	抗 HBe	抗 HBc	临床意义
+	-	+	-	-	潜伏期或急性乙肝早期
+	-	+	-	+	急性或慢性乙肝，传染性强（“大三阳”）
+	-	-	+	+	乙肝后期或慢性乙肝，复制水平低（“小三阳”）
-	+	-	+	+	乙肝康复，有免疫力
-	+	-	+	-	乙肝康复，有免疫力
-	+	-	-	-	乙肝康复或接种过疫苗，有免疫力
-	-	-	-	-	未感染过 HBV，为易感者

2. 核酸检测　HBV DNA 能反映病毒复制情况或水平，可用于评价疾病活动度（活动与非活动），筛查抗病毒治疗对象，判断治疗效果，优化抗病毒治疗，启动抗病毒治疗时的监测等。但 DNA 阳性及其拷贝数与肝脏病理损害程度不相关。

3. HBV 基因型　HBV 的基因型可能与感染慢性化及感染后病情转归有一定关系。基因型与预后的关系：C 型比 B 型更容易诱导与肝硬化和肝癌等相关疾病的发生，HBeAg 阳性率高，病毒复制较活跃，易形成持续病毒血症，免疫清除更晚。基因型与干扰素治疗的关系：不同基因型对抗病毒治疗药物的反应也存在着相当大的差异，其应答率依次为：B 型 > A 型 > C 型 > D 型 > 其他型。基因型与聚乙二醇干扰素（PEG IFN）治疗的关系：不同基因型的适宜条件不同，对于 A、B 或 C 型 HBeAg 阳性慢性乙肝患者，PEG IFN 治疗适宜人群为 ALT > 2 倍高限或 HBV DNA < 10^9 拷贝/ml，而 D 基因型患者不宜选用 PEG IFN 治疗。

4. HBV 耐药突变位点检测和 YMDD 突变的检测　HBV 耐药突变位点检测在治疗前检测

有助于判断用药是否有效；治疗中每3~6个月检测，有助于观察疗效，及时调整用药。注意核苷类药物耐药率随着服药时间延长而增加。各耐药突变位点检测与核苷类药物耐药的关系见表24-2。YMDD突变的检测常用于预测拉米夫定耐药。

表24-2 耐药突变位点检测与核苷类药物耐药的关系

药物名称	检测位点
拉米夫定（LAM）	L80I、L80V、V173L、L180M、M204V、M204I
阿德福韦酯（ADV）	A181T、A181V、N236T
恩典他滨（ADV）	V173L、L180M、M204V、M204I
恩替卡韦（ETV）	I169T、L180M、M204V、S202I、S202G、T184G、T184A、T184I、T184L、T184F、M250V、M250I、M250L
替诺福韦酯（TDF）	A194T
替比夫定（LdT）	M204I

（王军梅）

第四节 丙型肝炎病毒

丙型肝炎病毒属于黄病毒科（Flaviviridae）的肝病毒属（Hepacivirus）。

一、临床意义

HCV是丙型病毒性肝炎的病原体，也是肠道外传播非甲非乙型肝炎的主要病原体，常引起肝炎慢性化。据世界卫生组织报道，全球1.3亿~1.7亿慢性HCV感染者，每年新发感染者达300万~400万，有超过35万人死于HCV相关肝脏疾病。所致感染呈世界分布，但各地人群感染率差异明显，例如在英国仅0.04%~0.09%，而在埃及却高达22%。我国各地抗HCV阳性率有一定差异，以长江为界，北方高于南方；随年龄增长而逐渐上升；男女间无明显差异。HCV传染源包括患者和隐性感染者，传播途径多种多样，包括①血液传播，如注射毒品、输血或血制品、血液透析、器官移植等；②经破损的皮肤和黏膜传播；③母婴传播；④性接触传播。丙型肝炎能引起急性肝炎和慢性肝炎，其感染慢性化占75%~85%，且慢性丙型肝炎与肝硬化和原发性肝癌关系十分密切。

二、生物学特性

HCV呈球形，直径30~60nm，由包膜、衣壳和核心三部分组成，其表面突起。包膜来源于宿主细胞膜，其中镶嵌病毒包膜蛋白；衣壳主要由核心蛋白构成；核心为一单正链RNA。HCV在体内的存在形式有4种，即完整HCV颗粒、不完整HCV颗粒、与免疫球蛋白或脂蛋白结合的颗粒和由感染细胞释放含HCV成分的小泡。

HCV基因组是单正链RNA，全长约9.6kb，仅含有单一ORF，编码4种结构蛋白和6种非结构蛋白（NS2、NS3、NS4A、NS4B、NS5A和NS5B）。自5'端开始依次为5'NCR、C（核心蛋白）、E1（包膜蛋白）、E2（包膜蛋白）、p7（跨膜蛋白）、NS2、NS3、NS4A、NS4B、NS5A、NS5B及3'NCR。5'NCR对病毒复制及病毒蛋白转译有重要调节作用，其核苷酸序列最保守，可用于基因诊断。C 区和 E 区分别编码病毒核心和包膜蛋白。核心蛋白具有强的抗原性，可刺激机体产生抗体，几乎存在于所有患者血清且持续时间较长，有助于感染的诊断。E 区为基因中变异最大的部位，不同分离株的核苷酸差异可达 30% 左右，由于包膜蛋白抗原性改变而逃避免疫细胞及免疫分子识别，这是 HCV 容易慢性化的原因。NS2 ~ NS5B 区编码非结构蛋白及酶类，对病毒复制和生长很重要，如 NS5B 编码依赖 RNA 的 RNA 聚合酶。3'NCR 对 RNA 结构稳定性的维持及病毒蛋白翻译有重要功能。根据 HCV 核苷酸序列差异，将 HCV 分为 6 个主要的基因型，即基因型 1 ~ 6，基因 1 型呈全球分布，占所有 HCV 感染的，70% 以上。我国较常见的是 1b 和 2a 基因型，其中以 1b 型为主。

三、微生物学检验

HCV 病毒颗粒在宿主外周血中的含量非常低，常规方法很难直接检测；到目前为止 HCV 没有常规培养的方法。目前丙型肝炎相关检验方法主要包括免疫学检测、核酸检测和 HCV 基因型检测。

（一）检验程序

丙型肝炎病毒检验程序见图 24 - 3。

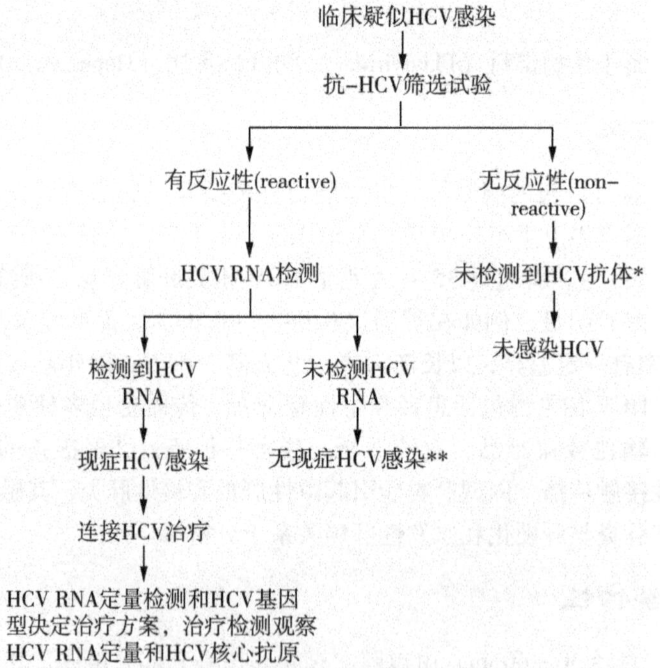

图 24 - 3 丙型肝炎病毒检验程序

（二）标本采集

免疫学检测标本可用血清或血浆。HCV RNA 检测多采用血清，如用血浆，应为柠檬酸盐或者 EDTA 抗凝，避免用肝素抗凝，因其对 DNA 聚合酶有抑制作用。由于血液中存在高浓度的蛋白酶和 RNA 酶，因此标本应在采集后尽快分离血清或血浆，并于 4 ~ 6h 内冷藏或冻存。最好冻存在 - 70℃ 及以下，因为在 - 20℃ 时 HCV RNA 易发生明显降解。解冻后标本应持续保持在低温状态，避免反复冻融。

＊如果患者6个月内暴露于HCV，推荐进行检测HCVRNA或随访抗HCV；对于免疫低下患者，可考虑检测HCV RNA

＊＊如果需要确定抗HCV是真阳性或生物学假阳性，以及如果样本重复测定阳性，可进行另一种抗HCV的测定；如果患者6个月内暴露于HCV，或具有HCV临床表现，可进行HCVRNA随访和专科医生咨询

（三）检验方法

1. 免疫学检测　包括抗HCV和核心抗原检测两种。目前主要是检测抗HCV。

（1）抗HCV检测：主要采用ELISA法或化学发光法，用重组或合成HCV多肽（如C22、NS3～NS5等非结构蛋白）作为包被抗原。目前试剂为第三代检测试剂，以C22、C33、NS3或NS5区的蛋白为抗原，敏感性和特异性均有所提高，但有部分ALT正常者或健康献血者存在假阳性问题。

（2）HCV核心抗原检测：应用ELISA和CLIA检测血中HCV核心抗原是一种新近发展起来的检验方法，该法灵敏、准确、特异，可用于HCV感染诊断和监测。

2. 核酸检测（nucleic acid test，NAT）　RNA是感染的直接证据，尤其是感染早期体内抗体产生前的诊断以及疗效评价方面具有特殊价值。核酸检验方法主要有RT－PCR和bDNA。前者将靶序列反转录为cDNA，再把cDNA进行扩增，用荧光探针实时定量测定，具有较好的敏感性。后者基于bDNA信号扩增系统，易于操作且适合定量，所谓bDNA是指人工合成的带有侧链的DNA片段，在每条侧链上都可以标记能被激发的标记物。HCV RNA检测用于HCV血清学阳性患者、HCV血清学阴性但无法解释肝脏疾病患者、HCV血清学阴性且免疫低下的患者、怀疑急性HCV感染的患者以及需要治疗的患者。RNA定性实验用于诊断HCV病毒血症，RNA定量实验用于预测抗病毒治疗的反应和抗病毒治疗的监测。

3. 基因分型　HCV的基因分型方法较多，主要包括直接双向测序、反向杂交、RFLP和FQ－PCR等。HCV基因分型有助于判定治疗的难易程度，制定抗病毒治疗的个体化方案，对治疗应答情况的预测和疗程的优化，同时对于流行病学研究具有重要作用。

（四）报告及解释

目前尚无证据说明抗HCV是保护性抗体，抗HCV存在仅表明HCV的感染。HCV RNA为丙型肝炎早期诊断最有效指标。在急性丙型肝炎过程中，HCV RNA可以由阳性转阴性，而多数慢性HCV感染者，其RNA可持续阳性。美国疾病预防控制中心2013年关于丙型肝炎感染检测的更新指南，指出抗HCV和HCV RNA检测结果的解释及处理，见表24－3。通常HCV基因分型和HCV RNA定量检测用于需要治疗的患者，HCV RNA定量用于丙型肝炎患者治疗监测。

表24－3　丙型肝炎感染实验检测结果解释及处理

实验结果	解释	处理
抗HCV阴性	没有检测到HCV抗体	报告抗HCV阴性，不需要进一步处理；如果患者6个月内暴露于HCV，推荐进行检测HCV RNA或随访抗HCV；对于免疫低下患者，可考虑检测HCV RNA

续表

实验结果	解释	处理
抗 HCV 阳性	推测 HCV 感染	重复阳性见于现症 HCV 感染，或既往 HCV 感染已治愈，或抗 HCV 的生物学假阳性；检测 HCV RNA 确定现症感染
抗 HCV 阳性 HCV RNA 阳性	现症 HCV 感染	建议患者进行专业医生咨询和连接医疗服务并治疗
抗 HCV 阳性 HCV RNA 阴性	不是现症 HCV 感染	多数情况不需要进一步处理；如果需要确定抗 HCV 是真阳性或生物学假阳性，以及如果样本重复测定阳性，可进行另一种抗 HCV 的测定；如果患者6个月内暴露于 HCV，或具有 HCV 临床表现，可进行 HCV RNA 随访和专科医生咨询

（王军梅）

第五节　丁型肝炎病毒

丁型肝炎病毒属于 δ 病毒属（Detavirus）。

一、临床意义

HDV 是与 HBV 密切相关的引起急性和慢性肝病的亚病毒病原体。其感染途径和疾病模式各地有所差异，如美国流行率低，主要通过静脉吸毒传播；希腊和意大利部分地区流行率较高，主要通过家庭密切接触传播。其传染源为患者，经输血或血制品、密切接触和母婴传播。HDV 属于缺陷病毒，必须在嗜肝 DNA 病毒辅助下才能复制，故 HDV 流行病学特点类似 HBV，HDV 与 HBV 的感染关系决定 HDV 感染的类型与病程。根据与 HBV 感染关系，可将 HDV 感染分为两种类型：同步感染（coinfection）和重叠感染（superinfection），前者是指与 HBV 同时或先后感染，可引起典型的急性病毒性肝炎，个别病例易发展为危及生命的重症肝炎，后者是指在慢性 HBV 感染的基础上发生 HDV 感染，这种感染中 HDV 复制水平较高，极易导致慢性乙型肝炎患者症状加重和慢性化，与肝硬化的发生也密切相关。

二、生物学特性

成熟 HDV 呈球形，直径为 35～37nm。颗粒内部由病毒 RNA 和丁型肝炎抗原（HDAg）组成，其包膜是 HBsAg。HDAg 是 HDV 编码的唯一蛋白质，仅有一个血清型。HDV 是一单股负链 RNA 病毒，以环状或线状两种形式存在，共有 9 个 ORF，其中 ORF5 能编码特异性抗原 HDAg。基因组长 1.7kb，是已知动物病毒基因组中最小者。HDAg 刺激机体产生抗 HD，但抗 HD 是非保护性抗体，不能中和与清除病毒，若呈持续高效价存在，可作为判定慢性丁型肝炎的指标。

三、微生物学检验

（一）标本采集

参阅 HBV 部分相关内容。

（二）检验方法

1. 显微镜检查　对于 HDV 显微镜检查迄今未用于临床。

2. 免疫学检测　免疫学检测主要包括抗原和抗体的检测。

（1）抗原检测：直接检查血或肝活检组织中 HDV 抗原，需用去垢剂处理去除其表面 HBsAg，然后再用荧光免疫或 ELISA 法检测。HDV 抗原主要存在于受感染的肝细胞核和胞质内，在 HDV 血症时血清中也可查到。

（2）抗体检测：①抗 HDV IgM 常采用捕获法 ELISA。检测原理是将抗人 IgM 重链（抗人链）包被 ELISA 微孔，加入待检血清，IgM 抗体被捕捉，其中的抗 HDV IgM 与随后加入的 HDV 抗原及其 IgG 抗体的辣根过氧化物酶（抗 HDV IgG－HRP）的结合物顺序结合，在反应孔表面形成抗人链－抗 HDV IgM－HDVAg－抗 HDV IgG－HRP 的免疫复合物，使底物显色。②HDV 总抗体常采用竞争法检测。检测原理是将 HDAg 包被微孔，加入待检血清，同时加入标记的 HD 抗体，血清中的 HD 抗体与标记的 HD 抗体竞争结合包被 HDAg，加入底物显色，颜色的深浅与血清中抗体的量成反比。

3. 核酸检测　HDV RNA 是病毒存在的直接证据。常用 RT－PCR 和核酸杂交法检测，敏感性和特异性均较高。HDV RNA 阳性提示存在 HDV 感染及病毒复制。

（三）报告及解释

血液中 HDV 抗原阳性主要见于急性 HDV 早期。在慢性 HDV 感染中，HDV 抗原可呈波动性反复阳性。在急性 HDV 感染时，抗 HDV IgM 是首先可以检出的抗体，尤其是联合感染时，抗 HDV IgM 往往是唯一可检出的标志物。在慢性 HDV 感染中，HDV 总抗体持续保持高滴度，即使 HDV 感染终止后仍可存在数年。HDV RNA 是 HDV 存在及复制的一个有用指标。

（韩　华）

第六节　戊型肝炎病毒

戊型肝炎病毒属于肝炎病毒科（Hepeviridae）肝炎病毒属（Hepevirus）。

一、临床意义

HEV 是戊型病毒性肝炎的病原体，是一种严重危害人类健康的肝炎病毒。我国新疆南部在 1986—1988 年发生 HEV 大流行，近 12 万人发病，72% 为 15～44 岁的青壮年，其原因可能与 1986 年 7 月和 1987 年 6 月的两次大暴雨有关。主要通过肠道传播，易通过污染水源而导致大规模暴发流行，其传染源包括潜伏末期、急性早期患者或隐性感染者，迄今未见慢性化患者。HEV 传播具明显季节性，多发生于雨季或洪水后。HEV 主要侵犯青壮年，表现为重型肝炎的比例较高。戊型肝炎潜伏期 2～9 周，感染后主要为临床显性感染及隐性感染两类。该病为自限性疾病，发病后 6 周可自然康复。一旦病愈，获终生免疫。

二、生物学特性

HEV 为 20 面体球形颗粒，直径 27～34nm，无包膜，表面有锯齿状突起，形似杯状。

HEV 有空心和实心两种颗粒，实心颗粒内部致密，是完整的 HEV 结构；空心颗粒内部含电荷透亮区，为缺陷的、含不完整 HEV 基因的病毒颗粒。

HEV 为单正链 RNA 病毒，基因组全长约 7 200kb，基因组结构为 5' – NCR – NS – S – NCR – Poly（A） – 3'，共有 3 个互相重叠 ORF。不同地区来源的基因组结构基本相似，但基因序列有一定差异，同一地区 HEV 基因序列相对保持稳定。ORF1 主要编码病毒复制所需的依赖 RNA 的 RNA 聚合酶等非结构蛋白。ORF2 的核苷酸序列最保守，其中与 ORF3 重叠的部分又是 ORF2 中最保守的部分，主要编码病毒衣壳蛋白。ORF3 与 ORF1 和 ORF2 有部分重叠，其产物与细胞结构支架及病毒特异性免疫反应有关。

三、微生物学检验

戊型肝炎的诊断依据临床表现、流行病学资料和实验室检查。HEV 分离培养困难，因此病毒分离不适于 HEV 检查。采用 IEM 检查患者粪便中 HEV 病毒颗粒是一种特异性诊断技术，但由于技术困难和敏感性低，临床难以常规开展。检测 HEV 抗原的其他方法尚不成熟。因此，目前常用的 HEV 感染病原学诊断主要依据检测患者血清抗 HEV 抗体和 HEV RNA。

（一）标本采集

对疑似戊型肝炎的患者，尽早采集急性期血清标本。尽可能低温条件下运送和保存标本。4℃可保存数天，–20℃有利于保存 HEV 抗体活性。

（二）检验方法

1. 免疫学检测　目前商品化的 HEV 抗体 ELISA 检测试剂采用的抗原是 HEV 重组蛋白或合成肽。急性期血清抗 HEV IgM 阳性或恢复期血清抗 HEV IgG 滴度比急性期血清高 4 倍以上，提示 HEV 感染。在血清学诊断方法的选择及其结果的解释时，应当考虑到各种试剂在特异性和敏感性方面差异、对不同抗原的血清学反应模式以及不同地区 HEV 临床感染率方面的差异。

2. 核酸检测　应用 RT – PCR 检测患者血清、胆汁和粪便中的 RNA，是诊断急性戊型肝炎特异性最好的方法。急性期血清中 RNA 的检出率达 70%。由于有一定技术难度，RT – PCR 尚难以在临床上常规开展。

（三）报告及解释

HEV 报告及解释与 HAV 相似。

（韩　华）

第七节　人类免疫缺陷病毒

人类免疫缺陷病毒（HIV）是获得性免疫缺陷综合征（AIDS）即艾滋病的病原体。HIV 在分类学上属逆转录病毒科的慢病毒亚科。1981 年首次在美国被发现，1983 年 HIV 被分离出以来，AIDS 在全球迅速蔓延，全球约有数千万人感染 HIV，目前 AIDS 已成为全世界最为关注的公共卫生问题之一。HIV 主要有两个型别，即 HIV – Ⅰ型和 HIV – Ⅱ型，两型病毒的核苷酸序列相差超过 40%。世界上的艾滋病大多由 HIV – Ⅰ型引起，HIV – Ⅱ型只局限于西部非洲，呈地区性流行，且毒力较弱。

一、生物学特性

1. 形态结构　HIV 为球形有包膜的病毒，直径 100～120nm。电镜观察可见病毒内部有一致密圆锥状核心，核心由两条相同的单股正链 RNA 和逆转录酶组成，其外包裹有衣壳蛋白（P24）构成的 20 面体对称核衣壳。在病毒核衣壳的外侧包有两层膜状结构，内层为内膜蛋白（P17），最外层为脂质双层包膜，膜上镶嵌有刺突糖蛋白 gp120 和跨膜蛋白 gp41。gp120 能识别宿主细胞膜上的 CD4 受体分子，与病毒的吸附和致病有关；gp41 可介导病毒胞膜与宿主细胞膜融合，利于病毒进入易感细胞。gp120 和 gp41 均具有免疫原性，可刺激机体产生相应抗体，但 gp120 易发生变异，给疫苗的研制工作带来很大困难。

2. 培养特性　HIV 感染的宿主范围和细胞范围较窄，仅感染具有表面分子 CD4 的 T 细胞、巨噬细胞等，因此实验室常用新鲜分离的正常人 T 细胞或患者自身分离的 T 细胞培养病毒，病毒感染细胞后可出现不同程度的细胞病变。

3. 抵抗力　HIV 对外界的抵抗力较弱。对化学消毒剂敏感，75% 乙醇、0.5% 来苏儿、0.1% 漂白粉、0.2% 次氯酸钠和 0.3% H_2O，处理 5 分钟或加热 56℃30 分钟等均可使病毒灭活。在室温下，液体环境中的 HIV 可以存活 15 天，被 HIV 污染的物品至少在 3 天内有传染性。患者需要重复使用的物品可用煮沸或高压蒸汽消毒，不宜煮沸的物品可用 2% 戊二醛、75% 乙醇等进行消毒。HIV 对紫外线不敏感。

二、临床意义

1. 传染源与传播途径　AIDS 的传染源为患者和无症状的病毒携带者，从 HIV 感染者的血液、精液、阴道分泌物、乳汁、骨髓、脑脊液、皮肤等标本中均可分离到 HIV。HIV 有 3 种主要传播方式：①性接触传播：通过同性和异性间的性行为，直肠和肛门皮肤黏膜的破损最易感染。②血液传播：输入含 HIV 的血液和血制品、静脉吸毒、移植感染者或患者的组织器官、人工授精均可传播。③母婴传播：HIV 经胎盘、产道或哺乳等方式传播。

2. 致病机制　人体感染 HIV 后，病毒选择性的侵犯 CD_4^+ T 细胞，并在细胞内大量增殖，导致 CD^+T 细胞数量减少、功能受损，引起机体特异性细胞免疫功能低下，由于 CD_4^+ T 细胞大量减少，而 CD_8^+ T 细胞相对增多，出现 CD_4^+ T/CD_8^+ T 倒置。使机体免疫调节功能紊乱，抗感染能力明显降低，最终导致致死性的机会感染和恶性肿瘤的发生。

3. HIV 的变异　HIV 具有高度的变异性。其包膜抗原易发生变异，使病毒逃避宿主的免疫反应，给疫苗的研制和 AIDS 的防治工作带来很大困难。

4. 临床表现　临床上将 HIV 感染至发展为典型的 AIDS 分为以下四个时期：

（1）原发感染急性期：病毒感染机体后在靶细胞内大量复制，然后入血形成病毒血症，并迅速扩散。在感染后的 2～4 周，患者可出现发热、咽炎、皮疹、淋巴结肿大、黏膜溃疡等症状。约持续 1～2 周，症状自行消退，但病毒血症可持续 8～2 周。

（2）无症状潜伏期：此期可持续数月至十多年，临床无症状，仅 HIV 抗体阳性，但有些患者可出现无痛性淋巴结肿大，此期在外周血中一般很难检测到 HIV 抗原。

（3）AIDS 相关综合征期：随着感染时间的延长或机体受到某种因素的影响，潜伏的病毒在体内大量复制并造成机体免疫系统损伤时，临床上则出现发热、盗汗、全身倦怠、体重下降、慢性腹泻及持续性淋巴结肿大等症状。

（4）典型 AIDS 期：由于患者免疫力低下，常引起致死性的机会感染和恶性肿瘤的发生。如细菌（分枝杆菌）、真菌（白假丝酵母菌）、病毒（巨细胞病毒、腺病毒等）、原虫（卡氏肺孢子虫）等。某些患者可并发肿瘤，如 Kaposi 肉瘤、恶性淋巴瘤、宫颈癌等。有些患者可出现神经系统症状，如头痛、癫痫、进行性痴呆等。在未经治疗的患者，通常在临床症状出现后两年内死亡。

机体受 HIV 感染后可产生多种抗体，包括抗 gp120 的中和抗体，但这些抗体仅能减少急性期血清中的病毒抗原数量，不能清除细胞内的病毒。HIV 感染也能刺激机体产生细胞免疫，但仍不能彻底清除潜伏感染的病毒。

对 HIV 感染的预防要采取综合措施，如广泛开展卫生宣传教育，普及预防艾滋病知识，增强自我保护意识，认识其传播方式及危害性；加强对血液和血制品的管理，严格筛选供血者，确保用血安全；提倡安全的性行为；阻断母婴传播等。

三、微生物学检验

HIV 的微生物学检验以抗体检测为主，抗原与核酸检测为辅。

1. 抗体检测　HIV 抗体检测方法分初筛试验和确证试验两步：

（1）初筛试验：ELISA 法敏感性高，但特异性不强，因为 HIV 的病毒抗原与其他逆转录病毒有交叉反应，容易出现假阳性，因此 ELISA 法仅适用于 HIV 抗体的筛查，阳性者需经确证才能报告结果。

（2）确证试验：最常用的确证试验方法是蛋白印迹法（western blot，WB）。WB 试验的操作原理是先通过十二烷基硫酸钠 - 聚丙烯酰胺胶电泳将 HIV 的各种蛋白按分子质量大小排列于凝胶上，形成若干条特异蛋白区带，然后转移到硝酸纤维素膜上形成不同的抗原带，加入待检血清孵育，待检血清中抗特异蛋白抗体（第一抗原）可与其相对应的抗原带结合，经漂洗去掉非特异结合的血清成分，然后加入酶标记人 IgG（第二抗体），通过孵育与第一抗体结合，漂洗后与底物反应，底物经酶催化显色，形成肉眼可见的有色沉淀物附在硝酸纤维素膜上，通过观察判定结果，此法敏感性和特异性较高，故作为筛查阳性标本的确证试验。

2. 抗原检测　常用 ELISA 法检测 HIV 的核心蛋白 p24，p24 的检测可用于 HIV 感染的早期诊断和 HIV 感染者发展为 AIDS 的动态观察。间接免疫荧光法可用于检测培养细胞中的 HIV 抗原。

3. 核酸检测　可用 RT - PCR 等方法检测患者血清中的 HIV - RNA。用放射性核素标记的核酸探针进行原位分子杂交法检测组织细胞中的 HIV - RNA。

4. CD_4^+ T 细胞计数　运用流式细胞仪进行 CD_4^+ T 细胞计数，是判定 HIV 感染治疗效果和是否发生并发症的指标。如有 HIV 感染，CD_4^+ T 细胞计数 $<0.5\times10^9$/L 时，为抗反转录病毒药物治疗的指征；$<0.2\times10^9$/L 时，应立刻进行卡氏肺孢子虫的预防治疗；$<0.1\times10^9$/L 时，易感染巨细胞病毒和结核分枝杆菌。凡是疑为 HIV 感染者，应经常进行 CD_4^+ T 细胞计数，CD_4^+ T 细胞数量持续下降是更换治疗方案的指征。

5. 分离培养　HIV 的分离培养需要 4 ~ 6 周，因培养条件要求高，故分离培养目前仅用于研究。

（王军梅）

第二十五章　临床寄生虫感染检验

第一节　医学原虫检验

原虫（protozoan）是单细胞动物，具有完整的生理功能。在自然界，原虫以自生、共生或寄生的方式广泛生存于水、土壤、腐败物以及生物体内。与医学有关的原虫约数十种，大多为寄生或共生类型；少数以自生生活或寄生于动物的原虫，偶然侵入人体也能引起疾病。进入人体的原虫分布在宿主腔道、体液或内脏组织中，有些是细胞内寄生的。

一、溶组织内阿米巴（痢疾阿米巴）

溶组织内阿米巴（Entamoeba histolytica Schaudium），为人体阿米巴病的主要病原，寄生于结肠，在一定条件下可侵袭组织，在肠壁、肝脏、肺以及其他部位形成溃疡或脓肿，是根足纲最重要的原虫致病种类。

（一）形态与生活史

溶组织内阿米巴有滋养体（trophozoite）和包囊（cyst）2 个发育期。滋养体可分为寄生于组织内的大滋养体和生活在肠腔中可形成包囊的小滋养体，直径 20～60μm。在光镜下观察活体可见虫体运动活泼，常伸出伪足做定向运动致虫体外形多变。胞质分为透明的外质和颗粒状内质，内质含有一典型泡状核。包囊呈球形，为阿米巴不活动状态，直径 5～20μm，外有囊壁。成熟包囊含 1 个核，未成熟包囊除有 1～2 个核外还有拟染色体。

溶组织内阿米巴生活史的基本模式是包囊－小滋养体－包囊。成熟的包囊是易感阶段，人若食入被包囊污染的食物或水后，由于囊壁具有抗胃酸作用，包囊顺利通过胃和小肠上段进入小肠下段，经碱性消化液作用，4 个核的阿米巴包囊脱囊而出，形成囊后滋养体，随后分裂为 4 个单核的小滋养体。小滋养体寄生于结肠黏膜皱褶间或陷窝处，以宿主肠黏液、细菌和已消化食物为营养，进行第 2 次分裂。滋养体在肠腔中下移，在肠内容物脱水和环境变化等因素的刺激下形成包囊前期，由其分泌厚厚的囊壁，再经 2 次有丝分裂形成 4 个核的包囊随粪便排出。

（二）致病与诊断

溶组织内阿米巴的致病过程基本上可分为 3 个步骤：滋养体黏附于宿主细胞、宿主细胞膜穿孔破坏和宿主细胞溶解。当滋养体与宿主细胞接触时，滋养体表面的半乳糖/乙酰氨基半乳糖抑制凝集素与宿主结肠上皮细胞表面的受体结合从而使滋养体附着在宿主细胞表面．接着分泌阿米巴穿孔素，使宿主细胞脂膜形成离子通道，造成孔状破坏。同时激活细胞凋亡途径的终末因子 caspase3，该因子参与杀伤宿主细胞过程，使靶细胞凋亡和被滋养体吞噬。此外，滋养体与结肠上皮细胞相互作用激活 NF－κB（nuclear factor κB）和淋巴因子的分泌，引起炎症反应。

溶组织内阿米巴的实验诊断主要有病原学诊断（包括核酸诊断）、血清学诊断。病原学诊断常用的有生理盐水直接涂片法和碘液涂片法，用以检出滋养体和（或）包囊；体外培养和核酸诊断常用于鉴别其他肠道阿米巴。血清学诊断主要是通过间接血凝试验（IHA）、ELISA、琼脂扩散法等检测血清中不同滴度的抗体，IHA 简单易行且价格低廉，可用于大量标本的筛选。

（三）流行与防治

溶组织内阿米巴病呈世界性分布，临床表现从无症状包囊携带者到结肠炎或肠外脓肿不等。发展中国家主要是通过“粪－口”传播，而发达国家大多是由于水源污染而导致暴发流行。

阿米巴病的治疗有 2 个目标，其一是治愈肠内外的侵袭性病变，常用药物有甲硝唑、替硝唑等；其二是肠腔中的包囊，有巴龙霉素、喹碘方等。对阿米巴的预防要采取综合措施，包括粪便无害化发酵处理，以杀灭包囊；保护水源，防止食物污染；提高文化素质，搞好环境卫生和驱除有害昆虫等。

二、疟原虫

疟原虫是疟疾的病原体，属于真球虫目，血孢子虫亚目，疟原虫科。寄生于人体的疟原虫共有 4 种，即间日疟原虫（plasmodium vivax），三日疟原虫（plasmodium malariae），恶性疟原虫（plasmodium falciparum）和卵形疟原虫（plasmodium ovale）。前 3 种在我国较常见，卵形疟原虫在我国仅发现几例。

（一）形态与生活史

疟原虫生活史复杂，各期虫体形态多样，外周血中的红细胞内发现疟原虫是确诊疟疾和鉴别虫种的重要依据。4 种人体疟原虫在红细胞内的发育均可区分为环状体（ring form）、大滋养体（trophozoite）、裂殖体（schizont）和配子体（gametocyte）。环状体是初期进入红细胞的疟原虫，又称早期滋养体，其细胞质纤细，中间为一空泡，核位于一侧。大滋养体是由环状体发育转化而成，虫体逐渐长大，细胞质增多，其开始出现疟色素，核仍为一个，虫体可伸出伪足进行阿米巴样活动。晚期滋养体发育成熟，核开始分裂，此时称为裂殖体。随着核的不断分裂，细胞质也出现分裂。每一个核被部分胞质包裹，形成裂殖子（mcrozone）。早期裂殖体核分裂而胞质未分裂称为未成熟裂殖体：晚期形成裂殖子，同时疟色素聚中成团，称为成熟裂殖体：配子体是疟原虫经过数次裂体增殖后，部分侵入红细胞的裂殖子核增大但不再分裂，胞质增多但不形成伪足，最终形成圆形、卵圆形或新月形的个体。

4 种疟原虫的生活史极相似，均需要人或动物和雌性按蚊 2 种宿主体，经历无性生殖和有性生殖的世代交替。在人体内，带疟按蚊将子孢子输入人体，子孢子随血流侵入肝脏，子孢子在肝细胞内形成圆形滋养体并进一步裂体增殖，最终胀破肝细胞，释放裂殖子。一部分裂殖子被巨噬细胞吞噬，一部分侵犯红细胞。疟原虫在红细胞内经几代裂体增殖后，部分裂殖子发育成雌雄配子体。当雌按蚊再次叮咬患者时，将红细胞内各期原虫吸入胃内，仅配子体能存活并继续发育，其余均被消化破坏。雌雄配子体在蚊体内完成配子生殖，随后开始进行孢子增殖。

（二）致病与诊断

疟原虫的致病与虫种、虫株及其数量和机体的免疫状态相关。从疟原虫侵入人体到出现临床症状的时间间隔为潜伏期，包括红外期原虫的发育时间和红内期原虫的裂体增殖。恶性疟的潜伏期为 7 ~27d；三日疟的潜伏期为 18 ~35d；卵形疟的潜伏期为 11 ~16d；间日疟的短潜伏期为 11 ~25d，长潜伏期为 6 ~12 个月或更长。经过潜伏期后，红内期裂体增殖到一定密度达到发热阈值，成熟裂殖体胀破红细胞，大量裂殖子、原虫代谢物、变性的血红蛋白和红细胞碎片释放进入血循环，激活机体的免疫反应，引起发热、恶心、头痛、寒战等一系列临床症状。疟疾的周期性发作与疟原虫红内期裂体增殖周期一致，典型的间日疟和卵形疟隔日发作 1 次，三日疟间隔 2d 发作 1 次，恶性疟间隔 36 ~48h 发作 1 次。

疟原虫的实验室诊断有病原学诊断、免疫学诊断和分子生物学诊断。病原学诊断包括厚、薄血膜染色法和血沉棕黄层定量分析法（quantitative buffy coat，QBC）。前者简单易行，在临床实验室应用较广，但应注意选择适宜的采血时间。恶性疟在发作开始时采血，间日疟在发作后数小时至 10 余小时采血；后者敏感性较高，但费用昂贵，对实验器材有特殊要求。

免疫学诊断是指疟原虫抗原或抗体检测，在临床中用作辅助诊断。近年来，世界热带病研究组织（TDR）推出一种由单抗等制备的免疫浸条，用于检测疟原虫感染患者血浆中的特异抗原，简便易行，国外已有商品化应用。PCR 技术在疟疾的诊断上也得到了应用，国内已有同时检测间日疟和恶性疟的复合 PCR 系统，可扩增出 2 种疟原虫的 DNA 片段，具有广泛的应用前景。

（三）流行与防治

疟疾在全球的热带和亚热带地区流行，分布在 90 多个国家和地区，使世界 41% 的人口受到威胁。近年来，艾滋病、结核和疟疾被世界卫生组织列为对人类威胁最为严重的三大传染病。我国以海南和云南两省流行最为严重，小规模暴发不断，疫情波动较为频繁。影响疟疾流行的因素较为复杂，主要是媒介种类、地理位置、流动人口、抗疟措施、居民生活水平和基层卫生组织等的差别，其中媒介种类是最为主要的原因。

疟疾的防治主要是消灭传染媒介和传染源，控制传播途径。我国的防治对策是落实灭蚊和防治传染的综合措施。解决治疗抗氯喹疟疾药物的研制和生产；严格执行流动人口疟疾管理制度；实行传染源管理，坚持疟疾监测。执行因地制宜，分类指导的原则。

（李翠芳）

第二节　医学蠕虫检验

蠕虫（helminth）指依靠肌肉作蠕形运动的多细胞无脊椎动物。医学蠕虫指引起人类疾病的寄生性蠕虫。主要包括扁形动物门、线形动物门和棘头动物门所属的吸虫纲、绦虫纲、线虫纲和猪巨吻棘头虫。

一、裂体吸虫（血吸虫）

裂体吸虫（schistosome）属于吸虫纲、复殖目、裂体科、裂体属，又称血吸虫。寄生于人体的有 6 种，即日本血吸虫（*Schistosome japonicum*）、埃及血吸虫（*S. haematobium*）、曼氏血吸虫（S. mansoni）、间插血吸虫（S. intercalatum）、湄公血吸虫（S. mekongi）和马来血吸虫（S. malayensis）。在我国造成血吸虫病流行的主要是日本血吸虫。

（一）形态与生活史

1. 成虫　虫体呈圆柱形，雌雄异体，在宿主体内呈雌雄合抱状态。雄虫较粗短，呈乳白色或灰白色。大小为（10～20）mm×（0.5～0.55）mm。背腹略扁平。自腹吸盘以下虫体两侧向腹面卷曲、形成一纵行的抱雌沟，雌虫即休息于此沟之中。雄虫睾丸常为7个，呈串珠状捧列于腹吸盘后方的背侧。每个睾丸发出一输出管汇于输精管，向前通于储精囊，开口于腹吸盘下方的生殖孔。雌虫较细长，长圆柱形，前细后粗。大小为（12～28）mm×（0.1～0.3）mm，腹吸盘不及雄虫的发达。因肠管内含较多的红细胞消化后残留的物质，故虫体呈棕褐色。雌虫卵巢一个，长椭圆形，位于虫体中部，输卵管自卵巢后端发出，绕过卵巢向前与来自虫体后部的卵黄管相汇合成卵模，卵模外有梅氏腺包绕。长管状的子宫一端与卵模连接，另一端开口于腹吸盘下方的生殖孔。

2. 虫卵　成熟虫卵呈椭圆形，淡黄色，大小为89μm×67μm。卵壳厚薄均匀，无小盖，一侧有一逗点状小棘。卵壳内侧有一薄层胚膜，内含一毛蚴。毛蚴与胚膜之间常可见油滴状毛蚴分泌物。

3. 毛蚴　游动时是呈椭圆形，静止或固定后为梨形，灰白色，半透明，大小99μm×35μm。全身披有纤毛，前端略尖，前部中央有一袋状的顶腺，开口于顶端。顶腺两侧稍后各有一个长梨行的侧腺。

4. 尾蚴　分体部和尾部，尾部又分尾干及尾叉。尾蚴外披一层多糖膜。体部前端有一头器，内有一单细胞头腺。口孔位于虫体前端正腹面，腹吸盘位于体后1/3处，有较强的吸附力。腹吸盘周围有5对左右对称的单细胞腺体，称钻腺，能分泌多种酶和蛋白质分子。5对钻腺分别由5对腺管向体前端分左右束开口于头器顶端。

5. 童虫　尾蚴接触宿主并钻入皮肤、脱去尾部，进入血液。成熟前的阶段统称童虫。

血吸虫的生活史包括虫卵、毛蚴、母胞蚴、子胞蚴、尾蚴、童虫和成虫等阶段。日本血吸虫成虫寄生于人体和多种哺乳动物的门脉-肠系膜静脉系统。雌虫产卵于肠黏膜下层静脉末梢内。一部分虫卵经血流至肝组织内，另一部分虫卵经肠壁进入肠腔。组织内的虫卵部分随粪便排出体外，部分发育成含毛蚴的成熟虫卵。成熟虫卵必须入水才能孵出毛蚴。毛蚴在适宜条件下侵入其中间宿主钉螺，通过无性繁殖后产生成千上万条尾蚴。尾蚴在有水的条件下从螺体中逸出，与宿主皮肤接触并钻入皮肤，从而感染宿主。

（二）致病与诊断

血吸虫感染宿主过程中，尾蚴、童虫、成虫和虫卵均可造成损害。损害的主要原因是血吸虫不同虫期所释放的抗原均能诱导宿主的免疫应答。这些特异性免疫应答直接导致了宿主的一系列病理变化。

血吸虫病的诊断常用的有病原学诊断和免疫学诊断。病原学诊断有粪便直接涂片法、聚卵法、毛蚴孵化法等。毛蚴孵化法较直接涂片法虫卵检出率高，聚卵法适用于大规模普查。免疫学诊断包括循环抗原和抗体的检测，常用方法有环卵沉淀实验（COPT）、IHA、ELISA和快速、试纸条法等。

（三）流行与防治

日本血吸虫流行于亚洲的中国、菲律宾和印度尼西亚。我国又以长江流域及以南的部分省市流行较广。在血吸虫传播的各个环节中，含有血吸虫卵的粪便污染的水体，水体中存在钉螺和人群接触疫水是3个重要环节。

血吸虫的防治应做好消灭传染源，切断传播途径和保护易感人群。吡喹酮是治疗血吸虫病的首选药物。灭螺是切断血吸虫传播的关键。改善公共卫生，加强健康教育引导人们改变自己的行为和生产、生活方式对预防血吸虫感染具有十分重要的作用。

二、华支睾吸虫（肝吸虫）

华支睾吸虫（clonorchis sinensis）的成虫寄生于肝脏的胆管内，可引起华支睾吸虫病（肝吸虫病或亚洲肝吸虫病）。首次发现该虫是1874年在印度一华侨尸体的胆管内，我国则于1908年首次在潮州、汉口、上海和广州发现。

（一）形态与生活史

成虫体形狭长，背腹扁平，前端较细，后端钝圆，状如葵花子，平均大小为（10～25）mm×（3～5）mm。口吸盘位于虫体前端，腹吸盘略小，位于虫体前1/5处，消化道简单，口位于口吸盘中央，食管短，肠支沿虫体两侧直达后端。本虫为雌雄同体，2个睾丸呈分支状，前后排列于虫体后1/3处。2个细小、分叶的卵巢位于睾丸之前。椭圈形受精囊在卵巢与睾丸之间，子宫呈管状，从卵模开始，盘绕而至腹吸盘前缘的生殖腔。卵黄腺呈滤泡状，分布于虫体中部的两侧。虫卵黄褐色，平均大小（27～35）μm×（12～20）μm。卵的一端稍窄且有一小盖，卵盖周围的卵壳增厚形成肩峰，其后端可见小疣，卵内含一毛蚴。

华支睾吸虫生活周期包括成虫、虫卵、毛蚴、胞蚴、雷蚴、尾蚴、囊蚴及后尾蚴等阶段。虫卵在水中被第一中间宿主淡水螺吞食后，在螺体内通过无性生殖发育成成熟的尾蚴。尾蚴从螺体内逸出，在适宜条件下再感染第二中间宿主淡水鱼或虾，经历20～35d，尾蚴发育成囊蚴。囊蚴被终宿主，人或肉食哺乳动物吞食后，在宿主消化液的作用下，囊内幼虫在十二指肠内破囊而出，幼虫经不同途径到达肝胆管内并发育成成虫。成虫寄生于人和肉食哺乳动物的肝胆管内，也可移居至大的胆管、胆总管和胆囊内，偶见于胰腺管内。

（二）致病与诊断

华支睾吸虫病主要危害患者的肝脏，其病变的轻重与感染的虫数和机体的反应有关。成虫寄生在肝胆管内破坏胆管上皮和黏膜下血管，摄取患者的血液。虫体在胆管内分泌各种代谢产物和机械刺激，引起胆管及组织的超敏反应和炎症反应，造成胆管局限性扩张及胆管上皮增生。可出现胆管炎、胆囊炎或阻塞性黄疸，甚至胆汁性肝硬化。

华支睾吸虫病的临床症状不够典型，应注意询问病史，当怀疑华支睾吸虫感染时应进一步进行粪便检查和免疫学检查。一般华支睾吸虫感染1个月后即可在粪便中发现虫卵。常用的检查方法有直接涂片法、定量透明法和集卵法。涂片法检出率不高，定量透明法适用于大规模调查，集卵法检出率较高，包括漂浮集卵法和沉淀集卵法。免疫学检查常用方法有皮内试验（IDT）、间接血凝试验（IHA）、间接荧光抗体试验（IFAT）、酶联免疫吸附试验（ELISA）、金标快速免疫诊断。

（三）流行与防治

华支睾吸虫主要分布在亚洲，如日本、朝鲜、印度、菲律宾、越南和老挝等。我国主要在广东、广西、福建、江西、湖南、湖北、江苏、安徽、四川、贵州、河南、河北、山东、辽宁、黑龙江、云南、台湾、浙江、吉林等地流行。其地区流行的关键因素是当地人群的饮食习惯。该病为人兽共患疾病，犬猫等动物感染更广。

目前治疗华支睾吸虫病的常用药物是吡喹酮和阿苯达唑。预防华支睾吸虫感染应注意经口传染这一环节，防止食入活囊蚴。

三、卫氏并殖吸虫（肺吸虫）

卫氏并殖吸虫（paragonimus westermani）又名肺吸虫，主要寄生于人的肺脏，引起该脏器的特殊病变。

（一）形态与生活史

成虫体肥厚，活体红褐色，背面略隆起，腹面扁平。体长平均 7.5 ~ 12mm，宽 4 ~ 6mm。体表面布满小棘。口、腹吸盘等大，腹吸盘位于虫体腹面中部稍前。消化器官包括口、咽、食管及 2 支弯曲的肠管。该虫雌雄同体，卵巢与子宫并列于腹吸盘之后。2 个分支的睾丸并列于体后 1/3 处。虫卵呈椭圆形，金黄色，大小平均为（80 ~ 118）μm ×（48 ~ 60）μm，卵盖大，略倾斜，卵细胞未分裂时居中央，周围有 10 余个卵黄细胞。

卫氏并殖吸虫的终宿主是多种肉食性哺乳动物和人。成虫主要寄生于肺部，虫卵随痰吐出或随粪便排出。虫卵入水后，约经 3 周发育出毛蚴，侵入第一中间宿主淡水螺等，经胞蚴、母雷蚴、子雷蚴发育成成熟尾蚴。这些尾蚴逸出体外，再侵入第二中间宿主溪蟹等，发育为囊蚴。人或其他终末宿主因食入含活囊蚴的溪蟹、喇蛄而感染。囊蚴在宿主消化道内发育成童虫。童虫在各脏器和组织间来回移行，最终进入肺发育成成虫。由于机体的抵抗力等因素影响，童虫沿途停留于各器官组织之中未能到达肺部，以致部分虫体未发育成熟便死于途中。

（二）致病与诊断

卫氏并殖吸虫的童虫或成虫均可致病，主要是由童虫、成虫在脏器组织间移行寄生所致机械损伤及其代谢产物等抗原物质所致的免疫病理反应所致。病程早期由于虫体移行引起穿破性组织损坏。中期由于出血和炎症反应，脏器表面广泛性炎症及粘连，局部逐渐形成囊肿或虫卵结节。患者有发热、腹痛，嗜酸粒细胞增多等症状。晚期由于虫体死亡或转移，囊肿内容物经支气管排除或吸收，肉芽组织填充，最后病灶纤维化形成瘢痕。

病原学诊断：①痰或粪便找到虫卵即可确诊。②手术摘除皮下结节，找到童虫或典型的病理变化即可确诊。

免疫学诊断：①皮内实验适用于普查。②酶联免疫吸附试验较敏感，特异，阳性率可达 94% ~100%。③循环抗原检测，敏感性和特异性高，可作早期诊断和疗效考核。

（三）流行与防治

卫氏并殖吸虫分布广泛，主要流行于亚洲的日本、朝鲜、菲律宾、马来西亚、泰国、印度和中国。俄罗斯、非洲和南美也有报道。我国主要分布在黑龙江、辽宁和台湾等省和地区，与居民生吃或半生吃溪蟹和喇蛄的生活习惯相关。防治应加强宣传教育，不生吃溪蟹和喇蛄，首选治疗药物为吡喹酮。

四、似蚯蚓蛔线虫（蛔虫）

似蚯蚓蛔线虫（Ascaris lumbricoides linnaeus）遍及全世界，在我国各地都有，感染率可高达70%以上，农村高于城市，儿童多于成人。蛔虫掠夺人体营养，影响儿童发育，有时还可引起严重并发症，应予重视。

（一）形态与生活史

蛔虫成虫形似蚯蚓，活体略带粉红色，雌虫长20～35cm，雄虫长15～31cm，体表两侧可见明显的侧索。头端口周具有“品”字形排列的3个唇瓣。蛔虫卵有受精卵和未受精卵之分，受精蛔虫卵呈宽椭圆形，大小约为（45～75）μm×（35～50）μm。卵壳较厚，内有一个大而圆的卵细胞，与卵壳间有新月形空隙。卵壳外有一层由子宫分泌物形成的凹凸不平的蛋白质膜。被宿主胆汁染成棕黄色。未受精虫卵呈长椭圆形，卵壳与蛋白质膜均较受精蛔虫卵薄。卵内含有许多大小不等的折光颗粒，有时可见无色透明的蛔虫卵，这是蛋白质膜脱落的缘故，常称为无蛋白质膜蛔虫卵。

蛔虫生活史包括虫卵在外界土壤中的发育，幼虫在宿主体内移行和发育以及成虫在小肠内寄生3个阶段。成虫寄生于人体小肠中。虫卵随粪便排出体外。在潮湿、荫蔽、氧气充分的泥土中，在21～30℃下，约经2周，受精卵内的细胞即发育为幼虫。再经1周卵内幼虫经蜕皮一次成为感染期虫卵。人因误食含感染期蛔虫卵的食物或水而感染，感染期卵在小肠内孵化，破壳逸出。孵出的幼虫侵入肠黏膜和黏膜下层，进入静脉或淋巴管，经肝、右心，到达肺，穿破肺泡毛细血管，进入肺泡。经第2和第3次蜕皮后，沿支气管、气管逆行至咽部，被吞咽入消化道，在小肠内经第4次蜕皮为童虫，再经数周发育为成虫。白人体感染到雌虫开始产卵需60～75d，蛔虫在人体内的寿命一般为1年左右。

（二）致病与诊断

蛔虫致病主要是南丁幼虫在体内移行导致宿主机械性损伤，成虫掠夺营养，破坏肠黏膜导致宿主肠道功能障碍和机体的变态反应。由于蛔虫有钻孔的习性，在宿主机体不适（发热、胃肠病变等）或大量食入辛辣食物和服用驱虫药物剂量不当等因素的刺激下，蛔虫可钻入开口于肠壁的各种管道，引起各种严重的并发症，如胆道大出血、肝脓肿、胆结石等。

患者粪便中检出蛔虫卵即可确诊蛔虫病，常用方法有直接涂片法、沉淀法和漂浮浓聚法。也可采用定量透明法。

（三）流行与防治

蛔虫分布遍及全球。尤以温暖，潮湿、卫生条件差的地区感染率高，常呈地方性流行。蛔虫感染十分普遍的主要原因是：①蛔虫产卵量大。②生活史简单，虫卵在外界可直接发育为感染期，不需要经过中间宿主。③虫卵的抵抗力强。④使用未经无害化处理的鲜粪施肥，造成土壤等的广泛污染。针对蛔虫感染的特点，预防蛔虫感染应做好卫生宣教和粪便无害化处理。对已感染的患者和带虫者进行驱虫治疗，常用驱虫药有阿苯哒唑和甲苯哒唑。

五、广州管圆线虫

广州管圆线虫（Angiostrongylus cantonensis）隶属圆线虫目、后圆线虫科、后圆线虫亚科、管圆线虫属。最早于1933年由我国学者陈心陶在广州的家鼠肺部发现并命名为广州肺线虫，后由Matsumoto于1937年在台湾报道，到1946年才由Dougherty订正为本虫。

（一）形态与生活史

成虫线状，两端略尖，头钝圆。头顶中央有一小圆口，缺口囊。雄虫大小（11～26）mm×（0.21～0.53）mm，交合伞对称。雌虫大小（17～45）mm×（0.3～0.66）mm，尾端斜锥形，子宫双管形，白色，与充满血液的肠管相互缠绕，形成红白相间的螺旋纹，阴门开口于肛孔之前。第3期幼虫呈细杆状，虫体无色透明，体表具有两层鞘，大小为（0.462～0.525）mm×（0.022～0.027）mm。虫卵长椭圆形，大小为（64.2～82.1）μm×（33.8～48.3）μm，壳薄透明，新生卵内含单个卵细胞。

成虫寄生于终宿主黑家鼠、褐家鼠及多种野鼠等肺动脉内。虫卵在肺部孵化成第1期幼虫，幼虫沿呼吸道下行进入消化道与宿主粪便一起排出。幼虫被吞入或主动侵入中间宿主（螺类及蛞蝓）体内后，在其组织内先后发育为第2及第3期幼虫。人、鼠类因吞食含有第3期幼虫的中间宿主、转续宿主及被幼虫污染的食物而受感染。

（二）致病与诊断

广州管圆线虫病是广州管圆线幼虫侵犯人体中枢神经系统，引起脑脊液中嗜酸粒细胞显著升高，病变波及大脑、脑膜、小脑、脑干和脊髓，主要病理改变为充血、出血、脑组织损伤和肉芽肿性炎症反应等。该病潜伏期为3～36d，平均16d，多数患者急性起病，头痛几乎是所有患者的突出症状，间歇频繁发作，可伴痛性感觉障碍。少数患者在进食螺肉数小时即有腹痛、恶心。血常规检查中，白细胞总数正常或偏高，但嗜酸细胞显著增高，免疫学检查阳性。临床诊断中，如果在脑脊液或组织中检出第5期幼虫即可确诊，由于检出率低，一般主要依据临床症状及流行病学调查确诊。

（三）流行与防治

广州管圆线虫病主要分布于热带和亚热带地区，我国在台湾、香港、广东、浙江、福建等地散在分布，1997年曾暴发流行于温州。据调查，我国褐云玛瑙螺对管圆线虫的幼虫的自然感染率可高达30%以上，福寿螺为65.5%。

治疗尚无特效药，一般采用对症及支持疗法。大多数患者预后良好，经一定时间后可自愈。控制此病的关键是预防。预防措施主要为不吃生或半生的中间宿主，不吃生菜，不喝生水。开展室内和环境灭鼠，以消灭传染源。因幼虫可经皮肤侵入机体，故对从事螺、鱼类加工业和家禽饲养业者应作好小受感染的预防和健康教育。

（李翠芳）

第三节　医学节肢动物检验

节肢动物（Arthropoda）是无脊椎动物中最大的一类，其特征为躯体左右对称而分节，体壁由几丁质的外骨骼所组成，具有成对的分节附肢。医学节肢动物（medical arthropod）

是指通过骚扰、叮咬、吸血、寄生以及传播病原体等方式危害人类健康的一类节肢动物。

一、医学节肢动物的危害

1. 直接危害

（1）骚扰和吸血：蚊、白蛉、蠓、蚋、虻、蚤、臭虫、虱、蜱、螨等都能叮刺吸血，造成骚扰，影响工作和睡眠。

（2）螫刺和毒害：由于某些节肢动物具有毒腺、毒毛或体液有毒，螫刺时分泌毒液注入人体而使人受害。

（3）过敏反应：节肢动物的唾液、分泌物、排泄物和皮壳等都是异性蛋白，可引起人体过敏反应。

（4）寄生：蝇类幼虫寄生引起蝇蛆病（mviasis），潜蚤寄生引起潜蚤病（tungiasis），疥螨寄生引起疥疮（scabies），蠕形螨寄生引起蠕形螨病（demodicidosis），粉螨、跗线螨等侵入肺、肠、尿路引起肺螨病、肠螨病和尿螨病。

2. 间接危害　节肢动物携带病原体传播疾病。传播疾病的节肢动物称病媒节肢动物或传播媒介。由节肢动物传播的疾病称虫媒病。虫媒病的种类很多，其病原体有病毒、立克次体、细菌、螺旋体、原虫、蠕虫等。现将我国重要的医学虫媒病列入表25-1。

表25-1　我国重要的医学虫媒病

类别	病名	病原体	我国重要传播媒介
病毒病	流行性乙型脑炎	日本脑炎病毒	三带喙库蚊
	登革热	登革热病毒	埃及伊蚊、白纹伊蚊
	森林脑炎	森林脑炎病毒	全沟硬蜱
	新疆出血热	新疆出血热病毒	亚东璃眼蜱
	流行性出血热	汉坦病毒	革螨
立克次体病	流行性斑疹伤寒	普氏立克次体	人虱
	鼠型斑疹伤寒	莫氏立克次体	印鼠客蚤
	恙虫病	恙虫立克次体	地里纤恙螨、红纤恙螨
	O热	贝氏立克次	蜱
细菌病	鼠疫	鼠疫杆菌	印鼠客蚤、方形黄鼠蚤、长须山蚤
	野兔热	土拉伦斯	蜱、革螨
螺旋体病	虱媒回归热	俄拜氏疏螺旋体	人虱
	蜱媒回归热	波斯疏螺旋体	钝缘蜱
	莱姆病	伯氏包柔疏螺旋体	全沟硬蜱
原虫病	疟疾	疟原虫	中华按蚊、嗜人按蚊、微小按蚊、大劣按蚊
	黑热病	杜氏利什曼原虫	中华白蛉、中华白蛉长管亚种、硕大白蛉吴氏亚种
蠕虫病	马来丝虫病	马来布鲁线虫	中华按蚊、嗜人按蚊
	班氏丝虫病	班氏吴策线虫	致倦库蚊、淡色库蚊

二、病媒节肢动物的判定

防制虫媒病，首先就要确定其传播媒介，才能采取有效的防制措施阻断传播途径。传播媒介的确定，可从以下几个方面着手进行。

1. 生物学的证据　这种节肢动物：①与人的关系密切，必须刺吸人血或舐吸人的食物，以嗜吸人血者最重要；②数量较多，往往是当地的优势种或常见种类；③寿命较长，能保持病原体完成发育和增殖所需的时间。

2. 流行病学证据　媒介虫种的地理分布及季节消长与某种虫媒病流行地区以及流行季节相一致，则提示为传播媒介的可能性。

3. 自然感染的证据　在流行地区流行季节采集可疑的节肢动物分离到自然感染的病原体，如果是原虫和蠕虫，须查到感染期。但作为媒介的确定，还需其他方面的资料。

4. 实验室的证据　用人工感染方法证明病原体能在某种节肢动物体内增殖或能发育至感染期，并能传染给易感的实验动物。实验感染可证实媒介节肢动物对病原体的易感性，还可测定易感性的程度。

三、医学节肢动物的防制

医学节肢动物的防制是预防和控制各种虫媒传染病的重要手段，要做好这一工作，必须进行综合防制，即从媒介、生态环境和社会条件的整体观点出发，标本兼治以制本为主，坚持安全（包括对环境无害）、有效、经济和简便的原则，因地制宜地采取各种合理手段和有效方法，组成一套完整的防制措施，把防制对象的种群数量降低到不足以传播疾病的地步。

防制的方法如下：

1. 环境防制　主要通过改造、处理病媒节肢动物的滋生、栖息环境，造成不利于它们的生存条件。

2. 化学防制　当前主要是使用化学合成的杀虫剂、驱避剂及引诱剂来防制病媒节肢动物。常用有机合成的杀虫剂有以下几类。

（1）有机氯杀虫剂：具有广谱、高效、长效、价廉，对哺乳动物低毒等优点，如二二三（DDT）、六六六等，曾是主要的杀虫剂，由于长期大量而广泛的使用，形成环境（土地、水域）的污染和动植物体内的积蓄，有害人体健康，且导致病媒节肢动物的抗药性，降低杀虫效果，因此，逐渐为其他类杀虫剂所代替。

（2）有机磷杀虫剂：多数具有广谱、高效的杀虫特点，在自然界易水解或生物降解，因而可减少环境污染，在动植物体内无积蓄的危险。如美曲膦酯（trichlorphon）、辛硫磷（phoxin）、杀螟松（sumithion）、双硫磷（abate）、倍硫磷（baytex）等。敌敌畏（dichlovos，DDVP）是我国民间常用的杀虫剂，具有强烈的熏杀作用，一般用于室内熏杀成蚊。

（3）氨基甲酸酯类杀虫剂：特点是击倒快、残效长，对人、畜的毒性一般较有机磷杀虫剂低，无体内积蓄，有的品种对有机氯及有机磷杀虫剂有抗性的害虫也有效。常用种类有残杀威（sunside 或 propoxur），主要为触杀剂，并具胃毒和熏蒸作用。混灭威（landrin）的作用似残杀威，但无熏蒸作用。

（4）合成拟菊酯类杀虫剂：具有广谱，高效，击倒快，许多品种残效短（即对光不稳定），毒性低，生物降解快，对上述3类杀虫剂有抗性的害虫有效等特点，因而受到重视，认为是有前途的杀虫剂。如二氯苯醚菊酯（permethrin）、丙烯菊酯（allethrin）、溴氰菊酯（decamethrin）、顺式氯氰菊酯（alphamethrin）等，我国目前主要使用二氯苯醚菊酯、溴氰菊酯和顺式氯氰菊酯，后两者对光稳定，残效可达3～6个月。

（5）昆虫生长调节剂：通过阻碍或干扰昆虫的正常发育而使其死亡，其优点是生物活性高，有明显的选择性，只作用于一定种类的昆虫，故对人、畜安全及对天敌、益虫无害，不污染环境等优点。目前进行实验或试用的有保幼激素类似物如烯虫酯（methoprene）和发育抑制剂如敌灭灵等。

（6）其他类：驱避剂、引诱剂则由另一些类型化合物构成，如驱蚊油（dimethyl phtalate）主要成分为邻苯二甲酸二甲酯；引诱剂方面则按害虫种类而异，苍蝇引诱剂有顺－9－碳烯的混合物、三甲基胺等；蟑螂的引诱剂有茴香醛、亚油酸、亚麻酸等。无论驱避剂或引诱剂其本身无杀虫性能，引诱剂必须配上杀虫剂才能毒杀害虫。

3. 生物防制　利用生物或生物的代谢产物以防制害虫，其特点是对人、畜安全，不污染环境。防制的生物可分为2类：捕食性生物和致病性生物：捕食性生物如养鱼以捕食蚊幼虫。致病性生物的种类较多，目前以对苏云金杆菌（Bacillus thuringiensis）和球形芽孢菌（Bacillus sphaericus）的研究进展较快，它们都能使蚊幼虫致病而死亡。由于化学防制导致害虫产生抗药性，造成环境污染和杀害天敌，因此，生物防制又受到重视。

4. 物理防制　利用机械、热、光、声、电等以捕杀或隔离或驱走害虫，使它们不能伤害人体或传播疾病。

5. 遗传防制　使用各种方法处理害虫，使其遗传物质发生改变或移换，以降低其繁殖势能，从而达到控制一个种群为目的。

6. 法规防制　国家制定法规或公布条例，防止害虫随交通工具从国外进入国境及对害虫进行监察和强迫性防制工作。例如，我国已发出通告，要求加强检疫，防止农林害虫地中海实蝇（Ceratitiscapitata）从国外输入。

（李翠芳）

第五篇

免疫检验

第二十六章　酶免疫技术

酶免疫分析（enzyme immunoassay，EIA）是标记免疫分析中的一项重要技术，是以酶标记的抗体（抗原）作为主要试剂，将抗原抗体反应的特异性和酶催化底物反应的高效性和专一性结合起来的一种免疫检测技术。作为经典的三大标记技术之一，1971 年是由 Engvall、Perlmann 和 Van Weeman Schuurs 两个团队分别发明的，他们使用酶替代了放射性核素而制备的酶标记试剂，建立一种新的检测方法。后来随着杂交瘤技术的问世，EIA 得到了极大的发展。酶免疫分析是一种非放射性标记免疫分析技术，以酶标记抗原或抗体作为示踪物，由高活性的酶催化底物显色或发光，达到定量分析的目的。因试剂稳定、无放射性污染且分析形式日趋多样化，简易灵活，临床应用广泛而倍受重视。最初应用的 EIA 技术，多采用 HRP 标记抗体或抗原，灵敏度不高。后来逐步发展了各种放大体系，如底物循环放大体系、酶联级放大体系、生物素 - 亲和素放大体系、脂质体或红细胞等作为标记物载体以包载大量标记物的放大体系，以及采用 PCR 技术的 PCR - EIA 分析，使灵敏度有很大改进。随着这些技术的不断进步，特别是化学发光和电化学发光技术的应用，酶免疫技术的灵敏度和自动化程度得到明显的提高，应用范围不断扩大。当前，酶免疫技术与其他现代化技术的融合发展，使其在医学和生物学等各个领域得到了广泛应用。

第一节　酶标记物的制备

一、酶的要求

酶标记物通过化学反应让酶与抗体或抗原形成复合物。酶标记物包括酶标记抗原、酶标记抗体和酶标记 SPA 等。酶标记物质量的好坏直接影响到酶免疫技术的效果，是酶免反应中最为关键的试剂。理论上凡对抗体（或抗原）无毒性且又具有高催化效率的酶，均可以用作标记酶。但是根据酶免疫的技术要点，理想的酶应符合下列要求：性质稳定，活性高，分解底物的能力强，并且对人体无危害；特异性好，即作用于底物的专一性强，对低浓度底物产生较高的催化反应率；易与抗原或抗体结合，结合后不影响抗原抗体的反应性，酶与抗原抗体结合后仍保持其酶活性；酶催化底物后产生的有色信号产物易于测量，且方法简单、敏感和重复性好；有较高的纯度，杂蛋白含量少，来源方便，易于制备和保存。

二、常用标记酶的种类

具备以上要求的酶并不多见，目前最常用的酶为辣根过氧化酶（horseradish peroxidase，HRP）和碱性磷酸酶（alkalinephosphatase，ALP）、β－半乳糖苷酶（β－galactosidase，β－Gal）、葡萄糖氧化酶（glucose oxidase，GOD）、在商品 ELISA 试剂中应用的酶尚有酸性磷酸酶、葡萄糖淀粉酶、乙酰胆碱酶等，其中 HRP、ALP 和 β－半乳糖苷酶应用比较广泛，葡萄糖氧化酶常用于免疫组织化学中。

1. 辣根过氧化酶（HRP） HRP 广泛分布于植物界，辣根中含量最高，为无色的糖蛋白和棕色的亚铁血红素结合而成的复合物，相对分子质量为 44KD，主酶与活性无关，主酶及其所含有的杂蛋白的吸收峰在 275nm 处，辅基是酶活性基团，其最大吸收峰在 403nm。二者的比值 OD_{403}/OD_{275} 为酶的纯度，纯度通常用纯度数（Reinheit Zahl，RZ）来表示。RZ > 3 表示为酶活性基团在 HRP 中的含量高，R2 < 2.5 则表示纯度不够需要重新纯化。酶活性用 U 表示：即在一定条件下，1min 将 1μmol 底物转化为产物所需的酶量。用作标记的 HRP 其 RZ 要大于 3，活力要求大于 250U/mg。HRP 的储存条件：干燥的 HRP 蛋白冷冻储存，－20℃可长期稳定保存。临床使用较多的酶结合物常低温保存在一定的基质溶液中。基质溶液成分主要包括 1.36mol/L 甘油、10mmol/L 磷酸钠、30μmol/L 牛血清白蛋白和 20μmol/L 的细胞色素 c，pH 保持在 7.4，酶结合物可以在此保存条件下稳定数年。HRP 对热及有机溶剂的作用相对稳定，而酸对 HRP 有较强的抑制作用。氰化钠对 HRP 也有明显的抑制作用，所以，为防止酶活性失活，应避免使用叠氮钠作为酶结合物的防腐剂。

2. 碱性磷酸酶（ALP） ALP 是一种磷酸酯水解酶，从小牛肠黏膜或大肠杆菌中提取，相对分子质量约为 80kD，最适 pH 为 8.0（菌源性）和 9.6（肠源性）。其作用机理是催化磷酸酯水解释放出无机磷酸盐而显色，或者通过水解产生的磷酸与钼酸反应生成的产物在还原剂的作用下，对生成的蓝色产物进行测定。ALP 用于酶免疫测定时应注意，含有磷酸盐的缓冲液会抑制 ALP 的活性。因此，我们在实验时对注明使用 ALP 作为标记酶的试剂盒，不能使用常规使用的磷酸盐缓冲液（PBS）作为洗涤液。因为 PBS 中含有较高浓度的磷离子，能抑制碱性磷酸酶的活性。最初，是由 Bulman 等使用 ALP 标记抗体。其灵敏度一般高于 HRP 系统，空白值也较低，但是由于 ALP 本身的一些缺点如稳定性差，获取困难等因素，其应用受到一定的限制，不如 HRP 系统广泛。

3. β－半乳糖苷酶（β－Gal） β－Gal 是来源于大肠杆菌中的一种蛋白酶，形成四聚体的聚集体，相对分子质量约为 540kD，最适 pH 为 6.0～8.0。由于人血中缺乏这种酶，利用 β－Gal 制备的酶标记物用于检测时不易受到内源性酶的干扰，特异性较强，常用于均相酶免疫测定中。

三、常用底物

1. HRP 作用底物 HRP 的作用受氢体为 H_2O_2，催化时需要供氢体 DH_2，在 DH_2 存在时，HRP 与 H_2O_2 反应非常迅速而且专一。H_2O_2 在浓度为 30% 时容易分解，为保证检测结果的质量，常将其浓度限制在 2～6mmol/L，这点常在实际工作中为大家所忽略。供氢体也称为底物，使用的种类较多，常包括邻苯二胺（OPD）、四甲基联苯胺（TMB）、联大茴香胺（OD）、邻苯甲苯胺（OT）、5－氨基水杨酸（5－ASA）。比较常用的为TMB、OPD、OD。但OPD有致癌作用，使用时应注意。

（1）四甲基联苯胺（3，3'，5，5' －tetramethylbenzidine，TMB）：目前较好的作用底物，TMB与HRP反应后显蓝色，加入硫酸终止反应后变为黄色。在其最大吸收峰450nm处测定。TMB具有的优点：稳定性好，显色过程中无需避光，无致癌性等。目前为ELISA实验中应用最广泛的底物，缺点是水溶性较差。

（2）邻苯二胺（orthophenylenediamino，OPD）：HRP最为敏感的色原底物之一。OPD在HRP作用下显黄色，在492nm处有最大吸收峰。虽然OPD的敏感性较好，但是其稳定性稍差，需配制1h内使用，并且显色过程中需避光。另外，OPD具有潜在的致癌性。因此，目前商品化试剂中已不如TMB常用。

2. ALP的底物　ALP的底物也有多种，选用不同的底物，生成不同颜色的终产物。以萘酚和快蓝为底物可以生成蓝色产物，而用快红代替快蓝则生成红色不溶性沉淀。目前常用对－硝基苯磷酸酯（p－nitrophenyl phosphate，p－NPP）作为反应底物，与ALP反应后生成黄色的硝基酚，反应终止液常用氢氧化钠溶液。生成的产物硝基酚的最大吸收峰在405nm。

3. β－半乳糖苷酶　β－半乳糖苷酶的底物常用4－甲基伞基－β－D半乳糖苷（4－methylumbelliferyl－β－D－galactoside），经酶水解后产生荧光物质4－甲基伞酮（4－methylumbelliferone），可用荧光计检测。荧光的放大作用大大提高了方法的敏感度，较HRP高30～50倍。但是需要荧光检测仪，常用于均相酶免测定中。

常用底物见表26－1。

表26－1　免疫技术常用的酶及其底物

酶	底物	显色反应	测定波长
辣根过氧化物酶	邻苯二胺	橘红色	492
	四甲基联苯胺	黄色	460
	氨基水杨酸	棕色	449
	邻联苯甲胺	蓝色	425
	2，2'－连氨基－2（3－乙基－并噻唑啉磺酸－6）铵盐	绿蓝色	642
碱性磷糖氧化酶	4－硝基酚酸盐（PNP）	黄色	400
	萘酚－AS－Mx磷酸盐＋重氮盐	红色	500
葡萄糖氧化酶	ABTS＋HRP＋葡萄糖	黄色	405.420
	葡萄糖＋甲硫酚嗪＋噻唑蓝	深蓝色	405.420
β－半乳糖苷酶	甲基伞酮基半乳糖苷（4MuG）	荧光	360.450
	硝基酚半乳糖苷（ONPG）	黄色	420

四、酶标记抗原或抗体

酶标记的抗原或抗体称为结合物（conjugate），是酶免疫技术的核心组成部分。酶结合物即酶标记的免疫反应物（抗体或抗原），是通过适当的化学反应或免疫学反应，让抗体或抗原分子以共价键或其他形式与酶蛋白分子相偶联，形成酶标抗体或酶标抗原。该结合物保留原先的免疫学活性和酶学活性，所以既有抗原－抗体反应的特异性，又有酶促反应的生物放大效应。制备高质量的酶结合物，在免疫酶技术中是至关重要的，直接影响酶免疫技术的效果。酶免疫测定试剂盒的有效使用期限就是根据酶标记物的稳定性而定。

1. 酶标抗体或抗原的制备　酶标记物的制备是酶免疫技术中一个非常关键的环节，高质量的酶标抗体（抗原）与酶、抗体（抗原）等原材料和标记方法息息相关。常用的抗体（抗原）酶标记方法有交联法和直接法两种。交联法是以双功能试剂作为“桥”，分别与酶和抗体（抗原）形成结合物。因此交联试剂具有至少两个与蛋白质结合的反应基团，如果反应基团相同即为同源双功能交联剂，反之则为异源双功能交联剂。直接法则是先采用过碘酸钠活化酶蛋白分子，然后再与抗体（抗原）结合。下面以 HRP 标记抗体为例，分别介绍两种标记方法的基本原理。

（1）待标记抗体或抗原的条件：抗体和抗原的质量是试验成功与否的关键因素。要求所用抗原纯度高、杂蛋白含量少，且保持抗原完整性；抗体效价高且亲和力强以及比活性高，并且能够规模化生产。标记抗体的方法还具备以下条件：技术方法简单，产率高；不影响酶和抗体（抗原）的生物活性；酶标记物本身不发生聚合。

（2）戊二醛交联法：戊二醛是一种双功能团试剂，它有两个相同的醛基，可以使酶与蛋白质或其他抗原的氨基通过它而偶联。利用戊二醛上的两个对称醛基，分别与酶和蛋白质分子中游离的氨基、酚基结合，形成 Schiff 碱而形成标记。此方法比较温和，可以在 4 ~ 40℃范围的缓冲溶液中进行，要求缓冲液 pH 在 6.0 ~ 8.0 之间，分为一步法和二步法。一步法是直接把一定量的酶、抗体和戊二醛一同加入溶液中进行交联，然后用透析法或凝胶过滤除去未结合的戊二醛即可得到酶结合物。此法虽然简单，操作方便，但由于抗体（抗原）和酶的赖氨酸数不同，交联产物不均一，除了酶 - 抗体结合物外，还会形成酶 - 酶、抗体 - 抗体的交联产物，因此产率较低。二步法则是先将相对过量的戊二醛与酶进行交联，透析除去未反应的戊二醛，再加入抗体（抗原），形成酶 - 戊二醛 - 抗体（抗原）的复合物。此法优点是酶结合物均一，产率较高。

（3）改良过碘酸钠法：因过碘酸钠是强氧化剂，又称为氧化交联法。目前是应用 HRP 标记蛋白最常用的方法。过碘酸钠能将酶活性无关的多糖（主要是甘露糖）的羟基氧化为醛基，后者即可与抗体蛋白中的游离氨基形成 Schiffs 碱形成交联，再加入硼氢化钠还原后，生成稳定的酶标结合物。为防止酶蛋白分子中氨基与醛基发生自身偶联反应，标记前需用 2，4 - 二硝基氟苯（dintro - fluorobenzene，DNFB）封闭酶蛋白中残存的 α - 氨基和 ε - 氨基。改良过碘酸钠法产率比戊二醛法高 3 ~ 4 倍。

2. 酶标记抗体鉴定与纯化　酶结合物的质量直接关系到免疫酶技术中的定性、定位和定量结果。酶结合物的质量取决于交联用的酶和抗体的质量。对于制备的酶结合物质量的鉴定，通常需测定酶结合物的免疫活性和酶活性等。一般以琼脂扩散实验和免疫电泳来鉴定免疫活性，一般出现沉淀线后，再用生理盐水漂洗，若沉淀线不消失则表示酶标记物具有免疫活性。酶活性的测定可以用 ELISA 方法直接测定，加入结合物后再添加底物，如果显色则具有酶活性。酶标记率的测定常用分光光度法分别测定酶标记物中酶后抗体（抗原），再用 OD_{403}/OD_{280} 计算其标记率。OD_{403} 表示酶中正铁血红素辅基的吸光度，即酶量；OD_{280} 表示抗体（抗原）- 酶中色氨酸、酪氨酸的吸光度，它们的比值与酶与抗体抗原的摩尔比值高度正相关。

酶标记反应完成后，产生的是各种交联产物的混合物，除需要的标记物外，还有其他游离酶和抗体，以及其他酶 - 酶、抗体或抗原聚合物。基于实验要求，除需要的酶 - 抗体

（抗原）结合物外，其余成分均应除去。常用的纯化方法是50%饱和硫酸铵沉淀法和SephadexG200或Sepharose－6B层析纯化等。

3. 酶标记物的保存　酶标记物可以冻干长期保存；也可以保存在浓度为33%甘油或者牛血清白蛋白中，分装为小瓶后，可长期保存在4℃或0℃以下，避免反复冻融。保存一年至两年活性不变。

（马和岗）

第二节　酶免疫技术的类型

酶免疫技术一般分成酶免疫组化技术和酶免疫测定两大类。两者的区别主要是检测对象不同，前者主要检测组织切片或细胞涂片等标本的抗原；后者检测液体样品中的抗原或抗体。

根据抗原抗体反应后是否需要分离结合的与游离的酶标记物，酶免疫测定而分为均相（homogenous）和异相（heterogenous）两种类型，实际上所有的标记免疫测定均可分成这两类。如果反应后需要分离结合的与未结合的酶标记物并分别检测则为异相法，如果反应后不需要进行分离而直接检测则为均相法。以标记抗体检测标本中的待测抗原为例，通常在酶标抗体过量的情况下反应，反应原理如下：$Ab^{*}E + Ag \rightarrow AgAb^{*}E + Ab^{*}E$

上面反应式中Ag表示待测抗原，$Ab^{*}E$表示酶标记抗体，而$AgAb^{*}E$则表示结合了待测抗原的酶标记物。如在与抗原反应后，先把$AgAb^{*}E$与$Ab^{*}E$分离，然后测定$AgAb^{*}E$或Ab^{*}中酶的量，最后推算出标本中的抗原量，这种方法称为异相法。若在抗原抗体反应后$AgAb^{*}E$中的酶失去其活力，则不需对$AgAb^{*}E$与Ab^{*}进行分离，可以直接测定游离的Ab^{*}的量，从而推算出标本中的Ag含量，这种方法称为均相法。

在异相法中，根据反应所依托的介质，可分为液相和固相酶免疫测定。抗原和抗体如在液体中反应，分离游离和结合的标记物的方法有多种。目前常用的酶免疫测定法为固相酶免疫测定。其特点是将抗原或抗体制成固相制剂，这样在与标本中抗体或抗原反应后，只需对固相介质进行洗涤，就可以达到抗原－抗体复合物与其他物质的分离，大大简化了操作步骤。比如目前的ELISA检测技术成为目前临床检验中应用较广的免疫测定方法。酶免疫技术的分类可以概括如下：

- 酶免疫技术
  - 酶免疫组化
  - 酶免疫测定
    - 均相酶免疫测定
    - 异相酶免疫测定
      - 固相酶免疫测定
      - 液相酶免疫测定

一、均相酶免疫分析

均相酶免疫分析属于竞争结合分析方法，是利用酶标记物与相应的抗体或抗原结合后，标记酶的活性会发生减弱或增强的原理，因此，可以不用分离结合酶标记物和游离酶标记物，然后测定标记酶的活性的变化，从而推算抗原或抗体的量。均相酶免疫测定主要用于小分子激素、药物等半抗原的测定。均相酶免疫分析的优点简化了操作步骤，减少分离操作误差，适合自动化测定。但反应中被抑制的酶活力较小，需用高灵敏度的光度计测定，并且还需考虑非特异的内源性酶、酶抑制剂和交叉反应的干扰。反应的温度也需要严格控制，其应用相对局限。最早取得临床实际应用的均相酶免疫分析是酶放大免疫分析技术，随着新的均相酶免疫试验的发展，目前最为成功的是克隆酶供体免疫分析技术。

（一）酶放大免疫分析技术

酶放大免疫分析技术（enzyme - multiplied immunoassay technique，EMIT）是最早用于实际的均相免疫分析技术，它的基本原理是酶标记小分子半抗原后，保留酶活性及小分子半抗原的免疫反应性，而当酶标记的半抗原中的半抗原与相应的特异性抗体结合后，抗体与半抗原的结合使得抗体与标记酶密切接触，使得酶的活性中心受影响而酶活性被抑制。EMIT 试剂盒中主要的试剂组分是：抗体、酶标记半抗原、酶的底物。检测对象为半抗原，酶标记半抗原与待测半抗原竞争性与试剂中抗体结合。

如果待测样本中特定的半抗原含量少，与抗体结合的酶标半抗原的比例就高，而游离的具有酶活性的酶标半抗原就少，加入底物后显色较浅，对应的就是酶活力的大小，因此反应后显色的深浅与待测样本中特定半抗原的含量呈正相关，从而推算出样本中半抗原的量。该方法中最常用的酶是葡萄糖 - 6 - 磷酸脱氢酶和溶菌酶。

（二）克隆酶供体免疫分析

克隆酶供体免疫分析（cloned enzyme donor immunoassay，CEDIA）主要用于药物和小分子物质的测定，反应模式为竞争抑制法。其基本原理是：利用基因重组技术制备 β - D - 半乳糖苷酶的两种片段，大片段称为酶受体（enzyme acceptor，EA），小片段称为酶供体（enzyme donor，ED）。两个片段单独均无酶活性，但在适宜的条件下可自动装配成亚基，并聚合成具有酶活性的四聚体。CEDIA 就是利用待测样本中的抗原和 ED 标记抗原在同一条件下与特异性抗体竞争结合，形成两种抗原抗体复合物，由于 ED 标记抗原与抗体结合后产生空间位阻，不能再与 EA 结合，当反应平衡后，游离 ED 标记抗原与 EA 结合，形成具有活性的酶，此时加入底物测定酶活力，从而推算出待测样品中的抗原含量，酶活力大小与待测样本中抗原含量成正比。

二、异相酶免疫分析

相对于均相酶免疫分析，异相酶免疫分析的应用更为广泛。异相酶免疫分析的基本原理是抗原抗体反应平衡后，需采用适当的方法分离游离酶标记物和结合酶标记物，然后加入底物显色，进行测定，再推算出样品中待测抗原（或抗体）的含量。根据测定方法是否使用固相支持物，又分为液相和固相酶免疫分析两类。

（一）液相酶免疫分析

液相酶免疫分析主要用于检测样品中微量的短肽激素和某些药物等小分子半抗原，其灵敏度可达纳克甚至皮克水平，与放射免疫分析的灵敏度相近。但因该方法具有更好的稳定性，且无放射性污染，故近年来有取代放射免疫测定的趋势。液相免疫分析根据样品抗原加样顺序及温育反应时相不同又分为平衡法和非平衡法。前者是将待测抗原（或标准品）、酶标记抗原及特异性抗体相继加入反应体系后，一起温育，待反应平衡后，再加入分离剂，再离心沉淀后，弃上清（未与抗体结合的游离酶标记抗原），测定沉淀物（酶标记抗原抗体复合物）中酶活性，根据呈色光密度（OD）值绘制标准曲线，即可推算出样品中待检抗原的含量。而非平衡法则是先将待检抗原（或标准品）与抗体混合反应平衡后，然后加入酶标记抗原继续温育，然后分离、测定步骤（同平衡法）。非平衡法测定的灵敏度相对较高。

（二）固相酶免疫分析

固相酶免疫分析（solid phase enzyme immunoassay，SPEIA）是利用固相支持物作载体预先吸附抗体或抗原，使测定的免疫反应在其表面进行而形成抗原抗体复合物，洗涤除去反应液中无关成分，固相载体上的酶标记物催化底物生成有色产物，测定光密度值，就可以推算样品中抗原或抗体的含量。因为将抗原或抗体吸附在固相载体上形成固相制剂，在与标本中抗体或抗原反应后，只需经过固相的洗涤，就可直接分离抗原抗体复合物与其他成分，大大简化了操作步骤。目前以聚苯乙烯等材料作固相载体的酶联免疫吸附试验的应用最广泛。

酶免疫技术具有高度敏感性和特异性，可以检测几乎所有的可溶性抗原或抗体。与放射免疫分析相比，酶免疫技术的优点是酶标记物稳定，并且没有放射性危害。因此，酶免疫测定的应用日新月异，酶免疫测定的新方法和新技术不断更新。其主要特点是灵敏度高，可检测纳克水平甚至皮克水平的待测物；应用范围广泛，既能检测抗体又能检测抗原，既能定性又能定量，酶免疫组化还能定位，可用来分析抗原、抗体，并且不需要特殊设备。

（马和岗）

第三节　酶联免疫吸附试验

一、基本原理

酶联免疫吸附试验（enzyme－linked immunosorbent assay，ELISA）是在酶免疫技术（immunoenzymatic techniques）的基础上发展起来的免疫测定技术，为固相酶免疫测定。其基本原理是将已知抗原或抗体结合到某种固相载体表面并保持其免疫活性，测定时把受检标本和酶标抗原或抗体按一定程序与固相载体表面的抗原或抗体起反应形成抗原抗体复合物。反应后，通过洗涤的方法使抗原抗体复合物与其他游离物质分离。通过抗原抗体复合物结合在固相载体上的酶量与标本中受检物的量成一定的比例。加入底物显色，根据颜色反应深浅及其吸光度值的大小进行定性或定量分析。ELISA 法常用的标记酶是辣根过氧化酶（HRP）和碱性磷酸酶（ALP），相应的底物分别为邻苯二胺（OPD）和对硝基苯磷酸盐，前者显色为黄色，后者为蓝色。

二、方法类型及反应原理

依据上述基本原理，ELISA 可用于检测样品中的抗原或抗体。目前已经试验出多种类型的 ELISA，主要包括双抗体夹心法、间接法，竞争法、捕获法和双抗原夹心法等。以下举例介绍几种常用的测定方法。

（一）双抗体夹心法

此法常用于检测抗原，适用于检测具备至少两个抗原决定簇的抗原。其基本原理是将抗体连接于固相载体上，然后与样品中的抗原结合，形成固相抗体抗原复合物，通过洗涤的方法除去未结合物；然后加入酶标记抗体进行反应，形成固相抗体－抗原－酶标抗体免疫复合物，从而使各种反应成分固相化，洗涤除去游离的未结合的酶标抗体；最后加入底物显色，根据显色的程度对抗原定性或定量。双抗体夹心法中一个抗原要与至少两个抗体结合，所以检测的抗原分子中必须至少具有两个抗原决定簇，因而不能用于药物、激素中小分子半抗原等的检测，属于非竞争结合测定。双抗体夹心法原理如图 26－1 所示。

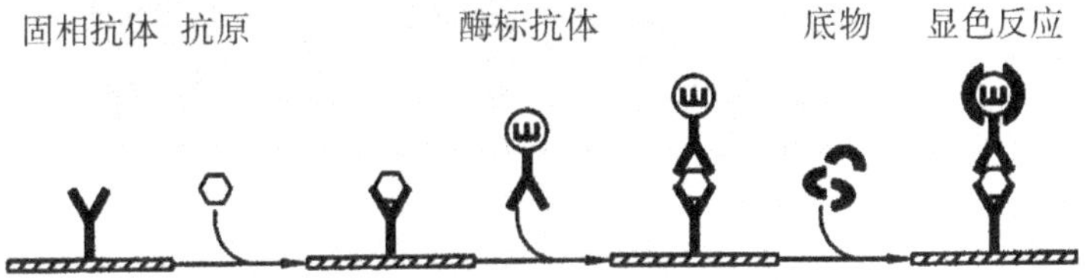

图 26－1　双抗体夹心法原理示意图

另外需要注意的是类风湿因子（RF）的干扰。RF 是一种自身抗体，能与多种动物变性 IgG 的 Fc 段结合。如果检测的血清标本中如含有 RF，它可充当抗原成分，同时与固相抗体和酶标抗体结合，出现假阳性反应。采用 F（ab’）或 Fab 片段作酶结合物的试剂，由于去除 Fc 段，RF 就不能与此酶标记抗体结合，除去 RF 的干扰。双抗体夹心法 ELISA 试剂是否受 RF 的影响，是评价其质量的一个重要指标。

（二）竞争法

竞争法主要用于小分子抗原或半抗原的定量测定，当然也可用于测定抗体。以测定抗原为例，其原理是样品中的抗原与一定量的酶标抗原竞争和固相抗体结合，标本中抗原量含量愈多，结合在固相上的酶标抗原愈少，最后的显色也愈浅。小分子激素、药物等 ELISA 测定多用此法。特点是：①酶标记抗原（抗体）与标准品或样品中的非标记抗原或抗体与固相抗体（抗原）结合的能力相同；②反应体系中，固相抗体（抗原）和酶标记抗原（抗体）是固定限量，且前者的结合位点数少于酶标记与非标记抗原（抗体）的分子数量和；③免疫反应后，结合于固相载体上抗原抗体复合物中被测定的酶标记抗原（抗体）的量（酶活性）与标准品或样品中非标记抗原（抗体）的浓度成反比。临床使用较多的竞争法是测定乙型肝炎病毒 e 抗体（HBeAb）和乙型肝炎病毒核心抗体（HBcAb）的测定，只是二者测定的模式有所区别。测定核心抗体时，包被的是核心抗原在固相载体上，通过待测抗体与酶标抗体和固相抗体竞争结合的方式，测定核心抗体；而测定 e 抗体时，固相包被的是 e 抗体，再加入样品和酶标 e 抗原，通过固相 e 抗体与待测 e 抗体和酶标抗原竞争结合，测定 e 抗体的量。竞争法测定抗原原理如图 26－2 所示。

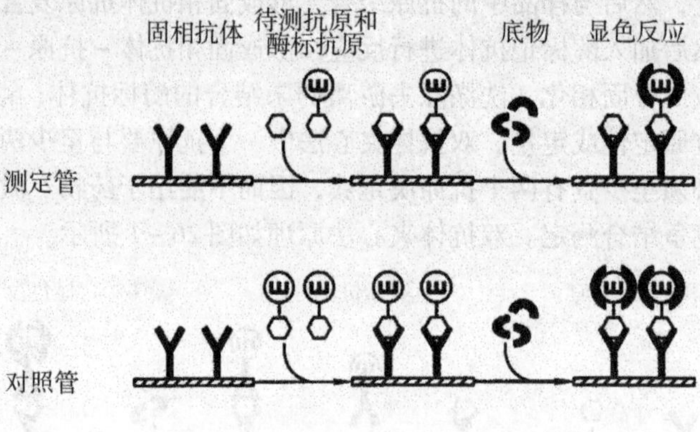

图 26－2　竞争法测定抗原原理示意图

（三）间接法

此法常用于测定抗体，属于非竞争结合实验。其原理是将抗原包被在固相载体上，再与待检样品中抗体结合成固相抗原－抗体复合物，再加入酶标记的抗抗体与固相免疫复合物中的抗体结合，在固相上形成抗原－待测抗体－形成酶标二抗复合物。经过洗涤后，然后测定加底物后的显色程度（OD 值），确定待检抗体含量。间接法测抗体原理如图 26－3 所示。

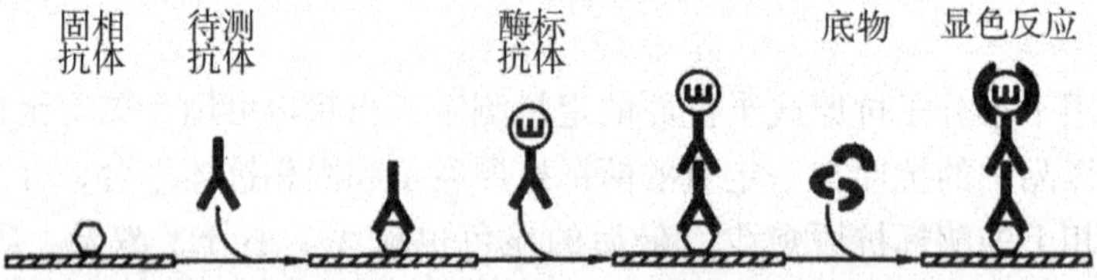

图 26－3　间接法测抗体原理示意图

间接法由于采用的酶标二抗是仅针对一类免疫球蛋白分子，通常为抗人 IgG，所以只需变换包被抗原，即可用一种酶标二抗检测各种抗原相应的抗体。如果非特异性 IgG 过高，容易干扰实验的特异性，通常该类样品需稀释后才能测定。

（四）捕获法

捕获法又称为反向间接法，目前常用于传染病的急性期诊断中 IgM 抗体的检测。如用抗原包被的间接法直接测定 IgM 抗体时，因标本中存在的 IgG 抗体，后者将竞争结合固相抗原，干扰测定。在临床检验中测定抗体 IgM 时多采用捕获包被法。先用抗人 IgM 抗体包被在固相上，以捕获血清标本中的总 IgM。然后加入抗与特异性 IgM 相结合的抗原。继而加针对抗原的特异性酶标记抗体。再与底物作用，显色深浅与标本中的 IgM 量成正相关。此法常用于甲型肝炎病毒（HAV）IgM 抗体和乙型肝炎病毒核心 HBc－IgM 的检测。捕获法原理如图 26－4 所示。

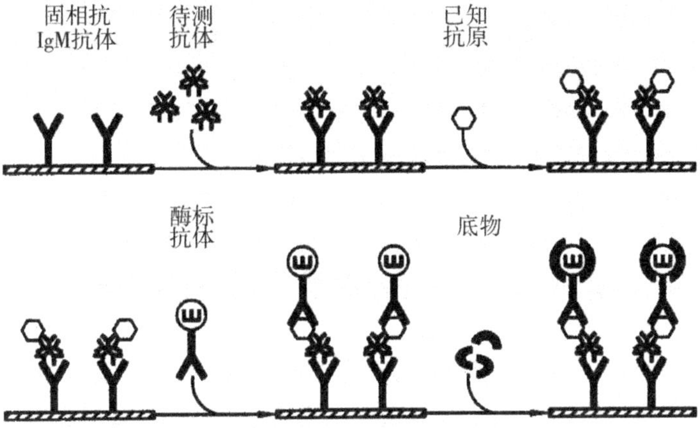

图 26－4　捕获法原理示意图

三、ELISA 条件的选择

（一）固相载体的选择

理想的固相载体应结合抗体（抗原）的容量大，且结合稳定，极少脱落；固相化后仍应保持抗体（抗原）的免疫活性，而且为使反应充分进行，最好其活性基团能朝向反应溶液；固相化方法应简便易行、快速经济。能够作为固相载体的原料种类很多，包括纤维素、葡萄球菌、聚苯乙烯、交联右旋糖酐、尼龙膜、聚丙烯酰胺、磁性微粒等。目前最常用的聚苯乙烯。

新的酶标板一般不需要处理，用双蒸水冲洗后就可以使用。理论上酶标板为一次性使用品，但是不少研究者发现用超声波处理，Triton X－100、20%乙醇处理后仍可应用。但如果空白孔的显色较深或阳性孔显色不好时应弃去。

（二）固相载体的吸附条件

固相载体吸附多为物理吸附，与其结合的抗原或抗体称为免疫吸附剂，将抗原或抗体固相化的过程称为包被（coating）。由于载体的不同，包被的方法也不同。吸附条件与 pH、蛋白质浓度、温度、离子强度和吸附时间有关。较好的吸附条件是：离子强度为 0.05～0.10mol/L、pH9.0～9.6 的碳酸盐缓冲液作为抗体或抗原的稀释液，蛋白质浓度为 1～100μg/mL，37℃吸附 3h 或者 4℃过夜。用于包被的抗原或抗体浓度也不宜过大，以免过多的蛋白质分子在固相载体表面形成聚集，影响反应时形成的稳定性与均一性。

抗原或抗体包被后，固相载体表面不能被包被蛋白完全覆盖，可非特异地吸附加入的标本和酶标记物中的蛋白质，导致显色本底偏高。在这种情况下，需用 1%～5%牛血清白蛋白或 5%～20%小牛血清包被一次，可以消除这种干扰，这一过程称为封闭（blocking），经清洗后即可应用。

（三）酶标抗体使用浓度的确定

聚苯乙烯微量滴定板孔中加入过量的抗体包被，温育后冲洗，把酶标记物做系列倍比稀释，加入到孔中，温育，冲洗，再加入底物显色、比色。以酶标记物的稀释度为横坐标，

OD 值为纵坐标制作曲线。找出 OD 值为 1 时，相对应酶标记物的稀释度即为最佳稀释度。但是需要注意的是，最佳稀释度只是在固定的条件下得到的结果，所以实验条件一旦固定，最好不能随意更改，保证结果的重复性和准确性。将得到的最佳稀释度提高半个至一个滴度作为工作浓度。酶标记物的滴度能够反应酶标记物的质量，酶标记的滴度越高，敏感性就越强，用于工作浓度的稀释度就越大，非特异性结合就越少。

（马和岗）

第四节　膜载体的酶免疫技术

膜载体的酶免疫技术又称为固相膜免疫测定，与 ELISA 相类似，其特点是以微孔膜作为固相。固相膜可被液体穿过流出，液体也可以通过毛细管作用在膜上向前移行。利用这种性能建立了两种不同类型的快速检验方法。常用的固相膜为硝酸纤维素膜和 PVDF 膜。下面我们来介绍几种膜载体的酶免疫试验。

一、免疫渗滤试验和免疫层析试验

在固相膜免疫测定中，有穿流形式的，称为免疫渗滤试验（immunofiltration assay，IFA）；有横流形式的，称为免疫层析试验（immunochromatographic assay，ICA）。IFA 最初是用酶作为标志物，后来使用胶体金代替酶作为标志物，也称为（gold immunofiltration assay，GIFA）。

二、斑点酶免疫吸附试验

斑点酶免疫吸附试验（dot - ELISA）的特点：①以吸附蛋白质能力很强的 NC 膜为固相载体；②底物与酶反应后形成有色沉淀，使固相膜染色。Dot - ELISA 的操作步骤大概如下。

在面积为 96 孔大小硝酸纤维膜中央点加抗原 1 ~ 2μl，形成一个抗原吸附的小点。干燥后分别放入 ELISA 板孔中，按 ELISA 方法操作，最后加入底物，如在膜上出现不溶性有色沉淀，染色为斑点，即为阳性。因 NC 膜吸附能力强，包被后需再进行封闭。若将 NC 膜裁剪成膜条，并在同一张膜条上不同位置点有多种抗原，将整个膜条与同一份血清反应，可同时获得对多个检测结果。Dot - ELISA 的优点是灵敏度比 ELISA 高 6 ~ 8 倍，试剂用量少，不需要特殊的设备，并且实验结果可以长期保存。Dot - ELISA 的缺点是操作麻烦，洗涤的操作很不方便。临床检验常应用这一系统可做各种蛋白质、激素、药物和抗生素的定量测定。欧盟公司生产用于检测自身抗体谱的免疫印迹条，就是基于这样的原理。

三、免疫印迹法

免疫印迹法（immunoblotting test，IBT）亦称酶联免疫电转移印斑法（EITB），亦被称为 Western Blot。免疫印迹法是将蛋白质电泳分离与酶免疫测定相结合形成的检测蛋白质的技术。免疫印迹法分为三个步骤。第一步为 SDS - 聚丙烯酰胺凝胶电泳（SDS - PAGE）。抗原等蛋白样品经 SDS 处理后带负电荷，从负极向正极泳动，相对分子质量越小，泳动速度就越快，将蛋白质按相对分子质量大小和所带电荷的多少进行分离。此时分离效果肉眼不可见。第二步为电转移。将在凝胶中已经分离的条带转移至 NC 膜上，此时肉眼仍不能见到分离的蛋白质条带。第三步为测定步骤，进行酶免疫定位。将带有蛋白质条带的 NC 膜（相当于包被了抗原的固相载体）依次与特异性抗体和酶标抗抗体反应后，加入反应底物，使区带染色。常用的HRP底物为3，3－二氨基联苯胺（呈棕色）和4－氯－1－萘酚（呈蓝紫色）；目前也有使用鲁米诺为底物，反应后发射波长为428nm的光，需要特殊设备进行检测或者使用X光胶片（放射自显影片）感光记录下来。阳性反应的条带清晰可辨，并可根据电泳时加入的相对分子质量标准，确定各组分的相对分子质量。免疫印迹法综合了SDS－PAGE的高分辨力和ELISA法的高特异性和敏感性，广泛应用于分析抗原组分及其免疫活性，并可用于疾病的诊断。此法作为艾滋病病毒感染中确诊试验。

四、酶联免疫斑点试验

酶联免疫斑点试验（enzyme－linked immunospot assay，ELISPOT）结合了细胞培养技术和ELISA技术，在单细胞水平检测T细胞分泌的细胞因子或者B细胞分泌抗体的分泌情况。该技术原理是以培养板的板底或者PVDF膜、硝酸纤维素膜等为基质，包被针对待测抗原的单克隆抗体，捕获细胞分泌的细胞因子，细胞分解后，在与生物素标记的二抗结合，再用酶标记亲和素与生物素结合，加入底物显色后，可在膜局部形成“紫色”斑点，即表明有细胞因子的产生。应用在该技术中的单克隆抗体比ELISA中的捕获抗体要求更高，因为涉及细胞培养，还要求该抗体无毒，无内毒素，亲和力高等。与传统ELISA相比，ELISPOT具有以下特点。①灵敏度高，比传统ELISA高2或3个数量级。②单细胞水平的活细胞功能检测，检测的是单个活细胞的分泌情况。③操作经济，简便，并可以进行高通量筛选。该法具有较高的特异性和灵敏度，目前国内外广泛应用于临床试验或临床检验的高通量检测中。

（马和岗）

第五节　生物素亲和素系统酶联免疫吸附试验

将生物素－亲和素系统（biotin avidin system，BAS）引入ELISA，是ELISA的一种改良技术，即BAS－酶联免疫吸附试验（BAS－ELISA）。它大大提高了ELISA的灵敏度。生物素－亲和素系统（BAS）是从20世纪70年代后期应用于免疫学，并得到迅速发展。BAS以生物素和亲和素具有结合迅速、专一、稳定的特性为基础而建立的一种新型放大系统。并且结合二者即可偶联抗原抗体等生物活性物质，又可以被荧光素、酶、放射性核素等材料标记。由于BAS具有高灵敏度、高特异性和高稳定性等优点，因此将BAS于免疫标记技术有机结合而形成了生物素－亲和素免疫技术，在现代生物免疫学领域中已得到广泛应用。已报道有用于免疫荧光、放射免疫和免疫电镜等技术中，但最多还是应用在酶免疫技术中。

一、生物素－亲和素酶联吸附免疫原理

生物素与亲和素的结合具有很强的特异性，其亲和力较抗原抗体反应大得多，而且结合后稳定。1个亲和素分子有4个生物素分子的结合位点，连接多个生物素化的分子，形成一种类似晶体的复合体，这样就形成多级放大作用，使其在应用时可极大地提高检测方法的灵敏度。

二、BAS－ELISA 的技术类型

生物素与亲和素的结合具有很强的特异性，其亲和力较抗原抗体反应大得多，两者一经结合就极为稳定。由于1个亲和素可结合4个生物素分子，因此 BAS－ELISA 法可分为桥联亲和素－生物素法和酶标记亲和素－生物素法两种类型。两者均以生物素标记的抗体（或抗原）代替原 ELISA 系统中的酶标抗体（或抗原）。下面介绍这两种类型。

（一）BAB 法

BAB 法（biotin－avidin－biotin）即以游离的亲和素分别桥联生物素化抗体和生物素化酶的检测方法。目前常用的是本法的改良版，预先使亲和素与生物素化酶形成复合物（avidin－biotin－peroxidase complex，ABC），再使其与生物素化抗体反应，因而又叫 ABC 法，此法既减少了反应步骤，又同样提高了灵敏度。一个标记了生物素的酶连接多个亲和素，而一个亲和素又可桥联多个酶标生物素分子，经过这种依次的相互作用连接，从而形成一种较大的具多级放大作用的晶格样网状结构，其中包含大量酶分子，由于生物素化抗体分子上连有多个生物素，而与、ABC 反应后形成的复合物，就形成了多级放大系统，加入反应底物后，酶促反应会比传统的 ELISA 强，因此，灵敏度更高。

（二）BA 法

BA 法（Ab－biotin－avidin－HRP）即直接以酶标亲和素连接生物素化抗体，检测抗原的方法。该法也有相当高的灵敏度，由于省略了加标记生物素的步骤，因此操作较 BAB 法简便。

三、BAS－ELISA 在检测工作中的应用

由于 BAS－ELISA 较普通 ELISA 多用了两种试剂，增加了操作步骤，在临床检验中 BAS－ELISA 应用不多。该技术应用最多的一个方面是检测可溶性抗原如细菌和病毒等，以及它们的相应抗体。采用双抗体夹心 ABC－ELISA 法检测流感杆菌 b 型、链球菌和肺炎球菌抗原等，先用相应抗体包被酶标板，然后分别加入细菌培养上清、生物素化抗体和亲和素－生物素化酶复合物来依次反应；本法灵敏度比传统的 ELISA 和荧光抗体法高4～16倍。病毒性抗原的检测也用双抗体夹心法检测，如检测粪便中的轮状病毒，可用抗体包板，再相继加入待检标本、生物素化抗体、亲和素和^3H标记的生物素，然后作放射免疫测定。国内已用此法检测单纯疱疹病毒、巨细胞病毒、肺炎病毒及其相应抗体。

（马和岗）

第六节　酶免疫技术的应用

酶免疫测定应用十分广泛，几乎所有可溶性抗原，抗体均可以使用该方法测定，酶免疫技术的高特异性和高灵敏度，并且操作简便，试剂容易保存，与放免技术相比，无污染，在临床工作中已经取代放免测定技术，成为临床免疫测定的主流技术。

均相酶免疫测定主要用于药物和小分子物质的检测。非均相免疫测定中的 ELISA 应用更为广泛，ELISA 广泛用于传染病的诊断，病毒如病毒性肝炎（甲肝抗体、“乙肝三对”、

丙肝抗体、丁肝抗体、戊肝抗体)，风疹病毒，疱疹病毒，轮状病毒等；细菌如结核杆菌、幽门螺杆菌等。也用于一些蛋白质检测，如各种免疫球蛋白，补体，肿瘤标志物（甲胎蛋白、癌胚抗原、前列腺特异性抗原等)。

酶免疫检测技术是基于抗原抗体的特异反应，也有它的局限性。

抗原抗体的特异反应，实际上取决于单克隆抗体所针对的抗原决定簇，因而受试剂中包被所用抗原抗体的纯度、抗体的特异性，酶标记物的稳定性、特异性、纯度、亲和力以及制备工艺等诸多因素的影响。比如胰岛素和 C 肽，二者具有交叉的抗原性而难以分开，通常检测的只能称为“免疫反应性”胰岛素或 C 肽，而不是“真”或“纯”胰岛素、C 肽的测定，因此抗体的特异性就显得举足轻重。在包被抗原测定抗体时，还要求抗原具有该抗体识别的所有抗原决定簇，保证抗原抗体的充分结合，但是目前技术上还存在一定的困难。

酶免疫分析以固相酶免疫测定为主，在测定中要注意固相不同部位包被抗原（抗体）量不均一引起的表面效应，温育时要防止边缘孔与中心孔反应条件不一致引起的边缘效应，以及抗原、抗体间比例不合适引起的钩状效应。还得注意操作简易的“一步法”常比“两步法”易发生钩状效应，临床上用“一步法”检测乙肝表面抗原，已经更改为“两步法”。

需要指出的是随着技术进步，特别是第三代基因工程抗体技术，抗体制备技术和标技术的进步，酶免疫技术方法学上的进步，基本消除了抗原、抗体间的非特异性交叉反应，保证了分析的准确性。总之，随着科学发展和技术创新，酶免疫分析技术必将越来越完善。特别是与现代化技术的融合发展，自动化程度越来越高，准确度和精密度越来越好，将为人类的健康事业做出更大的贡献。

（马和岗）

第二十七章 放射免疫技术

标记免疫技术是利用多种标记技术与免疫学技术相结合而建立的分析技术体系。在当前各种免疫诊断技术中，标记免疫技术是发展最快、最具活力的检测技术。免疫技术是以抗原抗体特异性免疫反应原理为基础，对样品中相应抗体或抗原进行检测的方法，其最主要的特点是抗原抗体反应的高度特异性。标记免疫技术是将多种可微量或超微量检测的示踪物（如荧光素、放射性核素、酶、化学或生物发光剂等）对抗原或抗体进行标记制成标记抗原或抗体，并加入到抗原抗体反应体系中与相应未标记抗体或抗原进行反应，使免疫反应结果可以通过检测标记物而灵敏地进行分析。在标记免疫分析中，测定的不是免疫复合物本身，而是对标记物进行检测即可以确定待测物质的含量。

1959 年，美国科学家 Berson 和 Yalow 首先以放射性碘标记胰岛素测定血清中的胰岛素含量，使体外检测超微量物质成为可能。放射免疫技术即是以放射性核素作为示踪物，同时结合抗原抗体反应的特异性而创立的一类标记免疫分析技术。基于体外竞争性或非竞争性放射结合的免疫分析原理，放射免疫分析技术可以分为放射免疫分析（radioimmunoassay，RIA）和免疫放射分析（immunoradio－metric assay，IRMA）；根据放射性核素标记物是否可与特异性的受体进行结合，又衍生出放射受体分析（radioreceptor assay，RRA），也称为放射配体结合分析（radioligandbinding assay，RBA）。

第一节 概述

放射免疫技术是基于抗原抗体结合反应的特异性，运用放射示踪原理对待测物浓度进行检测的一种超微量分析技术。放射免疫技术的基本试剂主要包括放射性核素标记的示踪物、标准品、特异性结合物质（抗体）及分离剂，这些基本试剂与放射免疫技术的准确性、精确性、特异性囊灵敏度等质量控制指标的优劣密切相关。由于利用放射免疫技术可对各种微量蛋白质、激素、小分子药物和肿瘤标志物进行定量检测，目前该技术广泛应用于内分泌学、免疫学、药理学、微生物学、生物化学等多个领域，在临床诊断和科研工作中发挥重要作用。但是放射免疫技术的最大弊端在于它的放射性污染，因此该项技术有逐渐被其他免疫标记技术取代的趋势。

一、基本类型及原理

1. RIA　是经典的放射免疫技术。它是以放射性核素标记的抗原与反应系统中未标记抗原竞争结合特异性抗体为基本原理来测定待测样本中抗原量的分析方法。

2. IRMA　是用放射性核素标记过量抗体与待测抗原直接结合，并采用固相免疫吸附载体分离结合部分与游离部分的非竞争放射免疫分析方法。

3. RRA　是用放射性核素标记配体，在一定条件下与相应受体结合，形成配体－受体复合物。由于两者的结合是表示配体与受体之间的生物学活性而非免疫学活性，因此具有更高的特异性。主要用于测定受体的亲和常数、解离常数、受体结合数以及定位分析等。

二、常用的放射性核素

放射性核素是指原子核能自发产生能级变迁，生成另一种核素，同时伴有射线的发射。放射性核素依衰变方式可分为 α、β、γ 三种。

放射免疫技术常用的放射性核素有^{125}I、^{131}I、^{3}H 和^{14}C 等。^{3}H、^{14}C 在衰变过程中产生 β 射线，β 射线虽然易于防护，但是半衰期长，标记过程复杂，测定 β 射线需要液体闪烁计数器，不适合在一般实验室进行。目前，临床上最常用的是核素标记物是^{125}I，其具有以下特点：①^{125}I 化学性质活泼，容易用简单的方法制备标记物；②其衰变过程中不产生电离辐射强的 β 射线，对标记的多肽和蛋白质等抗原分子的免疫活性影响较小；③^{125}I 释放的 γ 射线测量方法简便，易于推广应用；④^{125}I 的半衰期（60 天）、核素丰度（ >95%）及计数率与^{131}I（半衰期 8 天，核素丰度仅 20%）相比更为合适。

三、标记物制备及鉴定

放射性核素标记物是通过直接或间接的化学反应将放射性核素连接到被标记分子上所形成的化合物。

制备高纯度和具有完整免疫学活性的标记物是进行高质量放射免疫分析的重要条件。用于标记的化合物要求纯度大于 90%，具有完整的免疫活性，以避免影响标记物应用时的特异性和灵敏度测定；如果需要在待标记化合物中引入其他基团时，应注意引入的基团不能遮盖抗原抗体反应的特异性结合位点。

以^{125}I 为例介绍标记物的制备和鉴定：采用放射性碘（如^{125}I）制备标记物的基本原理是放射性碘原子可以通过取代反应置换被标记物分子中酪胺残基或组胺残基上的氢原子。因此，在结构中含有上述基团的蛋白质、肽类等化合物均可以用放射性碘直接进行标记。对于不含上述基团的甾体类激素或药物分子，则需要在分子结构上连接相应的基团后进行放射性核素标记。

（一）标记方法及类型

标记^{125}I 的方法可分两大类：直接标记法和间接标记法。

1. 直接标记法　通过化学或酶促氧化反应直接将^{125}I 结合到被标记蛋白质分子中的酪氨酸残基或组胺残基上。此法优点是：操作简便，仅需一步即可以将^{125}I 结合到待标记蛋白质分子上，得到比放射性较高的标记物。但此法只能用于标记含酪氨酸残基或组胺残基的化合物。值得注意的是：如果标记的酪氨酸残基或组胺残基决定了该蛋白质的特异性和生物活性，则该蛋白会因为标记而受到损伤。该方法常用于肽类、蛋白质和酶的碘化标记。

几种常用的标记方法如下：

（1）氯胺 T（Ch－T）法：Ch－T 是对甲苯磺基酰胺的 N－氯衍生物钠盐，在水溶液中逐渐分解形成次氯酸（强氧化剂），将^{125}I 氧化成带正电荷的$^{125}I^{+}$，后者取代被标记物分子中酪氨酸残基苯环上的氢原子，形成二碘酪氨酸，使蛋白质或多肽被碘化。

（2）乳过氧化物酶法：乳过氧化物酶（lactoperoxidase，LPO）催化过氧化氢释放氧，氧使^{125}I离子活化成$^{125}I_2$，取代标记物中暴露的酪氨酸残基苯环上的氢原子。该标记方法反应温和，可减少对被标记物免疫活性的损伤；同时酶活性有限，稀释即可终止反应，易于控制反应强弱。

2. 间接标记法（又称连接法，Bolton－Hunter 法） 将用 Ch－T 法预先标记的^{125}I化酯（市售 Bolton－Hunter 试剂）与待标记物混合反应后，^{125}I化酯的功能基团即与蛋白质分子上的氨基酸残基反应，从而使待标记物被碘化。Bolton－Hunter 法是最常用的间接碘标记法。尽管该方法操作较复杂，标记蛋白质的比放射性要显著低于直接法，但是该方法避免了标记反应中氧化/还原试剂对待标记物免疫活性的损伤，因此尤其适用于对氧化敏感的肽类化合物，缺乏酪氨酸残基的蛋白质（如半抗原、甾体类化合物、环核苷酸、前列腺素等）和酪氨酸残基未暴露在分子表面的化合物的碘标记。此种标记反应较为温和，可以避免因蛋白质直接加入^{125}I引起的生物和免疫活性的丧失，但是，由于添加了基团可能会使标记蛋白质的免疫活性受到影响，标记过程较直接法复杂，因此碘标记蛋白质的比放射性和碘的利用率低。该方法主要用于标记甾体类化合物等缺乏可供碘标记部位的小分子化合物。

标记物的化学损伤和自身辐射损伤是放射性核素标记中的重要问题。化学损伤是由标记过程中所使用的试剂对被标记物造成的损伤，因此标记时应采取比较温和的反应条件。自身辐射损伤是标记物贮存过程中，由于标记放射性核素原子所发出的射线对标记物造成的损伤，因此，试剂一旦溶解不宜长期保存。

（二）放射性核素标记物的纯化

标记反应后，应将标记物进行分离纯化，去除游离的^{125}I和其他试剂，通常标记的是蛋白质，因此可以用纯化蛋白质的方法纯化被标记物，如凝胶过滤法、离子交换层析法、聚丙烯酰胺凝胶电泳法以及高效液相色谱法等。

标记抗原在贮存过久后，会出现标记物的脱碘以及自身辐射使蛋白质抗原性发生变化，因此需要对标记物进行重新标记。

（三）放射性核素标记物的鉴定

1. 放射化学纯度 指单位标记物中，结合于被标记物上的放射性占总放射性的百分率，一般要求大于95%。常用的测定方法是利用三氯醋酸将待测样品中所有蛋白质沉淀，离心后测定沉淀物的放射性并计算其占待测样品总放射性的百分率。该项参数是观察在贮存期内标记物脱碘程度的重要指标。

2. 免疫活性（immunoreactivity） 反映标记过程中被标记物免疫活性受损情况。方法：用少量的标记物与过量的抗体反应，然后测定与抗体结合部分（B）的放射性，并计算与加入标记物总放射性（T）的百分比（B/T%）。此值应在80%以上，该值越大，表示抗原损伤越少。

3. 比放射性（specific radioactivity） 指单位化学量标记物中所含的放射性强度，即每分子被标记物平均所挂放射性原子数目，常用 Ci/g（或 Ci/mmol）表示。标记物比放射性高，所需标记物越少，检测的灵敏度越高，但是比放射性过高时，辐射自损伤大，标记物免疫活性易受影响，且贮存稳定性差。

标记抗原的比放射性计算是根据放射性碘的利用率（或标记率）：

$$^{125}I\text{标记率（利用率）}=\frac{\text{标记抗原的总放射性}}{\text{投入的总放射性}}\times 100\%$$

$$长度（\mu Ci/\mu g）=\frac{投入的总放射性\times标记率}{标记抗原量}$$

如：5μg 人生长激素（hGH）用 2m CiNa^{125}I 进行标记，标记率为 40%，则：

$$比放射性=\frac{200\mu Ci\times 40\%}{5\mu g}=160\mu Ci/\mu g$$

（四）抗血清的鉴定

用于放射免疫分析的抗体通常是以抗原免疫动物获得的多克隆抗血清（多克隆抗体）。抗血清的质量直接影响分析方法的灵敏度和特异性。检测抗血清质量的指标主要有亲和力、特异性和滴度等参数。

1. 亲和力（affinity）　在特定的抗原抗体反应系统中，亲和力常数 Ka 是正/逆向反应速度常数的比值，单位为 mol/L，即表示需将 1mol 抗体稀释至多少升溶液中时，才能使抗原抗体结合率达到 50%。抗血清 Ka 值越大，放射免疫分析的灵敏度、精密和准确度越好。通常抗血清的 Ka 值要求达到 10^9 ~ 10^{12}mol/L 才适用于放射免疫分析。

2. 特异性（specificity）　是一种抗体识别相应抗原决定簇的能力。抗原之间常有结构相似的类似物，针对某一抗原决定簇具有特异性的抗血清也能识别该抗原的类似物，如抗甲状腺激素的三碘甲状腺原氨酸（T_3）抗体可能与四碘甲状腺原氨酸（T_4）发生交叉反应，抗雌激素的雌二醇（E_2）抗体可能与雌三醇（E_3）发生交叉反应等。常用交叉反应率来鉴定抗体的特异性。交叉反应率是将反应最大结合率抑制并下降 50% 时特异性抗原与类似物的剂量之比。交叉反应率越低，特异性越强。

3. 滴度（titer）　能指抗血清能与抗原发生有效反应的最高稀释倍数。通常将一株抗血清做系列稀释并与标记抗原反应，计算不同稀释度时抗体与标记抗原的结合率，绘制抗体稀释度曲线。放射免疫技术中滴度一般是指结合 50% 标记抗原时的抗血清的稀释倍数。

（韩　华）

第二节　放射免疫分析

RIA 是以放射性核素标记已知抗原，并与样品中待测抗原竞争结合特异性抗体的免疫分析方法，主要用于样品中抗原的定量测定。由于放射核素测量的灵敏度和抗原抗体反应的特异性，因此，RIA 具有高度的灵敏度和特异性，特别适用于激素、多肽等含量微少物质的定量检测。放射免疫分析技术由 Yalow 和 Berson 于 1959 年首创，用于检测血浆中胰岛素水平。此项技术的问世使人类首次可以利用体外的方法检测血中激素水平，同时该技术被广泛推广，应用于生物医学的各个领域，极大促进了相关学科的发展。1977 年，该技术创始人之一——美国学者 Yalow 获得诺贝尔生理医学或医学奖。

一、基本原理

经典 RIA 利用放射性核素标记抗原（Ag^*）与非标记抗原（Ag）竞争结合有限量的特异性抗体（Ab），反应式为：

$$\begin{array}{c} Ag^* + Ab = Ag^*Ab \\ + \\ Ag \\ \| \\ AgAb \end{array}$$

在该反应体系中，作为试剂的 Ag^* 和特异性 Ab 的量是固定的，即要求 Ag^* 是定量的，特异性 Ab 是限量的，同时 Ag^* 和 Ag（标准抗原或待测抗原）与特异性抗体的结合效率相同，并分别形成 Ag^* Ab 复合物和 AgAb 复合物。当定量的 Ag^* 和 Ag 的数量大于 Ab 的结合数目时，Ag^* 和 Ag 即可通过竞争方式与 Ab 结合。因此，Ag 的量越大则该反应体系中 Ag^* 与 Ab 结合的概率就越低，形成的 Ag^* Ab 复合物就越少，测定时的放射量就越低，因此，Ag^* Ab 复合物的含量与 Ag 在一定范围内呈现反比关系。若以 F 代表未结合的 Ag^*，B 代表 Ag^* Ab 复合物，则 B/F 或 B/（B + F）与 Ag 存在函数关系。

因此，RIA 方法利用定量的 Ag^*，限量的 Ab 以及一系列已知浓度的标准 Ag 共同反应平衡后，将 Ag^*Ab 复合物（B）和游离的 Ag^*（F）分离，测定各自放射性强度，并计算出相应反应参数 B/F 或 B/（B + F）结合率；以标准抗原浓度为横坐标，反应参数为纵坐标，绘制标准曲线（也称为剂量 - 反应或竞争 - 抑制曲线）。待测样品就可以通过查找标准曲线来确定含量。样品中待测抗原的含量与所测放射性呈反比（图 27 - 1）。

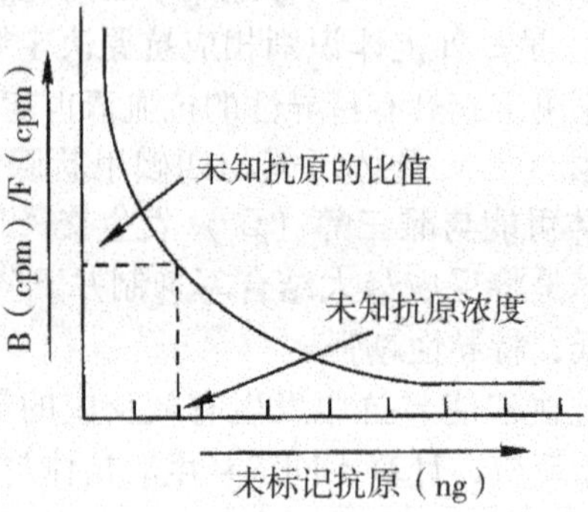

图 27 - 1　剂量 - 反应（竞争 - 抑制）曲线

cpm：记数/每分钟

二、技术要点

RIA 的操作主要有三个步骤，其要点如下：

（一）抗原抗体反应

分别将未标记抗原（标准品或待测样本）、标记抗原和血清按顺序定量加入反应管中，在一定条件（温度、时间及介质 pH）下进行竞争抑制反应。不同质量的抗体和不同含量的抗原对孵育的温度和时间有不同的要求。反应温度和时间可根据待测抗原的理化特点和所用抗体 Ka 大小等进行选择，如待测标本中抗原性质稳定且含量高，抗体的亲和力大，可选择室温或者 37℃ 短时间（数小时）反应；抗原性质不稳定（如某些小分子多肽）或含量甚微，抗体的 Ka 较低，则应选择低温（4℃）做较长时间 20 ~ 24h 反应，以形成牢固的抗原抗体复合物。

（二）B、F 分离技术

在 RIA 反应中，标记抗原和特异性抗体的含量极微，形成的抗原抗体复合物（B）不能自行沉淀，因此需加入适当的沉淀剂才能将其彻底沉淀，经过离心后完成与游离标记抗原（F）的分离。另外，对于某些小分子抗原，也可以采取吸附法分离 B 和 F。

B 和 F 分离过程是 RIA 实验误差的主要原因，可影响方法的灵敏度和测定的准确性。理想的分离方法：①操作简单易行、重复性好，适用于大批量样品分析；②B、F分离彻底、迅速，非特异性结合低；③试剂来源容易、价格低廉、稳定性好，可长期保存；④分离试剂和分离过程不影响反应平衡，而且效果不受反应介质因素的影响；⑤适合自动化分析的要求。目前RIA常用的分离方法有以下几种：

1. 第二抗体沉淀法　RIA中最常用的分离方法。其原理是将产生特异性抗体（第一抗体）的动物（如兔）的IgG免疫另一种动物（如羊），获得羊抗兔IgG血清（第二抗体）。由于在本反应系统中采用第一、第二两种抗体，故称为双抗体法。在抗原与特异性抗体反应后加入第二抗体，形成由抗原-第一抗体-第二抗体组成的双抗体复合物。但是由于第一抗体浓度极低，其复合物亦极少，无法进行离心分离，为此在分离时加入一定量的与一抗同种动物的血清或IgG，使之与第二抗体形成可见的沉淀物，与上述抗原的双抗体复合物形成共沉淀。经离心即可使含有结合态抗原（B）的沉淀物沉淀，与上清液中的游离标记抗原（F）分离。若将第二抗体结合在颗粒状的固相载体上即成为固相第二抗体，利用固相第二抗体分离B、F，操作更简便、快速。

2. 聚乙二醇沉淀法　不同浓度聚乙二醇（PEG）能非特异性沉淀相对分子质量大小不同的蛋白质，因此，特定浓度的PEG可以沉淀抗原抗体复合物而不沉淀小分子抗原。利用此特性，PEG作为沉淀剂被广泛应用于RIA实验中。其优点：沉淀完全，经济实惠，使用方便；缺点：非特异性结合率较高，受温度影响较大，当温度高于30℃时，沉淀物易于复溶。

3. PR试剂法　是将二抗先与PEG按一定比例混合制成混悬液，将二抗法和PEG沉淀原理相结合的一种方法。此方法保留了两者的优点，节省了两者的用量，且分离迅速、操作简便。

4. 清蛋白（或葡聚糖衣）活性炭吸附法　活性炭具有吸附小分子抗原和半抗原的性质，而对抗体、抗原抗体复合物等大分子物质没有吸附能力，如在活性炭表面涂上一层葡聚糖，使它表面具有一定孔径的网眼，效果更好。因此，在抗原抗体发生特异性反应后，若加入葡聚糖-活性炭颗粒，游离的标记抗原则可以吸附到活性炭颗粒上，通过离心沉淀活性炭颗粒，则上清液中为含有标记抗原抗体的复合物。该方法主要用于测定小分子抗原，如类固醇激素、强心苷等药物。

5. 固相分离法　将抗体或抗原包被在固相载体上，如磁性颗粒、聚苯烯试管或珠子等，利用固相抗体或抗原分离B和F。该方法具有简便、缩短沉淀时间、沉淀易于分离，适合自动化分析等特点，已经逐渐取代了液相分离的方法。

（三）放射性测量及数据处理

B、F分离后，即可以对标记抗原抗体复合物（B）进行放射性强度测量，也可以根据RIA实验方法和目的，测定游离标记抗原（F）的放射性强度。核射线检测仪由射线探测器和后续的电子学单元两大部分组成。核射线探测器即能量转化器，检测原理是当射线作用于闪烁体，闪烁体吸收了射线的能量而引起闪烁体中原子或分子激发，当激发的原子或分子回复基态时，发出的光子进入光电倍增管，形成电脉冲。用于放射性物质放射性强度测定的仪器主要有用于测量β射线的液体闪烁计数仪（如^{3}H、^{32}P、^{14}C等）和用于测量γ射线的晶体闪烁计数仪（如^{125}I、^{131}I、^{57}Cr等）。液体闪烁计数仪是在闪烁杯内进行的。放射性样品主要被溶剂和闪烁剂分子包围，射线能量首先被溶剂分子吸收，受到激发的溶剂分子在向基态恢复的过程中，释放出能量并激发闪烁剂而产生光子，在光电倍增管的电场作用下，形成脉冲信号。目前临床上 RIA 项目主要以^{125}I作为核素标记物。

闪烁计数仪是以电脉冲数代表放射性强度，以计数/分钟（counts per minute，cpm）为单位；若要计算放射性核素的衰变，则以衰变/分钟或衰变/秒钟（disintegration per minute，dpm 或 disintegration per second，dps）为单位，但是需要了解仪器的探测效率（η）。

与其他标记分析方法一样，每一批 RIA 实验均需要做标准曲线。标准曲线是以标准抗原的不同浓度为横坐标，以标准抗原在测定中得到的相应放射性强度为纵坐标作图。除直接用放射性强度作为纵坐标外，还可以用计算参数作为纵坐标，如 B/（B+F），B/F 或者 B/BO；此外，为了使曲线易于直线化，标准品浓度常以对数值表示。样品管就可以通过测量值或计算数值对照标准曲线查出相应的待测抗原浓度（图 27-2）。

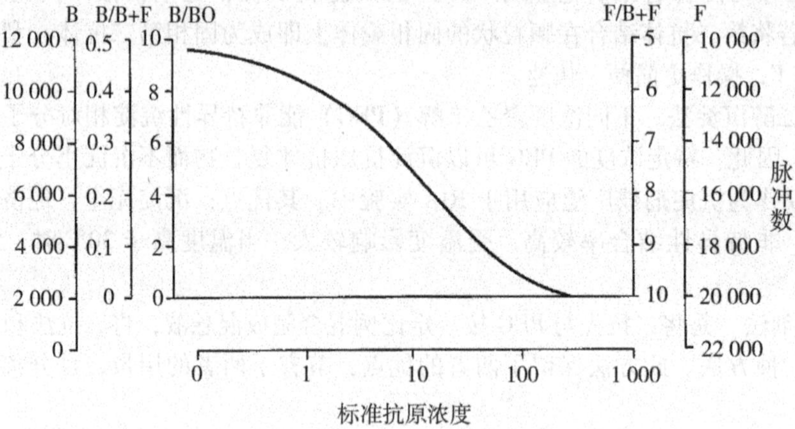

图 27-2 RIA 标准曲线

三、放射免疫分析中造成测量误差的可能因素

1. 仪器因素　实验过程中要保证各种设备的稳定性，避免由于污染等原因造成的实验误差。产生误差的可能因素有：①放射性测量仪器的稳定性、效率，样品试管的材料和均匀性，及被测物的放射性强度等；②样品的自吸收、本底校正、测定时间、可能的污染等；③实验中所用的移液管、微量取样器以及天平的刻度、校准和使用方法等；④反应试管、移液管以及测定用试管等表面清洁度和所引起的不同吸附性等，都可以对测定结果带来误差。

2. 试剂因素　试剂的纯度、质量和稳定性也是造成误差的重要因素。如标记抗原的比度、纯度，辐射自分解，抗体的稳定性，以及分离剂、阻断剂及缓冲液的质量等。

3. 人员因素　由于工作人员技术熟练程度不同，在放射免疫分析中一些基本操作，如取样（操作移液管垂直程度、下流速度等）、提取、沉淀、分离不规范，以及保温条件不适当等造成的误差。操作者不按规程操作，造成提取及层析分离过程中免疫复合物的丢失等也易造成误差。

4. 样品因素　样品的收集方法、贮存温度、放置条件、微量样品取样的准确度、样品可能造成的污染以及样品的变性（如免疫反应活性的降低、蛋白质的变性等）也都能造成测量的误差。

四、方法评价

RIA 具有以下优点：敏感度高、特异性强；准确性、重复性好，批间和批内误差小；用血量少。缺点：有放射性核素污染，放射性核素易于衰变以及放射性标记物不稳定，导致试剂有效期短。

（韩　华）

第三节　免疫放射分析

IRMA 是在 RIA 的基础上发展的一种核素标记免疫分析方法。IRMA 是待测抗原与过量标记抗体的非竞争结合反应，然后加入固相的抗原免疫吸附剂以结合游离的标记抗体，离心除去沉淀，测定上清液中放射性强度，从而推算出待测样品中抗原含量。1968 年，Miles 和 Heles 应用放射性核素标记的抗胰岛素抗体检测牛血清胰岛素获得成功，为了区别经典的 RIA，将其称为 IRMA。与经典的 RIA 方法不同，IRMA 是以放射性核素标记过量的抗体与待测抗原进行非竞争性抗原抗体结合反应，用固相免疫吸附剂对 B 或 F 进行分离，其灵敏度和可测范围均优于 RIA，操作程序较 RIA 简单。IRMA 较少受到抗体亲和常数的限制，当单克隆抗体的亲和力较低时，也能满足试验要求。同时一个抗原分子可以结合多个标记抗体分子，使 IRMA 的灵敏度明显高于 RIA。

一、基本原理

IRMA 属于非竞争性免疫结合反应，其将放射性核素标记在抗体上，用过量的标记抗体与待测抗原反应，待充分反应后，除去游离的标记抗体（F），检测抗原与标记抗体复合物（B）的放射性强度。放射性强度与待测抗原的含量呈正相关，即 B 的放射性强度越高，待测抗原含量越多；反之，则越低。

二、技术类型

1. 直接法 IRMA（单位点 IRMA）　先将待测抗原与过量的标记抗体进行反应，形成抗原抗体复合物，反应平衡后，用固相抗原结合反应液中剩余的未结合标记抗体（F）并将其分离，测定上清液中抗原与标记抗体结合物（B）的放射量（图 27－3）。根据标准曲线即可得知待测样品中的抗原含量。

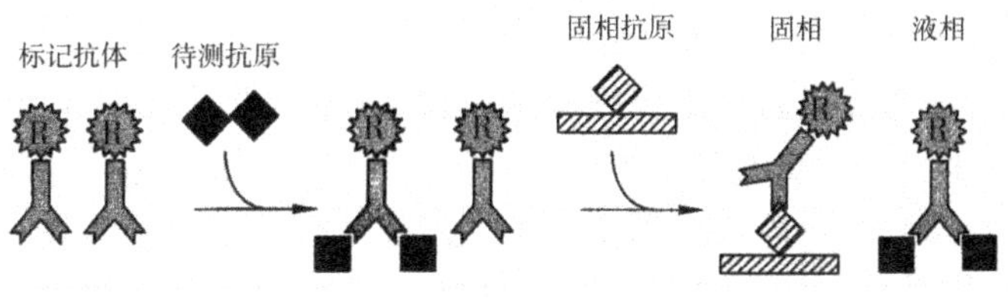

图 27－3　单位点 IRMA 反应原理示意图

2. 双抗体夹心 IRMA（双位点 IRMA）　先用固相抗体与抗原反应结合，然后再用过量的记抗体与已结合于固相的抗原的另一抗原决定簇结合，形成固相抗体－抗原－标记抗体复合（B），洗涤除去反应液中剩余的标记抗体，测定固相上的放射性（图 27－4）。根据标准曲线求得测样品中的抗原含量。此法仅适用于检测有多个抗原决定簇的多肽和蛋白质抗原。

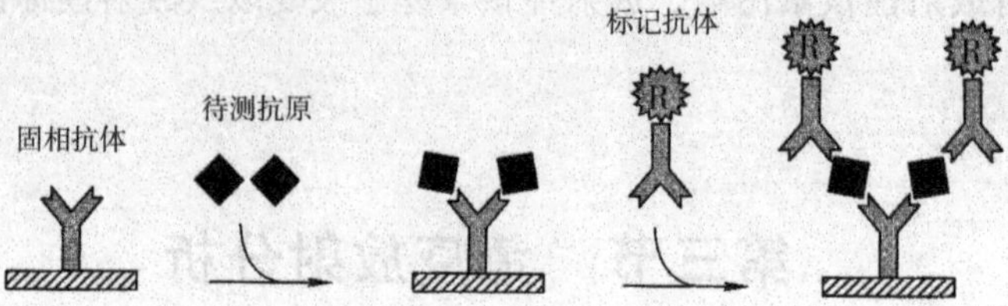

图 27－4　双位点 IRMA 反应原理示意图

两种 IRMA 最后测得的放射量均与样品中待测抗原的含量呈正相关。

3. 间接 IRMA 法　此法是在双抗体夹心法的基础上进一步改良，用 ^{125}I 标记抗 Ab2 的抗体（Ab3*），反应形成固相抗体（Ab1）－抗原－Ab2－标记抗体（Ab3*）的四重免疫复合物。其中 Ab3* 可作为通用试剂，适用于同种 Ab2 的各种 IRMA，省去了标记针对不同抗原的特异性抗体。

4. BAS－IRMA 法　将生物素－亲和素系统引入免疫放射分析，建立了新一代 IRMA。此法的最大优点是使用生物素的抗体和以 ^{125}I 标记亲和素为示踪剂，可以通用于甾体类、甲状腺激素、前列腺素等多种分子物质的检测。固相半抗原结合物经过无水乙醇处理，结合非常牢固，可长期保存；反应和测定在同一试管内完成，操作十分简便，适用于 IRMA 技术自动化检测。

三、技术要点

1. 抗原抗体反应　向固相载体中加入的是待测抗原和标记抗体，进行抗原抗体结合反应，在一定的温度下孵育，使反应达到平衡。

2. B/F 分离　洗涤或吸弃上清，以便除去未结合的游离标记抗体。

3. 放射性测定　除去游离抗体后，测定反应管中放射性强度。

4. 数据处理　反应管中放射性强度即代表与抗原结合的标记抗体量。IRMA 中抗原抗体复合物放射性强度与待测抗原呈正比，通过标准曲线即可以得出待测抗原的含量。

四、方法评价

（一）优点

1. 敏感性高　主要是因为：①抗体分子含酪氨酸残基多，可结合多个放射性碘原子；②抗体过量的情况下，一个抗原分子可以结合多个抗体分子，提高了实验的灵敏度。

2. 特异性强　双位点 IRMA 法要求待测物必须同时具备两个表位，才能形成有效的双抗体夹心复合物，因此该方法不易产生严重的交叉反应，具有较高的特异性。

3. 标记物稳定、标记容易

4. 结果稳定　IRMA 法测定结果的稳定性好，因为标记抗体和固相抗体均过量，不易受外界环境的影响，也不易受实验人员操作误差的影响。

（二）缺点

IRMA 抗体用量大，且抗体的纯化比较困难，但是单克隆抗体可以克服这些缺点。

五、IRMA 与 RIA 的异同点

IRMA 与 RIA 均是以放射性核素作为示踪物的标记免疫分析技术，但是两者在方法学上各具特点。

1. 标记物 RIA 是以放射性核素标记抗原，标记时需要根据抗原的理化性质和化学结构不同选择不同的放射性核素进行标记；IRMA 则是以放射性核素标记抗体，由于抗体是相对分子质量较大的蛋白质，性质稳定，有利于抗体的碘化标记，因此标记抗体的方法基本相同，且标记抗体的比活度高，大大提高了测定分析的灵敏度。

2. 反应速率 反应速度与反应物浓度呈正相关，IRMA 反应中，核素标记抗体是过量的，应用亲和力较低的单克隆抗体就可以得到很好的效果，且抗原抗体反应为非竞争的，因此反应速度比 RIA 快速；RIA 反应中，抗体量是微量的，所以一定要用高亲和力的多克隆抗体。

3. 反应模式 RIA 为竞争抑制性结合，反应参数与待测抗原量呈负相关；IRMA 为非竞争性结合，反应参数与待测抗原呈正相关。

4. 特异性 IRMA 采用针对同一抗原不同抗原决定簇的单克隆抗体，其受交叉反应的干扰作用较仅使用单一多克隆抗体的 RIA 低，因此，IRMA 的特异性更高。

5. 灵敏度和检测范围 IRMA 反应中，抗原与抗体属于非竞争结合，微量抗原能够与抗体充分结合；RIA 中标记抗原和待测抗原属于竞争关系，与限量的抗体结合不充分，因此 IRMA 测定的灵敏度高于 RIA。此外，由于抗体量大，能结合较多的抗原量，故 IRMA 用于抗原含量较高标本测定时，结果优于 RIA，同时 IRMA 标准曲线的工作范围比 RIA 宽 1～2 个数量级。

6. 分析误差 RIA 中加入的抗体和标记抗原都是定量的，加样误差可严重影响测定结果。IRMA 中标记抗体和固相抗体在反应中都是过量的，只有受检标本的加样误差才会影响分析结果。因此，IRMA 的批内和批间变异均比较小。

7. 其他 RIA 所用抗体为多克隆抗体，因此对其亲和力和特异性要求较高，但用量较少；IRMA 为试剂过量的非竞争性结合反应，对抗体亲和力的要求没有 RIA 高，但用量大，一般用来源丰富、特异性较高的单克隆抗体。此外，RIA 可以测定大分子和小分子抗原，而 IRMA 只能测定至少有两个抗原决定簇的抗原。现将 RIA 与 RIMA 异同点总结如表 27－1 所示。

表 27－1 RIA 与 IRMA 异同点

	RIA	IRMA
标记物质	核素标记抗原	核素标记抗体
反应模式	竞争抑制	非竞争结合
特异性	多克隆抗体，有交叉反应	单克隆抗体，交叉反应低
灵敏度	高	比 RIA 更高
反应速度	较慢	较快

续 表

	RIA	IRMA
反应曲线	呈负相关曲线	呈正相关曲线
线性范围	2~3个数量级	3个数量级以上
抗体用量	少，限量	多，过量
加样分析误差	严重影响结果	较小影响结果
测定的物质	测定大分子和小分子物质	只能测定具有2个以上抗原表位的物质

（韩　华）

第四节　放射受体分析技术

应用放射性核素标记可与受体特异性结合的配体，检测待测标本受体的方法，称为放射受体分析（radioreceptor assay，RRA）或放射性配体结合分析（radioligand receptor binding assay，RBA）。配体是与受体呈特异性结合的物质，其不仅局限于化学物质，也可以是光、声、味及嗅觉等。自20世纪60年代初建立放射配体示踪测定受体的方法以来，极大推动了受体研究工作。特别是80年代以来，由于生物医学技术迅速发展，使受体的研究从间接观测进入了直接检测。RRA技术已经成为研究神经递质及激素的作用原理、细胞水平的调控机制和受体病及其他疾病发病机制的重要手段。

一、基本原理

RRA也是放射性核素标记的免疫分析技术。该方法采用放射性核素标记配体，在一定条件下与相应受体结合形成配体-受体复合物，经分离后分别测定配体-受体复合物或游离标记配体的放射性强度，即可对受体进行定量或定位检测。配体与受体的结合可反应配体与受体间的生物活性关系，而放射性核素标记的免疫分析反映的则是抗原与抗体之间的免疫学活性。

二、技术要点

RRA测定受体的步骤主要包括配体的选择、受体标本的制备、分析条件选择和配体-受体复合物与游离标记配体的分离等重要环节。

（一）配体的选择

配体与受体之间的相互作用是一种分子与分子间的识别过程。对任何一种受体系统而言，通常都有几种可供选择的配体，选择的主要目的就是要找到对靶受体具有特异和适合的分子结构的配体，确保配体与所测受体具有较高特异性和亲和力。

（二）受体标本制备

在RRA中，待测受体的标本可以是组织切片、完整的单层培养细胞或游离的活细胞，也可以是纯化的细胞核或细胞膜受体及可溶性受体蛋白等。受体标本的制备原则是在整个制备过程中要保持受体功能的完整性，其测定结果才能真实反映受体的生理学特点。受体标本的纯化过程通常是在低温环境（4℃）和超速离心等条件下进行，标本的制备是 RRA 的重要环节。

（三）分析条件选择

RRA 对实验条件有严格要求，如放射配体的浓度、标本的受体浓度、反应时间、温度及 pH 等均是影响配体与受体结合的重要因素。通常情况下，对单位点饱和试验要求标记配体应与待测受体充分结合，即要求标记配体是过量的；对多位点饱和试验需满足受体的亲和力范围广（Kd 值为 0.1 ~10），即满足受体及其各种亚型与标记配体充分结合的要求；对标本受体浓度的选择常需要通过预试验来确定，特异性结合量与样品浓度呈线性范围内的较高受体浓度即可作为选择受体浓度；实验反应的环境温度和 pH 及反应时间则要根据检测目的不同，通过有关试验选定。

（四）配体－受体复合物的分离

RRA 是通过测定受体与配体反应达到平衡时受体结合标记配体的量，来获得受体的数量与解离平衡常数。当受体与标记配体反应达到平衡后，要先分离结合物与游离标记配体，再测定结合物的放射性强度。常用的分离方法有离心法、抽滤法、吸附法、透析法和电泳法等，分离时均在低温（4℃）环境下进行，并尽可能在短时间内完成。

（韩　华）

第五节　放射免疫分析技术的应用

放射免疫分析技术由于其测定的灵敏度高、特异性强、精密度好，并且可以用于相对分子质量大的抗原和相对分子质量小的半抗原测定，对仪器设备要求不高，适于在普通实验室推广，因此广泛用于生物医学检验。常用于测定各种激素（如甲状腺激素、性激素、胰岛素等）、微量蛋白质、肿瘤标志物（如 AFP、CEA、CA－125、CA－199 等）和药物（如苯巴比妥、氯丙嗪、庆大霉素等）等小分子物质的检测。大多数检验项目具有 RIA 或 IRMA 试剂盒提供，目前仍然是基层单位对超微量物质测定的主要手段。但是由于近年来生物医学的飞速发展，其他非放射性标记免疫测定技术（酶免疫技术、发光免疫技术等）及其自动化分析的应用，以及放射免疫分析使用的放射性核素的放射污染和危害，半衰期短、无法自动化分析等诸多因素，RIA 将逐步被更优秀的标记免疫分析方法取代。

RRA 对于某些受体异常的疾病，特别是对遗传性受体病、自身免疫性受体病和继发性受体病的诊断与治疗发挥重要作用。目前，临床实验室可利用 RRA 检测盐皮质激素受体、糖皮质激素受体、促肾上腺皮质激素释放激素受体、褪黑素受体、雄激素受体、环孢素受体、细胞因子受体等。此外，RRA 在药物筛选和临床药物作用机制研究等方面均被广泛采用。

基于 RIA 技术的高灵敏度，近年来该技术又取得重大进展，即第五代 RIA 方法问世。该方法的特点是以纳米磁性微粒子作为载体，经共价结合将抗体结合到磁性微粒载体上，以此最大限度地简化了操作步骤和缩短了反应时间，并为实现完全自动化检测创造了条件，使经典的 RIA 技术又焕发了新的生机和活力。

（韩　华）

第二十八章　化学发光免疫分析技术与免疫浊度技术

第一节　化学发光与化学发光效率

一、化学发光产生的条件

任何一个化学反应要产生化学发光现象，必须满足以下条件：①该反应必须提供足够的激发能，并由某一步骤单独提供，因为前一步反应释放的能量将因振动弛豫消失在溶液中而不能发光；②要有有利的反应过程，使化学反应的能量至少能被一种物质所接受并生成激发态；③激发态分子必须具有一定的化学发光量子效率释放出光子，或者能够转移它的能量给另一个分子使之进入电子激发态并释放出光子。

化学发光是物质在进行化学反应过程中伴随的一种光辐射现象，可以分为直接化学发光和间接化学发光。

直接化学发光是最简单的化学发光反应，有两个关键步骤组成，即激发和辐射。如 A、B 两种物质发生化学反应生成 C 物质，反应释放的能量被 C 物质的分子吸收并跃迁至激发态 C^*，处于激发态的 C^* 在回到基态的过程中产生光辐射。这里 C^* 是发光体，此过程中由于 C 直接参与反应，故称直接化学发光。

间接化学发光又称能量转移化学发光，它主要由三个步骤组成：首先，反应物 A 和 B 反应生成激发态中间体 C^*（能量给予体）；接着，C^* 分解并释放出能量，转移给 F（能量接受体），使 F 被激发而跃迁至激发态 F^*；最后，F^* 跃迁回基态，产生发光。

化学发光分析测定的物质可以分为三类：第一类物质是化学发光反应中的反应物；第二类物质是化学发光反应中的催化剂、增敏剂或抑制剂；第三类物质是耦合反应中的反应物、催化剂、增敏剂等。这三类物质还可以通过标记方式用来测定其他物质，进一步扩大化学发光分析的应用范围。

化学发光反应的发光类型通常分为闪光型（flash type）和辉光型（glow type）两种。闪光型发光时间很短，只有零点几秒到几秒。辉光型又称持续型，发光时间从几分钟到几十分钟，或几小时甚至更久。闪光型的样品必须立即测量，必须配以全自动化的加样及测量仪器。辉光型样品的测量可以使用通用型仪器，也可以配有全自动化仪器。

二、化学发光效率

化学发光反应的发光效率（ϕ_{CL}）又称化学发光反应量子产率，是指发光剂在反应中的发光分子数与参与反应的分子数之比，化学发光反应的发光效率、光辐射的能量大小及发射光谱范围主要由发光物质的性质决定。不同的发光反应其化学发光光谱和化学发光效率不同。随着越来越多的化学发光物质的发现或合成、改良，化学发光的效率在不断提高，反应的信噪比不断增加，化学发光反应性能越良好。

（高政聪）

第二节　化学发光剂与标记技术

一、化学发光剂

化学发光剂（luminescence reagent）是指在化学发光反应中参与能量转移并最终以发射光子的形式释放能量的化合物，又称化学发光底物。

在化学发光反应中所使用的标记物主要分为三类：一类为直接化学发光剂（如吖啶酯等）标记抗原或抗体；第二类是用可激发化学发光的酶（如辣根过氧化物酶、碱性磷酸酶等）标记抗原或抗体；第三类是电化学发光剂。

（一）直接化学发光剂

1. 吖啶酯　这类发光剂不需酶等的催化作用而参与化学发光，可直接用于抗原抗体标记。如吖啶酯（acridinium ester，AE）、鲁米诺（luminol）等，但鲁米诺用于酶促化学发光优于直接发光，故吖啶酯是目前最常用的直接化学发光剂。

在碱性条件下，即只需改变反应液的 pH 值，吖啶酯被 H_2O_2 氧化时，发出波长为 470nm 的光。

2. 三联吡啶钌　三联吡啶钌 $[Ru(bpy)_3]^{2+}$ 是在电极表面进行电化学反应的发光剂。它的供氢体是三丙胺（TPA），三联吡啶钌 $[Ru(bpy)_3]^{2+}$ 和电子供体三丙胺（TPA）在阳性电极表面可同时失去一个电子而发生氧化反应。二价的 $[Ru(bpy)_3]^{2+}$ 被氧化成三价 $[Ru(bpy)_3]^{3+}$，成为强氧化剂，TPA 失去电子后被氧化成阳离子自由基 TPA^{+}，它很不稳定，可自发地失去一个质子（H^{+}），形成自由基 $TPA^{\cdot}$，成为一种很强的还原剂，它可将一个高能量的电子递给三价的 $[Ru(bpy)_3]^{3+}$ 使其形成激发态的 $[Ru(bpy)_2]^{2+}$。激发态的三联吡啶钌不稳定，很快发射出一个波长为 620nm 的光子，而回复到基态 $[Ru(bpy)_3]^{2+}$。这一过程可在电极表面周而复始地进行，产生许多光子，使光信号增强。三联吡啶钌分子结构见（图 28－1）。三联吡啶钌发光反应原理见（图 28－2）。

（二）间接化学发光剂

1. 酶促反应发光剂　利用酶的催化作用，使发光剂氧化（降解）而发光，故此类发光剂又称为酶促反应发光剂。目前化学发光酶免疫技术中常用的标记酶有辣根过氧化物酶（HRP）和碱性磷酸酶（ALP），相应发光底物为：HRP 催化的发光剂常用的为鲁米诺（3－氨基苯二甲酰肼）、异鲁米诺（4－氨基苯二甲酰肼）及其衍生物。ALP 常用的发光剂为金刚烷（AMPPD）。

（1）鲁米诺及其衍生物：在碱性缓冲液（pH8.6）中，鲁米诺在 HRP 的催化作用下，与过氧化氢发生反应，可发出较强的光，最大发光波长为 425nm。其发光反应原理见（图 28－3）。

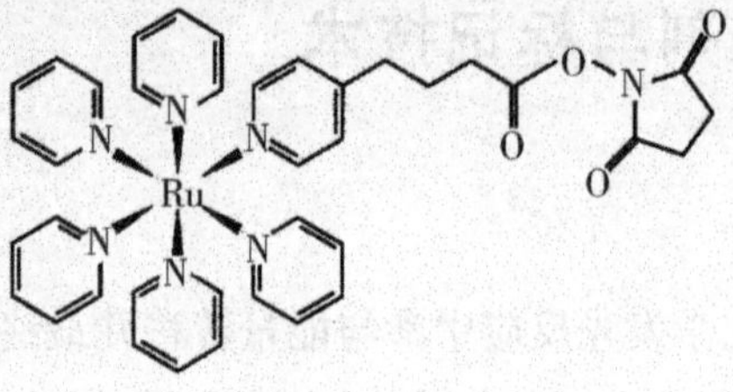

图 28－1　三联吡啶钌分子结构图

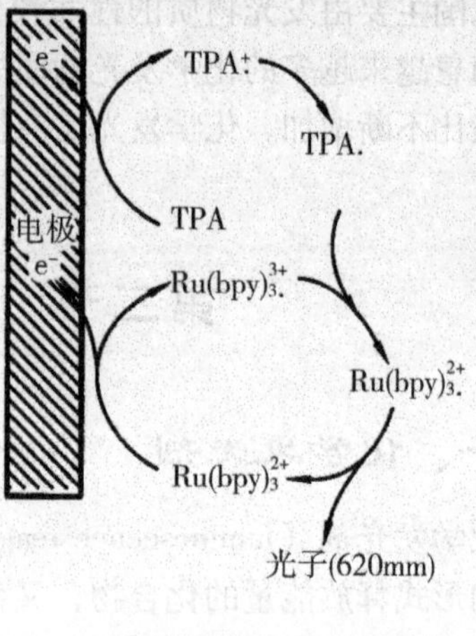

图 28－2　三联吡啶钌发光反应原理示意图

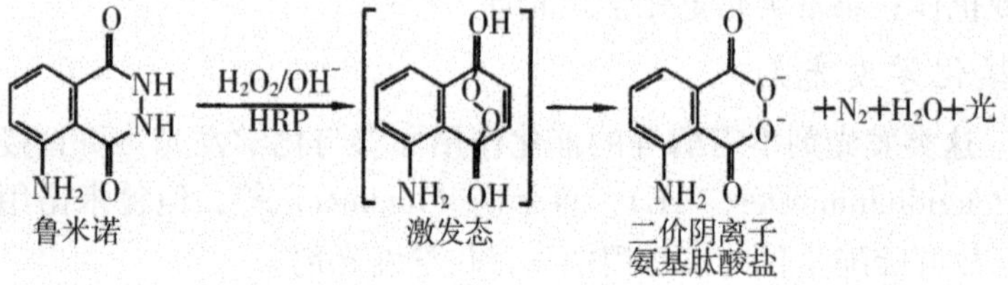

图 28－3　鲁米诺发光反应原理示意图

（2）金刚烷（AMPPD）：即 3－（2'－螺旋金刚烷）－4－甲氧基－4－（3'－磷酸氧基）－苯－1，2－二氧环乙烷二钠盐，是一种常用的酶促化学发光剂，其分子由两个部分组成，一个是连接苯环和金刚烷基的二氧四元环，它可以断裂并发射出光子；另一个是磷酸基团，它对于分子结构的稳定具有维持作用。AMPPD 在碱性条件下，被 ALP 催化，脱去磷酸基团，形成一个不稳定的中间体 AMPD。AMPD 随即自行分解（二氧四元环断裂），同时发射 470nm 光子。其发光反应原理见（图 28－4）。

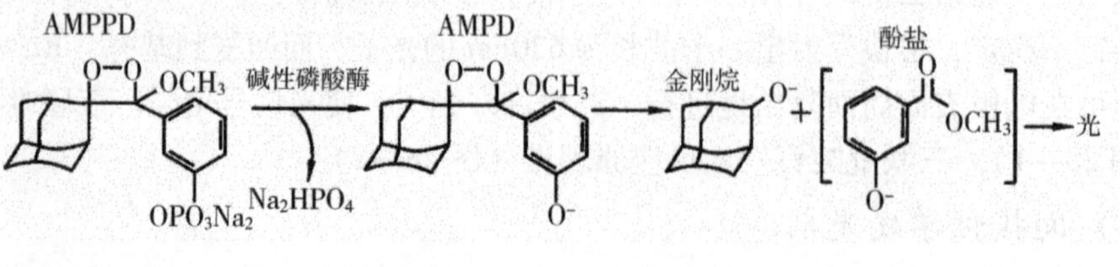

图 28－4　AMPPD 发光反应原理示意图

2. 酞菁、二甲基噻吩衍生物及 Eu 螯合物　为通过活性离子氧传递连接的间接化学发光剂。酞菁结构在 680nm 激发光照射下产生瞬间的离子氧，可在 200nm 范围内瞬间再传递给二甲基噻盼衍生物，二甲基噻吩衍生物产生的紫外光又激发 Eu 螯合物，Eu 螯合物释放 612nm 的光。其核心原理是高能态的离子氧的产生和传递。离子氧的生存时间仅为 4μs，短暂的时间要求酞菁结构和二甲基噻吩衍生物相邻（在 200nm 范围之内），才能实现离子氧的有效传递。酞菁结构和 Eu 螯合物结构见（图 28－5）。

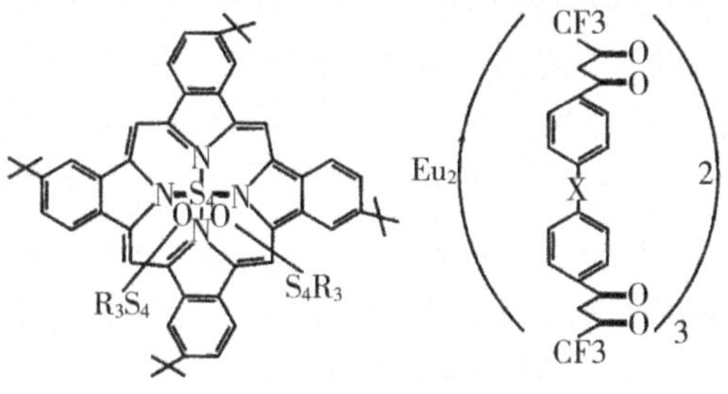

（a）酞菁　　（b）Eu螯合物

图 28 -5　酞菁和 Eu 螯食物化学结构

二、化学发光剂标记技术

化学发光剂的标记是通过化学反应将化学发光剂连接到抗体或抗原上，形成结合物，亦称为发光标记物。

化学发光剂标记方法很多，根据标记反应的类型和形成结合物的特点不同，可将标记反应分为“直接偶联”和“间接偶联”两种方式。直接偶联是指通过偶联反应，使标记物分子中的反应基团直接连接到被标记物分子的反应基团上。方法有：过碘酸钠氧化法、重氮盐偶联法、碳二亚胺缩合法等。间接偶联法是以功能交联剂在标记物分子和被标记物分子之间插入一条链或一个基团，使两种物质桥连在一起。方法有琥珀酰亚胺活化法、O -（羧甲基）羟胺法、硫氰酸酯法、戊二醛法等。用发光剂或发光辅助因子与抗原、半抗原和抗体藕联形成的结合物已应用于许多药物、激素和蛋白的发光免疫测定。如药物、激素等小分子物质的结合物主要是通过偶联反应制备，也有一部分是利用化学反应合成。这些小分子结合物多数具有性质稳定、结构明确、易纯化及有特定的物理和化学性质等特点，在用于发光免疫测定时可获得较好效果。

常用标记方法如下：

1. 碳二亚胺（EDC）缩合法　水溶性碳二亚胺可作为大分子与大分子、大分子与半抗原衍生物的交联剂。标记反应如下。

经过碳二亚胺缩合反应，蛋白质分子中的游离羧基能与发光剂分子中的氨基形成较为稳定的酰胺键。反应条件比较温和，应用范围广。结构中含有羧基或氨基的标记物均可选用此方法进行标记。

2. 重氮盐偶联法　此法也称为“重氮化法”，是在酸性和低温条件下，用亚硝酸盐将发光剂的伯氨基重氮化得到重氮盐，再与蛋白质作用生成发光剂 - 蛋白质结合物。反应式如下。

蛋白质分子能耦合重氮盐的位置有酪氨酸残基上酚羟基邻位、组氨酸残基的咪唑环、色氨酸残基的吲哚环等。重氮化反应用于标记发光剂具有简便易行、成本低、重复性好等优点。但因反应是建立在 NO_2—与—NH_2 作用的原理上，若标记物结构中无伯氨基则不宜选用此方法。同时因脂肪族伯氨基与 NO_2—的反应产物不稳定，易分解释放出 N_2。所以，像 ABEI、AHEI 等伯氨基位于侧链的发光剂也不能选用此法进行直接标记。这种重氮化法的应用受到一定的限制。

3. 过碘酸盐氧化结合法　此方法又称“过碘酸钠法”，是先利用过碘酸盐氧化糖蛋白中糖基的邻二羟基成为醛基，再通过醛基与发光剂的伯氨基反应形成 Schiff 碱。后者经 $NaBH_4$ 还原—N ══C—键成为稳定的结合物。过碘酸钠法也曾用于酶免疫测定中制备酶标结合物并且获得较好结果。醛氨缩合成的 Schiff 碱经 $NaBH_4$ 还原后的单键稳定性好，标记物不易脱落。凡含有芳香伯胺或脂肪伯胺的标记物都可选用此法。但因过碘酸钠法的氧化反应需有邻二羟基存在，所以此法不适用于无糖基的蛋白质。某些蛋白质虽含有糖基，但氧化糖基后会影响免疫学性质的，也不宜选用过碘酸钠法进行标记。

4. 混合酸酐法　结构中含有羧基的分子（标记物或被标记物）在三乙胺或三正丁胺等的存在下与氯甲酸酯类反应，生成活泼的混合酸酐中间体。目前采用的氯甲酸酯类有氯甲酸乙酯、氯甲酸异丁酯等。混合酸酐能与另一分子的氨基反应形成酰胺键连接的共价结合物。

5. N－羟基琥珀酰亚胺活化法　一些结构中含有羧基的抗原，经过 N－羟基琥珀酰亚胺活化后再与发光剂的氨基偶联成酰胺键。同样，含有羧基的发光剂和催化剂（如血红素类）也可以经过活化用来与抗原的氨基偶联。

6. 环内酸酐法　这是一种通过“桥”联接成结合物的标记方法。因较常采用琥珀酸酐作为联接的“桥”，所以又称为“琥珀酸酐法”。该方法是利用环内酸酐与分子中的羟基或氨基反应形成半酯或半酰胺。再经碳二亚胺法或混合酸酐法使其与另一分子中的氨基作用形成酰胺键。标记物与被标记物通过一个琥珀酰基联接到一起。除利用琥珀酸酐作为插入的“桥”外，还可以使用二乙酸酐代替琥珀酸酐来插入作“桥”。

该方法的优点是能避免使用双功能交联剂存在的副反应，保证标记物和蛋白质分子间的单向定量缩合，得到的结合物具有较高的标记率。某些发光剂与琥珀酸酐作用的中间产物已经商品化（如 ABEI－琥珀酰胺）。临用时略经活化就可制备成结合物。

7. 戊二醛法　戊二醛作为一个双功能偶联试剂，可通过其两个醛基分别与标记物及被标记物的伯氨基缩合成 Schiff 碱，通过一个五碳桥偶联成结合物。

由于戊二醛在溶液中不仅以单体形式存在，而且出现大量的聚合体，故能在参与标记双方分子间构成较大的距离，有利于减少在抗原抗体反应时的空间阻碍。因此该方法作为标记酶的手段曾得到较多的研究。但在发光免疫测定的 LIA 和 LCIA 标记中至今未受到广泛重视。其部分原因或许是由于戊二醛法的偶联不易定量控制并缺乏特异性，易引起同类物质的自身聚合。

（高政聪）

第三节　化学发光免疫分析的类型

一、化学发光酶免疫分析

（一）原理

发光酶免疫分析（luminescence enzyme immunoassay，LEIA）实际上属于酶免疫测定中一种类型，只是最后一步酶促反应所用底物为发光剂，通过发光反应发出的光在特定仪器上进行测定。常用的标记酶有辣根过氧化物酶（horseradish peroxidase，HRP）和碱性磷酸酶

(alkaline phosphatase，ALP)，根据酶促反应底物不同，可分为荧光酶免疫分析和化学发光酶免疫分析。

荧光酶免疫分析就是利用理想的酶荧光底物，经酶促反应生成稳定且高效的荧光物质，通过测定荧光强度进行定量（图 28－6）。

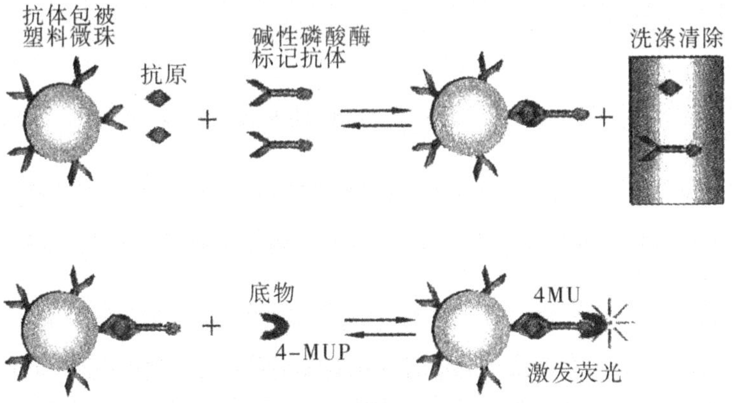

图 28－6　荧光酶免疫分析（双抗体夹心法）示意图

化学发光酶免疫分析就是利用酶对发光底物催化作用而直接发光，通过光强度的测定而直接进行定量（图 28－7）。

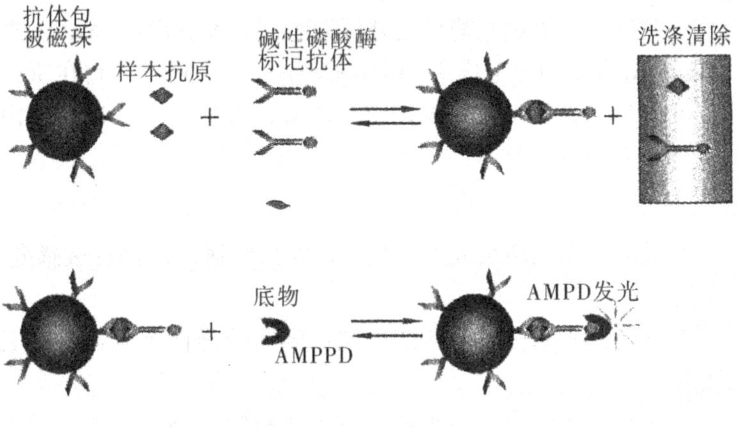

图 28－7　化学发光酶免疫分析（双抗体夹心法）示意图

（二）技术要点

发光酶免疫分析的技术要点包括抗原抗体反应、标记物游离部分和结合部分分离、酶促发光反应及检测等三部分。

1. 抗原抗体反应　抗原抗体反应模式主要有以下三类。

（1）双抗体夹心法：用固相抗体和酶标抗体与待测标本中相应抗原反应，生成固相抗体－抗原－酶标抗体复合物，经 B/F 分离，加入底物经酶促反应后发光，其发光量与待测标本中抗原含量成正比。

（2）双抗原夹心法：该法常用于抗体的检测，用固相抗原和酶标记抗原与待测标本中相应抗体反应，生成固相抗原－待测抗体－酶标抗原复合物，经 B/F 分离，在免疫复合物中加入底物进行酶促发光，其发光量与待测标本中抗体含量成正比。

（3）固相抗原竞争法：该法常用于多肽类小分子抗原的测定，用已知固相抗原和待测标本的相应抗原与一定量的酶标记抗体发生竞争性结合反应，反应平衡后经 B/F 分离，固相抗原与酶标抗体形成复合物被留下来，通过加入底物进行酶促发光反应，其发光量与待测标本中抗原含量成反比。

2. 游离和结合部分分离　这是将游离酶标记物和酶标记物免疫复合物进行分离的过程，常用分离技术如下。

（1）磁颗粒分离法：用抗原或抗体包被的磁颗粒与标本中相应抗原或抗体和酶标的抗体或抗原通过一定模式的免疫学反应后，最终通过磁场将结合酶标记物免疫复合物和游离酶标记物进行分离的技术。

（2）微粒子捕获法：与磁颗粒分离法所不同的是所用颗粒是无磁性的微粒子作为抗体或抗原的包被载体，然后用纤维膜柱子将结合状态和游离状态的酶标记物进行分离。

（3）包被珠分离法：用聚苯乙烯等实验材料制成小珠，在小珠上包被抗原或抗体，经抗原抗体反应后，将结合状态和游离状态的酶标记物进行分离。

（4）固相分离：主要是应用在板式或管式的化学发光免疫分析中，捕获抗体被包被在固相的微孔板或塑料管底，通过免疫反应，使免疫复合物（B）固相化，通过洗涤，达到与游离物（F）分离的目的。目前板式化学发光免疫分析系统即采用此方法。

3. 酶促发光反应及检测　以荧光酶免疫分析为例，加入底物 4－MUP，酶标抗体上 ALP 将 4－MUP 分解，脱磷酸根基团后形成 4－甲基伞形酮（4－MU），它在 360nm 激发光的照射下，发出 448nm 的荧光，经荧光读数仪记录，放大，最后根据标准曲线由电脑计算出所测物质的含量。

（三）方法学评价

1. 灵敏度高　经过酶和发光两级放大，并加入发光增强剂以提高敏感度和发光稳定性，故方法学灵敏度较高。

2. 非特异性本底的问题　酶标抗体或酶标抗原因非特异性吸附而易造成较高本底，实验评价时应引起注意。

3. 非特异性酶的影响　血清中其他来源的过氧化物酶类物质由于洗涤不够彻底，易产生非特异性酶化学发光反应，影响测定结果。

二、直接化学发光免疫分析

（一）原理

直接化学发光免疫分析（chemiluminescence immunoassay，CLIA）是用化学发光剂（吖啶酯）直接标记的抗原或抗体与待测标本中相应抗体或抗原、磁颗粒性的抗原或抗体反应，通过磁场把结合状态（B）和游离状态（F）的化学发光剂标记物分离开来，然后在结合状态（B）部分中加入发光促进剂（氧化剂 H_2O_2 和 pH 纠正液 NaOH），在碱性环境中，吖啶酯即可产生分解、发光，由集光器和光电倍增管接收，根据分光光度计测定值，由标准曲线分析待测物质的存在情况或含量，即通过对结合状态（B）发光强度的检测进行定量或定性检测（图 28－8）。

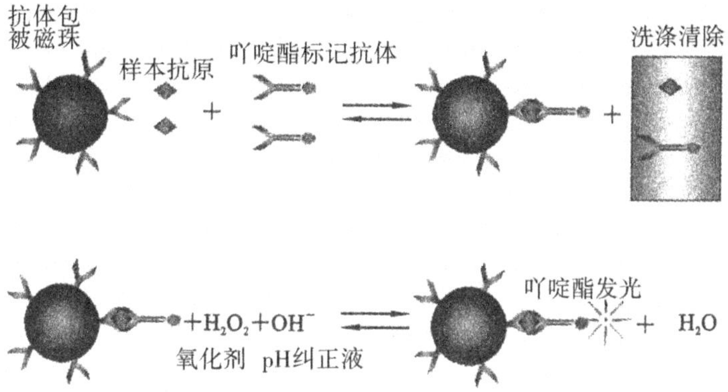

图 28－8　直接化学发光免疫分析反应原理示意图

（二）技术要点

化学发光免疫分析的技术要点包括抗原抗体反应、标记物游离部分和结合部分分离、直接发光反应及检测等三部分。

1. 抗原抗体反应　抗原抗体反应类型同发光酶免疫测定技术，主要也有双抗体夹心法、双抗原夹心法和固相抗原竞争法等三种主要模式。现以双抗体夹心法为例，将包被单克隆抗体的磁颗粒和待测标本加入到反应管中，标本中待测抗原与磁颗粒上抗体结合，再加上吖啶酯标记抗体，经过温育，形成磁颗粒抗体－抗原－吖啶酯标记抗体复合物。

2. 游离和结合部分的分离　常用磁颗粒分离技术，在电磁场中进行 2～3 次洗涤后，很快地将未结合的多余抗原和吖啶酯标记抗体洗去，而磁颗粒抗体－抗原－吖啶酯标记抗体复合物和磁颗粒抗体留下。

3. 化学发光反应　经过洗涤的磁性颗粒中，加入 pH 纠正液（NaOH）使其呈碱性，然后加入氧化剂（H_2O_2），这时吖啶酯在不需要催化剂的情况下分解并发光，由集光器进行接收，经光电倍增管放大作用，记录 1s 内所产生的光子能，这部分光的积分与被测抗原含量成正比，根据标准曲线，仪器可以自动计算出其抗原含量。

（三）方法学评价

（1）吖啶酯作为标记物的优点是其低背景噪音、化学反应简单、快速而无催化剂。

（2）吖啶酯用作标记物时，其与大分子的结合并未减少所产生的光量，从而增加灵敏度，灵敏度可达 10^{-15}g/mL。

（3）吖啶酯标记试剂有效期长，可达一年。

（4）固相分离剂为极为幼细的磁粉，除增大包被面积，加快反应外，亦同时使清洗及分离更简易、快捷。

三、电化学发光免疫分析

（一）原理

电化学发光免疫分析（electrochemiluminescence immunoassay，ECLI）是电化学发光

(ECL) 和免疫测定相结合的产物。它的标记物的发光原理与一般化学发光 (CL) 不同，是一种在电极表面由电化学引发的特异性化学发光反应，实际上包括了电化学和化学发光两个过程。ECL 与 CL 的差异在于 ECL 是电启动发光反应，而 CL 是通过化合物混合启动发光反应。用化学发光剂三联吡啶钌 $[Ru(bpy)_3]^{3+}$ 标记抗体，通过抗原抗体反应和磁颗粒分离技术，根据三联吡啶钌在电极上发出的光强度的大小对待测的抗原或抗体进行定量或定性 (图 28-9)。

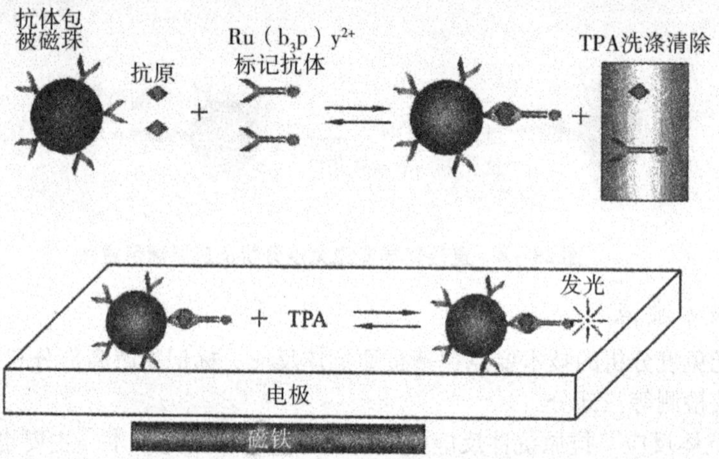

图 28-9　电化学发光免疫分析技术反应原理 (双抗体夹心法) 示意图

(二) 技术要点

电化学发光免疫分析的技术要点也包括抗原抗体反应、标记物游离部分和结合部分分离、电化学发光反应及检测等三部分。

1. 抗原抗体反应　抗原抗体反应类型同发光酶免疫测定技术，主要有双抗体夹心法、双抗原夹心法和固相抗原竞争法等三种主要模式。现以双抗体夹心法为例，三联吡啶钌标记抗体和生物素标记抗体与待测标本同时加入一个反应杯中孵育反应，然后加入链霉亲和素包被磁珠，再次孵育，使生物素通过与亲和素的结合将磁珠、抗体连接为一体，形成双抗体夹心物即 $[Ru(bpy)_3]^{2+}$ -抗体-抗原-抗体-生物素-链霉亲和素-磁珠复合体。

2. 游离和结合部分的分离　常用磁颗粒分离技术，蠕动泵将形成的双抗体夹心物吸入流动测量室，此时，磁珠被工作电极下面的磁铁吸附于电极表面。同时，游离的抗体 (与生物素结合的和与 $[Ru(bpy)_3]^{2+}$ 结合的抗体也被吸出测量室。

3. 电化学发光反应　蠕动泵加入含三丙胺 (TPA) 的缓冲液，同时电极加电压，启动 ECL 反应过程。该过程在电极表面周而复始地进行，产生许多光子，光电倍增管检测光强度，光强度与 $[Ru(bpy)_3]^{2+}$ 的浓度呈线性关系，根据标准曲线算出待测抗原的含量。最后，终止电压，移开磁珠，加入清洗液冲洗流动测量室，准备下一个样品测定。

(三) 方法学评价

(1) 标记物的再循环利用，使发光强度更高、时间更长、易于测定。

(2) 具有的特点：灵敏度高，可达 pg/mL 水平；线性范围宽；反应时间短；试剂稳定好等。

四、氧途径发光免疫分析

氧途径发光免疫分析（luminescent oxygen channeling immunoassay，LOCI）为一种均相化学发光检测技术。它以独特的能量传递机制和化学发光原理，实现了均相、一步、免清洗和高通量检测，并且具有高灵敏度和高特异性的特点。该技术最初由 Ullman 等在 1994 年首次报道。我国科研工作者在学习国外技术的基础上，对该技术从试剂到设备进行了进一步改良，开发了拥有自主知识产权的光激化学发光系统（light initiated chemiluminescence assay，LICA）。

（一）原理

LOCI 检测非竞争法原理类似 ELISA，而竞争法类似放射免疫分析法。以双抗体夹心法为例，参与免疫反应的一个生物素化抗体与链霉亲和素包被感光珠（sensibead）连接，另一个抗体上包被了发光珠（chemibead），感光珠在波长 680nm 激发光照射下，使周围氧分子激发变成单线态氧，后者扩散至发光珠并传递能量，发光珠发射 520～620nm 荧光信号并被单光子计数器探测。此过程中，单线态氧半衰期只有 4μs，在反应体系中只能扩散大约 200nm。因此，只有结合态发光珠才能获得单线态氧的能量并发光；非结合态发光珠由于相距较远，无法获得能量而不发光（图 28－10）。

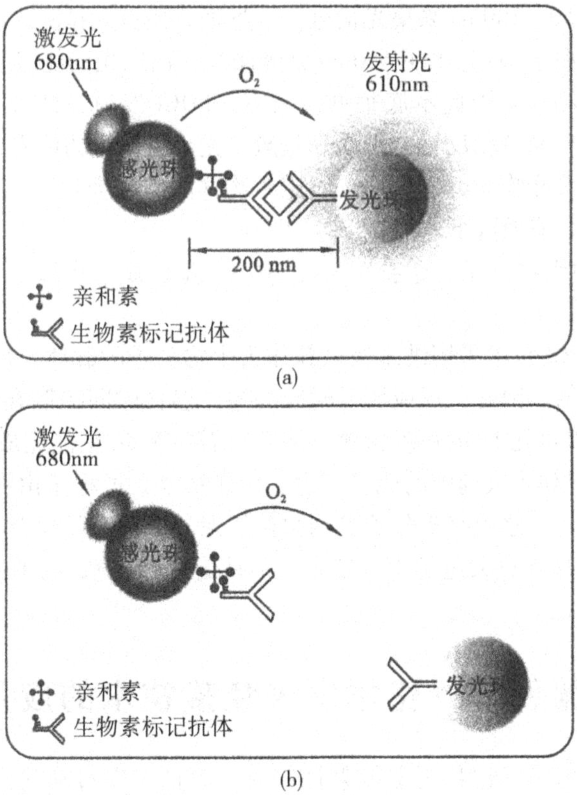

图 28－10　LOCI 检测原理示意图

（二）技术要点

氧途径发光免疫分析技术要点包括抗原抗体反应、发光信号检测两步。

1. 抗原抗体反应　分非竞争法和竞争法两类。非竞争法以双抗体夹心法常用。反应分两步进行，第一步是链霉亲和素包被感光珠（sensibead）连接的生物素化抗体与待检标本一起温育一定时间，然后加入包被抗体的发光珠。最后形成感光珠－链霉素和素－生物素－抗体＋待测抗原＋抗体－发光珠。反应结束后，加入增强液，调整反应液 pH，待测。

2. 发光反应　该方法属于均相免疫分析，无需进行 B/F 分离，待反应结束时，测定发光值，并将数据用化学发光检测仪定量软件进行定量分析。

（三）方法学评价

（1）高灵敏度：光信号的产生是逐级放大的化学反应的结果。感光微粒富含感光化物，在 680nm 激发光照射后，每个微粒每秒会释放出 60 000 个离子氧，离子氧作用于发微粒中的二甲基噻吩衍生物产生大量的紫外光，由此完成第二级放大。紫外光激发镧系素，最后由包埋在发光微粒中的镧系元素释放光能从而完成第三级放大过程。这样三级度递增的放大过程将 LOCI 的实际检测能力提高至 10^{-15}摩尔（femtomole）水平。

（2）均相反应模式，无需进行 B/F 分离，反应时间短。

（3）低本底：形成低本底的三个原因如下。第一，由于绝大部分的天然荧光的寿命，于 100ns，而发光微粒的稳定发光时间超过 1s，因此我们采取时间分辨模式采集光信号，也就是在激光器关闭后 50～100ms 采集光信号。这种模式能有效排除来自样本的非特异性背景荧光的干扰。第二，由于 LOCI 采用 680nm 红光激发，而红光的能级几乎不可能激发生物样品或微孔板中的荧光物质，因此本底很低。第三，LOCI 发射光的波长比激发光的波长短，能量更高。与荧光产生原理相反，荧光原理是激发光为高能量的而发射光为低能量的。由于生物体内富有天然的荧光物质，用荧光法测定生物样品本底会较高，而 LOCI 检测反其道而行之，采用低进高出，有效降低本底。

（4）可实现多种生物分子，包括 DNA、RNA、蛋白质、多肽、碳水化合物等多种大、小分子的测定。

（5）高通量：LOCI 技术采用纳米级微粒作为生物分子的载体，反应表面积比微孔板或微米级载体提高数十倍。因此，反应所需时间缩短，温育时间控制在十几分钟至半小时内。高通量 LOCI 分析仪以每孔 1s 的速度检测，通常只需要 5min 就能完成 288 个检测。

（6）稳定性好：LOCI 试剂中的能量产生、传递和放大过程是由微粒中的有机分子和溶液中的离子氧来完成的。感光有机分子受到微粒的保护，它的环境十分稳定和安全。整个能量（光）的产生、传递和放大过程十分稳定，不易受到 pH 值、离子强度和温度的影响。

（高政聪）

第四节　化学发光免疫技术的应用

化学发光免疫技术因标记物为非放射性物质，而且实现自动化，具有快速、简便、灵敏、特异等特点。与其他标记免疫分析技术比较，主要有以下特点。

1. 灵敏度高，特异性强　化学发光免疫测定可以实现纳克甚至皮克水平物质的定量检测。单克隆抗体制备技术的不断完善，为方法的特异性提供良好保证。

2. 线性范围　宽化学发光免疫测定线性范围较宽，可满足 $10^3 \sim 10^6$ 数量级内的定量检测。保证了临床检测中的简便性，避免了实验中的稀释误差。

3. 标记物稳定、试剂有效期较长　化学发光免疫测定试剂较稳定，无放射性污染，试剂有效期一般可达 1 年以上，方便了临床应用。

4. 自动化程度高、检测项目多　随着机器制造技术和计算机技术的发展，大多化学发光免疫测定实现了自动化检测，方便了临床应用，大大提高了实验的精密度和稳定性。目前化学发光免疫测定技术提供的检测菜单涵盖了如甲状腺激素、性激素、垂体激素、肿瘤标志物、感染性疾病、心肌损伤标志物、治疗药物、营养剂代谢物质等各种抗原、抗体和半抗原。具体如下。

（1）甲状腺激素及相关蛋白：T_3、T_4、TU、hTSH、FT_4、FT_3、抗 TPO、甲状腺球蛋白、抗甲状腺球蛋白抗体。

（2）生殖激素类：β－HCG、催乳素、促卵泡激素、促黄体激素、孕酮、雌二醇、非联合雌三醇、甲胎蛋白、睾丸酮、硫酸脱氢异雄酮。

（3）肾上腺和垂体激素：醛固酮、皮质醇、尿皮质醇、人生长激素、甲状旁腺素、促肾上腺皮质激素。

（4）贫血相关因子：维生素 B_{12}、叶酸、红细胞叶酸、铁蛋白。

（5）肿瘤标记物：AFP、CEA、PSA、fPSA、CA19－9、CA125、CA15－3、CA24－2、HE4 等。

（6）感染性疾病：衣原体抗原、衣原体抗原确认、弓形体 IgG 抗体、弓形体 IgM 抗体、风疹病毒 IgG 抗体、风疹病毒 IgM 抗体、巨细胞病毒 IgG 抗体、巨细胞病毒 IgM 抗体、甲型肝炎抗体、乙型肝炎抗原抗体、丙型肝炎抗体、HIV 抗体等。

（7）糖尿病：胰岛素、血清 C－肽等。

（8）心血管系统：肌酸激酶（CK）、肌酸激酶同工酶（CK－MB）、肌红蛋白、肌钙蛋白、BNP（pro－NT－BNP）等。

（9）病毒标记物：HBsAg、抗 HBs、抗 HBc、HBeAg、抗 HBe、抗 HIV－1/2、抗 HCV 等。

（10）骨代谢：骨胶原酶、脱氧吡啶啉。

（11）过敏性疾病：IgE。

（12）治疗药物监测：茶碱、地高辛、环孢素、巴比妥等。

（高政聪）

第五节　免疫浊度技术

一、免疫浊度法基本原理

免疫浊度法是可溶性抗原、抗体在液相中特异结合，产生一定大小的复合物，形成光的折射或吸收，测定这种折射或吸收后的透射光或散射光作为计算单位。

二、免疫比浊法的特点

（1）自动化免疫分析稳定性好，敏感性高、精确度高（CV＜5%），干扰因素少，结果判断更加客观、准确，也便于进行室内及室间质量控制。

（2）自动化免疫分析快速、简便，结果回报时间短，便于及时将各种信息向临床反馈，又可节约大量人力、物力，利于大批量样品的处理。

（3）自动化免疫分析能更好地避免标本之间的污染及标本对人的污染。

（4）自动化免疫分析可利用多道计数器、测光仪，同一份样品同时测定几十种和临床有关的分析项目，血清用量少，具有明显的应用优势。

三、免疫浊度法分类

（一）透射光免疫浊度法

透射光免疫浊度法是个极简便的方法，测定方式是测定入射光因反射、吸收或散射后的衰减，读数以吸收光单位（A）或 OD 表示，这种 A 值反映了入射光和透射光的比率。

（二）散射比浊法

散射比浊法应用越来越多，且有替代其他免疫定量法的趋势。散射比浊的原理是根据雷利（rayleigh）公式提出的，当复合物较小时，呈全透射，透射与散射相当。当复合物大于入射光波的 1/20 时，形成不对称前向散射，在 90°以前的角度测量散射光皆取得最佳效果，散射光的量代表复合物的量。

（1）终点散射比浊法。

（2）速率散射比浊法。

速率法的灵敏度与特异性都优于终点法，前者的灵敏度比后者高出 3 个数量级之多，但终点法稳定性好。当仪器测定到某一时间单位内形成的速率下降时，即出现速率峰，该峰值的高低，即代表抗原的量。

速率散射比浊法有三大特点：

（1）时间快，一般在 30～60s 就可完成测试。

（2）比较准确，因其测定形成速率，抗原多，速率快。

（3）节省试剂。

（三）粒子强化免疫浊度测定法

粒子强化免疫浊度测定法的基本原理是，选择一种大小适中，均匀一致的胶乳颗粒吸附或交联抗体后，当遇到相应抗原时，则发生聚集，单个胶乳颗粒在入射光波长之内，光线可透过。当两个胶乳颗粒凝聚时，则使透射光减少，这种减少的程度与胶乳凝集成正比，当然也与抗原量成正比。

四、免疫比浊法的临床应用

（一）检测项目

1. 免疫功能监测　免疫球蛋白 G、A、M，免疫球蛋白轻链 κ、λ，补体 C3、C4 测定。

2. 心血管疾病监测　载脂蛋白 A、B，脂蛋白（α），C－反应蛋白等。

3. 炎症状况监测　C－反应蛋白，α－酸性糖蛋白，触珠蛋白，铜蓝蛋白等。

4. 风湿性疾病检测　ASO、RF、CRP。

5. 肾脏功能检测　尿微量白蛋白，α－微球蛋白，β－微球蛋白，转铁蛋白，免疫球蛋白G等。

6. 营养状态监测　白蛋白，前白蛋白，转铁蛋白等。

7. 凝血及出血性疾病的检测　抗凝血酶Ⅲ，转铁蛋白，触珠蛋白等。

8. 血脑屏障监测　脑脊液白蛋白，免疫球蛋白G、A、M。

（二）免疫浊度法测定中应注意的问题

1. 伪浊度的影响　伪浊度形成原因很复杂，主要是抗血清含有非特异性的交叉反应性杂抗体成分；增浊剂浓度和反应时间掌握不当；样品本身的浊度处理不当；试剂的污染和变质；器材尤其是比色杯等不够清洁等因素。

2. 非特异性散射光的影响　免疫浊度法经常受内源性光散射的干扰，为避免这些非特异性光散射的影响，应用透射比浊法时需保证抗体组分在3%以下，散射比浊法需保证在0.5%以下。

3. 钩状效应的影响　钩状效应存在于各种免疫测定方法中，在免疫浊度测定中也十分明显。现在很多仪器已具有检查钩状效应的功能，一经发现便可对样品稀释后复测。当患者症状与检测结果明显不符时，应怀疑其存在。

（高政聪）

第二十九章　流式细胞术

第一节　流式细胞术的基本原理

流式细胞仪主要由光学系统、液流系统、光信号收集系统、电子系统和计算机系统组成，可对液相中单个细胞或微粒体进行高通量、多参数的快速分析。带有分选系统的流式细胞仪还可以通过细胞分选系统，将具有相同光信号特征，即某些特定特征的细胞群体分选出来，以用于下一步培养和研究。

一、流式细胞仪的工作原理

流式细胞仪是以激光作为激发光源，配有一根或多根激光器。待测细胞或微粒在液流系统作用下形成单细胞悬液流，并依次通过流式细胞仪流动池的激光照射区域，与入射的激光束垂直相交。被荧光染色的细胞或微粒在激光的照射下，产生光信号被接收器（光电二极管或光电倍增管）接收并放大，转换为与光强度相关的电信号。电信号经过计算机的存储、处理和分析，以图形形式（如直方图、散点图、密度图或等高图等）直观地显示出细胞的分布情况。

流式细胞仪产生的光信号主要有光散射信号和荧光信号。光散射信号在前向小角度（0.5°~2°）进行检测，称为前向散射（forward scatter，FSC），反映的是细胞体积的大小；90°散射光称为侧向散射（side scatter，SSC），是指与激光束－液流平面垂直的散射光，反映的是细胞内部的复杂程度；荧光（flourescence）信号的接收方向与激光垂直，经过光学系统，形成多个不同波长的荧光信号。这些荧光信号的密度代表了所测细胞膜表面抗原的强度以及其细胞内部抗原或核内物质的浓度。

带有分选的流式细胞仪可以通过分选系统，将具有相同特性的细胞筛选出来。通常采用电荷式细胞分选的原理。在分选过程中，液流高频振荡使液流断裂为大小均匀的液滴，液滴在喷嘴下与液流分离，若此时瞬间加压，带正电荷和负电荷的液滴就可以经过电场作用而发生偏转，将目的细胞分离出来。当一个细胞颗粒的信号符合分选标准时，含有该颗粒的液滴从液流断离，液流就会瞬间加电，带电液滴通过两个电偏转板，在电场中静电的吸引和排斥作用下，使每一个带电液滴向左侧或右侧偏转，偏转方向由液滴的电荷极性决定，最终含有分选细胞的带电液滴偏转进入下面的细胞收集管中，而不带电荷的液滴不受电场作用，可以沿着液流中心方向排到废液桶中。如果带有分选器的流式细胞仪配有微孔板单克隆细胞分选功能，即可以使用微孔板作为细胞接收装置，以单细胞分选模式将细胞一个一个地分选到每个孔中。

二、流式细胞仪的结构和组成

（一）光学系统

流式细胞仪光学系统主要由激光器、光束形成系统和光信号收集系统组成。

1. 激光和激光器　激光是一种单波长相干光源，具有高强度、高稳定性、小散射角等特点，它在单位面积、单位立体角内输出功率大，易于聚焦，因此可用于分析快速通过的带有微弱荧光的细胞。激光是流式细胞仪的首选光源。

流式细胞仪激光器主要有氩离子激光器、氦氖激光器、可见紫外激光器。氩离子激光器激发光波长为488nm；氦氖激光器激发光波长为633nm；可见紫外激光器激发光波长为355nm或405nm。氩离子激光器是目前流式细胞仪中最常用的光源，不同染料（FITC、PE、PerCP）在氩离子激光器激发下可以产生不同波长的荧光，而多激光器的应用，扩大了被检荧光素的种类和范围；多激光器同时激发，实现了同时多色分析的目的。新型流式细胞仪可以同时使用3根或3根以上的激光器，实现10色以上的多色分析。

2. 激光光束形成系统　激光光束在到达流动室前，需经过透射镜将其聚焦，形成椭圆形或圆形光斑，以便将激光能量准确聚焦在细胞照射区。在多激光流式细胞仪上，每根激光以同样的方式聚焦在样本液流上，只是空间位置不同，细胞按顺序通过每个激光光斑。

（二）液流系统

液流系统由样本和鞘液组成。利用鞘液和系统压力将样本细胞以单细胞悬液的形式依次运输到测量区域，并使细胞逐个通过激光光斑中央接受检测。鞘液通常为与待测细胞等渗的溶液（如磷酸盐缓冲液）。

（三）光信号收集系统

流式细胞仪中的光信号系统包含一系列光学元件，如透镜、光栅、滤片等。细胞受激发光激发后，产生散射光和荧光信号，由光信号收集系统在激光检测区收集信号，并将不同波长的光信号传递给相应的检测器，即光电二极管或光电倍增管，达到对光信号检测的目的。

流式细胞仪的滤光片主要有三种：带通滤片、长通滤片和短通滤片。长通滤片允许长于设定波长的光通过；短通滤片允许短于设定波长的光通过，而设定波长以上的光不能通过；带通滤片只允许一定波长范围内的光通过，其他波长的光不能通过。一般在光路上使用短通滤片或长通滤片将不同波长的光信号引导到相应的检测器上，而在检测器前加一个带通滤片，以保证检测器只能检测到相应波段的光信号，避免其他光信号的干扰。

（四）电子系统

电子系统主要有三种功能：①将光信号转换成电信号；②分析所输出的电信号，以脉冲高度、宽度和积分面积显示；③量化信号，并将其传输到计算机。

光电检测器是将光信号转换成电信号的一种装置。流式细胞仪常用的光电检测器为硅晶光电二极管和光电倍增管。光电倍增管在光线较弱时有很好的稳定性，而光线强时，光电二极管比光电倍增管稳定，因此流式细胞仪在检测前向散射光时通常使用光电二极管，在检测荧光与侧向散射光时，由于信号弱，多采用光电倍增管，以增加检测器灵敏度。

光电倍增管上加有一定的电压，以控制产生足够量的电子信号。改变光电倍增管的电压，可以控制由光信号产生适量的电子信号，而产生的电子信号与光电倍增管接受的光信号呈比例关系，因此既可以收集较高强度的信号，也可以收集较低强度的信号。

光电二极管或光电倍增管输出的电信号需要经过放大处理。信号的放大处理可以是线性的，也可以是对数的。线性放大是指放大器的输出与输入呈线性关系，输入增大一倍，输出也增加一倍。其适用于变化较小的信号，或代表生物学线性过程的信号。散射光测量时通常使用线性放大，DNA 含量测定也使用线性放大；对数放大器是指信号输出与输入呈对数关系的放大器，如原来输出为 1，当输入增大到原来的 10 倍时，输出是 2；当输出又增大 10 倍时，输出为 3，以此类推。对数放大器适用于信号变化较大时使用。

荧光通常较为微弱，因此荧光测量常使用对数放大。在一个实验体系中，有的细胞虽然未被染色但存在自发荧光，为阴性群体；被染上荧光染料的细胞特异性荧光可能比自发荧光强数倍到数十倍，为阳性群体；有时还会有一些被染色的细胞，其荧光强度比自发荧光高数百倍的强阳性群体，如果使用线性方法，以上三个群体的荧光很难同时显示，若使用对数放大，则可以同时分辨出这些荧光强度差异比较大的三个或更多群体。此外，在使用对数放大器时，被染色的细胞群体有趋于正态分布的趋势，有利于不同亚群间的分界点的界定，便于分析和分选。

荧光信号的面积是采用荧光光通量进行积分而获得的数值。对于 DNA 倍体检测采用荧光脉冲的面积。形状差异较大而 DNA 含量相等的两个细胞得到的荧光脉冲高度是不同的，经过对荧光信号积分后，得到的信号值相等。

（五）数据的存储、显示与分析系统

流式细胞仪中，数据采用列表格式存储，其可以保留完整的细胞检测信息，并节约大量内存和磁盘空间，但是数据文件缺乏直观性。为便于观察和分析，流式细胞术对数据的显示通常采用一维直方图、二维散点图、等高线图、密度图等。

1. 单参数直方图　细胞的每一个单参数的测量数据都可以以直方图方式显示，如图 29－1，横坐标表示荧光信号或散射光信号的相对强度，单位是通道数（channel），通道数与光强度之间的关系可以是线性关系，也可以是对数关系；纵坐标代表该通道内所出现的具有相同光信号特征细胞的频度，一般是相对细胞数，而不是绝对细胞数。

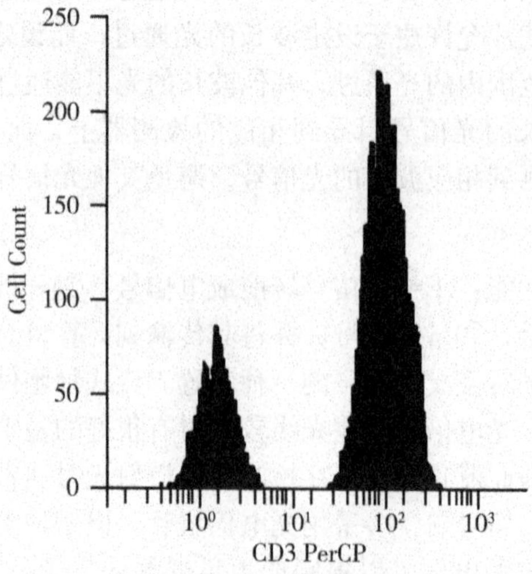

图 29－1　单参数直方图

直方图一般用间距门来确定目标细胞，采用阳性细胞百分率作为检测值，但是如果要比较不同细胞群的荧光强度，则需要使用平均荧光强度或中值作为检测值。大量细胞的平均荧光强度更能体现细胞总体的平均状况，但是，若细胞上的荧光强度为非正态分布，则采用中值更能说明问题。

总之，单参数分析只能表达具有同一特征细胞的数量及其荧光表达的强度，对于复杂的表型分析，单参数分析结果的准确性会受到较多因素的干扰。

2. 多参数分析

（1）二维散点图：对两个以上参数进行分析时，其表达方式主要为散点图，横轴和纵轴分别代表细胞的两个测量参数，根据这两个测量参数，就可以确定细胞在双参数散点图中的位置。若检测的是细胞物理参数，通常使用线性信号（图 29－2（a））；若检测的参数是荧光时，通常使用对数信号（图 29－2（b）），每一个点代表一个细胞，通常采用十字门进行区分，检测时可以清晰地看到每一个区域的细胞表达。

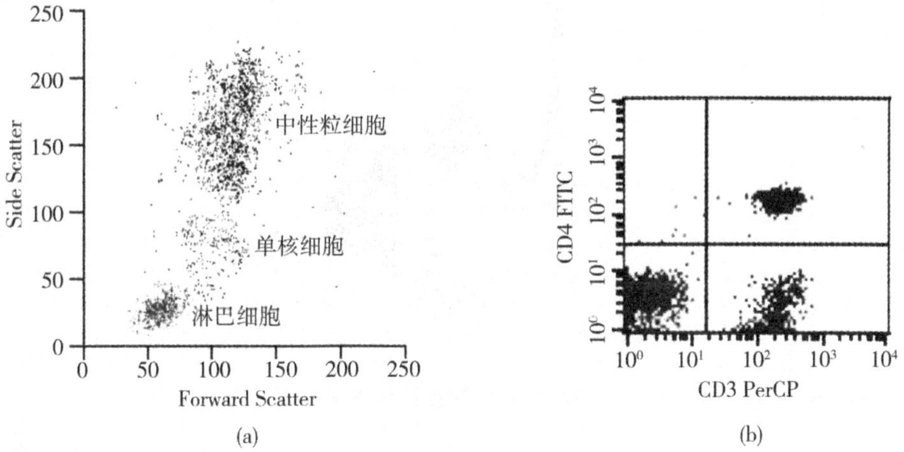

图 29－2　双参数散点图

（a）横轴代表 SSC 的强度，纵轴代表 FSC 的强度。具有相同细胞特征的淋巴细胞、单核细胞和中性粒细胞形成三个独立的细胞群，其中每一个点均具有 FSC 和 SSC 的参数值

（b）横轴代表 CD3－PerCP 的荧光强度，纵轴代表 CD4－FITC 的荧光强度

（2）二维等高线图与密度图：二维等高线图是一种可以同时表达检测参数和细胞频度的方式，类似于地图中的等高线。将代表相同细胞数目的点依次连接起来，里面的曲线代表的细胞数目多，因此等高线密集的地方代表细胞数目变化最快的地方（图 29－3）。不同等高线之间的距离可以是等间距的，也可以是对数间距。前者适用于细胞数目变化不大的情况，有利于观察细节；后者适用于细胞数目变化较大的情况，便于掌握整体。此外，若在等高线间加入颜色，看起来更为直观。二维密度图则根据细胞分布的密度大小，细胞密度大的地方点的密度大，细胞密度小的地方点的密度小，使数据显示直观。

（3）假三维图：在二维参数的基础上以细胞数目为 Z 轴，显示立体二维细胞分布。

（4）三维图：任选三个参数构成三维图，见图 29－4。在三维空间中，每一群细胞各处于独立的空间位置。三维图对复杂的细胞亚群分析更为直观、准确，但对其数据统计复杂。

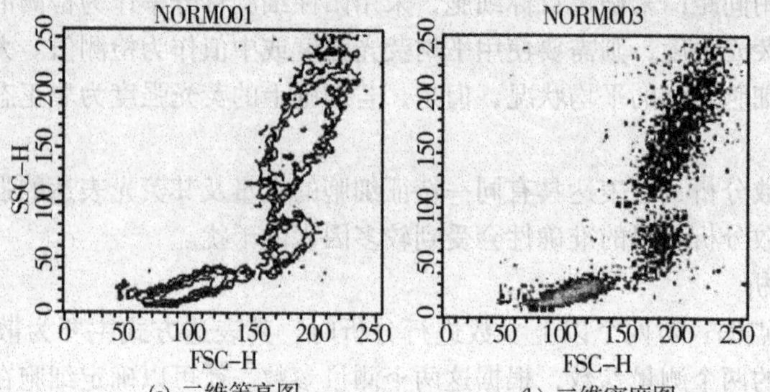

(a) 二维等高图　　(b) 二维密度图

图 29－3　二维等高图和二维密度图

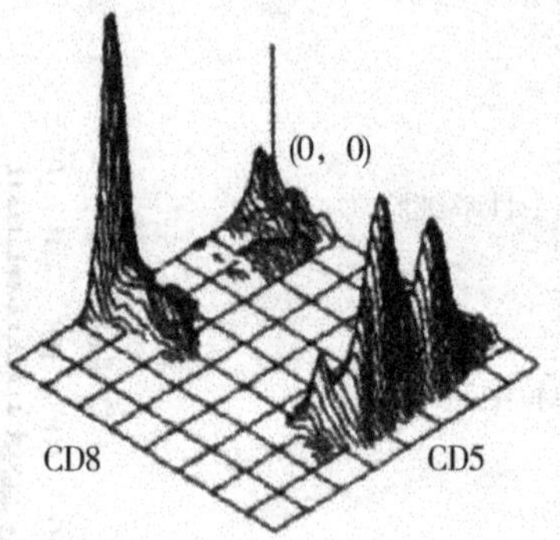

图 29－4　三参数直方图

（祝　辉）

第二节　流式细胞术的技术要点

流式细胞术的技术要点主要包括样本制备、荧光染料的选择、各种对照的设置以及质量控制等。

一、样本制备与保存

理论上任何动物组织、血液、骨髓、各种体液和灌洗液均可以作为流式细胞术分析的标本。

（一）血液和骨髓

1. 抗凝剂的选择　血液标本通常使用乙二胺四乙酸（EDTA）、葡萄糖枸橼酸（ACD）或肝素抗凝。EDTA 抗凝标本可以稳定 48h；而 ACD 和肝素抗凝标本在 72h 内是稳定的，但是在进行流式细胞术检测前应对细胞形态进行涂片观察。

骨髓标本首选肝素抗凝，不推荐使用 ACD 抗凝，可以使用 EDTA，但是标本应在 24h 内处理。

2. 处理方法 血液是天然的单细胞悬液，一般不需要特殊处理。对外周血进行流式分析时，通常采用全血标记的方法。为了避免细胞丢失，不推荐使用淋巴细胞分离液分离单个核细胞；单纯分析白细胞时，需用红细胞裂解液溶解红细胞。

3. 保存方法 抽取的标本应置于室温保存，并于12h内处理；若标本不能及时处理，放置时间超过24h，应置于4℃冰箱中保存。

（二）体液

1. 抗凝剂的选择 体液标本通常使用肝素抗凝。

2. 处理方法 新鲜采集的体液标本，1 000～1 500in 离心5min，弃上清，加入含有0.1%小牛血清的磷酸盐缓冲液，离心洗涤5min，弃上清，加入适量PBS溶液；如有细小沉淀，则用300目尼龙网过滤备用。

3. 保存方法 体液标本应置于室温保存，12h内处理；若标本不能及时处理，则置于4℃冰箱保存，时间不超过24h。

（三）组织细胞

1. 处理方法 将实体组织分散为单个细胞的方法主要有四种：机械法、酶处理法、化学试剂法和表面活性剂处理法。流式细胞仪免疫分析，多采用机械法，以保持细胞抗原的生物学活性。

2. 保存方法 新鲜标本置于生理盐水或PBS中，如红细胞较多，则加入少量肝素。12h内处理标本可置于室温条件；如不能及时处理，可将标本储存于4℃冰箱中，但是不能超过48h。

（四）培养细胞

1. 处理方法 对于贴壁生长细胞，通常采用胰蛋白酶消化与机械吹打相结合的方法。离心去除培养液，并用磷酸盐缓冲液（PBS）或生理盐水洗涤后，制备成单细胞悬液；若为悬浮培养细胞，则不需要特殊处理。

2. 保存方法 同组织细胞。

二、荧光染色

（一）免疫荧光染色

免疫荧光染色是免疫标志物分析的关键步骤，主要包括直接免疫荧光染色法和间接免疫荧光染色法。

直接免疫荧光染色法是将标记有荧光素的特异性单克隆抗体直接与待测细胞进行抗原抗体结合反应。该方法操作简单、背景荧光低、信噪比高，可同时标记多种荧光抗体，是流式细胞术常用的染色方法。

间接免疫荧光染色是待测标本与无荧光素标记的特异性抗体进行抗原抗体结合反应后，再加入荧光标记的抗第一抗体的抗抗体。该方法烦琐、背景高、不能同时标记多种抗体，因此，此种方法目前在临床上不再应用。但是，在科研中需要研究一些新的抗原，而这些抗原可能无直接标记的特异性抗体，此时只能采用间接标记的方法。下面主要介绍直接免疫荧光染色法在临床上的应用。

根据同时加入荧光单克隆抗体的种类不同，将直接免疫荧光染色方法分为单色和多色免疫荧光染色法。单色免疫荧光染色法即在待测的标本中仅加入一种荧光素标记的单克隆抗体的免疫荧光染色方法，该方法只能检测一种抗原，往往不能满足临床检测的需要；多色免疫荧光染色法即用两种及以上不同荧光标记的荧光抗体同时与细胞上相应的抗原反应的染色方法，这种方法是目前流式细胞术荧光免疫染色的主流方法，可以同时检测同一细胞上多种抗原的表达及变化情况，有效节约了抗体和标本使用量，同时可获得更多的信息。

（二）非免疫荧光染色或核酸荧光染色

在进行细胞周期和 DNA 倍体分析试验时，常用的荧光染料为碘化丙锭（PI）、DRAQ5 和 Hoechst 33342 等。进行 DNA 倍体分析时，若检测对象为细胞，则首先要固定或透膜，使染料能够进入细胞内。有些染料既和 DNA 双链结合，又和 RNA 双链结合，后者要借助 RNase 将其降解。最常用的 DNA 倍体分析染料是 PI，而 DRAQ5 和 Hoechst 33342 虽然可以对活细胞染色，能够同时标记其他抗原，便于对不同群体分别进行分析，但是，DRAQ5 价格较贵，而 Hoechst 33342 需要紫外光激发，因此后两者在应用中受到一定限制。

三、荧光素和荧光抗体的选择

（一）荧光素

用于标记抗体的荧光素应满足以下要求：具有较高的光子产量；对激发光有较强的吸收；激发光谱与发射光谱之间距离要大；易与被标记的抗原、抗体或其他生物物质结合而不影响被标记物的特异性；稳定性好，不易受光、温度、标本抗凝剂和固定剂等影响。目前流式细胞仪常用的有四种不同波长的激发光：633 ~ 640nm、488nm、405nm 和 375nm，用于 FCM 的荧光素可以按照激发光波长的不同进行简单分类。

常用荧光素的主要特点如下：

1. 激发波长为 488nm 的荧光素

（1）异硫氰酸荧光素（fluorescein isothiocyanate，FITC）：最常用的荧光探针。激发后发出绿色荧光，最大发射波长为 525nm，其标记的抗体适用于所有配有 488nm 氩离子激光器的流式细胞仪，在 FL1 通道检测，荧光强度易受到 pH 影响，pH 降低时其荧光强度减弱。

（2）藻红蛋白（phycoerythrin，PE）：是一种理想的荧光探针，最大发射波长为 575nm，其标记的抗体适用于所有配备有 488nm 氩离子激光器的流式细胞仪，在 FL2 通道检测，光量子产量高，常用于标记表达比例低或强度弱的抗原。缺点是荧光容易淬灭。

（3）多甲藻叶绿素蛋白（peridinin chlorophy Ⅱ protein，PerCP）：最大发射波长为 677nm。可以与 FITC 和 PE 搭配，荧光光谱重叠少，对髓细胞的特异性结合少，但是量子产量低，适用于较高表达抗原的检测。

（4）碘化丙锭（propidium iodide，PI）：常用的嵌入性荧光染料，主要是对 DNA 染色，最大发射波长为 617nm，大部分仪器是在 FL2 或 FL3 通道检测，不能通过活细胞膜对核酸染色，可用于鉴定活细胞和死细胞；对活细胞染色需要对细胞膜打孔，以便染料进入细胞内。

（5）放线菌素 D（7 - ADD）：最大发射波长为 647nm，大部分仪器是在 FL3 通道检测，可用于鉴别活细胞和死细胞。

2. 激发波长为 633nm 左右的荧光素

（1）别藻蓝蛋白（allophycocyanin，APC）：最大发射波长为 660nm，一般在流式细胞仪的 FL4 通道检测，其标记的抗体适用于所有配有氦氖激光器的流式细胞仪。

（2）Alexa Fluor 647：最大发射波长为 668nm，一般在流式细胞仪的 FL4 通道检测，光稳定性好，不易淬灭，适宜的 pH 范围大，可替代 APC 和 Cy5。

（3）碳花青素（Carbocyanin，Cy5）：最大发射波长为 670nm，一般在流式细胞仪 FL4 通道检测，为小分子染料，荧光强度低于 APC；与单核细胞和粒细胞的非特异性结合多，易出现假阳性结果。

3. 激发光为 405nm 的荧光素

（1）Pacific Blue：最大发射波长为 455nm，UV 激发，产生的荧光信号较强。

（2）Alexa Fluor 405：最大发射波长为 405nm，UV 激发，荧光弱，适用于强表达抗原的检测。

（3）Pacific Orange：最大发射波长为 551nm，UV 激发，荧光弱，适用于表达量丰富的抗原检测，由于发射波长长，可以与 Pacific Blue 同时标记。

（4）Horizon V450：最大发射波长为 448nm，UV 激发，V450 标记的抗体的平均荧光强度和信噪比优于 Pacific Blue。

（5）Horizon V500：最大发射波长为 500nm，UV 激发，V500 比 Pacific Orange 更强，而且与其他荧光素光谱重叠更少；更加稳定，不受标本抗凝剂、固定剂的影响。

4. 激发光为 375nm 的荧光素

（1）bisBenzimide H 33342（Hoechst 33342）：最大发射波长为 465nm，UV 激发，以非嵌入方式与 DNA 链上的 A－T 碱基对特异性结合，UV 激发下发出蓝色荧光，对活细胞染色，不需在膜上打孔；虽然 Hoechst 33342 是 DNA 定量特异性最好的染料，但由于活细胞可以通过钙离子通道将荧光染料泵出胞外而影响染色效果，所以用时需要注意细胞外排作用的干扰。

（2）DAPI：最大发射波长为 458nm，UV 激发，以非嵌入方式与 DNA 链上的 A－T 碱基对特异性结合，UV 激发，发射出蓝色荧光；最大特点是荧光变异小，是一种理想的 DNA 定量和周期分析的荧光染料。

（二）荧光抗体的选择

荧光抗体即荧光染料标记的单克隆抗体。同一种荧光素可以标记不同的单克隆抗体，同一种单克隆抗体也可以被不同的荧光素进行标记。在众多的市售荧光抗体中如何进行选择在流式细胞术中是非常重要的。

1. 荧光素的选择　如前所述，可选用的荧光染料多种多样。首先，应根据仪器配置的激光光源波长决定采用何种荧光素标记的单克隆抗体；其次，在进行多参数检测时，还应考虑荧光染料的发光颜色。

流式细胞仪通常会配备多个荧光信号检测器，可同时检测多种荧光色素。每个荧光检测器只允许一种指定波长的荧光信号进入并被检测，因此，必须选用适当的荧光信号接收器。还要注意使用由同一波长激光的荧光染料，其发射波长不同，才可以用相应检测器接收，达到同时检测的目的。

2. 荧光标记抗体组合　在进行流式细胞仪多色分析时，如果想得到理想的分析结果，就需要选择较好的抗体荧光组合。通常应考虑荧光素的选择原则和影响因素。

（1）选择荧光素的原则：一个特定的抗体，能否区分阴性与阳性，取决于抗体用何种荧光素标记。每种荧光素的光量子释放能力不同，相对荧光强度也不一样，一般用染色指数（staining index，SI）来比较不同荧光标记的光信号强度。染色指数（图 29－5）是阳性信号和阴性信号差异与阴性峰分布宽度比值，是判断该荧光染料辨别弱阳性表达的能力。SI 越大，说明信噪比越高，因此应该寻找 SI 较高的荧光染料，标记表达较弱的信号。

对于特定单克隆抗体，由于使用不同的荧光素标记，其阴性细胞和阳性细胞的 S/N 值（信噪比）可以相差 4～6 倍。通常，荧光信号由强到弱的排列顺序是：PE > APC > PE－Cy5 > PerCP－Cy5.5 > FITC > PerCP。

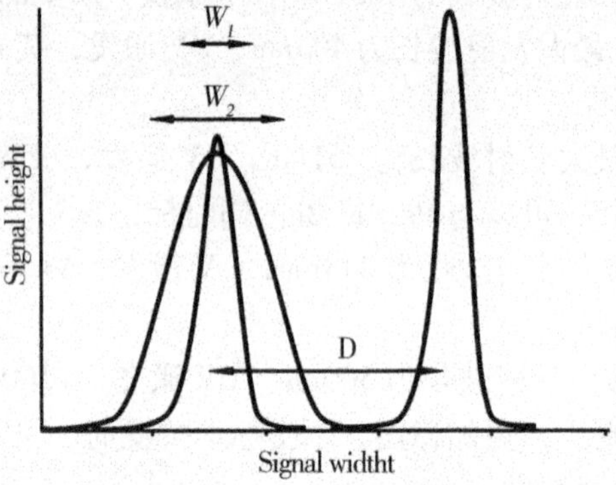

图 29－5　荧光素的染色指数

D：阳性峰值与阴性峰值之间的差别；W：阴性群体的分散度；stain index = D/W

（2）在选择荧光标记抗体时，需要考虑的因素。

1）荧光素标记效率：抗体上标记荧光素的数量（F/P 值）也会影响相对荧光强度，每一个抗体上可以标记几个 FITC 或 Per CP 分子（通常 2～9 个），而 APC 和 PE 的标记量约为每个抗体标记一个荧光分子。FITC 是小相对分子质量化合物，而 PE、Per CP 和 APC 则是相对分子质量较大的荧光蛋白。受荧光标记物的化学性质要求限制，IgM 类抗体通常只用小分子荧光素标记，如 FITC、Texas Red、Cy3 和 Cy5。

2）抗体检测的抗原密度：高表达的抗原几乎可以用任何荧光素标记的抗体检测，而较低表达的抗原则需要用较高 S/N 值的荧光素（如 PE 和 APC）标记的抗体检测，从而达到有效区分阳性细胞和阴性细胞的目的。

3）细胞自发荧光：每个细胞群的自发荧光水平都不同，尽管可以观察到高荧光强度的细胞，但是自发影响在高波长范围里（>600nm）迅速降低。检测自发荧光水平高的细胞时，使用发射波长较长的荧光染料可以得到较好的 S/N 值。如果是自发荧光水平不太高的细胞，那么使用较长波长的激发光激发，对于提高阴性、阳性差别的现象影响不明显，可以使用 FITC 标记的抗体。

4）非特异性结合：有些荧光标记的抗体会表现出低水平的非特异性结合，这会造成阴性细胞的荧光水平增高。这种非特异性结合通常由以下两种因素造成。单克隆抗体的同型对照：一些 IgG 类抗体易于与细胞中的 Fc 受体结合；使用的荧光素：有时 Cy3、Cy5 和 Cy5.5 和 Texas Red 直接标记的抗体，以及某些 tandom 偶联抗体，与某些细胞亚群的结合性增强。对于 Cy5 来说，主要是由于与染料与低亲和性 FcR 的弱相互作用造成的；PE－Cy5 标记的抗体也有类似作用，另外，在某些情况下，也可以利用这一特性，有意在标记抗体时增加 Carbocyanin 染料的标记量，这样，就可以保证无论每个单核细胞的 CD14 表达水平的高低差异有多大，都可以检测到单核细胞。

3. 荧光素的搭配原则

（1）荧光素搭配的依据：流式抗体荧光标记搭配主要取决于以下三个因素：流式细胞仪检测的通道数、需要同时检测的荧光抗体数和厂家抗体的荧光素种类及数目。

流式细胞仪能检测的通道数是由激光管数目和每根激光的功能决定的，所以首先需要注意两点。一是流式细胞仪有哪些激光。如标准配置的 FACSCalibur 只有一根 488nm 激光，能做 FL1、FL2、FL3 三个荧光通道/三个颜色，而选配的 Calibur 配有 488nm 和 635nm 两根激光，可以检测 FL1 ~ FL4 四个通道/四个颜色。二是不同型号的流式细胞仪的同一个通道检测荧光素的能力是不一样的，如 Calibur 的 FL3（第 3 通道）能检测 PE - Texas Red、PE - Cy5、PerCP、PerCPCy5. 5 和 PE - Cy7，而 Aria 的第 3 通道只能检测 PE - Texas Red、PE - Cy5 和 PerCP。Calibur 第 3 通道能检测的 PerCP - Cy5. 5 在 FACSAria 上是在第 4 通道检测。

需要同时检测的荧光标记抗体数：如果超出了仪器能力范围，需要拆开分管检测。

厂家提供的荧光素种类及数目：供应商能提供的每种抗体的荧光素是不一样的。不同克隆号的抗体之间可能会有一些细微差异，需要仔细阅读说明书。

（2）荧光素搭配的原则：根据仪器选用荧光素，每个通道只能选择一种荧光素。以 Calibur 为例，FL1 通道选择了 FITC，就不能选择 Alexa Fluor 488；FL3 通道尽管能检测 PE - Texas Red、PE - Cy5、PerCP、PerCPCy5. 5 和 PE - Cy7 五种荧光，但需注意搭配时只能选择 1 个。各个通道之间的荧光素可以随意搭配：如果操作者的流式细胞仪能做 4 个通道，那么每个通道选出 1 个荧光素就可以组合成 4 个颜色。

搭配的荧光素之间发射光谱重叠尽可能小。一般来说，荧光的最大发射光波长相差越大，荧光重叠就越小，当然，这是由具体的荧光光谱特征决定的，可以利用相关资料查阅所选择荧光的光谱特征。

4. 荧光素选择的注意事项

（1）尽量避免强表达的细胞群标记的荧光素渗漏到需要测定的细胞群中。

（2）对比其他荧光来说，串联染料有可能发生解偶联，并且对“光漂白”和使用固定剂的“固定”时间更加敏感。因此，我们建议设置一个“串联染料单染”作为对照，并在其他通道检测荧光的情况作为对比，以确保未发生解偶联。例如，应用 PE/Cy5 单染作对照时，分析 PE 通道的荧光信号。

（3）避免串联染料降解，并考虑到降解后对结果的影响。

（4）应用 FITC 标记抗体时，避免使用酸性缓冲液，因为 FITC 的荧光特性是 Ph 依赖的。

（5）由于大部分荧光在强光下都易发生光漂白，所以荧光染料的样本应避免暴露于强光之下。

（6）建议尽快上机检测（最好 24h 内）。荧光染色后的样本如果长时间放置，容易发生荧光丢失、样品污染、细胞降解等现象，使用固定剂就可以起到一定的保护作用，但是固定剂会对串联染料产生不利影响。

四、荧光补偿的调节

（一）荧光补偿

当细胞携带两种或两种以上荧光素，受激光激发而发射出两种以上不同波长的荧光时，理论上可以选择滤片使每种荧光仅被相应的检测器检测到，而不会检测到另一种荧光。但是由于目前所使用的各种荧光染料都是宽发射谱性质，虽然他们之间各自发射的峰值各不相同，但是发射谱范围有一定的重叠，因而少量不需要检测的另一种荧光信号也会被此光电倍增管所检测，所以每一个光电倍增管实际上检测到的都是两种荧光总和，但各以某一种荧光为主。如图 29 - 6 所示，荧光素的发射波谱有一定范围，其发射光信号势必会有极少部分进入到另一个检测中。图中阴影区域为探测器检测光谱的范围，FITC 探测器会探测到少量的 PE 光谱（箭头所指三角区域），而 PE 探测器则检测到较多的 FITC 光谱（箭头所指三角区域）。去除这种交叉检测到的荧光的过程就是荧光补偿。

由于光谱重叠的部分占检测信号的一定比例，因此，荧光补偿的方法为：从所接收到的荧光信号中，把另一个检测器中接收信号的一部分（即光谱重叠的部分）减去，使另一个检测器信号在此检测器中检测的信号与阴性背景信号一致，这样，该光电倍增管中输出的信号才是真正只代表指定检测的信号，而没有另一波长的荧光信号的干扰。

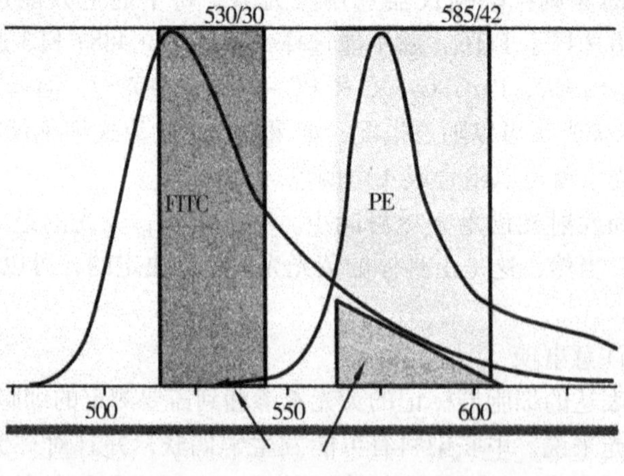

图 29 - 6 不同荧光信号的相互影响

（二）荧光补偿调节

补偿的调节可以使用微球或实际细胞标本进行调节。

1. 微球调节 微球（beads）是专门用于流式细胞仪多色分析的荧光补偿调整微粒。它克服了利用待测样本单标来进行补偿调节的缺点。它本身不携带任何荧光，借助于与操作者自己的特异性荧光抗体孵育结合来调节补偿。利用微球进行补偿的方法不仅可以像待测细胞一样在同样的实验条件下固定、破膜，操作简便、灵敏度高、一致性好，而且可以使补偿更准确，同时它还可用于多色分析和复合荧光素，从而大大降低补偿的难度。

2. 实际细胞调节 利用标准的已知单阳性样本，可合理设置荧光信号的补偿值。补偿的程度可用双荧光参数同时测定的仪器条件来决定。补偿时先测定一种染料的荧光，此时除了应该接受该荧光的光电倍增管检测器有信号输出外，另一光电倍增管也常会有微弱的输出，调节补偿器 FL2 - %FL1，使 FL2 检测器输出的平均荧光强度与阴性信号一致，然后再测定另一种染料，再调整补偿器 FL1 - %FL2，使 FL1 检测器输出的平均荧光强度与阴性信号一致；如此反复调节，则 FL1 和 FL2 检测器就可以获得补偿。

做多色分析时，必须分别使用各个荧光素单阳性的标本做检测，调整与其他各荧光通道的补偿，以保证多色分析结果的准确性。

需要注意的是，补偿与特定试验的特定荧光组合、特定仪器条件设置有关。当补偿设定之后，如果 PMT 的电压改变，激光波长变动，滤光片系统等有变化，荧光补偿就会有所改变，需要重新进行补偿。

3. 对补偿的正确认识　补偿可以用标记抗体的微粒，也可以用非实验细胞；在补偿过程中，电压是一定的，且通过补偿器将阴性和阳性细胞群的中间点调成同一水平，而不是将细胞群的上缘调成同一水平；仪器不同，补偿条件也不同，但是，同一台机器在不同时间、相同电压和光路、液路的情况下，补偿条件基本相同。

五、数据分析与报告

获取数据后，通过采用合理的设门策略对目标细胞进行分析。

在流式细胞术中，无论是单参数分析还是多参数分析，设门对于流式数据的分析至关重要。

设门即选择特殊的细胞群并分析其各个参数的表现，是一个基本分析技巧。设门的前提是，门内细胞是目的细胞，且没有其他细胞干扰。设门是分析的一个关键步骤，即根据光散射和（或）荧光特征限定感兴趣的不同细胞群，应在所有数据分析后进行设门。对于细胞成分单一的标本（如培养细胞），设门比较简单，但对于成分复杂的标本，如骨髓，准确地设门就不那么简单了。总的原则是要用多参数数据创造可以区分正常和异常细胞的图形。

根据设门的方式可以分为在线设门和离线设门。在线设门即在收集信号时，所限定的散射光和（或）荧光信号的范围，若出现设置不正确或信号偏离，则要重新收集样本才能获得相应数据，因此，该设门方式的选择需要谨慎。如阈值设门即设定数据收集时的相关指标如荧光信号或散射光信号的最低水平，以此去除过多的无意义群体，如细胞碎片。离线设门即在数据采集后，通过软件设定不同的分析细胞群范围进行分析，因此可以对采集数据的任何感兴趣的细胞群进行分析，而不需要进行数据的再收集。

（祝　辉）

第三节　流式细胞术的质量控制

临床上对于流式细胞分析结果存在多种影响因素，包括样本与试剂准备，单克隆抗体质量、染色效果、对照设置、流式细胞仪校准、流式细胞术数据的获取与分析等。只有充分了解这些影响因素并做好严格的质量控制，才能保证其实验结果的准确性，使结果具有临床指导意义。

一、单细胞悬液制备的质量控制

制备单细胞悬液是标本制备的最关键的步骤之一，合格的单细胞悬液是试验成功的关键。

（1）采用适当的制备方法，保证标本的新鲜程度，洗涤时避免细胞膜结构的破坏等。

（2）溶血处理：全血标本应采用溶血剂处理红细胞。处理时应严格掌握时间，使待检细胞尽快恢复等渗状态，保证细胞的完整性。

（3）组织标本处理：实体组织来源的标本最好采用机械法，并控制机械处理强度，保证获得更多结构完整的细胞。

（4）温度和 pH 值：洗涤细胞时，溶液的温度应在 25～37℃之间，pH 值为 7.0～7.3 之间，尽量维持与机体相似的环境条件，以最大限度地保证细胞形态及结构的完整性。

二、细胞悬液免疫荧光染色的质量控制

单细胞悬液荧光染色决定了流式免疫分析的精度。应特别注意染料的特性及量效关系，以及抗体特异性和效价等问题。

1. 温度对荧光染色的影响　环境温度的升高可使溶液的黏滞性增加，荧光染料分子的动力增大，荧光淬灭的可能性增大，荧光分子的光量子产额降低。如保持温度在 20℃以下，荧光分子光量子产额的变化不受影响，因此，当样品染色后应在低温下避光保存，最好是工作环境与保存环境温度相对恒定，尽量减少染色样品的光照射时间，使检测时的荧光强度不受影响。

2. pH 值对荧光发射强度的影响　不同的荧光染料对工作环境的 pH 值要求不同。每一种荧光分子在溶液中均以离子化状态存在，而溶液中的氢离子浓度对荧光强度影响最大，每种荧光染料的光量子产额与其最适 pH 值密切相关。

3. 荧光染料浓度的控制　合适的荧光染料浓度是荧光定量检测产生最佳信号的重要技术指标。在溶液浓度较低时，荧光强度与浓度呈正比关系，荧光强度随溶液中染料浓度加大而增强，但当达到一定浓度时，会因为溶液中荧光染料分子的增加而增加了相互碰撞使荧光发生猝灭，致使光量子产额降低，使荧光强度减弱，因此，在染色时应以最适浓度为最佳选择，以产生最大荧光量子产额，减少干扰因素。

4. 固定剂对免疫荧光染色的影响　细胞染色前或染色后的固定方法要求对细胞体积、细胞内分子结构的特异性、抗体生物学特性和荧光强度均无较大影响。临床上固定剂多用 1%～4% 的多聚甲醛缓冲液（pH 7.4）或 0.37%～1.5% 的甲醛缓冲液固定标本后置于 4℃保存。

三、仪器操作的质量控制

流式细胞仪检测的荧光与散射光的灵敏度、精密度和分辨率是影响流式细胞分析的重要因素。为保证流式细胞分析结果准确可靠以及各实验室间结果的可比性，避免在测量过程中因为仪器条件的漂移引起的检测误差，必须在使用前对仪器进行校准，使仪器达到标准化。

1. 光路与液路校正　其主要目的在于确保激光光路与样品流处于正常状态，使仪器在检测时的变异减少到最小，从而控制仪器对各光路信号检测的变异系数。该校正过程通常使用散射光和荧光均一的颗粒或微球进行校正。光路校正时，要求在 PMT 的线性放大条件下，确保 FSC 峰变窄（越窄越好），各荧光通道的 CV <2%，否则提示可能存在光路漂移或需要对仪器进行清洁。流式细胞仪校准时所获得的荧光强度的 CV 值越小，说明仪器工作的精密

度越高，一般要求 CV 值控制在 2% ~3%，不能超过 5% ~10%。

2. PMT 校准　光电倍增管的校正是流式细胞术的一项重要质量控制指标。在使用流式细胞仪时，光电倍增管随时间的增加，其放大功率会有所改变，样品检测的灵敏度会受到影响，为保证样品检测时仪器处于最佳灵敏度工作状态，应对 PMT 进行校准，必要时进行电压补偿，确保仪器检测灵敏度不会因为 PMT 的放大（功率降低）而改变。

四、绝对计数校准

免疫学检测时，常需对测定细胞进行绝对计数，为保证仪器在计数时的准确性，仪器采用绝对计数校准品进行校准。在进行校准检测时，如以 1 000 个颗粒为 1ml 作为设定标准，则样品测定时，以此为标准进行绝对计数，从而可获得绝对计数的标准值。

五、设置对照

进行流式细胞术检测时，为保证结果的正确性，设置对照是非常重要的。对照主要包括阳性对照、阴性对照、正常对照、同型对照、空白对照等，以避免各种因素可能造成的假阴性或假阳性结果。

同型对照：选用相同荧光素标记的相同种属源性的非特异性抗体作为对照，调整及设置样品的分析电压，在此基础上再进行样品检测，以确保获取有效的特异性信号。如果检测时不设置同型对照，则可影响测定结果的可靠性。

阳性对照：检查已知阳性标本能够用所测条件与方法确定为阳性，如 CD3 单克隆抗体检测正常人血液 T 淋巴细胞的阳性率一般应高于 60%，若明显低于此值，则有可能是单克隆抗体质量与浓度，荧光染色条件、流式细胞仪状态等存在问题。阳性对照达不到要求时不能进行临床检测。

空白对照：以缓冲液代替单克隆抗体进行检测，其余条件与阳性对照或同型对照相同。空白对照主要用于观察细胞和缓冲液中所含物质的自发荧光。由于一般标本细胞的自发荧光极弱，又已做同型对照，所以免疫表型分析时可以不做空白对照。

正常对照：用健康人、近期无感染、未使用任何药物的标本作为对照。对一种新的单克隆抗体在使用前进行对照试验，可了解其性质、效价等特性是否符合实验要求。在临床检测中，为了避免一些不确定因素可能造成实验结果的影响，以及与测定结果比较，常常需要正常对照。如正常对照血小板 CD41 阳性百分比至少高于 95%，平均荧光强度比同型对照强 5 ~10 倍或以上。

阴性对照：指用不表达某种抗原的细胞作为样本检测，应出现阴性结果的对照试验。阴性对照试验可以避免单克隆抗体的纯度不够或特异性差等因素造成的假阳性结果。

六、免疫检测的全程质量控制

免疫测定过程中，全程质控非常重要。全程质控是流式细胞检测中，样品标记、溶血、洗涤、仪器质控和上机检测是流式细胞检测的一个连贯过程，该过程的准确性与操作标准化与否都会对检测结果造成直接影响，因此在检测临床样品的同时，进行全程质控非常必要和重要。可采用专用质控物与待测标本进行同样的标记，洗涤和检测，所得结果若在质控范围内，提示本次试验结果可靠。同时可用该质控结果建立质控曲线，通过计算机对每次实验的质控数据进行比较，可了解实验质量及建立失控报警。也可以与国内外同类实验室建立质控比对，对本实验室的质控进行考核评判。室间考评结果同样可以作为实验室流式细胞仪分析的质量控制体系中的重要检测指标。

（祝　辉）

第四节　流式细胞术在免疫学检测中的应用

流式细胞术目前已经广泛应用于免疫学、细胞生物学、肿瘤学、血液学和药物学的研究与临床中。

一、淋巴细胞亚群分类

在各种疾病的发生发展中对不同淋巴细胞的 CD 抗原进行测定，可了解外周血中各类淋巴细胞及其功能亚群的比例及动态变化，以辅助了解各种与免疫有关疾病的发病机制和细胞在参与免疫异常调节中的作用。同时，由于不同淋巴细胞亚群在激活、分化、成熟过程中表达的 CD 抗原有各自的抗原特征，所以通过单克隆抗体可将淋巴细胞分为不同种类及亚群，并能区分不同的活化状态，成为细胞免疫检测的一项重要指标。

（一）T 淋巴细胞及亚群分析

CD3 表达于所有成熟 T 淋巴细胞表面。按照 CD 分子表达的不同，T 细胞又分为 $CD4^+$T 淋巴细胞和 $CD8^+$T 淋巴细胞亚群。采用三色标记单克隆荧光抗体（CD3/CD4/CD8），可对 T 淋巴细胞及其亚群做出精确分类。通过分析 $CD3^+$T 淋巴细胞、$CD3^+$ $CD4^+$T 淋巴细胞、$CD3^+CD8^+$T 淋巴细胞表达情况，可初步探讨体内细胞免疫状况；若对细胞内细胞因子分析还可了解体内辅助性 T 淋巴细胞亚群表达情况。

（二）B 淋巴细胞及其亚群分析

外周血中成熟 B 淋巴细胞的特征标记为 B 细胞受体（BCR），即膜表面免疫球蛋白（SmIg）。成熟 B 细胞还表达 CD19、CD20、CD21、CD22 分子。目前临床通过双荧光素标记检测 CD5 和 CD19 分子，将外周血 B 细胞分为 B1 细胞（$CD5^+CD19^+$）和 B2 细胞（$CD5^-CD19^+$）。

（三）NK 细胞分析

NK 细胞是一组大颗粒的淋巴细胞。正常人体外周血中成熟的 NK 细胞有 10% 左右，其主要的表面标志包括 CD16、CD56、CD2、CD11a/CD18。临床上常用单色荧光抗体标记将 $CD3^-CD16^+CD56^+$淋巴细胞确定为 NK 细胞。

二、淋巴细胞功能分析

淋巴细胞功能检测通过细胞内细胞因子测定或经体外培养后细胞的标记染色进行流式细胞分析。

（一）细胞介导细胞毒性试验

淋巴细胞与靶细胞在体外进行共同培养后，对靶细胞有杀伤效应，其杀伤活性强弱的测定可利用 PI 对死细胞渗透性和核染色特征来分析淋巴细胞的细胞毒活性。也可利用 FDA 穿过活细胞胞膜进入细胞内，其在细胞内受胞内酯酶水解而产生荧光物质，当细胞受损伤时，荧光染料随细胞破裂而释放于基质液中，通过 FCM 测定残留活细胞比例，了解淋巴细胞的细胞毒活性。

（二）细胞内细胞因子测定

皂角蛋白可以使细胞膜穿孔，将带有荧光标记的针对同一细胞不同因子的特异性抗体与细胞共孵育进行染色，即可以利用流式细胞术在同一细胞内同时测定两种或两种以上的细胞因子。此方法测定的细胞因子能进行细胞定位，有更好的免疫功能分析意义，但其分析技术要求高，实验试剂较贵。

（三）活化和记忆性细胞的检测

初始 T 淋巴细胞经过抗原刺激后活化，其中一部分细胞将分化为记忆性 T 淋巴细胞。初始 T 淋巴细胞、活化 T 淋巴细胞和记忆性 T 淋巴细胞的表面标志分别为 $CD45RA^+$、$CD45RO^-$、$CD45RA^+$ $CD45RO^+$ 和 $CD45RA^-$ $CD45RO^+$。活化 T 淋巴细胞表面还表达 CD25、CD69 等分化抗原以及细胞内细胞因子 IL－1、IL－2 和 IFN－γ 等。

三、自身免疫性疾病相关 HLA 抗原分析

某些疾病的 HLA 抗原检出率较正常人高，最典型的疾病是强直性脊柱炎，其外周血 HLA－B27 的表达及表达程度与疾病的发生有很高的相关性。利用 FCM 可进行 HLA－B27/HLA－B7 双标记抗体或 HLA－B27/CD3 双标记抗体等检测 HLA－B27 阳性细胞，同时排出交叉反应，通常 58%～97% 的强直性脊柱炎患者该抗原检测为阳性。流式细胞术为该疾病的临床诊断提供了有力的帮助。

四、在 AIDS 病检测中的分析

AIDS 是人类免疫缺陷病毒（HIV）感染人体后，选择性侵犯人类 T 细胞亚群中的 $CD4^+$ T 淋巴细胞亚群，使 Th 细胞群体受到破坏，T 细胞亚群比例失衡，T 淋巴细胞功能降低，进一步导致全身功能受损所致。利用流式细胞术检测 $CD4^+$ T 淋巴细胞比例变化，是 AIDS 病免疫功能测定是重要的检测手段之一。

五、器官移植中的应用

移植排斥反应是移植成功的主要障碍，也是移植患者发生的主要免疫反应，其主要靶抗原为 HLA。目前移植免疫中的流式细胞术的应用主要包括流式细胞术的交叉配型（flow cytometry cross－matching，FCXM）和群体反应性抗体（panel reactive antibody，PRA）检测。

FCXM 比传统方法更加灵敏，操作时间更短，并同时检测细胞亚型，分辨出 IgG 和 IgM 抗体，用于移植前供者淋巴细胞反应性同种抗体的检测。同时，FCXM 的结果决定着免疫抑制药的应用、临床治疗、HLA 分型等。流式细胞术对 PRA 检测，可系统地了解移植患者体内的抗体水平，有助于选择器官和决定移植时机，对降低超急性排斥反应、急性排斥反应的发生，提高移植物存活率有重要意义。

免疫学检测指标可早于临床排斥反应或器官功能改变发生之前，因此移植后患者的免疫

监测对于尽早发现和控制移植排斥反应，延长移植物存活具有重要意义。

六、血液病和肿瘤的免疫学检测分析

白血病免疫学分型是利用单克隆抗体检测白血病细胞的细胞膜和细胞质抗原，分析其表现型，以了解被测白血病细胞所属细胞系列及其分化程度。对白血病细胞抗原的分析研究有助于对白血病分型，为诊断和治疗提供依据。白血病免疫分型是形态学分型的重要补充和进一步深化。白血病免疫分型对鉴别急淋和急非淋有决定作用，对鉴别急非淋的某些亚型如 M_7、M_3 也有决定作用，对于一些用形态学、细胞组织化学不能诊断的急性白血病、急性未分化白血病、混杂性白血病等有重要意义。自从单克隆抗体问世以来，最成功的应用就是研究造血系统各类细胞表面抗原与细胞增殖、分化及恶变的关系。研究发现细胞表面抗原有重要功能：一些抗原分子作为细胞生长因子的受体而影响细胞的增殖分化；一些抗原分子作为细胞间相互识别的物质基础而参与细胞间相互作用；一些抗原分子则是细胞特异功能的物质基础。

多色免疫分型对淋巴瘤和白血病的肿瘤细胞进行分析时，至少有 5 个参数参加分析血液中的肿瘤细胞，如前向散射光、侧向散射光等。这些荧光参数中有些是用于设门细胞标记，有些是特异性目标细胞标记参数。但需要注意在进行多色分析时需要考虑防止多荧光色素之间的相互干扰（如荧光光谱叠加或荧光淬灭）。

白血病和淋巴瘤标本除进行多参数标记分析外，也同时测定细胞膜抗原，胞质抗原和 DNA 含量。重要的胞质内抗原有 TdT、MPO、胞质内免疫球蛋白、CD3、CD22。检测胞质内抗原需要破膜剂，一般先进行细胞膜抗原染色，然后固定和破膜标记胞质内抗原，最后标记 DNA。在进行膜内外双染色过程中，需注意的是抗胞膜抗体上的荧光素效能不被破膜剂损伤，对胞质内抗原染色时要保证选择荧光素分子小到它既能透过细胞膜进入细胞内与胞质内抗原结合，又不破坏细胞结构的完整性。对某些胞膜和胞质内同时表达的抗原，要检测它在胞膜和胞质内的表达情况，必须把标本分作两份分别做表面和胞质内染色，在检测胞质内抗原时，表面表达的抗原必须被控制为阴性，只有在这样的参比下，阳性结果才能被视为胞质抗原阳性。

DNA 倍体含量测定是鉴别良性和恶性肿瘤的特异指标。近年来已应用 DNA 倍体测定技术，对白血病、淋巴瘤及肺癌、膀胱癌、前列腺癌等多种实体瘤细胞进行检测。用单克隆抗体技术清除血液中的肿瘤细胞。

（祝　辉）

第三十章　肿瘤标志物检验

第一节　肿瘤标志物概论

一、肿瘤标志物的基本概念

肿瘤标志物是1978年Herberman在美国国立癌症研究院（NCI）召开的人类免疫及肿瘤免疫诊断会上提出的，次年在英国第七届肿瘤发生生物学和医学会议上被确认。随着生物技术的发展和肿瘤发病机制研究的深入，特别是近年来用蛋白质组学技术筛选和检测肿瘤标志物，发现了许多新的标志物。人们对于肿瘤标志物概念的认识也越趋向完整和深入。

（一）肿瘤标志物

肿瘤标志物（Tumor Markers）是指伴随肿瘤出现，在量上通常是增加的抗原、酶、受体、激素或代谢产物形式的蛋白质、癌基因和抑癌基因及其相关产物等成分。这些成分是由肿瘤细胞产生和分泌，或是被释放的肿瘤细胞结构的一部分，它不仅仅存在于肿瘤细胞内，而且还经常释放至血清或其他体液中，能在一定程度上反映体内肿瘤的存在。

从细胞水平分析，肿瘤标志物存在于细胞的细胞膜表面、胞浆或胞核中，所以细胞内、外各种成分均能作为肿瘤标志物，尤其是细胞膜上各种成分：包括膜上抗原、受体、酶与同工酶、糖蛋白、黏附因子、胞浆内所分泌的癌胚抗原（carcinoembryonic antigen，CEA）、肿瘤相关抗原（tumor - associated antigen，TAA）、酶及转运蛋白和细胞核内有关的基因等。这些物质可分泌到循环血液和其他体液或组织中，通过免疫学、分子生物学及蛋白质组学等技术和方法测定其表达的水平或含量，从而应用于临床，作为肿瘤的辅助诊断、监测肿瘤治疗的疗效以及判断预后的检测指标。另外，随着分子生物学和癌基因组的进展，染色体水平上的变化，包括转录组学和microRNA等物质是否能作为肿瘤标志物，目前正在进行深入的研究，相信DNA水平和RNA水平的研究会更加丰富肿瘤标志物的理论和应用。

（二）理想的肿瘤标志物

理想的肿瘤标志物应符合以下几个条件：①敏感性高；②特异性强；③肿瘤标志物和肿瘤转移、恶性程度有关，能协助肿瘤分期和预后判断；④肿瘤标志物浓度和肿瘤大小有关，标志物半衰期短，有效治疗后很快下降，较快反映治疗后的疗效及体内肿瘤发展和变化的实际情况；⑤存在于体液中的肿瘤标志物特别是血液中，易于检测。遗憾的是，至今发现的一百余种肿瘤标志物，很少能满足上述要求。

当前临床所应用的肿瘤标志物在肿瘤鉴别的特异性（specificity，即健康人及良性疾病患者表达应为阴性）及灵敏度（sensitivity，即肿瘤患者表达均应为阳性）方面，还没有任何一个能达到很理想的程度。目前除甲胎蛋白（AFP）和前列腺特异性抗原（PSA）

外，在临床上还没有发现有器官特异性较强的肿瘤标志物。研究分子标志物时通常采用的方法包括：横断面研究、病例对照研究、前瞻性研究和干预研究。对于肿瘤标志物的临床试验评估涉及：①设立健康人群组，非肿瘤患者组，不同分期的患者组，每组病例应>200例；②试验应为结合临床治疗观察的前瞻性研究；③结论要用Meta分析，如做回顾性研究须用多因素分析；最后用受试者工作特征曲线（ROC曲线）确定肿瘤标志物的判断值（Cut－Off）。

对于存在于组织和细胞中的肿瘤标志物，一般需要取得细胞和组织的标本，然后用基因分析法和组织化学法测定其含量变化；而临床生化法测定的大多是血液中的肿瘤标志物。美国临床肿瘤学会（ASCO）发表的肿瘤标志物应用指南，特别强调测定血液中的肿瘤标志物。绝大部分体液中的肿瘤标志物既存在于肿瘤患者中，也存在于正常人和非肿瘤患者中，只是在肿瘤患者中的浓度高于非肿瘤患者。大多数肿瘤标志物在某一组织类型的多个肿瘤中呈阳性，但阳性率不一。学术界往往把阳性率较高的一种肿瘤或一类肿瘤看成这一标志的主要应用对象。（表30－1）列举了一些肿瘤标志物的相对特异性表达的器官及其主要应用范围。

表30－1　一些肿瘤标志物及其主要应用范围

肿瘤标志物	相关器官与主要应用范围
甲胎蛋白（AFP）	肝癌和精原细胞瘤
癌抗原125（CA125）	卵巢癌
癌抗原19－9（CA19－9）	胰腺癌
癌抗原15－3（CA15－3）；	乳腺癌
癌抗原724（CA724）	胃癌
降钙素（Calcitonin）	甲状腺髓样癌
人癌胚抗原（CEA）	直、结肠癌
绒毛膜促性腺激素（hCG）	非精原细胞瘤（胚胎癌、畸胎瘤、绒毛膜细胞癌和卵黄囊肿瘤等）、精原细胞瘤
雌激素受体（ER）	乳腺癌内分泌治疗的疗效评估和预后判断
孕激素受体（PR）	乳腺癌内分泌治疗的疗效评估和预后判断
前列腺特异性抗原（PSA）	前列腺癌
鳞状细胞癌抗原（SCCA）	鳞状细胞癌（食管癌、肺癌；膀胱癌子宫颈癌等）
组织多肽性抗原（TPA）	多种肿瘤

二、肿瘤标志物的分类

国内学者根据肿瘤标志物的来源、分布、生物学特性及其与肿瘤关系的基本原则，一般将肿瘤标志物分为5类：

（一）原位性肿瘤相关物质

此类物质在同类的正常细胞中含量甚微，但当细胞癌变时迅速增加，如Bence－Jones蛋白。随着测定方法灵敏度的提高，此类物质对肿瘤诊断的意义和作用更加明显。

（二）异位性肿瘤相关物质

此类物质，如异位性激素，是由恶变的肿瘤细胞产生，不是同类正常细胞的组分。例如，在肺癌时，血液中促肾上腺皮质激素（adrenocorticotropic hormone，ACTH）可以明显升高，这是由于肺癌细胞分泌 ACTH 所致。这类物质表达的特异性一般较强。

（三）胎盘和胎儿性肿瘤相关物质

当胎儿成长后，一些物质消失，而在成人组织细胞癌变时，这类胚胎性物质又再次产生或表达。此类物质可分为 3 类：①癌胚性物质，如癌胚抗原（CEA）、甲胎蛋白（AFP）、碱性胎儿蛋白（basicfetoprotein，BFP）和组织多肽抗原（tissue polypeptide antigen，TPA）；②癌胎盘性物质，如妊娠蛋白（pregnancy protein，SP）；③激素（如人绒毛膜促性腺激素 hCG）和酶及同工酶。

（四）病毒性肿瘤相关物质

凡能引起人或动物肿瘤生成或细胞恶性转化的病毒，统称为肿瘤病毒。与肿瘤有关的病毒有 HTL－Ⅰ病毒（成人 T 细胞白血病）、EB 病毒（Burkitt 淋巴瘤）、HPV 病毒（宫颈癌与皮肤癌）、乙型和丙型肝炎病毒（肝癌）和人巨细胞病毒等。

（五）癌基因、抑癌基因及其产物

癌是基因性疾病，相关基因的突变和调控异常可促使细胞癌变。在癌变中首先是各种致癌因素诱发癌基因激活和抑癌基因失活及其产物表达异常，而这些变化是肿瘤发生和发展的重要标志。前四类是肿瘤基因表型标志物，而癌基因、抑癌基因以及肿瘤相关基因的改变是肿瘤的基因型标志物，这里仍归到肿瘤标志物。

三、肿瘤标志物的生物学意义

细胞遗传特征分析表明，所有体细胞均由基因相同的亲本细胞继代衍生而来。细胞癌变，癌的特征也可由亲代癌细胞传给子代癌细胞，一个癌细胞就可繁衍为一个恶性肿瘤组织块，而这些变化的生物学基础就是肿瘤相关基因的异常改变。这些基因的改变是决定细胞增殖、生长、分化的关键因素。无论是致癌剂引起的体细胞基因突变和（或）遗传因素导致生殖细胞突变，或是正常基因丢失以及正常细胞分化过程中基因调控异常，均可使基因发生突变或表达调控紊乱，出现异常表型，影响细胞形态和生物活性，导致癌变发生。

在细胞癌变过程中，癌细胞主要表现为无限制地增殖，分化不良，浸润周围组织和向邻近组织转移、扩散，这些均是致癌因素引起靶细胞基因表达和生长调控异常的结果，结果导致蛋白质合成紊乱，产生异常的酶和同工酶、胚胎性抗原的产生等。这些物质均可作为临床辅助诊断、判断疗效、观察复发、鉴别诊断的基础。但目前由于缺少非常特异性的肿瘤标志物，以此进行肿瘤的早期诊断尚有困难，很难反映出癌前病变。上述两类标志物在肿瘤诊断和预后判断中的特异性、灵敏度和可行性是不同的（表 30－2），如联合应用则可较全面地评价肿瘤发生、发展情况和提高诊断效率。

表 30-2 肿瘤基因和表型标志物在临床用中的评价

肿瘤标志物	特异性	灵敏度	可行性
肿瘤基因标志物	+++	++++	
与细胞转化有关的标志物	+	++	+++
肿瘤基因表型标志物	+	+	+++

四、肿瘤标志物研究内容及相关技术

肿瘤标志物的研究内容包括生物化学、免疫组织学和肿瘤免疫显像等几个方面。分子生物学、蛋白质组学等相关技术的发展，为肿瘤标志物的研究大大拓展了研究内容和思路。

（一）生物化学和组织学鉴定技术

用生化分析法无损伤性地分析肿瘤细胞或与之相关的机体反应所产生并分泌到体液中的物质，同时进行定量测定。它对于肿瘤患者的检测是很有意义的。而组织化学技术则可从形态学上详细阐明细胞分化、增殖和功能变化的情况，有助于确定肿瘤组织类型分布，进行肿瘤定位、分期、预后和临床特征的分析。

（二）分子生物学技术

随着人类基因组计划研究的完成，应用新的生物学技术，通过分析基因结构和功能的改变，进行肿瘤发病机制，特别是癌基因、抑癌基因、转移抑制基因、耐药基因与肿瘤相关基因及其产物的研究也是肿瘤标志物的重要研究内容。基因诊断技术具有其特有的高灵敏度和高特异性，可以直接查明基因水平的变化。该部分目前包括很多新的技术，如基因芯片、组织芯片、蛋白质芯片等。

1. 基因芯片技术　基因芯片或 DNA 微阵列（DNA Chip Microarray）是指将大量靶基因或寡核苷酸片段有序地高密度固定（包被）在固相载体（玻璃、硅等）上，与探针杂交，经激光共聚焦显微镜扫描，通过计算机系统对荧光信号作出比较和检测。可以高通量分析数千种基因表达情况，从而可以观察肿瘤发生过程中不同基因的变化，为肿瘤病理基因分类、肿瘤早期发现，尤其是肿瘤相关基因发现，提供了非常大的可能。

2. 组织芯片技术　组织芯片或组织微阵列技术（tissue microarray）是在 DNA 微阵列基础上发明的，该技术先根据染色结果确定肿瘤类型、分期，再确定取样组织的位置，以研究基因或其表达产物在不同肿瘤组织中异常表达的情况。因此，组织芯片应用范围很广，可用于检测基因表达、寻找未知基因表达突变体与多态性、筛选药物以及发现不同肿瘤基因表达谱，从而观察不同肿瘤不同的基因异常表达。

3. 蛋白质芯片技术　蛋白质芯片技术是高通量、微型化与自动化的蛋白质分析技术。蛋白质芯片主要有两种：一种类似 DNA 芯片，即在固相支撑物表面高密度排列的探针点阵，可特异地捕获产品中的靶蛋白，然后通过检测器对靶蛋白进行分析；另一种是微型化的凝胶电泳板，在电场作用下，样品中蛋白质通过芯片上的泳道分离开来，经喷雾直接进入质谱仪中进行检测，以确定样品中蛋白质的量及种类。

（三）组学技术

由于基因组学和蛋白质组学及其技术的发展，而形成新的“组学技术”。它包括：基因组学——研究人类基因变异所需测定的基因组组成及其序列；转录组学（基因表达的策略）——从基因的转录水平即 RNA 水平研究所有基因表达；蛋白质组学——用质谱法研究人体蛋白质的表达；代谢组学——用磁共振（nuclear magnetic resonance，NMR）和图像识别技术研究体液代谢物。组学技术是新的标志物的“发现工具”，目前已用于寻找和筛选新的肿瘤标志物。目前，在蛋白质组学中常用的是飞行时间质谱技术（SELDI - TOF - MS），也称蛋白质指纹图谱技术。该技术的原理是将蛋白样品点在特殊的基质上，在激光照射后，蛋白发生解离作用，带电的分子在通过电场时加速，记录仪记录飞行时间的长短，质量越轻，相对所带的电荷越多（质荷比 M/Z 越小），飞行时间越短。信号由高速的模拟 - 数字转化器转化并记录，被测定的蛋白质以一系列峰的形式呈现，这些特异的峰可看成此类蛋白的指纹图谱。利用该技术可从样本中分离出大量感兴趣的蛋白或标志物。

此外，肿瘤免疫显像技术与分子影像学也是肿瘤标志物研究的重要工具。该技术有助于肿瘤定位。具体来说就是主要利用放射性标记的肿瘤标志物的特异性抗体，进一步确定肿瘤细胞在组织和器官的定位，不仅利于对肿瘤的定位和诊断，同时帮助进一步施行外科手术等相应治疗。

五、肿瘤标志物的发展史及展望

（一）肿瘤标志物的发展史

肿瘤标志物的发展大致经历了 5 个不同阶段，第一阶段是 Bence Jones 蛋白的发现开创了肿瘤标志物研究阶段；之后是酶与同工酶在肿瘤检测中的应用；具有跨时代意义的是特异性单克隆抗体阶段即第三阶段，使得糖链抗原成为肿瘤标志物重要研究内容；第四个阶段则是随后的肿瘤基因标志物成为当今研究的热点；目前已经发展至第五个阶段，即系统肿瘤标志物研究阶段。

早在 1848 年 Henry Bence Jones 在多发性骨髓瘤患者的尿中发现了一种特殊蛋白，后来称为本周蛋白（Bence Jones 蛋白），与骨髓瘤发生有关，该蛋白可作为诊断多发性骨髓瘤的指标。这是第一个肿瘤标志物，也是肿瘤标志物发展的开创阶段，即第一阶段。随后到 1927 年 Ascheim S 和 Zondek B 在妇女尿中发现绒毛膜促性腺激素（hCG）与妇女妊娠有关，也与妇科肿瘤有关。1928 年 Brown WH 和 Cushing H 在具有库欣（Cushing）综合征和小细胞肺癌患者中观察到促肾上腺皮质激素（ACTH）。此后，Gutaan AB 等发现酸性磷酸酶可作为前列腺癌的标志物。1954 年发现乳酸脱氢酶（LactateDehydrogenase，LDH）与肿瘤有关，几乎在许多恶性肿瘤中均能检测到其活性。1959 年，Markert 等认为同工酶可以作为肿瘤标志物。1968 年 Fishman WH 等在人类肿瘤细胞中发现碱性磷酸酶。由此，Markert C 等认为在恶性肿瘤情况细胞受到损伤，这些酶与同工酶会释放到外周血中，因此，酶与同工酶也可作为肿瘤标志物，但其特异性不强。这是肿瘤标志物发展的第二阶段。

20 世纪 60 年代以后，苏联 Abelev 发现 AFP 与肝癌有关，Gold P 等从结肠癌组织中发现了癌胚抗原（CEA），为寻找肿瘤相关抗原奠定了基础。Rosen 等发现胚胎蛋白可作为肿瘤标志物，同时建立了免疫学测定法检测血中的肿瘤标志物，从而开始在临床上较普遍地应用血清中肿瘤标志物。1975 年 Kohler H 和 Milstein G 创建了单克隆抗体技术，并因此获得了 1984 年诺贝尔生理学和医学奖。由于酶联免疫技术和单克隆抗体技术的发展，以及蛋白质纯化技术的应用，使得寻找肿瘤相关抗原的研究进一步发展，从而发现一大批糖脂、糖蛋白和黏蛋白（Mucins）等肿瘤相关抗原，这一类抗原的化学组成是以碳水化合物为主，而且与肿瘤相关，因此又统称为肿瘤抗原（Cancer Antigen，CA）。1978 年美国 Koprowski H 在其实验室用黑色素瘤制备单克隆抗体，接着用结肠癌细胞制备出单克隆抗体，能识别糖类抗原（CA19－9），从此应用各种癌细胞和与癌有关的可溶性抗原制备单克隆抗体，从而发现了一系列特异性较强的肿瘤标志物，为肿瘤标志物的应用开辟了广阔的前景。这是肿瘤标志物发展的第三阶段。

1976 年 Rose 发现鸡正常细胞中有 V－src 同源基因，称之为细胞基因或原癌基因，而这些癌基因与肿瘤发生有关，即肿瘤的基因标志物。由于 Bishop M 等在癌基因研究中的卓越贡献，获得了 1989 年度诺贝尔生理学和医学奖。Bishop M 等的研究将肿瘤标志物的研究从分子水平提高到基因水平，为将肿瘤基因（包括肿瘤标志物）应用于肿瘤的诊断和治疗奠定了基础。由于分子生物学技术的发展与应用，特别是随着人类基因组计划（HGP）的顺利实施以及人类基因组序列草图的完成，生命科学的研究进入了后基因组时代，又使肿瘤标志物的研究与应用进入一个崭新的阶段—肿瘤基因标志物阶段，即肿瘤标志物发展的第四阶段。

目前，基因组学研究的重点也从结构基因组学转向功能基因组学，进入蛋白质组学（proteomics）时代，而蛋白质组学是功能基因组学研究的核心内容。目前，蛋白质组学及其技术已广泛应用于生命科学领域，特别是飞行质谱技术，不仅成为寻找肿瘤标志物，也成为寻找其他疾病分子标志物和药物靶标最有效的方法之一，并使肿瘤标志物的概念延伸到生物标志物（Bio－Markers），促进了肿瘤标志物发展成为一个系统的学科—肿瘤标志物学，即肿瘤标志物发展的第五阶段。

（二）我国肿瘤标志物研究发展的概况

我国肿瘤标志物的发展起步较晚，20 世纪 80 年代末，国内由北京的李春海、田竞生、袁振铎，上海的沈霞，广州的葛日萍和汪慧民等积极开展组建和筹备中国肿瘤标志专业委员会的工作。于 1992 年 1 月 14 日，经中国抗癌协会二届四次常务理事会议决定批准成立“中国抗癌协会肿瘤标志专业委员会”。

肿瘤标志专业委员会在筹建和成立以后，为了进一步推动国内外肿瘤标志物的学术交流，至 1998 年共召开了 4 次全国肿瘤标志学术会议。2004 年于陕西省西安市召开第二届亚太地区国际肿瘤生物学和医学学术会议（APCTBM）暨第六届全国肿瘤标志学术会和第二十一届国际肿瘤标志学大会。此次会议邀请到诺贝尔奖获得者美国著名肿瘤学家 Leland H. Hartwell 教授，重点讨论了基础研究与肿瘤标志物临床应用结合的问题。随后 2006 年于广东省广州市召开第三届亚太地区国际肿瘤生物学和医学学术会议暨第七届全国肿瘤标志学术会和首届中国中青年肿瘤专家论坛。2008 年于江苏省南京市召开了亚太地区肿瘤生物学和医学学术会议暨第三届中国中青年肿瘤专家论坛。2009 年于陕西省西安市召开了亚太地区肿瘤生物学和医学学术会议暨第四届中国中青年肿瘤专家论坛。通过几次全国性和国际肿瘤标志学术会议，并举办全国性肿瘤标志学习班，不仅促进了此领域的学术交流，而且对推动国内肿瘤标志物的研究和应用的发展也具有重要意义。目前，我国已经有一大批中青年科学家正在该领域做着不懈的努力，以期为肿瘤标志物的发现和发展作出一定的贡献。

（三）展望

目前人们应用生物化学、免疫学、分子生物学、基因组学和蛋白质组学等理论和技术研究肿瘤标志物与癌变的关系，以期寻找和发现新的肿瘤标志物和癌前病变的标志物。但是现有的方法中，较实用的还是单克隆抗体技术，目前应用此技术发现了许多肿瘤标志物（如CA系列肿瘤标志物），也是今后筛选肿瘤标志物主要应用的方法之一。应用单抗可以确定各种糖链抗原（包括糖蛋白和糖脂类抗原），它能特异性识别一定的表位，所以特异性高，对肿瘤标志物临床应用和癌前病变研究具有重要意义。此外，糖链抗原与细胞识别信号系统及细胞信息传导系统有关，在癌变发生和发展过程中起着重要作用，有些糖链抗原中糖链是一些黏附分子的配基，与肿瘤转移密切相关，可作为肿瘤转移的标志物。

由于肿瘤一般被学术界认为是基因性疾病，癌基因与抑癌基因的突变及调控失常均可促使细胞癌变。癌基因激活和抑癌基因失活及其产物表达异常参与癌变的全过程，因此癌基因和抑癌基因与癌变的关系已成为肿瘤标志物研究的热点之一。目前国内对癌基因、抑癌基因及其产物，如ras基因及其产物，p53基因与P53蛋白在结直肠癌、肺癌、乳腺癌中的表达进行了研究，显示它们在临床诊断和癌变研究中有一定的意义。

近几年来芯片技术、质谱技术，单核苷酸多态性（single nucleotide polymorphism，SNP）高通量筛选技术等正在兴起，而生物信息学将上述这些技术进行有机地整合和归类。基因组学、转录组学、蛋白质组学和代谢组学相关的技术也正在从不同水平发现和筛选肿瘤标志物，为寻找和开发新的肿瘤标志物奠定基础。由于生物技术的高速发展，筛选肿瘤标志物的时间已经从原来的7~8年缩短到目前的3~5年。

（薛　娟）

第二节　癌抗原检验

一、癌胚抗原（carcinoembryonic antigen，CEA）

1. 测定方法　RIA、EIA、MEIA、CLEIA、CLIA。

2. 标本准备　用血清，用红帽真空管静脉采血5ml；或胸腹水、穿刺液5ml。分离血清室温可放置数小时，如不能立即测定应-20℃以下冷冻。

3. 参考范围　血清：成人不吸烟RIA法小于2.5ng/ml，EIA法小于5ng/ml；吸烟小于10ng/ml。40岁以上有升高倾向，大于5ng/ml约占2%，大于10ng/ml约占0.1%；无性别差异，尿液小于2.5ng/ml。

4. 临床意义　CEA为1965年由Gold等发现存在于结肠癌组织和胎儿肠管的一种蛋白质。后证明为酸性糖蛋白，电泳在β区域；含糖部分不定，为50%~60%，蛋白部分一定，有668个氨基酸残基，1分子可结合24~26个糖分子，分子量180~200kD。见于胚胎和胎儿消化管组织，局限存在于细胞膜表面。与消化系肿瘤相关，也见于非消化系肿瘤和非肿瘤性疾病。为低器官特异性肿瘤标志物，起源于内胚层的肿瘤尤以腺癌阳性率较高。由于敏感性和特异性较低，不同方法差别较大，恶性肿瘤阳性率24%，良性疾病3.6%，正常人也可见有阳性，原发性肿瘤早期多为测不出水平，因此用于肿瘤诊断和筛查受到限制。

（1）血清CEA小于5ng/ml不能排除肿瘤：5~10ng/ml有可能为肿瘤，但须除外大量吸烟者；10~20ng/ml肿瘤的可能性较大。血清超过10ng/ml的恶性肿瘤（阳性率）：结肠癌（62%~78%）、胃癌（30%~75%）、胆系癌（40%~60%）、胰腺癌（39%~79%）、肺癌（33%～58%）、乳腺癌（23%～47%）、卵巢癌（32%～42%）、甲状腺髓样癌（90%以上）、肝转移癌（约43%）、尿路上皮癌（3%～7%）、神经母细胞瘤也见有阳性者。与AFP联合测定对原发性和转移性肝癌的鉴别诊断有价值；对乳腺癌、结肠癌肝转移，同时测定ALP和GGT有助于鉴别诊断。

（2）化疗或放疗肿瘤细胞坏死或膜损伤使CEA释放，可提高阳性率。血浓度与肿瘤消长相关，有效治疗血浓度下降，结肠癌根治切除成功1～2周后血浓度急剧下降；姑息的病例不见下降而多有升高；进行性升高提示肿瘤复发，轻度升高提示局部复发，大量升高提示肝、肺、骨转移。因此用于治疗和预后监测比用于诊断更有价值。

（3）大于5ng/ml也见于某些良性疾病如肝、胆、胰腺良性疾病、炎症性肠病、溃疡病等消化系疾病。肺炎、肺结核、慢性支气管炎等呼吸系疾病；肾功能不全、子宫内膜症、良性卵巢肿瘤等泌尿生殖系疾病；此外，糖尿病、甲状腺功能减退症、肝硬化、慢性肝炎、高龄、吸烟等也见增高。

（4）尿CEA对泌尿系肿瘤有相对特异性，升高见于（阳性率）：膀胱癌（78%）、尿路癌（71%）、前列腺癌（43%）。

乳头分泌物CEA检查：除妊娠、哺乳外的乳头分泌称为乳头异常分泌症，见于乳腺癌、乳腺管内乳头瘤、乳腺管内感染症、乳腺症、高泌乳素血症等，占乳腺疾病的5%～10%。用手压迫乳房采集分泌物，做潜血、细胞学检查和CEA测定；CEA测定用EIA法参考范围200ng/ml，切点值400ng/ml。小于400ng/ml乳腺癌的可能较小，大于1 000ng/ml可能性很大，配合乳腺扫描、超声波检查、乳腺管造影等可确定诊断。

二、前列腺特异性抗原（prostate specific antigen，PSA）

1. 测定方法　RIA、EIA、MEIA。

2. 标本准备　应在前列腺检查之前取静脉血3～5ml不抗凝，或红帽真空管采血。用血清，4℃存放抗体价有缓慢降低倾向，－20℃冷冻可稳定1年，避免反复融冻。抗凝剂EDTA盐或枸橼酸盐可使测定值降低。前列腺按摩，血清抗原水平可增高2倍以上，数日后恢复；前列腺活检也可见抗原水平升高，2～3周后恢复。

3. 参考范围

PSA和PSA－ACT切点值均为4ng/ml；F/T比切点值0.15～0.25。

PSA<4ng/ml阳性预测值（PPV）为12.5%；4～10ng/ml，23.6%；>10ng/ml，46.5%。

PSA－ACT<4ng/ml，PPV为6.8%；4～10ng/ml，30.3%；>10ng/ml，72.8%。

男性20～50岁0.2～2.4ng/ml，50～70岁0.4～5.0ng/ml。

女性和15岁以下男性小于0.5ng/ml或在检出下限以下（女性有相当于前列腺的尿道旁腺）。无日内变化，日间变化在0.2～4ng/ml。

4. 临床意义　PSA为前列腺癌标志物，用于诊断和治疗评价。为前列腺分泌的正常成分，由前列腺上皮细胞粗面内质网生成，存在于前列腺管上皮细胞内，男性副生殖腺也含有，随前列腺液排泌。等电点pH 6.9单体糖蛋白，分子量33～34kD，有273个氨基酸残基，含糖7%。精液中的PSA 70%具有糜蛋白酶样活性，属于激肽－激肽释放酶系蛋白酶系。分解纤维连接素，溶解精子凝块，防止射出的精液凝固，有助于精子运动和保持受精条件。

健康男性血清 PSA 含量约是前列腺的 $1/10^6$，前列腺和精浆中的 PSA 有相同抗原性。一部分具有相同的分子，大部分（95%）与 α_1 抗糜蛋白酶（ACT）结合成 PSA－ACT 复合体，分子量 90～100kD。血浆中半衰期 2～3 天，清除与肝细胞受体有关。前列腺癌血清 PSA 升高的机理，认为是巨噬细胞和嗜中性粒细胞吞噬 PSA 并经肝脏处理后在血中释放。或前列腺腺管与血管之间的圆柱状上皮膜和基底细胞膜被癌细胞浸润破坏使 PSA 逸出所致。

5. 筛查和早期诊断

（1）前列腺癌进展期，前列腺组织和血清水平升高，阳性率 95%。定期监测 PSA 配合直肠内触诊，比单纯直肠触诊检出率高 2～4 倍，而且有可能较早期诊断。PSA－ACT 复合体占总 PST 的比例增大，游离 PSA/总 PSA（F/T）比值减小。对 50 岁以上有下尿路通过障碍的男性患者，配合影像学和病理组织学检查可提高前列腺癌检出率。

（2）PSA、PSA－ACT 复合体增高，F/T 减低的疾病：①轻度异常见于良性前列腺肥大（BPH）、慢性前列腺炎。②中度异常见于急性前列腺炎、早期前列腺癌。③高度异常见于进展的前列腺癌。良性前列腺疾病游离型 PSA 增高，恶性前列腺疾病 PSA－ACT 复合体增高。

（3）BPH、前列腺上皮内瘤形成（PIN）、梗死、细菌性炎症、尿潴留等也可见有升高，与前列腺癌的鉴别最为重要。对 PSA 血清浓度在 4～20ng/ml 的病例应进行以下检查。

测定 PSA－ACT/总 PSA 比值，可提高诊断的敏感性和特异性，比值大于 0.66，癌的可能性较大。产生 PSA 的癌细胞同时产生 ACT，使血清 PSA－ACT 结合物占总 PSA 的比例增大，而 BPH 细胞不产生 ACT。

测定 PSA 密度（PSA 值/前列腺体积）和 PSA 速率（PSA 增高/年）。PSA 密度大于 0.581 或 PSA 速率大于 0.75ng/ml/年，癌的可能性较大。

6. 疗效和预后评价根治性前列腺完全摘除，根据 PSA 半衰期推测，手术后 3 周血清浓度应降到正常下限或以下，否则有必要给予附加治疗。如 3～5 个月后仍未降到正常下限，应怀疑有远隔部位转移。放射治疗后降到正常范围或以下者，提示治疗有效。雄激素除去或对抗治疗 3 个月，PSA 降到正常范围的病例比不降低者缓解期延长。疾病恶化时较其他标志物升高为早，降而复升提示肿瘤复发的可能性很大。复发病例的阳性率约为 97%。PSA 在 10ng/ml 以下者少见发生骨转移。

相关检查：PAP、γ 精浆蛋白（γSm）、β 微精浆蛋白（microseminoprotein）。PAP 新发病例阳性率为 60%，复发病例为 66%，联合测定可有助于早期诊断，为非特异性指标，良性前列腺肥大、前列腺炎也可见有增高。

近年有研究提示，γSm 与游离型 PSA 相当，γSm/PSA 比值的意义相当 PSA 的 F/T 比值，用于前列腺良、恶性疾病的鉴别。比值增大倾向于良性，比值减小倾向于恶性。

三、鳞状上皮细胞癌抗原（squamous cell carcinoma antigen，SCCA）

1. 测定方法　RIA、EIA。

2. 标本准备　静脉血 3ml 不抗凝，或红帽真空管静脉采血；肝素或 EDTA 血浆也可使用。4℃稳定 1～2 周，－20℃稳定数年，反复融冻抗原失活。

3. 参考范围　切点值 1.5ng/ml（或一般用 2.0ng/ml）。新生儿增高，出生 2～3 天，6～8ng/ml，2 岁后降到 2～3ng/ml。无性别差异，月经无影响，日内不同时间测定值差别为24%。

4. 临床意义 1977年，加藤等用宫颈鳞状上皮癌精制物免疫制备的单克隆抗体发现的抗原。当初报告名为TA-4，后改称为鳞状上皮细胞癌抗原（SCCA）。作为鳞状上皮癌的标志物用于鳞状上皮癌的辅助诊断和治疗监测；癌早期阳性率低，不适用于筛查和早期诊断。是一种分子量约44.5kD的非匀质蛋白质，等电点电泳分布在酸性和中性区段，鳞癌和良性疾病增加的是酸性等电点蛋白。与丝氨酸蛋白酶系有高度相似性，近年证明为丝氨酸蛋白酶抑制物家族成员之一。

SCCA局限存在于某些肿瘤的鳞状上皮，尤其是流行性非角质化大细胞癌的细胞质中。特异性较高，但敏感性较低。显著增高应怀疑鳞状上皮癌（子宫颈、阴道、外阴、肺、食管、上呼吸道、皮肤、头颈部等）。SCCA阳性的疾病有以下种类。

（1）肿瘤性疾病：鳞状上皮癌（宫颈癌、阴道上皮癌、外阴癌、皮肤癌、肺癌、食管癌、头颈部癌、肛门癌、膀胱移行上皮癌等）；不同病期的敏感性见（表30-3）。

表30-3 不同鳞状上皮癌不同病期SCCA的阳性率（%）

病期	0	Ⅰ	Ⅱ	Ⅲ	Ⅳ	复发
子宫颈癌	17.7	32.9	65.6	86.5	92.2	87.0
肺癌		31.8	43.2	63.1	56.7	75.0
食管癌		0	20.0	43.3	50.0	82.4
头颈部癌		18.4	28.1	40.2	54.5	80.0

（2）非肿瘤性疾病：①皮肤病：银屑病、特应行皮炎、天疱疮、多形性渗出性红斑。②呼吸系疾病：支气管哮喘、支气管炎、肺炎、肺结核、结节病。③肾脏病：肾衰竭和透析患者。

抗原半衰期短，约72小时，手术完全切除后2~3天急剧降低，1周内降到切点值水平以下。化疗或放疗有效病例抗原水平降低，恶化或复发再升高。银屑病、天疱疮，血清水平可达80~90ng/ml，分析结果时应注意。日内变化较大，对可疑病例应多次测定，不能仅根据一次结果进行评价。

四、糖抗原19-9（carbohydrate antigen19-9，CA19-9）

1. 测定方法 RIA、MEIA、EIA、PAMIA。

2. 标本准备 静脉血3ml不抗凝，或红帽真空管采血，用血浆结果偏低；也可用胸腹水或胰液。CA19-9较稳定，血清可在室温存放1天、4℃稳定1周，-20℃冷冻可长期保存。反复融冻可使测定值偏高。

3. 参考范围 RIA或EIA法切点值37U/ml，青年女性稍高，无年龄差别。Abbott公司的IMx试剂盒切点值为60U/ml。不同方法差别较大。无日内、季节变化；女性月经周期虽有变化，但在参考范围内，不受肾功能影响。

4. 临床意义 是用人结肠癌培养株SW1116制备的单克隆抗体NS19-9识别的Ⅰ型糖链抗原，高分子糖蛋白。抗原决定基在LewisA（Le^a）血型的糖链唾液酸化Le^a抗原上，为唾液酸化乳糖-N-岩藻戊糖Ⅱ（sialated lacto-N-fucopentaose Ⅱ）。成人存在于胰腺管、胆囊胆管、胃、支气管、唾液腺、前列腺、结肠和直肠等的上皮表面。与胰腺、胆囊胆管比较，其他部位抗原分布较为局限和稀疏，Lewis 血型阴性者不含有。消化系肿瘤特别是胰腺癌、胆囊癌、胆管癌有较高的检出率，但早期阳性率较低。是胰腺癌和胆囊胆管癌的标志物，不适用于肿瘤筛查和早期诊断，主要用于治疗监测。

（1）胰腺癌阳性率 80% ~90%、胆囊胆管癌阳性率 70% ~80%，多数病例高达 1 000U/ml或 10 000U/ml 以上；胃癌阳性率 30% ~40%、肝癌 20% ~30%、结肠和直肠癌 20% ~30%；消化系以外肿瘤，肺癌 20% ~30%、乳腺癌或子宫癌 10% 左右。当抗原量过高时，由于抗原抑制效应使测定结果降低，如遇测定值与临床像分离或测定值陡然下降等情况时，应稀释血清后再测定。

（2）肿瘤早期敏感性很低，不伴胰、胆管梗阻的Ⅰ期胰腺癌阳性率在 5% 以下，Ⅲ、Ⅳ期多有升高。胰腺癌中约 10% 为阴性，可能与 Le^a 抗原阴性、鳞癌或伴有胰岛肿瘤等因素有关。

（3）良性疾病总体阳性率为 5% 左右，包括胰或胆管闭塞、淤胆性胆管炎、胆石症、胰腺炎、胰腺囊肿等，症状改善后抗原水平急剧下降。肝炎、肝硬化、支气管扩张等的部分病例有不同程度的升高。卵巢囊肿假阳性率可达 50%；糖尿病可见有阳性，同时伴有 FPG、HbA_1c 高值，提示与糖尿病控制不良等因素有关。

除外 Le^a 阴性者，CA19 - 9 与 CA50 相关性极高。CA50 对胰、胆囊胆管癌有 80% ~90% 的阳性率，而且有认为不受 Le^a 抗原阴性影响。对可疑病例应结合超声波、CT 等影像检查。

五、糖抗原 242（CA242）

是一种新的黏蛋白肿瘤相关标志物，即一类唾液酸化的鞘糖脂类抗原通过单克隆抗体技术而获得的，能识别 CA242 的抗原。血清中 CA242 在非鳞状组织中比鳞癌水平高，且在小细胞肺癌中的分布与疾病状态及疗效相关。对腺癌的检出率 CA242 优于 CEA，两者联合检测会提高肿瘤检测的敏感性。

正常参考值：<12U/ml（IRMA 法）。

临床意义：

（1）胰腺癌、胆管癌时血清 CA242 升高，阳性率高达 88% ~100%。

（2）肺腺癌的阳性率为 76%，直肠腺癌为 79%，食管癌和乳癌为 62%，而肺小细胞癌为 50%，而肺鳞癌只有 9% 的阳性率。

（3）假阳性率较低，仅 5%。

六、糖抗原 50（carbohydrate antigen 50，CA50）

1. 测定方法　RIA、EIA、FIA。

2. 标本准备　静脉血 3ml 不抗凝，或红帽真空管静脉采血。不用血浆因抗凝剂可能有影响。血清 4℃稳定 11 天，-20℃冷冻可长期保存。

3. 参考范围　切点值 RIA 和 EIA 法 40U/ml；FIA 法 37U/ml。女性比男性高 1.5 ~2 倍，假阳性率约为 3%。饮食无影响，无日内变化，女性偏高，月经期与妊娠期无差异。

4. 临床意义　Lindholm 等用结肠癌细胞株 Colo - 205 抗原制备的单克隆抗体识别的 CA50 糖抗原，与 CA19 - 9 抗原决定簇所在的 Lewis A（Le^a）血型物质糖链有关。如同

CA19-9，在消化管、胰管、胆管、唾液腺、前列腺、乳腺、支气管等正常组织含有微量。此等组织恶性化时产量增加，局部极性紊乱，由细胞质向细胞膜外周分泌并向周围间质游离，使血清水平升高。对胰腺、胆管癌诊断有较高价值，为胰腺、胆囊胆管系肿瘤的血清标志物；但肝胆良性疾病也有较高的阳性率，分析结果时须注意。与 CA19-9 相关性良好，胰腺、胆囊胆管癌显著升高。

（1）肿瘤阳性率：胰腺癌（75%~84%）、胆管癌（68%~82%）。其他肿瘤阳性率：肝细胞癌（38%~67%）、结肠癌（22%~29%）、肺癌（13%~38%）、胃癌（11%~33%），泌尿及妇科生殖系癌在10%左右。

（2）良性疾病阳性率：胰腺炎（12%~16%）、肝硬化（28%~50%）、未经透析治疗的肾功能不全（37%~44%）；其他消化系疾病2%~13%。正常人假阳性率2%~3%。

关于与 CA19-9 联合测定问题，胰腺、胆管癌阳性率大体接近，肝细胞癌 CA50 阳性率高于 CA19-9，而结肠癌、胃癌稍低于 CA19-9。有认为 Lewis 血型阴性者 CA19-9 阴性的胰腺癌，CA50 也多为低值，两者联合使用并无多大优点。

七、癌糖脂抗原（cancer glycolipid antigen；CGA，KMO1）

1. 测定方法　RPHA、EIA。

2. 标本准备　血清或血浆，采血后分离血清或血浆，2~8℃稳定1周，-20℃稳定1年，避免反复融冻。

3. 参考范围　EIA 法小于 530U/ml，RPHA 法 1 管以下。

4. 临床意义　KMO1 为以人结肠癌细胞株 COLO201 作为免疫原，用杂交法获得单克隆抗体识别的癌相关Ⅰ型糖链抗原。用薄层色谱分析，与唾液酸化 LewisA（Le^a）有相同的移动度，与 CA19-9 同为唾液酸化乳糖-N-岩藻戊糖Ⅱ（sialated lacto-N-fucopentaose Ⅱ）。KMO1，是存在于癌细胞表面的一种糖脂质，血中一种高分子糖蛋白，Lewis 血型阴性者不含有。其抗原决定基与 CA19-9 相似，恶性疾病阳性率高于 CA19-9，胰腺癌约为68.5%、胆囊胆管癌 70.6%，与 CA19-9 近似；肝癌 62.5%，高于 CA19-9，低于 AFP，在肝癌早期也有较高的阳性率。数种方法联合测定可提高阳性率。在肝胆胰以外的恶性肿瘤如结肠、胃、肺、卵巢等癌症阳性率较低。用于肝胆胰恶性肿瘤的辅助诊断和治疗监测。肿瘤手术切除，KMO1 水平下降或阴性化，复发时再升高。

良性疾病如慢性胰腺炎、肝管炎、急性或慢性肝炎、肝硬化轻度升高；伴有胆管闭塞的肝胆胰疾病，由于抗原向血中逸脱增多，可测得高值。

相关检查：CEA、DU-PAN-2、AFP 等肿瘤标志物，腹部超声波、CT 等影像学检查。

八、癌抗原125（cancer antigen125，CA125）

1. 测定方法　RIA、EIA、MEIA。

2. 标本准备　静脉血 3ml 不抗凝，或红帽或黄帽真空管采血。不用血浆，因析出纤维蛋白可致假阳性反应。溶血或血清乳浊可有影响。抗原较稳定，血清室温放置1天、4℃2周、-20℃1年测定结果在允许误差范围之内。

3. 参考范围　健康 284 人测定范围为 1~54U/ml，近似对数常态分布，一般以 35U/ml 为正常上限。

男性和绝经期后女性小于25U/ml、绝经期前女性小于40U/ml。

月经期升高，通常在正常范围，但也有高达100U/ml者，卵胞期和黄体期降低。

卵巢癌筛查切点值55U/ml（用ROC曲线确定），卵巢良恶性肿瘤鉴别值100U/ml。

卵巢癌与其他脏器癌鉴别值500U/ml。

4. 临床意义 Bast等用卵巢浆液性囊胞腺癌腹水细胞培养系制备的单克隆抗体OC125识别的抗原，与胎儿期存在于体腔上皮细胞的糖蛋白相关。Bast等进一步证明CA125在正常人血清存在，是一种糖蛋白，分子量约110kD。上皮性卵巢癌患者抗原存在于肿瘤腺腔上皮内，血清有较高的浓度和较高的检出率，作为卵巢癌的标志物与卵巢癌有较高的相关性，用于卵巢癌诊断、治疗评价和疾病经过监测。以55U/ml作为切点值，卵巢癌阳性率达70%～80%，而且多为高值。卵巢癌抗原升高与组织型有关，浆液性囊胞腺癌多升高，常超过500U/ml，而黏液性囊胞腺癌升高多不明显，其他组织型无一定倾向。此外，肝癌、胆囊胆管癌、胰腺癌、子宫内膜癌阳性率为30%～50%，胃癌、结肠癌约为30%，肺癌为57%，血清值多在500U/ml以下。

浆膜腔炎症（癌性、结核性或细菌性）可呈假阳性反应，鉴别诊断和评价结果时须持慎重态度。良性卵巢肿瘤和子宫内膜症性囊肿，阳性率可达50%，血清值多在100U/ml以下；浆液性囊胞腺瘤几乎都是阴性；子宫肌瘤虽偶见有增高，但增高幅度多较低，故可用于子宫内膜症的鉴别诊断。

九、癌抗原15－3（cancer antigen15－3，CA15－3）

1. 测定方法 ELISA、MEIA、ECLIA（电化学发光法）。

2. 标本准备 通常用血清，肝素血浆或EDTA血浆也可用，结果与血清无差异。分离血清或血浆2～8℃稳定5天，－20℃保存3个月，避免室温放置。

3. 参考范围 25～28U/ml或30～35U/ml；切点值28U/ml，持续增高为异常。年龄、妊娠、性周期无变化。男性因乳腺癌少见，缺乏资料。

4. 临床意义 Hilkens等用人乳脂肪膜（human milk－fat merebrane）作为免疫原制备的单克隆抗体115D8及Kufe等制备的单克隆抗体DF3测定的与乳腺癌相关抗原；是一种糖蛋白，分子量为300～450kD，对乳腺癌有较高的特异性。作为乳腺癌标志物用于治疗评价、预后判断、手术后随访和复发监测，不适用于早期诊断和肿瘤筛查。

乳腺癌早期阳性率极低，0～Ⅰ期为0，Ⅱ期小于1%，Ⅲ期为12%；多脏器转移阳性率达78%，癌性胸膜炎胸水阳性率为74%。如乳腺癌血清抗原水平明显升高，测定值在1 000U/ml以上者预后险恶。治疗有效病例全部降低，上升则提示病情恶化。复发病例的阳性率与转移部位有关，局部或淋巴结软组织转移的阳性率约为27%，骨转移的阳性率约为30%，肝、胸膜和内脏转移的阳性率约为75%；全经过的阳性率可达86%；良性疾病约为5%。

与CEA联合测定可提高阳性率。

十、乳腺糖链抗原225（breast carbohydrate antigen 225，BCA225）

1. 测定方法 固相ELISA。

2. 标本准备 血清，同CA15－3。

3. 参考范围　切点值160U/ml。性别、年龄、绝经期前后无统计学差异。

4. 临床意义　以乳腺癌细胞株 $T_4$7D 的培养上清液病毒样粒子作为免疫原获得的两种单克隆抗体 CU18 和 CU46 所识别的糖链抗原。与 CA15－3 类似，推测为黏蛋白型糖蛋白，分子量 225～250kD。主要用于乳腺癌的诊断，与 CA15－3 有较高的相关性，r＝0.602。乳腺癌Ⅰ～Ⅱ期阳性率约为15%，Ⅲ～Ⅳ期约为25%；术后复发病例约为47%，术后无复发例约为14%。良性疾病假阳性率约为4%。在 ASCO（American Society of Clinical oncology）指南未推荐本试验，近年应用有减少。

乳腺癌不同标志物的敏感性、特异性和诊断正确性见（表30－4）。手术再发病例，仅测一种标志物阳性率为47%～58%，两种联合测定阳性率为63%～71%，三种联合阳性率可达74%。

表30－4　乳腺癌标志物的敏感性和特异性

手术前后	手术前诊断			手术后复发		
标志物	BCA225	CA15－3	CEA	BCA225	CA15－3	CEA
敏感性（%）	20	14	12	47	55	58
敏感性（%）	97	100	100	87	98	98
正确性（%）	42	39	37	66	76	78

十一、肿瘤相关糖蛋白72

1. 测定方法　RMA、EIA、ECLIA。

2. 标本准备　通常用血清，也可用血浆，但肝素治疗血或肝素抗凝血浆长期保存测定值降低。避免溶血，溶血标本不能使用。

3. 参考范围　通用4.0U/ml。以切点值为4.0U/ml时假阳性率3.2%～4.9%。ECLIA法切点值设定为10.0U/ml解释结果时注意。无年龄、性别差异，月经、吸烟无影响；妊娠从中期到后期稍高，多在分娩前起或产后7周内趋于正常化。有报告，妊娠母体血清上限为7～10U/ml。

4. 临床意义　细胞肿瘤化，细胞膜表面糖蛋白及糖脂质发生质和量变化，利用特异抗体识别异常成分作为肿瘤标志称为糖蛋白相关标志物。根据抗体识别的部位不同分为核心蛋白相关标志物、母核糖链相关标志物和基干糖链相关标志物，CA72－4属于母核糖链相关标志物。

1981年Colcher等用乳腺癌肝转移细胞膜成分免疫小鼠获得单克隆抗体B72－3，其识别的黏蛋白型糖蛋白称为肿瘤相关糖蛋白72（tumor－associated glycoprotein 72，TAG－72）。centocor公司用精制TAG－72免疫鼠制成第二代抗体CC49。CA72－4是被这两种抗体识别的抗原，TGA－72是母核糖链上的抗原决定基。此等抗原不见于正常组织，假阳性率较低，在胃癌、结肠癌或直肠癌、卵巢癌、胰腺癌、乳腺癌等腺癌有较高的检出率和较高的特异性。但早期检出率低，不适用于筛查，主要用于治疗评价和复发监测。不同肿瘤的阳性率：

（1）消化系肿瘤：胃癌、直肠癌、结肠癌28%～59%，与CEA近似；胃硬癌为30%，高于CEA；胰腺癌、胆囊胆管癌为24%～62%，可达100U/ml以上；肝癌为3%～33%、食管癌为0%。消化系良性疾病假阳性率小于1%。

（2）妇科肿瘤：卵巢癌为24%～60%、乳腺癌为7%～39%、子宫癌约为25%。乳腺癌Ⅰ～Ⅲ期在切点值以下，Ⅳ期和复发病例为30%～40%；卵巢癌有组织类型差异，黏液性囊泡腺癌阳性率较高。

（3）其他假阳性的情况：胃、肠、良性卵巢疾病假阳性率为5%～10%。子宫内膜症假阳性率20%～30%，低于CA125。此外，腹膜炎和胸膜炎少见增高，胰腺炎10%～15%，胆石症5%～10%，肺炎等良性疾病也可见升高。

相关检查：与Ⅱ型糖链抗原或复合糖链CEA联合测定有意义，卵巢癌与CA125联合测定。

十二、胰腺癌相关抗原

1. 测定方法　RIA、EIA。

2. 标本准备　静脉血3～5ml不抗凝，或红帽真空管采血。血清4℃稳定1周，－20℃冷冻可长期保存。

3. 参考范围　正常小于100U/ml，良性疾病常在100U/ml以上；肿瘤筛查切点值150U/ml，肿瘤诊断切点值400U/ml。

4. 临床意义　胰腺癌标志物，肝胆胰癌血浓度最高。DU为Dukes大学制备检测胰腺癌的单克隆抗体。1982年Dukes大学Metzgar等用人胰腺癌细胞株HPAF－1作为免疫原获得DU－PAN－1～5，5种单克隆抗体，属于IgM型抗体。其中DU－PAN－2识别的抗原在胰腺癌患者体液中有较高的检出率，是一种糖链，与CA19－9（sialyl Lewis A，Le^a）的前体sialyl Lewis C（Le^c）的结构一致。其N－乙酰葡萄糖胺（GlcNAc）的1，4位与岩藻糖结合，即为CA19－9。1988年，San Francisco VA医疗中心Ho等用人胰腺癌细胞株SW－1990为免疫原制备单克隆抗体识别的糖链抗原命名为Span－1；其抗原表位与Le^a近似。Span－1抗体与CA19－9抗体对Le^a有同等反应性；对Le^c也有反应，但较弱。岩藻糖酰转移酶（fucosyltransferase）缺乏症的Lewis血型阴性者发生肿瘤，不产生CA19－9；而DU－PAN－2不受Lewis遗传式影响，抗原较稳定，正常仅含微量，分布在消化管、胰管、胆管、气管支气管的上皮细胞。脐带血有较高含量，是胎儿性抗原的一种，出生6个月后降到切点值以下。显著增高（大于5 000U/ml）多见于恶性肿瘤，偶见于胆石症。肿瘤早期（Ⅰ期或直径小于2cm）罕见有阳性者，故不适用于早期诊断和筛查。Span－1除在胰腺管、胆管、肾小管、支气管的上皮细胞发现外，还在胰腺腺泡细胞发现；而在食管、十二指肠、肺泡上皮、肝细胞、肾上腺皮质等均未发现DU－PAN－2和Span－1的存在；在唾液中有Span－1发现。

DU－PAN－2以150U/ml为切点值，胆管癌、胰腺癌、肝细胞癌的阳性率为60%～70%，但良性肝胆疾病的假阳性率很高，急性或慢性肝炎为40%～50%，肝硬化高达68%。以400U/ml为切点值，特异性有提高，但敏感性降低，胆管癌、胰腺癌、肝细胞癌的阳性率为43%～55%。肝细胞癌阳性率高，但受肝硬化影响，肝硬化假阳性率为36%；消化管癌阳性率较低，在20%以下。以150U/ml为切点胰腺炎和肾功能不全阳性率分别为14%和33%；以400U/ml为切点分别为25%和8%。另据Borowitz等报告胰腺癌和胆管癌100%阳性，胃癌86%、结肠癌38%、卵巢癌60%、肺癌36%、乳腺癌21%、肾癌0%。

Span－1阳性的肿瘤（阳性率），胰腺癌（81%）、胆管癌（70%）、肝细胞癌（56%）、消化管癌（13%～31%）；乳腺、肺、恶性淋巴瘤（12%～28%）。良性疾病假阳性率为肝硬化（46%）、肝炎（31%）、胰腺炎（12%）、胆石症（5%）。

十三、胰腺癌胎儿抗原，胰腺癌相关抗原

1. 测定方法　ELISA。

2. 标本准备　血清。

3. 参考范围　POA 14U/ml，PCAA 28μg/ml。PCAA 1μg≈POA 0.5u。正常可有微量意义不明。

4. 临床意义　1974 年 Banwo 人在等胎儿胰腺和胰腺癌患者血清发现的一种蛋白质。分子量 800～900kD，属糖蛋白称 POA，与岛野等从胰腺癌腹水和正常结肠黏膜分离的 PCAA 在免疫学上是同一物质。在胰、肝、胆癌有较高的阳性率。正常胰腺不存在，在消化管杯状细胞初始分泌的黏液中可检出，生理功能不明。不是胰腺癌的特异性标志，升高对胰、肝、胆癌有辅助诊断价值，不能用于早期诊断。对疾病发展和治疗监测有意义。

（1）恶性肿瘤：胰腺癌 67%、肝癌 60%、胆囊胆管癌 45%、胃或结肠癌 30%；早期胰腺癌几乎不升高。

（2）良性疾病：肝硬化 50%、肝炎或胆石症 30%～40%、急或慢性胰腺炎 25%，多在 30U 以下。

相关检查：器官特异性低，与 CEA、CA19－9、α－FP 无交叉反应，联合测定可提高对胰腺癌、肝癌诊断的敏感性。

（袁聪玲）

第三节　肿瘤相关蛋白检验

一、甲胎蛋白（alpha fetal protein；αFP，AFP）

1. 测定方法　RIA、ELISA、CLEIA、ECLIA（电化学发光测定法）。

2. 标本准备　静脉血 3ml 不抗凝或红帽或黄帽真空管采血；羊水、或胸腹水 3～5ml。短期存放置于 4℃，长期保存－20℃冷冻。

3. 参考范围　正常成人 2～15ng/ml（2～15μg/L）或不超过 20ng/ml（20μg/L），乳儿期增高由于胎儿期残留。

妊娠血清 20 周 58ng/ml，24 周 125ng/ml，28 周 220ng/ml，32 周 420ng/ml，36 周 285ng/ml，40 周 245ng/ml。来自胎儿。以 33～34 周为最高（300～500ng/ml）以后降低。

孕妇血清正常范围通常采用 0.5～2.5 倍中位数（MOM）确定。糖尿病、体重、种族和糖耐量减低对测定结果有影响，计算 MOM 时应考虑这些因素。孕妇在 36 周后可达 550ng/ml，增加 50% 以上应怀疑异常妊娠。

4. 临床意义　AFP 是正常胎儿血浆的一种主要蛋白质，单链多肽含 590 个氨基酸残基，分子量约 70kD 的糖蛋白，与母体－胎儿物质交换有关。胚胎早期由卵黄囊、胃肠管产生，以后由胎肝合成，胎龄 6 周在胎血中出现，14 周（12～20 周）达高峰并在羊水中出现。出生 1 周后减少，2 周后降到正常水平。在非妊娠成年人血清中水平很低，增高见于肝细胞

癌、肝细胞再生等肝脏疾病、各种胚细胞源性肿瘤；也见于某些神经管先天性缺陷如脊柱裂等的孕妇血清或羊水。用于肝细胞癌（HCC）筛查、诊断、疗效评价和再发判断，胚源性肿瘤的诊断和治疗监测，肝细胞再生的评价，也用于异常妊娠的筛查。

（1）用于肝细胞癌的筛查和诊断：癌变的肝细胞具有合成 AFP 的能力，肝细胞癌诊断的敏感性为 70% ~80%，特异性为 80% ~90%；敏感方法的阳性率可达 90%，但特异性降低。小于 200ng/ml 肝细胞癌阳性率为 56%，假阳性率为 55%，特异性只有 45%，良、恶性疾病有较多的交叉。增高也见于肝硬化等良性肝病，升高水平虽多偏低，但也有超过 1 000ng/ml 或以上者。假阳性率大于 400ng/ml 为 16%、大于 1 000ng/ml 为 9%、大于 10 000ng/ml为 0.3%、大于 100 000ng/ml 未见假阳性；可见 AFP 超过 400ng/ml 诊断肝细胞癌的意义增大，越高诊断意义越大。水平偏低者观察动态变化进行性增高更有意义。根治后下降至正常水平，复发再升高。增高水平与肿瘤体积相关，有预后意义。

（2）肝细胞再生评价：升高见于非肿瘤性肝脏疾病和肝实质损伤如重型肝炎、大块性肝坏死、病毒性肝炎及其他急性肝炎、慢性活动性肝炎、酒精性肝硬化，肝脏创伤、肝毒性物质的肝中毒性损害等的恢复期。在非肿瘤性肝脏疾病的升高提示肝细胞再生，可作为肝细胞再生的指标，也用于新生儿肝炎与新生儿先天性胆管闭锁的鉴别诊断。

（3）性腺和性腺外胚源性肿瘤：典型的包括内胚层窦（卵黄囊）肿瘤、胚胎肿瘤、畸胎癌和绒毛膜癌。来源于卵黄囊的肿瘤如睾丸癌和卵巢癌，可显著升高。性腺外肿瘤增高见于某些后腹膜外或纵隔部位的肿瘤。有资料提示单纯精原细胞瘤、无性细胞瘤和畸胎瘤，不产生 AFP，增高可能由于合并胚胎肿瘤或肝转移。

（4）用于异常妊娠情况的筛查：增高见于无脑畸形、脊柱裂、脊髓脊膜膨突及其他情况如开放性神经管缺陷、胎儿死亡、消化管闭锁、多胎妊娠、羊水减少、胎盘早期剥离和子痫前期等。但闭锁性神经管缺陷孕妇血清 AFP 水平可在正常范围；增高可能由于双胎妊娠或消化管闭锁、死胎或其他情况如胎龄弄错或用 RIA 测定时近期体内曾接受过放射性同位素的影响等。

（5）其他原因升高：有时见于运动失调性毛细血管扩张症、高酪氨酸血症、先天性肾病综合征等；但一般不超过 300ng/ml，很少超过 500ng/ml。观察动态变化对鉴别诊断有意义。

对开放神经管缺陷如脊柱裂的筛查，在妊娠 15 ~22 周，最佳在 16 ~18 周取孕妇血测定。注明孕期、体重、种族和糖尿病状况。如发现测定结果增高，应在 1 周后或再晚一些时间取血复查；并应检测羊水 AFP 和超声波检查胎儿脊柱，以除外多胎妊娠、先天性肾病综合征等情况。

肝细胞癌与肝转移癌鉴别：联合 CEA、CA19 -9 测定。

妊娠妇女血清 AFP 减低如小于 20ng/ml 或更少，见于 21 - 三体（Down 综合征）的胎儿；但不推荐用于筛查，因为减低还可能见于其他染色体异常性疾病。

二、γ 精浆蛋白（γ - seminoprotein，γSm）

1. 测定方法　EIA、RIA。

2. 标本准备　前列腺组织含量丰富，对前列腺的任何刺激都可释放于血，应在前列腺触诊、活检或内镜检查之前取血，一旦进行上述检查应在过后 24 小时取血。尽快分离血清。

-20℃冷冻可较长时间稳定。

3. 参考范围　切点值4ng/ml，不随年龄变化，女性不能测出。

4. 临床意义　γ精浆蛋白（γSm）由前列腺上皮和尿道周围腺上皮细胞产生，与前列腺分泌物作为精囊成分分泌，一部分移行入血；其血浓度与前列腺体积相关，在前列腺上皮新生、增殖、变性等疾病增高。为非匀质性糖蛋白，分子量28~29kD，等电点pH5.8~7.1，仅存在于正常前列腺、前列腺癌或增生的前列腺上皮细胞和前列腺分泌液中。与PSA由于分子量的差异，认为是不同物质；现从氨基酸序列和蛋白酶性质看是同一物质。作为精浆特异性抗原，前列腺癌标志物，用于前列腺癌筛查、早期诊断和疗效评价。

（1）血清γSm水平对前列腺癌有较早期诊断价值：未治疗的前列腺癌明显升高，而良性前列腺肥大（BPH）、其他良性泌尿系疾病及非前列腺肿瘤多正常或有轻度增高，增高的程度不如早期前列腺癌显著，有鉴别诊断意义。

（2）对前列腺癌诊断的敏感性与前列腺酸性磷酸酶（PAP）比较，γSm在A期为60%左右，与PAP相似；B期和C期约为80%，D期约为93%，均显著高于PAP。

（3）γSm增高水平与癌的进展度相关，伴随癌的进展而增高，小于4ng/ml，70%~80%为局限于被膜内癌，10ng/ml以上50%浸润到被膜外；小于10mg/ml骨转移罕见。

（4）有效治疗3个月后全部降到正常范围，复发再度升高的阳性率约85%，复发前期升高约占67%，一般早于临床诊断；有效治疗早期减低者预后良好，能敏感反映治疗效果和临床经过。

对50岁后排尿障碍，触诊可疑病例应检查PSA、γSm和PAP，联合测定可提高对前列腺癌的检出率和诊断的准确性。

三、肿瘤特异性生长因子（tumor specific growth factor，TSGF）

1. 测定方法　分光光度法。

2. 标本准备　静脉血3~5ml不抗凝或红帽真空管取血，明显溶血、乳糜或黄疸可使测定值增高。

3. 参考范围　切点值64U/ml。

4. 临床意义　TSGF是一种促肿瘤血管增殖因子，由加拿大开发的广谱肿瘤标志物，无组织特异性，恶性肿瘤诊断敏感性为77%~87%，特异性为91%~96%，准确性为84%~88%。操作简便快速，适用于人群普查。

（1）恶性肿瘤阳性率：肺癌76%~93%；胃、食管、直或结肠、肝、胆、胰等消化系癌75%~92%；卵巢、子宫颈、乳腺等妇科恶性肿瘤68%~87%；淋巴瘤79%~89%，甲状腺、肾、鼻咽癌，脑瘤、骨髓瘤等70%~86%。绒癌较低，有报告5例均为阴性。

（2）良性疾病阳性率：良性肿瘤约11%、急性炎症性疾病88%、自身免疫性疾病约32%、健康人群小于4%。急性炎症有较高的假阳性率，但炎症消退多降到切点值水平以下。观察动态变化对鉴别诊断有意义。

四、降钙素基因相关肽（calcitonin gene-related peptide，CGRP）

1. 测定方法　RIA（直接测定或抽提后测定的间接法）。

2. 标本准备　CGRP不稳定，静脉血用EDTA抗凝加抑肽酶（aprotinin）500 000IU/ml，-30℃

可稳定 1 个月。

3. 参考范围

（1）直接法：94.7pg/ml ±4.5pg/ml（Girgis，1985）。

（2）间接法：6.7pg/ml ±3.0pg/ml（高见，1988）。

4. 临床意义　CGRP 由 37 个氨基酸残基构成，广泛分布于鼠类中枢神经和末梢神经、胰岛、肾上腺皮质、垂体等内分泌细胞。人类升高见于甲状腺髓样癌、胰岛 β 细胞瘤、嗜铬细胞瘤、肺小细胞癌、类癌等肿瘤细胞。在运动神经中枢终板与乙酰胆碱（ACh）、P 物质、GABA 共存于同一细胞内。在心脏具有非肾上腺能非胆碱能神经递质作用。主要用于甲状腺髓样癌的诊断，甲状腺髓样癌可达正常的 100 ~2 000 倍，有效治疗后下降，术后再度升高提示复发或转移。胰岛细胞瘤、类癌虽有升高，但阳性率不高。甲状腺髓样癌与 cGRP、CT 相关，但部分病例有分离现象，机理不详。

五、前胃泌素释放肽（progastrin releasing peptide，PGRP）

1. 测定方法　RIA、ELISA。

2. 标本准备　血清，进餐无影响，溶血无影响，－20℃稳定 1 年。

3. 参考范围　切点值 31pg/ml，假阳性率小于 3%；切点值 46pg/ml，假阳性率小于 1%。未满 4 岁小儿小于 100ng/ml。

4. 临床意义　1978 年，McPonald 等从胃体部提取出具有促进胃泌素释放，含 27 个氨基酸残基的活性肽，命名为胃泌素释放肽（GRP）或总称为蛙皮素样肽（bombesin－like peptide）。免疫化学研究证明 GRP 局限分布于胃壁的神经细胞和神经纤维；又有证明存在于人胚胎肺神经内分泌细胞，即肺小细胞癌的组织发生源。存在于肺小细胞癌细胞内有生物活性的 GRP（1 ~37 片段）和无生物活性的 C 末端片段 PGRP（31 ~125 片段，31 ~118 片段，31 ~115 片段）以等分子数向细胞外释放于血，活性部分在血中迅速分解代谢，无活性部分在血中稳定，肺小细胞癌血浓度升高可达 76 倍之多。

为肺小细胞癌特异性标志物，敏感性 65%，特异性 96%。不同病期阳性率：Ⅰ期 36%，Ⅱ期 50%，ⅢA 期 58%，ⅢB 期 67%，Ⅳ期 74%。有效治疗完全缓解的病例全部降到切点值以下，部分缓解的病例半数有降低，半数降到切点值以下；恶化病例几乎全部有升高趋势。与 NSE 比较，PGRP 具有：①癌患者与健康人血浓度差别较显著。②疾病较早期阳性率较高。③对肺小细胞癌特异性高等特点。

肺小细胞癌 NSE 血浓度平均为 22.5ng/ml，是健康均值 3.1ng/ml 的 7.3 倍，是切点值 6.4ng/ml 的 3.5 倍；而 PGRP 血浓度平均为 1 548pg/ml，是健康均值 15.3pg/ml 的 101 倍，是切点值 46pg/ml 的 34 倍，差别非常显著，阳性病例诊断的可信性极高。

肺非小细胞癌阳性率约为 3.7%、肺鳞状上皮癌约为 1.6%、肺腺癌约为 2%；肺癌以外的恶性肿瘤约为 2%。良性肺疾病阳性率约为 0.8%，健康者为 0.4%。肾功能不全的患者因清除减少，血浓度可见升高。

肺小细胞癌约占肺癌的 20%，其中 90% 与吸烟有关。对吸烟者应定期监测 PGRP，并配合 X 线检查可望早期发现病变。

六、细胞角质素21-1（cytokeratin-19-fragment，CYFRA21-1）

1. 测定方法　ELISA、ECLIA。

2. 标本准备　用血清，静脉血3ml不抗凝，或红帽真空管采血，分离血清冷冻保存。

3. 参考范围　切点值3.5ng/ml。

4. 临床意义　由于肿瘤细胞内蛋白酶活性亢进，细胞角质素丝（cytokeratin filament）的分解产物肿瘤细胞角质素19片段。因为不是由于细胞破坏产生，所以不受细胞伤害的影响，在手术、化疗、放疗等治疗中和治疗后均可应用。作为肺癌诊断标志物用于肺癌诊断和治疗监测。肺癌细胞含量丰富，尤其是非小细胞肺癌。肺癌总敏感度约为57%，非小细胞癌约为61%，小细胞癌约为34%，鳞癌敏感度最高达73%并伴随病期进展而血浓度增高；与CEA、SCCA、NSE任何一项联合测定，约可提高诊断的敏感度10%。肺良性疾病假阳性率约8%。不同标志物对肺癌的敏感度见（表30-5）。

表30-5　四种肺癌标志物对不同组织型肺癌的敏感度（%）

项目	CYFRA	CEA	SCC	NSE
肺癌总体	47~57.5	27~52.4	15~34.3	16~16.9
非小细胞癌	49~61.4	29~53.7	17~37.1	6~9.8
鳞状上皮癌	60~73.0	18~46.8	31~61.0	3~8.5
腺癌	42~54.0	40~60.2	11~18.0	2~11.8
大细胞癌	44~48.6	31~51.4	11~28.6	5.7~18
小细胞癌	33.3~34	18~44.4	7~16.7	54~61.1

七、甲状腺球蛋白（thyroglobulin，Tg）

RIA或EIA法正常成人参考值为1~20ng/ml（μg/L），平均为5.1~9.5ng/ml（μg/L）。临床用于：

（1）甲状腺分化癌手术评价：作为手术后再发或转移的标志物。胸水Tg测定可作为甲状腺癌胸膜转移的标志。升高见于甲状腺分化癌、甲状腺分化癌术后再发或转移。伴有甲状腺功能亢进症的甲状腺肿大（亚急性甲状腺炎、无痛性甲状腺炎，如慢性淋巴细胞性甲状腺炎等）、甲状腺激素使用。甲状腺分化癌早期、非分化癌、髓样癌不增高。主要用于甲状腺分化癌手术后评价和复发随访。不能用于早期诊断和筛查。

（2）甲状腺分化癌术后随访：甲状腺滤泡腺癌或有浸润的乳头状腺癌实行根治术，甲状腺全摘除加体内放射性碘治疗，使甲状腺床残留的甲状腺组织破坏并给予甲状腺激素替代治疗。应每6个月测定TSH和Tg，前者用于判定替代治疗剂量，后者用于观察再发或转移。手术后缺乏甲状腺组织，当未使用甲状腺激素替代治疗时，如Tg大于5ng/ml提示有复发的可能性；使用激素替代治疗Tg小于10ng/ml很少有复发。Tg大于10或15ng/ml应怀疑有复发或转移，须进行全身CT扫描和骨放射性碘闪烁扫描，有助于发现转移灶。

八、血清特种蛋白

1. β_2微球蛋白（β_2m）　血清及尿水平均升高提示由肿瘤细胞产生增多，见于肝、肺、消化管肿瘤，骨髓瘤、恶性淋巴瘤、淋巴细胞白血病。参见临床化学特种蛋白 β_2MG 节。

2. α_2 巨球蛋白（α_2MG） 血清水平升高见于癌、恶性淋巴瘤。参见临床化学特种蛋白有关节。

3. α 酸性糖蛋白（AAG） 血清水平升高见于肝癌、Hodgkin 淋巴瘤等。

4. 铁蛋白（Ft） 血清水平升高见于淋巴瘤、白血病，如联合测定 CEA 阳性应怀疑乳腺癌、肺癌、结肠癌。铁蛋白（Ft）是由 Laufberge 于 1937 年首先分离出来的，相对于分子质量为 450×10^3 的含铁蛋白质。某些肿瘤细胞可合成并释放铁蛋白。血清铁蛋白的含量能反映肝脏储铁和体内储铁总量。

血清参考值：

男性 20～280μg/L（RIA 法）；

女性 15～145μg/L（RIA 法）。

临床意义：

（1）肝癌、肺癌、胆管癌、结肠癌、胰头癌、淋巴瘤、白血病、泌尿系统瘤、脑肿瘤等血清铁蛋白升高。

（2）输血及铁剂治疗使血清铁蛋白升高。

（3）再生障碍性贫血、溶血性贫血、地中海贫血血清铁蛋白升高。

5. 结合珠蛋白（HPG） 血清水平升高见于 Hodgkin 淋巴瘤及非 Hodgkin 淋巴瘤、肾癌、转移性乳腺癌、卵巢癌可见升高。与 AAG 联合测定，Hodgkin 淋巴瘤 HPG 与 AAG 均升高，而非 Hodgkin 淋巴瘤 HPG 升高，AAG 不升高。参见临床化学特种蛋白 HPG 节。

6. 铜蓝蛋白（CER） 血清水平升高见于恶性肿瘤、白血病、淋巴瘤。参见临床化学特种蛋白 CER 节。

7. C 反应蛋白（CRP） 在恶性肿瘤时非特异性升高。参见临床化学特种蛋白 CRP 节。

8. Ⅲ型前胶原 N 末端肽（PⅢP） 胃、结肠、胰、肺、乳腺、子宫、卵巢恶性肿瘤可见升高。

（薛 娟）

第三十一章　器官移植免疫检验

移植（transplantation）是指将健康细胞、组织或器官从其原部位移植到自体或异体的一定部位、用以替代或补偿机体所丧失的结构和（或）功能的现代医疗手段。被移植的细胞、组织或器官称为移植物，提供移植物的个体称为供体（donor），接受移植物的个体称为受体（recipient）或宿主（host）。移植能否成功不仅取决于外科技术，在很大程度上还取决于是否发生移植排斥反应和移植排斥反应的强弱。表达于组织细胞表面的组织相容性膜分子是触发受体针对移植物发生排斥反应的抗原成分。器官移植前、移植后的组织配型、移植排斥反应的免疫监测和免疫抑制剂血药浓度等免疫检验对器官移植是否成功具有重要意义。器官移植免疫的相关知识、对应的免疫检测方法及临床意义是医学检验人员必须掌握的重点内容。

第一节　概述

一、引起排斥反应的抗原

1944 年，Medawar 等以周密的试验证明，移植排斥反应的本质是宿主与移植物之间产生了免疫应答，此后相继发现了多种与排斥反应相关的抗原。由 MHC 编码的 HLA，是不同个体间进行器官或组织细胞移植时发生排斥反应的主要成分，这种代表个体特异性的同种抗原又称组织相容性抗原（histocompatibility antigen）或移植抗原（transplantation antigen）。除 HLA 外，还存在以下与移植排斥反应相关的同种抗原：①次要组织相容性抗原（minor histocompatibility antigens，mHA），男性特有的 Y 染色体编码的某些蛋白质等则为此类；②其他血细胞抗原，如红细胞血型抗原 ABO、Lewis 抗原、Ii 抗原、Kidd 抗原等和白细胞的特有抗原等；③组织特异性抗原，即特异地表达于构成某一组织器官的细胞表面抗原。

（一）主要组织相容性抗原

在进行同种异体移植时，引起移植排斥反应最强烈的同种抗原当属 HLA。在三类 HLA 分子中，Ⅰ类、Ⅱ类分子是触发移植排斥反应的首要抗原，尤其是 HLA－DR 位点的抗原分子，其次为 HLA－A、HAL－B、HLA－DQ 和 HLA－DP，HLA－C 与移植排斥反应无明显关系。体外试验表明，T 细胞对带有同种异基因 HLA 的细胞具有超长的反应时间和有效的细胞毒作用。HLA 之所以具有强烈的触发移植排斥反应的效应，与 HLA 广泛的组织分布和特殊的分子结构密切相关。在骨髓或其他细胞输注时，来自供体的强表达 HLA 的抗原提供细胞和其他免疫细胞，其 HLA 发挥着双重作用，即一方面作为同种异体抗原介导宿主抗移植物反应（host versus graft rejection，HVGR）；另一方面作为过客细胞的重要膜分子参与移植物抗宿主反应（graft versus host rejection，GVHR）。

在移植过程中，受体的免疫细胞对移植物表面 HLA 的识别存在着直接和间接两种方式。直接识别是指受体 T 细胞对移植物表面完整的同种异型 HLA 分子的识别，无须对其加工、处理和提呈。间接识别即受体 T 细胞对抗原提呈细胞所加工、处理的移植物 HLA 抗原肽的识别。通过直接识别，活化以 $CD8^+$ Tc 为主的 T 细胞，参与强烈的急性排斥反应。而间接识别则以 $CD4^+$ Th 为主，在慢性排斥反应中发挥重要作用。

（二）其他组织相容性抗原

除 MHC 表达的主要组织相容性抗原（major histocompatibility antigen，MHA）外，与移植排斥反应相关的组织相容性抗原还包括 mHA、ABO 等其他血型抗原和组织特异性抗原。

1. mHA　供体、受体 HLA 完全相同情况下发生的轻度、慢性移植排斥反应与个体间存在的 mHA 密切相关，这在组织器官移植时尤为明显。HLA 和 mHA 均不相同时，排斥反应显然会更强烈。mHA 是相对 MHA 或 HLA 而言的。尽管 mHA 并非主要组织相容性抗原，但在某些组织或器官移植时同样发挥重要作用，特别是骨髓移植。因此，临床移植中，应在 HLA 型别相配的基础上兼顾 mHC 抗原，以期获得更好的疗效。

2. ABO 血型抗原系统　ABO 血型抗原是红细胞表面的一类糖蛋白，遗传上受控于人的第 9 对染色体，其与人类器官移植的关系已被确认，是一种重要的组织相容性抗原。ABO 血型抗原具有极其广泛的组织分布，几乎所有人体组织器官的血管内皮细胞表面均含有此类抗原。

3. 组织特异性抗原　是一类特异性地表达于各种器官、组织、细胞上的抗原系统。此类抗原在移植排斥反应中的作用越来越受到人们的重视，然而对其研究的深度远不如 HLA。目前，已被关注的组织特异性抗原有血管皮内细胞特异性抗原、肾特异性抗原、肝特异性抗原、胰腺特异性抗原、心脏特异性抗原、骨髓特异性抗原和皮肤特异性抗原等。组织特异性抗原尚未作为器官移植前组织配型的必要项目。

二、排斥反应的类型及发生机制

移植排斥反应（transplantation refection）是针对组织相容性抗原产生免疫应答，从而导致移植物功能丧失或受者机体损害的过程。此过程决定着临床移植的成败，是移植免疫学研究者致力克服的难题。根据排斥反应发生的时间、免疫损伤机制和组织病理改变等，排斥反应可分为超急性排斥反应（hyperacute rejection）、急性排斥反应（acute rejection）和慢性排斥反应（chronicrejection）。

（一）超急性排斥反应

超急性排斥反应是在移植物与受者血循环恢复后的数分钟至 48h 内发生的不可逆转的体液排斥反应。常见于 ABO 等血型不符、多次妊娠、反复输血或接受过器官移植者体内存在抗 HLA 等相关抗体。超急性排斥反应发生迅速、反应强烈、不可逆转，目前尚无有效的治疗手段，一旦发现应该立即切除移植物。移植前进行仔细的 ABO、Rh、HLA 配型和交叉配型，加之切取移植物和再灌注时熟练操作等，多可避免此类排斥反应的发生。

（二）急性排斥反应

急性排斥反应是排斥反应中最常见的类型，发生于移植后数周至数月内，患者多有发热、移植部位胀痛并伴移植器官功能减退等临床表现。临床上及时恰当使用免疫抑制剂多可缓解。

（三）慢性排斥反应

慢性排斥反应一般发生于移植后数月甚至数年，病程进展缓慢。血管壁细胞浸润、间质纤维化和瘢痕形成是此类排斥反应的病理特点，时有血管硬化性改变。慢性排斥反应对免疫抑制疗法不敏感，尚无特异性治疗方法，是目前器官移植不能远期成功的主要原因。

（四）移植物抗宿主反应

上述三类反应皆属于受体对供体的排斥反应及宿主抗移植物反应。在骨髓移植时，由于移植的骨髓中含有免疫细胞，对受体组织抗原也会产生免疫应答，引起攻击受者的移植物抗宿主反应。移植物抗宿主反应的发生机制十分复杂，一旦发生，一般难以逆转，会造成严重后果。

（王晓芳）

第二节　组织配型

临床上器官移植已取得了巨大进展，但移植排斥反应仍然是困扰临床移植的重要问题，有效地预防排斥反应的发生是延长移植物存活时间和保护受者的重要手段。供者器官能否在受者体内正常存活，很大程度取决于供者、受者间组织配型的正确性，供者、受者之间组织相容性程度越高，器官存活的概率就越大。因此，做好移植前的组织配型尤其重要。

一、HLA 配型

在人类，MHC 分子也称为人类白细胞抗原，即 HLA，是代表个体特异性的组织相容性抗原，也是引起同种异型移植排斥反应的主要抗原物质，供者与受者的 HLA 等位基因匹配程度决定了移植排斥反应的强弱程度。因此，必须通过 HLA 组织配型来选择合适的供者，以减少排斥反应的发生。HLA 复合体至少包括四个与移植有关的基因位点，即 HLA－A、HLA－B，HLA－C、HLA－D，其中 HLA－D 区又分为 HLA－DR、HLA－DP、HLA－DQ 等亚区，与 HLA－A、HLA－B、HLA－C 分别编码七个系列的抗原。

（一）血清学方法

1. 主要方法　微量淋巴细胞毒试验（microlymphocytotoxicity test）自 1964 年美国 Terasaki 等引入 HLA 分型研究后，几经改良，于 1970 年被美国国立卫生研究院指定为国际通用标准技术。这一技术是研究 HLA 系统的基本试验方法。该方法由于仅用 1μl 抗血清、1μl 淋巴细胞、1μl 补体、1h 孵育时间，使抗原、抗体和补体结合，故称之为快速微量淋巴细胞毒试验。

淋巴细胞膜表面具有 HLA，当 HLA 特异性抗体（IgG 或 IgM）与淋巴细胞膜上相应的 HLA 抗原结合，激活补体，在补体的作用下，改变了膜的通透性，细胞膜破损，染料可以进入，通过着色细胞死亡数目来判断抗原、抗体反应的强度，死亡细胞数与反应强度成正比。如淋巴细胞不带有相应的抗原，则无此作用。

目前常用的染料有伊红（CFDA）和荧光染料（EB）。在倒置相差显微镜下，活细胞不被伊红着色而呈明亮色，细胞有很强的折光性，细胞体积不增大。死细胞能够被伊红着色，细胞呈浅灰色，细胞体积增大，无折光能力。如果使用荧光染料染色，在荧光显微镜下活细胞呈绿色（CFDA 与细胞膜结合呈现绿色），死细胞呈现红色（EB 可通过破损细胞膜进入细胞内与 DNA 结合，呈现红色）。

在 T 细胞和 B 细胞的细胞膜上都存在 HLA－A、HLA－B、HLA－C 抗原，所以 HLA－A、HLA－B、HLA－C 分型可以使用 T 细胞或总淋巴细胞（包括 T 细胞、B 细胞），如果 HLA－A、HLA－B、HLA－C 分型试剂抗体同时存在 DR 抗体，为避免 DR 抗体的干扰，则只能使用 T 细胞。近年来，HLA 单克隆抗体的出现，可以避免 DR 抗体的影响。HLA－DR. HLA－DQ 抗原只存在于 B 细胞细胞膜上，所以 HLA－DR、HLA－DQ 分型则需要从总淋巴细胞中分离出 B 细胞进行鉴定。

2. 结果判断　是通过观察反应板孔内细胞死亡的比例，给出相应的计分。目前常用的计分标准如表 31－1 所示。美国国立卫生院建议，只有在死亡细胞大于 30% 时才能作为弱阳性反应，大于 50% 时才能作为阳性。

表 31－1　读数计分标准

死亡细胞*	计分	临床意义
－	0	未试验或无法读数
0%～10%	1	阴性
11%～20%	2	阴性可疑
21%～40%	4	阳性可疑
41%～80%	6	阳性反应
>80%	8	强阳性反应

注：* 指高于对照的死亡百分数。

混合淋巴细胞毒试验是传统方法，流式细胞分析仪给 HLA 分型可以提供更加准确的检测手段。

（二）细胞学方法

当两个无关个体的淋巴细胞在体外混合培养，可以相互刺激，使淋巴细胞向母细胞转化，产生分裂增生及混合淋巴细胞反应，这主要是因为 HLA－D 抗原不同引起的。当知道其中一种淋巴细胞的抗原，如果淋巴细胞不发生增生，说明两种淋巴细胞同型，反之则不同型。这也可以用于在体外检测器官移植供者、受者之间是否会发生排斥反应。

混合淋巴细胞培养（mixed lymphocyte culture，MLC）为基本技术，分为双向混合细胞培养和单向混合细胞培养。在双向混合细胞培养试验中，双方细胞都有刺激作用和应答能力，而且 HLA－D 不配合程度越大，刺激、增生程度越强。在单向混合细胞培养中，用丝裂菌素 C、X 线照射等方法处理一方细胞，使其失去应答能力，保持刺激能力，然后与未知的淋巴细胞培养 5～7 日，加入放射性胸腺嘧啶，用放射性核素闪烁仪测定放射量。

细胞分型因分型细胞难获得，培养周期长，现已逐渐淘汰。

（三）分子生物学分型法

近年来，分子生物技术的迅速发展，使得 HLA 的 DNA 分型技术应运而生，并在开展 DNA 限制性片段长度多态性分析、DNA 指纹图、等位基因特异性寡核苷酸杂交等基础上，引入 PCR 技术，使 HLA 分型得以在更精密的水平上进行。

1. PCR－RFLP 分型法 限制性片段长度多态性（restriction fragment length polymorphism，

RFLP）分析是最早建立的研究 HLA 多态性的 DNA 分型技术。HLA 抗原特异性是由编码基因的碱基序列决定的，导致限制性内切酶识别位置及酶切位点数目的不同，由此产生数量和长度不同的 DNA 酶解片段。通过对 DNA 片段进行体外扩增，然后再用限制性内切酶进行酶切分析，可使限制性片段长度分析的敏感度大大地增加，此类引入 DNA 体外扩增技术的限制性片段长度多态性分析则称为 PCR－RFLP 分型法。

2. PCR－SSO 分型法　PCR－序列特异性寡核苷酸（PCR－sequence specific oligonucleotide，PCR－SSO）是以 PCR 为基础，将凝胶上扩增的 HLA 的 DNA 转移至硝酸纤维膜或尼龙膜上，进而用放射性核素、地高辛、过氧化物酶等非放射性物质标记的寡核苷酸探针与之进行杂交，从而对扩增产物做出 HLA 型号判断的方法。

PCR－SSO 能够鉴定所有已知序列的 HLA－DR、HLA－DQ、HLA－DP 等位基因，是Ⅱ类 HLA 分型应用最广泛的方法。

3. PCR－SSP 分型法　是通过设计的一套 HLA 等位基因的序列特异性引物（sequence specific primer，SSP）对待测 DNA 进行 PCR 扩增，从而获得 HLA 型别特异性的扩增产物。这种应用序列特异性引物对 HLA 进行 PCR 分型的方法称 PCR－SSP 分型法。

（四）移植物存活与 HLA 配型的关系

（1）供体、受体 HLA－A 和 HLA－B 相配的位点数越多，移植物存活的概率越高。

（2）供体、受体 HLA－DR 位点相配更重要，因为 HLA－DR 和 HLA－DQ 基因有很强的连锁不平衡，DR 位点相配的个体通常 DQ 位点也相配。

二、HLA 交叉配型

HLA 交叉配型是检测受者血清中是否含有针对供者淋巴细胞的预存细胞毒抗体。总的方法是取供者淋巴细胞（T 细胞、B 细胞）和受者血清做交叉细胞毒试验，包括：①T 细胞淋巴细胞毒交叉配型（T－cell lymphocytotoxicity crossmatching）：试验阳性，无论反应水平高低，均视为移植的禁忌证；②B 细胞淋巴细胞毒性交叉配型（B－cell lymphocytotoxicity crossmatching）：试验阳性，是抗体结合至 B 细胞上 HLAⅠ类分子或 HLAⅡ类分子所致；③自身交叉配型（autocrossmatching）：应用受者自身的血清和细胞进行细胞毒试验，若有自身抗体存在，则可导致与供者交叉配型的假阳性；④流式细胞术交叉配型（flow cytometry crossmatching，FCC）：将受者的血清与供者的 T 细胞、B 细胞反应，经流式细胞仪测定，得到细胞数与荧光强度的直方图，阳性细胞表示受者血清中 HLA 抗体与供者的 T 细胞、B 细胞结合。

（王晓芳）

第三节　排斥反应的免疫检测和防治

一、排斥反应的免疫检测

排斥反应发生时，受者体内的免疫应答将发生一系列变化，据此检测机体的免疫状态可帮助诊断或推测排斥反应的发生。

（一）体液免疫与细胞免疫水平的检测

受者体液免疫水平的测定对各种类型的排斥反应均有诊断意义，尤其是急性、超急性排斥反应。

1. 体液免疫水平的检测

（1）特异性抗体水平的检测：主要指供者 HLA 抗体和血型抗体的检测。抗供者 HLA 抗体采用补体依赖微量淋巴细胞毒试验测定，血型抗体可采用定量凝集试验完成。高水平的抗供者抗体对移植器官将构成很大的威胁。

（2）补体水平的检测：移植物抗原与受体体内抗体结合后激活补体，补体活化与急性移植排斥反应的发生有关，当移植物遭受排斥时，补体成分的消耗增加，导致血清中总补体或单个补体的成分减少，可采用溶血法或比浊法进行检测。

通过免疫电泳、免疫标记技术等测定补体的裂解产物，对了解补体的活性也很有帮助。

2. 细胞免疫水平的检测　通过免疫细胞数量、功能和细胞因子水平的检测，对检测移植排斥反应的发生、判断排斥反应的类型等均具有一定的临床意义。

（1）外周血 T 细胞及其亚类的计数：在急性排斥反应时，T 细胞总数和 CD47CD8 比值升高，早于临床症状 1 ~5 日。一般认为，CD4/CD8 比值大于 1.2 时，预示急性排斥即将发生，而此比值小于 1.08 时，则提示感染的可能性很大。若用免疫荧光法或流式细胞仪测定 T 细胞及其亚群或进行动态监测，对急性排斥反应和感染具有鉴别诊断的意义。

（2）NK 细胞活性测定：移植后因免疫抑制剂的使用，影响 NK 细胞的活性，发生急性排斥时 NK 细胞活性明显升高。试验时，供者的淋巴细胞经灭活作为刺激细胞，而受者淋巴细胞为反应细胞，两种细胞混合反应后观察刺激细胞被破坏的情况，检测 Tc 细胞和 NK 细胞被破坏的情况，若动态监测 NK 细胞活性则意义更大。

（3）血清细胞因子测定：在移植排斥反应中，IL-1、IL-2、IL-4、IL-6、IFN-γ 等细胞因子的水平均可升高。检测这些细胞因子已作为监测移植排斥反应的常用项目。

（4）黏附分子及其配体的检测：急性排斥反应发生时细胞膜表面黏附分子及其配体的表达增加，如 ELAM-1、VCAM、ICAM 和 HLA 分子等，目前检测 ICAM 在临床上应用较多。

（二）尿微量蛋白的检测

在组织器官移植时，尿微量蛋白的检测有助于判断大器官移植，尤其是肾移植时排斥反应的发生；也可作为免疫抑制药物肝肾不良反应的观察指标。已知，α_1 微球蛋白是能较早反映肾功能损害的指标，尿 α_1 微球蛋白和尿 IgG 与肾移植受者短期肾功能关系密切。

（三）急性时相反应物质的检测

C 反应蛋白（C-reactive protein，CRP）、IL-1、IL-6、TNF-α 及 HSP 等炎症分子是发生炎症反应的标志性分子，在肝、肾移植过程中，对受者血清中这些炎症分子的动态测定结果也显示，C 反应蛋白等分子与器官移植后并发症的发生相关，且 C 反应蛋白水平似乎比白细胞计数或发热更能敏感地反映发生并发症的可能。

（四）免疫抑制剂体内药物浓度的检测

免疫抑制剂用于移植排斥反应的防治必将对机体的正常免疫功能造成影响，不同的免疫抑制剂对机体的肝、肾功能也会产生一定程度的损伤。因此，在应用免疫抑制剂时，通过对血药浓度的观察，掌握药代动力学的情况，对充分发挥其防治器官移植排斥作用和减少不良反应具有重要意义。

二、排斥反应的免疫防治

器官移植术成败在很大程度上取决于移植排斥反应的防治，其主要原理是严格选择供者、抑制受者免疫应答、诱导移植耐受及加强移植后的免疫监测等。

（一）供者的选择

1. 供者血清中预存抗体的检测　在 ABO 血型相同的情况下，取供者淋巴细胞和受者血清做交叉细胞毒试验，可检出受者血清中是否含有针对供者淋巴细胞的细胞毒抗体，以防止超急性排斥反应的产生。

2. 红细胞血型　人红细胞血型抗原是一类重要的组织相容性抗原，故供者 ABO、Rh 血型抗原需与受者相同，或至少符合输血原则。

3. HLA 配型　HLA 型别匹配程度是决定供者、受者间组织相容性的关键因素。不同 HLA 基因座位产物对移植排斥的影响各异。同种肾移植中，HLA-DR 对移植排斥最为重要，其次为 HLA-B 和 HLA-A。在实质脏器移植中，过客细胞是介导宿主抗移植物反应发生的主要因素。由于移植过程中过客细胞数量相对较少，故即使 HLA 型别不完全相配，宿主抗移植物反应仍较易被免疫抑制剂所控制。肝移植物中含大量免疫细胞，若 HLA 不相配，所致移植物抗宿主反应特别强烈，且不易被免疫抑制剂所控制，故对 HLA 配型的要求也特别高。

目前，HLA 分型技术尚难以检出某些同种抗原的差异，故有必要进行交叉配型，这在骨髓移植中尤为重要。交叉配型的方法：将供者和受者淋巴细胞互为反应细胞，即做两组单向混合淋巴细胞培养，两组中任一组反应过强均提示供者选择不当。

（二）移植物或受者的预处理

1. 移植物预处理　实质脏器移植时，尽可能清除移植物中过客细胞有助于减轻或防止宿主抗移植物反应的发生。同种骨髓移植中，为预防可能出现的移植物抗宿主反应，可对骨髓移植物进行预处理，其原理为清除骨髓移植物中 T 细胞。但应用去除 T 细胞的异基因骨髓进行移植，可能发生的 GVL 效应（移植物抗白血病效应）也随之消失，导致白血病复发率增高，从而影响患者的预后。

2. 受者预处理　实质脏器移植中，供体、受体间 ABO 血型物质不符可能导致强烈的移植排斥反应。某种情况下，为逾越 ABO 屏障而进行实质脏器移植，有必要对受者进行预处理。其方法为：术前给受者输注供者特异性血小板；借助血浆置换术去除受者体内天然抗 A 或抗 B 凝集素；也可对受者进行脾切除及免疫抑制治疗等。

（三）免疫抑制治疗

免疫抑制治疗疗效确切，是目前临床器官移植的常规疗法。免疫抑制药物的合理应用很大程度上决定着临床移植术的成败。

1. 免疫抑制药物的应用　应用免疫抑制药是迄今临床防治排斥反应的主要策略。目前常用的免疫抑制药物有以下三类：

（1）化学类免疫抑制剂：包括糖皮质激素、环孢素、他克莫司、西罗莫司、环磷酰胺、硫唑嘌呤等，是目前临床上得到最广泛应用的一大类免疫抑制剂。糖皮质激素可抑制活化巨噬细胞、降低 MHC 分子表达、逆转 IFN－γ 对巨噬细胞和移植组织的作用。环孢素能直接或间接干扰淋巴因子基因活化，从而抑制 Th 细胞产生淋巴因子（尤其是 IL－2），并抑制活化 T 细胞表达 IL－2 受体。他克莫司可抑制 Th 细胞产生淋巴因子，其作用机制类似于环孢素。西罗莫司可干扰 IL－2 的胞内信号传导，从而抑制 IL－2 依赖的淋巴细胞活化。硫唑嘌呤是抗增生药物，可插入分化细胞的 DNA 中，阻止淋巴细胞增生。

（2）生物制剂类免疫抑制剂：目前已用于临床的主要是某些抗免疫细胞膜抗原的抗体，如抗淋巴细胞球蛋白（ALG），抗胸腺细胞球蛋白（ATG），抗 CD3、CD4、CD8 单抗，抗高亲和力 IL－2R 单抗，抗 TCR 单抗，抗黏附分子（ICAM－1，LAF－1）抗体等。这些抗体通过与相应膜抗原结合，借助补体依赖的细胞毒作用，分别清除体内 T 细胞或胸腺细胞。某些细胞因子与毒素组成的融合蛋白、抗细胞因子抗体，某些黏附分子与免疫球蛋白组成的融合蛋白（如 CTLA－4－Ig）等也具有抗排斥反应作用。

（3）中草药类免疫抑制剂：某些中草药具有明显免疫调节或免疫抑制作用。国内文献已报道，雷公藤、冬虫夏草等可用于治疗器官移植后排斥反应。最近发现，落新妇苷可有效抑制活化 T 细胞，可应用于抗移植排斥反应。

2. 清除预存抗体　移植前进行血浆置换，可清除受者血液内预存的特异性抗体，以防止超急性排斥反应。

3. 其他免疫抑制方法　临床应用脾切除、放射线照射移植物或受者淋巴结、血浆置换、血浆淋巴细胞置换等防治排斥反应，均可取得一定疗效。在骨髓移植中，为使受者完全丧失对骨髓移植物的免疫应答能力，术前常使用大剂量放射线照射或化学药物，以摧毁患者自身的造血组织。

（王晓芳）

第六篇

卫生检验

第三十二章　食品营养成分的测定

第一节　食品中水分的测定

一、概述

水分是食品的天然成分，食品中水分的多少，直接影响食品的感官性状、影响胶体状态的形成和稳定、影响食品成分的浓度；控制食品的水分，可防止食品腐败变质和营养成分的水解、防止食品表面污染物质渗入食品内部。水分含量的多少是食品的重要质量指标，国家对多种食品的含水量作了规定。

食品中的水分一般是指100℃左右直接干燥的情况下，所失去物质的总量。该法制得的并不完全是水，还包括食品中的少量易挥发成分，如醇类、芳香油、有机酸等，故这样测得的水分又叫干燥失重。由于一般食品中这类挥发性物质较少，干燥法测得的水分较为合理。对于含挥发性物质较多的食品，如某些发酵食品、挥发油和香辛料，则不能采用干燥法测定水分，否则结果的误差大，此时应采用蒸馏法。

二、干燥法

（一）直接干燥法

取洁净铝制或玻璃制的扁形称量瓶，置95～105℃进行烘烤至恒重，称取一定量样品，置95～105℃进行烘烤至恒重，根据样品所减失的质量，计算样品中含水的百分率。直接干燥法烘烤温度通常为95～105℃，烘烤时间一般为3～4h。水分是否驱净，只能依靠恒重与否来确定，恒重是指前后两次烘烤称重，其质量相差不超过规定的毫克数。应根据样品和分析要求决定，一般不超过2mg。

直接干燥法适于多数样品，如谷物及其制品、水产品、豆制品、乳制品、肉制品及卤菜制品等食品中水分的测定，操作比较简单。对黏稠样品如酱类、乳类、含熟淀粉的食物，水分蒸发较慢，可掺入经处理过的砂，帮助蒸发，并采取先在70～80℃蒸去大部分水分，再提高温度烘烤。油脂样品及含油脂多的食品，在烘烤过程中先逐渐减轻，当继续烘烤时，有时反而增重，这可能是由于油脂氧化所致。果糖含量较高的样品，如水果制品、蜂蜜等，在高温下（>70℃）长时间加热，其果糖会发生氧化分解而导致明显误差。

（二）减压干燥法

减压干燥法是将取样后的称量瓶置于真空干燥箱中，在一定的真空度和加热温度下进行干燥，至达恒重。减压干燥法通常采用压力为40~55kPa，温度为50~60℃，一般干燥2~3h即可达到恒重。

由于在低压下，水的沸点也降低，可以采取较低温度烘烤，从而防止高脂肪样品中脂肪的氧化，含糖量高的样品如糖果、糖浆，特别是含果糖的样品，在高温下脱水炭化，防止食品成分（如味精中的氨基酸）在高温下分解。防止某些食品在高温下由于表面蒸发过快，在食品表面形成一层干涸膜（结茄），内部水分来不及逸出，难以除尽的弊病。适宜于胶胨状样品、高温易分解的样品以及水分较多挥发较慢的样品，如淀粉制品、豆制品、蛋制品、罐头食品、糖浆、蜂蜜、蔬菜、水果、味精、油脂等样品中水分的测定。

（三）操作说明

（1）测定水分比较费时，应设法加速水分挥发，以缩短分析时间。在方法上可改变加热方式，目前所采取的加热方式，热效率较低，空气热传导较慢，如果用红外线、远红外线、高频、微波等热辐射方式，由于穿透力强，容易使食品内部很快受热而加速水分蒸发。在加热的同时应加强减压通风，使水分尽快被带定，必要时可通入氮气流，避免样品氧化。将样品磨细，以增加水分的蒸发面，从而加快蒸发的速度。选用浅底宽面的铝碟或玻皿盛装样品，由于样品铺层较薄，蒸发也能加快。对于黏稠样品，如果掺入惰性材料砂，并在烘烤过程中适时翻动搅拌，将增加样品的挥发面，使样品疏松透气，防止表面结痂，均可提高水分蒸发速度，缩短分析时间。

（2）操作中注意避免样品损失和落入异物。水分测定的主要方法是依靠重量分析，凡是影响质量改变的因素都应防止。对样品处理，要防止水分损失和吸潮，样品处理过程要快，防止处理工具的黏附吸水，如磨粉机具应干燥不吸水，磨粉切碎操作时，应防止水分损失。对含水较多的样品，应控制水分蒸发速度，不要一开始就高温烘烤，由于水分多，温度高，大量水分急剧蒸发，造成溅出和爆裂，带出样品颗粒，应事先在较低温度除去大部分水分后，再在较高温度下烘烤。还应防止烘烤过程中落入异物如铁锈等。

（3）注意保持干燥器的吸水效率和天平室内的干燥；接触已烘干的样品或盛样品的容器，应戴干净手套，或用坩埚钳夹取，不得直接用手拿取称皿。已测水分的样品可保留作其他的成分分析，如脂肪、灰分的测定。

三、蒸馏法（图32-1）

该法将食品中的水分与甲苯或二甲苯共同蒸出，收集馏出液于接收管内，根据体积计算含量。适用于含较多挥发性物质的食品，如油脂、香辛料等。

分析步骤：准确称取适量试样（估计含水2~5ml），放入蒸馏瓶中，加入新蒸馏的甲苯（或二甲苯）75ml，连接冷凝管与水分接收管，从冷凝管顶端注入甲苯，装满水分接收管。缓慢加热蒸馏瓶，使每秒钟馏出液两滴，待大部分水分蒸出后，加速蒸馏约每秒钟4滴，当水分全部蒸出后，接收管内的水分体积不再增加时，从冷凝管顶端加入甲苯冲洗。以集水管水平面保持10min不变为终点，读取集水管水层的体积。

蒸馏法与烘干法有较大的差别，烘干法是以经烘烤后的减失质量为依据，而蒸馏法则是以通过加热蒸馏收集到的含水量。能溶于甲苯或二甲苯的挥发性物质，不会干扰测定，因而特别适宜于含挥发性物质较多的食品样品，如含有醇类、醛类、有机酸类、挥发性脂类、芳香油、香辛料等样品，当采用烘干法时，结果往往偏高。采用蒸馏法时，它们溶入有机溶剂并与水分分开，得到的含水量更接近真实结果。本法适宜于含水量较多，又有较多挥发性成分的样品测定，但所得结果较烘干法精度差，因集水管的最小刻度为0.1ml，即100mg以下的质量变化为估计值。冷凝的水分有时呈小珠状黏附在冷凝器上，不能完全汇入集水管造成读数误差，也使结果不够精确。由于甲苯（或二甲苯）能溶解少量水分，故先以水饱和，分出水层，进行蒸馏，取蒸馏液使用。

（尚立成）

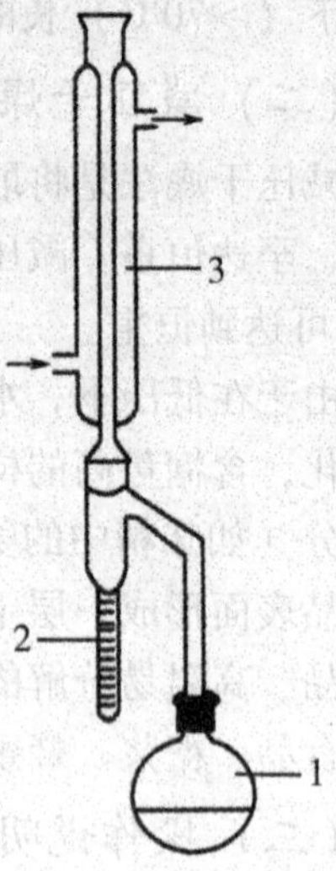

图32-1 水分蒸馏器

1. 蒸馏瓶；2. 集水管；3. 冷凝管

第二节 食品中蛋白质的测定

一、概述

蛋白质（protein）是生命的物质基础，是保证生物体生长发育、新陈代谢和修补组织的原料。人体对蛋白质的需要在一个时期内是固定的，一般成人每日需要从食品中摄入蛋白质约75g。由于人体不能贮存蛋白质，必须不断从食品中得到补充，如果长期缺乏蛋白质，可以引起严重疾病。测定食品中的蛋白质含量，可以了解食品质量，为合理调配膳食、保证不同人群的营养需要提供科学依据，也为监督食品生产加工过程提供数据。

蛋白质是由20多种氨基酸组成的高分子化合物，相对分子量达到数万至数百万，不同食品的蛋白质，其氨基酸的种类、比例和联结方式则不同。蛋白质的组成元素主要有C、H、O、N四种（有的还含有少量的S、P、Fe、Mg、I等），其中含氧量比较恒定，约为15%～17%。

蛋白质的测定主要采用凯氏（kjeldahl）定氮法，其主要依据是各种蛋白质均有恒定的含氮量，只要能准确测定出食品的含氮量，就可以推算出蛋白质的含量。多数蛋白质的含氮量平均为16%，即测得16g氮，就相当于有100g蛋白质，也就是每克氮等于100/16 = 6.25g蛋白质，6.25为蛋白质的换算因子。由于不同的食品蛋白质含氮量略有差异，不同的食品有不同的换算因子。计算时，不同的食品应选用其相应的换算因子，用各种原料制成的食品，可用占总含氮量多的原料的换算因子。对不清楚其换算因子的食品和组成不明确的食品，一般采用换算因子为6.25。

凯氏定氮法所测得的含氧量为食品的总氮量，其中还包括少量的非蛋白氮，如尿素氮、游离氨氮、生物碱氮、无机盐氮等，故定氮法计算得到的蛋白质，称为粗蛋白（crudeprotein）。

二、凯氏定氮法

1. 凯氏定氮法的基本原理 凯氏定氮法的测定步骤主要包括消化、蒸馏、滴定等步骤。食品与硫酸和硫酸铜、硫酸钾一起加热消化，使蛋白质分解，分解的氨与硫酸结合生成硫酸铵。然后碱化蒸馏使氨游离，用硼酸吸收后以硫酸或盐酸标准溶液滴定，根据酸的消耗量乘以换算系数，即为蛋白质的含量。

2. 分析步骤

（1）消化：称取适量固体食品样品或吸取适量液体食品样品于凯氏烧瓶内，加入硫酸、硫酸钠、硫酸铜，稍摇匀后于瓶口放一小漏斗，将瓶以45°角斜支于有小孔的石棉网上，小心加热，待内容物全部碳化，泡沫完全停止后，加强火力，并保持瓶内液体微沸，至液体呈蓝绿色澄清透明后，再继续加热0.5～1h，取下放冷，加入适量水冲洗瓶壁，转移至容量瓶定容。在这一过程中，有机物质得以破坏，其中的碳和氢分别变成二氧化碳和水逸出；蛋白质脱氨并生成硫酸铵。需要同时作空白试验。

（2）蒸馏：消化所得的消化液内含蛋白质分解形成的硫酸铵，在氢氧化钠作用下，经水蒸气蒸馏释放出氨，以硼酸溶液吸收。

向消化液中加氢氧化钠溶液时，会产生蓝色溶液或褐色沉淀，这是由于消化液中的铜离子与氨生成铜氨配离子，或与碱生成氢氧化铜、氧化铜之故，这是正常现象，反之若颜色不改变，则说明碱量加得不够，还应补加氢氧化钠溶液。

蒸馏的具体操作是，首先将整套仪器安装好（图32－2），于圆底烧瓶内加入约1.5L蒸馏水，加入数滴硫酸使蒸馏水呈酸性，防止水中微量氨挥发影响结果，并加数滴甲基红指示剂，指示酸性。接通电炉电源加热蒸馏水，使发生水蒸气，打开3处的螺旋夹，夹紧4处的螺旋夹，接通冷凝水，让蒸气冲洗整套仪器5～10min，然后清洗反应室数次，开放4处的螺旋夹排出废液。于锥形瓶中放入硼酸吸收液，加数滴混合指示剂，并将冷凝管口插入吸收液中，由小玻璃杯处加入样品消化液和氢氧化钠溶液，立即塞紧棒状玻塞，并加少许蒸馏水封口，以防漏气。夹紧4处的螺旋夹，进行蒸馏。此时反应室中液体呈深蓝色或褐色；说明碱量足够，蒸馏5min待氨全部蒸出后，此时吸收液呈碱性，指示剂显碱式色。移动锥形瓶，使冷凝管口离开液面，再蒸1min，以便冲洗冷凝管内壁，同时用蒸馏水冲洗管口外壁，然后取出接受瓶进行滴定。反应室的清洗方法是先轻提起棒状玻塞，使封口水流入反应室，及时夹紧3处的螺旋夹断蒸气，依靠负压将反应室中废液吸出。需要注意的是3处的螺旋夹不能关闭过久，不然蒸气发生瓶压力过高，沸水可能从平衡玻璃管顶部冲出，烫伤操作者。继续打开3处的螺旋夹，重复操作2～4次，反应室即清洗干净。然后放开4处的螺旋夹，排出废液，便可进行下一次蒸馏操作。

（3）滴定：用盐酸（或硫酸）标准溶液滴定被硼酸吸收的氨，计算出总氨量，并换算成蛋白质的含量。

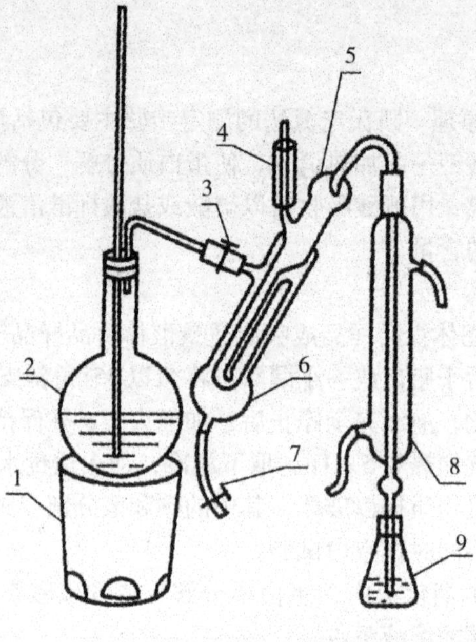

图 32-2　凯氏定氮蒸馏装置

1. 电炉；2. 水蒸气发生器（2L 圆底烧瓶）；3. 螺旋夹；4. 小玻璃杯及波状玻璃塞；5. 反应室；6. 反应室外层；7. 螺旋夹；8. 冷凝管；9. 蒸馏瓶接收瓶

$$蛋白质含量（\%）=\frac{c（V-V_0）\times 0.014\times F}{S}\times 100$$

式中　C——盐酸标准溶液的浓度（mol/L）；

V——样品消耗盐酸的体积（ml）；

V_0——空白消耗盐酸的体积（ml）；

0.014——1mol 盐酸相当氮的质量（g）；

F——蛋白质的换算因子；

S——每份样品的质量（g）。

3. 操作说明

（1）样品的消化：采用长颈圆底的凯氏烧瓶进行样品的消化，取样时应防止样品黏附于瓶颈上，以免不能被酸液洗下造成消化不完全。测定蛋白质样品的消化只能使用硫酸，为了缩短消化时间可加入硫酸铜作催化剂，加硫酸钾或硫酸钠提高沸点。消化较为困难的样品，可加入少量过氧化氢，但不得使用高氯酸，以防氨被氧化成氮氧化合物。消化时可在瓶口放一小漏斗，增加酸液回流。消化液里无色或淡蓝色透明液表明消化完全。同时作试剂空白。

（2）蒸馏装置：装置应平稳牢固，各连接部位应密合不漏气。水蒸气发生供给要均匀充足，蒸馏过程中不得断火停气，否则会发生倒吸。加碱要足量，动作要快，防止氨的损失。冷凝器出口一定要浸于吸收液中，防止氨挥发损失。蒸馏结束时应首先使吸收液离开冷凝管口以免发生倒吸，除继续蒸1min冲洗冷凝管内壁外，还必须用蒸馏水冲洗冷凝管口外壁浸入吸收液部分，冲洗用水应事先用混合指示剂指示终点，调整pH至5.1~5.4. 蒸馏时样品中的氨是否蒸完，可用精密pH试纸测试冷接管口的冷凝液是否显碱性来确定，也可用标准硫酸铵做回收试验，确定蒸馏条件：一般蒸馏3~5min便可蒸馏完全。要特别注意勿使碱液污染冷凝器和吸收瓶，如果发现碱污染应停止操作，用水蒸气冲洗整套仪器，或拆下仪器进行清洗。

（3）滴定用指示剂：通常采用混合指示剂，变色范围狭窄，变色敏锐。可采用0.1%亚甲蓝醇溶液与0.2%甲基红醇溶液的等体积混合液，或1体积1g/L。亚甲蓝醇溶液与4体积1g/L甲基红醇溶液混合。此类混合指示剂酸式色为紫红色，碱式色为蓝绿色，变色点pH为5.4，显灰色；还可采用3体积1g/L溴甲酚绿与1体积2g/L甲基红醇溶液的混合液，或5体积的2g/L溴甲酚绿与1体积的2g/L甲基红醇溶液的混合液，酸式色为酒红色，碱式色绿色，变色点的pH为5.1，呈灰色，变色也非常敏锐。

（4）凯氏定氮法：适用于食品中蛋白质的测定，但不适合用于添加无机含氮物质、有机非蛋白质含氮物质的食品中蛋白质的测定。

（5）操作时接触强酸、强碱、灼热水蒸气，应注意安全，防止灼伤。

（尚立成）

第三节　食品中脂肪的测定

一、概述

脂肪（fat）是食品重要的营养成分之一，是人体热能的重要来源，每克脂肪酸在体内完全氧化能产生38kJ的热量，同时脂肪能供给人体必需脂肪酸，是脂溶性维生素的良好溶剂，能帮助脂溶性维生素的吸收。脂肪能改善食品的感官性状，增加细腻感和美味。脂肪含量是各类食品的重要质量指标。

食品中的脂肪有两种存在形式，即游离脂肪和结合脂肪，大多数食品中结合脂肪含量较少。食品中还有少量脂溶性成分，如脂肪酸、高级醇，固醇、蜡质、色素等，与脂肪混在一起，并能溶于乙醚、石油醚等有机溶剂。食品中的游离脂肪能溶于有机溶剂，但乳类脂肪虽然也属游离脂肪，因脂肪球被乳中酪蛋白钙盐包裹，又处于高度均匀的胶体分散体系中，不能直接被有机溶剂萃取，必须先经氨水处理后才能被萃取。食品中的结合脂肪也不能被有机溶剂萃取，必须在一定条件下进行水解并转变成游离脂肪后，才能被萃取。

食品中脂肪的测定方法主要是采用重量法，即利用食品中的游离脂肪能溶于有机溶剂而被有机溶剂萃取的性质，将食品样品加乙醚或石油醚等有机溶剂浸泡，并在索氏（Soxhlet）提取器中连续反复提取数小时，挥干溶剂后进行称重，用样品减少的质量或提取物的质量来表示脂肪的量。这样测得的脂肪包括食品中的游离脂肪和脂溶性成分，如脂肪酸、高级醇、蜡质、色素等，故称为粗脂肪（crude fat）或醚萃取物。但在一般食品中脂溶性成分的含量较低，常忽略不计。如果在用有机溶剂萃取之前加酸或碱进行处理，使食品中的结合脂肪水解成为游离脂肪，再用有机溶剂进行萃取，挥干溶剂后称重，所测得的脂肪就包括了游离脂肪和结合脂肪，称为总脂肪（total fat），所用的方法相应地称为酸水解法和碱水解法。

二、索氏提取法

测定脂肪的国家标准方法是索氏提取法，适用于肉制品、豆制品、谷物、坚果等粗脂肪含量的测定，不适用于乳及乳制品。所用的仪器装置，称为索氏提取器，见图32-3。

索氏提取器由球瓶、提取筒和冷凝管三部分组成，各部分用磨砂玻璃密合。球瓶内盛放有机溶剂，经水浴加热使溶剂不断蒸发。提取筒内盛放用滤纸包好的样品，提取筒一侧有一较粗的玻管，连通球瓶与冷凝管，使溶剂蒸汽进入冷凝器冷凝后，不断滴入提取筒内；溶剂在提取筒内与样品充分接触，溶解其中的脂肪。提取筒有一较细的虹吸管，当提取筒内液体的高度超过虹吸管顶部时，提取筒中的有机溶剂连同溶出的脂肪一并被虹吸出来，流回球瓶。流回球瓶的有机溶剂遇热再蒸发，再一次冷凝，浸出样品中脂肪，而球瓶内的脂肪由于不挥发，仍留在球瓶。经过一定时间后，溶剂不断蒸发，冷凝，样品受到一次次新鲜溶剂的浸泡，将样品中所有的脂肪完全溶出。最后蒸掉有机溶剂，进行称重，便可测得食品中粗脂肪的含量。

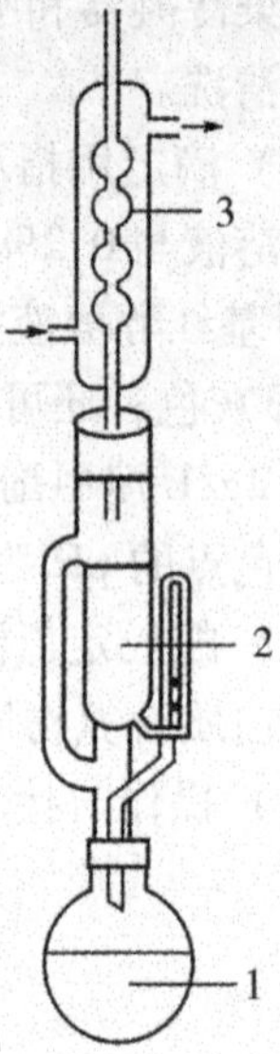

图32-3　索氏提取器

1. 球瓶；2. 提取管；3. 冷凝管

称重有增重法和减重法。增重法是烘干球瓶中有机溶剂后，称取球瓶增加的质量。适宜于脂肪含量较高的样品，否则因球瓶的质量比脂肪重得多而使称重误差增大。整套仪器特别是球瓶，必须事先彻底清洗、烘干，并称至恒重。操作时，尤其在水浴中加热，需注意防止玷污球瓶外壁，否则增加球瓶的质量。挥干有机溶剂时温度不能太高，否则脂肪氧化而增加质量和恒重的困难。每套仪器只能作一份样品。较难保证平行操作条件。减重法是取出装样品的滤纸包经烘干后称取滤纸包减轻的质量，具有较多的优点，样品中脂肪含量高低均适用。对球瓶及整套仪器的清洗要求不必很严格，球瓶无须事前烘至恒重。除去有机溶剂时，直接烘烤滤纸包，有机溶剂损失少。因样品滤纸包无脂肪，就不存在高温下脂肪氧化的问题，也易达到恒重。仪器安装好后可连续操作，只需更换新的样品滤纸包即可，在一套仪器中放入数份样品，样品脂肪被提取的条件完全一致，可得较好的平行结果。整个操作较增重法简单、省时。

索氏提取法测定食品中的粗脂肪含量，要注意样品应充分干燥和磨细，仪器必须密闭吻合，不得在接口处涂抹凡士林。在一套仪器中放入数份样品，因为样品中脂肪被提取的条件完全一致，可得较好的平行结果。

检查样品中脂肪是否提取完全的方法：观察提取筒中溶剂的颜色，一般测定脂肪的食品样品会含有少量色素，当提取溶剂无色时可认为脂肪已经提净；也可以用滴管取提取筒内乙醚液一滴滴在薄纸片上，对光观察，若无油迹则可认为提取完全；一般样品中提取需要6~12h。

三、酸水解法

食品样品经加酸水解，使食品中结合脂肪游离出来，加乙醇沉淀蛋白质，然后用乙醚-

石油醚混合液进行萃取后测得脂肪的含量。酸水解法测得的为游离及结合脂肪，还包括少量脂溶性成分，所以用酸水解法测得的脂肪含量称为总脂肪。

分析步骤为：称取混匀的固体样品2.00g，加8ml水，混匀后再加入10ml盐酸；或取液体样品10g，加盐酸10ml；置于70～80℃水浴中，每隔5～10min以玻璃棒搅拌一次，至试样消化完全为止，约40～50min。取出待稍冷后，加入10ml乙醇，混合，使蛋白质沉淀。再加1+1的乙醚－石油醚混合液振摇提取。静置分层后准确取出一定体积的醚层，放入已恒重的小锥形瓶置水浴蒸干，置100℃±5℃烘箱中干燥2h，取出放干燥器内冷却0.5h后称量。重复以上操作直至恒重，计算食品中总脂肪的含量。

酸水解法操作中应注意以下事项：

（1）注意水解时酸的浓度和温度，防止水分损失，避免酸浓度过高，引起测定误差。

（2）在萃取时，加入一定量的乙醇，使能溶于乙醇的物质进入水相，减少一些非脂成分进入醚层。但由于乙醇既能溶于水也能溶于乙醚，会影响分层，可加入石油醚，降低乙醚的极性，促进乙醇进入水层，使乙醚能与水层分离。若出现浑浊，可记录醚层体积后，将其取出加入无水硫酸钠脱水，过滤后，取出一定体积，烘干称量。

（3）酸水解法适用于各类食品的脂肪测定，特别是对半固体、黏稠状液体或液体食品，容易吸湿、结块、不易烘干的食品，不能采用索氏提取法测定，应用此法效果较好。

（尚立成）

第四节 食品中碳水化合物的测定

一、概述

碳水化合物（carbohydrates）又称糖类，是由碳、氢、氧三种元素组成的一大类化合物，为人体提供主要的热量，也是机体重要的构成成分之一。碳水化合物分单糖（$C_6H_{12}O_6$）、双糖（$C_{12}H_{22}O_{11}$）和多糖（$C_6H_{10}O_5$）化学通式是$C_x(H_2O)_y$，单糖主要有葡萄糖、果糖和半乳糖，它们都是含有6个碳原子的多羟基醛或多羟基酮的碳水化合物，分别称为醛糖或酮糖，是糖的最基本组成单位。由两分子单糖缩合而成的产物，称为双糖。参与缩合的两分子单糖可以是同一种单糖，如一分子葡萄糖与另一分子葡萄糖缩合生成的麦芽糖，也可以由不相同的单糖发生缩合构成，如一分子葡萄糖与一分子半乳糖缩合而成的乳糖；一分子葡萄糖与一分子果糖缩合而成的蔗糖等。由很多单糖分子缩合而成的高分子化合物，称为多糖，如淀粉、糊精、果胶、纤维素等。但人体可利用的多糖主要是淀粉。而纤维素和果胶不能被人体消化利用。人体摄入碳水化合物的主要形式是淀粉，其次是各种双糖和单糖。植物性食品中粮谷类、豆类、薯类均含较多的淀粉，动物性食品含糖量较少。

单糖和双糖均可溶于水，微溶于醇，不溶于醚，其水溶液都有甜味，多糖则不溶于水、醇和醚，也不具有甜味。单糖是最基本的糖类，不能再水解成更简单的糖；双糖在一定条件下能水解成两分子单糖；多糖中的淀粉，在酶和酸的存在下，最终能水解成多分子葡萄糖。所有的单糖和部分双糖（如麦芽糖和乳糖）由于在分子结构中含有苷羟基，所以都具有还原性，统称为还原糖，它们都能被弱氧化剂氧化；双糖中的蔗糖和多糖都没有还原性，属于非还原糖，它们必须在一定条件下水解后，才能与上述试剂起反应。

测定食品中还原糖主要是基于它们与斐林试剂的氧化还原反应，方法有直接滴定法、高锰酸钾滴定法等。非还原糖需先进行水解，然后再按还原糖进行测定。

二、还原糖的测定

（一）直接滴定法

1. 原理　试样经除去蛋白质后，在加热条件下，以次甲基蓝作指示剂，滴定标定过的碱性酒石酸铜溶液（用还原糖标准溶液标定碱性酒石酸铜溶液），待二价铜全部被还原后，稍过量得还原糖将亚甲基蓝还原，溶液由蓝色变为无色，即为滴定终点。根据样液消耗量可计算出还原糖含量。

2. 测定方法　取定量的（通常取10ml）已加有亚甲蓝和亚铁氰化钾的斐林试剂，在加热至沸的条件下用标准葡萄糖溶液滴定，求得定量斐林试剂所能氧化的葡萄糖量。再取同样量的斐林试剂，在完全相同的条件下用样品糖液滴定至终点，记录消耗样品糖液的体积。则样品糖液中所含还原糖的量（以葡萄糖计）即可计算。

3. 注释

（1）斐林试剂是由碱性酒石酸铜甲、乙液混合而成。碱性酒石酸铜甲液是硫酸铜的稀硫酸溶液；碱性酒石酸铜乙液是酒石酸钾钠的氢氧化钠溶液。由于铜离子在碱性条件下会生成氢氧化铜的沉淀，故加入酒石酸钾钠，使生成可溶于水的酒石酸钾钠铜配合物，呈蓝色溶液，以利于与还原糖起反应。

（2）从葡萄糖与斐林试剂的反应式可知，1mol 葡萄糖可以将 6mol Cu^{2+} 还原为氧化铜，但实际上两者反应并非那么简单，实验结果表明，1mol 葡萄糖只能还原 5mol 多点的 Cu^{2+}，且随反应条件而变化。因此，不能根据反应式直接计算出还原糖含量，而是用葡萄糖标准溶液标定斐林试剂的浓度。

（3）为防止氧化亚铜的红色沉淀对滴定终点观察的干扰，可在斐林试剂中加入少量亚铁

（4）滴定时要求操作条件完全相同，即所用的锥形瓶规格、加热电炉的功率、滴定速度，以及滴定液消耗的大致体积、终点观察方法和掌握等应尽量一致，以减少误差。为了使滴定准确，经常要对样品进行预测，以便调整浓度，并先将滴定所需体积的绝大部分加入到斐林试剂中与其共沸，仅留1ml左右，最后滴定至终点。

（5）由于本法是直接根据消耗斐林试剂即酒石酸钾钠铜的量，来计算还原糖的含量，所以处理食品样品时，不能用硫酸铜来沉淀蛋白质，不然会带来错误的结果。

（二）高锰酸钾滴定法

1. 原理　样品经除去蛋白质后，其中还原糖把斐林试剂中的二价铜还原为氧化亚铜，在酸性条件下加入硫酸铁，则氧化亚铜使硫酸铁定量还原成硫酸亚铁，用高锰酸钾标准溶液滴定硫酸亚铁。根据高锰酸钾的消耗量可计算氧化亚铜的量。根据氧化亚铜的量，查氧化亚铜相当的氰化钾，使反应生成可溶性的无色配合物，而不再析出红色沉淀。糖量表，求得还原糖的含量。

2. 样品测定　取有代表性的食品样品，加水浸取还原糖，除去干扰物质后制成样品液。取50ml 样品液于400ml 烧杯中，加入25ml 碱性酒石酸钾钠铜甲液和25ml 乙液，于烧杯上

盖一表面皿，加热，控制在4min内沸腾，再准确煮沸2min，趁热用铺好石棉的古氏坩埚或G4垂熔漏斗抽滤，并用60℃热水洗涤烧杯和沉淀，至洗液不呈碱性为止。将古氏坩埚或G4垂熔漏斗放回烧杯中，加25ml硫酸铁溶液及25ml水，搅拌使氧化亚铜完全溶解，以0.02mol/L高锰酸钾标准溶液滴定至微红色终点。

3. 说明

（1）测定必须严格按规定的条件操作：还原糖与碱性酒石酸铜试剂的反应，应在加热沸腾条件下进行，而且需保证在4min内加热至沸，否则测定误差较大；可先取与样液和试剂体积相同的水，调整电炉温度，进行预试验，以保证4min内沸腾，然后再进行样品测定。

（2）此法所用碱性酒石酸铜溶液是过量的，以保证将所有的还原糖全部氧化后，还有过剩的Cu^{2+}存在，所以煮沸后溶液应保持蓝色，如果煮沸后溶液的蓝色褪去，则表示样品中还原糖含量过高，应将样品溶液稀释后再重做。

（3）干扰物质的除去：脂肪、蛋白质、纤维素、其他固形物，以及饮料中的酒精和二氧化碳，会对测定产生干扰。脂肪可于加水浸取前用乙醚或石油醚提取。蛋白质可在碱性条件下，加入重金属盐沉淀剂，如硫酸铜、乙酸铅、乙酸锌使蛋白质沉淀，然后经过过滤，除去所有固形物，得到清亮溶液。除去酒精和二氧化碳可用加热或振摇，使其挥发，但应预先调节样品溶液至中性，以免在酸性条件下加热，使可能存在的蔗糖发生水解而引入误差。溶液中未水解的蔗糖，不会影响还原糖的测定。

三、蔗糖的测定

蔗糖由葡萄糖和果糖组成，不具有还原性，不能直接用菲林试剂测定，但在一定条件下，蔗糖可水解成具有还原性的葡萄糖、果糖。因此，目前国内外对蔗糖的测定方法仍然主要是采用还原糖的测定方法。

1. 测定原理　食品样品经乙醚洗除脂肪后，利用蔗糖的水溶性，用水进行浸取，继而除去蛋白质、淀粉、纤维素等固形物，得澄清的样品溶液，其中蔗糖用盐酸水解转化为还原糖，再按还原糖的测定方法测定。水解前后还原糖的差值为蔗糖含量。

2. 水解条件的选择　根据标准方法规定，50ml样品处理液，加入6mol/L盐酸5ml，在68～70℃水浴中加热15min，便可使蔗糖水解完全，而其他双糖及淀粉在此条件下水解少或不水解，从而避免了干扰。但在操作中应注意水解的酸度、温度和时间等条件一定，到达规定水解时间后应迅速冷却，水分因蒸发减少时，应及时补充。

3. 蔗糖含量的计算　应根据蔗糖的水解反应。

$$C_{12}H_{22}O_{11} + H_2O \longrightarrow C_6H_{12}O_6 + C_6H_{12}O_6$$

蔗糖	葡萄糖	果糖
342	180	180

蔗糖的相对分子质量为342，水解后生成2分子单糖：葡萄糖和果糖的相对分子量均为180，相对分子质量之和为360，故由还原糖的含量换算成蔗糖含量时，应乘以校正因子0.95。

蔗糖含量 = 还原糖含量 ×342/360 = 还原糖含量 ×0.95

若样品中除了蔗糖以外，本身还含有还原糖，则计算公式为：

蔗糖含量 = （$R_{后} - R_{前}$）×0.95，即水解后所测得的还原糖量减去水解前所测得的还原糖量，再乘以校正因子0.95，便可求得蔗糖的含量。

四、淀粉的测定

淀粉是食物中主要的碳水化合物，属于非还原糖。

1. 测定原理　试样经除去脂肪及可溶性糖类后，其中淀粉用淀粉酶水解成双糖，再用盐酸将双糖水解成单糖，最后按还原糖测定，并折算成淀粉。

$$\underset{\substack{\text{淀粉} \\ 162\times n}}{(C_6H_{10}O_5)_n} + nH_2O \longrightarrow \underset{\substack{\text{葡萄糖} \\ n\times 180}}{nC_6H_{12}O_6}$$

$$\text{淀粉含量} = \text{还原糖含量} \times \frac{162}{180} = \text{还原糖含量} \times 0.90$$

2. 样品处理　用乙醚或石油醚进行浸泡淋洗，以除去脂肪，再用10%～85%的乙醇水溶液洗去可溶性糖类（各种单糖和双糖）。然后用淀粉酶使淀粉水解成麦芽糖，用酸进一步将麦芽糖水解成葡萄糖，调整溶液的pH后，加入蛋白质沉淀剂，使蛋白质沉淀，过滤，除去蛋白质和纤维素等固形物。溶液按测定还原糖的方法进行操作，并同时作空白试验。

五、纤维的测定

纤维是植物性食品的主要成分之一，是人类膳食中不可缺少的重要物质，在维持人体健康、预防疾病方面具有独特的作用。纤维是食物消化后的残渣，能使肠道充盈，促进肠道蠕动，有利于废物的排出。测定纤维素含量，可了解食物消化残渣，确定食品利用价值，是食品成分全分析的项目之一。

食品的纤维在化学组成上不是单一的物质，而是包括多种成分的混合物，其组成十分复杂，且随食品的来源、种类而变化。目前对纤维还没有明确的科学定义。较早采用的概念为粗纤维（crude fiber），用来表示食品中不能被稀酸、稀碱所溶解，不能被人体所消化利用的物质，它包括食物中的部分纤维素、半纤维素、木质素及少量含氧物质。到了近代，在研究和评价食品的消化率和品质时，从营养学的观点提出了膳食纤维（dietary fiber）的概念。它是指食品中不能被人体消化酶所消化的多糖类和木质素的综合，包括纤维素、半纤维素、戊聚糖、木质素和树胶等。

1. 粗纤维的测定　在热的稀硫酸作用下，样品中的糖、淀粉、果胶等物质经水解而被除去，再用热的氢氧化钾处理，使蛋白质溶解、脂肪皂化而除去，然后用乙醇和乙醚处理除去单糖、色素及残余脂肪，将残渣洗净烘干后称重，所得的质量是含灰分的粗纤维。然后进行高温灰化，使有机物氧化挥发，所损失的质量即为粗纤维的量。

操作程序：称取一定量捣碎混匀的样品，加入1.25%硫酸200ml煮沸30min。用水洗至不显酸性；再加1.25%氢氧化钠溶液200ml煮沸30min，用水洗至不显碱性；然后依次用乙醇和乙醚洗涤一次，于105℃烘箱中烘干称重：再移入高温炉中灼烧，冷却后称重，所减轻的质量即为粗纤维的量。

粗纤维亦可由食品总量减去五大成分（脂肪、蛋白质、总糖、水分、灰分）而求得。

2. 膳食纤维的测定　样品经热的中性洗涤剂浸煮，用热蒸馏水洗涤除去样品中的可溶性淀粉、蛋白质、矿物质，然后加入淀粉酶溶液分解结合态淀粉，再用丙酮洗涤除去残存的脂肪、色素等，残渣经烘干后称重得到膳食纤维含量。

膳食纤维的测定方法是：将磨细过筛的样品加中性洗涤剂溶液（含月桂基硫酸钠等的中性溶液），加热煮沸60min，过滤，用热水洗去可溶性成分；然后在残渣中加入淀粉酶的中性溶液，于37℃保温18h以上，使淀粉全部水解，并用热水洗去酶液，再以丙酮洗残渣，在110℃烘干，称至恒重，此残渣即为膳食纤维。

由于膳食纤维的测定条件比粗纤维（采用强酸、强碱水解）更符合人体消化的条件，故在营养学上，测定膳食纤维的意义更大。

（尚立成）

第三十三章　食品添加剂的测定

第一节　防腐剂

一、概述

防腐剂（preservatives）是在食品保藏中具有抑制或杀灭微生物作用的一类物质的总称。在食品工业生产中，为了延长食品的货架寿命，防止食品腐败变质，在采用一些工艺条件及各种食品保藏手段的同时，也在一定条件下配合使用一些防腐剂，作为食品保藏的辅助手段。

我国目前允许使用的防腐剂有：苯甲酸及其钾盐、山梨酸及其钾盐、二氧化硫、亚硫酸钾、焦亚硫酸钾、丙酸钙、丙酸钠、对羟基苯甲酸乙酯（尼泊金乙酯）、对羟基苯甲酸丙酯（尼泊金丙酯）和脱氢乙酸等。

（一）理化性质

苯甲酸（bonzoic acid）又名安息香酸，为白色有丝光的鳞片或针状结晶，微具香味，有吸湿性；mp 为 122℃，bp 为 249.2℃，100℃开始升华；在酸性条件下可随水蒸气蒸馏；微溶于水，易溶于三氯甲烷、丙酮、乙醇、乙醚、二硫化碳等有机溶剂；化学性质较稳定。由于苯甲酸在水中的溶解度较小，故多使用其钠盐。苯甲酸钾为白色粉末，易溶于水和乙醇。

山梨酸（sorbic acid），化学名为 2，4－己二烯酸，别名为花秋酸。结构式为 $CH_3—CH═CH—CH═CH—COOH$。山梨酸为白色针状结晶或粉末，无臭，微具酸味；mp 为 134℃，bp 为 270℃，难溶于水，易溶于乙醇、乙醚等有机溶剂；在酸性条件下可随水蒸气蒸馏出来。

山梨酸钾为白。色鳞片状结晶或粉末，无臭或略有臭气；在水中溶解度为 67.6g/L。

（二）防腐作用、毒性及代谢

在低 pH 值环境中，苯甲酸对多种微生物有抑制作用（抑制微生物细胞呼吸酶系统的活性），抑菌最适 pH 值范围为 2.5～4.0，当 pH＞5.5 时，抑菌效果显著减弱。苯甲酸对霉菌和酵母菌的抑制效果甚差。苯甲酸的毒性较小，狗经口的 LD_{50} 为 2g/kg，大白鼠的 MNL 为 500mg/kg，WHO 规定的 ADI 值为 0～5mg/kg。

苯甲酸进入人体后，大部分与甘氨酸结合生成无害的马尿酸，其余部分与葡萄糖醛酸结合生成苯甲酸葡萄糖醛酸苷而解毒。代谢产物均随尿液排出体外。

山梨酸（钾）主要通过与霉菌、酵母菌酶系统中的巯基结合而达到抑菌（对厌氧芽孢杆菌无作用）。然而，如果食品中已有大量细菌生长繁殖，再加入山梨酸或其钾，不但不能抑制细菌生长，反而会被细菌分解成为养料。

山梨酸的毒性试验，白鼠经口的 LD_{50} 为 7.9 ~ 10.5g/kg。用含 4% 山梨酸的饲料喂养白鼠，不引起任何病变，当含量超过 8%，发现肝脏稍大。WHO 规定的 ADI 值为 0 ~ 25mg/kg。

山梨酸进入人体后，可以参加正常代谢，最终产物为二氧化碳和水。

二、苯甲酸（钠）和山梨酸（钾）的测定

（一）气相色谱法测定山梨酸和苯甲酸

1. 原理　样品经酸化后，用乙醚提取山梨酸和苯甲酸，经浓缩后，用负氢火焰离子化检测器的气相色谱仪进行色谱分离和测定，根据保留时间定性，以峰高定量。

2. 样品处理　取 2.5g 预先混匀样品，加 0.5ml 6mol/L 盐酸酸化，用 15、10ml 乙醚提取两次，每次振摇 1min，合并提取液，用 3ml 4% 氯化钠洗涤两次，醚液经无水硫酸钠脱水后，定容至 25ml，取出 5ml 于 40℃ 水浴上挥干溶剂，加 2ml 石油醚 - 乙醚（3 + 1）溶解残留物，混匀备用。

3. 色谱条件　色谱柱：长 2m，内径 3mm，玻璃柱，内装涂有 5% DEGS + 1% H_3PO_4 Chromosorb WAW（60 ~ 40 目）；检测器温度：230℃，进样口温度：230℃，色谱柱温度 170℃；气体流速：N_2 50ml/min，H_2 40ml/min，空气 300ml/min。

4. 说明

（1）处理样品时，将样品酸化的目的是使苯甲酸钠、山梨酸钾转变为苯甲酸、山梨酸，才能被乙醚所提取。

（2）通过无水硫酸钠过滤后的乙醚提取液应无水，否则 5ml 乙醚液挥干后残留的水会影响测定结果，因为当残留水被挥干后，会有少量硫酸钠析出，会影响石油醚 - 乙醚溶解残渣中的山梨酸和苯甲酸。

（二）苯甲酸（钠）和山梨酸（钾）的测定

也可采用高效液相色谱法和薄层色谱法同时测定。

（尚立成）

第二节　甜味剂

一、概述

甜味剂是以增加食品甜味为目的的食品添加剂。甜味剂品种很多，根据其来源可分为人工甜味剂和天然甜味剂两大类。

（1）人工甜味剂：主要是一些具甜味但又不是糖类的化学物质，甜度一般是蔗糖的数十倍至数百倍，不具有任何营养价值。人工甜味剂品种很多，但由于许多都有较大的毒性而不能作为食品添加剂使用。我国目前允许使用的人工甜味剂有糖精钠，环已基氨基磺酸钠和天门冬酰苯丙氨酸甲酯。

糖精是我国目前允许使用的人工甜味剂之一。毒性试验，小白鼠腹腔注射，LD_{50} 为

17.5g/kg，大白鼠经口，MNL为500mg/kg，ADI值为0～2.5mg/kg体重。

环已基氨基磺酸钠又名甜蜜素，分子量201.22，是无营养甜味剂，可用于多种食品，ADI值为0～11mg/kg体重。

天门冬酰苯丙氨酸甲酯又名甜味素，分子量294.31，可用于各类食品，FAO/WHO1984年建议的ADI值为0～40mg/kg体重。

（2）天然甜味剂：主要是从植物组织中提取出来的甜味物质，近年也采用人工合成法获得。常见的天然甜味物质有甘草、甜叶菊糖苷、麦芽糖醇、D－山梨糖醇液。现分别简介如下：

甘草（licorice）的甜味物主要是甘草酸。甘草酸的甜度约为蔗糖的200倍。易溶于水，不溶于无水乙醇和脂肪。经动物试验证明安全无毒。我国规定可以用于罐头、调味品、糖果、饼干，可按正常生产需要加入。

甜叶菊本是生长在巴西和巴拉圭两国交界处湿润河谷草地和灌木丛中的草本植物，我国现已大量种植。甜叶菊的叶子里有一种含3个葡萄糖分子的萜类化合物，被称为甜叶菊糖苷，甜叶菊糖苷可刺激人体味蕾细胞，从而产生强烈的甜味感，其甜味酷似蔗糖，甜度为蔗糖的300余倍。经动物试验证明，甜叶菊糖苷是安全无害的。麦芽糖醇，可以由麦芽糖氢化后制得，其甜度接近蔗糖。麦芽糖醇进入人体内热能要低一些。它既不升高血糖值，也不会使胆固醇增加。经动物试验证明，麦芽糖醇安全性高。D－山梨糖醇液，可以用葡萄糖还原制得，其甜度为蔗糖的二分之一。由于D－山梨糖醇液具有保湿作用，所以常用于糕点类食品。动物试验证明，D－山梨糖醇液安全性也较高。

二、糖精的测定

（一）糖精（钠）的理化性质

糖精（saccharin）的化学名为邻磺酰苯酰亚胺，为白色结晶，微具芳香味，对热不够稳定。在酸性或碱性条件下，将其水溶液长时间加热会逐渐分解，在pH为3.8以下加热会分解失去甜味，在中性或弱碱性条件下，短时间如热，变化不大，如pH为8，150℃加热后，甜味不受影响。糖精易溶于乙醚、三氯甲烷、氨水、碱溶液等；难溶于水，故常用其钠盐。糖精钠则易溶于水，不溶于乙醚、三氯甲烷等有机溶剂。

（二）食品中糖精（钠）的测定

1. 高效液相色谱法测定食品中的糖精钠（可同时测定糖精、山梨酸和苯甲酸）

（1）原理：将样品处理后注入高效液相色谱仪，经反相C_{18}色谱柱分离，紫外检测器检测，与标准比较定性和定量。

（2）样品预处理：取5～10g汽水（微热搅拌除去CO_2）、配制酒（加热除去乙醇）、果汁，用1+1氨水调pH7，加水定容，经过滤后取滤液进样。

（3）高压液相色谱条件：柱：C_{18}柱4.6mm×250mm，粒径10μm；流动相：甲醇－0.02mol/L乙酸铵（5+95）；流速：1ml/mim；检测波长：230nm。

根据保留时间定性，峰高或峰面积外标法定量。

（4）说明：糖精和苯甲酸的灵敏波长为230nm，山梨酸的为254nm；为照顾三种被测组分的灵敏度，方法所采用测定波长230nm；

在本实验条件下，该法的最低检出限量为0.1μg苯甲酸、山梨酸、糖精，苯甲酸、山梨酸、糖精的出峰时间依次为3.88、4.70、7.27。

2. 薄层色谱法（可同时测定糖精、山梨酸和苯甲酸）

（1）原理：在酸性条件下，用乙醚提取糖精、山梨酸和苯甲酸，浓缩制成点样液，点样于聚酰胺薄层板上，展开显色后，与标准比较进行定性和半定量。

（2）样品预处理：取一定量样品，除去干扰物质，加盐酸酸化，用乙醚提取三次，合并提取液，用盐酸酸化水洗涤一次，乙醚层通过无水硫酸钠脱水后，挥干溶剂，用乙醇溶解残留物，混匀备用。

（3）在200目聚酰胺薄层板上点样，以正丁醇-氨水-无水乙醇（7+1+2）或异丙醇-氨水-无水乙醇（7+1+2）展开，0.04%溴甲酚紫50%乙醇（pH8）显色。糖精、苯甲酸和山梨酸的Rf值大约为0.3、0.7和0.8。

（4）说明：干扰因素的消除。

除CO_2：对含CO_2的饮料，应先除去CO_2，否则将影响取样体积。

除乙醇：因乙醇既可溶于乙醚，又可溶于水，当用乙醚提取时容易乳化，对含乙醇的样品，应先加热挥发乙醇。

富含脂肪和蛋白质的样品应先除去脂肪和蛋白质，以免萃取时发生乳化。

食品中除脂肪的方法有：索氏提取法、皂化法、磺化法、萃取及反萃取法、降温凝固法等，可根据样品的性质及待分析物的性质等情况选用。①索氏提取法：适用于固体样品中非脂溶性待测物测定时脂肪的除去；②皂化法：在加碱加热条件下将样品中的脂肪转变成为易溶于水的脂肪酸盐，再用水洗除去，适用于对碱及加热稳定的待测物；③磺化法：用浓硫酸处理样品，使脂肪磺化而易溶于水，适宜于对酸稳定不溶于水的待测物；④萃取及反萃取法：对于酸性或碱性待测物，可先在碱性或酸性条件下用有机溶剂将脂肪萃取除去，调节酸碱度后，再用有机溶剂萃取待测物；反萃取法则是先用有机溶剂萃取待测物和脂肪，再用适当的水溶液将待测物反萃取到水相；降温凝固法利用脂肪的凝固点较高，将含脂肪的样品溶液降温使脂肪凝固，离心除去。

蛋白质是高分子化合物，结构中既有亲脂基团，又有亲水基团，当用乙醚提取苯甲酸时，蛋白质的存在就容易乳化而给分离苯甲酸带来困难。除蛋白质的方法很多，举例如下：①盐析：在样液中加入大量中性盐如氯化钠，由于在溶液中生成大量带电荷离子而吸引水分子，破坏蛋白质的水化膜，并中和蛋白质的电荷，从而使之聚沉；②加蛋白质沉淀剂：许多金属离子（如Zn^{2+}、Cu^{2+}、Hg^{2+}、Pb^{2+}）及一些生物碱（如单宁、苦味酸）均能与蛋白质生成难溶物质而沉淀；③透析：由于蛋白质分子大，不能透过半透膜，糖精、苯甲酸和山梨酸等小分子物质则可以自由通过，从而达到分离目的。透析还可以除去淀粉等。

提取前将样品液酸化的目的是将糖精钠、苯甲酸钠、山梨酸钾分别转变为糖精、苯甲酸、山梨酸，以便能被乙醚提取。

（尚立成）

第三节 着色剂

一、概述

食品的颜色是食品感官性状的重要指标。若食品具有诱人的色泽，可以刺激食欲。为了强化食品的感官性状，满足人们对食品多样化的要求，经常要对食品进行着色。着色剂(coloring agent)是以方便食品着色为目的的食品添加剂。着色剂品种繁多，根据其来源将其分为天然着色剂和人工着色剂。

我国目前允许使用的着色剂有近30种。

(一) 常见的天然着色剂

天然着色剂主要从植物组织中提取，对人体基本无害，少数还具有一定的营养价值。缺点是色泽不够鲜艳，色调不宜随意调配，着色力弱，且易褪色。常见的天然着色剂有姜黄素、虫胶色素、红花黄色素、叶绿素铜钠、β-胡萝卜素、酱色等，此处不做详细介绍。

(二) 人工着色剂

人工着色剂又称人工合成色素，常以苯、甲苯、萘等为原料，先制备色素的中间体，再将一种或两种中间体进行磺化、耦合、缩合、偶氮化等化学反应而制成。缺点是对人有一定毒性。人工着色剂的主要优点是：色泽鲜艳，着色力强，色调多，且成本低廉。

对人工合成色素总的要求是：135℃挥发物≤10%，水不溶物≤0.5%，异丙醚萃取物≤0.5%，铅≤10μg/ml，砷≤1μg/ml，副染料≤3%；动物试验：对5只小鼠(25g左右)，分别用1%色素水溶液灌胃0.5ml时，观察7天，若无急性中毒或死亡，视为合格；浓度：靛蓝40%±1%其余60%±2%；包装：有“食用”字样。

(1) 胭脂红：胭脂红(ponceau 4R)，又名食用色素1号，CI编号为16255，λ_{max}=508nm。为暗红色颗粒或粉末，无臭，溶于水和丙三醇，难溶于乙醇，不溶于油脂，对光和酸尚稳定，抗热和抗还原性相当弱，碱性溶液中不稳定，遇碱变为褐色。每人每日允许摄入量ADI为0~4mg/kg体重。

(2) 苋菜红：苋菜红(amaranth)，又称食用红色2号，CI编号为16185，λ_{max}=520nm，为红棕色的颗粒或粉末，无臭，溶于水、丙二醇和丙三醇，微溶于乙醇，不溶于油脂，对光及热均较稳定，耐酸性良好，在碱性溶液中变为暗红色，对氧化剂、还原剂均敏感，不宜用于含维生素C等还原性物质的饮料。每人每日允许摄入量ADI为0~0.5mg/kg体重。

(3) 柠檬黄：柠檬黄(tartrazine)又名食用黄色5号，CI编号为19140，λ_{max}=408nm。为橙黄色颗粒或粉末，无臭，溶于水、丙二醇和丙三醇，微溶于乙醇，不溶于油脂，对热、酸、光均稳定，对碱较稳定，耐氧化能力较差。每人每日允许摄入量ADI为0~7.5mg/kg体重。

(4) 靛蓝：靛蓝(indigo carmine)，又名食用蓝色1号，CI编号为73015，λ_{max}=610nm。为暗红色至暗紫色的颗粒或粉末，无臭，对水的溶解性较上述人工合成色素低，溶于丙二醇、丙三醇，略溶于乙醇，不溶于油脂，对热、光、碱和氧化剂均很敏感。在柠檬酸、酒石酸、碱性溶液中不稳定。

(5) 日落黄：日落黄 (sunset yellow)，CI 编号 15985。耐光耐热性能良好，对柠檬酸、酒石酸稳定，在碱性条件下变为褐红色。每人每日允许摄入量 ADI 为 0～5.0mg/kg 体重。

(6) 赤藓红：赤藓红 (erythrosine)，又名樱桃红。CI 编号 45430，$\lambda_{max}=526nm$，为褐色颗粒或粉末，无臭，易溶于水，可溶于丙三醇和乙醇，不溶于油脂，耐热性、耐碱性、耐氧化还原性及耐细菌性均好，耐酸及耐光性差。每人每日允许摄入量 ADI 为 0～0.1mg/kg 体重。

(7) 亮蓝：亮蓝 (brilliant blue)，CI 编号为 42090，为具金属光泽的红紫色粉末，溶于丙三醇、乙醇，21℃时，在水中溶解度为 18.7%，耐光性、耐酸性、耐碱性均好。每人每日允许摄入量 ADI 为 0～12.5mg/kg 体重。

(8) 新红：新红 (new red)，为红色粉末，易溶于水，微溶于乙醇，不溶于油脂。毒性试验证明：小白鼠经口 1g/kg 无中毒症状，也无胚胎毒性。

(9) 诱惑红：诱惑红 (allura red)，CI 编号 16035，又名芳香红，深红色粉末，易溶于水、甘油和丙二醇，微溶于乙醇，不溶于油脂，耐光、热，对碱和氧化还原剂敏感。以上均为水溶性酸性人工合成色素。

二、人工着色剂的测定

(一) 高效液相色谱法

1. 原理　用聚酰胺吸附法或液－液分配法提取食品中的人工合成色素，制成水溶液，注入高效液相色谱仪，经反相色谱分离后，紫外检测器检测，根据保留时间和峰面积进行定性和定量。

2. 样品处理和色素提取

(1) 样品处理：称取 20～40g 饮料（含 CO_2 时，加热驱除）、配制酒（加热驱除乙醇），5～10g 硬糖、淀粉软糖等样品，加水温热溶解，用 200g/L 柠檬酸调 pH6。

(2) 色素提取：聚酰胺吸附法：将样品溶液加热至 60℃。取 1g 聚酰胺粉用水调成糊状，倒入样品溶液中，搅拌片刻。以 G3 垂熔漏斗抽滤，60℃ pH4 的水洗涤 3～5 次，用甲醇－甲酸 (6+4) 洗涤 3～5 次，再用水洗涤至中性，用乙醇－氨水－水混合液 (7+2+1) 解吸 3～5 次，每次 5ml，收集解吸液，加乙酸中和，蒸发至近干，加水溶解，定容至 4ml。

液－液分配法：将制备的样品溶液转入分液漏斗中，加 2ml 盐酸，用 10～20ml 正辛胺－正丁醇溶液 (5+95) 振摇提取，分取有机相，重复此操作，合并有机相，用饱和硫酸钠溶液洗涤 2 次，每次 10ml，将有机相放入蒸发皿中，水浴加热浓缩至 10ml，再转入分液漏斗中，加 60ml 正己烷，混匀，用氨水 (2+98) 提取 2～3 次，每次 5ml，合并氨水层，用正己烷洗涤数次，加乙酸调至中性，水浴加热蒸发至近干，加水溶解色素，定容至 5ml，经滤膜过滤，滤液备用。

3. 液相色谱分析　色谱条件：柱 C_{18} 柱 (8mm×100mm) 不锈钢柱，粒径 10μm；流动相：甲醇－0.02mol/L 乙酸铵，甲醇 20%～35%，3%/min；35%～98%，9%/min；98%，保持 6min；流速：1ml/min；检测波长：254nm；进样量：10μl。

4. 说明

(1) 聚酰胺 [$-NH(CH_2)_5C-$]$_n$ 又名尼龙 -6。由于分子中有若干个 -CO-NH- 键，可以与色素分子中电负性大的元素形成氢键而产生吸附现象。形成氢键的能力受介质、溶液 pH 值影响较大，在 pH 值为 4 ~6 的水溶液中吸附力最强，在有机溶剂中次之，在碱性溶被中最弱。

(2) 用甲醇 - 甲酸洗涤是为了洗除天然色素，如样品含有赤鲜红，会被部分洗脱，造成测定结果偏低，则宜采用液 - 液分配法分离。

(二) 纸色谱法或薄层色谱法

1. 原理　在酸性条件下，用聚酰胺吸附水溶性色素，在碱性条件下解吸附，再经纸色谱或薄层色谱分离后，将色斑取下，洗脱色素后，在一定波长下测定吸光度，与标准比较定量。

2. 定性定量分析

(1) 纸色谱法：取一张层析纸点样，要求原点直径不大于 0.3cm，不同颜色的色素最好交叉点样。将点好样并吹干的层析纸卷成圆筒（接头处用线或钉书钉连接，注意不可重叠），放入已为展开剂蒸气饱和的层析缸内。待溶剂上升到 10 ~15cm 处时取出，晾干，与标准比较，便可定性和定量。常用的展开剂有：正丁醇 - 无水乙醇 -1% 氨水（6 +2 +3）；正丁醇 - 吡啶 -1% 氨水（6 +3 +4）。

(2) 分光光度法：取点样液 0.5ml 于层析纸一边作条状点样，另一边点标准，经晾干、展开后，将各条状色斑（包括扩散部分）分别剪下，用少量热水洗涤，移入比色管内，在标准参照下，于最大吸收波长处测定吸光度，便可知道其含量，根据吸收光谱可确定为何种色素。

（尚立成）

第四节　抗氧化剂

一、概述

在食品加工、运输和存储过程中由于阳光、空气、湿度的影响，食品中油脂会被氧化．产生过氧化物，它以催化作用促使氧化反应迅速进行，造成食品变质。为了防止油脂酸败，常在油脂或含油脂较多的食品中加入抗氧化剂。抗氧化剂有天然物质和化学合成物质两大类。我国允许使用并制订有使用卫生标准的合成抗氧化剂有 4 种，丁基羟基茴香醚（butyl hydroxy anisal，BHA）、二丁基羟基甲苯（butyl hydroxy toluene，BHD）、没食子酸丙酯（prowl gallate，PG）和 D - 异抗坏血酸钠，一般认为这 4 种抗氧化剂的毒性较小，较为安全。除上述 4 种较安全的抗氧化剂外，许多天然香料也具有抗氧化作用，如丁香、花椒、茴香、姜和桂皮等。

常用抗氧化剂的物理性质如下：

丁基羟基茴香醚（BHA）：是 3 - 叔丁基 -4 - 羟基苯甲醚和 2 - 叔丁基 -4 - 羟基苯甲醚的混合物，该混合物具有轻微特异臭（类似酚臭），外观为白色或微黄色的结晶粉末。分

子式为 $C_{11}H_{16}O_2$，相对分子质量为 180.2，bp 为 264 ~ 270℃，mp 为 48 ~ 63℃。

二丁基羟基甲苯（BHT）：为无臭无味的白色结晶或结晶性粉末。分子式为 $C_{15}H_{24}O$，相对分子质量为 220.4，bp 为 265℃，mp 为 69.7℃。

没食子酸丙酯（PG）：为无臭无味的白色结晶粉末，分子式为 $C_{15}H_{12}O_5$，相对分子质量为 212.2，易溶于乙醇、乙醚、丙醚，难溶于三氯甲烷、脂肪及水，PG 在达到沸点前约 148℃时即分解，熔点范围为 146 ~ 148℃。

二、食品中 BHA 和 BHT 的测定法

（一）薄层色谱法

1. 原理　样品中抗氧化剂 BHT、BHA 经甲醇或石油醚 - 乙醚提取、浓缩后点样在硅胶 G 或聚酰胺薄层板上展开，根据 Rf 进行定性，可概略定量。

2. 样品处理　动物油、植物油样品用甲醇提取，其他含油脂食品用石油醚 - 乙醚（40 + 10）提取后挥干溶剂，再用甲醇提取、加压浓缩后供薄层色谱点样用。

3. 测定　将样品提取液和 BHT、BHA 不同浓度标准点样于硅胶 G 或聚酰胺薄层板上（只能测定 BHA），硅胶 G 薄层板用正己烷 - 二氧六环 - 冰乙酸（12 + 6 + 3）或异辛烷 - 丙酮 - 冰乙酸（70 + 10 + 12）展开。聚酰胺薄层板用甲醇 - 丙酮 - 水（30 + 10 + 15）展开。

将显色剂 2，6 - 二氯琨 - 氯亚胺的乙醇溶液喷在薄层板上，硅胶 G 板置烘箱中于 120℃烘 5 ~ 10min，观察斑点位置，硅胶板上 BHA 的 Rf 值为 0.37，BHT 为 0.73；聚酰胺板 BHA 的 Rf 值为 0.52。根据斑点颜色深浅可概略定量。

4. 方法说明

（1）此方法可同时测定 PG，硅胶 G 薄层板 Rf，值为 0.04，聚酰胺薄层板为 0.66。

（2）薄层分析与湿度、温度有关，展开前应预先对展开槽进行饱和。

（3）此方法概略定量是以各抗氧化剂在硅胶 G 薄层板上或聚酰胺薄层板上的最低检出标准色斑与样品 BHT、BHA 的色斑比较。在硅胶 G 板上 BHT、BHA、PG 的最低检出量分别为 1.0、0.3、0.3μg，聚酰胺板上 BHA、PG 均为 0.3μg。

（二）气相色谱法

1. 原理　食品中的 BHT 和 BHA 经石油醚提取后，通过层析柱与杂质分离，用二氯甲烷分次洗脱、浓缩，用带火焰离子化检测器的气相色谱仪测定，根据峰高或峰面积与标准比较定量。

2. 样品处理　将含油脂食品以石油醚萃取，萃取液通过装有硅胶和弗罗里硅土（6 + 4）的层析柱中纯化，用二氯甲烷分次洗脱，将洗脱液浓缩，最后用二硫化碳定容，供气相色谱分析用。

3. 色谱条件　色谱柱：长 1.5m，内径 3mm 的玻璃柱内装涂质量分数为 10% 的 QF - 1 Gas Chrom Q（80 ~ 100 目）；柱温：140℃；FID 检测器，检测室温度：200℃；载气 N_2，流速 70ml/min；燃气氢气，流速 50ml/min；助燃气为空气，流速 500ml/min。

4. 方法说明

（1）本方法适用于糕点和植物油中 BHA 和 BHT 的测定。最低检测浓度为 0.02μg/L，BHA 和 BHT 的平均回收率为 94.2% 和 81.4%。

（2）抗氧化剂在层析柱中停留时间不宜太长，洗脱速度以每分钟 72 滴左右为宜。

三、食品中 PG 的比色测定法

1. 原理和基本步骤　样品经磨碎后，用石油醚萃取，此时 PG 和油脂一并被提出，再用乙酸铵溶液反萃取石油醚液中的 PG，然后用酒石酸亚铁显色生成紫红色的化合物，在 540nm 波长下用标准曲线法比色定量。

2. 操作注意点　用乙酸铵溶液萃取同时容易产生乳化现象，因此萃取时不宜用力过猛，一旦有乳化现象出现，可通过干滤纸过滤，使溶液澄清。

（尚立成）

第三十四章　食品中有害物质的测定

第一节　食品中农药残留量的测定

随着科学技术的发展，人类在不断地研制、生产和大量地使用各种类型的化学农药，与危害农作物的灾害进行斗争。农药在防治农作物病虫害，保证和提高农作物产量，在畜牧业和卫生防疫等方面发挥了积极和重要的作用；但是，农药对人类和其他生物也具有不同程度的毒性，农药在农作物及食品中的残留或污染会给人类健康带来危害。

农药对食物污染的途径主要有：农田施用农药直接污染农作物和水产品；水体和土壤中的农药随作物的根系吸收到作物组织内部；饲料中残留农药转入禽畜体内，造成禽畜类食品污染。

为了保证食品的卫生质量，保障消费者的健康，许多国家对食品中农药的允许量作了规定。

在食品样品中，残留的农药含量较低而共存的干扰物质较多，在测定前需要对待测成分进行提取、净化和浓缩，消除大量杂质对测定的干扰，提高测定灵敏度。

一、常用样品提取、净化和浓缩方法

食品样品中农药残留量的提取方法主要有漂洗法、浸渍法、捣碎法和索氏提取法，样品提取液的净化方法有柱色谱法、液－液分配法、磺化法、皂化法、丙酮凝固法、薄层预展法等。这些方法在总论中已经进行了讨论，此处不再赘述。

经提取与净化后的样品液，体积较大，待测成分的浓度较低，不适于直接分析测定，因而需要浓缩处理，减小溶液体积，提高待测成分的浓度。常用的浓缩方法有直接水浴浓缩法和减压蒸馏浓缩法两类。

（1）直接水浴浓缩法：简便快速，是最常用的方法。但要求待测成分有足够的热稳定性。

（2）减压蒸馏浓缩法：在减压条件下将有机溶剂蒸馏除去，由于减压后，溶剂的沸点降低，浓缩温度低、速度快。该法适用于遇热不稳定以及较易挥发的化合物。目前有专用的减压浓缩蒸馏器，又称 K－D 浓缩器（图 34－1）。减压浓缩的优点是溶剂蒸发较快，溶剂可以回收；分馏柱起精馏作用，可防止易挥发待测成分损失；蒸馏瓶下端与刻度试管连接，便于浓缩后直接定容，减少转移过程中的损失。

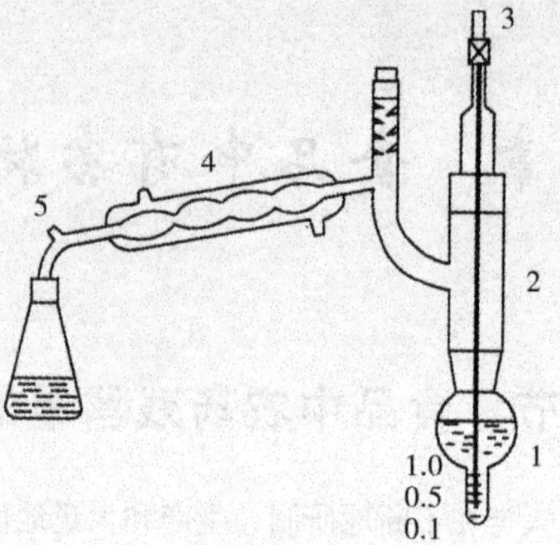

图 34-1　减压浓缩装置

1. 浓缩瓶；2. 分馏瓶；3. 毛细管（上端塞有玻璃纤维滤纸）；4. 冷凝管；5. 抽气减压孔；6. 锥形瓶

二、有机氯农药残留量的测定

有机氯农药种类较多，如六六六、滴滴涕、狄氏剂、艾氏剂、毒杀芬、氯丹、七氯、五氯酚钠等。其中六六六、滴滴涕因杀虫范围广、高效、急性毒性小，易于大量生产以及价廉等优点，曾经广泛使用。但有机氯农药的残留时间长，累积浓度大，且在人体内有蓄积作用；慢性毒性较强，有报道长期摄入滴滴涕能使实验动物诱发肿瘤。我国已于 1983 年停止生产，其他许多国家都相继限制和禁止使用六六六、滴滴涕等有机氯农药。

（一）概述

1. 种类

（1）六六六：分子式为 $C_6H_6Cl_6$，化学名为六氯环己烷、六氯化苯，英文名为 hexachlorocy－clohexane，HCH，结构式为：

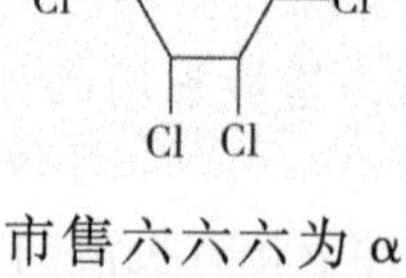

根据空间排布，有 8 种异构体，市售六六六为 α－HCH、β－HCH、γ－HCH 和 δ－HCH 等四种异构体的混合物，其中 γ－HCH 的含量最高，杀虫作用最强。我国食品卫生标准规定六六六的测定结果以这四种异构体的总量计。

（2）滴滴涕：分子式为（ClC_6H_4）。$CHCCl_3$，化学名为二氯二苯三氯乙烷，又称二二三，英文名为 dichlordiphenyl trichloroethane，DDT。根据 DDT 苯环上氯取代的位置不同，可形成 6 种异构体，在农药中起主要作用的是 pp′－DDT 和 op′－DDT 两种，工业品 pp′－DDT 占 70%～80%。

六六六和 DDT 都会在生物体内代谢产生代谢产物，pp′－DDT 在生物体内生成两种衍生物 pp′－DDD 和 pp′－DDE。因此，在食品卫生标准中，规定 DDT 以 pp′－DDT、op′－DDT、 pp′－DDD 和 pp′－DDE 的总量计。

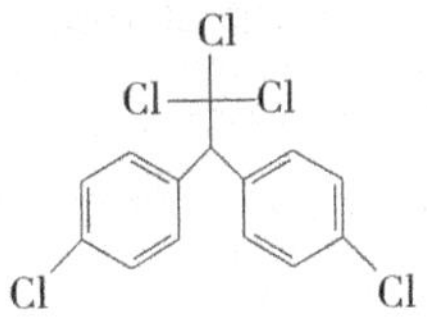

pp′-DDT

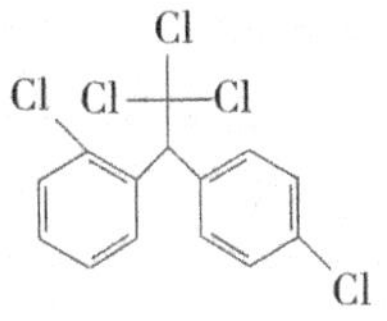

op′-DDT

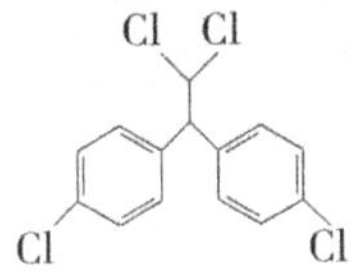

pp′-DDD

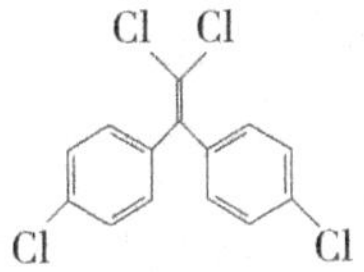

pp′-DDE

2. 性质

（1）溶解性：六六六、DDT 均不溶于水，易溶于丙酮、石油醚、正己烷、乙醚等有机溶剂，也易溶于脂肪。

（2）稳定性：对光、热、酸稳定，甚至在浓硫酸中也不分解，但对碱不稳定，遇碱会分解。

$C_6H_6Cl_6 + 3KOH \longrightarrow C_6H_6Cl_3 + 3KCl + 3H_2O$

DDT + KOH ⟶分解产物 + KCl

3. 检验意义　六六六、DDT 的稳定性好，在环境中不易分解，残留时间长，容易在作物、土壤和生物体内蓄积，累积浓度高；有机氯农药的慢性毒性较强，多数为致神经毒物和细胞毒物，能通过胎盘传递给胎儿，通过血脑屏障达到大脑；在高等动物体内可引起神经系统症状，对人体肝、肾产生危害，有报道长期摄入 DDT 能使实验动物诱发肿瘤。虽然我国已禁止使用六六六、DDT 等有机氯农药，但由于其残留期长，仍然需要对其进行监测检验。

（二）食品中有机氯农药的提取、净化和浓缩

1. 提取　根据样品的种类和含水量选择提取方法。

（1）含水少样品：动物脂肪、植物油、粮食等可直接用石油醚提取；鱼及其他动物组织，先加无水硫酸钠研磨脱水，再用石油醚提取，因为样品中存在的水分，会阻碍石油醚渗入组织，降低有机氯农药的提取效率。

（2）含水多的蔬菜、水果：应先以亲水性溶剂丙酮进行提取，然后加入硫酸钠溶液稀释，增大丙酮水溶液的极性，降低农药的溶解度，再以石油醚提取有机氯农药。

（3）乳及乳制品：在用乙醚或石油醚提取农药前，先加乙醇和草酸钾猛烈振摇，使蛋白质和钙沉淀，破坏包裹在脂肪球外的磷脂和蛋白质膜，有利于有机氯农药的提取。

（4）蛋及蛋制品：于混匀样品中加入丙酮振摇 30min，使蛋白质沉淀，有机氯进入丙酮中，过滤。将滤液中丙酮蒸发除去，加石油醚溶解残渣。

2. 净化　利用六六六和 DDT 对酸稳定的性质，采用加浓硫酸磺化使样品提取液中的脂肪、蜡质、色素等生成水溶性的物质，再用硫酸钠溶液洗涤除去。操作方法是将提取液转入分液漏斗中，按提取液量 1/10 的比例加入硫酸，轻轻振摇，静置分层后，弃去下层溶液，必要时再用硫酸磺化 1～2 次，再加 2% 硫酸钠溶液洗涤二次除去残留的硫酸。操作时的注意事项如下。

（1）硫酸的加入量不可过多，否则会降低有机氯农药的回收率。

（2）被净化的样品提取液油脂含量不能太高，一般在 100ml 石油醚提取液中含动物脂肪不超过 2g，植物油不超过 4g，否则与硫酸作用后不易分层。

（3）磺化的次数视脂肪、色素等杂质的含量而定，一般为 1～3 次，以振摇后硫酸层清亮为度。

（4）浓缩：将净化洗涤后的石油醚提取液通过盛有无水硫酸钠的漏斗并转移至 PD 浓缩器中，浓缩至 0.2～1.0ml，供测定用。注意浓缩时不要将石油醚完全蒸发干，以免农药在器壁上吸附，影响测定结果。

（三）食品中有机氯农药的测定方法

目前我国的标准方法有气相色谱法和薄层色谱法两种。

1. 气相色谱法　在有机氯农药残留量测定工作中应用较广。该法的灵敏度高，杂质干扰少。

（1）原理：食品样品经提取、净化和浓缩后，取一定量的样品溶液注入气相色谱仪，经色谱柱分离，用电子捕获检测器检测，根据保留时间和色谱峰高与标准比较进行定性定量。

（2）气相色谱条件

色谱柱：内径 3mm，长 2m 的玻璃柱，内装涂有 1.5% OV－17 和 2% QF－1 混合固定液的 80～100 目硅藻土。（OV－17 为含苯基的聚甲基氧硅烷，QF－1 为聚氟代烷基硅氧烷）

检测器：氚源电子捕获检测器或 Ni^{63} 电子捕获检测器。

检测原理：氚或 Ni^{63} 能使载气（N_2）电离，产生 N_2^+ 和电子，在直流电场中形成电流。当含有电负性较强元素（F、Cl、O）的物质进入检测器后，能捕获电子，再与 N_2^+ 结合，使电场两极间的电流强度降低，形成色谱峰。

（3）说明：氚源电子捕获检测器的使用温度不得超过 200℃，否则，温度过高会造成氚源的损失；电子捕获检测器的线性范围较窄，要求将标准使用液和样品浓缩液中农药的浓度控制在指定范围内，必要时应作适当稀释。

2. 薄层色谱法

（1）原理：食品样品经提取、净化和浓缩后，在加有少量硝酸银的氧化铝薄层板上点样，用丙酮－石油醚混合液展开，喷洒硝酸银－苯氧乙醇－过氧化氢显色剂，再经紫外线照射显色，薄层板背景呈灰白色，农药斑点呈黑色，根据斑点的 Rf 值、颜色源或/和斑点大小与标准比较定性定量。

（2）测定方法

1）薄层板的制备：称取氧化铝 G 4.5g，加 6ml 水，1ml 10g/L 硝酸银溶液，研磨成匀浆，立即涂在三块 5cm×20cm 薄层板上，晾干后，于 100～105℃活化 30min，取出放干燥器中避光保存。

2）点样展开：在距薄层板底端 2cm 的基线上点 10μl 样液和六六六、DDT 混合标准液，放层析缸中用丙酮－己烷（1+99）或丙酮－石油醚（1+99）展开至溶剂前沿距原点 10～12cm，取出，自然干燥。

3）显色观察：在展开的薄层板上喷 10ml 硝酸银显色液，晾干后在距紫外灯 8cm 处照

10～20min。六六六、DDT 等全部显棕黑色斑点，与标准比较作概略定量。

（3）说明

1）硅胶和氧化铝均可用于有机氯农药的薄层分离，但在硅胶薄层板上有机氯的显色灵敏度略低于氧化铝板，六六六、DDT 的最低检出量硅胶板为 0.05μg，氧化铝板为 0.02μg，故选用氧化铝。

2）在制备薄层板时加入少量硝酸银溶液，可以提高测定灵敏度。但硝酸银溶液应先与水混匀，再在乳钵中与氧化铝 G 混匀，否则会因薄层板局部有较多的硝酸银，使底板变黑影响测定灵敏度。

3）在空气湿度较高的情况下（相对湿度在 75% 以上），须在干燥槽中点样，点好样的薄层板在干燥器中放置片刻再展开，以避免薄层板吸收水分，影响分离效果。

4）单独用己烷或石油醚做展开剂，不能将 γ－六六六与 pp′－DDT 分开，用 1% 丙酮－己烷或 1% 丙酮－石油醚则可将四种六六六异构体和 pp′－DDT，op′－DDT、pp′－DDE 及 pp′－DDE 很好地分开。

5）有机氯农药的薄层层析显色剂种类较多，目前主要采用硝酸银－苯氧乙醇－过氧化氢溶液作显色剂，其显色灵敏度高，有机氯农药的最低检出量可达到 0.02μg，显色斑点稳定。配制方法：将 0.05g 硝酸银溶于少量水中，加入 10ml 苯氧乙醇，用丙酮稀释至 100ml，再加 10ml 30% 过氧化氢，混匀后贮于棕色瓶中，放冰箱内保存。硝酸银的作用是与有机氯农药中的氯在紫外光照射下生成氯化银，并进一步分解成氧化银和单质银的混合物，而显黑色斑点。苯氧乙醇促进斑点显色，提高测定灵敏度。微量过氧化氢可以防止 $AgNO_3$ 被还原成银，降低薄层板的背景颜色，但过氧化氢加入过多又会降低显色灵敏度。

三、有机磷农药残留量的测定

有机磷是一类高效、广谱、低残留的农药，在农业生产防治病虫害方面得到了广泛的应用。

（一）概述

1. 种类　有机磷农药系磷酸酯或硫代磷酸酯类化合物，有机磷的种类较多，常见的有：

（1）敌敌畏：化学名为 O，O－二甲基－O－（2，2－二氯乙烯基）磷酸酯，英文名为 dichlorvos。

（2）甲拌磷：化学名为 O，O－二乙基－S－（乙硫基）甲基二硫代磷酸酯，英文名为 phorate。

（3）二嗪磷：化学名为 O，O－二乙基－O－（2－异丙基－4－甲基－6－嘧啶基）硫代磷酸酯，英文名为 diazinon。

（4）甲基对硫磷：化学名为 O，O－二甲基－O 对硝基苯基硫代磷酸酯，英文名为 parathion－methyl。

（5）乙硫磷：化学名为 O，O，O，O－四乙基－S，S′－亚甲基双（二硫代磷酸酯），英文名为 ethion。

（6）稻丰散（氧化喹硫磷）：化学名为二硫代磷酸－O，O－二甲基－S－（α－乙羧基）苄基酯，英文名为 phenthoate。

（7）乐果：化学名为 O，O－二甲基－S－（2－甲胺基－2－氧代乙基）二硫代磷酸酯，英文名为 dimethoate。

（8）对硫磷：化学名为 O，O－二乙基－O－对硝基苯基硫代磷酸酯，英文名为 parathion。

2. 理化性质

（1）溶解性：多数有机磷农药不溶于水，易溶于石油醚、正己烷、苯、三氯甲烷、二氯甲烷等疏水性有机溶剂，易溶于丙酮、乙腈、二甲基亚砜（DMSO）等亲水性有机溶剂；具有脂溶性，能够通过皮肤进入体内。

（2）水解性：有机磷农药属于磷酸酯或硫代磷酸酯类，故易水解，特别是在碱性介质中、在高温及某些金属离子的催化下，更加容易水解。如敌敌畏在碱性条件下水解生成磷酸二甲酯和二氯乙醛。

（3）氧化性：硫代磷酸酯农药在一定条件下能被氧化成磷酸酯农药。如在溴作用下或在紫外光照射下，硫代磷酸酯农药分子中的硫被氧取代，生成毒性较大的磷酸酯。

3. 有机磷农药对食品的污染和在食品中的残留　由于有机磷农药易水解、易氧化，在生物体内易受酶作用水解，在体内不蓄积。这些性质决定了其在环境中分解较快，在一般食品中残留时间短。但在根类或块茎类作物中的残留时间比在叶菜类或水果类中的残留时间长。

4. 有机磷农药对生物体的毒害作用　有些有机磷农药的急性毒性强，保管使用不当会引起人畜中毒。有机磷农药中毒的机制是：正常生理情况下，胆碱能神经兴奋时释放出神经传递介质乙酰胆碱，在体内胆碱酯酶作用下迅速水解生成胆碱和乙酸，而保持神经生理功能的动态平衡；当有机磷农药进入机体后，与胆碱酯酶结合为磷酸化胆碱酯酶，从而使其失去水解乙酰胆碱的活性，造成乙酰胆碱在体内积聚，表现出一系列的中毒症状。临床表现为出汗、肌肉颤动、嗜睡、瞳孔缩小、精神错乱、抑郁等。近年来认为有些有机磷农药在急性中毒后 8～14 天可出现迟发性神经中毒症状，如下肢共济失调、肌肉无力、食欲减退；严重的可出现下肢麻痹。有些有机磷农药有胚胎毒性、致畸性、致突变性和致癌性。因此，我国制定了食品中有机磷农药的残留量卫生标准。

（二）食品中有机磷农药的提取和浓缩

（1）蔬菜、水果样品：将样品切碎混匀，称取 10g 于 2ml 锥形瓶中，加入 30～100g 无水硫酸钠脱水（剧烈振摇后如有硫酸钠固体存在，表明所加无水硫酸钠已足够），0.2～0.8g 活性炭脱色。用 70ml 二氯甲烷在振荡器上振荡提取半小时，经滤纸过滤，取出 35ml 在通风柜中室温下自然挥干，加二氯甲烷溶解定容至 2ml，混匀，供测定用。

（2）粮食样品：称取粉碎混匀样品 10g 于锥形瓶中，加入 0.5g 中性氧化铝，0.2g 活性炭，20ml 二氯甲烷，振摇提取半小时，过滤，滤液直接用于测定，或浓缩至小体积后测定。

（3）植物油：称取油样 5g，用 50ml 丙酮分次溶解，并转入分液漏斗中，加 10ml 水，轻轻旋转振摇 1min，静置 1h，油样自然沉在下层，弃去，加 100ml 5% 硫酸钠溶液，依次用 30ml，10ml 二氯甲烷萃取 2 次。将二氯甲烷萃取液浓缩定容至 5ml，加入 5g 无水硫酸钠脱水，再加 1g 中性氧化铝，0.2g 活性炭，振摇、过滤，滤液备用。

（三）食品中有机磷农药的测定方法

食品中有机磷农药残留的分析方法主要是气相色谱法以及近年来发展起来的快速检验

法。以前曾用薄层酶抑制法测定食品中有机磷农药残留量，但该法影响因素较多，现已很少使用，下面仅讨论气相色谱法测定方法。

（1）原理：样品经提取、净化和浓缩后进样，有机磷农药在色谱柱上得到分离，通过火焰光度检测器时，在富氢火焰中燃烧，形成 HPO 碎片，发射出 526nm 特征光，通过滤光片，由光电倍增管吸收，并转变成电信号，放大后被记录下来，根据保留时间和峰高与标准比较进行定性定量。

（2）色谱条件：色谱柱：玻璃柱，内径 3mm，长 1.5 ~ 2.0m。

分离测定敌敌畏、乐果、马拉硫磷和对硫磷的色谱柱内装涂以 2.5% SE－30（二甲基硅脂）和 3% QF－1（聚氟代烷基硅氧烷）混合固定液的 Chromosorb W AW DMCS（60 ~ 80 目）；

分离测定甲拌磷、虫螨磷、稻瘟净、倍硫磷和杀螟硫磷的色谱柱内装涂以 3% PEGA（聚乙二醇己二酸酯）和 5% QF－1 混合固定液的 chromosorb W AW DMCS（60 ~ 80 目）；

分离敌敌畏、速灭磷、久效磷、甲拌磷、巴胺磷、二嗪农、乙嘧硫磷、甲基嘧啶硫磷、甲基对硫磷、稻瘟净、水胺硫磷、氧化喹硫磷、稻丰散、甲喹硫磷、克线磷、乙硫磷等的色谱柱内装 4.5% DC－200（二甲硅油）+ 2.5% OV－17（含苯的聚甲基硅氧烷）的 Chromosorb W AWDMCS（60 ~ 80 目）。

温度：进样口 220℃，柱箱 180℃（敌敌畏用 130℃），检测器 240℃。

（3）说明：本法使用火焰光度检测器，对有机磷的检测灵敏度很高，最低检出量可达 10－11g，比对其他碳氢化合物的检测限高 10 000 倍，从而排除了大量溶剂和其他碳氢化合物的干扰，对样品的净化要求较低。

四、甲萘威残留量的测定

（一）概述

氨基甲酸酯类农药具有杀虫力强，作用迅速，较易分解，且对人畜的急性毒性低。其毒作用机制与有机磷类相似，主要抑制血液和组织中的胆碱酯酶，但抑制作用能很快恢复正常。它们在食品中的残留情况也大致与有机磷相似。

甲萘威（西维因）是我国应用较多的氨基甲酸酯类农药，杀虫范围广，可抑制 150 多种害虫，残留期短，在谷物中的半衰期为 3 ~ 4 天，禽畜肌肉和脂肪中明显蓄积时间为 1 天，对人畜的急性毒性小，化学名为 1－萘基－N－甲基氨基甲酸酯，英文名为 carbaryl，结构式如下：

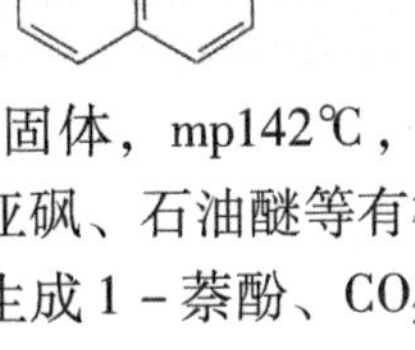

甲萘威的理化性质：白色晶状固体，mp142℃，不溶于水，易溶于二氯甲烷、三氯甲烷、丙酮、二甲基甲酰胺、二甲基亚砜、石油醚等有机溶剂。在室温下对水、光和空气中氧均较稳定，但在碱性溶液中易水解生成 1－萘酚、CO_2 和甲胺。

（二）粮食中甲萘威的提取和净化

（1）提取：样品经粉碎或切碎后，加苯浸泡过夜，次日振荡提取 1h，收集滤液得到样品提取液。

（2）净化：取适量样品提取液倒入装有弗罗里硅土的层析柱，用二氯甲烷少量多次淋洗，收集全部淋洗液，用K－D浓缩器进行浓缩至近干水浴温度30℃，然后用甲醇溶解残留物并定容，用滤膜过滤后取10μl 滤液注入高效液相色谱仪。

（三）测定

（1）高效液相色谱法测定参考条件：色谱柱：内径3.9mm，长30cm 的C18 不锈钢柱；检测器：紫外检测器，波长280nm；流动相：乙腈＋水（55＋45），流速1ml/min；温度：室温。以保留时间定性，用标准曲线法定量。

（2）说明：氨基甲酸酯农药在高温下不稳定，不宜直接用气相色谱法测定。高效液相色谱法测定稳定低，可以在室温条件下分析，不用担心氨基甲酸酯农药在高温下受热分解。高效液相色谱技术中的紫外分光光度检测器的灵敏度可以满足农药残留分析的需要。

（尚立成）

第二节　食品中黄曲霉毒素的测定

黄曲霉毒素（aflatoxins，AFT）是黄曲霉和寄生曲霉等霉菌污染粮油及其制品、饲料所产生的代谢产物，是一类结构相似，毒性和致癌力很强的化合物。

一、概述

（一）黄曲霉毒素的结构和理化性质

AFT 是一类结构相似的化合物，根据其结构可以分成两大类：B 族和G 族。B 族和G 族称谓的来源：在研究黄曲霉毒素的初期，用氧化铝作薄层板，在紫外光照射下，把发蓝色（blue）荧光的AFT 称称为B 族：发绿色（Green）荧光的AFT 称为G 族。属于B 族的黄曲霉毒素有AFT B1、B2、M1、M2、B2a、Q1、H1、P1、2－甲氧基B2、3－甲氧基B2、2－乙基B2、2，3－环氧B1 等；属于G 族的黄曲霉毒素有：AFT G1、G2、G2a、GM1、2－乙基G2 等。

1. 常见AFT 的结构式

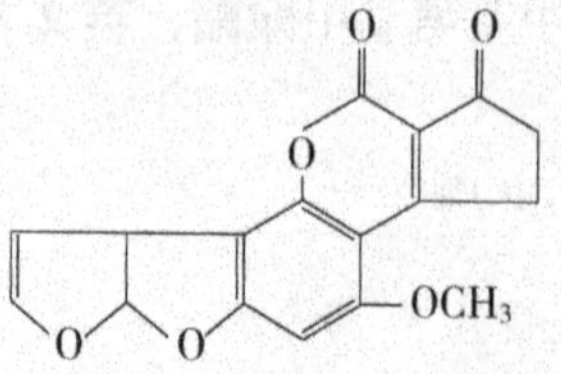

(B1)

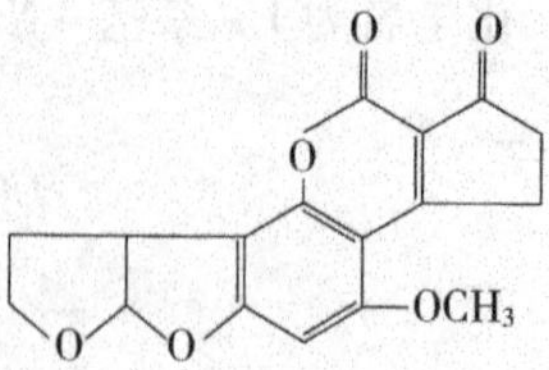

(B2)

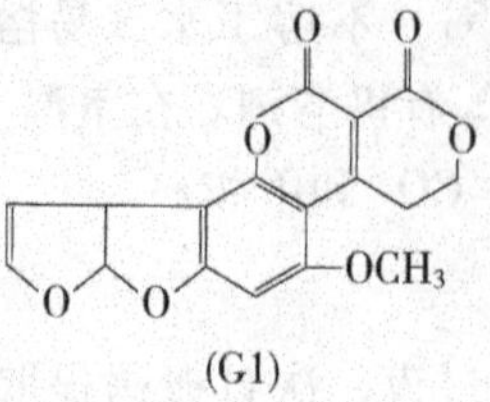

(G1)

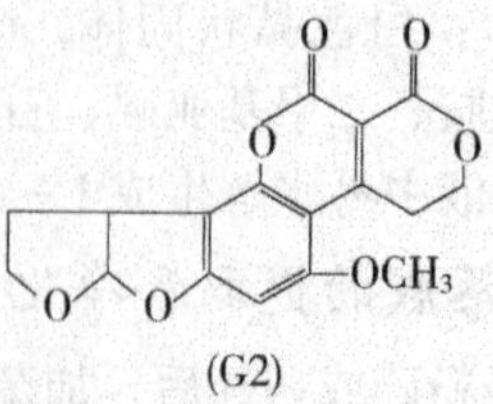

(G2)

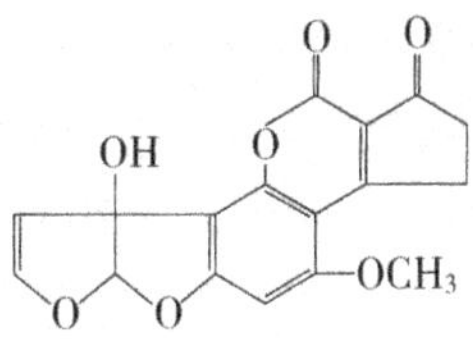

（M1）

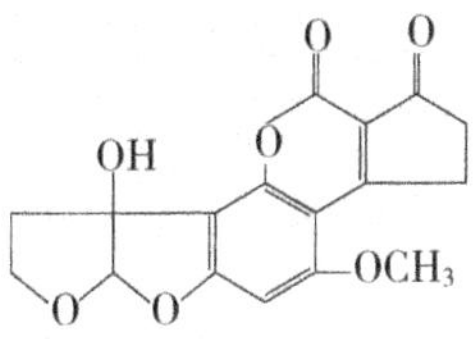

（M2）

由以上可见，AFT 是一类结构很相似的化合物，他们的共同特点是都含有双呋喃和氧杂奈邻酮的基本结构。B 族还含有环戊酮，而 G 族还含有吡喃邻酮。

2. AFT B1、G1 及其衍生物的转化　AFT 可在生物体内代谢产生代谢产物，通过化学反应转化成有利于测定的物质。AFT B1、G1、M1 可通过催化加氢转化为 AFT B2、G2、M2；奶牛喂食被 AFT B1、G1 污染的饲料，AFT B1、G1 在牛体内代谢，可被羟基化而转化 AFT M1、M2，分泌到牛奶中；分析实验室里，AFT B1、M1、G1 在酸催化下加水生成 AFT B2a、M2a、G2a，极性和荧光强度增加，可用于定性和提高测定灵敏度。

3. 性质

（1）溶解性：AFT 难溶于水，乙醚、石油醚、己烷等非极性有机溶剂；易溶于甲醇、三氯甲烷、二氯甲烷、丙酮、乙腈、二甲基甲酰胺、苯等溶剂。

（2）稳定性：AFT 对光、热、酸较稳定，但对碱、氧化剂不稳定，易分解。

光：在长波紫外光（365nm）照射下发射荧光，借此检出 AFT 的存在；强紫外光照射可破坏 AFT。

热：加热至 200℃不分解，>268℃（熔点以上）才分解。

酸：在中性、弱酸性条件下不分解，但 pH<3 时，AFT B1、G1、M1 加水生成 AFT B2a、G2a、M2a。

碱：AFT 对碱不稳定，当 pH 达到 9~10 时，可迅速分解生成几乎无毒的盐。

氧化剂：次氯酸钠（浓溶液，5.45%，商品名安替福民）、漂白粉、Cl_2、$KMnO_4$、H_2O_2 等都能破坏 AFT。

在实验室，常用次氯酸钠溶液和碱来浸泡测定 AFT 用的容器、处理废液、消毒皮肤等。

（二）黄曲霉毒素的毒性和卫生标准

黄曲霉毒素的毒性大，致癌性强。从对动物的半数致死量（LD_{50}）看，AFT 属于剧毒毒物，其中 AFT B1 毒性最大，急性毒性比氰化钾还要强。长期小量摄入黄曲霉毒素可造成慢性毒性损害，引起动物生长发育障碍，肝脏出现亚急性或慢性损伤，甚至形成肝硬化。黄曲霉毒素能引起多种动物发生癌症，是目前发现的最强的化学致癌物质。

黄曲霉毒素主要污染粮油及其制品，如花生、玉米、大米、黄豆、棉籽等。对食品污染的分布范围广，世界各国皆有报道。

AFT 中，AFT B1 的毒性最大，而且是食品的主要污染物，在一般情况下，如未检出 AFT B1，就检不出 AFT B2、G1 及其他 AFT，故食品中污染的 AFT 含量常以 AFT B1 为主要指标。我国对多种食品中 AFT B1 的允许含量作了规定，几种主要食品中 AFT B1 的允许含量为：玉米和花生及制品、花生油≤20μg/kg；大米及其他食用油≤10μg/kg；其他粮食、豆类、发酵食品≤5μg/kg；婴儿代乳食品不得检出。

（三）分析方法

目前 HPLC、ELISA 测定食品中黄曲霉毒素的报道较多。HPLC 法高效、快速、分析周期短、可同时测定多种毒素；ELISA 法样品处理简单、操作方便、但影响因素多、易出现假阳性或假阴性，可用于大批量样品的筛选。我国的标准分析方法（GB/T 5009. 22 - 2003）为薄层色谱法、酶联免疫吸附法和微柱筛选法（GB/T 5009. 23 - 2003），这里讨论薄层色谱法和酶联免疫吸附法。

二、薄层色谱法

1. 原理　样品中 AFT B1 经提取净化和硅胶薄层板上点样、展开，在波长 365nm 紫外光照射下产生蓝紫色荧光。与 AFT B1 标准比较，根据样品及样品经三氟乙酸衍生化后是否出现对应荧光斑点进行定性，最低检出量法定量。

2. 样品处理　样品经正己烷（或石油醚）和甲醇 - 水溶液（55 + 45）振荡提取，样品中的脂肪、色素等杂质进入正己烷层，AFT B1 和水溶性杂质留在甲醇 - 水层。用三氯甲烷反提取甲醇 - 水层，由于 AFT B1 更易溶于三氯甲烷，从而进入三氯甲烷层，杂质留在水层。将三氯甲烷层通过盛有无水硫酸钠的慢速定量滤纸于蒸发皿中，水浴通风挥干，冷却后，用苯 + 乙腈（98 + 2）混合液溶解残渣，作点样液。

3. 测定方法

（1）初筛：在 5cm × 20cm 薄层板上点样以下四点：

第一点：10μl 0. 04μg/ml AFT B1 标准应用液；

第二点：20μl 样品液；

第三点：20μl 样品液 + 10μl 0. 04μg/ml AFT B1 标准应用液；

第四点：20μl 样品液 + 10μl 0. 2μg/ml AFT B1 标准应用液。

展开与观察：在展开槽内加入无水乙醚，预展 12cm，取出挥干。再于另一展开槽内用三氯甲烷 - 丙酮（92 + 8）展开 10 ~ 12cm。取出，在 365m 紫外光下观察结果。第一点为最低检出量点，用于检查薄层板质量；第二点为样品液；第三点用于检查在样品液内最低检出量点是否正常出现，即样品液中是否有荧光淬灭物质；第四点主要起定位作用（Rf 值约 0. 6）。

结果判断：第三点在样品液内 AFT B1 最低检出量点正常出现，如第二点在与 AFT B1 标准点的相应位置上无蓝紫色荧光斑点，则表示样品中 AFT B1 的含量在 5μg/kg 以下；如在相应位置有蓝紫色荧光斑点，则需进行确证试验。

（2）确证：AFT B1 在三氟乙酸作用下加水生成 AFT B2a，极性增强，Rf 值降低，用以确证 AFT B1。在 5cm × 20cm 薄层板上点样以下四点：

第一点：20μl 样品液；

第二点：10μl 0. 2μg/ml AFT B1 标准应用液；

在以上两点各加三氟乙酸 1 小滴覆盖于点样点上，反应 5min，热风吹 2min。

第三点：20μl 样品液；

第四点：10μl 0. 2μg/ml AFT B1 标准应用液；

展开与观察：同初筛。第一、二点用于观察衍生化后，样品及标准荧光斑点 Rf 值是否同时下降（0. 1 ~ 0. 2）；第三、四点用于观察未处理的样品及标准的荧光斑点是否相同，并保持较大的 Rf 值。

结果判断：若第三、四点样品的荧光点与标准的荧光点位置相同，第一、二点衍生物的荧光点位置也相同，则样品 AFT B1 阳性。

（3）定量：将样品液浓缩或稀释，或点样不同体积的点样液，使样品点的荧光强度与标准最低检出量斑点的荧光强度一致，则该点样体积内 AFT B1 的含量为 0.000 4μg，再根据点样体积和稀释或浓缩倍数计算样品中 AFT B1 含量。在 10cm × 20cm 薄层板上点样以下四点：

第一点：10μl 0.04μg/ml AFT B1 标准应用液；

第二～六点：20μl 不同稀释或浓缩倍数的点样液，或不同体积的点样液；

第七点：10μl 0.2μg/ml AFT B1 标准应用液同前展开，在紫外灯下观察点样液哪一稀释或浓缩倍数，或哪一点样体积斑点的荧光强度与第一点一致。根据该点的稀释或浓缩倍数计算样品中 AFT B1 的含量。

4. 说明

（1）提取时，试剂作用是：石油醚提取脂肪、色素等脂溶性杂质，甲醇提取 AFT B1，水使食品样品组织膨胀疏松，便于提取 AFT B1，有利于甲醇与石油醚的分层；

（2）对于含油脂较多的干样品，可先用石油醚在索氏提取器中提取除去脂肪，再用三氯甲烷提取 AFT B1；若样品含油脂较少，可直接用三氯甲烷提取 AFT B1；若样品含水较多，如酱油、醋等，加试剂时应扣除的含水量，即取 10g 样品，加 0.4g 氯化钠（防止乳化），12ml 甲醇，使甲醇与水的比例仍为 55 ∶ 45，再用三氯甲烷提取；

（3）用三氯甲烷萃取时，易产生乳化，可加入少量甲醇破坏乳化层，方法是用滴管伸入三氯甲烷层中加入甲醇。

（4）在用苯、乙腈溶解提取残留物时，应先将蒸发皿降温（放在冰盒上，溶解后将点样液转入具塞小三角瓶中），以防止溶剂挥发，影响体积，从而影响测定结果。

三、酶联免疫吸附测定法

酶联免疫吸附测定法是利用抗原与抗体的特异性反应来进行分析的方法，常用于抗原或抗体的检测。

AFT B1 为小分子（Mr = 312），为半抗原，本身不能刺激动物产生抗体，必须偶联到蛋白质等大分子物质上制成人工抗原，免疫动物才能刺激动物机体产生与 AFT B1 特异结合的抗体，再用产生的抗体建立 AFT B1 酶联免疫吸附测定法。

1. 原理　将已知抗原吸附在酶标微孔板表面，洗除未吸附抗原，加入一定量抗体与待测样品（含有毒素抗原）提取液的混合液，竞争孵育后，在固相载体表面形成抗原抗体复合物。洗除多余抗体成分，然后加入酶标记的第二抗体，与吸附在固体表面的抗原抗体复合物相结合，再加入酶的底物，在酶的催化作用下，与底物发生反应，生成有色物质，根据标准和样品的吸光度值，计算样品中的抗原（AFT B1）含量。

2. 样品处理　粉碎均匀样品用乙腈 - 水（50 + 50）（碳酸盐缓冲液调 pH 至 8.0）进行提取，滤纸过滤，滤液用 0.1% 牛血清白蛋白（BSA）的洗液稀释后，供 ELISA 法使用。

3. 测定　用包被抗体（AFT B1 与牛血清白蛋白结合物）包被酶标微孔板，4℃ 过夜。用洗液洗去酶标孔板多余抗原后，每孔加毒素标准溶液或样品提取液，然后再加入抗 AFT B1 单克隆抗体，37℃ 孵育。多余抗体用洗液洗去，加辣根过氧化物酶标记的羊抗鼠 Ig G，37℃ 孵育，再次洗涤酶标微控板，加底物四甲基联苯胺溶液，37℃ 孵育后，用硫酸中止反应。

4. 方法说明

（1）本法的检测范围为：0.1～1ng/ml，最低检出浓度为0.01μg/kg。

（2）注意控制测定条件，保证样品与标准测定条件一致。

（3）ELISA试剂盒应低温保存，并注意有效期。

四、测定AFT的注意事项

1. 样品的采集和制备　由于花生和玉米中AFT的分布极不均匀，样品中污染AFT的霉粒所占的比例较小，分布不均匀，有时一颗霉粒所含AFT比许多正常颗粒中AFT的总量都多。为了避免取样带来误差，必须取大样，将大量样品粉碎，混合均匀，才能得到相对可靠的结果。来样时必须注意：

（1）根据规定采取有代表性的样品；

（2）检验局部发霉变质的食品，应单独取样检验；

（3）每份分析用的样品应由大样粉碎，经连续多次用四分法缩减成至少1～2kg，再全部粉碎过筛（粮食样品全部通过20目筛孔，花生样品通过10～20目筛孔）。花生油和花生酱等样品取样时应充分搅匀。

2. 实验过程中的防护　由于AFT是强致癌物质，使用时应特别小心，严格按规定进行实验操作和实验后的洗消工作。

配制标准溶液应穿工作服，戴口罩，外科手套；

散落于实验台上或仪器上的AFT，可用50g/L的次氯酸钠溶液洗涤；

皮肤被污染时，可用次氯酸钠溶液搓洗后，再用肥皂水洗净。离开实验室前，在紫外灯下检查是否有洗消不彻底的部位，如有，则再用50g/L次氯酸钠溶液洗涤。

（尚立成）

第三节　食品中亚硝胺的测定

一、概述

1. 种类　N－亚硝胺类化合物（N－nitrosamines），通式为：

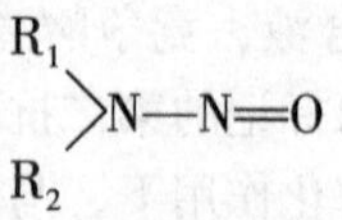

其中R_1和R_2为各种烃基或芳香基，R_1和R_2相同者，称为对称性亚硝胺，如二甲基亚硝胺、二乙基亚硝胺、二丙基亚硝胺、二丁基亚硝胺、二戊基亚硝胺等；R_1和R_2不同者称为不对称性亚硝胺，如甲基乙基亚硝胺、甲基丙基亚硝胺等；R_1和R_2为环状或杂环结构者称为环状亚硝胺，如亚硝基吡咯烷、亚硝基哌啶等。

2. 性质　除二甲基亚硝胺和二乙基亚硝胺可溶于水外，其余亚硝胺均不溶于水，易溶于醇、酯和二氯甲烷；有些亚硝胺具有一定的挥发性，可随水蒸气蒸馏出来；亚硝胺类化合物在中性和碱性环境中稳定，不易水解，但在酸性溶液中和紫外光照射下可水解生成亚硝酸和胺。

3. 亚硝胺对食品的污染和毒性　食品中天然存在的亚硝胺量甚微，一般在10μg/kg以下。但合成亚硝胺的前体亚硝酸盐和仲胺则广泛存在于水、土壤和食品中，这些物质在一定条件下，可合成亚硝胺。通过食物进入人体的亚硝酸盐和仲胺可在胃内合成亚硝胺；腌制动物性食品：如腌制的鱼、肉等，亚硝胺类物质含量较高，可达到10～100μg/kg，因为在腌制过程中用硝酸盐或亚硝酸盐作发色剂，硝酸盐在微生物的作用下可以还原生成亚硝酸盐，亚硝酸盐与鱼、肉等食品中的胺类结合为亚硝胺；成猪肉中含有非致癌的脯氨酸亚硝胺，油煎后可转变为致癌的亚硝基吡咯烷，其数量与加热的温度和时间有关；腌酸菜中亚硝胺及其前体亚硝酸盐、仲胺的含量均较高；黑曲霉、串珠镰刀菌等9种霉菌使玉米霉变时，其中亚硝酸盐和仲胺的含量都升高25～100倍，在适宜条件下可形成亚硝胺。

亚硝胺类化合物具有较强的毒性和致癌性，已经证实80%的亚硝胺类化合物有致癌作用。而且亚硝胺的毒性和致癌作用与该化合物的结构与剂量有关，对称性亚硝胺主要引起肝癌，不对称性亚硝胺主要引起食管癌。

二、食品中亚硝胺的测定方法

食品中亚硝胺的含量很低，通常需要用蒸馏、离子交换、溶剂萃取等手段进行样品的分离、提取和净化，使亚硝胺达到一定的浓度水平。

测定方法有分光光度法、薄层色谱法、气相色谱－质谱法和气相色谱－热能分析法等。

1. 分光光度法　利用亚硝胺经紫外线照射后分解出亚硝酸根，通过强碱型离子交换树脂浓缩。在酸性条件亚硝酸根与对氨基苯磺酸作用生成重氮盐，再与盐酸萘乙二胺形成紫红色偶氮染料。该法测定的是挥发性亚硝胺的总量。

2. 薄层色谱法　将提纯后的亚硝胺在薄层板上点样展开，在紫外线照射下分解成亚硝酸和仲胺，再分别用二氯化钯－二苯胺（与亚硝酸作用显蓝紫色）、格氏试剂（与亚硝酸作用显紫红色）等显色，根据斑点颜色的深浅与标准比较定量。

3. 气相色谱－质谱法（GC－MS）　是我国规定的标准方法。

（1）原理：将样品中的亚硝胺经水蒸气蒸馏和二氯甲烷萃取，浓缩后，用GC－MS的高分辨峰匹配法进行确证和定量。

（2）操作步骤

1）水蒸气蒸馏：取200g切碎后的样品于蒸馏瓶中，加100ml水，120g氯化钠，摇动使氯化钠溶解，进行蒸馏，在接收瓶中加40ml二氯甲烷和少量冰块，收集400ml馏出液。

2）萃取：在馏出液中加入80g氯化钠，3ml硫酸（1＋3），搅拌使氯化钠完全溶解，转入分液漏斗中，振荡5min，静置，分出二氯甲烷层，再用120ml二氯甲烷分三次提取，合并提取液。

3）浓缩：将二氯甲烷萃取液用无水硫酸钠脱水，转入K－D浓缩器中，于50℃水浴上浓缩至1ml。

4）测定：将样品液进样，经过色谱柱分离后进入质谱仪，在电子的轰击下产生分子离子，根据分子离子的质荷比结合保留时间进行定性，峰高进行定量。色谱柱为内径1.8～3mm，长2m的玻璃柱，内装涂有15% PEG 20目固定液和1% KOH的80～100目Chromosorb W AWM DMCS。

（3）说明

1）在待蒸馏的样品中加入氯化钠至饱和，是为了降低亚硝胺在水中的溶解度，而易于蒸出；

2）二甲基亚硝胺在二氯甲烷的水溶液体系中的分配系数较小，一次萃取的效率较低，因此，方法要求萃取四次，使其萃取效率达到90%以上；

3）萃取液的浓缩温度对回收率影响较大，水浴温度为70℃时，二甲基亚硝胺的回收率仅为10%，降低到60℃，其回收率提高到99%，故本法采用50℃的水浴；

4）用PEG 20目作固定液，加入1%的KOH可以减小溶剂峰拖尾。

4. 气相色谱－热能分析仪法（GC－TEA） 样品中的挥发性亚硝胺经减压蒸馏、二氯甲烷萃取和浓缩、气相色谱分离后，在热能分析仪中热解出NO基团，NO再与臭氧反应产生激发态的NO＊，NO＊由激发态跃迁回到基态时便发射出近红外光线，由光电倍增管接收并转变成电流，形成色谱峰，以保留时间定性，峰高或峰面积定量。

该法所用热能分析仪是检测亚硝胺的较好的仪器，具有较高的灵敏度和专一性。被国际肿瘤研究组织推荐作为首选检测器。

（尚立成）

第三十五章　常见食品的卫生检验

第一节　粮食熏蒸剂残留量的测定

在贮存粮食时，为了防治仓库虫害，除用缺氧、辐射和低温保管外，常使用粮食熏蒸剂。目前主要使用的粮食熏蒸剂有马拉硫磷、磷化物、氯化苦、二硫化碳等。多数熏蒸剂在处理后的粮食上能较快挥发，但有些则能较长时间残留于粮食中。当残留量较大时，对人体可产生危害，所以需监控其残留量。粮食中允许的熏蒸剂残留量标准为：马拉硫磷≤3mg/kg；磷化物（以 pH3 计）≤0.05mg/kg；氰化物（以 HCN 计）≤5mg/kg；氯化苦≤2mg/kg；二硫化碳≤10mg/kg。

一、粮食中马拉硫磷的测定

马拉硫磷（malathion），又名马拉松，属低毒杀虫剂，常用作粮仓熏蒸剂。对人体引起中毒主要是抑制体内的胆碱酯酶。

马拉硫磷的纯品为无色（或微黄色）油状液体，稍带恶臭（蒜臭），在水中不易溶解（45mg/L），易溶于包括三氯甲烷、四氯化碳等多种有机溶剂，难溶于石油醚中；在酸和水中可缓慢水解产生巯基琥珀酸二乙酯，在碱性水溶液中水解较快，特别是在 pH 值高时水解速度非常快。

我国测定马拉硫磷采用气相色谱法和铜配合物比色法作为标准分析方法。

（一）气相色谱法

1. 原理　马拉硫磷等有机磷农药用有机溶剂提取、经色谱柱分离后，在气相色谱仪的富氢焰上燃烧生成 HPO 碎片，发射出 526nm 波长的特征光，通过滤光片由光电倍增管接收，转变成电信号，经放大后，被记录下来。比较样品与标准品的峰高或峰面积，计算出样品中马拉硫磷的含量。

2. 操作　将样品粉碎过 20 目筛，混匀。称取适量置于具塞锥形瓶中，加入中性氧化铝、活性炭及二氯甲烷，振摇后过滤，滤液供直接进样。如含量较低，可浓缩后再进样。分别取样品和标准品注入气相色谱仪中，测得峰高或峰面积，与标准比较定量。

3. 说明　气相色谱仪应具有火焰光度检测器。色谱柱常用 60 ~ 80 目 Chromosorb W AWDMCS 作为担体，涂以 QF-1 和 SE-30（或 OV-17 或 OV-101）混合固定液，能使马拉硫磷与敌敌畏、乐果、对硫磷等达到较好的分离。

（二）铜配合物比色法

1. 原理　马拉硫磷用有机溶剂提取，经氢氧化钠水解后，生成二甲基二硫代磷酸酯，再与铜盐生成黄色配合物，与标准系列比色定量。

2. 操作　将样品粉碎并全部通过20目筛。称取适量样品置具塞锥形瓶中，加入一定量四氯化碳，密塞振荡2h，过滤。吸取一定量滤液于分液漏斗中，加二硫化碳－四氯化碳混合液和酸性硫酸钠溶液，振摇1min，静置分层，将四氯化碳层转入另一分液漏斗，弃去水层。

取6个分液漏斗配制标准系列，各分液漏斗分别含马拉硫磷0、50、100、150、200、250μg于样品和标准溶液中，加入乙醇和氢氧化钠溶液，剧烈振摇1min，立即加硫酸钠溶液，用盐酸调节pH至3～4，加入三氯化铁溶液，振摇1min，分层后弃去四氯化碳层；在水层中加四氯化碳和硫酸铜溶液，准确振摇1min，静置分层，将四氯化碳层通过脱脂棉滤入2cm吸收池中，在20min内于415nm波长处测定其吸光度，与标准曲线比较定量。

3. 说明

（1）该法利用氢氧化钠将马拉硫磷水解生成二甲基二硫代磷酸酯，再与铜离子生成黄色络合物，比色定量。能水解产生二甲基二硫代磷酸酯的有机磷农药（如乐果、甲拌磷等）有类似反应。

（2）酸性硫酸钠溶液可洗去四氯化碳提取液中的杂质。二硫化碳主要除去样品中可能存在的铜离子，防止二甲基二硫代磷酸酯损失，并防止其氧化。

（3）水解时间不应在1～2min之间，否则二甲基二硫代磷酸酯水解或被氧化，均会使回收率降低。二甲基二疏代磷酸酯不稳定，操作过程须迅速完成，不应中途停顿。

（4）本法中加三氯化铁使还原性物质先氧化而除去，可防止二价铜离子还原成亚铜离子。因亚铜离子能与二甲基二硫代磷酸酯生成无色配合物，而使测定结果偏低。

（5）水解后生成的二甲基二硫代磷酸酯溶于水层，杂质则留在四氯化碳层得以除去。

（6）铜配合物在四氯化碳层中不稳定，应在20min内完成比色测定。

二、粮食中磷化物的测定

防止粮食虫害使用的磷化物（phosphide）是一种杀虫杀鼠药，包括磷化铝、磷化锌和磷化钙，它们遇水或吸潮会发生分解放出磷化氢气体，从而达到杀灭害虫的目的。磷化氢，PH3，分子量34.00，为无色气体，剧毒，有芥子气味，不稳定，加热易分解。

测定磷化物的残留量，常用钼蓝比色法。

1. 原理　磷化物遇水和酸放出磷化氢，蒸出后吸收于酸性高锰酸钾溶液中被氧化成磷酸，与钼酸铵作用生成磷钼酸铵，遇氯化亚锡还原成蓝色的钼蓝，与标准系列比较定量。

2. 说明

（1）因磷化物（磷化铝或磷化锌等）不稳定，所以用磷酸二氢钾来配制标准溶液；

（2）酸度对生成钼蓝的反应影响较大，酸度过高蓝色不显现；酸度太低时氯化亚锡可能还原钼酸铵而呈假阳性。在测试时，应将酸度控制在0.78～0.93mol/L。

三、粮食中氯化苦的测定

氯化苦是一种重要的熏蒸剂，对昆虫和真菌病毒等有毒杀作用，常用于粮食仓库、谷物贮藏室、船只长途运输等。

氯化苦（chloropicrin），化学名为三氯硝基甲烷（CCl_3O_2），纯品为无色油状液体，冰点－69.2℃，沸点112℃，相对密度1.6，其蒸气较空气重4.7；难溶于水易溶于有机溶剂，化学性质稳定，一般酸碱均不能使其分解。氯化苦是催泪性很强的有毒物质，人吸入主要损伤支气管、中枢神经系统及肝肾，出现眼刺痛、咳嗽、呼吸困难、气喘和全身无力等中毒症状。

测定粮食中氯化苦的残留量常用比色法。其原理为：氯化苦可被乙醇钠分解生成亚硝酸盐，在乙酸酸性溶液中，与对氨基苯磺酸进行重氮化，再与盐酸萘乙二胺耦合生成紫红色染料，与标准系列比色定量。

氯化苦具挥发性，在配制标准溶液时，可将氯化苦直接滴在接有无水乙醇的容量瓶中，用增重法求出氯化苦的质量，然后稀释成一定浓度的标准使用液。无氯化苦标准溶液时，可以用亚硝酸钠代替。

（尚立成）

第二节　食用植物油的卫生检验

食用油脂是人们膳食中不可缺少的组成部分，它为人体提供热能和必需脂肪酸，也是日常烹调的重要调味品，能改善食物的感观性状，使食物品种多样化。食用油脂包括植物油和动物脂肪。植物油是将油料经压榨或浸出获得，在常温下呈液态，如大豆油、菜籽油、花生油、麻油、葵花油、棉籽油、米糠油、玉米胚芽油、胡麻油、茶油等。动物脂肪系由动物脂肪组织经加热熬炼而得，在常温下一般呈固态，如动物体脂、乳脂和鱼类脂肪等。

食用油脂主要是由不同长度碳链的饱和脂肪酸或不饱和脂肪酸组成的甘油三酯，也包括游离脂肪酸、磷脂、脂溶性维生素、色素等微量组分。正常植物油均有代表其本身特征的理化常数，可作为鉴定植物油种类和纯度的依据。

油脂在贮存、运输等过程中，由于接触空气、受光线照射、微生物及酶的作用，引起油脂成分分解和脂肪酸氧化，产生低分子的醛、酮、酸等物质，影响油脂的感观性质，出现令人讨厌的臭气及味道，这种油脂品质劣化的现象，称为油脂的酸败（rancidity）。油脂的脂肪酸甘油酯因水解作用而释放出游离脂肪酸使酸度升高；油脂中不饱和脂肪酸的双键会与空气中的氧结合生成过氧化物，然后再分解成易挥发并具有特殊臭味的醛类和醛酸类。酸败不仅影响油脂的滋味，还会破坏脂溶性维生素 A、D、E、K；所产生的醛、酮、酸对人体健康不利。

本节将着重讨论酸价、过氧化值、羰基价和游离棉酚的测定。

一、酸价的测定

酸价（acid value）是衡量油脂酸败程度的指标，指中和 1g 油脂所消耗氢氧化钾的毫克数。我国卫生标准规定，大豆油、菜籽油、花生油、麻油等的酸价应 <4，而棉籽油的酸价应 <1。

酸价的测定方法：精密称取 3 ~ 5g 油样，加中性乙醇 - 乙醚混合液溶解（必要时可置热水浴中促溶），以酚酞（或百里酚酞）作指示剂，用氢氧化钾标准溶液滴定，至初现微红色且 30s 不褪色为终点。根据消耗碱液的量，可计算出油样的酸价。

测定中加中性乙醇 - 乙醚混合液，加入乙醇可以使碱和游离脂肪酸的反应在均匀状态下进行，防止生成的脂肪酸钾在乙醚中沉淀析出。滴定时，氢氧化钾标准溶液用量少于中性乙醇－乙醚量的1/5倍，以保证有足够的乙醚使油脂充分溶解，有足量的乙醇防止在滴定过程中发生皂粒沉淀析出或皂液水解。酸价过高的油脂可通过减少试样用量或增大氢氧化钾浓度。

酸价测定的经典方法是采用氢氧化钾乙醇溶液，现已改为氢氧化钾水溶液。在不得已的情况下，可用氢氧化钠水溶液，这时结果计算仍应乘以56.11而不是40。

当试样颜色较深时，判断终点较困难，可试用以下方法：用百里酚酞作指示剂；采用电位滴定法。

二、过氧化值的测定

油脂中不饱和脂肪酸的双键会与空气中的氧结合生成过氧化物，其含量多少用过氧化值来表示，过氧化值的高低与油脂的新鲜程度密切相关，过氧化值增加是油脂开始酸败的象征。

过氧化物在酸性条件下能氧化碘化钾生成碘，过氧化值（peroxide value）则是100g油脂相当碘的克数。新鲜油脂的过氧化值一般不高于0.05%。我国卫生标准规定：花生油、葵花油、米糠油中过氧化值应<0.25%；在其他食用植物油中过氧化值应<0.15%。

1. 原理　在冰乙酸存在下，油脂中的过氧化物能氧化碘化钾而析出碘，用硫代硫酸钠标准溶液滴定，计算出过氧化值。

2. 操作　取一定量油样于碘量瓶中，加冰乙酸－三氯甲烷（6+4）溶液使之溶解，再加入碘化钾饱和溶液，密塞，轻摇0.5min，然后置暗处3min。取出加100ml水，摇匀，立即用硫代硫酸钠标准溶液滴定，至淡黄色时，加1ml淀粉指示剂，继续滴定至蓝色消失为终点。同法作试剂空白试验。

3. 计算

$$X_1=\frac{c\ (V-V_0)\ \times 0.1269}{m}\times 100$$

$$X_2=X_1\times 78.8$$

式中：X_1为样品的过氧化值，g/100g；X_2为样品过氧化值，meq/kg；c为硫代硫酸钠标准溶液的浓度（mol/L）；V为油样消耗硫代硫酸钠标准溶液的体积（ml）；V_0为试剂空白消耗硫代硫酸钠标准溶液的体积（ml）；m为油样的质量（g）；0.1269为1mol/L硫代硫酸钠标准溶液1ml相当于碘的克数。

三氯甲烷不得含有光气等氧化物，检查氧化物的方法是：取三氯甲烷10ml，加新鲜煮沸的水25ml，振摇3min，静置分层后，取水溶液10ml，加10%碘化钾溶液和0.5%淀粉溶液数滴，振摇，观察颜色。三氯甲烷的处理方法：于三氯甲烷中加入1/10体积的硫代硫酸钠溶液洗涤，再用水洗，然后加入少量无水氯化钙脱水并进行蒸馏，弃去最初和最后1/10体积的馏出液，收集中间馏出液备用。

三、羰基价的测定

羰基价是油脂生成的过氧化物进一步分解产生的醛和酮，其毒性大于过氧化物。醛和酮的总量以羰基价（carbonyl group value）表示，它的高低可反映油脂酸败的程度。当油脂加热时，醛、酮化合物增，羰基价升高，故羰基价是热油劣化程度的灵敏指标，我国卫生标准规定，食用煎炸油中的羰基价应<50mmol/kg。正常油一般不超过20mmol/kg，而酸败油或加热劣化油大多超过50mmol/kg。

1. 原理 油样中的羰基化合物与2，4-二硝基苯肼反应生成腙，在碱性条件下转变成醌式结构，呈褐红色或酒红色，在440nm波长处测定吸光度，计算羰基价。

2. 操作 油样用苯溶解，吸取适量加三氯乙酸苯溶液和2，4-二硝基苯肼苯溶液，仔细振荡混匀，在60℃水浴中加热30min，冷却后，沿试管壁慢慢加入氢氧化钾-乙醇溶液，使之成为二液层，密塞，剧烈振摇，放置10min，以1cm比色杯，用试剂空白调节零点，在波长440nm处测定吸光度。

3. 计算

$$羧基价（mmol/kg）=\frac{A \times V_1}{854 \times m \times V_2} \times 1\,000$$

式中：A——测定样品的吸光度；

m——油样的质量（g）

V_1——油样稀释液的总体积（ml）：

V_2——测定用油样稀释液的体积（ml）；

854——各种醛的毫克当量吸光系数的平均值。

4. 说明

（1）乙醇中含的羰基化合物对本法有干扰，可加入铝粉和氢氧化钾热水浴中回流，利用氢的还原性除去。

（2）苯中含有干扰物质时，可用浓硫酸洗涤苯，然后蒸馏收集。

（3）新配的氢氧化钾乙醇溶液常浑浊，配制后放置过夜，取上清液使用，或用玻璃纤维滤膜过滤。

（4）三氯酸是比乙酸酸性强得多的有机酸，这是因为氯原子的存在，使羧基上的氢原子更易质子化。三氯乙酸的苯溶液是反应的酸性介质，同时对生成腙有催化作用。

四、游离棉酚的测定

棉酚（gossypol），又称棉籽醇，主要存在于棉籽仁中，分子式为$C_{30}H_3O_8$，相对分子质量518，化学名为2，2′-双-1，6，7-三羟基-3-甲基-5-异丙基-8-甲醛-二萘。有醛式、烯醇式、醌式三种结构。

常温下，纯棉酚为黄色结晶，易溶于乙醇、乙醚、丙酮、三氯甲烷等有机溶剂，也溶于油脂，但不溶于水、已烷及低沸点的石油醚。棉酚分子中7位羟基上的氢，因受邻位羰基的影响易离解而显酸性，故可与碱反应生成盐。棉酚的盐易溶于水，而不溶于油脂及有机溶剂。

棉酚主要存在于棉籽中，有游离型和结合型两种，结合棉酚不溶于油脂中，不能被消化道吸收，故认为是无毒的，而游离棉酚对人体有毒害作用，食用含游离棉酚较高的棉籽油，会发生“烧热病”，影响生育机能。

测定棉籽油中的游离棉酚含量，可用紫外分光光度法和苯胺比色法。

（一）紫外分光光度法

（1）原理：样品中游离棉酚经用丙酮提取后，在378nm波长处有最大吸收，其吸收值与棉酚量在一定范围内成正比，与标准系列比较定量。

（2）操作：称取一定量棉籽油样，置于具塞锥形瓶中，加入70%丙酮溶液，振荡提取，置冰箱中过夜，取上清液过滤。吸取一系列棉酚标准使用液，各加入70%丙酮。以70%丙酮溶液作空白对照，在378nm波长处测定吸光度，绘制标准曲线，根据样品吸光度求出游离棉酚含量。

（3）说明：本法操作简便易行，但若样品处理不当，往往存在其他成分干扰，导致结果不理想。

（二）苯胺法

（1）原理：样品中游离棉酚经70%丙酮溶液提取后，在95%乙醇中与苯胺作用生成黄色的二苯胺棉酚，与标准系列比较定量。

（2）操作：称取一定量棉籽油样，置于具塞锥形瓶中，加入70%丙酮溶解，振摇提取，置冰箱中过夜，取上清液过滤。在两支25ml具塞比色管中，各加入适量上述滤液，以甲管为样品管，乙管为对照管。配制一系列浓度的棉酚标准溶液各两份，分别置于甲、乙两组25ml具塞比色管中，各加70%丙酮溶液至2ml。甲组标准管与样品管，各加3ml苯胺，在80℃水浴中加热15min，取出冷至室温，各加入95%乙醇至刻度，放置15min。乙组标准管与样品管，各加入95%乙醇至刻度，放置15min。用1cm吸收池，在445nm波长处，以各组标准零管为试剂空白调零，测定两组溶液的吸光度。用两组标准的吸光度之差及相应浓度绘制标准曲线，用样品管甲管与乙管的吸光度之差，从标准曲线查出棉酚含量。

（尚立成）

第三节　调味品的卫生检验

调味品系指能改善和增加食品色、香、味感官性状的一类物质，它能增进食欲，提高食物的消化吸收率。常用的调味品有酱油、酱、食醋、味精和食盐等。

酱油（soy sauce）按其制造方法不同可分为酿造酱油和配制酱油；按其原料不同，有用豆饼为原料酿造的酱油、用鱼做的鱼露酱油、用虾做的虾酱油，还有蘑菇酱油等。酿造酱油是以大豆或脱脂大豆、小麦或麸皮为原料，经微生物发酵制成的具有特殊色、香、味的液体调味品；配制酱油是以酿造酱油为主体，与酸水解植物蛋白调味液、食品添加剂等配制而成的液体调味品。酱油中正常成分为水、蛋白质、氨基酸、有机碱、糖类、乳酸、乙酸、乙醇、甘油、食盐、硫酸盐、磷酸盐、钙、镁、钾等。

食醋（vinegar）是以粮食、糖、酒等为原料，经发酵酿造而成。按食醋的原料不同，分别称为米醋、糖醋、酒醋等。为了使食醋的色泽成为黄褐色，常对食醋进行加色，使具有酸味和一定风味及色泽的酸性调味料。食醋中主要成分是乙酸（约含4%左右），还含少量有机酸、维生素和矿物质（如钙、磷等）。在烹饪中使用食醋，能促进动物骨髓中的钙质溶解脱出。

一、酱油、酱中氨基酸态氮的测定

氨基酸态氮是衡量酱油质量优劣的重要指标，是富含的蛋白质经发酵酿造分解的产物，是酱油的主要营养成分之一，我国规定酱油中氨基酸态氮应≥0.4g/100ml。

1. 原理　利用氨基酸的两性作用，加入甲醛以固定氨基的碱性，使羧基显示其酸性，用氢氧化钠标准溶液滴定后定量，以酸度计指示终点。

2. 操作　吸取一定量样品于容量瓶中，经定容后取稀释样液于烧杯中，开动磁力搅拌器，用氢氧化钠标准溶液滴定至酸度计指示 pH8.2（记录消耗氢氧化钠标准溶液的毫升数，可计算总酸含量）。加入甲醛溶液后，混匀，再用氢氧化钠标准溶液继续滴定至 pH9.2，记录此次滴定所消耗的毫升数（V）。同时做空白试验，记录消耗氢氧化钠标准溶液的毫升数（V_0）。根据 V 和 V_0，可计算求得样品中氨基酸态氮的含量。

3. 计算

$$\text{氨基酸态氮（\%）}=\frac{c\ (V-V_0)\ \times 0.014}{S}\times 100$$

式中：C——氢氧化钠标准溶液的浓度（mol/L）；

V——样品消耗氢氧化钠标准溶液的体积（ml）；

V_0——空白消耗氢氧化钠标准溶液的体积（ml）；

S——每份样品相当原酱油的量（ml）；

0.014——1mol/L 氢氧化钠标准溶液 1ml 相当氨基酸态氮的克数。

4. 说明

（1）加入甲醛后应立即滴定，如放置时间过久，甲醛会聚合而影响测定结果的准确性。

（2）将测得的氨基酸态氮乘以蛋白质系数可求得样品的蛋白质含量。

二、总酸的测定

酱油中的酸以乳酸的含量最高，其次为乙酸、丙酸、丁酸、琥珀酸、柠檬酸等，适当的有机酸存在，有一定增加酱油风味的作用，但总酸含量不能过高，如酱油酸味明显，使质量降低，卫生标准规定酱油的总酸（以乳酸计）≤2.5g/100ml，酱中总酸（以乳酸计）≤2.5g/100ml，食醋中的酸主要是乙酸，还有少量的其他有机酸，我国卫生标准规定，食醋中总酸含量应 >3.5%。

酱油、酱和食醋中总酸的测定，采用酸度计法。

（1）原理：以酸度计指示，用氮氧化钠标准溶液滴定样品中的总酸至 pH8.2（终点），结果酱油和酱中的总酸以乳酸表示，食醋以乙酸表示。

（2）操作：吸取一定量样品，经定容后取稀释样液于烧杯中，启动磁力搅拌器，用氢氧化钠标准溶液滴定至酸度计指示 pH8.2，记录滴定消耗的毫升数（V）；同时做空白试验，记录消耗氢氧化钠标准溶液的毫升数（V_0）。根据 V 和 V_0，可计算求得样品中总酸的含量。

（尚立成）

第四节　水产品的卫生检验

水产品（aquatic products）系指供食用的鱼类、甲壳类、贝类等鲜品及其加工制品，其主要卫生问题是腐败变质、天然毒素以及各种污染等。某些鱼类发生腐败时，会产生大量组胺，食用后易引起过敏性中毒，故必须进行检验；鉴于有机汞的毒性大于无机汞的毒性，而无机砷的毒性又比有机砷的毒性大得多，故对水产品中汞和砷的不同存在形态要分别测定。

一、鱼中组胺的测定

青皮红肉的鱼类，如鲣鱼和鲐鱼等，含有较高的组胺酸，经脱羧酶和细菌作用后，易分解产生大量组胺（histamine）。

组胺是一种生物碱，无色针状结晶，有吸湿性，溶于水和乙醇。组胺不仅是判定鱼类鲜度的一项重要指标，又是食物中毒的原因物质。

我国规定，鱼中组胺采用比色法进行测定。

（1）原理：鱼样中的组胺经正戊醇萃取后，在弱碱性介质中与重氮盐反应，生成橙色的偶氮化合物，与标准系列比较定量。

（2）组胺的提取：称取一定量磨细的样品，加三氯乙酸浸泡，沉淀蛋白质，过滤。取滤液适量，加氢氧化钠溶液调节至呈碱性，以正戊醇萃取：然后加盐酸，此时组胺以盐酸盐的形式存在，易溶于水，而被反萃取到水溶液中，供测定用。

（3）测定将组胺标准液和样品提取液分别调节至弱碱性，加入重氮盐试剂，在480nm波长处测定吸光度，与标准比较，计算鱼样中组胺的含量。

二、水产品中甲基汞的分离测定

一般水中含汞量甚微，经生物富集作用，可使鱼体中含较多的汞，特别是转变成毒性较大的有机汞（以甲基汞为主）。因此，对水产品除检测总汞含量外，更重要的是需要进行有机汞的分离测定。国家标准方法规定水产品中甲基汞测定采用酸提取巯基棉法分离，气相色谱法或冷原子吸收法测定。

1. 原理　样品加氯化钠研磨，盐析其中的蛋白质，加少量铜盐置换出与组织中巯基结合的有机汞，用盐酸进行浸取，然后调节 pH 至 3.5 左右，通过巯基棉柱，有机汞和无机汞均被截留在巯基棉上，洗去其他的杂质。然后用盐酸（1+5）选择性地洗脱有机汞（此时无机汞仍被截留在巯基棉上），用气相色谱法或冷原子吸收法进行有机汞的含量测定。

2. 提取　分离称取 1~2g 样品，加入等量氯化钠，在乳钵中研磨至成糊状，加 0.5ml 42.5g/L 氯化铜溶液，研磨，用 30ml 1mol/L 盐酸分次转入 100ml 带塞锥形瓶中，振摇 30min，离心，再用 1mol/L 盐酸提取一次，合并提取液。于提取液中加入甲基橙指示剂，用 1mol/L 氢氧化钠溶液调节至溶液呈黄色，再加盐酸使溶液从黄色变为橙色。此时溶液 pH 为 3.0~3.5，以 4~5ml/min 流速通过巯基棉柱，酸化水（pH3.0~3.5）洗涤，将巯基棉中溶液吹尽，用 2mol/L 盐酸洗脱两次，每次 1ml，收集洗脱液于 1ml 具塞比色管中，向比色管中加入 1ml 苯，振摇提取 2min，分层后，吸出苯层，加少许无水硫酸钠脱水。

3. 测定

（1）气相色谱法：通过巯基棉分离出来的有机汞，再用苯萃取 1 次，以无水硫酸钠脱水，作为进样液，注入色谱柱进行分离，用电子捕获检测器进行测定，记录峰高，与标准比较定量。

（2）冷原子吸收法：通过巯基棉分离出来的有机汞，可用碱性氯化亚锡还原成汞蒸气，也可在酸性条件下用硼氢化钠还原成汞蒸气，随载气流输入汞蒸气仪，记录最大读数值，与标准比较定量。

三、海产品中无机砷的分离测定

绝大多数食品样品中的总砷含量均小于0.5mg/kg，少数在0.5~1.0mg/kg。海产品中总砷含量常常高达数十毫克每公斤，主要是含毒性很小的有机砷，而其中毒性大的无机砷含量并不高。因此，测定海产品中的砷含量时，必须将无机砷从有机砷和样品基体中分离出来，并测定其含量才有意义。

目前常用于分离无机砷的测定法有酸提取测定法、减压蒸馏测定法和溶剂萃取测定法。

（1）酸提取测定法：样品在6mol/L盐酸溶液中，经水浴加热后，无机砷以氯化物的形式被提取，实现无机砷和有机砷的分离，然后在2mol/L盐酸条件下用氢化物原子荧光光度法或银盐法测定总无机砷，方法的检出限分别为0.04mg/kg和0.1mg/kg。

（2）减压蒸馏测定法：样品中五价砷经还原为三价砷，在盐酸存在下形成三氯化砷，进行减压蒸馏，此时无机砷能挥发逸出，并冷凝成蒸馏液，而有机砷仍留在蒸馏瓶内，既不分解也不逸出，借以达到分离的目的。然后用银盐比色法按照测定总砷的方法，可测得海产品中无机砷的含量（图35-1）。

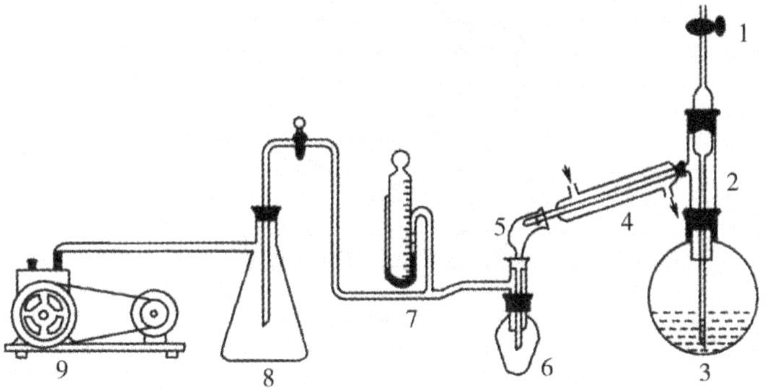

图35-1　减压蒸馏装置

1. 通气管；2. 单管蒸馏头；3. 短颈球瓶；4. 冷凝器；5. 真空蒸馏接收管；
6. 梨形烧瓶；7. 水银压力计；8. 安全瓶；9. 真空泵

（3）溶剂萃取测定法：样品中五价无机砷经碘化钾还原成三价无机砷，在8mol/L以上盐酸中能被乙酸丁酯或苯等有机溶剂萃取，此时有机砷不被萃取。然后利用无机砷在小于2mol/L盐酸中易溶于水相的性质，将有机溶剂萃取液加水稀释，此时无机砷被反萃取到水溶液中，再按测定总砷的方法用银盐比色法测定海产品中无机砷的含量。操作中应注意，在用有机溶剂萃取时，易发生乳化现象，难以分层，可用离心的办法促使分层。

（尚立成）

第五节　肉、鱼、蛋制品中挥发性盐基氮的测定

挥发性盐基氮是指动物性食品由于酶和细菌的作用，在腐败过程中，使蛋白质分解而产生氨及胺类等碱性含氮物质。由于氨和胺类在碱性条件下均具有挥发性，故称为挥发性盐基氮。挥发性盐基氮是肉、鱼、蛋类食品鲜度等级的重要指标。

挥发性盐基氮的常用测定方法是微量扩散法和半微量定氮法。其样品处理方法是：称取一定量样品，弃去脂肪、骨、肌腱，切碎并捣成匀浆，然后将匀浆置于具塞锥形瓶中，加水浸渍，不时振摇，过滤，滤液供测定。

一、微量扩散法

1. 原理　挥发性盐基氮在37℃碱性溶液中可以被释放出来，将其吸收在硼酸溶液中，再用盐酸标准溶液进行滴定，根据消耗盐酸标准溶液的用量，求其含量。

2. 操作　在微量扩散皿（图35－2）中进行。

将水溶性胶涂于扩散皿的边缘，再向扩散皿内室加入1ml硼酸吸收液和1滴混合指示剂，外室之一侧加1.00ml样品滤液，另一侧加1ml饱和碳酸钠溶液，注意勿使两液接触，立即盖好，密封后将扩散皿在桌面上轻轻转动，使样液与碱液混合，然后置37℃保温2h。去盖，用盐酸标准溶液滴定内室的吸收液至终点。

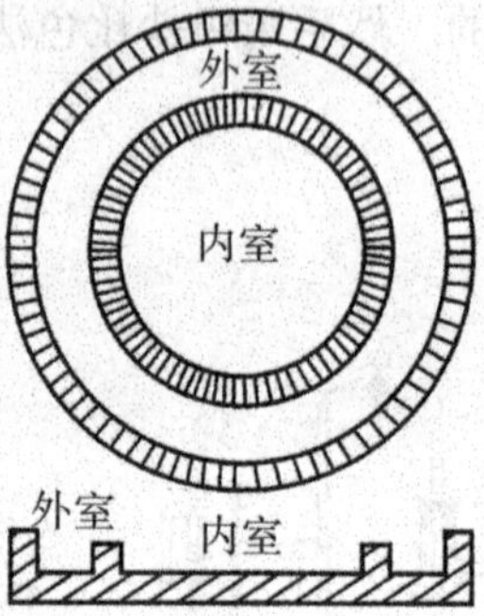

图35－2　微量扩散皿

3. 说明

（1）水溶性胶的制备方法是，取阿拉伯胶10g，水及甘油各10ml，无水碳酸钠5g，研匀即成。

（2）该法需作试剂空白。

二、半微量定氮法

1. 原理　挥发性盐基氮在弱碱性条件下被蒸馏出来，以硼酸溶液吸收，用盐酸标准溶液进行滴定，根据消耗盐酸标准溶液的用量，求出样品中挥发性盐基氮的含量。

2. 操作　将盛有硼酸溶液和混合指示剂的锥形瓶，置于蒸馏器的冷凝管下端，并使尾接管尖端插入液面下，移取样品液至蒸馏器的反应瓶内，加入弱碱性（氧化镁）混悬液，迅速密塞，同时加水封口，进行水蒸气蒸馏，待蒸馏完毕，立即以盐酸标准溶液滴定。

3. 说明

（1）混合指示剂：取20g/L甲基红乙醇溶液与1g/L亚甲蓝水溶液，临用前等体积混合即成。

（2）此法也需作试剂空白。

（尚立成）

第六节　酒的卫生检验

一、概述

（一）酒的分类

酒的品种繁多，根据生产工艺不同，可分为三类。

（1）发酵酒（fermented wines）：又称酿造酒，是以粮食或水果为原料，经糖化、发酵后、压榨而得到的澄清、无沉淀、无异味的液体。啤酒、黄酒、葡萄酒、清酒、果酒等，都属于发酵酒。此类酒含酒精浓度一般为4～18度（即4%～18%），酒中含有较多的水溶性和醇溶性成分。

（2）蒸馏酒（distilled wines）：是以含糖或含淀粉的物质如粮食为主要酿造原料，经糖化、发酵、蒸馏制得的无色、无沉淀、无异味的液体。茅台酒、五粮液、白兰地等属此类酒。此类酒的酒精度一般在0%～65%。

（3）配制酒（mixed wines）：是以蒸馏酒或发酵酒为酒基，经加水稀释，使酒精浓度为15%～40%，再添加适量食用辅料（如着色剂、甜味剂、香精等）而成的酒精性饮料。如桂花酒、橘子酒、人参酒、五加皮、玫瑰酒等。

（二）酒的主要卫生问题

酒的主要成分是乙醇和水，还有少量其他物质，如酸类、酯类、高级醇、甲醇、醌类等，生产过程中可被铅和锰等污染。

（1）甲醇（methanol）：来自发酵过程中一些甲基酯的水解产物，尤其以含果胶多的水果，特别是腐烂的水果或薯类做原料酿酒时，甲醇含量往往较高。甲醇中毒能引起视神经炎、视野中心盲点、失明，甚至死亡。

（2）杂醇油（fusel oil）：是比乙醇碳链长的各种高级醇的总称，包括正丙醇、异丙醇、正丁醇、异丁醇、正戊醇、异戊醇等，其中主要为异戊醇和异丁醇。这些醇是由糖类或蛋白质在发酵过程中分解而生成，它们能与有机酸结合成酯，使酒具有独特的香味。但杂醇油具有一定的毒性，中毒症状主要是恶心、头痛，并有较强麻醉力，故必须限制酒中杂醇油的含量。

（3）醛类（aldehydes）：主要来自发酵的中间产物或某些醇的氧化产物。酒中的醛类主要有：甲醛、乙醛、丙醛、丁醛、戊醛、糠醛和苯甲醛等。所有的醛其毒性均大于乙醇，并能使酒产生异味。

（4）氰化物：酒中氰化物（cyanide）来源于木薯、薯干类原料，这些植物中含有含氰苷，含氰苷本身并无毒性，但它常与一种酶共存，在一定条件下能水解出有毒的氢氰酸。

（5）有害金属：酒中有害金属主要是铅和锰。酒中铅主要来源于蒸馏器和贮酒容器。酒中锰主要来源是在生产过程中用高锰酸钾配以活性炭对酒基中一些还原性物质进行脱臭、去杂而残留于酒中，少量来自于生产设备和盛装容器。

（三）酒的卫生标准

我国对酒的卫生标准作了规定，国家标准有《蒸馏酒、配制酒卫生标准》（GB 2757－

81）及《发酵酒卫生标准》（GB 2758－2005）。

二、酒中甲醇和高级醇类的同时测定

气相色谱法可同时测定酒中甲醇和高级醇类，是我国国家标准检验方法第一法，也是目前最常用的方法，操作简便、灵敏度高。

（1）原理：酒样注入气相色谱仪汽化后，经高分子多孔微球－102（GDX－102）色谱柱分离，氢火焰检测器检测，根据色谱峰的保留时间定性，峰高与标准比较定量。

（2）色谱条件：色谱柱为2mm×4mm玻璃柱或不锈钢柱，内装60～80目GDX－102；汽化室检测室温度190℃，柱温170℃；氢气40ml/min，空气450ml/min，氮气40ml/min。

（3）测定：吸取0.5ml样品液和标准使用液（含甲醇、正丙醇、正丁醇、异丁醇、仲丁醇、异戊醇各0.6mg/ml）进样，得色谱图，以各组分的保留时间与标准比较定性，峰高或峰面积与标准比较定量。

（4）说明：杂醇油结果以异戊醇和异丁醇总量计算，按现有卫生标准执行；应测定蒸馏酒、配制酒经蒸馏后的乙醇浓度，当乙醇浓度低于60度时，测定结果乘以60/n，n为样品实测的乙醇浓度（度）。

三、酒中甲醇的测定

酒中甲醇的测定方法除气相色谱法外还有品红亚硫酸比色法、变色酸比色法及酒醇速测仪法等。酒醇速测仪适用于80度以下蒸馏酒、酒精配制酒中甲醇的现场快速测定。下面讨论一下品红亚硫酸比色法和变色酸比色法。

（一）品红亚硫酸比色法

1. 原理　甲醇在酸性条件下，被高锰酸钾氧化成甲醛，加草酸将过量的高锰酸钾及在反应中生成的二氧化锰还原后，甲醛与品红亚硫酸作用生成蓝紫色化合物，通过比色计算出酒样中甲醇的含量。

2. 测定时注意事项

（1）品红结晶需磨碎后再称量。配制时待品红完全溶解并冷却后再加入亚硫酸钠溶液。亚硫酸钠用量不能过多，否则会降低显色灵敏度。品红亚硫酸试剂配好后常需在冰箱中放置1～2天再用。若试剂变红，不可再用。

（2）样品分析液，除蒸馏酒外，其余酒样均需先蒸馏，取一定量蒸馏液进行分析。

（3）甲醇显色的灵敏度与溶液中的乙醇浓度有关，乙醇浓度过低或过高，均会导致显色灵敏度降低。分析液的乙醇浓度5%～6%为宜，且需控制样品管和标准管的乙醇浓度一致。

（4）本显色反应非甲醛特有，酒中其他醛类也可产生同样的颜色，在一定浓度的硫酸存在下，其他醛与品红亚硫酸所显的颜色会在一定时间内褪去，唯有甲醛与品红亚硫酸反应生成的蓝紫色显色稳定。但当试液酸度低时，可能出现假阳性；酸度过高又会降低显色灵敏度。为此，应注意掌握好酸度和比色时间。

（二）变色酸比色法

甲醇在酸性条件下，被高锰酸钾氧化成甲醛，过量的高锰酸钾及在反应中产生的二氧化锰加草酸还原褪色，甲醛与变色酸在硫酸存在下生成紫红色化合物，通过比色计算出酒样中甲醇的含量。

测定时应注意以下几点：

（1）变色酸在水中溶解度较小，故常用其钠盐。如试剂空白的吸光度值 >0.05，应预先精制。试剂要临用新配。

（2）分析用的酒样，除蒸馏酒外，其余酒类均需蒸馏，取一定量蒸馏液进行分析。

（3）样品分析液的乙醇浓度，应控制在5% ~6%，否则将影响显色灵敏度。

（4）制备标准时，需用5% ~6%的无甲醇乙醇。

四、酒中杂醇油的测定

对-二甲胺基苯甲醛比色法是测定酒中杂醇油的我国国家标准方法第二法。

1. 原理　杂醇油在硫酸介质中，可与对-二甲胺基苯甲醛反应，生成橙红色化合物，通过比色，计算出酒样中杂醇油的含量。

2. 测定时应注意以下几点

（1）本法对不同醇类的显色灵敏度很不一致，顺序为异丁醇 > 异戊醇 > 正戊醇，正丙醇、异丙醇、正丁醇等的显色灵敏度极低。酒中杂醇油成分复杂，不同酒样所含杂醇油的组成有差异，比例不一，因此单用某一种醇作标准来测定杂醇油的含量误差较大。为减少误差，杂醇油的标准溶液应尽量与酒中杂醇油的组成一致。据醇类的显色灵敏度和酒中杂醇油成分分析结果，杂醇油标准是以异戊醇与异丁醇按8 ：2的比例用5% ~6%的无杂醇油乙醇作溶剂配制，测定结果较为接近实际。

（2）样品分析液除蒸馏酒外，其他酒样均需蒸馏后取一定量馏出液进行测定。

（3）样品分析液的乙醇浓度应控制在5% ~6%，否则显色灵敏度下降。

（4）对-二甲胺基苯甲醛试剂，其溶剂为硫酸，须临用前配制。

（尚立成）

第七节　罐头食品的卫生检验

罐头食品（Can）是指各种符合标准要求的原料经处理、分选、烹调（或不经烹调）后装入金属罐、玻璃瓶或软质材料容器中，经排气、密封、加热杀菌、冷却等工序，达到商业无菌，能够在常温条件下长期保存的食品。所谓商业无菌（Commercial Sterility）是一种相对无菌状态，即罐头食品经过适度的杀菌后，不含有致病菌微生物，也不含有常温下能在其中繁殖的非致病性微生物。

罐头食品是一种特殊形式的食品保藏方法。由于各类罐头食品在室温条件下能够长期保存，便于携带、运输和贮存，节省烹调手续，克服了食品品种供应的季节性和地区性限制，而备受消费者喜爱，尤其是能满足野外勘探、远洋航海、登山探险等艰苦条件下的特殊需要。

一、罐头食品的分类

罐头食品的种类很多，分类的方法也各不相同。根据GB 7098-2015《食品安全国家标

准 罐头食品》，标准中首先将罐藏食品按原料分成六大类，再将各大类按加工或调味方法的不同分成若干类。

1. 畜肉类罐头 畜肉类罐头按加工及调味方法不同，又分为清蒸类畜肉罐头、调味类畜肉罐头、腌制类畜肉罐头、烟熏类畜肉罐头、香肠类畜肉罐头、内脏类畜肉罐头等。

2. 禽类罐头 禽类罐头按加工及调味方法不同，可分为白烧类禽罐头、去骨类禽罐头、调味类禽罐头。

3. 水产动物类罐头 水产动物类罐头分为油浸（熏制）类水产罐头、调味类水产罐头、清蒸类水产罐头。

4. 水果类罐头 按加工方法不同，分为糖水类水果罐头、糖浆类水果罐头、果酱类水果罐头、果汁类罐头。其中果酱类水果罐头分为果冻罐头（果汁果冻罐头、含果块或果皮的果冻）、果酱罐头；果汁类罐头分为浓缩果汁罐头、果汁罐头、果汁饮料罐头。

5. 蔬菜类罐头 蔬菜类罐头分为清渍类蔬菜罐头、醋渍类蔬菜罐头、盐渍（酱渍）蔬菜罐头、调味类蔬菜罐头、蔬菜汁（酱）罐头。

6. 干果和坚果类罐头 以符合要求的坚果、干果原料，经挑选、去皮（壳）、油炸拌盐（糖或糖衣）后装罐而制成的罐头产品，如花生米、核桃仁等罐头。

7. 谷类和豆类罐头 经过处理后的谷类、干果及其他原料（桂圆、枸杞、蔬菜等）装罐制成的罐头产品，如八宝粥、八宝饭、蔬菜粥、茄汁黄豆等罐头。也包括经过处理后的面条、米粉等经油炸或蒸煮、调配装罐制成的罐头产品，如茄汁肉末面、鸡丝炒面等罐头。

8. 其他类罐头 包括汤类罐头、调味类罐头、混合类罐头、幼儿辅食罐头。

二、罐藏容器种类及卫生要求

（一）罐藏容器的性能和要求

罐藏容器对于罐头食品的长期保存起着重要的作用，因此为了保证罐藏食品的质量，同时又适应工业化生产，为此对罐藏容器提出以下要求。

1. 制作容器的材料对人体无毒害 罐藏食品含有糖、蛋白质、脂肪、有机酸，还可能含有食盐等成分，作为罐藏容器的材料与食品直接接触，又需要经较长时间的贮存，它们应相互不起化学反应，不致危害人体健康，不给食品带来污染而影响食品风味。

2. 具有良好的密封性能 食品的腐败变质往往是因为食品的自然界中微生物活动与繁殖的结果，从而促使食物分解所致。罐藏食品是将食品原料经过加工、密封、杀菌制成的一种能长期保存的食品，如果容器密封性能不良，就会使杀菌后的食品再次被微生物污染造成腐败变质。因此容器必须具有非常良好的密封性能，保证食品能经消毒杀菌后与外界空气隔绝，防止外界微生物的污染，不致变质，使食品长期贮存而不致变质。

3. 具有良好的抗腐蚀性 由于罐头食品含有有机酸、蛋白质等有机物质，以及某些人体所必需的无机盐类，会使容器产生腐蚀。有些物质在罐藏食品工业生产过程中会产生一些化学变化，释放出具有一定腐蚀性的物质，而且罐藏食品在长期贮存过程中内容物与容器接触也会发生缓慢的变化，使罐藏容器出现腐蚀。因此作为罐藏食品容器必须具备良好的抗腐蚀性能。

4. 其他 要求具有良好的机械性能，不易变形、不易破损碎裂，软质材料容器不得有分层现象便于加工、运输、贮存和销售。

（二）罐藏容器的分类

罐藏容器常用的有金属罐、玻璃罐和塑料复合膜（软包装）等。

1. 金属罐 常用的金属罐有马口铁罐和铝合金罐。金属罐的优点：能完全密封，耐高温，耐高压，耐搬运，质量轻。缺点是常会与内容物发生化学反应，不透明，不能重复使用，成本较高。

（1）马口铁罐：马口铁为镀锡薄钢板，由两面镀锡的低碳薄钢板（即马口铁）制成，由灌身、罐盖、罐底三部分焊接密封而成，也有采用冲压而成的罐身与罐底相连的冲底罐，称作二片罐。薄板表面上的锡层能够经久地保持非常美观的金属光泽，锡有保护钢基免受腐蚀的作用，即使有微量的锡溶解而混入食品内，对人体几乎不会产生毒害作用。

（2）铝合金罐：铝合金罐由铝合金薄板制作而成。铝合金由铝和锰、铝和镁按一定比例铸造而成。该罐的优点是质量轻、导热性能好、易成型、易封接、易印刷、易开启、化学性质稳定、不生锈。适合于啤酒、汽水、干果、果汁（半开盖）、糖果（全开盖）、也用于异形罐（鱼罐头）、糖水水果罐头等。但在酸性条件下铝可以置换氢，形成氢胖听。

（3）涂料：金属罐易受腐蚀，会引起内容物质的变质。因此，多数食品罐头要求罐内有涂料。罐头内壁涂料首先要求涂料膜与食品接触后对人体无毒害、无嗅、无味，不会使食品产生异味或变色，在灭菌时的高温条件下不变性；其次，要求涂料膜组织必须致密，基本无孔隙点，抗腐蚀性能强。此外，要求能良好地附着在镀锡板表面，并有一定的机械加工性能如弹性等，在制罐过程中能经受强力的冲击、折叠、弯折等而不致损坏脱落，焊锡和杀菌时能经受高温而膜层不致烫焦、变色或脱落并无有害物质溶出。

涂料多采用树脂，目前使用的有抗硫涂料、抗酸涂料、防粘涂料和冲拔罐涂料等。抗硫涂料主要用于含蛋白质丰富的水产、家禽和畜肉类罐头。因为肉中蛋白质在加热灭菌时能分解出含硫的化合物，当与马口铁内壁的镀锡层作用时，会产生黑褐色的硫化锡斑纹，即所谓的硫化斑，若这些化合物通过镀锡层进一步与铁发生反应，生成黑色可溶性的硫化铁，使食品污染，因此要求其罐头内壁采用抗硫涂料。抗酸涂料主要用于酸性较强的食品如番茄酱和酸黄瓜等，以防止镀锡层受酸的腐蚀，造成罐头的穿孔、变质。含花青素的水果在锡的还原作用下，会使色素褪色，同时造成罐壁的花青素腐蚀，形成氢胖听，因此需要在一般涂料基础上，增加涂料厚度或进行二次补涂。

2. 玻璃罐 玻璃罐是用石英砂、长石、纯碱和石灰石等按一定比例配合后，在 1 500℃ 高温下熔融，再缓慢冷却成形铸成的。其在罐头行业内普遍使用，主要优点是：化学性质稳定性好，除金属罐盖外，一般不与食品起化学反应，卫生、无毒、无味，能较好地保持食品原有的风味和品质，也不受环境中气体或液体的侵蚀，具有良好的耐腐蚀性能；透明度好，可以直观内容物的色泽和形态，便于检查及选购；可以重复使用，经济实惠。其缺点是较笨重、机械性能差，易破碎，抗冷热性能差，一般温差在 40～60℃ 即破裂，因此升温和降温处理时要平缓，内容物易受光线的影响，退色或变色。

玻璃虽然不受水、水溶液、有机化合物和酸的侵蚀，但碱性溶液对玻璃的腐蚀作用比较明显，特别是热的碱性溶液，从玻璃中析出的成分主要是二氧化硅和碱。

3. 软包装 软罐头是一种耐高压杀菌的复合塑料薄膜制成的袋装罐藏包装容器，与其他罐藏容器相比，蒸煮袋的优点是质量轻，体积小，易开启，携带方便，热传导快；加工成型简便，封口容易，传热速度快，杀菌时间短；不透光，内容物几乎不发生任何化学变化，能较好地保持食品的色香味品质。

蒸煮袋材料一般采用聚酯、铝箔、尼龙和聚烯烃等薄膜借助胶黏剂复合而成，一般为3～5层，多者可达9层。要求具有良好的避光性，透气性小，透湿性低，能耐121℃高温，无毒，无不良气味，强度大，不易破损，有理想的透明度与光泽。

三、罐头食品原料处理及卫生

（一）食品原料的卫生要求

原料的好坏决定了罐头的质量，因此，罐头原料所需的食品种类繁多，不同品种就要用到不同的原辅材料。原辅材料质量的好坏，直接关系到罐头产品的质量。GB 8950－1988《罐头厂卫生规范》中对罐头原材料采购、运输、贮藏的卫生作了明确的规定。

1. 肉、禽类原料　肉类罐头需要用到猪、羊、牛、兔及鸡、鸭、鹅等畜禽类原料，这些原料必须来自非疫区健康良好的畜禽，宰前宰后经兽医检验合格，并有兽医卫生检验合格证书。它们的要求如下。

猪肉必须经冷却排酸。不允许用配种猪、产过小猪的母猪、黄脂猪及冷冻两次或质量不好的猪肉。经处理后的猪肉不得带有淋巴结、粗血管、粗组织膜、伤肉、色素肉、颈部刀口肉、奶哺肉、毛等。

牛肉必须经冷却排酸。不允许用公牛肉（配种牛）、放血不净、冷冻两次或质量不好的牛肉，牛肉肥度不低于三级。经处理后的牛肉不得带有淋巴结、粗血管、粗组织膜、伤肉、粗筋、毛等。

羊肉必须经冷却排酸。不允许用冷冻两次或质量不好的羊肉。绵羊肉肥度不低于三级，山羊肉肥度适中。经处理后的羊肉不得带有淋巴结、粗血管、粗组织膜、伤肉、毛等。

家兔采用来自非疫区健康良好的兔，宰前宰后经兽医检验合格。肉肥度适中，不允许用冷冻两次及质量不好的肉。

鸡、鸭、鹅等禽类，来自非疫区健康良好，不得使用表皮色泽不正常，严重烫伤及冷冻两次的肉。其中鸡要求每只质量不低于0.75kg，鸭每只质量不低于1kg，鹅每只质量不低于1.5kg。经处理后的禽肉，不得带有气管、色素肉、血管毛、痕伤、嗉囊等。

2. 水产类原料　水产类原料通常包括鱼类和贝类。这些原料必须采用新鲜的或冷冻的。完整肌肉有弹性，骨肉紧密连接，不得使用变质的及被有害物质污染的水产类原料。有些鱼类，必须采用活鱼，如鲮鱼，要求条装的每条鱼重在0.125～0.25kg，段装每条鱼重在0.25kg以上；对虾和小虾不得使用不新鲜或冷冻两次的虾；拉花蟹（已产卵的蟹）软壳蟹不宜使用。

3. 果蔬类原料　要求原料来自安全无污染的种植区域，农药残留、重金属以及其他有毒有害物质残留应符合我国法律、法规的要求。必须采用新鲜、成熟适度、风味正常、无病虫害、无腐烂的鲜果、蔬菜。干制果蔬原料应干燥、无霉变、无虫蛀。由于果蔬类原料品种很多，各个品种的要求也不一样，有些品种可以用新鲜的或冷藏良好的，而有些品种必须用新鲜的原料。例如蘑菇罐头，鉴于曾经出现过部分罐头厂的某些批次出口产品，被检出含有葡萄球菌肠毒素，究其原因，可能是这些罐头厂采用盐渍蘑菇为原料，蘑菇质量差，加上偷工减料，盐度低，达不到规定要求，致使在贮藏过程中促使葡萄球菌大量繁殖产生肠毒素。所以，自1990年起，我国有关部门规定对蘑菇罐头的原料采取严格要求，一般不得使用盐渍蘑菇，严禁收购浸水菇、喷水菇，以及泥根菇、开伞菇、病虫害菇、变色菇、三级菇等。在生产过程中也作了严格要求，从而防止了质量事故的产生。

4. 食品添加剂 食品添加剂是罐头生产中的重要辅助材料。食品添加剂的用量及使用范围，应按 GB 2760－2014《食品安全国家标准食品添加剂使用标准》的规定执行。

罐头厂的生产用水，必须符合 GB 5749－2006《生活饮用水卫生标准》的规定。

（二）原料装罐前的处理和卫生要求

有些原料在清洗、休整后，在装罐前要先经过适当处理，如水果、蔬菜及某些肉类往往要先经过一次预煮，目的是破坏原料组织中的酶类，使原料保持住天然的色泽，排除原料组织中的空气，防止罐头在杀菌过程中发生罐盖爆裂现象，并防止维生素 C 的大量破坏，使原料组织软化，体积缩小，便于装罐；并且也是对原料的又一次洗涤，从而大量降低原料的微生物污染程度，增加原料细胞膜的渗透性，使调味汁易于渗入等。有些食品则根据风味或工艺上的需要，先加工烹调成半成品，如炸（鱼类）、蒸（肉类）、浓缩（果酱及奶类）等，在这一过程中，应尽量考虑到各种营养物质被破坏和丢失的可能性，尤其对水溶性维生素及无机盐类更应注意保护。

四、罐头食品中的微生物

（一）罐头食品的性质与变质特点

杀菌不足的罐头发生微生物的腐败与食品的酸度有关。罐头食品按照其 pH 值划分，一般可分为低酸性、中酸性、酸性与高酸性罐头食品等四类。低酸性食品的 pH 值≥5.0，主要有肉制品、水产制品、牛奶和大部分蔬菜；中酸性食品 pH 值为5.0～4.5，有肉菜混合制品、汤品和调味品等；酸性食品 pH 值为4.5～3.7，包括水果类等制品；高酸性食品 pH 值为3.7以下，包括酸菜、果酱等制品。

在罐头工业中，一般把罐头食品最后平衡 pH 值4.6作为酸性食品和低酸性食品的分界线，pH 值大于4.6，水分活度大于0.85的为低酸性食品。一般低酸性食品多以动物性的原料组成，含有较丰富的蛋白质。引起这类罐藏食品腐败变质的微生物，以分解蛋白质的微生物为主。中酸性、酸性和高酸性罐藏食品多由植物性原料加工而成，碳水化合物是其主要成分，引起这几类罐头食品腐败变质的微生物，以能分解碳水化合物并且耐酸的微生物为主。

（二）罐头食品腐败变质现象

罐头食品储运过程中常会出现胀罐（胀袋）、平盖酸败、黑变和发霉等腐败变质现象。

1. 胀罐 罐头食品腐败变质以后，罐头底盖不像正常情况下那样呈平坦状或内凹状，而是出现外凸的现象，形成胖听。根据底盖外凸的程度，又可分为隐胀、轻胀和硬胀三种情况。隐胀罐头外观正常，但用硬棒叩击底盖的一端，底盖另一端就会向外凸起，如用力将凸端向罐内按压，罐头又重新恢复原状；轻胀罐头一端外凸，揿压回原状后则另一端随之外凸；硬胀罐头底和盖同时外凸。

胀罐可能是因为物理、化学、生物原因引起的。物理性胖听一般是因为食品装量过多或罐内真空度过低，排气不充分或外界压力改变所引起的，一般在罐头杀菌后出现，物理性胖听对内容物的质量没有影响，仍可食用。化学性胖听是因罐内食品酸度过高，铁、锡溶解产生氢气，它常需要经过储存一段时间才会出现，这类胖听是由金属离子增加所导致的，可引起食品变色、变味，所以不宜食用。生物性胖听是由于灭菌不足或罐头漏气所引起的，这类现象在食品厂中最常见，这类罐头不能食用。

2. 平盖酸败　平酸是指食品发生酸败，而罐头外观仍属正常。盖和底不发生膨胀，呈平坦或内凹状。这是出于产酸不产气的缘故。

3. 黑变　在某种细菌活功下，含硫蛋白质被分解，并产生硫化氢。硫化氢气体又与罐内壁铁质发生化学反应形成黑色化合物，沉积于罐内壁或食品上，以致食品发黑并呈臭味。黑变又称硫化物腐败。这类腐败的罐头外观一般正常，有时也会出现隐胀或轻胀。

4. 发霉　罐头内食品表层出现霉菌生长的现象称为发霉。这类腐败不太常见，只有容器裂漏或罐内真空度过低时，才有可能在低水分和高浓度糖分的食品表面出现霉变。

（三）罐头食品变质原因

罐头经过技术加工后，在贮存期间，仍缓慢地进行着各种变化，但是如果贮存条件不过分恶劣，或贮存时间不太长，这种缓慢的变化不会使罐头发生变质。引起罐头食品变质的原因很多，主要分为3类。

1. 化学因素　若马口铁表明涂的锡层不均匀或损伤脱落，铁皮露出，食品中的酸和罐头容器的马口铁会相互作用而产生氢气，引起罐头食品的氢膨胀。

2. 物理因素　在装罐时，装入产品的量过多、留的顶隙过小或装入产品的温度过低，这类罐头在排气时很难把罐内空气完全排除，在高温处理时可形成物理性胖听；由于贮存条件不良而被冷冻的罐头，也容易发生物理性胖听，如贮存温度过高，排气不良，金属容器腐蚀穿孔等。

3. 微生物因素　罐头在灭菌过程中，由于操作技术或灭菌器本身毛病，致使灭菌效力减弱，嗜热性细菌在罐内残存；罐内原料和配料处理不当，卫生管理不好，被微生物污染严重时，也难达到完全灭菌；罐头由于封缝损坏或锈蚀穿孔，细菌也可从外界侵入，污染了微生物的罐头分解有机质，形成大量气体，形成生物性胖听。

（四）罐头食品微生物污染的来源

1. 杀菌不彻底导致罐头内残留有微生物　罐头食品在加工过程中，为了保持产品的色泽、风味、组织状态和营养价值，在进行加热杀菌时，一般采用商业性杀菌。商业性杀菌只要求罐藏食品内没有致病菌、产霉菌，但并不要求达到“无菌”程度，允许罐内残留一些非致病性微生物。一般来说，经高压蒸汽杀菌的罐头内残留的微生物大都是耐热性的芽孢，如果罐头贮存温度不超过43℃，通常不会引起罐头内容物变质，但是一旦当外界环境条件合适，它们会生长繁殖而可能导致食品发生变质。

2. 杀菌后发生漏罐　罐头食品经杀菌后，若封罐不严则容易发生漏罐而致使食品遭到微生物的污染。主要原因可能有：

（1）冷却水是重要污染源，这是因为罐头在热处理后要通过冷却水进行冷却，受污染的冷却水中的腐败菌就有可能随同冷却水通过微孔或缝隙渗入罐内，当水中微生物达1 000 000个/ml时，只要有百万分之一毫升的冷却水被吸入罐内，就可引起罐头食品的变质。

（2）空气也可能是造成漏罐污染的污染源，主要是空气的卫生条件不符合要求。

通过漏罐重新侵入的微生物不一定是耐热的微生物，它可能是不同的类型。

（五）污染罐头食品的微生物种类

1. 污染低酸性和中酸性罐头的主要微生物

（1）嗜热性细菌：这类细菌的抗热力很强，如果杀菌不足，就可继续活动，使食品腐败。罐藏食品由于杀菌不足而导致的大多数腐败由本类细菌引起。这类细菌有平酸腐败细菌、TA 腐败细菌、硫化物腐败细菌等三种类型。

a. 平酸腐败细菌（平酸菌）：平酸菌（Flat sour bacteria）分解碳水化合物产酸而不产气，引起罐头腐败而不胖听，所以故有平酸菌之称。平酸菌属于芽孢杆菌属，大多是兼性厌氧菌。嗜热脂肪芽孢杆菌（Bacillus stearothermophilus）是典型的平酸菌，耐热性强，能引起高淀粉含量制品等低酸性食品的腐败，称酸腐败，青豆、青刀豆、芦笋、蘑菇、红烧肉、猪肝酱、卤猪舌等罐藏食品的平酸腐败一般是由嗜热脂肪芽孢杆菌所引起。嗜热脂肪芽孢杆菌在 pH 值为 5 或低于 5 时就不能生长。由于平酸菌能引起罐头腐败，且耐热性较强，因此罐头的杀菌也必须考虑杀死这类菌为标准。

平酸腐败一般发生在低酸性、中酸性罐藏食品中，也有少数发生在酸性罐藏食品如番茄、番茄汁中。平酸腐败不开罐无法检查是否腐败，必须开罐检查或经细菌分离培养才能确定。

b. TA 腐败细菌（TA 菌）：TA 是不产生 H_2S 的嗜热厌氧菌（Thermohilie anaerobe）的缩写，是一类能分解糖、专性嗜热、产芽孢的厌氧菌，它们在低酸或中酸罐头食品中生长繁殖后，产生酸和气体，气体是 CO_2 和 H_2 的混合气体，如果罐藏食品在高温中放置过长，所产生的混合气体就会使罐体膨胀，有时甚至爆裂。腐败的罐藏食品通常具有酸味。由于该菌在琼脂培养基上不容易形成菌落，所以通常只能采用液体培养检出。其来源也是由杀菌不足引起的。

c. 硫化物腐败细菌：致黑梭菌（Clostridium，nigricans）是一个代表，最适生长温度为 55℃，它分解糖的能力很弱，但能分解蛋白质，产生硫化氢，并与罐藏食品容器的铁质化合生成黑色的硫化物，沉积于罐头的内壁和食品上，致使食品变黑并产生臭味。罐头的外观一般保持正常，或出现隐胀或轻胀，敲击有混浊音。这类细菌可引起豆类和玉米等罐藏食品的硫化物腐败，但并不普遍。在豆类罐藏食品中，由于硫化氢的形成，因此在开罐时散发出强烈的气味；在玉米、谷类罐藏食品中，形成灰蓝色的液体；在鱼贝类水产罐藏食品中也有发现。该菌可通过在硫酸铁培养基中，55℃保温培养来检查，若形成黑斑，则证明有此菌存在。

致黑梭菌的来源也是由于杀菌不足引起的，但粪肥可能是原始的来源。

（2）中温性厌氧细菌：这类细菌的适宜生长温度约为 37℃，在 20℃或更低温度都能生长，有少数可在 50℃生长。可分为两类，一类分解蛋白质的能力强，也能分解一些糖类，主要有肉毒梭菌（C. botulinum）、生孢梭菌（C. sporogenes）、双酶梭菌（C. bifermentans）、腐败梭菌（C. putrefaciens）等；另一类分解糖类，如丁酸梭菌（C. butyricum,）、巴氏芽孢梭菌（C. Pasteurianum）、韦氏梭菌等，它们可发酵分解丁酸，产生 H_2 和 CO_2。

中温性厌氧细菌引起腐败变质，罐听膨胀，内容物有腐败臭味，其中肉毒梭菌较为重要。肉毒梭菌分解蛋白质产生硫化氢、氨、粪臭素等导致胀听，内容物呈现腐烂变坏，并有毒素产生和恶臭味放出。毒素毒性很强，如人误食后，即能中毒致死。已发现肉毒梭菌危害肉类、肠制品、油浸鱼、青豆、青刀豆、芦笋、蘑菇等罐藏食品，所以罐头食品杀毒时，常以肉毒梭菌作为杀菌效果是否彻底的指示菌。

生孢梭菌、双酶梭菌、腐败梭菌可出现于pH值为6以上的罐藏食品中，多数情况下出现于肉类、鱼类等罐藏食品中。它们也可引起胀罐、腐烂性腐败，并产生恶臭味。

丁酸梭菌是专性厌氧菌，能分解淀粉和糖，产生酪酸、二氧化碳、氢气、醇类、乳酸等。巴氏芽孢梭菌可分解糖，不能分解淀粉，变质情况与丁酸梭菌的相似。它们均可引起豆类、马铃薯制品的酸败，并出现胀罐。韦氏梭菌分解糖的能力强，糖类分解产酸并有大量气体产生，它可在肉类、鱼贝类和乳类等罐藏食品中出现，引起产酸产气酸败，并且是食物中毒病原菌。

（3）产生芽孢的需氧细菌：这类细菌属芽孢杆菌属，为中温性细菌，例如枯草芽孢杆菌、巨大芽孢杆菌、蜡状芽孢杆菌、肠膜芽孢杆菌等。这类细菌的耐热性较差，许多细菌的芽孢在100℃或更低一些温度下，短时间即能杀死，少数种类的芽孢耐过高压蒸汽处理而存活下来。它们能分解蛋白质和糖类，一般不产生气体。少数菌种也产生气体，它们对低酸性罐藏食品有腐败作用，但不很重要，这是因为罐内的真空状态使它们的活动受到抑制。已发现豌豆罐藏食品（枯草芽孢杆菌）和鱼类罐藏食品（蜡状芽孢杆菌、肠膜芽孢杆菌）有这类细菌的腐败作用。

（4）不产芽孢的细菌和酵母菌、霉菌：罐头内污染的不产芽孢的细菌有两大类，一类是肠道细菌，如大肠杆菌，它们在罐内生长可造成胖听；另一类主要是链球菌，这些细菌的抗热能力很强，多见于蔬菜、水果罐头中，它们生长繁殖会产酸并产生气体，造成胖听。火腿罐头的酸败常由这类细菌引起。

酵母菌主要有球拟酵母、假丝酵母和啤酒酵母等，这类菌主要发生在酸性罐头或高酸性罐头中。该污染主要是漏罐造成，有时也有杀菌不彻底。发生变质的罐头往往出现混浊、沉淀、风味改变、爆裂膨胀等现象。

霉菌属需氧性微生物，生长时需要一定的气体，罐藏食品的密封使其不能发展。若罐头由霉菌引起变质，说明罐头真空度不够，或者漏罐造成的。常见于酸性罐头，变质后外观无异常变化，内容物却被烂掉，果胶物质被破坏，水果软化解体。该类菌主要有青霉、曲霉、桔霉属等。少数霉菌特别耐热，尤其是能形成菌核的种类耐热性更强。

2. 污染酸性和高酸性罐头的主要微生物

（1）产生芽孢的细菌：这类细菌在腐败变质的水果罐头中常见，如凝结芽孢杆菌、丁酸梭菌、巴氏芽孢梭菌、多黏芽孢杆菌、浸麻芽孢杆菌等。凝结芽孢杆菌是酸性罐头食品中常见的平酸菌，常在番茄汁罐头中出现，对热的抵抗力强，具有兼性厌氧特点，能适应较高的酸度，能分解糖类产酸，但不产气。

在番茄及某些果实如菠萝罐藏食品的胀罐中分离出丁酸梭菌和巴氏芽孢梭菌，他们可分解糖类产酪酸，二氧化碳和氢气。多黏芽孢杆菌、浸麻芽孢杆菌也可引起水果罐头产酸产气。

（2）不产芽孢的细菌：这类细菌主要是乳酸菌，如乳酸杆菌和明串珠菌，它可引起水果及水果制品的酸败；有的乳酸杆菌可造成番茄及其制品强烈发酵而引起产酸产气性败坏，有的明串珠菌也可引起果汁罐头发生产酸产气性败坏。

（3）酵母菌和抗热性霉菌：酵母菌的抗热能力很低，除了杀菌不足或发生漏罐外，罐头食品通过正常的杀菌处理，通常是不会发生酵母菌污染的。和酵母菌一样，经正常杀菌的罐藏食品中一般不会有霉菌生长，不过常见的黄色丝衣霉菌（Byssochlamys fulva），其抗热能力比其他霉菌强，在85℃、30min条件下仍能存活，而且能在氧气不足的环境下存活并生长繁殖，具有强烈的破坏果胶质的作用，如在水果罐头中残留并繁殖，可使水果软化和解体，它能分解糖产生二氧化碳并造成水果罐头胖听；其次是白色丝衣霉菌（B. nzvea），也有抗热性，在76.6℃的温度下能生存30min，也可使罐头败坏，这类抗热性霉菌引起罐头食品的变质，可通过霉臭味、食品退色或组织结构改变、内容物中有霉菌菌丝以及有时出现罐盖的轻度膨胀得到证实。其他霉菌如青霉、曲霉等也可造成果酱、糖水水果罐头的败坏。

五、罐头食品加工过程中的控制

罐头食品的生产工艺因品种和原料多样化使工艺流程随之变化，但基本工艺流程为：空罐清洗消毒、原料加工处理、装罐、排气、密封、杀菌、冷却、保温或商业无菌检查、包装、入库等工序。

（一）罐头容器的卫生要求

罐头食品在装罐前要按照食品种类、性质、产品要求，以及有关规定合理选用容器。罐藏容器在加工、运输和储存中常吸附灰尘、微生物、油污等，因此在使用前必须进行清洗消毒，充分沥干；容器在清洗消毒时必须倒置；清洗消毒容器用的热水或者蒸汽冷凝水不得循环使用；容器的清洗消毒应不构成污染，在与清洁区相连但又相隔的专用场地进行；采用软质复合材料制作的容器，在使用前未受污染的不作要求。无菌包装的容器或者容器材料在装罐前必须进行有效的消毒。消毒剂必须在工艺规定的时间内完全挥发，不得因残留构成污染。

（二）装罐

为保证成品罐头的质量，使每一罐中的食品大小、色泽、形态等基本一致，装罐时必须严格操作，并注意以下几点：

（1）原料经预处理加工合格后要及时装罐，否则会影响产品质量；

（2）装罐时，应随时剔除混入的杂物和不合格产品，应力求产品质量基本一致，应保证达到罐头食品的净重和固形物含量的要求，固形物含量一般为45%～65%，最常见的为55%～60%，也有的高达90%，具体要求要符合相关标准；

（3）装罐时必须保持一定顶隙。顶隙就是罐头内容物表面或液面与灌盖内壁间所留空隙的距离。也就是说，装罐前要注意不要装得太满，因为顶隙的大小直接影响到罐内食品的装量、卷边的密封性、产品的真空度、是否发生假胖听（非微生物引起的罐头膨胀）或瘪罐、金属罐内壁的腐蚀，以致食品的变色、变质等。如果顶隙过小，会导致内容物过多，影响原料的消耗，加热杀菌时易引起罐内压力高于罐外压力，影响卷边的密封性，引起二次污染，同时还会造成铁罐永久性变形或凸盖，并因铁皮腐蚀时聚积氢气容积减少极易出现氢胀罐影响销售。如果顶隙过大，则杀菌冷却后罐内压力大减，往往罐身容易出现凹陷，此外，如果排气不良，罐内还会存有较多的空气，容易造成食品的氧化变色。顶隙的大小，要根据原料的种类、罐型及原料状态而稍有差异，一般装罐时留顶隙6～8mm。

（三）排气

排气就是将罐头容器内所含的部分气体尽量排除掉，使罐头容器在加热杀菌时不致因空气的受热膨胀而造成罐内压力过大，使罐身变形或罐缝松裂。

1. 排气的作用

（1）防止或减轻因加热杀菌时内容物的膨胀而使容器变形或破损，影响金属罐卷边和缝线的密封性，防止玻璃罐跳盖。

（2）防止罐内残存好气性细菌和霉菌的生长繁殖。

（3）控制或减轻罐藏食品在储藏过程中某些成分对罐盒内壁的腐蚀。罐内和食品内如有空气存在，则罐内壁常会在其他食品成分的影响下出现严重腐蚀现象。氧的存在会促使水果中的酸对罐内壁的腐蚀，罐内缺氧时则不易出现铁皮腐蚀，因而密封前应尽量将罐内的空气排净。

（4）避免或减轻罐内食品色泽、风味的不良变化和维生素等营养物质的损失。食品和空气接触，特别是食品表面极易发生氧化反应而导致色、香、味的变化。食品在真空环境中就会降低其内部的含量氧，避免发生氧化变质。温度在100℃以上时，有氧存在时维生素就会缓慢分解，而无氧存在时则比较稳定。

2. 影响罐内真空度的因素　罐头脱气后，实际并未达到绝对不含空气的程度，罐内压力和罐外压力的差数即为真空度。排气效果越好，罐内气体被赶跑越多，那么罐内真空度就越高。罐内真空度高低与如下几个因素有关：

（1）排气与密封温度：适当提高排气温度可以加快罐头内容物的升温，这样可供罐内气体和食品充分受热膨胀，易使罐内气体排出罐外。排气后应立即进行密封，使罐内温度不致过分降低。

（2）罐内顶隙：灌顶空隙愈大，真空度愈大，但在排气时须将温度适当提高，使罐内空气能充分排除，否则会降低真空度。

（3）环境气温、气压气温上升则罐内气体膨胀，使罐内真空度减少。海拔愈高则大气压力愈低，使罐内真空度减少。

（4）内容物的新鲜度、酸度：内容物鲜度愈差，愈容易分解出气体，降低真空度。内容物酸度高的，与马口铁皮发生作用，产生氢气，降低真空度。

（四）密封

罐头食品在装罐排气后，采用封罐机将罐身和罐盖的边缘紧密卷合，或通过封口机将蒸煮袋袋口热熔合，使罐内食品与外界隔绝，不再受到外界空气的作用和微生物的污染，可使罐头食品能够长期安全保藏。无论采用哪一种罐藏容器，如镀锡薄钢板罐、铝合金罐、玻璃罐、蒸煮袋等，如果未能获得严格的密封，就不能达到长期保存的目的，也就失去食用价值。因此，罐头生产过程中严格控制密封的操作，保证罐头的密封效果是十分重要的。

（五）杀菌

罐藏食品的原料大都来自农副产品，不可避免会污染上许多微生物，这些微生物有的能分解食品成分导致食品变质。有的能使人体中毒，轻者引起疾病，重者造成死亡，在原料经过预处理装罐排气密封必须进行杀菌。杀菌的意义是杀灭罐内存在的绝大部分微生物，包括腐败菌、产毒菌和致病菌，并破坏食品中的酶，使其达到长期保存的目的。

影响杀菌效果的主要因素：

（1）食品在杀菌前的污染情况。食品从原料进厂到装罐密封，不可避免会遭受到很多微生物及其芽孢的污染。食品中污染的微生物芽孢愈多，杀菌所需的温度愈高，杀菌的时间也愈长。

（2）食品的化学成分：罐头食品含有糖类、蛋白质、脂肪、盐分等，这些成分能影响微生物的耐热性。

（3）食品的 pH 值：食品的酸度对微生物耐热性影响很大。对于绝大多数能产生芽孢的细菌来说，在 pH 值中性范围内耐热性最强，pH 值升高或降低都可以减弱微生物的耐热性，特别是在偏向酸性时，促使微生物耐热性减弱作用更为明显。

（4）罐头食品的热传递方式：罐头加热杀菌时基本上靠传导和对流两种方式，传导加热的速度比对流加热慢，因此以传导加热为主的固形物或黏稠食品在杀菌时需要较长时间，而以对流传递为主的汤汁多的食品由于升温较快，可采用较短的杀菌时间。

（5）罐头的初温：罐头在杀菌前的温度对灭菌的作用关系较大，同一产品在同一条件下进行杀菌，初温高者达到杀菌温度所需时间比初温低的罐头短，因此能够缩短杀菌时间。

灭菌所需温度和时间既要达到杀死致病菌和腐败菌的目的，又能保持罐头食品的优良品质，尽量减少高温对罐头内容物形状、营养价值及消化率的影响，此外罐头的大小和罐形、内容物充实情况和罐内最初温度等，对传热的速度都有影响。罐头杀菌工艺条件主要有温度、时间和反压这三个主要因素组成。即

$$\text{罐头杀菌公式} = \frac{T_1 - T_2 - T_3}{T} \times P$$

式中 T——杀菌温度，℃；

T_1——加热杀菌升温升压所需时间，min；

T_2——保持恒温时间，min；

T_3——杀菌锅降温降压所需时间，min；

P——杀菌加热或冷却时锅内使用反压的压力，kPa。

一般罐头加热灭菌，根据食品的种类、性质和灭菌要求，可分为常压灭菌和高压灭菌两种方法。常压沸水灭菌使用的温度不超过 100℃，适合于大多数水果和部分酸性蔬菜罐头，一般用水作为加热介质，杀菌设备为立式开口杀菌锅；高压灭菌法即杀菌温度高于 100℃，一般为 118～121℃，压力高于大气压，适用于肉类、家禽、鱼类和某些水果、大多数蔬菜罐头，一般用水或蒸汽作为加热介质，主要杀死耐热性较强的腐败菌的芽孢。

（六）冷却

罐头食品在杀菌结束后，仍处于高温状态，还在继续加热，如不立即冷却，食品质量就会受到影响。如色泽风味发生变化、食品的组织结构受到破坏、促进嗜热性细菌繁殖活动，致使罐头腐败，同时继续受热也会加速罐内壁的腐蚀作用等。因此，罐头食品杀菌结束后，应立即进行冷却，使其内部温度降到适当的低温。冷却速度越快，对于食品质量的影响越小。

罐头冷却的媒介是空气和水，通常是用水进行冷却。冷却时金属罐头可直接进入冷水中冷却，而玻璃罐冷却时水温要分阶段逐级降温，以避免破裂损失。用水冷却罐头时，要特别注意冷却用水的卫生，以免因冷却水质差而引起罐头腐败变质，一般要求冷却用水必须符合用水标准。

罐头冷却所需要的时间随食品种类、罐头大小、杀菌温度、冷却水温等因素而异。但无

论采用什么方法，罐头都必须冷透，一般要求罐头冷却的最终温度控制在38～40℃。过高会影响罐内食品质量，过低则不能利用罐头余热将罐外水分蒸发，造成罐外生锈。冷却后应放在冷凉通风处，未经冷凉不宜入库装箱。

（七）罐头成品的检验、包装和储藏

1. 罐头成品的检验　罐头在杀菌冷却后，必须经过擦干、堆放、检查确认符合要求后，才能进行包装成为商品。罐头成品的检查主要有内容物的检查和容器外观检查。

（1）外观检查：外观检查主要是观察两重卷边结构是否有损伤，是否有牙齿、快口、折裂或碰伤等缺陷，并检查身缝是否正常，焊锡罐的焊锡是否良好等。

（2）保温与商业无菌检验：保温检查是将罐头堆放在恒温环境中，维持一定的温度和时间。若杀菌不完全，残存的微生物遇到适宜的温度就会生长繁殖，通常能产生气体，使罐头膨胀，从而把不合格的罐头剔出。目前国内对于肉类、禽类、水产类及肉菜类采用(37±2)℃保温5～7天，保温室室内温度应保持各个角落均匀一致。糖（盐）水水果类、蔬菜类及果汁类罐头在不低于20℃的温度下放置5～7天，含糖量高于50%的浓缩果汁、果酱、糖浆水果、干制水果不需保温。

保温检验会造成罐头色泽和风味的损失，因此目前许多工厂已不采用，代之以商业无菌检验法。

此法首先要基于全面质量管理，主要有：①审查生产操作记录，如空罐记录、杀菌记录等。②抽样，每杀菌锅抽2罐或0.1%。③称重。④保温，低酸性食品在（36±1)℃下保温10d，酸性食品在（30±1)℃下保温10d，预定销往40℃以上热带地区的低酸性食品在（55±1)℃保温5～7d。每天都要检查，如有胖听或泄露等现象，立即剔除做开罐检查。⑤开罐检查，开罐后留样、测pH值、感官检查、涂片。如pH值、感官质量有问题即进行革兰氏染色、镜检，确定是否有微生物明显增殖现象。⑥接种培养。⑦结果判定，若该批（锅）罐头经审查生产操作记录，属于正常；抽样经保温试验未胖听或泄漏；保温后开罐，经感官检查、pH值测定或涂片镜检，或接种培养，确证无微生物增殖现象，则为商业无菌。若该批（锅）罐头经审查生产操作记录，未发现问题；抽样经保温试验有1罐或1罐以上发现胖听或泄露，或保温后开罐，经感官检查、pH值测定或涂片镜检和接种培养，确证有微生物增殖现象，则为非商业无菌。

2. 罐头食品的包装和储藏　罐头的包装主要是贴商标、装箱、涂防锈油等。涂防锈油的目的是隔离水与氧气，使其不扩散至铁皮。主要的种类有羊毛脂肪防锈油、磺酸钙防锈油、硝基防锈油。防止罐头生锈除了防锈油外还应注意控制仓库温度与湿度变化，避免罐头“出汗”。装罐的纸箱要干燥，瓦楞纸的适宜pH值为7～8。商标纸黏合剂要无吸湿性和腐蚀性。

储藏一般有两种形式，即散装堆放和装箱贮放。无论采用何法都必须符合防晒、防潮、防冻、环境整洁、通风良好的库房，要求储藏温度为0～20℃，温度过高微生物易繁殖，色香味被破坏，罐壁腐蚀加速，温度低，组织易冻伤。相对湿度控制在75%以下。

六、罐头的卫生检验

罐头的卫生检验项目主要有感官检验、理化检验和微生物学检验。

（一）感官检验

1. 外观检查

（1）直接外观检查：首先检查商标纸和罐盖硬印是否符合规定，商标与内容物是否一致。接着撕下商标纸，检查接缝和卷边是否正常，罐体及盖底有无锈斑、凹瘪变形等现象。最后进行敲打试验，将罐头放于桌上，以木槌敲打盖面，良好的罐头面应凹陷，发出清脆实音，发音混浊者为膨胀罐头。玻璃罐身是否透明，有无气泡，铁盖有无膨胀现象，封口是否严密完整，罐口橡皮圈有无熔化或龟裂现象。

（2）密闭性检查：主要是检查卷合槽及接缝处有无漏气的小孔。方法是把罐身洗净擦干，将罐头放入体积为罐头体积4倍以上的水中，水面应高出罐头3～5cm，加热到85℃以上，经5～7min后，观察罐头周围有无成串的小气泡逸出。若是玻璃罐头时，为了避免骤然爆裂，预先应浸入不高于40℃的温水中，然后再放入85℃以上的热水中。密闭性良好的罐头，煮沸数分钟后底盖突起。如果罐头密闭性不良，在罐头表面漏气的地方出现一连串的小气泡。若仅有2～3个气泡出自卷边和接缝部分，这可能是卷边或折压接缝内原来含有的空气，而不是漏气。

（3）真空度测定：罐头内的真空度是指罐内气压与罐外气压的差数。制造罐头的过程中，排气和密封的温度越高，则罐头在杀菌冷却后的真空度也越高。当罐内食品被细菌分解产生气体或罐内铁皮被酸腐蚀产生氢气时，则罐头的真空度会显著降低，有时甚至发生膨听现象。所以测定真空度不仅能鉴定罐头的优劣，而且也可检验排气和密封两道工序的技术操作是否符合规定要求。

方法是用真空测定器测定。测定时右手拇指和食指夹持真空表，以其下端对准灌盖中央，用力下压空心针刺穿灌盖，按表盘指针读取真空度。注意针尖周围的橡胶垫必须紧贴罐盖，以防空气进入罐内。要求各类罐头在室温下的真空度为24～50.66kPa。

（4）罐头胖听的鉴别：保温试验后，使罐头降至室温时，观察记录其膨胀现象。正常罐头不见膨胀，或当冷至室温时膨胀自行消退。鉴别几种胖听的方法是保温试验时若胖听消失，敲打罐头盖面发出清脆实音，穿眼试验时无气体逸出，则可能是物理性胖听；保温试验时若胖听不变，敲打罐头盖面发出鼓音，穿眼试验时有气体逸出但无腐败味，则可能是化学性胖听；若保温试验时若胖听增大，敲打罐头盖面发出鼓音，穿眼试验时有气体逸出且有腐败味，则可能是生物性胖听。若经以上鉴别仍无法确定是哪种性质胖听时，一般按照生物性胖听来处理。

（5）容器内壁检验：将内容物倒空，观察罐身及底盖内部镀锡层是否有腐蚀和漏铁情况，涂膜有无软化和脱落，有无铁锈或硫化铁、硫化锡斑点，罐内有无锡粒和内流胶现象。良质罐头容器内壁应无可见的腐蚀现象，马口铁罐头内壁的镀锡层，涂膜应完整不变色，无脱落，允许少量硫化斑存在，但色泽较深，布满罐内壁或有腐蚀现象的，不允许食用。

2. 内容物的感官检查

（1）组织和形态检查、色泽检查

a. 在检验肉禽、水产类罐头的组织形态时，可先经加热至汤汁熔化（有些罐头如午餐肉、凤尾鱼等，不经加热），然后将内容物倒入白瓷盘中，观察其组织、形态、色泽是否符合标准，然后将汤汁收集于量筒中，静置 3min 后，观察其色泽和澄清程度。

b. 糖水水果类和蔬菜类罐头在室温下将罐头打开，先滤去汤汁，然后将内容物倒入白瓷盘中观察组织形态、色泽，然后将汁液倒在烧杯中，观察其汁液是否清亮透明，有无夹杂物及引起浑浊之果肉碎屑。

c. 糖浆类罐头开罐后，将内容物平倾于不锈钢圆筛中，静置 3min，观察组织、形态是否符合标准，然后将果肉倒入盘内，观察色泽是否符合标准。同时需要将糖浆倒入白瓷盘中观察其是否浑浊，有无胶冻和有无大量果屑及夹杂物存在。

d. 果酱类罐头在室温（15 ~ 20℃）下开罐后，用匙取果酱（约 20g）置于干燥的白瓷盘上，在 1min 内视其酱体有无流散和汁液析出现象，色泽是否符合标准。

e. 果汁类罐头打开后内容物倒在玻璃容器内静置 30min 后，观察其沉淀程度、分层情况和油圈现象，色泽是否符合标准。

（2）滋味和气味检验：肉禽类、水产类罐头经检验应该具有产品应有的滋味和气味，无哈喇味和异味；果蔬类罐头应检验其是否具有与原果、菜相近似的香味。果汁类罐头应先嗅其香味（浓缩果汁应稀释至规定浓度），然后评定酸甜是否适口。

由于感官检查是利用人体感觉对产品的香味、风味、组织和色泽等进行评价，因此参加感官检验的人员须有正常的味觉与嗅觉，感官鉴定过程不得超过 2h。

（二）理化检验

罐头食品由于所需原料和加工工艺差别很大，所以理化检验项目不尽相同，一般包括重金属、亚硝酸钠、复合磷酸盐残留量等检测项目。

（三）微生物学检验

微生物检验应按要求进行致病菌检验，主要检验是否存在沙门氏菌属、志贺氏菌属、葡萄球菌及链球菌、肉毒梭菌、魏氏梭菌等能引起食物中毒的病原菌。微生物指标，各品种罐头的要求都是一致的，应符合罐头食品商业无菌要求，即无致病菌及因微生物作用所引起的腐败象征。其检验方法按国家标准 GB 4789. 26 执行。

（四）卫生评价

（1）经检验符合感官指标、理化指标、微生物指标的保质期内的罐头可以食用。

（2）胖听、漏气、漏汁的罐头应予废弃，如确系物理性膨听，则允许食用。

（3）外观有缺陷，如锈蚀严重、卷边缝处生锈、碰撞造成瘪凹等，均应迅速食用。

（4）开罐检查，罐内壁硫化斑色泽深且不满的，内容物有异物、异味等感官恶劣的，均不得食用，应予废弃。

（5）理化指标超过标准的罐头，不得上市销售，超标严重的，则应予销毁。

（6）微生物检验发现致病菌的罐头一律禁止食用，应予销毁。检出大肠杆菌或变形杆菌的罐头，可进行再次杀菌后出售。

（葛丽雅）

第八节　蔬菜水果的主要卫生问题

一、蔬菜、水果中的天然有毒有害物质

（一）酶抑制剂

比较重要的酶抑制剂有胰蛋白酶抑制剂和淀粉酶抑制剂两类，它们都是蛋白质类物质。

1. 胰蛋白酶抑制剂　胰蛋白酶抑制剂又称抗胰蛋白酶因子，广泛存在于豆类、马铃薯等植物中，可妨碍营养物质的吸收，食用后可能导致身体不适，严重时会造成人和动物的死亡。它可以与胰蛋白酶或胰凝乳蛋白酶结合，从而抑制了酶水解蛋白质的活性，使胃肠消化蛋白质的能力下降。由于胰蛋白酶受到抑制，胰脏大量地合成胰蛋白酶，造成胰脏肿大，严重影响健康。

2. 淀粉酶抑制剂　在菜豆、芋头、未成熟的香蕉和芒果等食品中含有淀粉酶抑制剂，可以使淀粉酶的活性钝化，影响淀粉的消化，从而引起消化不良等症状。

热处理可有效消除酶抑制剂的作用。为破坏大豆中的蛋白酶抑制剂，通常采用高压蒸气处理、浸泡后常压蒸煮或是利用微生物发酵的方法消除。

（二）植物红细胞凝集素

在豆类中含有一种能使红细胞凝集的蛋白质，称为植物红细胞凝集素，简称凝集素。已知凝集素有很多种类，其中大部分是糖蛋白，含糖量约4% ~10%，其分子多由2或4个亚基组成，并含有二价金属离子。

植物红细胞凝聚素存在于生的或烹调不充分的大豆、扁豆、豌豆、绿豆等豆科植物中，除了对人的红细胞有特异性凝集作用外，还可刺激肠壁，妨碍消化吸收营养物质，引起食者恶心、呕吐，影响小肠黏膜细胞代谢、肠道内细菌生态、免疫机能等不良作用，严重者甚至导致死亡。

所有凝集素在湿热处理时均被破坏，在干热处理时则不被破坏。可采取加热处理、热水抽提等措施去毒。

（三）毒苷类

1. 氰苷类　许多水果如杏、桃、李、枇杷等的核仁，以及木薯块根中都含有氰苷。杏仁中含有苦杏仁苷，木薯中含有亚麻苦苷。机体摄入苦杏仁苷后，在酶的作用下分解为龙胆二糖、苯甲醛和氢氰酸（HCN），亚麻苦苷则分解为D－葡萄糖、丙酮和氢氰酸。氢氰酸被机体吸收后，其氰离子则与细胞色素氧化酶的铁辅基结合，从而破坏细胞色素氧化酶传递电子的作用，导致细胞呼吸停止，使组织丧失能量供应。中毒后的临床症状为意识紊乱、肌肉麻痹、呼吸困难、抽搐和昏迷窒息而死亡。

2. 硫苷类　甘蓝、萝卜、芥菜等十字花科蔬菜及洋葱、大蒜等葱蒜属植物中的主要辛味成分是硫苷类物质。过多摄入硫苷类物质可抑制机体生长发育，并且在血碘低时阻碍甲状腺对碘的吸收利用，使甲状腺发生代谢性肿大。因此，它们也被称为致甲状腺肿因子。致甲状腺肿因子是异硫氰酸化合物的衍生物，它是由含有羟基硫苷类物质经过水解、环构化而形成的。

油菜、芥菜、萝卜等植物的可食部分中致甲状腺肿因子含量很少，但在其种子中的含量

较高，可达茎、叶部的20倍以上。在综合利用油菜籽饼粕，开发油菜籽蛋白资源，或以油菜籽饼粕作饲料时，必须除去致甲状腺肿因子。

3. 皂苷类　皂苷存在于许多植物性食品中，在大豆和其他豆类等食物中含量较高。这类物质能溶于水，搅拌后产生泡沫，因此称皂苷。皂苷在试管中有破坏红细胞引起溶血的作用，对冷血动物有极大毒性。多数对人畜无毒性（如大豆皂苷），少数剧毒（如茄苷）。

皂苷按配基的不同可分为三类：三萜烯类苷（如大豆皂苷）、螺固醇类苷（如薯芋皂苷）、固醇生物碱类苷（如马铃薯中的茄苷/龙葵素，茄子中的茄解苷）。

茄苷或茄碱（龙葵素）是一种胆碱酯酶抑制剂，人畜摄入过量会引起中毒，对胃肠道黏膜有较强的刺激作用，能溶解红细胞，对呼吸中枢有麻痹作用，并能引起脑水肿、充血。在发芽马铃薯牙眼四周和见光变绿部位，茄苷的含量很高，不能食用。茄苷对热稳定，一般烹煮也不会受到破坏。

（四）草酸

草酸及其盐类广泛存在于蔬菜中，在菠菜、苋菜、马齿苋等植物中含量较高。草酸为二元羧酸，能溶于水，食用时因凝固口腔蛋白而使人产生涩感。草酸可与钙结合为不溶性草酸钙沉淀，因此草酸摄入过多时可扰乱钙的代谢，干扰骨骼发育和泌乳。在摄入草酸量大时，出现草酸尿盐症，草酸钙结晶可堵塞肾小管而造成肾损伤或结石。草酸对消化道也有一定刺激和腐蚀作用。因而，食用草酸含量高的蔬菜应经热烫，可除去大部分草酸。

（五）秋水仙碱

存在于鲜黄花菜中。秋水仙碱本身无毒，在胃肠中吸收缓慢。但在体内被氧化成氧化二秋水仙碱时则有剧毒。食用较多量的炒鲜黄花菜后，0.5～4.0h发病，表现为恶心、呕吐、腹痛、腹泻、头昏等。黄花菜干制品无毒。如果食用鲜黄花菜，必须先经水浸或开水烫，然后再炒熟。

二、微生物对新鲜果蔬的附着

微生物在植物生命活动中发挥着至关重要的作用，有益微生物可与植物形成良好的共生关系，可作为生物拮抗剂用于植物病原菌的生物控制，还可以促进植物生长。然而，植物在生长过程中同样非常易受周围环境（如土壤、水、空气、粪肥等）中微生物的攻击。

（一）果蔬微生物的来源

植物表面微生物的来源可能源自植物种子本身，以及来源于与土壤、灌溉水、空气的最初接触。由于受微生物影响因素如温度、湿度、营养、紫外线、昆虫及野生动物等的影响，果蔬的根际（根和与根接触并受其影响的土壤环境）微生物群落和叶际（叶片和叶片接触的环境如水、空气）微生物群落处在不断的变化之中。由于果蔬生产环境附近家养与野生动物的存在，导致其中大肠菌群和粪大肠菌群的存在是无法避免的。

（二）微生物在果蔬中的定植

植物基因型及其对环境刺激（光、温度、湿度、pH值、土壤、大气）的适应使每种植物表面具有独特的物理和生化特性，这些特性是植物上微生物群落的主要决定因素。不同的植物、同种植物的不同叶片、不同季节甚至每天的叶片上细菌的种类和数量都存在很大的差异。细菌通常定植在或出现在叶子能保留水分和免受紫外光照射的部位上。大肠杆菌O157：

H17 与其他人病原菌、微生物通常聚集在切面上，因为在切面上有充足的可被人病原菌利用的营养渗出物。食源性病原菌能在新鲜果蔬组织表面上存活，但由于缺乏营养和水或者由于自身无法合成降解酶来破坏果蔬外表面保护层从而无法繁殖。而当果蔬表面的保护性屏障被破坏之后，或被昆虫和微生物污染之后，果蔬上的病原菌会大大增殖。细菌对植物表面的附着非常牢固，水冲洗使果蔬上细菌的减少是很有限的。细菌与植物的相互作用机制中可能涉及细菌在植物组织上的显著移动，随后发生附着，在某些情况下甚至进入组织内部（可能是植物内生菌）。冲刷叶子时，不管是否采用超声波清洗，都不能除去植物表面上的所有细菌，也许是因为部分细菌存活在表面生物膜或其他黏附聚集体中。此外，在植物表面蜡质层和上皮细胞缝隙中，也存在一些细菌，能抵抗植物所受的环境胁迫和表面处理。这些现象与细菌向组织内的渗透不同，后者是在食品加工过程中细菌通过切口、伤口或损伤植物组织或果蔬自身的天然开孔如气孔、茎和花萼而侵入植物内部。人们很关注病原菌在果蔬上的内化，无论其发生在采前还是采后，因为病原菌的内化会降低消毒处理的效率。

三、微生物对果蔬的内化与渗透

（一）微生物的内化

生长在果蔬组织中的微生物可定义为“内化”的微生物。果蔬表面天然形成的缝隙和伤口是微生物内化的主要途径。不能将内化微生物从果蔬表面上吸取，它们不受外部环境影响，不会由于接触生物杀虫剂或其他表面消毒剂而失活。非果蔬病原菌通常不伤害果蔬活体组织，它们大多生长在细胞间隙中，不会激发果蔬的固有防御反应。而且，没有果蔬组织损伤，非病原菌曝露于抗菌物质的可能性就会降低，因为抗菌物质可能存在于细胞质和特定细胞中。

（二）内化渗透过程

抗冲刷、抗表面杀菌剂或环境胁迫的微生物并不总是生活在果蔬体内。然而，真正内化的微生物位于果蔬细胞层下，能获得更大的保护。微生物进入果蔬体的过程可以是主动的或被动的。在主动内化时，微生物直接通过表皮渗入或通过气孔、皮孔、伤口等进入果蔬。被动内化可能是由于果蔬与引起创伤的物体接触，微生物被带入体内，或者是随着含有微生物的水、烟雾、微粒渗透进入果蔬内。

内化微生物可能在根组织中最高，在水果酸性环境中则最少。个别微生物在果蔬体内以一个或多个出现时，我们把它们叫做偶生微生物，通常不适合生长于果蔬表面。一旦进入果蔬内部，存活的时间会延长，其生存时间依赖于它们适应高湿度和低营养环境的能力。在一定条件下，进入果蔬内部的偶生微生物也能繁殖。此外，鲜切蔬菜中的大量微生物的生长能产生非特异性腐败，可能因为植物的防御体系在缺氧环境中受到破坏。

（三）微生物对果蔬内化渗透的危害

有害微生物的内化带来的污染而引起的腐烂和不卫生，会导致果蔬货架期缩短。能够被果蔬吸收的病原菌是非常广泛的，对于一些作为原材料销售的农作物来说，这样的污染是不可逆的。即使是最强的表面消毒剂也不能完全消除来源于污染果蔬中的病原菌，伴随着农业全球化和消费者对新鲜农作物的广泛要求，似乎有众多的机会使得来源于不发达国家土壤和水中的微生物进入其他国家餐桌上的沙拉或新鲜果蔬制品中去。

（四）预防微生物内化渗透的措施

某些采后处理措施可降低微生物内化的风险。比如番茄在包装之前放置过夜，小伤口会开始愈合而且伤疤会变干，降低其在卸载和清洗过程中水分浸透的可能性。目前，对于减少食品加工厂中由微生物内化所引起的危害，次氯酸溶液所产生的次氯酸、溶解有氯或次氯酸钙粉末或颗粒，结合使用具有快速、高效、稳定的优点。另外，用次氯酸处理后水中的残留物可以在处理后的水中挥发，有些则生成无害的盐类，但加氯处理的水对于某些人寄生虫的休眠体（囊孢、孢子）无效。当果蔬被卸载入水中或在水中冲洗时，将水温保持在这些果蔬自身的温度以下，就能控制因温度所造成的压力差而产生天然裂缝的渗透。

四、微生物的胁迫适应和果蔬安全

（一）“胁迫”的定义

微生物的胁迫指由某种物理、化学或生物因素引起的微生物生理学改变，进而使微生物的生长或存活状况受到不利影响。食品生产过程中的保藏手段（如热处理、冷藏和酸处理）都可认为是胁迫作用，这些保藏手段均会明显地影响食源性微生物和腐败微生物的生理活动。当微生物处于胁迫时，其会对微生物的新陈代谢活动产生不利影响，导致微生物细胞损伤、延迟、或暂时抑制其生长，而当其处于恶劣的环境中（即致死胁迫）时，则会引起微生物细胞不可还原的损伤。

（二）微生物的胁迫应变

胁迫会让微生物产生适应性应答反应。食品微生物的自我保护现象称为胁迫应变。微生物细胞可运用多种手段应答胁迫作用，保护性应答会通过生理适应来补偿胁迫对细胞的破坏，使细胞继续生长以确保其存活。环境或生理条件可能阻碍细胞产生胁迫应答能力。胁迫适应性现象在评价食品安全和品质保证所采取的干预措施功效时非常重要。

微生物黏附于果蔬表面能引起它们对物理化学处理的胁迫适应反应。果蔬微生物有明显的抗处理性，这可能是因为这些微生物在加工处理中不易被接触，孔隙、果蒂、刀伤以及其他不规则表面能保护微生物，能使它们抵抗各种处理。

（三）胁迫过程对果蔬微生物的影响

果蔬上腐败菌和病原菌的存留及其增值可能取决于微生物的种类、果蔬的类型和状态及其生长环境。果蔬的胁迫过程包括采前胁迫和采后胁迫。具体来说，果蔬所遭受到的胁迫作用包括温度、紫外辐射、渗透压的改变、酸碱度、氧气等对果蔬的作用。

1. 温度胁迫　果蔬在采前各个阶段中，温度变化会对果蔬中微生物种群的生命活动产生影响。除此之外，温度骤变还会引起热休克或冷休克，可能会增强食源性病原菌对随后胁迫的耐受能力。亚致死热胁迫作用是指将微生物置于比最高生长温度还要高的温度下，但此温度低于微生物细胞的致死温度。这种热胁迫现象引起微生物细胞数量减少是很常见的。

微生物对冷胁迫的适应产生的冷休克蛋白会保护细胞免受随之而来的冷冻或其他致死胁迫。如蜡状芽孢杆菌的冷休克（7℃，2h）能够增加微生物在后续热处理条件下的存活率。将荚膜梭菌在15℃冷休克30min会提高该菌在55℃条件下的耐热性。

2. 紫外辐射胁迫　日光照射果蔬时，其长波紫外光（320～400nm）即UVA会影响细胞膜并引起不饱和脂肪酸的氧化，并导致抗微生物活性的活性氧的产生。当短波紫外辐射

(200~280nm) 即UVC，会引发嘧啶二聚体的形成以及DNA蛋白的交联，使微生物DNA和RNA受到损伤，从而导致细胞生长停止、生存能力降低甚至细胞死亡。

3. 渗透压胁迫　当微生物处于果蔬表面伤痕或伤口所渗出的汁液中时会有渗透压胁迫，食品表面干燥和在盐水中的浮选也会对微生物产生渗透胁迫。

4. 酸胁迫　食源性细菌经常遭受环境中pH值的剧烈改变，在食品加工过程中，病原菌被曝露于食品中的酸性环境中。食物被人或动物摄入以后，病原菌也会处于胃肠道的酸性环境中。酸化是食品保藏常用的方法，通过发酵可以获得有机酸．并且这些有机酸被作为防腐剂加入食品中。这些弱酸在其非解离状态时能够扩散进入微生物细胞中，而进入细胞质后，它们以游离形式存在，降低细胞内部pH值，从而导致代谢活动的紊乱。低pH值的生物效应与弱酸的直接作用相结合，就导致了食源性微生物的酸胁迫作用。与生活在中性pH值条件下的微生物相比，生长在温和酸性环境中的微生物对酸致死环境以及其他致死胁迫作用的抗性更强。然而，当微生物处于其他胁迫环境（如高渗、热和冷环境）中时，就无法对酸产生抗性。以上这些结果对果蔬的清洗具有一定的意义，因为很多通用清洗剂都是酸性的。这些洗涤剂会让病原微生物处于其他胁迫环境下时变得敏感，这将有利于果蔬的安全。

5. 氧胁迫　果蔬在加工过程中，由于辐射、重金属或用氧化消毒剂处理均会产生活性氧。活性氧对微生物有毒害作用，对细胞成分如脂类、蛋白质类和核酸类产生较大的破坏，从而影响细胞功能，降低存活率。用于果蔬清洗的消毒剂（如氯仿、二氧化氯和臭氧）毫无疑问会引起氧胁迫作用，从而可能形成微生物的胁迫适应性。清洗水中的金属离子以及包装袋顶部空间的氧气也可能会引起果蔬微生物的氧胁迫适应。

（四）胁迫适应及果蔬安全

食源性病原菌的胁迫适应性具有潜在的危险，能在很大程度损害食品安全。通过对微生物胁迫适应的了解，包括促进生长和无法生长的条件，即了解生长和无生长的界定，可以使我们打破这种平衡关系，优化加工处理、杀菌、保藏等条件，保证果蔬及相应食品的安全。

五、肠道致病菌和寄生虫卵污染问题

（一）肠道致病菌和寄生虫污染问题

由于施用人畜粪便和用生活污水灌溉菜地，使蔬菜被肠道致病菌和寄生虫卵污染的情况较严重，据调查有的地区蔬菜中大肠埃希氏菌的阳性检出率为67%～950%，蛔虫卵检出率为48%，钩虫为22%。流行病学调查也证实生食不洁的黄瓜和西红柿在痢疾的传播途径中占主要地位。水生植物，如红菱、茭白等都有可能污染姜片虫囊蚴，如生吃可导致姜片虫病。水果采摘后在运输、贮存或销售过程中也可受到肠道致病菌的污染，污染程度和表皮破损有关。

食用新鲜果蔬而引起疾病的概率很低，但可能性仍然存在。因为新鲜果蔬并未经“煮熟”杀菌过程，所以防止果蔬病原菌污染，是确保这些食品有益于健康安全并适合食用的唯一实际和有效的方法。果蔬产品来自于植物的叶、茎、根、果实和花等部位，所以果蔬产品形态特点也决定着它有被污染的可能性。果蔬被人病原菌污染可以发生在从农田到餐桌整个连续化过程中的任何环节，其中包括种子贮存过程中和生产、采摘、采摘后处理、贮存、加工、运输分销、零售以及食品制备等过程中的污染。

被病原菌污染的果蔬不能通过清洗或消毒的方式来彻底清除掉，因为经过这种处理的果蔬中仍能发现较少量的人病原菌。这些最有可能发生污染的环节是在生产加工或种植期间，或者是后加工操作期间。“生产加工”范畴中的污染可能来源于产地、包装、运输或其他的农田收割后加工操作。“后加工”范畴中的污染很可能是由于餐厅、零售或消费环节的不当而引起的。“后加工”阶段引起的食源性疾病占总食源性疾病的83%，而“生产加工”阶段的案例只有17%。

（二）肠道致病菌和寄生虫污染问题的管理

为防止肠道致病菌及寄生虫卵的污染，应采取的措施如下：

（1）人畜粪便应经无害化处理再施用，如采用沼气池处理不仅可杀灭致病菌和寄生虫卵，还可增加能源途径并有提高肥效的作用。

（2）用生活污水灌溉时应先沉淀去除寄生虫卵，禁止使用未经处理的生活污水进行灌溉。

（3）水果和生食的蔬菜在食用前应清洗干净，有的应消毒。

（4）蔬菜水果在运输、销售时应剔除残叶、烂根、破损及腐败变质部分，推行清洗干净后小包装上市。

（三）果蔬中常见病原体

果蔬中几种常见病原体是土壤致病菌（如单增李斯特菌、肉毒梭菌等）、粪便致病菌（如弯曲菌、大肠杆菌 0157：H7、沙门氏菌、痢疾志贺氏菌等）、致病病毒（如甲肝病毒、诺瓦克病毒、诺瓦克样病毒、轮状病毒等）、致病寄生虫（如蓝氏贾第虫、隐孢子虫、环孢子虫、弓形虫、姜片虫、阿米巴原虫、蛔虫等）以及真菌（如青霉、曲霉、毛霉、根霉、犁头霉、星珠霉属、刺盘孢属、酵母菌等）。

1. 果蔬中的寄生虫

（1）隐孢子虫：隐孢子虫属于顶负动物亚门的原生动物类寄生虫，广泛存在于动物中，亦为人体的重要寄生孢子虫，可引起人畜共患隐孢子虫病。该虫是机会致病原虫，先天或后天免疫功能低下者尤易感染该虫，是能引起人体腹泻的病原体。

卵囊是隐孢子虫的感染阶段，通过粪便或患者呕吐物被排出宿主体外。干燥时能使隐孢子虫卵囊失去传染性。卵囊呈圆形或椭圆形。成熟的卵囊中含有4个裸露的子孢子和由颗粒物组成的残留体。子孢子呈月牙形，大小为 $1.5\mu m \times 0.75\mu m$，有一个核。未经染色的卵囊很难识别，用改良抗酸法染色后，在染成蓝绿色背景的标本中，虫体被染成玫瑰色。显微镜下，囊内子孢子呈不规则排列，残留体为颗粒状呈暗黑色或棕色。

隐孢子虫的卵囊能迅速侵染到易感宿主体内，在胃肠道中破囊释放出具有侵染力的子孢子。子孢子首先侵染回肠的上皮细胞，如果寄主免疫力受损，就会定值于整个小肠和胆管，使得清除该寄生虫更加困难。患此病后肠黏膜可出现凹陷，或呈火山口状，肠绒毛萎缩，变短变粗，或融合、移位和脱落，上皮细胞出现老化和脱落速度加快现象，但感染轻者肠黏膜的变化不明显。

隐孢子虫病的临床症状和严重程度取决于宿主的免疫功能与营养状况。免疫功能正常的人感染后，主要表现为急性水样腹泻，一般无脓血，日排便2～20余次，严重感染的幼儿可出现喷射性水样泻，排便量多。腹痛、腹胀、恶心、呕吐、食欲减退或厌食、口渴和发热亦较常见。病程长短不一，短者1～2d，长者数年，20d至2个月上下占多数，由急性转为慢性而反复发作者并不少见。

（2）人环孢子虫：人环孢子虫属于顶复动物亚门中的一种寄生虫。当卵囊由感染个体通过粪便排出体外时就开始了环孢子虫的生命周期。没有萌发的环孢子虫卵囊在最佳环境条件下约需两周才能萌发形成孢子并表现出侵染力。分化的卵囊含有2个孢子囊，而每个孢子囊含2个孢子。经摄入体内并到达胃肠道后，卵囊破裂并释放出孢子囊。在酶和胆盐的诱导作用下释放出孢子，进而侵染小肠上皮细胞，随后形成一个胞内寄生空泡。在受精卵形成后，便形成卵囊并释放到环境中。环孢子虫对环境条件的抗性很强，附着在果蔬表面并能长时间保持活力。

主要症状和隐孢子病相似，为水样腹泻，可有发热、不适和腹痛。突然起病，一般可在数日或数周内自愈，但也有持续数月至数年不愈的，长期患病可引起吸收不良和体重减轻。

（3）蓝氏贾第虫：蓝氏贾第鞭毛虫简称贾第虫，是有鞭毛的原生寄生虫。主要寄生在人和某些哺乳动物的小肠内，本病多见于儿童和旅游者，故又称“旅游者腹泻”。如今贾第虫病已被列为全世界危害人类健康的十种主要寄生虫病之一。贾第虫感染呈世界性分布，感染率为1%～20%，儿童、年老体弱者和免疫功能缺陷者尤其易感。

滋养体：形状似纵切、倒置的半个梨形，大小为（9.5～21）μm×（5～15）μm×（2～4）μm，前端宽钝，后端尖细，两侧对称，侧面观背面隆起，腹面扁平，其前半部有一个很大的向内凹陷的腹吸盘，其直径略小于纵轴的1/2。在吸盘的背侧有一对卵圆形的泡状细胞核，核内并无核仁结构。虫体共有前、腹、后侧和尾鞭毛4对，均由位于两核间靠前端的基体发出。生理盐水直接涂片新鲜粪便，可查到左右翻滚、瓢形的滋养体，虫体作翻滚，运动活泼。

包囊：呈椭圆形，囊壁较厚。包囊大小约（8～12）μm×（7～10）μm，与虫体间有明显的空隙，未成熟包囊有2个核，成熟包囊有4个核，胞质内可见中体和鞭毛的早期结构，铁苏木素染色后囊壁透明无色，虫体蓝色，蓝染的细胞核和残留的鞭毛明显可见。碘染色后囊壁不着色；虫体呈棕黄色或黄色。

滋养体主要寄生人的十二指肠和空肠上部，但有时也在胆囊内，利用吸盘吸附于肠壁，以二分裂法繁殖。在某种不利情况下，包囊开始出现于回肠之下段及大肠段。在囊壁内虫体分裂为2个，但有时也进行复分裂。一般在硬度正常的粪便中只能查到包囊。滋养体可在腹泻时发现。

感染方式主要是因为吞食成熟四核包囊，被吞食的包囊经胃酸作用，在十二指肠脱囊而成滋养体，包囊的抵抗力很强。据统计，一次腹泻粪便中滋养体可超过140亿个，在一次正常粪便可有包囊3亿个，另有人统计一昼夜可排包囊9亿个。

人是主要的传染源，尤其携带包囊者，往往一人带包囊全家感染。包囊是传播的主要环节，人因吞食被包囊污染的果蔬而感染。包囊在外界抵抗力较强，包囊在潮湿的粪便里能存活3周，在水里能存活5周，在经氯化消毒后的水里也可活2～3d，但在50℃或干燥环境中很容易死亡。

人体感染贾第虫后，潜伏期平均为1～2周，最长者45d。相当一部分不出现任何临床症状，成为带虫者。有出现轻微症状者，亦有出现严重症状者，其临床表现以腹痛、腹泻、厌食多见，打嗝会发出烂鸡蛋的气味。典型患者表现为以腹泻为主的吸收不良综合征，可有爆发性水泻，恶臭、无脓血，含大量脂肪颗粒。儿童久病不愈可致营养不良、贫血、发育障碍等。如寄生在胆道系统，可出现胆囊炎或胆管炎。若不及时治疗，多发展为慢性，表现为周期性稀便，反复发作，大便甚臭，病程可长达数年。

将寄生虫的卵囊或包囊去除或失活是一个艰巨的任务，因为这些寄生虫牢牢地附着于果蔬表面。已证明它们对杀菌剂和消毒剂具有较强的抗性，特别是在不影响鲜果蔬感官品质的浓度水平下。寄生虫的可能传播载体包括受污染土壤、化肥、杀虫剂以及含人与动物废弃物的灌溉水。洗手、合适的卫生措施和良好农业规范（GAPs）将会有助于预防果蔬食品中的寄生虫病原体。

2. 果蔬中的真菌及毒素　果蔬由于它们的自身生长特性，如蔬菜食用时一般无需去皮，水果中含糖分一般较高，所以其在采摘、存放、运输等过程中常常被环境中的真菌污染。真菌毒素是霉菌产生的有毒代谢产物。真菌产毒只限于少数产毒霉菌，而产毒菌种中也只有一部分菌株产毒。果蔬中常见的霉菌毒素有展青霉素、棒曲霉素等。

棒曲霉素是一种真菌毒素，通常由青霉、曲霉、丝衣霉等真菌产生。棒曲霉素对于动物具有急性毒性并具有可能的遗传毒性、免疫毒性和致畸作用。与其他水果相比，苹果中棒曲霉素的浓度较高，人类饮食摄入的棒曲霉素很大一部分来自苹果。棒曲霉素主要来源是发生霉变腐烂的苹果，扩展青霉被认为是苹果中棒曲霉素的主要产生菌。扩展青霉是梨果类水果中最普遍和最具破坏性的采后病原菌之一，也会感染其他如番茄、草莓、香蕉、葡萄、桃子、芒果、杏等水果。拓展青霉主要寄生在水果贮存和包装设施中，但在果园土壤、不同植物种子，无瑕疵果表面与内部核心中也能发现。扩展青霉主要从水果的物理损伤处侵入感染，如产品处理不当、发生虫害或风暴而造成组织表面损伤，霉变就会发生，随后通常会产生棒曲霉素。扩展青霉腐烂通常表现为腐烂部位松软、出水并呈淡褐色。

尽管从许多水果表面能分离到扩展青霉，但棒曲霉素仅在苹果、梨、蓝莓、樱桃、桃子、李子、草莓、桑葚等水果中检出。从蔬菜中几乎分离不到扩展青霉。单有扩展青霉存在并不一定意味着棒曲霉素的存在，因为霉菌毒素的合成受许多因素的影响，包括环境条件、水果种植栽培条件与营养状况、微生物数量和真菌菌种。

了解影响真菌毒素形成的环境因素十分重要，这样可以控制贮存环境使其不利于真菌生长和毒素产生。棒曲霉素形成的最佳的温度是 23 ~ 25℃。虽然随着温度的降低，棒曲霉素的形成有降低趋势，但棒曲霉素能在更低的温度（0 ~ 4℃）下形成。因此，冷藏并不能完全抑制棒曲霉素的形成。

改变空气环境既能抑制真菌的生长，又能降低棒曲霉素的含量。气调保藏作为一种延长鲜果贮存时间的方法，调节空气组成得到高浓度的 CO_2 和低浓度的 O_2，能有效抑制一些真菌的生长和孢子产生，还能抑制一些真菌毒素如棒曲霉素、黄曲霉毒素、青霉酸的合成，还可以将气压降低至 21kPa 控制真菌的生长和棒曲霉素的形成。

（四）果蔬中病原体的传播方式

果蔬中病原体通过从人类（或家畜）到食物再到人类的途径进行传播。果蔬中病原体来自于被感染的农民或消费者的触摸、使用被污染的水、使用不适当的粪肥以及接触了被污染的土壤等几种典型的传播途径。

（五）果蔬病原体污染的来源

1. 土地　任何土地上生长的果蔬的安全性不仅取决于当前的农业种植情况，也取决于原来的土地使用情况。因为病原体可以在土壤中存活很长一段时间，如果土地先前被用作动物饲养或放牧，那么动物粪便对土地的污染是大范围的，土地被污染的风险会增加。然而，危害程度很难准确把握，因为病原体存活受很多因素影响，如致病菌种类、土壤类型、气候、灌溉方式、原始病原体种群数量等。

2. 粪肥　病原体可在动物粪肥中存活数周甚至几个月，所以对堆肥进行适当的热处理将减少引起食源性疾病的可能性。

3. 野生及家养动物　野生及家养动物如鸟类、鹿、狗、啮齿动物、两栖动物、昆虫、爬行动物都可能是病原体的宿主，其粪便可使病原体在果蔬农田生产环境、包装车间、食品加工厂与运输期间传播开来。应采取动物监控措施来防止食品加工、入库和分装设备对果蔬的污染。

4. 灌溉水　如果灌溉水被病原体污染，那么灌溉水可能会污染土壤，并且灌溉时向土壤喷洒水或者雨水都容易加速对果蔬的污染。常用的农药和杀虫剂不会对病原体的生长和繁殖产生明显不利影响。喷洒杀虫剂所用的水受到污染被认为是导致 1996 年由危地马拉红莓引起的环孢子寄生虫病爆发的原因。

5. 采摘操作　在采摘过程中，工作人员可通过不洁净的手或刀刃经过简单接触而污染新鲜果蔬。应备有农田移动厕所和洗手设施供收货人员使用。农田工作人员卫生习惯的监督与实施对减少病原体对新鲜果蔬的污染危害是至关重要的，如要求工作人员使用户外厕所后清洗双手。由于果蔬采摘后极易被污染，因此在放进干净卫生的容器之前不应放在裸露的土地上。收货工具应保持清洁，并且不能直接与土壤接触。通常采集树上的水果需要梯子，一旦梯子的横梁沾上泥土，采摘者为了移动梯子，会去接触横梁，因此梯子也将成为潜在的污染源。所以，梯子应以一种卫生的方式制造，以便采摘者不用握住梯子横梁就能轻易地移动。可重复使用的农田采摘器也应周期性地进行清洗消毒，以减少交叉污染的可能。

6. 工作人员的卫生　人是病原体的主要宿主。因此，食品加工从业人员及果蔬采摘人员通常应戴手套、发套、穿清洁工作服，以减少新鲜果蔬在加工过程中的污染。必须提高生产加工阶段的清洁程度，并改善果蔬加工人员的个人卫生，使污染风险减至最小。合理的公厕设施和洗手间与对它们的正确使用，对于防止加工人员污染果蔬非常关键。还应就地设有鞋靴清洁池以减少由农田工作人员带入的来自于农田土壤的致病微生物，这些污染可能会进入包装加工车间、销售中心。田间工作者如果生病或者近期生病则不应允许工作或收货果蔬。采用通俗易懂的用词对从业人员进行食品加工作业卫生方面的培训是必要的，可减少对其加工食品的污染。在果蔬加工中做到这一点尤其困难，因为工作人员一般都是季节性或临时性雇佣，因此需要多次重复的培训。

7. 加工设备　对于加工设备的食品接触面，如果不能周期性地采用食品接触面所允许的清洁剂进行清洗，那么加工设备如果蔬输送带和倾倒箱等将对果蔬病原菌的污染传播起主要作用。消毒剂是有效的，但仅在彻底的物理性清洗后使用才有效。

8. 冲洗水和冷却水　浸润、洗涤、冷却或真空冷却等所有与果蔬接触的水都必须符合国家食品卫生标准，以减少对果蔬的污染。循环水中应持续加入足量的适合冲洗水的消毒剂以减少果蔬在浸润、洗涤、冷却系统中的交叉污染。消毒剂不能对果蔬表面进行有效的消毒。研究表明：用冷的氯消毒水洗涤果蔬会减少 2 或 3 个对数单位微生物，但彻底消除微生物是不可能的，因为微生物能牢固地黏附在果蔬表面，并且有可能存活在果蔬表面的微观疏水区或附着在水难以进入的部位（气孔、皮孔、刺）。用含消毒剂的水冲洗果蔬会显著地减少果蔬中存活的微生物数量，但不会令细菌完全消除或失活。果蔬冷却水必须无致病菌，这一点尤为重要，因为温度较高的果蔬进入冷水中时，果蔬内的气体区域会被压缩，产生局部真空，有助于污染水的渗透，成为果蔬收货后加工中重要的植物致病菌污染源。

9. 冷藏设备　冷藏设备，特别是制冷盘管、制冷承油盘、强制风冷扇、排水管、壁面和地面缝隙都是病原体可能的藏身处，此类设备应该定期、有规律地进行清洁和消毒。在冷冻温度下，单增李斯特菌可以非常缓慢地增殖，如果制冷器或天花板上的冷凝水滴落到果蔬上，则可能使冷冻贮存的果蔬被污染。局部温度较高的果蔬放入制冷不足的冷库会使冷库温度上升，随着冷库变冷就可能产生水汽。由于水汽从空气中冷凝到有病原菌存在的墙壁和天花板表面上，被污染的冷凝水会滴落到果蔬表面。因此，在冷冻贮存果蔬时拥有足够的制冷力是必要的。

10. 包装材料　包装材料与新鲜果蔬直接接触，它们可成为潜在的污染源。包装材料（如箱子和塑料袋）需要按要求贮存，以防止被昆虫、啮齿动物、灰尘、污垢和其他潜在污染源侵入。由于空间限制，不可能把所有的包装材料贮存在密闭装置内。但若包装材料不在密闭室中贮存，则必须采取有力的预防措施以减少啮齿动物的危害，并且应该选择易于辨别的指示物去确认包装材料污染与否。塑料的贮存箱和装载箱比木制容器好，因为塑料表面较易清洗和消毒，所以塑料容器在每次使用后都可进行消毒处理以减少交叉污染。木制容器或装载箱具有疏松的表面，进行表面消毒几乎不太可能实现。要想反复使用纸质包装箱，必须首先从外观上检查清洁度，重新使用前在内部加衬塑料袋以防止潜在的交叉污染风险。

11. 新鲜果蔬的气调包装　肉毒杆菌会污染气调包装中的鲜切即食性果蔬。肉毒杆菌是一种可形成芽孢的杆菌，在适宜的环境条件下（温度5℃以上，低氧条件，pH 值为4.6以上），这种微生物会产生致命毒素。一般来说，毒素在碎卷心菜、生菜、花椰菜、胡萝卜片中产生之前，果蔬腐败就已经发生。用于鲜切果蔬的气调包装技术对大肠杆菌O157：H7、沙门氏菌、志贺氏菌和单增李斯特菌的存活情况可产生不同的影响。通过气调包装，虽然有一些致病菌可能被抑制，但是对其他的一些病原菌没有任何影响，或者抑制效果甚微，甚至还有可能促进它们的生长。如单增李斯特菌可在冷冻温度生长，所以气调包装技术可能会使少量存活的单增李斯特菌在售货期内增殖到可感染水平。

12. 冷冻运输、配送和冷藏　果蔬最好用冷藏运输工具来运送。在将易腐货物运送到目的市场的过程中，应将温度维持在其最适保藏温度以延长货架期。在合适的情况下，保持新鲜果蔬所处的温度在5℃或5℃以下将显著降低微生物的生长速度。虽然低温和较高的相对湿度对于延长新鲜果蔬货架期最为适宜，但实际上这也有可能利于某些微生物如病毒的生存。运输卡车也是一种致病微生物潜在的污染源。因此，卡车应定期进行清洗和消毒，曾用于动物、动物产品或有毒物质的卡车不应再用来运输果蔬，或运输果蔬之前，必须经过有效的清洁消毒后才可使用。微生物能够在未经充分冷藏的易腐败食品上快速增殖，因此把食品保存在5℃或5℃以下，是防止致病菌增殖的关键。在任何一个食品安全体系中对冷冻即食食品进行时间标注是非常重要的，时间标注也促进了食品正确的循环并且限制了冷冻期间单增李斯特菌的生长。对于食品，手是病原菌的主要传播途径。当食品工作者处理生肉、使用厕所、打喷嚏或处理脏桌布时，手都可能受到污染。正确地清洗消毒与食品接触的表面，可有效防止交叉污染。

13. 消费者对果蔬的处理　消费者应将果蔬与肉、家禽、鱼分开贮藏。在食用新鲜果蔬前应洗手后再清洗果蔬。

六、腐烂变质与亚硝酸盐问题

（一）腐烂变质

新鲜果蔬损失主要是因为以下三种因素：机械损伤、生物腐败、微生物腐败。引起腐败的微生物有细菌、真菌和酵母。一般而言，霉菌、乳酸菌和酵母可引起酸性水果腐败，如苹果、橘子、浆果等。而新鲜中性果蔬腐败，如生菜、可食根或块茎等，都是由能产生降解植物细胞壁果胶酶的细菌造成的。细菌腐败通常是以软腐败形式存在的。

（二）软腐细菌的多样性

细菌软腐作为果蔬腐败的主要因素，可导致很多产品包括马铃薯、生菜、灯笼椒、黄瓜和番茄等的变质。很多细菌都可以引起新鲜果蔬的软腐病，包括欧文菌属、假单胞菌属、黄单胞菌属、梭菌属、芽孢杆菌属和嗜纤维菌属。严格厌氧的梭状芽孢杆菌可在缺氧的条件下导致马铃薯软腐烂，尤其是在大量病原菌如欧文菌存在时，就更易发生这种情况。解果胶梭状芽孢杆菌在密封包装新鲜切割果蔬的腐败中作用很大。环境温度升高到37℃时，包括多黏芽孢杆菌和枯草芽孢杆菌在内的解果胶芽孢杆菌还会引起很多果蔬的腐败。90%以上的新鲜果蔬在贮藏和销售过程中的软腐败都与欧文菌和假单胞菌有关。

1. 解果胶欧文菌　软腐欧文菌包括三种：胡萝卜亚种（Ecc）、马铃薯黑胫亚种（Eca）和菊欧文菌（Ech）。软腐欧文菌是重要的蔬菜腐烂菌。Ecc 宿主广泛，几乎可以作用于所有温带和热带蔬菜。适于生长在稍冷地区，经常引起马铃薯黑根，而并不引起采后新鲜果蔬腐烂，相反，会使热带副热带果蔬产生病害。Ecc 和 Ech 在低于10℃时生长很慢，不会导致新鲜果蔬腐烂，20℃或更高温度时对果蔬的作用能力最强。Eca 最低生长温度在3～6℃。

软腐败欧文菌广泛存在于自然界中，与蔬菜关系密切，可从杂草、植物残片、土壤根际和马铃薯皮中分离出来。但是，软腐欧文菌很难从植物叶子表面和种子里检测出来。

2. 解果胶荧光假单胞菌　对于冷藏果蔬来讲，荧光假单胞菌是导致大部分软腐烂的主要细菌。解果胶荧光假单胞菌主要包括黄绿假单胞菌和5种荧光假单胞菌。PF 假单胞菌最低生长温度在4℃或更低。在自然界中假单胞菌分布广泛，可从不同生态环境中分离出来，包括土壤、灌溉水、根际和果蔬表面，对冷藏和即食果蔬的质量和安全影响很大。菠菜、生菜、卷心菜、马铃薯皮孔、番茄和灯笼椒这些蔬菜表面上含有大量的解果胶荧光假单胞菌。荧光假单胞菌之所以能导致冷藏新鲜果蔬腐烂主要是因为其生理特性、营养方式多样性及在新鲜果蔬表面的大量存在。解果胶荧光假单胞菌在冷藏新鲜果蔬腐烂中占很大比例。此外，一些镶边假单胞菌和绿黄假单胞杆菌还会引起农田果蔬软腐烂。一些荧光假单胞菌如绿脓杆菌会引起蔬菜或蘑菇后熟过程中的腐败。

（三）影响自然界软腐细菌存在的因素

1. 植物植被状况　软腐欧文菌和假单胞菌广泛存在于自然界，可从腐烂组织、植物残片、根际土壤和杂草中分离出来。与种过其他作物的土壤相比，种过马铃薯的土壤中更易分离出 Eca。所以先前种植作物种类对软腐欧文菌在土壤中的生存及生长会产生重要的影响。在蔬菜表面和种子上很少有软腐欧文菌，贫瘠土壤中生存量也很少。植物的生长似乎对欧文菌和假单胞菌在土壤中的长期生存有着很重要的影响。

2. 温度和气体条件　冷藏是维持感官性状、降低腐败、延长新鲜果蔬货架期最方便、最有效的途径。国际鲜切果蔬协会（IFPA）提出在1～4℃低温下，冷藏新鲜果蔬是可以保持品质和安全的。在工厂中通常用4～10℃冷藏新鲜果蔬，以便延长货架期和避免细菌（如Ecc和Ech）和酵母软腐败。但在这个温度范围中Eca与解果胶荧光假单胞菌还是会引起腐败。

梭状芽孢杆菌是严格的厌氧菌，解果胶荧光假单胞菌（某些反硝化菌除外）是严格的需氧菌，如果减少氧气量，欧文菌及梭菌会加剧马铃薯腐烂，降低氧气浓度或提高二氧化碳浓度都会抑制解果胶荧光假单胞菌的生长，减弱它们对新鲜果蔬的破坏能力。

3. 潜伏侵染与内化　正常果蔬中有时因为细菌的内化可能会有软腐败欧文菌、假单胞菌和沙雷菌等微生物。但一般认为这些细菌是以共生和静息态存在于果蔬中的，只有去除胁迫后才能变活跃，大多数果蔬腐烂都是软腐微生物的外部侵染，只有少数是由果蔬内部细菌活动造成。在进行细菌浸渍接种时，当细菌悬浮液的温度低于果蔬时，人病原菌包括大肠杆菌O157：H7和沙门菌都可以渗透到苹果、橘子、番茄和生菜中。表面清洗和杀菌处理是不能完全抑制内在细菌和粘在完整或损伤水果表面上的细菌的。

（四）新鲜果蔬上软腐微生物与人病原菌的相互作用

大肠杆菌O157：H7、单增李斯特菌等人肠道病原菌能在果蔬中存活甚至在较长一段时间内还能生长繁殖。病原菌的存活与生长受果蔬本身菌群和贮藏条件的影响。腐烂与腐生微生物对新鲜果蔬上人病原菌繁殖的影响可能是协同也可能是拮抗，主要取决于病原菌类型、果蔬类型和果蔬贮藏条件。

1. 协同相互作用　相对于健康组织，腐败植物组织更容易感染沙门氏菌。当马铃薯和胡萝卜切片上同时接种软腐细菌和沙门氏菌时，沙门氏菌数量会增加5～10倍。Carlin等（1995）报道菊苣叶上李斯特菌的数量与软腐菌规模呈正相关。软腐果蔬上真菌和霉菌的生长会加深沙门菌的污染程度，在真菌型软腐果蔬中沙门菌的可能性是健康果蔬组织的3倍。由于软腐组织中感染真菌种类而引起组织pH值变化，这种变化对新鲜果蔬中病原菌的存活发挥了重要作用。

2. 拮抗作用　和协同作用相反，新鲜果蔬上的病原菌会受采后腐败菌的抑制，如马铃薯切片、菠菜，由于受到各类荧光假单胞菌的抑制，病原菌的数量会显著下降。

相对于沙门氏菌或大肠杆菌O157：H7，单增李斯特菌对新鲜果蔬表面存在的天然抑制剂具有更大的敏感性。除了拮抗性腐生微生物，采后腐败微生物包括荧光假单胞菌和扩展青霉感染也会抑制包括大肠杆菌O157：H7和沙门氏菌在内的人病原菌的生长。因此，将果蔬中的天然微生物（包括细菌型和真菌型软腐微生物）清除会造成一个竞争性更低的环境，从而促进新鲜果蔬上人病原菌的增殖。

（五）亚硝酸盐引起的危害及预防

亚硝酸盐是一种白色或淡黄色结晶，和硝酸盐一样属于生理毒性盐类，可引起甲状腺肿大、维生素A缺乏症和致癌等。人摄入0.2～0.5g引起中毒。一般情况下，蔬菜、水果中硝酸盐与亚硝酸盐含量很少，但在生长时遇到干旱或采摘后不恰当地存放、贮藏和腌制蔬菜时，硝酸盐和亚硝酸盐含量增加，对人体产生不利影响。

施用硝态化肥过多，会使蔬菜中硝酸盐含量增加，在体内还原成亚硝酸盐；蔬菜腐烂极易形成亚硝酸盐；新鲜蔬菜在高温潮湿条件下易形成亚硝酸盐；熟菜盛放在不干净容器中过久，在细菌等的作用下亦会产生亚硝酸盐；腌菜时放盐过少，腌制时间过短，也会产生亚硝酸盐，有的地区水质中含亚硝酸盐高，用这种水煮菜也会引起亚硝酸盐中毒。

1. 亚硝酸盐中毒临床症状　发病急，潜伏期为十几分钟或 1 ~ 3h。主要表现为高铁血红蛋白含量过高引起的缺氧症状，嘴唇发绀，随后舌头、指头发绀，重者面部及全身皮肤青紫，病人头昏、头痛、呼吸急促、心跳加快、乏力，严重时出现昏迷、抽筋、大小便失禁、呼吸困难而致死。

2. 预防亚硝酸盐中毒　不吃腐烂的蔬菜；不吃存放很久的熟菜；腌菜时间应超过 1 个月方可食用；注意盛菜容器的卫生；不用苦井水。

七、蔬菜中的非法添加物

（一）毒豆芽

近年来与豆芽有关的一系列食品安全报道层出不穷。2009 年 1 1 月，长春某媒体报道，市场上发现个头均匀，颜色白净，绝大多数没有根须的毒豆芽。业内人士称，每天至少有数万斤毒豆芽流入长春各个农贸市场。此后，沈阳、兰州、郑州等多个城市也陆续有相关报道。

毒豆芽是黑心商贩非法使用国家明令禁止的非法添加物，如 6 - 苄氨基腺嘌呤、豆芽速长剂、必克斑一号、保险粉、尿素、无根剂、恩诺沙星、除草剂等。使用这些添加剂后豆芽在生长过程中不会腐烂，且感官效果极佳，但会对消费者的身体造成极大伤害。

豆芽在生长过程中是不允许使用任何添加剂的。加入尿素和 6 - 苄氨基腺嘌呤（一种激素）可使豆芽长得又粗又长，而且可以缩短生产周期，增加黄豆的发芽率。但人食入后，会在体内产生亚硝酸盐，长期食用可致癌。

保险粉，又叫连二亚硫酸钠，是一种工业上经常使用的漂白剂，也能运用于食品工业中。在 GB 2760《食品添加剂使用标准》中规定，它用于果干、蜜饯、粉丝等干货上，不能用于豆芽等新鲜的蔬菜上，所以黑作坊用它来漂白豆芽是违法的。

除草剂具有很强的毒性，不仅能抑制植物正常生长，促进植物发生畸形，只长茎，不长根和头，还会破会蛋白质、维生素、矿物质等营养素。人吃了含有除草剂催发的豆芽菜，其便会抑制人体各种细胞生长。经常吃这样的豆芽，会导致组织变异，使某些细胞发生突变而逐渐衍变为癌细胞。

（二）漂白藕

保险粉不仅被有些黑心商贩用来漂白豆芽，有时还被又来漂白鲜藕片、土豆片。

很多天然果蔬食物中含有多酚类和氧化酶类物质。这些食品的切口曝露在空气中的时候，多酚、氧化酶和氧气三者相遇，就会发生褐变反应。这是很正常的事情，但进入超市会影响卖相，所以食品漂白也就应运而生。如果用的是食品级的保险粉，规范使用，对人体健康影响不大，但如果用的是工业级漂白剂，其中的重金属残留，会对人体造成伤害。

八、污水灌溉的卫生问题

（一）污水灌溉的现状

果蔬的生长离不开水，水质污染后直接影响蔬菜生长发育和蔬菜生产。果蔬灌溉用水主要依靠河流、湖泊、池塘、水库和井水等，目前我国水质污染严重，影响到果蔬的生产。全国七大水系普遍受到污染，全国80%的水域、50%的地下水、90%以上的城市水源受到不同程度的污染。河流城市段87%左右河段受污染，其中16%为严重污染、11%为重度污染，均属有机型污染，主要污染物为油类、氨氮和挥发酚以及重金属与汞。全国五大淡水湖污染严重，其他湖泊和水库普遍受到总磷、总氮的污染，富营养化危害严重，有机物的污染面广，个别出现重金属污染。

（二）果树种植地水体污染的主要来源

一方面是城市“三废”和工业废水的排放，另一方面是土壤中残留的农药和肥料中的有害成分，亦会通过地表径流和地下水造成水体污染。

水体污染物质种类很多，可分为物理、化学和生物等方面的污染物。其中化学污染物质包括重金属、有毒有机物质、农药以及其他有毒元素、有毒合成物质和病原菌。毒物可通过蔬菜进入人体产生危害。据调查，我国平均每人每天摄入铅86.3μg，其中23.7%来自蔬菜；平均每人每天摄入镉13.8μg，其中23.9%来自蔬菜，2.9%来自水果。

（三）水质污染对果蔬的危害

一是直接危害，即污水中的沥青、油、各种悬浮物，酸、碱物质，直接黏附在蔬菜器官组织上造成直接危害；二是有毒物质被植物吸收，进入体内造成危害，并通过食物链危害人畜。

污水灌溉常造成土壤和果蔬中酚的累积与危害，污水中氰化物和苯化物的污染与危害亦很大，加之污水中致病微生物都是造成果蔬污染的重要污染源。

九、施用农药的卫生要求

（一）农药残留

蔬菜和水果施用农药较多，其农药残留较严重。果蔬施用农药后，除部分约占10%被作物吸收或残留在植株表面外，多数都散落在农田，残留在土壤中，有些还漂移在空气中，有些被雨水或灌溉水冲至水域造成再度污染。

进入农作物体内的农药，部分受外界环境的影响或在植物体的作用下会降解，但有机氯、有机磷和有机汞等农药，仍能长期存在，形成农药的残留污染。农药的残留污染与农药的种类（性质、品种、加工剂型）、施药方式方法、作物种类以及同一作物不同的受药部位都有关。一般内吸性农药引起的污染严重，尤其是性质稳定的内吸剂如氟乙酰胺和消失缓慢的内转毒性内吸剂如乙拌磷、内吸磷等，进入植物体内的中间代谢产物仍具毒性，所造成的农药残留污染更加严重，因此，这类农药国家禁止在蔬菜等作物上应用。

对硫磷、甲基对硫磷等是穿透性很强的有机磷农药，其残留污染具有一定的深远性，可穿透至植物体的组织内部，并经过较长时间尚余残留。不同加工剂型其残留污染大小不一，如乳油比可湿性粉剂的穿透力大，残留时间长，粉剂对硫磷在土壤中消失一半剂量的时间

（半衰期）仅6d，而活性炭颗粒剂在土壤中的半衰期长达72d。

（二）果蔬对农药的吸收率

不同作物对不同种类的农药吸收程度大小不同，污染亦不同。如萝卜对六六六的吸收率为0.15%～1.5%，而对环氧七氯的吸收率却高达36.8%；茄子对各种六六六的异构体基本不能吸收；胡萝卜则容易吸收六六六。一般番茄、茄子、甜椒、包菜、白菜及多数根菜类、茎菜类、薯芋类蔬菜对农药吸收多，而叶菜类、豆类的豆荚，对农药的吸收率低。

由于有机磷农药使用较早也较普遍，大面积生产中以使用有机磷农药为主，因此有机磷农药残留与危害较多。早期高效高毒的有机磷农药如对硫磷、甲拌磷、内吸磷等已禁止在蔬菜上使用，但部分蔬菜中仍可检出对硫磷（1.70μg/kg），显然这是违反《农药安全使用规定》，滥用高毒农药所致。目前允许使用的均是低毒、低残留农药，如倍硫磷、马拉硫磷、乐果、敌百虫、敌敌畏、杀螟硫磷等。有机磷污染果蔬后经7～10d大致可消失一半，低毒低残留品种，在植物性食物中经数天至2周～3周可全部降解。当作物含水量大，外界温度高时分解快，残留少。有机磷农药在蔬菜上主要残留于外皮，经洗涤或浸泡等处理，可大大减少残留。

（三）有机磷农药的中毒症状

有机磷化合物为神经性毒物，中毒症状为头晕、头痛、恶心、呕吐、出汗、流涎、痉挛、呼吸有大蒜味，重者惊厥、昏迷，因肺水肿、呼吸麻痹或循环衰竭导致死亡。

（四）控制果蔬中农药残留的措施

蔬菜的特点是生长期短，植株的大部分或全部均可食用而且无明显成熟期，有的蔬菜自幼苗期即可食用；另外，一部分水果食用前无法去皮。因此应严格控制蔬菜水果中的农药残留。具体措施如下。

（1）应严格遵守并执行有关农药安全使用规定，高毒农药不准用于蔬菜、水果，如甲胺磷、对硫磷等。

（2）控制农药的使用剂量，根据农药的毒性和残效期来确定对农作物使用的次数、剂量和安全间隔期（即最后一次施药距收货的天数）。如40%的乐果乳剂以每亩100g、800倍稀释喷洒大白菜和黄瓜时，其安全间隔期分别不少于10d和2d。此外，过量施用含氮化肥，且不应使用硝基氮化肥进行叶面喷肥。

（3）制定农药在蔬菜和水果中最大残留限量标准，如我国规定敌敌畏在蔬菜水果中最大残留限量为0.2mg/kg（《食品中敌敌畏、乐果、马拉硫磷、对硫磷最大残留限量标准》GB 5127－1998）。

（4）应慎重使用激素类农药。

十、果蔬加工、贮存、运输中的卫生要求

（一）果蔬加工的卫生要求

果蔬在加工前要进行分选、洗涤、去皮、修整、热烫、抽空等工艺过程。

1. 原料的分选和洗涤　分选的目的在于剔除腐烂变质的原料，并按质分级。洗涤的目的是为除去果蔬表面的尘土、泥沙、部分微生物、可能残留的化学药品。

原料的洗涤完善，对于减少附着于原料表面的微生物，特别是耐热性芽孢，具有十分重

要的意义。凡喷过农药的果蔬，应先用稀盐酸浸泡后，再用清水洗净。

2. 原料的去皮和休整　原料的去皮与休整能保证良好的卫生品质。果蔬是农药污染的常见食品，其不同部位农药残留量不一，一般来说农药（特别是有机氯和有机磷农药）多集中在果皮。但也有相反的，如氨基甲酸酯类农药西维因在苹果上的残留量，果皮只有22%，而果肉却占78%。

去皮的方法很多，常用的有热力去皮法，用高压蒸气或开水短时间加热，使果蔬表皮突然受热松软，与内部组织脱离，然后迅速冷却去皮。化学去皮法常用的药品是氢氧化钠或氢氧化钾或两者混合的热溶液。用碱液处理后，再用清水冲洗残留的碱液，并擦去皮屑。果蔬因种类不同，成熟度各异，去皮时所用的碱液的浓度、温度和时间也不一样。

去皮的果蔬除了防止农药污染外，还可以防止食物中毒。

3. 原料的热处理　原料热处理是将果蔬原料放入沸水或蒸汽中进行短时间的加热处理。热处理的温度与时间应根据品种、工艺要求而定，一般温度在90℃左右热烫2～5min。通过热处理后可以改善风味与组织，稳定色泽，破坏酶的活性。热处理后应及时冷却、装罐、抽空、封口，以确保良好的品质，可以减少污染的机会。

4. 设备卫生　食品加工过程中，食品与设备接触的每一部分都是微生物污染的潜在来源。当水果和蔬菜碎片积聚在设备上时，这些部分就有可能成为产生大量细菌的污染源，最常见的是果蔬加工厂的“机器霉”，这种霉菌的存在是食品工厂不卫生的表现。另外，在生产过程中发现的嗜热性平酸菌最重要的污染来源是在加热的设备中生长的，例如热烫机、搅拌机等。因此，对于污染源的控制依赖于正确的工艺设备的设计和操作，伴以充足而有效的清洁卫生方法。

（二）果蔬贮藏中的卫生要求

1. 化学防治　使用杀菌剂杀死或抑制病原菌，对未发病产品进行保护或对已发病产品进行治疗。利用植物生长调节剂和其他化学物质，提高果蔬抗病能力，防止和减轻病虫害。化学防治要掌握病害侵入的关键时期，如许多果实产生褐腐病、黑腐病、酸腐病等都是进入成熟期才侵染发病的，防治的关键时机是果实的着色期。对于贮藏期侵入的病害，则应采用喷药与采后浸药相结合以降低带菌量。利用防腐剂抑制或杀灭病原菌一般要求采后2d之内进行处理，处理的浓度应使其农药的残留保持在许可范围以下。防霉剂、杀虫剂、生长调节剂等化学制剂在蔬菜、水果贮藏中的应用越来越广泛，可延长贮藏期限并提高保藏效果，但同时也增加了污染食品的机会。

2. 物理防治

（1）控制温度

a. 利用适宜的低温防病：蔬菜、水果含水分多、组织嫩脆、易损伤和腐败变质，因此贮藏的关键是保持蔬菜、水果的新鲜度。贮藏条件应根据蔬菜、水果的种类和品种特点而异。一般保存蔬菜、水果的适宜温度是0℃左右，此温度既能抑制微生物生长繁殖，又能防止蔬菜、水果间隙结冰，避免在冰融时因水分溢出而造成蔬菜水果的腐败。蔬菜水果大量上市时可用冷藏或速冻的方法。

b. 采后热处理控制果蔬病害：采后热处理是利用热蒸汽或热水对果蔬进行短时间处理，为杀死或抑制病原菌及潜伏在表皮下的病原菌而采取的一种控制采后病害的办法。这种方法对于低温下易受冷害的热带、亚热带果蔬（如芒果、番木瓜、番茄）效果较好。

（2）控制湿度：高湿有利于病菌孢子萌发、繁殖和传播，如果发生结露现象，腐烂更为严重。所以，入贮的果蔬不宜在雨天或雨后采收，若用药剂浸果，必须在晾干后方可包装入库。贮藏时在控制湿度的同时还要注意温度，以免因温度上下波动过大而造成结露现象。

（3）控制 O_2 和 CO_2 气体浓度：在许多种果蔬的贮存中，通过降低 O_2 浓度和增加 CO_2 浓度，可以获得比单纯降温和调湿更佳的贮藏保鲜效果。抑制果蔬的呼吸作用，延缓成熟衰老变化，而且对病原微生物的侵染也有一定的抑制效果。

（4）辐射防腐：通常利用 ^{60}Co 等放射性同位素产生的 γ 射线对贮藏前的果蔬进行照射，以达到防腐保鲜的目的，采用 $^{60}Co-\gamma$ 射线辐照洋葱、土豆、苹果、草莓等可延长其保藏期。

（5）紫外线防腐：低剂量的短波紫外线与激素、化学抑制剂和物理刺激因子一样，可诱导植物组织产生抗性。

（6）臭氧防腐：果蔬在贮藏保鲜过程中由于呼吸代谢活动会不断产生大量催熟剂乙烯，会加速果蔬的后熟及老化。在臭氧的作用下，细菌和霉菌的数目大大减少，果实的腐烂率也降低了。在果蔬贮运中，间断应用臭氧浓度不超过 $4.0mg/m^3$，对果蔬没有任何伤害，其产品保鲜期普遍延长 1～2 倍，货架期也可延长 1 倍以上。

3. 生物防治　生物防治就是利用有益生物及其代谢产物防治植物病害的方法。该方法有不污染环境、无农药残留、不破坏生态平衡等特点。

（1）利用拮抗微生物防腐：环境中和果蔬表面存在天然拮抗菌。拮抗微生物可产生抗菌素，直接作用于病原菌。有些拮抗微生物可与病原微生物在营养及空间方面产生竞争。也有一些拮抗菌能诱导与抗病性有关的酚类物质、植保素和木质素，导致抗病性的增强。

（2）利用其他病原菌：利用低致病力的病原菌或无致病力的病原菌的近种，或无致病力的其他腐生菌，预先接种或混合接种在果蔬上，诱发果蔬对病菌的抗病性。

（三）果蔬运输中的卫生问题

运输是蔬菜、水果从农田到餐桌的重要环节，在运输过程中的每一环节都必须采取有效措施，防止食品在运输过程中受到二次污染。食品用具、容器、包装材料、运输工具等用具设备要符合国家卫生标准及有关规定，不得与有毒、有害、有异味或影响产品质量的物品混装运输，避免日晒、雨淋。

运输对果蔬质量的影响如下：

（1）物理损伤：运输中果蔬遭受物理损伤对质量影响很大。其主要原因是不良操作、超载、堆垛安排不当等。不良操作是引起水果质量损伤的一个主要因素。虽然包装对缓解运输中食品遭受物理损伤的程度有很大帮助，但仍不能防止运输中不良操作的影响。绝大多数果蔬含水量可达65%～96%，属于鲜嫩易腐性产品，如果在运输装卸操作中不注意轻装倾卸就会遭受破损，不宜贮藏。

超载是我国运输中一个普遍的问题，容易对果蔬造成损伤。运输中码货安排也十分重要，即便货物没有超载，也必须小心地将一车水果有秩序地堆好、码好，最大限度地保护好。包装之间靠紧，运输中包装物间就不会有太大的晃动。包装要放满整个车的底部，以保证货物中的静压分布均匀。码垛不要超出车边缘。

（2）聚热：防止聚热的主要方法是加强通风，在堆放包装件时，使各包装之间空气可以自由流动，特别要注意利用运输工具行驶时产生的空气流动，使空气流过货堆甚至流过包装件内部。在高温季节，还要注意遮盖货物，使阳光不能直接照射在食品上。但是，遮盖物的放置要使货物前后通风道不被挡住。

(3) 失水：水果保鲜在很大程度上可以说是保持水分。水果采收后由于呼吸代谢，运输期间发生失水现象是不可避免的。一般情况下，果蔬失水5%就出现萎蔫和皱缩。失水会影响果蔬的口感、脆度、颜色和风味。控制运输中水果失水的方法如下。

a. 运输中减少空气在产品周围的流动，这是影响失水速率的一个重要因素，空气在水果表面流动得越快，水果的失水速率就越大。这点与加强空气运动防止聚热相冲突，可以利用遮阳物或增加空气的相对湿度进行调节。高湿度对霉菌生长有利，需要配合使用杀菌剂。

b. 适当加强运输中水果的湿度控制：在炎热环境中防止水果失水，可通过向水果上适当淋水解决。

c. 选对包装：包装对水蒸气的渗透性以及封装的密集度决定包装降低失水速率的程度。聚乙烯薄膜等材料与纸板盒纤维板比较，前者允许水蒸气通过的比例比较低，但是，有纸箱或纸袋包装同无包装的散装食品比较，也能大大减少失水量。

(葛丽雅)

第九节　果蔬加工品的卫生

一、干菜

干菜、干果是一类以新鲜果蔬为原料经干燥脱水等工艺加工而成的食品。果蔬干制是延长果蔬货架供应期的一种加工方法，目的是减少其水分含量，将可溶性物质的浓度提高到微生物不能利用的程度。除了传统土特产品外，还包括利用现代工艺生产的适应不同烹调要求、食用方式的新品种，如各种果蔬块状、片状、颗粒状、粉状干制食品。

(一) 果蔬中的水分活度与保藏性

1. 水分活度与微生物的关系　微生物的生命活动离不开水，果蔬中的水含量是决定微生物能否在其上生长的决定因素，但决定性的因素并不是其水分总量，而是有效水分含量。

(1) 微生物所能忍受的水分活度：在不同的水分活度下微生物的生长发育存在明显差异。每种微生物都有其最适和最低的水分活度，它们取决于微生物的种类、食品的种类、温度、pH值以及是否存在湿润剂等因素。大多数重要的食品腐败细菌生长所需的最低水分活度都大于0.9。与细菌和酵母菌相比，霉菌能够忍受更低的水分活度，因而是干制品中常见的腐败菌。

(2) 水分活度对微生物的影响：微生物的耐热性与其所处环境的水分活度有一定的关系。将嗜热脂肪芽孢杆菌的冻结干燥芽孢放在不同的相对湿度下的空气中加热，其耐热性在水分活度0.2~0.4为最高，0.4~0.8的区间内随水分活度的降低逐渐增大，但在水分活度0.8~1.0时耐热性随水分活度的减少而降低。另外，霉菌孢子的耐热性随水分活度的降低而增大。

环境因素中各种营养成分、pH值、氧气分压、二氧化碳浓度、温度和抑制物浓度等值越高，微生物生长的最低水分活度值愈高，反之亦然。大多数果蔬的水分活度都在0.99以上，所以各种微生物都有可能导致果蔬的腐败。一般认为当水分活度降到0.6以下时，任何微生物都不能生长。

食品中存在的腐败菌和产毒菌有相当一部分是芽孢形成菌，而芽孢的形成一般需要比营养细胞发育更高的水分活度。例如，用蔗糖和食盐来调节培养基的水分活度时，要想让芽孢杆菌发育的最低水分活度约为0.96，而要形成完全芽孢，在相同的培养基中，其水分活度要高于0.98。产毒菌的毒素产生量随水分活度的降低而减少。当水分活度低于某个值时，尽管它们的生长并没有受到很大影响，但毒素的产生量却急剧下降，甚至不产毒素。但是，若在干制前已经产生毒素，那么干制将难以破坏这些毒素。

影响干制品贮藏过程中微生物活度的因素有物料中微生物的品种和数量、水分活度、包装、储藏条件（如湿度、温度）等。当水分活度下降到0.75时，任何致病菌都无法生长及产生毒素，物料的腐败变质也显著减慢，甚至在较长时间内不发生变质。若将水分活度降低到0.65，可生长的微生物极少，因而产品的贮藏期可长达1.5～2年。

因此，降低水分活度可有效抑制微生物的生长，也可使其耐热性增大。干燥过程并不能全部杀死微生物，干燥完毕后微生物就处于完全或半抑制状态（称休眠状态）。干制品并非无菌，遇到温暖潮湿气候，也会腐败变质。因此，干燥前必须进行微生物数量的控制。物料若有病原菌污染或导致人体疾病的寄生虫存在时，应在干燥前设法将其杀死。

2. 水分活度与酶的关系　酶是引起果蔬变质的主要因素之一。酶活性与很多条件有关，如温度、水分活度、pH值、底物浓度能，其中水分活度的影响非常显著。当物料中含有较多水分时，酶可借助溶剂水与底物充分接触，从而具有较高的活性，酶反应速度随水分活度的增加而增大。影响果蔬中酶稳定性的因素有水分、温度、pH值、离子强度、营养成分、贮藏时间及酶抑制剂或激活剂等。

每一种酶都存在一个最小水分活度，比如多酚氧化酶引起儿茶酚的褐变，反应体系的最小水分活度为0.25。若水分活度低于0.25，褐变反应就不会发生。酶起作用的最低水分活度还与酶的种类有关。此外，酶的热稳定性与水分活度也有一定的关系。酶在较高水分活度环境中更容易发生热失活。一般脱水物料在干燥加工中酶并未完全失活，这是脱水果蔬在储藏过程中质量变化的重要原因。

水分减少，酶的活性下降，但酶与基质的浓度同时增加，酶促反应又有加速的可能。所以干制品吸湿回潮后，酶的活动可能引起果蔬品质恶化或变质。当水分含量降至1%以下时，酶的活性可被完全钝化。一般脱水蔬菜最终残留水分5%～10%，相当于水分活度0.10～0.35，而多数脱水干燥水果安全水分在15%～25%，水分活度为0.60～0.65。个别品种如柿饼可高达35%。蔬菜除甜瓜、胡萝卜、马铃薯、甘薯等干制品略高外其他则应低于6%。果蔬汁干粉通常需将水分含量降至3%～4%以下。为保证产品质量要求，完全依靠降低水分来达到使酶失活是很困难的，一般在干制前采用湿热或化学钝化，如用预煮、漂烫、二氧化硫等处理。这些方法不仅可使酶失活，而且还可起到杀灭或抑制微生物、寄生虫卵的作用。

（二）蔬菜干制品违法添加硫酸铜问题

使用硫酸铜的蔬菜干制品一般都是绿色蔬菜，之所以被使用有以下两方面的原因：一是用于蔬菜的护绿，因为叶绿素在蔬菜干制时会失去大部分绿色，利用铜离子来取代叶绿素中的镁离子，就可以使已经发黄的干菜重现绿色；二是用于干菜的杀虫，因为硫酸铜有良好的杀虫作用，可防止干菜在贮藏过程中生虫。于是不法分子将硫酸铜添加使用于蕨菜、青豆、豆角等蔬菜的干制过程中。

硫酸铜在蔬菜干制品中使用是不允许的。因为硫酸铜中的铜是重金属，过量摄入则会中毒。硫酸铜对胃肠道有强烈的刺激作用，误服会引起恶心、呕吐，对眼和皮肤也有刺激性。铜中毒可能会引起坏死性肝炎和溶血性贫血，急性铜中毒者可能会出现呕吐、腹泻、黑便等症状，严重者会导致肾衰竭而死亡。另外，经检验证明，复绿的海带中基本不含碘，营养大打折扣，海带中的甘露醇含量也大大降低。

（三）果蔬干制的分类

干菜、干果因为生产工艺可分为自然干制和人工干制两类。

1. 自然干制　自然干制包括晒干、风干、阴干等利用自然环境条件干燥食品的方法。我国许多著名的土特产品，如红枣、柿饼、葡萄干、香菇、金针菜、笋片、萝卜干、梅菜等均为自然干制法生产。自然干制法所需时间与食物种类和气候条件有关，短者需 10 余天，长着达 3 周 ~4 周。在干制期间易因阴雨天气而发生腐烂变质，且易遭受蝇、蛾类及鼠类侵害。因此自然干制要求场地向阳、通风并最好有一定坡度。场地还应远距厩棚、厕所、粪池和污水坑。自然干制应有悬挂架或透气的晒盘、晒席、应急防雨、防鼠、防尘设施。

2. 人工干制　人工干制是在常压下利用各种热传导方式或在减压下利用水沸点降低、水晶体升华加速水分蒸发达到干制目的的加工方法，包括热空气对流干燥、滚筒干燥、远红外线微波干燥、真空干燥、冷冻干燥等新工艺、新技术。

（四）干菜、干果包装贮藏的卫生管理

干菜、干果的耐藏性主要取决于环境中的相对湿度。当干制品的水分低于环境温度及相对湿度所对应的平衡水分时，干制品就会从环境中吸收水分，湿度相差越大，吸收水分越多，直至达到平衡水分为止。此时环境的相对湿度若以小数表示就是该食品的水分活度。食品的水分活度在 0.65 以下时，几乎所有的微生物的生长都受抑制。因此，干菜、干果最好贮藏在相对湿度在 65% 以下的环境中。实际上，若能在这样的环境条件下，采用不透气的塑料 - 金属（通常为铝箔）复合膜密封包装，就可以不受环境限制，保持长久不变质。

（五）水果干制品卫生要求

1. 感官要求

（1）外观：整齐、均匀、无碎屑、无虫蛀、无霉变、无杂质。片状干制品要求片型完整，片厚均匀；块状干制品要求大小均匀，形状规则；粉状产品要求粉体细腻，颗粒均匀，不黏结。

（2）色泽：应具有与其原料相应的色泽。

（3）滋味及气味：具有该产品应有的滋味及气味，无异味。

2. 理化指标　酸价[a]（以脂肪计）≤5.0mg/g，过氧化值[a]≤0.25g/100g，铅≤1.0mg/kg，总砷≤0.5mg/kg，总汞≤0.1mg/kg，镉≤0.5mg/kg，六六六≤0.05mg/kg，滴滴涕≤0.05mg/kg，展青霉素（苹果、山楂制品）≤50μg/kg。其中带 a 上标的指标适用于油炸工艺产品。

3. 微生物指标　菌落总数≤1 000CFU/g，大肠菌群≤30MPN/100g，葡萄干霉菌≤5 000CFU/g，其他水果≤50CFU/g，致病菌（沙门氏菌、志贺氏菌、金黄色葡萄球菌、溶血性链球菌）不得检出。

（六）蔬菜干制品卫生要求

1. 感官要求　同水果干制品卫生要求。

2. 理化指标　酸价[a]（以脂肪计）≤5.0mg/g，过氧化值[a]≤0.25g/100g，铅≤1.0mg/kg，总砷≤0.5mg/kg，总汞≤0.1mg/kg，镉≤0.5mg/kg，六六六≤0.1mg/kg，滴滴涕≤0.1mg/kg，亚硝酸盐≤4mg/kg，氯菊酯≤4mg/kg。其中带 a 上标的指标适用于油炸工艺产品。

3. 微生物指标　脱水蔬菜菌落总数≤100 000CFU/g，其他蔬菜菌落总数≤1 000CFU/g。脱水蔬菜大肠菌群≤300MPN/100g，其他蔬菜大肠菌群≤30MPN/100g。致病菌（沙门氏菌、志贺氏菌、金黄色葡萄球菌）不得检出。

二、蔬菜腌制品

蔬菜腌制是利用食盐以及其他物质添加渗入到蔬菜组织内，降低水分活度，提高结合水含量及渗透压或脱水等作用，有选择地控制有益微生物活动和发酵，抑制腐败菌的生长，从而防止蔬菜变质，保持其食用品质的一种方法。

（一）蔬菜腌制品的分类

蔬菜腌制品按所用的材料、腌制的过程和成品的状态，可以分为两大类，即发酵性腌制品和非发酵性腌制品。发酵性腌制品如酸菜、泡菜等，非发酵性腌制品如咸菜、酱菜等。

1. 非发酵性腌制品　该类腌制品的特点是腌制时所用食盐浓度较大，腌制过程中的发酵作用不显著，产品的含酸量很低，但含盐量较高，通常感觉不出产品有酸味。这类产品可划分以下几类。

（1）咸菜类

a. 湿态腌咸菜：该类产品制成后，菜与腌渍液不分开。普通的腌菜都属于此类，如腌雪里蕻。

b. 半干态腌咸菜：该类产品制成后，菜与腌渍液分开，但产品含水量仍较高，产品表面潮润，如榨菜。

c. 干态腌咸菜：该类产品腌制后，一般要经过干燥处理，产品含水量相对较低，产品表面干燥，如萧山萝卜干。

（2）酱渍菜类：这类产品的特点是先将原料进行盐腌，制成半成品，再将半成品浸入酱或酱油而成，产品具有浓郁的酱香味。它又可以分为以下两类。

a. 咸味酱菜：原料腌制后用咸酱酱渍而成，如普通的酱菜。

b. 甜味酱菜：原料腌制后用甜酱或酱油加糖酱渍而成，产品甜味突出，如甜酱黄瓜。

（3）糖醋渍菜类：该类产品一般是先将蔬菜制成咸坯，再用糖和食醋进行浸渍或调味而成，如糖醋大蒜。

（4）糟、糠渍菜类：将原料腌制后，再用酒糟、米糠等进行处理，使产品具有糟、糠的特有风味，如糟萝卜。

2. 发酵性腌制　该类产品的特点是在腌制时用盐量较少或不用盐，腌渍过程中有比较旺盛的乳酸发酵现象，同时还伴随有微弱的酒精发酵与醋酸发酵，利用发酵所产生的乳酸与加入的食盐、香料、调味料等的防腐作用使产品得以保藏，并增进其风味。根据腌渍方法和成品状态不同又分为下列两种类型。

（1）湿态发酵腌制品：用低浓度的食盐溶液浸泡蔬菜或用清水发酵白菜而制成的一类带酸味的蔬菜腌制品，如泡菜、酸白菜等。

（2）半干态发酵腌渍品：先将菜体经风干或人工脱去部分水分，然后再行盐腌，让其自然发酵后熟而成的一类蔬菜腌制品，如半干态发酵酸菜等。

（二）蔬菜腌制品中的问题及对策

1. 有害的发酵及腐败生霉　在蔬菜腌制过程中，有害微生物的作用会使腌制品出现长膜、生霉与腐败等现象，使腌制品品质降低或完全腐败。

（1）丁酸发酵：丁酸发酵是由于丁酸菌类引起的。丁酸菌是一类专性厌氧菌，在弱酸性条件下生活，最适生长温度为35℃左右。它们在蔬菜腌制过程中利用糖与乳酸进行发酵，生成丁酸。丁酸具有强烈的令人不愉快气味，对蔬菜腌制品无保护作用，同时又消耗糖和乳酸，降低了腌渍品的品质。但微弱地丁酸发酵不会对产品有什么影响。

（2）有害的酵母作用：腌制品发黏现象是由于某些酵母菌的活度造成的。这些酵母广泛分布在空气中，属于好气性微生物，抗盐能力很强。有害酵母菌中，最主要的是醭酵母和红色酵母等。醭酵母虽然没有发酵能力，但能消耗酒精、糖分、氨基酸，并能产生果胶酶类，分解植物细胞壁的果胶质，使腌制品的组织软化，失去脆嫩的特性。红色酵母能够使淡色腌制品变成红色，有损产品色泽。由于此类酵母都是好气性的，所以在腌制品的表面容易引起它们的侵染。

由于它们耐盐能力较强，不能以单纯提高盐液浓度来抑制其生长。根据其好气性的特点，将产品全部浸入腌汁中，使之与空气隔绝，即能抑制这类好气性的有害酵母的生长。

（3）霉菌的作用：有些霉菌如青霉、曲霉、毛霉等，会使盐液表面和菜缸的上层出现霉层。霉菌也能迅速分解乳酸，使腌制品风味变劣，降低保藏性。霉菌还能分泌出分解果胶物质的酶类，使制品失去脆性且组织变软。对于这类抗盐能力强、好气性霉菌的预防措施，主要是对生产工具和容器进行消毒，将产品装实、盖严，上面撒上盖面盐，以减少容器中空气的容量。

（4）腐败细菌的作用：腐败细菌能分解蔬菜组织中的蛋白质及其他含氮物质，通过一系列变化生成吲哚、甲基吲哚、硫化氢等，使腌制品产生恶臭味，有时还生成一些有毒物质，影响人体健康。在蔬菜腌制中只要严守操作规程，加强卫生管理，保证一定量的食盐浓度，就能防止上述现象的发生。

2. 亚硝酸盐问题　腌制品中亚硝酸盐含量是一个重要的卫生问题。腌制品中硝酸盐和亚硝酸盐的含量过高，对人体的健康极为不利。硝酸盐在人体中被还原成亚硝酸盐，亚硝酸盐不仅本身是一种对人体有害的物质，会引起高铁血红蛋白症，而且与仲胺在一定条件下会生成强致癌物质——亚硝胺。

腌制品中的胺类物质来自蔬菜中的蛋白质。蛋白质在蛋白质水解酶或微生物分泌酶类的作用下会降解为氨基酸，氨基酸再进一步脱羧分解就成为胺类物质。亚硝酸盐和亚硝胺虽然会对人体健康造成很大威胁，但是在腌制过程中只要注意以下问题，就可大大降低亚硝酸盐含量，亚硝胺也难以形成。酱腌菜中亚硝酸盐含量的多少随腌制时间而变化。此外，亚硝酸盐含量还与蔬菜产地、品种、维生素 C 含量及腌制的条件有关，根茎类、盐碱地区、温度过高以及有腐败菌污染时，NO^{2-}含量高。富含维生素C的蔬菜在腌制过程中，维生素C能还原NO^{2-}为NO。亚硝酸盐的预防如下。

（1）腌制的原料必须选用新鲜成熟的蔬菜，对那些已经发黄的叶菜不宜使用，因为这些蔬菜亚硝酸盐含量较高。蔬菜在腌制前经过水洗、晾晒可减少亚硝酸盐含量。如选用已含亚硝酸盐的大白菜，晾晒三天后，亚硝酸盐几乎完全消失。

（2）腌制用水和原料、用具、容器的洗涤用水，必须符合饮用水的卫生要求，不能含有亚硝酸盐。

（3）严格控制腌制蔬菜液表面生霉点。腌制蔬菜时，要使腌液表面不生霉点，就要采取严格防霉措施，如腌菜不要露出腌液面，尽量少接触空气，取菜时用清洁的专用工具。

（4）使腌制品度过亚硝酸盐含量高峰期再食用。刚腌制不久的蔬菜，亚硝酸盐含量会上升到一个高峰，但经过一段时间后，又会降低到安全的范围内。，一般腌制5～10d，亚硝酸盐上升达到高峰，15d后逐渐下降，21d后基本降落到安全范围。所以腌菜一般应在20d后即亚硝酸盐高峰过后再食用。

3. 滥用添加剂　渍菜中超量使用胭脂红、柠檬黄或超范围使用诱惑红、日落黄等着色剂以及其他防腐剂和甜味剂（糖精钠、甜蜜素）等。

食用超量的胭脂红对人体有慢性毒性，会损害人体肝脏，长期大量积累在人体后可能会致癌。如果经常食用甜蜜素含量超标的饮料或其他食品，会因摄入过量对人体的肝脏和神经系统造成危害，尤其对代谢排毒能力较弱的老人、孕妇、小孩危害更明显。

（三）蔬菜腌制品对有害微生物的抑制机制

1. 食盐的保藏作用

（1）高浓度食盐溶液的高渗透压作用：食盐形成的溶液具有很高的渗透压。一般而言，1%的食盐溶液可以产生相当于6.18×10^2kPa的渗透压，而一般微生物细胞只有相当于3.5×10^2～16.7×10^2kPa的渗透压。在高浓度的食盐溶液中，微生物细胞会失水，并出现质壁分离，杀死或抑制微生物，从而使腌制品得以保藏。

（2）食盐溶液的降氧作用：氧在食盐溶液中溶解度小于在水中的溶解度，食盐浓度愈高，氧的溶解度愈低。蔬菜腌制使用的盐水或由食盐渗入蔬菜组织中形成的盐液，浓度较大，使得氧气的溶解度大大下降，因而形成一种缺氧环境，这种缺氧环境对好气性微生物会产生一定的抑制作用，使得好气性细菌、霉菌等微生物很难在其中生长。

（3）食盐降低微生物环境的水分活度：食盐在溶于水后形成的离子都带有一定的电荷，而电荷的存在又使它们能够与溶液中的水分子发生水合作用，水合作用使溶液或产品中水分的活度降低，使得微生物可利用的有效水分相对减少，从而使微生物的生命活动受到抑制。食盐的浓度越高，所吸引的水分子也越多，这些水分子也就由自由水状态转变为结合水状态，导致水分活度下降。食盐含量越高，水分活度越低。

微生物的生命活动不但需要有充足的水分，而且对水分活度也有一定要求。当环境中的水分活度低于微生物所需的最低水分活度时，微生物就很难利用环境中的水分，其生命活动也因此而无法正常进行。大多数腐败菌所需的水分活度的最低值都在0.90以上。当水分活度为0.88时，大多数细菌和酵母都不能正常活动，霉菌的活动也受到抑制。

（4）食盐对酶活力的影响：酶是一种由蛋白质构成的生物催化剂。微生物的各种生命活动的实质都是在酶的作用下的生化反应，酶的活性决定了生化反应的方向和速度。但酶的作用要依赖于其特有的构型，而这种构型的存在又与水分状况、溶液中离子的存在及离子的带电性等因素直接相关。微生物在各种生命活动中分泌的酶的活性会因食盐成分的存在而使其活性降低。因为食盐溶液中的 Na^+ 和 Cl^- 可以与酶蛋白中的肽键结合，从而破坏酶分子特定的空间构型，使其催化活性降低，导致微生物的生命活动受到抑制。

（5）离子的毒害作用：食盐分子溶于水后会发生电离，并以离子状态存在。在食盐溶液中，除了有 Na^+ 和 Cl^- 以外，还有 K^+，Ca^{2+}，Mg^{2+} 等一些离子。低浓度的这些离子对微生物的生活是必需的，它们是微生物所需营养的一部分，但当这些离子达到一定高的浓度时，它们就会对微生物产生生理毒害作用，使微生物的生命活动受到抑制。

2. 微生物的发酵作用　发酵性腌制品在腌制过程中的显著发酵过程，包括乳酸发酵、酒精发酵和醋酸发酵产物都能抑制有害微生物的活动。

（1）乳酸发酵：乳酸发酵是蔬菜腌制过程中最重要的生化过程。乳酸发酵的条件是：厌氧条件、食盐浓度一般在10%以下、pH 值为3.0～4.0、发酵温度20～30℃。在这样的条件下，乳酸发酵可很好地进行，而其他微生物的活动则会受到抑制。如霉菌的耐酸性较强，但不能适应厌氧条件；而有些微生物则能够适应厌氧条件，但又不耐酸，如大肠杆菌等。

（2）酒精发酵和醋酸发酵：两种发酵产生的酒精和醋酸都能在一定程度上抑制有害微生物的生长。

（四）蔬菜腌制品的卫生管理

1. 非发酵性腌制品的卫生管理　非发酵性咸菜的特点是食盐用量大，在腌制过程中，没有或仅有极轻微的乳酸发酵过程。食盐在腌制食品中起抑菌防腐作用。当浓度为1%～3%时，大多数细菌的生长受到抑制；当浓度为10%～15%时，只有少数细菌、霉菌和酵母能够生长；当浓度超过20%时，几乎所有的微生物都会停止生长。一般来说，球菌比杆菌、非致病菌比致病菌耐盐性强。民间盐腌制品中食盐几乎是唯一的防腐剂，盐溶液的浓度必须在15%～29%，才能达到防腐作用。具体盐浓度应根据蔬菜品种（含水量）、环境温度、产品的风味特点等加以选择。食盐常常带有嗜盐菌、霉菌和酵母，它们是腌制品腐败变质的重要原因。因此，腌制食品要求食盐最好用精制盐，若用大粒晒盐，则需将盐水加热沉淀去杂质后使用。工厂化生产的低盐非发酵咸菜，常用苯甲酸钠、山梨酸钾、EDTA、甜味剂、糖精钠、麦芽糖等食品添加剂，应符合 GB 2760《食品添加剂使用卫生标准》的有关规定。

2. 发酵性腌制品的卫生管理　发酵一般指在缺氧条件下糖分解产生乳酸的过程，亦称乳酸发酵。在发酵性咸菜的生产工艺的关键是控制食盐溶液的浓度和温度，创造适于乳酸发酵的环境条件。乳酸菌可耐受10%～18%盐液浓度，而常见的腐败菌即使在2.5%的盐溶液中生长也会受明显抑制。在盐液浓度2.0%～3.5%，温度为26～30℃及缺氧环境中，乳酸杆菌极易生长繁殖和产酸。因此，发酵性腌菜在腌制时应将蔬菜洗净或漂烫冷却后装满容器，压紧压实，再用低浓度盐水浸没，最后进行密封。一般泡菜在10～25℃下，5～10d 即可食用。温度若超过30℃可促进丁酸梭状芽孢活动产生丁酸，常使腌制食品产生不良风味，利用温度是控制丁酸发酵的重要因素。发酵性腌菜由于始终处于弱酸性环境，容器的重金属和砷溶出是值得注意的问题，我国规定，铅≤1.0mg/kg，砷≤0.5mg/kg，添加剂应符合 GB 2760《食品添加剂使用标准》规定的要求。

（五）酱腌菜卫生标准

1. 感官要求　具有酱腌菜固有的色、香、味，无杂质，无其他不良气味，不得有霉斑白膜。

2. 理化指标 总砷≤0.5mg/kg，铅≤1mg/kg，亚硝酸盐≤20mg/kg。

3. 微生物指标 散装大肠菌群≤90MPN/100g，瓶装大肠菌群≤30MPN/100g，致病菌（沙门氏菌、志贺氏菌、金黄色葡萄球菌）不得检出。

（六）酸菜的卫生标准

酸菜的卫生标准参考GB 2714《酱腌菜卫生标准》及DB 21/2391《酸菜》中的要求。

三、果蔬汁及果蔬饮料

（一）果蔬汁（浆）的分类

以水果或蔬菜为原料，采用物理方法（机械方法、水浸提等）制成的可发酵但未发酵的汁液、浆液制品，或在浓缩果蔬汁（浆）中加入其加工过程中除去的等量水分复原制成的汁液、浆液制品。其包括原榨果汁、果汁（复原果汁）、蔬菜汁、果酱/蔬菜浆。

1. 原榨果汁（非复原果汁） 以水果为原料，采用机械方法直接制成的可发酵但未发酵的、未经浓缩的汁液制品。其中采用非热处理方式加工或巴氏杀菌制成的原榨果汁可称为鲜榨果汁。

2. 果汁（复原果汁） 在浓缩果汁中加入其加工过程中除去的等量水分复原而成的制品。

3. 蔬菜汁 以蔬菜为原料，采用物理方法制成的可发酵但未发酵的汁液制品，或在浓缩蔬菜汁中加入其加工过程中除去的等量水分复原而成的制品。

4. 果浆/蔬菜浆 以水果或蔬菜为原料，采用物理方法制成的可发酵但未发酵的浆液制品，或在浓缩果浆或浓缩蔬菜浆中加入其加工过程中除去的等量水分复原而成的制品。

5. 复合果蔬汁（浆） 含有不少于两种果汁（浆）或蔬菜汁（浆）、或果汁（浆）和蔬菜汁（浆）的制品。

6. 浓缩果蔬汁（浆） 以水果或蔬菜为原料，从果汁（浆）或蔬菜汁（浆）中除去一定量的水分制成的，加入其加工过程中除去的等量水分复原后具有果汁（浆）或蔬菜汁（浆）应有特征的制品。可回添香气物质和挥发性风味成分、纤维、囊胞、果粒、蔬菜粒，但这些物质或成分的获取方式必须采用物理方法，且只能来源于同一种水果或蔬菜。

含有不少于两种浓缩果汁（浆）或浓缩蔬菜汁（浆）或浓缩果汁（浆）和浓缩蔬菜汁（浆）的制品为浓缩复合果蔬汁（浆）。

（二）果蔬汁（浆）类饮料的分类

以果蔬汁（浆）、浓缩果蔬汁（浆）、水为原料，添加或不添加其他食品原辅料和（或）食品添加剂，经加工制成的制品。可添加通过物理方法从水果和蔬菜中获得的纤维、囊胞、果粒、蔬菜粒。

1. 果蔬汁饮料 以果汁（浆）、浓缩果汁（浆）或蔬菜汁（浆）、浓缩蔬菜汁（浆）、水为原料，添加或不添加其他食品原辅料和食品添加剂，经加工制成的饮品。

2. 果肉（浆）饮料 以果浆、浓缩果浆、水为原料，添加或不添加果汁、浓缩果汁、其他食品原辅料和食品添加剂，经加工制成的饮品。

3. 复合果蔬汁饮料 以不少于两种果汁（浆）、浓缩果汁（浆）、蔬菜汁（浆）、浓缩蔬菜汁（浆）、水为原料，添加或不添加其他食品原辅料和食品添加剂，经加工制成的饮品。

4. 果蔬汁饮料浓浆　以果汁（浆）、蔬菜汁（浆）、浓缩果汁（浆）或浓缩蔬菜汁（浆）中的一种或几种、水为原料，添加或不添加其他食品原辅料和食品添加剂，经加工制成的按一定比例用水稀释后方可饮用的饮品。

5. 发酵果蔬汁饮料　以水果或蔬菜、果蔬汁（浆）、浓缩果蔬汁（浆）经发酵后制成的汁液、水为原料，添加或不添加其他食品原辅料和食品添加剂的制品。

6. 水果饮料　以果汁（浆）、浓缩果汁（浆）、水为原料，添加或不添加其他食品原辅料和食品添加剂，经加工制成的果汁含量较低的制品。

（三）果蔬汁及果蔬饮料中的主要问题

1. 腐败变质　果蔬汁及果蔬饮料中的腐败变质可分为三种，长霉、发酵产生二氧化碳、醇及醋酸。果汁中常见的细菌主要有乳酸菌、醋酸菌、丁酸菌和芽孢杆菌等，除此之外，果汁中还有酵母菌和霉菌等微生物。

（1）酵母菌腐败：酵母菌是引起果蔬汁发酵败坏的主要微生物。在不含空气的容器中，酵母菌较其他微生物更易生长，产生二氧化碳，炸裂容器。

（2）脂环酸芽孢杆菌腐败：脂环酸芽孢杆菌是一种能在温热、酸性、低营养环境中有良好生存能力的革兰氏阳性杆状，可在巴氏杀菌和果汁和饮料生产过程的热浓缩条件下存活下来。长度为2～4μm，宽小于1μm。芽孢位于细胞末端或近末端，在45℃、pH值为3.0好氧与兼性厌氧条件下产生内生芽孢，在厌氧条件下不产生或产少量芽孢。在琼脂板上，菌落通常呈乳白色，微凸起，边缘光滑但不规则。老龄较大菌落半透明，边缘轻微高起。

脂环酸芽孢杆菌产生的愈创木酚是引起食物变质的主要物质，必须通过加强车间卫生状况以及严格的产品配料规格和良好生产规范来减少产品中脂环酸芽孢杆菌的量。注意合理使用清洁剂和消毒剂来控制食品接触表面上的微生物，从而减少产品被污染的可能性，同时还要注意浓缩汁回收的冷凝水也是浓缩果汁的一个稳定的污染源。

2. 新鲜果蔬汁中的病原体　新鲜的果蔬汁由于未经杀菌处理就直接销售，其中潜在的一些食品安全隐患需要得到足够的重视。在新鲜果蔬汁中可能存在的病原体有肠出血型大肠杆菌、沙门氏菌、单核增生李斯特菌、微小隐孢子虫等。通常认为水果蔬菜上或果蔬汁中存在这些菌是销售前受到污染，如粪便污染水果或卫生处理条件较差造成的。大肠杆菌O157：H7、沙门氏菌和单核增生李斯特菌都具有一定的耐酸性，能在苹果汁、柑橘汁这类pH值较低的果汁中存活。当大肠杆菌O157：H7、沙门氏菌已经适应细胞的酸环境或处于稳定期时，它们的耐酸性是可诱导和增强的。单核增生李斯特菌生长的最低pH值取决于酸的种类，对于苹果中最主要的苹果酸，不同单核增生李斯特菌生长的最低pH值范围为4.4～4.6。当腐烂的水果也用于生产时，苹果汁的pH值会降到一个适合单核增生李斯特菌生长的范围。隐孢子虫因为它的卵囊壁很厚，所以它也具有一定的耐酸性，也能在pH值较低的果汁中存活。

（四）果蔬汁（浆）及果蔬饮料的卫生要求

1. 原辅料要求　原料应新鲜、完好，符合相关法规和国家标准，包括可使用物理方法保藏的，或采用国家标准及有关法规允许的适当方法（包括采用表面处理方法）维持完好状态的水果、蔬菜或干制水果、蔬菜。其他辅料也应符合国家相关标准。

2. 感官要求

（1）色泽：具有所标示的该种或几种水果、蔬菜制成的汁液（浆）相符的色泽，或具有与添加成分相符的色泽；

（2）滋味和气味：具有所标示的该种或几种水果、蔬菜制成的汁液（浆）应有的滋味和气味，或具有与添加成分相符的滋味和气味，无异味；

（3）组织状态：无外来杂质。

3. 理化指标要求　果蔬汁（浆）及果蔬饮料理化指标见表35－1。

表35－1　果蔬汁（浆）及果蔬饮料理化指标

项目	样品检测值					
	浓缩果汁	浓缩蔬菜汁	果汁	蔬菜汁	果汁饮料	蔬菜汁饮料
可溶性固形物/g	≥12.0	≥6.0	≥8.0	≥4.0	≥4.5	≥4.0
总酸（以柠檬酸计g）	≥0.2	—	≥0.1	—	≥0.1	—

4. 卫生指标要求　总汞≤0.02mg/kg，铅≤0.05mg/kg，总砷≤0.1mg/kg，铜≤5.0mg/kg，铜、锌、铁总和[a]≤20mg/kg，锌[a]≤5.0mg/kg，铁[a]≤15mg/kg，锡[a]≤200mg/kg，苋菜红[b]≤50mg/kg，胭脂红[b]≤50mg/kg，日落黄[c]≤100mg/kg，柠檬黄[c]≤100mg/kg，山梨酸≤500mg/kg，苯甲酸不得检出（＜1mg/kg），糖精钠不得检出（＜0.15mg/kg），环己基氨基磺酸钠不得检出（＜0.2mg/kg），二氧化硫≤10mg/kg。其中带a上标的表示仅适用于金属罐装，带b上标仅用于红色的产品，带c上标仅适用于黄色的产品。

5. 微生物学指标要求　罐头加工工艺生产的罐装果蔬汁饮料应符合商业无菌的要求。其他包装的果蔬汁饮料中，菌落总数应≤100CFU/g（ml），大肠菌群MPN/100g（ml）值≤3，霉菌与酵母菌≤20CFU/g（ml）、致病菌（沙门氏菌、志贺氏菌、金黄色葡萄球菌、溶血性链球菌）不得检出。

四、果蔬糖制品

（一）果蔬糖制品的分类

糖制品种类繁多，依据加工方法和成品的形态，一般分为蜜饯和果酱两大类。

1. 蜜饯类　蜜饯是果蔬经过整理、硬化等预处理，加糖煮制而成，能保持一定形态的高糖制品，含糖量在60%～70%。

（1）按产品形态及风味分类

a. 糖渍类：原料经糖熬煮或浸渍、干燥（或不干燥）等工艺制成的带有湿润糖液或浸渍在浓糖液中的制品。

b. 糖霜类：原料经加糖熬煮干燥等工艺制成的表面附有白色糖霜的制品。

c. 果脯类：原料经糖渍、干燥等工艺制成的略有透明感，表面无糖析出的制品。

e. 凉果类：原料经盐渍、糖渍、干燥等工艺制成的半干态制品。

f. 话化类：原料经盐渍、糖渍（或不糖渍）干燥（或干燥后磨碎研制成各种形态的干态制品）等工艺制成的制品。

g. 果糕类：原料加工成酱状，经加工成形、浓缩干燥等工艺制成的制品，分为糕类、条（果丹皮）类和片类。

（2）按产品传统加工方法分类

a. 京式蜜饯：如北京果脯，口感甜香、色泽艳丽、工艺考究。

b. 苏式蜜饯：选料讲究，制作精良，形态别致，色泽鲜艳，风味清雅。

c. 广式蜜饯：主产地广州、潮州、汕头，以凉果和糖衣蜜饯为代表产品。

d. 闽式蜜饯：主产地福建赣州、泉州、福州。肉质细腻致密，香味突出、爽口，如盐金橘、蜜桃片等。

e. 川式蜜饯：以四川内江地区为主产区，产品有橘红蜜饯、蜜辣椒、蜜苦瓜等。

2. 果酱类　果酱类为果蔬的肉、汁加糖煮制浓缩而成，形态呈黏稠状、冻体或胶态，属于高糖酸性食品。按制法和成品性质分为如下几种。

（1）果酱：糖含量55%以上，酸含量为1%左右的黏糊状凝胶制品。

（2）果菜泥：一种或多种果菜经软化、打浆、筛滤后得到的细腻果肉浆液，加或不加糖，经加热浓缩而成，样品呈糰糊状，糖酸含量低于果酱。

（3）果冻：将果实软化、榨汁、过滤后，加入糖、酸、果胶等物质后，经加热浓缩而成的凝胶食品。

（4）果膏：以果汁加糖浓缩制成的含糖量在60%以上的浓稠浆状食品。

（5）果糕：将果实软化后，取其果肉浆液，加糖、酸、果胶浓缩，摊成薄层后，再于55～60℃烘干至不沾手后切割而成。

（6）果丹皮：将果泥经摊平、烘干制成的柔软薄皮。

（二）果蔬糖制品中存在的主要问题

1. 蜜饯中二氧化硫含量超标　2005年6月，北京市工商局抽查在北京销售的广东12家企业果脯产品，发现其中SO_2含量超标。蜜饯采用SO_2熏制是蜜饯制作工艺的一部分，很长一段时间因为没有标准，没有检测，人们并不知道蜜饯中存在SO_2超标一事。蜜饯采用硫处理，可防止蜜饯氧化变色，又能促进原料对糖液的渗透。但SO_2在人体内会破坏酶的活力，影响碳水化合物及蛋白质的代谢，影响人体对钙的吸收。此外，SO_2还会破坏B族维生素，引起腹泻，易患多发性神经炎，出现骨髓萎缩等症状，影响生长发育。严重时会损害肝脏、肾脏，引起急性中毒。

2. 蜜饯中添加剂超标　蜜饯类样品中，甜味剂、防腐剂使用普遍，用量惊人。在抽测的蜜饯样品中，甜蜜素含量超过国家标准最低值8 000mg/kg的样品有13个，占被测样品的38%。样品中甜蜜素含量最高达44 125. 67mg/kg，按联合国粮农组织及世界卫生组织对甜蜜素规定的日许量111mg/kg计算，一个体重为30kg的儿童每天最多只要食用该蜜饯7g（即0. 14两）即达到了规定值。此外，被测试的4类食品中只有蜜饯类存在防腐剂超标现象，有26%的蜜饯样品存在苯甲酸钠超标的情况。

（三）蜜饯类食品卫生要求

1. 感官要求　蜜饯类食品感官要求见表35－2。

表 35－2　蜜饯类食品感官要求

项目	指标值							
	糖渍类	糖霜类	果脯类	凉果类	话化类	果糕类		
						糕类	条（果丹皮）类	片类
色泽	具有该品种所应有的色泽，色泽基本一致							
组织形态	糖渗透均匀，表面糖汁呈黏稠状或微黏呈干燥状	果块形完整，表面干燥有糖霜	糖分渗透均匀，有透明感，无返砂，不流糖	糖（盐）液渗透均匀，无霉变	果（块）形完整，表面干燥有糖霜或盐霜	组织细腻，软硬适度，略有弹性，不牙碜，呈糕状，不流糖	组织细腻，形状基本完整，厚薄均匀略有韧性，不牙碜	组织细腻，不牙碜，片形基本完整，厚薄均匀，有酥松感
滋味与气味	具有该品种应有的滋味与气味，酸甜适口，无异味							
杂质	无肉眼可见杂质							

2. 理化指标　蜜饯类食品理化指标见表 35－3。

表 35－3　蜜饯食品理化指标

项目	指标								
	糖渍类		糖霜类	果脯类	凉果类	话化类	果糕类		
	干燥	不干燥					糕类	条（果丹皮）类	片类
水分/(g/100g)	≤35	≤85	≤20	≤35	≤35	≤40	≤55	≤30	≤20
总糖（以葡萄糖计）/(g/100g)	≤70		≤85	≤85	≤70	≤60	≤75	≤70	≤80
氯化钠/(g/100g)	≤4		—	—	≤8	≤35	—	—	—

3. 卫生指标　无机砷≤0.1mg/kg，铅≤0.3mg/kg，铜≤5mg/kg，二氧化硫残留量≤0.35g/kg，苯甲酸不得检出（<0.001g/kg），山梨酸≤0.5g/kg，胭脂红[a]不得检出（<0.000 32g/kg），苋菜红[a]不得检出（<0.000 24g/kg），日落黄[b]不得检出（<0.000 28g/kg），柠檬黄[b]不得检出（<0.000 16g/kg），亮蓝[c]不得检出（<0.001g/kg），靛蓝[c]不得检出（<0.00，1g/kg），赤藓红[a]不得检出（<0.000 72g/kg），二氧化钛不得检出（<0.05g/kg），糖精钠不得检出（<0.001 5g/kg），乙酰磺胺酸钾（安赛蜜）（≤0.3g/kg），环已基氨基磺酸钠（甜蜜素）不得检出（<0.001g/kg），滑石粉不得检出（<0.15g/kg），其他食品添加剂使用应符合 NY/T 392 的规定。其中带 a 上标只适合红色产品，带 b 上标只适合黄色和绿色产品，

带 c 上标的只适合绿色和蓝色产品。

4. 微生物指标　菌落总数≤500CFU/g，大肠菌群 MPN/100g≤30，致病菌（沙门氏菌、志贺氏菌、金黄色葡萄球菌）不得检出，霉菌计数≤25CFU/g。

（四）果酱食品卫生要求

1. 感官要求

（1）色泽：具有产品应有的色泽，同一批产品色泽均匀一致。

（2）组织状态：酱体呈胶黏状，块状果酱保持部分果块，泥状果酱无果块，稍流散，不分泌汁液，无糖的结晶。

（3）滋味及气味：具有产品特有的滋味及气味，无异味。

（4）杂质：不允许有外来杂质。

2. 理化指标　可溶性固形物≥60%，总糖≥50%，食品添加剂按 GB 2760《食品添加剂使用标准》的要求。

3. 卫生指标和微生物指标　按蜜饯食品标准进行。

（葛丽雅）

第十节　果蔬加工品的检测方法

一、果蔬汁、果酒中 512 种农药及相关化学品残留量的测定（GB/T 23206－2008）

（一）原理

本方法采用液相色谱－串联质谱法测定橙汁、苹果汁、葡萄汁、白菜汁、胡萝卜汁、干酒、半甜酒、甜酒中 512 种农药及相关化学品残留的定性鉴别，也适用于 490 种农药及相关化学品残留量的定量测定，检出限为 0.01μg/kg～1.60mg/kg。

（二）试剂及材料

0.1% 甲酸溶液（体积分数）、5mmol/L 乙酸铵溶液、体积比为 3∶1 的乙腈：甲苯、体积分数为 1% 的乙酸乙腈溶液、体积比为 3∶2 的乙腈水溶液、农药及相关化学品标准物质，纯度≥95%。

（1）标准储备溶液：分别称取 5～10mg（精确至 0.1mg）农药及相关化学品各标准物质分别于 10ml 容量瓶中，根据标准物质的溶解度选甲醇、甲苯、丙酮、乙腈或异辛烷溶解并定容至刻度，标准储备溶液避光 0～4℃保存，可使用一年。

（2）混合标准溶液：按照农药及相关化学品的保留时间，将 512 种农药及相关化学品分成 A，B，C，D，E，F 和 G 七个组，并根据每种农药及相关化学品在仪器上的响应灵敏度，确定其在混合标准溶液中的浓度。

依据每种农药及相关化学品的分组、混合标准溶液浓度及其标准储备液的浓度，移取一定量的单个农药及相关化学品标准储备溶液于 100ml 容量瓶中，用甲醇定容至刻度。混合标准溶液避光 0～4℃保存，可使用一个月。

（三）检测步骤

1. 提取　称取15g（ml）试样（精确至0.01g）加入15ml 1%乙酸乙腈溶液，混匀振荡2min后加入1.5g无水乙酸钠，振荡1min后加入6g无水硫酸镁，振荡2min后4 200r/min离心5min，取7.5ml上清液至另一干净试管中，待净化。

2. 净化　在Sep－Pak Vac柱中加入约2cm高的无水硫酸钠，并将柱子放入固定架上。加样前先用5ml乙腈：甲苯预洗柱，当液面到达硫酸钠的顶部时，迅速将样品提取液转移至净化柱上，并换瓶接收。在固相萃取柱上加上50ml贮液器，用25ml乙腈甲苯液洗脱农药及相关化学品。在40℃水浴中旋转浓缩至约0.5ml，35℃下氮气吹干，用1ml乙腈水溶解残渣，滤膜过滤后供液相色谱－串联质谱测定。

3. 液相色谱－串联质谱测定

（1）A，B，C，D，E，F，G组农药及相关化学品LC－MS－MS测定条件

a. 色谱柱：ZORBAX SB－C18，3.5μm，100mm×2.1mm（内径）或相当者。

b. 流动相及梯度洗脱条件：A－F组流动相A为0.1%甲酸水溶液，流动相B为乙腈溶液，而G组流动相A为5mmol/L乙酸铵水溶液。

c. 柱温：40℃；进样量10μl。

（2）定性测定：在相同实验条件下进行样品测定时，如果检出的色谱峰的保留时间与标准样品相一致，并且在扣除背景后的样品质谱图中，所选择的离子均出现，而且所选择的离子丰度比与标准样品的离子丰度比相一致，则可判断样品中存在这种农药或相关化学品。

（3）定量测定本标准中液相色谱－串联质谱采用外标－校准曲线法定量测定。为减少基质对定量测定的影响，定量用标准溶液应采用基质混合标准工作溶液绘制标准曲线，并且保证所测样品中农药及相关化学品的响应值均在仪器的线性范围内。

（4）结果计算：液相色谱－串联质谱测定采用标准曲线法定量，标准曲线法定量结果按下面公式计算：

$$X = C_i \times \frac{V}{m} \times \frac{1\ 000}{1\ 000}$$

式中　X——试样中被测组分残留量，mg/kg；

C_i——从标准曲线上得到的被测组分溶液浓度，μg/ml；

V——样品溶液定容体积，ml；

M——样品溶液所代表试样的质量，g或ml。

注：速灭磷为A组；鼠立克、敌草隆、环酯草醚为B组；甲胺磷、乐果、百治磷、敌百虫、内吸磷、除草定、倍硫磷、灭菌磷为C组；敌草净为D组；敌敌畏、甲氰菊酯为E组；杀鼠灵、除虫菊酯、马拉氧磷为F组；茅草枯、地乐酚为G组农药及相关化学品。

二、果蔬汁中环状脂肪酸芽孢杆菌的检测（SN/T 3632－2013）

（一）微生物法

1. 原理　脂环酸芽孢杆菌（Alicyclobacillus spp.）是一群耐热、嗜酸的芽孢杆菌，革兰氏染色为阳性，pH值适宜范围为2.0～6.0，在45℃时生长良好。

2. 培养基及试剂

(1) K琼脂：酵母提取物2.5g，蛋白胨5.0g，葡萄糖1.0g，吐温80 1.0g，琼脂15.0g。将上述成分混合，加入1L去离子水，121℃高压灭菌15min。冷却至50℃，用25%苹果酸调节pH值至3.7。

(2) YSG琼脂培养基：酵母提取物2.0g，葡萄糖1.0g，可溶性淀粉2.0g，琼脂15g。将上述成分混合，加入1L去离子水，121℃高（2）压灭菌15min。冷却至50℃，用1N盐酸调节pH值至3.7。

(3) YSG肉汤：成分同YSG琼脂培养基，但不包括琼脂。调节pH值后再121℃高压灭菌15min。

(4) BAT琼脂培养基：①氯化钙0.25g，硫酸镁0.5g，硫酸铵0.2g，磷酸二氢钾3.0g，酵母提取物2.0g，葡萄糖5.0g，痕量矿物质溶液1.0ml，去离子水500ml。用1N H_2SO_4 或者1NNaOH调节pH值至4.0，121℃高压灭菌15min。②琼脂15～20g，去离子水500ml，121℃高压灭菌15min后冷却至50℃。无菌等体积混合①和②，必要时调节pH值至4.0，倒平板。

(5) 痕量矿物质溶液：氯化钙0.66g，硫酸锌0.18g，硫酸铜0.16g，硫酸锰0.15g，氯化钴0.18g，硼酸0.10g，钼酸钠0.30g，去离子水1 000ml。高压灭菌后冰箱保存。

(6) BAT肉汤：成分同BAT琼脂培养基，但不包含琼脂。

(7) 其他试剂还包括100mg/kg的香草酸。

3. 原料（浓缩果汁和果蔬汁生品）中环状脂肪酸芽孢杆菌的检测

(1) 样品的稀释：称取10g样品用蒸馏水（或去离子水）、YSG肉汤或BAT肉汤按1∶10进行稀释。

(2) 热处理：将样品稀释液置于（80±1)℃恒温水浴锅中，加热10min后冷却至40～45℃。

(3) 培养：对于污染量较大的样品，可以取0.1ml热处理样品接种于K琼脂和YSG琼脂或BAT琼脂上。对于检出限为1CFU/100ml或1CFU/10g的样品，可以采用直径为0.45μm的滤膜进行过滤。准备2个100ml热处理过的样品稀释液，无菌过滤样品并用20ml清洗液冲洗滤膜后，无菌取出滤膜，将一个膜置于K琼脂上，另一个置于YSG琼脂或BAT琼脂上，避免产生气泡。对于不能过滤的样品需进行增菌处理。将100ml加热处理的样品于(45±1)℃进行增菌培养。将对照菌株接种在相同平板上。将所有平板和增菌肉汤于（45±1)℃培养2～5d，观察有无菌落生长。增菌肉汤培养2～5d时，取一菌环菌液接种于上述培养基中，同时接种对照菌株。

(4) 可疑菌确证试验：检查上述平板，选择每种菌落形态的多个菌进行确证试验。从每个挑选的菌落一部分划线接种于一块K琼脂平板、一块中性pH值培养基平板（如菌落计数平板、TSA或脑心浸液琼脂）和两个YSG琼脂平板。将其中一个YSG琼脂平板在（65±1)℃培养2～3d，其余各平板在（45±1)℃培养3～5d。

(5) 结果判定：环状脂肪芽孢杆菌结果判定见表35－4。

表 35－4　确证试验结果分析

	中性培养基		K 琼脂培养基		YSG 琼脂（45℃ ±1℃）		YSG 琼脂（65℃ ±1℃）		BAT 琼脂 pH 值 <4.0	BAT 琼脂 pH 值 >6
现象	生长	未生长	生长	未生长	生长	未生长	生长	未生长	生长	不生长
结果	阴性	见 K 琼脂	有芽孢阳性，无芽孢阴性	见 YSG 结果	见 BAT 结果	阴性	阴性	见 BAT 结果	阳性	

注：通过在显微镜下与对照菌株的对比或芽孢染色。

4. 终产品（果蔬汁、饮料等可直接消费产品）中环状脂肪酸芽孢杆菌的检测

（1）预增菌：加工（热处理）后直接取样的样品，无需再热休克处理，取整包装的成品置于（45 ±1）℃中预增菌 7d。

（2）涂布培养：无菌打开包装，取 0.1ml 增菌液分别涂布接种于 K 琼脂、YSG 琼脂或 BAT 琼脂平板。各平板于（45 ±1）℃培养 2d，如无菌生长，可延长至 5d 后进行确定试验。

（二）荧光 PCR 法

1. 试剂及材料

DNA 提取试剂：0.1% Chelex 100 水溶液。

10 × PCR 缓冲液：200mmol/L Tris－HCl（pH 值为 8.4），200mmol/L 氯化钾，15mmol/L 氯化镁。

引物：上游 5′－CGTAGTTCGGATTGCAGGC－3′，下游 5′－GTGTTGCCGACTCTCGTG－3′。

探针：5′－FAM－CGGAATTGCTAGTAATCGC－TAMRA－3′。

dNTP：dATP、dCTP、dGTP、dTTP。

YSG 液体培养基、BAT 液体培养基、脂环酸芽孢杆菌质控菌株。

2. 检测步骤

（1）取样和增菌：无菌取试样 10ml（g），加在 90ml 的 YSG 或 BAT 液体培养基中，振摇使试样充分混匀后，（45 ±1）℃振荡培养 24 ~48d。

（2）模板 DNA 制备：取增菌液 1ml 加到 1.5ml 无菌离心管中，8 000r/min 离心 5min，尽量吸弃上清液，加入 50μl DNA 提取液（使用前室温解冻并充分混匀，快速吸取），混合后沸水浴 5min，12 000r/min 离心 5min，取上清液以待检测。也可按细菌基因组 DNA 提取试剂盒操作说明书提取模板 DNA。

（3）荧光 PCR 检验：反应体系总体积为 25μl，其中含 10 × PCR 缓冲液 2.5μl、引物（10μmol/L）各 1μl、探针（10μmol/L）1μl、dNTP（10mmol/L）1μl、Taq DNA 聚合酶（5U/μl）0.5μl、水 16μl、模板 DNA 2μl。反应如下，95℃预变性 3min，95℃变性 30s，55℃退火延伸 40s，同时收集 FAM 荧光，共进行 40 个循环。反应产物可在 4℃保存。检验过程中空白对照为以水代替 DNA 模板，阴性对照采用非目标菌的 DNA 作为荧光 PCR 反应的模板，阳性对照采用脂环酸芽孢杆菌 DNA 作为 PCR 反应的模板。

3. 结果与判断　检测试样循环阈值（Ct）≤35.0 时，报告脂环酸芽孢杆菌筛选阳性；35.0 < Ct <40.0 时，重复一次，如果 Ct <40.0，且曲线有明显的对数增长期，可报告脂环

酸芽孢杆菌筛选阳性，建议采用微生物方法进行验证，否则报告脂环酸芽孢杆菌未检出；试样检测不到 Ct 时，报告脂环酸芽孢杆菌未检出。

三、愈创木酚产生确证试验

（一）原理

采用过氧化物酶法。从45℃培养的 YSG 琼脂板上分离可疑菌落，通过该试验确定从香草醛酸中产生愈创木酚的能力。本试验根据该菌和过氧化物酶反应后在 YSG－香草醛酸培养基上的颜色反应进行结果判定。不是所有的环状脂肪酸芽孢杆菌菌株均有产生愈创木酚的能力，试验结果会随着接种量和菌种进行变化。因此，在试验过程中需分别设置阳性对照和阴性对照，如 A. acidoterrestris，A. acidocaldarius。

（二）试剂

试剂包括磷酸盐缓冲液、过氧化氢、过氧化物酶溶液

（三）检测步骤

从 YSG 平板上选择5～10个菌落置于含有100mg/kg 香草酸的 YSG 肉汤中（YSGVA 肉汤），混匀。接种阳性对照菌与阴性对照菌于 YSGVA 中，混匀。培养两个 YSGVA 肉汤，一个用来作空白对照，一个用作愈创木酚对照。将所有肉汤于（45±1）℃水浴锅中摇菌至少3h。加100μl 愈创木酚于对照管中。各管中加入1ml 磷酸盐缓冲液，20μl 的 H_2O_2，20μl 的过氧化物酶溶液。混匀各管，室温静置5min 后观察测试管颜色变化，并和对照管进行比较。

（四）参考

阳性对照管为棕色；阴性对照管为浅米色－棕色不变化；空白对照管为浅米色－棕色，不包括不变化；愈创木酚对照管为深棕色或橘黄色。

四、果蔬产品中棒曲霉素测定

棒曲霉素是一种相对分子质量为154的 α，β－不饱和 γ－内酯，熔点110℃。棒曲霉素具有对酸、热稳定性，但在碱性条件下不稳定；能溶于水、乙酸乙酯、甲醇、乙腈、丙酮，微溶于二乙醚和苯；能与巯基、自由氨基、SO_2、抗坏血酸等反应。

（一）薄层层析法（TLC）

将果蔬汁用乙酸乙酯萃取，萃取物经硅胶柱进行部分纯化。用常相硅胶板 TLC 对棒曲霉素进行洗脱、浓缩并进行检测，该 TLC 一般用甲苯/乙酸乙酯/甲酸进行展开，然后喷涂3－甲基－2－苯并噻唑腙盐酸盐（MBTH）显色。棒曲霉素斑点在366nm 紫外光下呈现黄褐色荧光。此方法检测极限为20μg/L。

（二）气相色谱法（GC）

用三甲基硅醚来进行衍生并用电子捕获或质谱仪进行检测。Tarter 和 Scott 报道使用非极性熔合硅胶毛细管柱对棒曲霉素的七氟丁酸酯（HFB）衍生物进行色谱分离并用电子捕获进行检测，该方法用于天然污染苹果汁中棒曲霉素检测，检测极限为10μg/L。

（三）液相色谱法（LC）

高效液相色谱法（HPLC）是果汁中棒曲霉素最常用的定量分析方法，具有使用方便，

灵敏度和准确性高的特点。首先用乙酸乙酯对棒曲霉素进行液-液萃取，使棒曲霉素溶解于乙酸乙酯中，再用碳酸钠溶液进行预处理以去除酚类化合物对其的干扰，再用带紫外检测器的 HPLC 分离并检测棒曲霉素。常用的 HPLC 柱是反相柱（C18），流动相通常为水与乙腈（体积分数多达 10%）或四氢呋喃（体积分数多达 5%）的混合物。

虽然棒曲霉素可用单波长紫外检测（276nm），但使用光电二极管阵列（PDA）检测器来检测棒曲霉素，以区别于同时提取出来的其他化合物如酚类和羟甲基糠醛（HMF）等物质。对于浑浊的苹果汁或苹果酱，可以用果胶酶除去样品中的浑浊物质。

（四）胶束电动毛细管色谱（MECC）

此法可以用来分析电中性物质如棒曲霉素或中性和带电的混合物，具有所需样品量小（2ml）、有机溶剂消耗少、分析操作时间短（10min）、检测限低（3.8μg/L）的特点。

当样品中棒曲霉素小于 75μg/L 时，取 2ml 样品用乙酸乙酯萃取，接着将萃取物经过无水硫酸钠干燥，然后用氮气吹干，重新溶解于 0.1ml 酸性水溶液（pH 值为 4）中，最后用 MECC 进行分析。

（葛丽雅）

第十一节　转基因食品的概述

一、转基因食品及相关概念

根据联合国粮农组织及世界卫生组织（FAO/WHO）、食品标准法典委员会（Codedex）及卡塔尔生物安全协议书（Cartagena Protocolon Biosafety）协议中定义：转基因技术（Genetically modified Technique）是指应用基因工程或分子生物学技术，将遗传物质导入活细胞或生物体中，产生基因重组现象，并使之表达并遗传的相关技术。转基因生物（Genetically Modified Organisms，简称 GMOs，又称基因修饰生物体）是指遗传物质通过转基因技术改变并获得新特性的生物，而不是以自然增殖或自然重组的方式产生，包括转基因动物、转基因植物和转基因微生物。利用转基因技术可使转基因动植物增强抗病虫害能力、提高动植物产量或改进营养成分等。所谓转基因食品，就是通过基因工程技术将一种或几种外源性基因转移到某种特定的生物体中，并使其有效地表达出相应的产物（多肽或蛋白质），此过程称为转基因。以转基因生物为原料加工生产的食品就是转基因食品。目前转基因食品主要来源于转基因植物。

对我国转基因食品标识的理论研究和实际管理还需要明确两个与之联系紧密的概念——农业转基因生物和转基因农产品。根据我国《农业转基因生物安全管理条例》的规定，农业转基因生物是指利用基因工程技术改变生物体的基因组构成，用于农业生产或者农产品加工的动植物、微生物及其产品，主要包括以下几类：转基因动植物（含种子、种畜禽、水产苗种）和微生物；转基因动植物、微生物产品；转基因农产品的直接加工品；含有转基因动植物、微生物或者其产品成分的种子、水产苗种、农药、兽药、肥料和添加剂等产品。转基因农产品是指应用现代生物技术，导入特定的外源基因，从而获得具有特定性状的改良生物品种。

根据我国《农业转基因生物安全管理条例》的规定可以看出，我国法律对农业转基因生物的外延界定是广义的。转基因农产品是从属于农业转基因生物范畴之内的概念，它是农业转基因生物的表现形式之一，转基因食品同样是农业转基因生物的表现形式之一，但是它与转基因产品的概念却存在差别。这些差别可以从农产品与食品的概念分析中找到答案。我国《农产品质量安全法》第二条规定，农产品是指来源于农业的初级产品，即在农业活动中获得的植物、动物、微生物及其产品。而我国《食品安全法》则对食品做出如下定义：食品，是指各种供人食用或饮用的成品和原料以及按照传统既是食品又是药品的食品，但是不包括以治疗为目的的物品。由此可见，农产品与食品是相互交叉的一对概念。它们在概念上具有趋同性，却又有着区别于对方的独特内涵。从狭义上看，它们在大多数时候都表现为一种概念，即在农业活动中收获并制成的供人食用或饮用的产品。比如在农业活动直接收获的可供食用的农作物及其初级制成品。但是，从广义上看，农产品还包括供动物食用或饮用的植物、动物、微生物及其产品，如供动物食用的饲料，以及具有供人们除食用或饮用之外的消费功能的植物、动物、微生物及其产品，如棉花等。这显然不属于我国法律规定的食品的范畴。而随着社会经济的发展，食品的概念也是广泛的。它不仅包括来源于农业的供人食用的初级产品，还包括这些产品的加工、深加工产品。因此，农产品与食品是相互交叉的独立概念，这也就决定了转基因食品与转基因农产品概念是有区别的。同样，根据《农业转基因生物安全管理条例》对农业转基因生物所做的定义来看，它包括了可供食用的初级农产品，但并不能涵盖经过了深加工的含有转基因成分的食品。因此，转基因食品与农业转基因生物的概念也是有区别的。

总的来说，通过对农业转基因生物、转基因农产品及转基因食品三个概念的简单分析，三者的关系应该是：转基因农产品是农业转基因生物的表现形式之一，属于农业转基因生物的范畴；转基因食品与转基因产品具有很大的交集，却各自存在对方所不能涵盖的外延；农业转基因生物包括部分以初级农产品为形式的转基因食品，但不包括那些经过了深加工的转基因食品。

二、转基因食品的分类

根据转基因食品来源的不同可分为植物性转基因食品、转基因酵母疫苗、转基因工程菌抗生素、动物性转基因食品和微生物性转基因食品。将转基因生物技术运用于植物上，可以加快农作物的生长速度、增加产量、增加抗病性、增加对环境的适应能力、增加耐储藏性能或抵抗除草剂和杀虫剂的能力，改良植物性食品的营养品质；将转基因生物技术运用于动物上，则可以培育出生长速度快、抗病力强、肉质好的转基因动物；微生物转基因食品通过改造有益微生物、生产食用酶等来达到人们对食品的需求，例如转基因酵母、使用发酵用酶等。目前，我国批准上市的转基因食品主要是植物性转基因食品。

根据转基因食品功能的不同可分为以下几个类型：增产型，这种类型的转基因食品主要是通过转移或修饰生长分化、抗逆、抗虫害等基因的手段，使得食品产量得到增加的效果；控熟型，这种类型的转基因食品主要是基因修饰或转移，从而使转基因生物的成熟期延迟或提前；高营养型，这种类型转基因食品的实现是从改造种子贮藏蛋白质基因入手，使其表达的蛋白质具有合理的氨基酸组成；保健型，这种类型的转基因食品是通过将病原体抗原基因或毒素基因转移至粮食作物或果树中，使得人们在食用果实的同时就达到预防疾病发生的目的；新品种型，通过基因重组的方法将不同品种间的基因重新整合形成新品种，使得转基因食品在品质、口味等方面具有新的特点。

研究证实，非转基因食品和转基因食品在本质成分上没有区别，其营养构成相同，都是由最基础的三大营养物质组成，分别是碳水化合物、脂肪以及蛋白质。从改变营养成分的基因方面看，不仅食品的碳水化合物、氨基酸、脂肪酸和其他微量元素的种类发生了明显变化，而且排列分子物质的顺序确实发生了改变。这些改变并不会对人类的饮食结构造成影响，目前也没有确凿证据表明转基因食品会对人的身体健康造成损害。然而，由于转基因技术和对其安全管理的制度的不完善，转基因食品确实存在对人类健康形成威胁的可能。例如：外源基因插入具有随机性，其插入位置的准确性影响其性状的表达；引入外源性基因是否会在体内产生毒素，在转基因过程中用来大量复制 DNA 的微生物是否对人体有害等都有待进一步检验证明。除此之外，转基因技术生物是否会对生态环境造成破坏，打破固有的生态平衡，对自然界和谐发展造成间接的不利影响也值得人们三思。因此，我们不得不承认一个事实——转基因食品技术是一把“双刃剑”它在帮助人们解决饥饿问题的同时也带来了新的风险和挑战。

三、转基因食品的主要作用

转基因食品被誉为第二次“绿色革命”，它的重要作用主要包括以下几个方面。

1. 增加食物产量　据联合国估计，目前全球人口达六十多亿，其中近十亿人正在遭受饥饿的折磨。为了缓解这种饥饿的压力，人们可以通过转基因技术培育出高产、优质的生物新品种，增加粮食作物和动物性食品的产量，从根本上缓和“人口与资源”“需求与供给”的矛盾，解决人口增长与粮食匮乏的危机。

2. 改善食物品质　通过基因重组技术，将不同品种间的基因重新整合培育出新的转基因食品，使新产品营养成分的配比、组成更加合理；能够使食物中不良成分种类减少，含量降低；使食品从色、香、味等方面满足消费者的需要；而且可大大提高食品的抗腐败、耐储藏等性能。

3. 控制成熟期、适应市场需要　通过转移和修饰来控制转基因食品成熟期有关基因，可以使转基因生物成熟期延长或缩短，以适应市场需求。如美国转基因公司研究上市的转基因延熟番茄。

4. 生产食品配料、发展功能食品　转基因作物如蛋白质、酶、稳定剂、增稠剂、乳化剂、甜味剂、防腐剂、着色剂和调味剂等可用于生产食品配料成分。有些转基因食品不仅含有营养成分，而且含有功能性成分，如抗氧化剂、低胆固醇油或聚不饱和脂肪酸油、类黄酮、果聚糖、维生素、胡萝卜素、番茄红素等；有的成熟后就能吃的热带作物如香蕉；还有通过生物工程技术可生产出用作疫苗的蛋白质，如肝炎、狂犬病、痢疾、霍乱、腹泻以及其他肠道传染病等的疫苗。在 21 世纪，这些具有防病，减轻症状，提高生活质量，减缓衰老的功能食品将会有很好的发展前景。

5. 抗病、抗虫、抗除草剂、保护环境　利用生物技术定向改造作物，能够大大加速优良作物筛选和培育过程，更有效地获得人类预想的作物和食品。一批具有抗除草剂、抗昆虫、抗真菌、抗病毒、抗重金属、抗盐及固氮等转基因作物的涌现，可减少因使用农药、化肥等造成的环境污染，解决“发展与代价”的矛盾，实现现代农业可持续发展的战略方针。

6. 现代科学技术发展的必然产物　近年来，生物技术有了突飞猛进的发展，转基因技术在食品中的应用更是凸显转基因技术对公众的重大影响，也将推动相关产业的发展。

四、转基因食品的研究与发展

转基因食品的研究始于20世纪70年代末80年代初。1983年世界上首次报道了转基因烟草和马铃薯的诞生，1986年美国首次批准转基因植物进行环境释放试验，1994年，第一例进入市场的转基因食品（转基因番茄）在美国诞生。随后，转基因食品越来越多。首批转基因植物获得批准进行商品化生产，如延熟番茄和抗除草剂棉花等。到2001年，问世的转基因动物包括转基因猪、转基因羊、转基因鱼、转基因牛等。微生物类转基因产品则很多，主要有转基因酵母，改造的增产有益微生物。

目前，转基因食品无论在数量上还是在种类上都已具备了相当的规模。美国食品和药物管理局（FDA）确定的转基因食品品种已有43个。美国有60%以上的加工食品含有转基因成分，转基因食品的销售额达百亿美元。在英国，超过7 000种的婴儿食品、巧克力、冷冻甜品、面包、人造奶油、香肠、肉类产品和代肉食品等，可能都含有转基因大豆成分。有调查表明：美国、加拿大两国的大多数消费者接受了转基因食品，仅有27%的消费者认为食用转基因食品可能会对健康造成危害。转基因食品的研究开发与生产有诱人的前景。我国已批准6种转基因作物的商品化，其中食品有3种，即抗病毒甜椒、抗病毒番茄、延迟成熟番茄。随着我国科学家对转基因食品的研究与开发，我国的转基因食品品种会越来越多。目前，国家有关机构与科学家正在重点研究开发转基因水稻、转基因鱼等，而且取得了重大进展。由于国家政府部门考虑到方方面面的原因，暂时还没有批准它们的商业化的种植或养殖。

转基因作物的主要种植国家为美国、阿根廷和加拿大，其种植面积约占全世界的99%。另外，澳大利亚、中国、南非、墨西哥、西班牙、法国、巴西、埃及、印度等国家也种植转基因作物。已商品化大面积种植的转基因作物种类主要有大豆、玉米、油菜和棉花，小面积种植的有番茄、马铃薯，甜椒、西葫芦、木瓜等。据估计，用这些转基因作物生产加工的食品全世界有近万种，不难预测，不久的将来，转基因食品将对全球的食品供应体系有重大影响。

五、对转基因食品安全性的争议

自1983年第一株转基因作物的诞生到今天，全球转基因作物的种植面积迅猛增加。1996年，全球转基因作物开始大规模实行商业化推广。截至2010年，全球转基因作物种植面积前所未有地增加了87倍，累计种植面积超过10亿公顷。种植转基因作物的国家数量从2009年的25个增加到29个，1 540万农民种植了转基因作物，其中1 440万是来自发展中国家的资源匮乏的小规模农户。2010年，按照世界各国种植转基因作物面积的大小依次排序，我国位于美国、巴西、阿根廷、印度、加拿大五个国家之后，成为世界种植转基因作物面积第六大的国家，种植面积约为350万公顷。

随着转基因作物的大面积推广种植，使得越来越多的转基因作物衍生物进入人们的生活中。转基因作物商品化生产的不断发展，转基因食品在传统食品市场中所占的份额不断在增加，关于转基因食品是否安全的争议也将更加激烈。尤其近几年，转基因食品的安全性在全球范围内引起了强烈的争议，范围之广，大概只有20世纪40年代的核技术能与之相比。支持者认为转基因食品优势明显，可以应用于大规模生产食品和药品，满足世界人口不断增长的需要，为人类造福几乎是没有止境的，能够解决世界农业、健康和生态中的关键问题。某些反对者，是源于一些非理性的惧怕和贸易保护主义，而非可靠的科学依据。

反对者认为，转基因食品是不安全的。一是其对人体健康有影响，其中包括食品的毒性问题、过敏性问题、使人产生抗药性的问题、降低食物营养价值的问题等；二是在生产、销售、回收、利用、循环等过程中对环境的影响，包括转基因生物可能诱发害虫、野草的抗药性、可能诱发自然生物种群的改变、可能诱发食物链的破坏等。这种违反自然的转基因食品具有极大的潜在危险，对人类健康和人类生存环境造成威胁的同时，还可能引起伦理、宗教、文化等方面的不良后果。而支持它的人则认为转基因食品比传统食品更安全，一是它的上市比传统食品经历了更加严格的安全评价和监管，人类已经消费转基因食品 10 多年，还没有报告一例因食用转基因食品而致害的案例；二是转基因作物的抗虫抗病性使得作物药物残留较少，因此转基因食品比传统食品更环保。新一代的转基因食品将增强其功能性，可以更富营养，甚至可以对人体健康有保健或治疗作用，将更加受到消费者欢迎。在 WTO 2000 年展开的新回合谈判中，转基因产品贸易议题已经成为农业领域争议最大的焦点之一。

对转基因食品安全性的争论从表面上看是一个科学问题的争论，争论的起因似乎是由于科学工作者对转基因作物及其安全性的认识不同。然而，实际上争论产生的原因远远不那么简单，其中包含着更深层次的原因。卷入这场争论的除科研机构外，还有政府、企业、消费者、新闻机构和环境保护组织等。争论产生的原因很复杂，主要表现在以下几点。

（1）作为现代生物技术尚待进一步研究定论的成果，由转基因作物而引发争议不足为奇。

（2）从历史文化背景看，人类通过几千年自身实践所选择的食品已相对固定，而转基因食品从根本上动摇了这一基础。从自身健康考虑，欧洲人提出食品安全的问题也是很自然的。因此关于转基因食品可能危害人类健康就像条件反射一样使他们闻而生畏。

（3）近年来，人的生态意识日益增强，对转基因食品究竟能带给人类健康，还是带给人类灾难的问题，在欧洲政坛和媒体中的争议越来越大，致使公众对转基因食品的安全性持怀疑态度。

（4）在同属发达地区的大西洋两岸，转基因技术的待遇迥然不同，这其中有一个更重要、更深层次的原因，那就是经济利益之争。基因工程属于典型的高科技，美国和欧洲处于领先地位，其间的竞争以及对世界市场份额的争夺也异常激烈。因此资金雄厚的生物技术公司将其产品商业化时，必然会从较大的市场入手，以获取较多回报来支持产品的进一步研发。

（5）在转基因食品中，由于外来基因的插入，宿主原来的遗传信息被打乱，有可能发生一些意外的效应，例如，在外来基因插入的位置，宿主的某些基因可能被破坏，插入基因及其产物还可能诱发沉默基因的表达。

至今为止，现有的科学技术难以对转基因食品进行长远的安全性评估，转基因食品的毒性、过敏性等安全问题在短时期内没有表达，对其安全性的确定还需要长时间的试验和论证。转基因食品的安全性问题尚无定论，在这种前提下，应用技术手段的同时进行自我约束就具有重要意义。然而，我国是世界上最大的发展中国家，人口众多、技术相对落后的现实情况使得粮食供给问题成为我国的头等大事。如何开创新的思路，保障我国人民的粮食供给充足，成为摆在我国发展过程中的一个重要难题。转基因食品的到来无疑为破解这一难题带来了新的曙光，它承载着人们对摆脱饥饿与贫穷的愿望。这就决定了我们对于转基因食品的态度应当是积极的。我们应当在积极追求和严格规制中寻找平衡点，建立适宜的、低成本、可靠、严谨又不烦琐的监管制度，而不是盲目地对科学技术作出超前的否定。

六、对转基因食品的安全性担忧

1. 转基因食品可能产生过敏反应　在自然条件下存在许多过敏源。转基因作物通常插入特定的基因片断以表达特定的蛋白，而所表达蛋白若是已知过敏源，则有可能引起过敏人群的不良反应。例如，为增加大豆含硫氨基酸的含量，研究人员将巴西坚果中的2s清蛋白基因转入大豆中，而2s清蛋白具有过敏性，导致原本没有过敏性的大豆对某些人群产生过敏反应，最终该转基因大豆被禁止商品化生产。即便表达蛋白为非已知过敏源，但只要是在转基因作物的食用部分表达，则也需对其进行评估。目前，对转基因食品的过敏性检测主要是依据1996年国际食品生物技术委员会等制定出的一套对改良食品的分析方法。

2. 抗生素标记基因可能使人和动物产生抗药性　抗生素抗性基因是目前转基因植物食品中常用的标记基因，与插入的目的基因一起转入目标作物中，用于帮助在植物遗传转化筛选和鉴定转化的细胞、组织和再生植株。标记基因本身并无安全性问题，有争议的一个问题是其在基因水平上有发生转移的可能性，如抗生素标记基因有可能转移到肠道微生物上皮细胞中，从而降低抗生素在临床治疗中的有效性。虽然目前的研究表明，这种可能性很小，但在评估潜在健康问题时，仍应考虑人体和动物抗生素的使用以及肠道微生物对抗生素的抗性。

3. 转基因食品可能具有毒性　一些研究学者认为，对于基因的人工提炼和添加，可能在达到某些人们想达到的效果的同时，也增加和积聚了食物中原有的微量毒素，此外，抗虫作物残留的毒素和蛋白酶活性抑制剂可能对人畜健康有害，因为含有抗虫作物残留的毒素和蛋白酶活性抑制剂的叶片、果实、种子等，既然能使咬食其叶片的昆虫的消化系统功能受到损害，就有对人畜产生类似伤害的可能性。

2000年7月11日，巴西科学院、中国科学院、印度科学院、美国科学院等全球七大科学院在美国华盛顿联合发表白皮书，公开支持转基因技术研究。这是全球权威科研机构首次对备受争议的转基因技术做出的公开表态，指出转基因食品在消除第三世界国家的饥饿和贫穷方面具有不可替代的作用，在保障人类健康和生态环境的同时，应促进而不是限制其发展。

（葛丽雅）

第十二节　转基因食品的安全性问题

一、转基因食品的潜在安全性问题

近几年，转基因食品的安全性在全球范围内引起了强烈的争议，范围之广，大概只有20世纪40年代的核技术能与之相比。支持者认为转基因食品优势明显，可以应用于大规模生产食品和药品，满足世界人口不断增长的需要，能够解决世界农业、健康和生态中的关键问题。

对转基因食品潜在毒性、过敏性、致癌性、营养品质改变以及环境等方面有科学争论，是正常的，也应引起高度的重视。但某些反对者，是源于一些非理性的惧怕和贸易保护主义，而非可靠的科学依据。归纳起来，全球普遍关注的转基因食品安全性问题有以下几点。

1. 外源基因的安全性　转基因植物性食品中的外源基因主要包括两大类，即目的基因和标记基因。目的基因是人们期望宿主生物获得的某一或某些性状的遗传信息载体。转基因研究的目标不同，所使用的目的基因亦不相同。常用的目的基因有除草剂抗性基因、病虫害抗性基因及品质改良基因等。标记基因是帮助对转基因生物工程体进行筛选和鉴定的一类外源基因，包括选择标记基因和报告基因。在选择压力下，不含标记基因及其产物的非转化细胞和组织发生死亡，而转化细胞由于有抗性，因此可以继续存活。常用的选择标记基因有抗生素抗性基因和除草剂抗性基因。常用的报告基因有荧光素酶、氯霉素乙酰转移酶以及绿色荧光蛋白基因等。有时，标记基因本身就是目的基因，如除草剂抗性基因。这些基因并非原来亲本动植物所有，有些甚至来自不同类、种或属的其他生物，包括各种细菌、病毒和生物体。目前的研究表明，外源基因不会对人体产生毒性，而且经水平转移至肠道微生物或上皮细胞的可能性也非常小。理由是：

（1）所有生物体的 DNA 都是由四种碱基组成，因此与目的基因的 DNA 一样，食品中存在的标记基因的 DNA 本身不会有安全性问题。

（2）DNA 从植物细胞中释放出来，很快被降解成小片段，因此转基因食品中的外源基因 DNA 在进入肠道微生物存在的小肠、盲肠及结肠前已被降解。

（3）即使有完整的 DNA 存在，DNA 转移整合进受体细胞并进行表达也是一个非常复杂的过程，必须有一定的条件才能进行。

（4）目前尚未发现有消化系统中的植物 DNA 转移至肠道微生物的现象，上皮细胞又因为半衰期很短能被不断取代，保存下来的可能性几乎没有。

为确保转基因食品安全，各国要求与临床上重要的抗生素的编码相同的标志基因，不可用于转基因食品微生物。本身是活菌或含有活菌的转基因食品，需保证菌株纯净，未发生突变，另外标记基因应稳定。

2. 潜在致敏性　转基因食品中引入的新基因蛋白质有可能是食品致敏原。过敏原含有两类抗原决定簇，即 T 细胞抗原决定簇和 B 细胞抗原决定簇。人体免疫系统可与食品中过敏蛋白质发生反应，产生抗原特异性的免疫球蛋白 IgE 的反应。1995 年，FAO 关于食物过敏性技术咨询会议认为，世界上由 IgE 介导引起的过敏反应，最常见的食物是鱼类、花生、大豆、乳、蛋、甲壳动物、小麦和核果类。上述常见的过敏性食物约占食物过敏反应的 90%。虽然，转基因作物的管理机构，FDA 和 EPA 要求生物技术公司报告在其修饰的食品中是否存在有问题的蛋白质，但还是担心有未知的过敏原会从系统中遗漏掉，使供体的过敏性状转移到受体植物中。如 1996 年，Pioneer Hi Bred 国际公司为提高动物饲料的蛋白质含量，将巴西坚果的基因引入大豆，结果使一些对巴西坚果过敏的消费者产生过敏反应，为此公司及时收回了这些产品。2000 年 9 月在美国食品店里，在由 Kraft 食品公司经销的玉米面小薄饼中，检查到 StarLink 转基因 Bt 玉米的 Cry9C 杀虫蛋白基因，检查部门当即下令从货架上撤下了所有 tacoshells 产品。Cry9C 杀虫蛋白是耐热和不能消化的，可能会成为食物过敏原。这种 Bt 玉米曾被批准用作饲料，但并未获准用于食品。因此，对转基因食品的潜在致敏性必须进行严格的上市前试验，并在上市后对食用人群进行跟踪监测。

3. 影响人肠道微生态环境　转基因食品中的标记基因有可能传递给人体肠道内正常菌群，引起菌群谱和数量变化，可能会造成菌群失调，影响人的正常消化功能。

4. 影响膳食营养平衡　转基因食品的营养组成和抗营养因子变化幅度大，可能会对人群膳食营养产生影响，造成体内营养素平衡紊乱。另外，有关食用植物和动物中营养成分改变对营养的相互作用，营养基因的相互作用，营养素的生物利用率和营养代谢等方面的作用，目前介绍的资料很少，使人们对转基因食品表示担忧。

5. 产生有毒有害物质　遗传修饰在打开一种目的基因的同时，也可能会无意中提高天然植物毒素的含量。如：芥酸、黄豆毒素、番茄毒素、棉酚、马铃薯的茄碱、龙葵素、甾醇、酪胺、组胺、木薯和利马豆的氰化物、豆科的蛋白酶抑制剂等，有可能被打开而增加这些毒素的含量，给消费者造成伤害。另一方面，外源基因整合位点的不同，加之整合的随机性，与宿主其他基因相互作用，体细胞变异和表达受环境等多种因素的影响，极有可能产生基因缺失、错码等突变，使所表达的蛋白质产物的性状、数量及部位与预期不符。另外，转基因的产物有时是具有催化活性的酶，可引起多效型和次级效应，使某些代谢产物在宿主中积累或消失，干扰代谢途径，致使其最终产物可能含有新的成分等。

二、转基因食品安全评价的基本原则

（一）安全性评价原则的确定

OECD（经济合作与发展组织）很早就开始关注生物安全性的问题。该组织于 1982 年发表的《生物技术：国际趋势与展望》报告，重点讨论了现代生物技术产品的安全性问题。从那时起，OECD 一直致力于现代生物技术产品安全性评价技术手段的探索工作。于 1993 年发表了《现代生物技术生产的食品的安全性评价：概念与原则》的报告，提出了“实质等同性”（Substantial Equivalence）是评价食品安全性最有效的途径。

FAO 与 WHO 于 1990 年至 2000 年先后召开了 3 次专家联合咨询会议，主要讨论了转基因食品的安全和营养问题。1990 年的会议认为用现代生物技术生产的食品的安全性从本质上而言，不低于传统生物技术生产的食品。但仍要关注转基因食品的安全性问题。在 1996 年的会议上，则重点讨论了实质等同性的概念。2000 年的会议讨论了转基因食品安全与营养评价的科学基础和法则，认为实质等同性是转基因食品安全性评价框架的核心内容。

（二）安全性评价的基本原则

1. 实质等同性原则　经济发展合作组织（OECD）在 1993 年提出了“实质等同”概念，作为现代生物技术食品的安全性评估原则，并在 1996 年得到了联合国粮农组织（FAO）和世界卫生组织（WHO）的认同，在 OECD 和 FAO/WHO 的倡导下，欧盟、美国、加拿大、澳大利亚等几个国家都采用了“实质等同性”的概念来构建自己的转基因食品安全性的评价程序。实质等同性是指：对单一的、生化上明确的食品或原料，它的生化属性在相似的传统食品的自然变动范围之内；对复合的食品或原料，在成分、营养价值、代谢、用途以及不良物质等在相似的传统食品或原料的已知和可测的自然变动范围之内。该原则认为如果能确定经过转基因技术导入后的蛋白质，或者修改后的基因产生的蛋白质是安全的，或者说转基因作物经过基因技术的改良之后它的营养成分并没有发生变化，也排除以下三种情况：没有产生新的毒素物质导致它含毒，产生抗营养因子降低了转基因作物的营养成分，产生了新的过敏性蛋白会导致过敏症状，这个时候我们就认定这种新的转基因作物和传统的非转基因作物是实质等同的。换句话说也就是“当它们被人类食用之后对人类的效果和影响都是相同或者相似的，这个时候我们就可以认定这种新的转基因作物和传统作物是实质等同的”。

按照实质等同原则，并根据其与现有食品的差异程度，转基因食品可以分为三类。

Ⅰ类是与参照的传统食品等同的转基因食品；Ⅱ类是与参照的传统食品十分相似的转基因食品；Ⅲ类是与参照的传统食品既不等同也不相似的转基因食品。

对新型食品归类时，首先要恰当地选择用来比较的传统食品，要能反映出它的化学组成，而且它的摄食量、在膳食中的作用以及加工对它的影响。而且要与它的亲本生物比较，找出其差别、表型水平（外表、生物特性）和组成成分（包括主要成分、营养素和毒素）。

（1）Ⅰ类转基因食品：它们是与对照传统食品或原料实际等同的转基因食品或原料。对单一的，在化学上已确定的食品或原料，实际等同是指其生物属性在相似传统食品天然差异范围之内（由自发突变或自发化学反应引起的）。对复合食品或原料，实际等同表示其成分、营养价值、代谢、用途以及杂质含量都在相似传统食品的已知和可检测的自然变异范围之内。要求这类转基因食品每个代谢物必须是清楚的；人摄食量与相似传统食品相差不大；全部 DNA 来自亲本生物和基因产物水平与亲本相同。Ⅰ类新型食品不需更深入的资料即可做出安全性评价。例如由转基因番茄制成的番茄酱，如果不含有新基因产物，可评为与传统番茄酱实际等同，属Ⅰ类新型食品。浙江的转杂交水稻中 PAT 基因是对热不耐受的，所以大米煮成的饭对人是安全的。

（2）Ⅱ类转基因食品：它们是与参照传统食品或原料十分相似的转基因食品或原料。它们与相似传统食品实际等同，但某些性质有差别。它具有或没有某种新的成分或性质（如微生物的致病性）。这些不同的性质是使用分析手段或实验方法等进一步研究的重点。对新型食品中的新成分需要重点进行安全性评价，查阅文献以及做毒理学试验。考察遗传性的改变产生了什么效应，分子结构的改变引起什么作用，溶解度、生物利用度是否变化等。例如，由转基因番茄制成的番茄酱，如含有新基因产物，可评为与传统番茄酱不十分相似，属Ⅱ类新型食品。

（3）Ⅲ类转基因食品：与对照传统食品既不等同也不类似的转基因食品。但这并不意味着它一定不安全，对这类转基因食品或原料需考虑做较深入的安全性评价。如分析受体生物、遗传操作和插入的 DNA、遗传工程体及其产物特性，表现型、化学和营养成分等，若插入的是功能不很清楚的基因组区段，同时应考虑供体生物的背景资料。然后根据以上初步分析的结果及该食物在人类膳食中所起的作用，决定是否需要同时采用体外和特异的体内动物试验。

如果某种新食品或食品成分与现有的食品或食品成分是实质等同的，那么它们是同等安全的。评价转基因食品安全性的目的，不是要了解该食品的绝对安全性，而是要评价它与非转基因的同类食品比较的相对安全性。它是评估转基因食品或食品成分安全性的基本工具。

2. 风险分析原则　风险分析是国际食品法典委员会（CAC）于 1997 年提出的用于评价食品、饮料、饲料中的杀虫剂、添加剂、污染物、毒素和致病菌对人体或动物潜在副作用的科学程序，现已成为国际上开展食品风险评估、制定风险评估标准和管理办法，以及进行风险交流的基础和通用方法。风险分析包括风险评估、风险管理和风险交流三个部分，对已知的危害人类健康的因素在食品中的存在、含量、来源和危害性进行评价，为风险管理提供科学的数据和依据。其中风险评估是核心环节。风险评估包括安全性评估，目的是要确定是否存在有害物、营养或有其他安全性考虑，如存在，应就其性质和严重度收集信息。安全性评估应包括现代生物技术食品与传统参照物的比较，重点确定其相似点和不同点。如果通过安全性评估，鉴定出有新的或改变了的有害物，或者有营养或其他安全性考虑，则应进一步对其相关的风险进行分析，以确定其与人类健康的关系。

3. 预先防范原则　转基因技术实现了按照人类自身意愿使遗传物质在人、动物、植物和微生物四大系统间的转移。但正是由于转基因技术的这种特殊性，转基因食品发展的历史和总结的经验不多，供体、受体和目的基因的多种多样也给食品安全带来了许多不确定因素。随着转基因技术的发展，作为改善营养品质、植物疫苗、生物反应器等转基因植物、动物进入安全性评价阶段，预先防范的安全性评价原则可以在遵循科学原则的基础上，对公众透明，结合其他的评价原则，对转基因食品进行评估，防患于未然，把转基因食品可能存在的风险降到最低。如果研究中的一些材料扩散到环境中，将对人类造成巨大的灾难。必须对转基因食品采取预先防范作为风险评估的原则。

预先防范原则的基本含义是：当一项行为可能对人的健康或环境造成威胁时，应当采取预防措施，即使因果关系尚未得到证明。把这个原则运用到转基因食品的安全评价上，表明安全管理并非是建立在转基因食品的风险已有科学证据的基础上，而是根据“可能”产生的风险进行安全评价。尽管目前还未发现有上市的转基因食品对人体健康或生态环境有害的充足证据，但科学不是万能的，是有局限性的，对转基因食品进行科学评估所需要的完整数据要等到许多年之后才能获得；无论研究多么严格，结论总会有某些不确定性，而政府不能等到最坏的结果发生后才采取行动，否则可能导致不可逆的危害。2002 年欧盟理事会和欧洲议会通过的“食品法通则”对食品法领域的“预先防范”原则进行了明确的规定：首先，如果根据对现有信息的评估，确认某种产品或生产方法有产生危害后果的潜在可能性，但缺乏确定的科学证据。在这种情况下，仍然应当采取风险管理措施以确保对人体健康最高水平的保护。其次，预防措施应当与预计的风险水平相适应，为此必须考虑这些措施在技术上和经济上的可行性以及其他合理因素。

4. 个案分析原则　个案分析原则是针对每一个转基因食品个体，根据其生产原料、工艺、用途等特点，借鉴现有的、已通过评价的相应案例，通过科学的分析，发现其可能的特殊效应，以确定其潜在的安全性问题。目前已有 300 多个基因被克隆，用于转基因生物的研究。这些基因来源和功能各不相同，受体生物和基因操作也不相同，个案分析为评价采用不同原料、不同工艺、具有不同特性、不同用途的转基因食品的安全性提供了有效的指导，尤其是在发现和确定某些不可预测的效应及危害中起到了独特的作用。

个案分析的主要内容与研究方法如下：

（1）根据每一个转基因食品个体或者相关的生产原料、工艺、用途的不同特点，通过与相应或相似的既往评价案例进行比较，应用相关的理论和知识进行分析，提出潜在安全性问题的假设。

（2）通过制订具有针对性的验证方案，对潜在安全性问题的假设进行科学论证。

（3）通过验证个案的总结，为以后的评价和验证工作提供可借鉴的新案例。

5. 逐步评估原则　逐步评估原则是对转基因食品的研究、发展、商业化以及销售和消费的全过程进行动态的全面检测和安全评估，主要包括实验室产品研究的严格的毒性、过敏性和抗性实验的安全评价，大田试验的环境影响的安全评估和生态评价，商业化的环境监测与评估，消费者消费转基因食品的人体健康效用（包括短期效用和长期的累积效用）的安全评价。该原则要求在每个环节上对转基因生物及其产品进行风险评估，并且以前一步的实验结果作为依据来判定是否进行下一阶段的开发研究。

对逐步评估原则的理解可以在两个层次上进行。其一，对转基因产品管理是分阶段审批，在不同的阶段要解决的安全问题不同；其二，由于转入目的基因的安全风险是不同方面的，如毒性、致敏性、标记基因的毒性、抗营养成分或天然毒素等，评价也要分步骤进行。逐步评估的原则可以提高效率，在最短的时间内发现可能存在的风险。

6. 风险效益平衡的原则　对转基因生物及其产品的效益和它可能给人类健康和环境带来的风险进行权衡，从而确定是否继续开发相关产品。因此，在对转基因食品进行评估时，应该采用风险和效益平衡的原则，综合进行评估，在获得最大利益的同时，将风险降到最低。

7. 熟悉性原则　转基因食品的风险评价工作既可以在短期内完成，也可能需要长期监测。这主要取决于人们对转基因食品的有关性状、同其他生物或环境的相互作用、预定用途等背景知识的熟悉程度。在风险评估时，熟悉并不意味着转基因食品安全，而仅意味着可以采用已知的管理程序；不熟悉也并不能表示所评估的转基因食品不安全，也只意味着对此转基因食品熟悉之前，需要逐步地对可能存在的潜在风险进行评估。因此，“熟悉”是一个动态的过程，不是绝对的，而是随着人们对转基因食品的认知和经验的积累而逐步加深的。

三、安全性评价的内容与方法

（一）转基因食品安全性评价的主要内容

基于人们对转基因食品安全性的担忧，转基因食品的安全性评价的目的是从技术上分析生物技术及其产品的潜在危险，对生物技术的研究、开发、商品化生产和应用的各个环节的安全性进行科学、公正的评价，以期在保障人类健康和生态环境安全的同时，也有助于促进生物技术的健康、有序和可持续发展。通过安全性评价，可以为农业转基因生物的研究、试验、生产、加工、经营、进出口提供依据，同时也向公众证明安全性评价是建立在科学的基础上的。其安全性评价主要包括：①基因食品中基因修饰导致的新基因产物的营养学评价（如营养促进或缺乏、抗营养因子的改变）、毒理学评价（如免疫毒性、神经毒性、致癌性或繁殖毒性）及过敏效应（是否为过敏原）；②由于新基因的编码过程造成现有基因产物水平的改变；③新基因或已有基因产物水平发生改变后，对新陈代谢效应的间接影响，如导致新成分或已存在成分量的改变；④基因改变可能导致突变，例如：基因编码或控制序列被中断，或沉默基因被激活而产生新的成分，或现有成分的含量发生改变；⑤转基因食品摄入后，基因转移到胃肠道微生物引起的后果；⑥遗传工程体的生活史及插入基因的稳定性等。

（1）转基因成分及稳定性，包括目的基因、调控基因、标记基因、报告基因、外源mRNA、外源蛋白质等；

（2）食品动植物的特定毒素和抗营养因子；

（3）致敏原；

（4）重要的营养成分含量和生物利用度；

（5）致突变性、致畸性、致癌性。

（二）转基因食品安全性评价方法

根据转基因食品安全性评价的内容和原则，确定转基因食品与食物供给中已存在的普通食品或食品成分实质等同性。实质等同分析方法可在食品或食品成分水平上进行，这种分析应尽可能以物种（如以大豆为一个物种）为单位来比较，以便灵活地用于同一物种生产的各类食品。研究中应考虑所评估的特性会有自然差别，根据这些自然差别的分析数据来确定一定的变异范围。欧盟采用等同性和相似性定标法（Safety Assessment of Food by Equivalence and Similarity Targeting，SAFEST），将转基因食品与相应的传统食品比较，然后根据其分类，再分别进行评价。我国根据转基因食品与现有食品的差异程度，采用不同的方法进行安全性评价。如果两者实质等同，用传统的安全性评价程序对转基因食品评价；如果在一定范围内有差别，用集中于对产生差别的因子进行评价；如果氨基酸序列与已知蛋白毒素的氨基酸序列是同系物，则要进行毒理学实验（我国卫生部于1985年修订的《食品安全性毒理学评价程序和方法》所规定的内容也适用于转基因食品的安全性评价）；如有蛋白质产生了抗营养作用，或营养成分发生改变，则要进行营养学评价；如果是针对于本身是活菌或含有活菌的新型食品，要进行微生物致病性实验；如果两者完全不同或没有可比的传统食品，则要特别设计动物模型试验证明其无毒后，还须进行人体营养学试验。

转基因食品安全性评价的程序基本上包括以下五个方面：一是新基因产品特性的研究；二是分析营养物质和已知毒素含量的变化；三是潜在致敏性的研究；四是转基因食品与动物或人类的肠道中的微生物群进行基因交换的可能及其影响；五是活体和离体的毒理和营养评价。转基因食品安全性评价流程如图35－3所示。

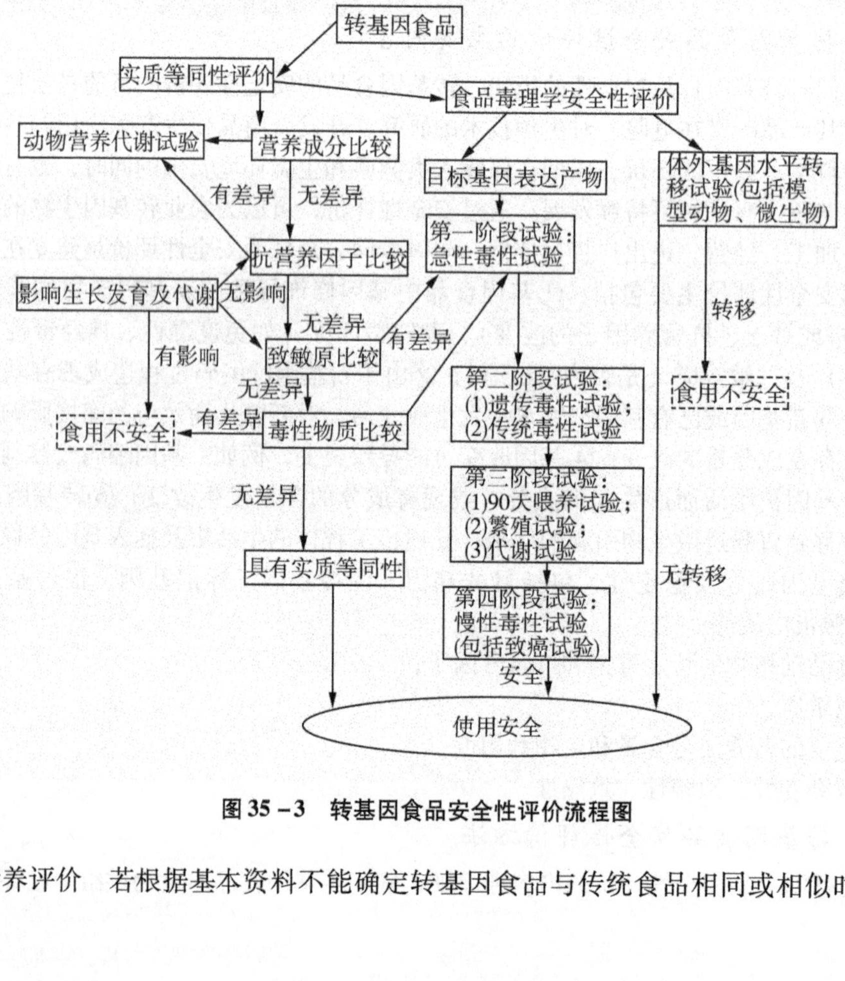

图35－3　转基因食品安全性评价流程图

1. 营养评价　若根据基本资料不能确定转基因食品与传统食品相同或相似时，则必须进一步对其进行营养评价。对第二类食品应集中于比较转基因食品与传统食品的不同点，必要时，某一特殊的转基因食品在动物试验确定对人体安全后，应进行志愿者试验以确定营养研究的结果。对转基因食品营养价值的评价包括 3 个要素：组成成分、在膳食中的作用（是否补充某种营养素）和在膳食中的应用情况，结合人体的膳食摄入情况对其营养价值进行评价。对在膳食中的作用是补充营养的食品则应对营养素的生物利用率进行研究。如果该食品的摄入使得某个营养素超过 RDA（美国膳食营养素供给量）的 15%，则要对转基因食品中该营养素的数量与生物利用率、摄入量重新考虑。

2. 毒理性分析　在许多人类食品植物中产生大量的毒性物质和抗营养因子，如蛋白酶抑制剂、溶血剂、神经毒剂等，以抵抗有害生物的入侵。现有食品中毒剂含量并不会引起中毒，但如果没有得到恰当的处理，某些食品也会导致严重的生理问题甚至死亡。从理论上讲，任何外源基因的转入都有可能导致遗传工程体产生不可预知或意外的变化，其中包括多向效应。这些效应需要设计复杂的多因子实验来验证。如果转基因食品的受体生物有潜在的毒性，应检验其毒素成分有无变化，插入的基因是否导致毒素含量的变化或产生新的毒素。欧洲新食品领导小组建议的转基因食品的毒理学评价试验项目，包括毒物动力学和代谢试验、遗传毒性、增殖性、致病性、啮齿类动物 90d 亚慢性喂养试验及其他毒性试验（根据化学结构分类、人体接触水平决定是否进行繁殖试验和致癌试验等）。此外，还需要考虑人体试验，包括人体对该食品耐受性、对人肠道正常菌群和生物学指标影响的研究。

3. 过敏性分析　食物过敏是人类食物食用史上一个由来已久的卫生问题，它常发生在某些特殊人群，全球有近 2% 的成年人和 4% ~6% 的儿童有食物过敏史。食物过敏是指食品中的某些抗原分子能引起人产生不适应的反应，这些抗原分子主要是一些蛋白质。成人和儿童的过敏反应有 90% 以上是由 8 类食物引起的：蛋、甲壳纲、鱼、奶、花生、大豆、坚果和小麦。国际食品生物技术委员会与国际生命科学研究院的过敏性和免疫研究所一起制定了一套分析遗传改良食品过敏性树状分析法。该法重点分析基因的来源、目标蛋白与已知过敏原的序列同源性，目标蛋白与已知过敏病人血清中 IgE 能否发生反应，以及目标蛋白的理化特性。在 2001 年 FAO/WHO 举行了有关生物技术食品安全的专家咨询会议，在会议的报告中，提出了新的过敏原评价决定树。评价主要分为两种情况：一是在转基因食品中含有的外源基因来自已知含有过敏原的生物，在这种情况下，新的决定树主要针对氨基酸序列的同源性和表达蛋白对过敏病人潜在的过敏性；二是在转基因食品中含有外源基因来自未知含有过敏原的生物，则应该考虑与环境和食品过敏原的氨基酸同源性；用过敏原病人的血清做交叉反应；胃蛋白酶对基因产物的消化能力；动物模型实验。

虽然许多国家都规定，如果某一种新食品具有潜在的过敏原，那么只要在标签上显著地标明以提醒对这类过敏原敏感的消费者，那么这种新食品也可得到上市许可。不过经验表明，即使对此类过敏原不敏感的消费者，也不太可能去选择此类食品，因而大多数公司在发现转基因食品有潜在的过敏原时即会停止开发和生产。

虽然食物过敏因人因物而异，是转基因食品安全性问题中较易发生的问题，但只要事苘采取认真负责和科学的态度进行分析检测，并且有关蛋白过敏原的数据库正在不断建立和完善，只要消费者提高安全意识，还是有可能防患于未然的。

4. 抗生素抗性标记　基因抗生素抗性标记基因在遗传转化技术中是不可缺少的，主要应用于对已转入外源基因生物的筛选。其原理是把选择剂加入到选择性培养基中，使其产生一种选择压力，导致未转化细胞不能生长发育，而转入外源基因的细胞因含有抗生素抗性基因，可以产生分解选择剂的酶来分解选择剂，因此可以在选择培养基上生长。但是“人们通常会对食用了上述这种转基因作物之后对肠道微生物产生影响或者对抗生素类药物产生耐药性表示担心”，这并不是杞人忧天。化学杀虫剂杀死害虫后，以它们为食的爬行类、哺乳类动物和鸟类等由于误食这些含有杀虫剂的虫体而威胁到自身的生存。杀虫基因蛋白的影响也自然引起了人们的极大关注。有科学家建议对临床上重要的抗生素，如氨苄青霉素和顽固毒素，最好不用对他们具有抗性的标记基因。此外提供标记基因的微生物必须没有致病性。

因为抗生素对人类疾病的治疗意义重大，因此对抗生素抗性标记基因的安全性评价，是转基因食品安全性评价的主要问题之一。转基因食品会在被人们食用之后，进入人或者反刍动物的消化系统，在消化作用的过程中大部分脱氧核糖核酸都会被变为小段，或者变为核苷酸，完全失去活性。世界粮农组织（WTO）和美国联邦食品与药品管理局（FDA）都认为DNA本身并不存在安全性问题，他们的理由是转基因作物的基因会在烹制和消化吸收过程中被分解掉，比如转基因水稻种的PAT基因，在烹制的加热工程中过程中PAT就会分解，所以这种大米即使被人们食用，其基因在人的肠道中也不会发生转移。

至今还没有基因从植物转移到肠道微生物和人类消化系统中细菌转化的相关报道，由此可见这种基因水平转移的可能性很小，但在评估任何潜在健康问题时，都应该考虑人体或动物抗生素的使用以及胃肠道微生物对抗生素的抗性。

四、安全性评价应注意的问题

（1）在保障人类健康和生态环境的同时，应该促进而不是限制转基因食品的发展。

（2）小规模试验的结果能否推广应用到大规模商业化生产，还需要作具体的分析。

（3）由于实质等同性这个概念比较模糊，因此在应用时应把握好尺度。

（4）转基因食品的安全性评价应进行量化考核。

（5）全食物饲喂进行的动物试验在进行时要十分谨慎．且不能持续时间太长，以避免因营养不平衡等原因掩饰了转基因食品的安全性问题。

（6）转基因食品安全性评价的方法和标准应实现国际统一化。

五、转基因食品的安全性评价的管理

（一）转基因食品的管理包括以下内容

1. 安全性认证

（1）生产商应提供足够的证据来证明该转基因食品是安全无害的。

（2）转基因食品在世界各国被接受的程度是一个比较重要的参考因素，通常来说，被接受的产品较为可信。

（3）进口国的主管部门应该对进口转基因食品实行强制性的安全性评估。

2. 品种管理　品种管理是转基因食品管理的基础，如果对原料品种没有进行必要的管理，就无法确定最终产品是否含有转基因成分。

3. 强制性标注　对转基因食品应实行强制性标注，标签内容如下：

（1）基因生物的来源。

（2）过敏性。

（3）伦理学考虑。

（4）在成分、营养价值、效果等方面不同于传统食品。

（二）国外转基因食品安全性评价的管理

世界主要发达国家和部分发展中国家都已制定了各自对转基因生物（包括植物）的管理法规，负责对其安全性进行评价和监控。由于各国在法规和管理方面存在着很大的差异，特别是许多发展中国家尚未建立相应的法律法规，一些国际组织如经济合作与发展组织（OECD）、联合国工业发展组织（UNIDO）、世界粮农组织和世界卫生组织（FAO/WHO）等在近年来都组织和召开了多次专家会议，积极组织国际间的协调，试图建立多数国家（尤其是发展中国家）能够接受的生物技术产业统一管理标准和程序。但由于存在诸多争议，目前尚未形成统一的条文。

各国对转基因生物体及食品的审批和标识持有不同的态度，根据管理方法的区别可以分为三种类型：一种是以美国和加拿大为首的对转基因食品采取实用、以科学为依据的管理办法；另一种是以欧盟为首的采取十分严格、警惕的管理办法；而日本、澳大利亚以及新西兰等国的管理办法居于前两种之间。国际经济合作与发展组织成员国家对转基因生物体及食品的管理办法也是很不一样的，特别是美国和欧盟之间存在很大的差异。这些差异不仅影响国际贸易，甚至由此引发国际经济、政治上的争端。目前有关转基因食品管理的国际性法规主要有《生物多样性公约》（1992 年在巴西联合国环境与发展大会上通过）、《卡塔赫纳生物安全议定书》（2003 年 9 月生效）、《国际食品法典》、《WTO 协议》。

美国是转基因食品开发及消费的开拓者与积极倡导者，对转基因食品采取宽松的政策，如采取自愿标识原则。美国是在原有联邦法律的基础上增加转基因生物的内容，分别由农业部（USDA）、环境保护局（EPA）及食品和药品管理局（FDA）负责环境和食品两个方面的安全性评价和审批。欧盟在国际上极力主张对转基因产品采取预先防范原则。欧盟对转基因产品实行严格的管理，其中包括对转基因生物的限制使用、劳动者保护、环保控制以及新食品范围、上市前通告、审批和详尽的标签规定。日本建立了一套转基因食品安全评价制度和产品监督制度，对转基因食品也采用限制进口的措施。所有转基因食品必须通过农林水产省的安全评价后才准许进口。

（三）国内转基因食品安全性评价的管理

我国于 1997 年开始种植转基因食品植物，到目前已批准番茄、马铃薯、棉花、甜椒等多种转基因作物商业化种植。此外，我国还接受了许多国外转基因食品，特别是加入世贸组织后，进口数量有了较大的增长。我国政府在对待转基因食品开发与消费上持积极态度，政策较为灵活，但对转基因食品的安全以及可能带来的风险给予了高度重视。国家成立了专门的管理机构和专业委员会，农业部于 1996 年成立了农业生物基因工程管理办公室和农业部农业生物基因工程安全委员会，于 2001 年又设立国家农业转基因生物安全管理办公室，负责对转基因植物、动物、微生物、兽药等进行安全评价和管理工作，根据《条例》第九条的规定设立国家农业转基因生物安全委员会，负责农业转基因生物的安全评价工作。

另外，对转基因食品安全有严格的控制机制，出台了一系列相关的法律法规，主要包括：

（1）1990 年卫生部根据《中华人民共和国食品卫生法》制定《新资源食品卫生管理办

法》；

（2）1993 年由原国家科委颁布《基因工程安全管理办法》；

（3）1996 年农业部制定《农业生物基因工程安全管理实施办法》；

（4）2001 年国务院颁布《农业转基因生物安全管理条例》，2002 年初农业部制定《农业转基因生物安全评价管理办法》、《农业转基因生物进口安全管理办法》、《农业转基因生物标识管理办法》等三个配套规章（简称“一条例三办法”）；

（5）2002 年 7 月卫生部颁布《转基因食品卫生管理办法》；

（6）2002 年 8 月，中国正式核准加入联合国《卡塔赫纳生物安全议定书》；

（7）2004 年国家质检总局颁布《进出境转基因产品检验检疫管理办法》；

（8）2007 年卫生部发布实施《新资源食品管理办法》，取代《转基因食品卫生管理办法》。

当前正在酝酿制定新的政策，如国家生物安全法。这些条约或法律文件涵盖了从基础研究到商品生产、运输及市场销售等各个环节涉及的生物技术和生物安全的管理，从而在一定程度上保障了转基因食品的安全性。转基因食品作为一种新生事物和特殊商品，对其安全性进行研究和评价是一项非常重要的工作，而且也是一个漫长而艰巨的过程，必须加强管理，严格把关。只有通过制定切实可行的安全性评价细则和合理的管理法规体系，才能既可以保证消费者利益，又可以促进转基因食品的研发沿着正确的轨道前进。

（葛丽雅）

第十三节　转基因食品的检测

2000 年，联合国通过了《生物安全议定书》，确认了预先防范原则，允许各国采取措施限制或禁止进出口活性转基因产品。该议定书对除了药物以外的所有活性转基因生物有关过境、审批、检测、风险评估和管理、赔偿责任等做出了详细的规定，其中最重要的措施之一就是对转基因食品要进行检验，以明确其种类，确定是否是已批准的或已获得许可的转基因食品，以防止一些具有风险的转基因产品任意扩散而造成不可挽回的损失。我国国务院于 2001 年公布并实施《农业转基因生物安全管理条例》，卫生部也相继出台了《转基因食品卫生管理办法》和配套的《转基因食品安全与营养评价指南》，对转基因食品进行检验与评价。

目前，许多国家要求在销售转基因食品时必须在标签上予以标明，使消费者有知情权能够自愿选择是否食用转基因食品，同时食品安全监督管理部门能够追踪转基因食品对健康的影响。因为 GMO 的标记基因也有可能因为运输和贮藏过程中的污染在非转基因食品中检出，欧盟判定是否标注为转基因食品的依据是 GMO 的含量在 1% 以上。这是为了管理而建立的概念，而与从安全性角度提出的实质等同性完全不同，它不仅仅表明这个食品含有基因修饰成分。

不难看出，转基因食品从研究、生产、贮藏、运输、销售、进出口等环节都需要检验和监测，转基因食品的检验与鉴定已成为各主要贸易国的一项重要工作。目前世界许多国家建立了政府转基因食品检验实验室，也有不少商业公司参与检验出证。

一、检验类型

根据检测目标的不同，转基因产品的检测技术主要分为三个类型：一是检测转基因产品插入的外源基因，主要通过 PCR 技术和核酸探针的杂交检测技术准确、快速地检测外源基因，包括目的基因、报告基因、启动子或者终止子等；二是检测外源基因的表达产物，主要是采用化学分析、凝胶电泳和 ELISA 等方法检测外源基因的转录产物（RNA）或翻译产物（蛋白质）；三是检测插入外源基因对载体基因表达的影响，主要检测外源基因对插入位点附近基因影响及对其代谢产物的影响。由于该类检测成本高，所需时间长，且重要性较低，目前这一方面的检测实际工作中较少涉及，因此，目前食品中 GMO 成分的检测方法主要是前两种类型。检测工作中所涉及的检测目标包括三种类型：DNA、RNA 和蛋白质。蛋白质的检测主要用血清学方法，DNA 和 RNA 的检测主要用 PCR 及核酸杂交的方法。通过检测蛋白质和核酸，可确认转基因产品种类和成分含量。

二、转基因食品检测技术

根据转基因食品检测技术依据的原理，转基因食品检测技术可大致分为以下几种。

（一）依赖于 GMO 中 DNA 成分的 PCR 技术

基于 DNA 生物合成的分子生物学原理而发明的聚合酶链式反应技术（PCR）是目前转基因食品检测的主要方法。利用与外源基因序列互补的特定引物对转基因食品中的外源 DNA 序列进行 PCR 扩增后分析，可以对转基因食品进行定性鉴别，也可进行转基因成分定量分析。PCR 简便、快速，几小时内就使某特异 DNA 片段扩增数万倍，所需的 DNA 模板量仅为 10ng 以内，且使用粗提的 DNA 就可获得良好的扩增效果。这一技术的出现为外源基因的检测提供了便利条件，尤其是在转化材料少又需要极早检测的情况下。但是，由于 PCR 扩增的高度灵敏性，有时会出现假阳性扩增，因此，常常将 PCR 与其他技术相结合，常用的 PCR 种类有：普通 PCR、PCR－ELISA 和定量 PCR 等。

1. 普通 PCR 检测技术　通过 PCR 技术可简便快速地从微量生物材料中以体外扩增的方式获得大量特定核酸，并有很高的灵敏度和特异性。目前基于 GMO 特异外源 DNA 片段的定性 PCR 筛选方法已广泛用于转基因生物及食品的检测，一些国家将此作为本国有关食品法规的标准检验方法。PCR 扩增在扩增管中进行，肉眼难以观察到是否有特异性扩增产物生成，必须用琼脂糖凝胶电泳或聚丙烯酰胺凝胶电泳分离扩增产物。根据分子质量 Marker 确定条带的分子质量，扩增条带的分子质量与理论上应该产生的条带分子质量相同，则可说明被检测对象基因组也含有外源基因，否则即为非转基因产品。

PCR 反应具有高度特异性和敏感性，只需对少量的 DNA 进行测定便可检测 GMO 成分。但对实验技术要求很高，结果易受许多因素干扰产生误差，检测的灵敏度和重现性降低，如操作人员移液时的误差、器皿用品的交叉污染等，还有 PCR 反应体系存在的抑制因素也可带来干扰。用于大批量检测时，费用较昂贵，一般 PCR 只用作转基因食品的定性筛选检测。

2. PCR－ELISA 法　PCR－ELISA 法是一种将 PCR 的高效性与 ELISA 的高特异性结合在一起的转基因检测方法。利用共价交联在 PCR 管壁上的寡核苷酸作为固相引物，在 Taq DNA 聚合酶作用下，以目标核酸为模板进行扩增，产物一部分交联在管壁上成为同相产物，一部分游离于液体中成为液相产物。同相产物可用标记探针与之杂交，用碱性磷酸酯酶标记的链亲和素进行 ELISA 检测，通过凝胶电泳对液相产物进行分析。

PCR－ELISA 法是免疫学技术和分子生物学技术的结合，是在 PCR 扩增引物的5′端标记上生物素或地高辛等非放射性标记物，PCR 扩增结束后，将扩增产物加入已固定有特异性探针的微孔板，再如人抗生物素或地高辛酶标抗体－辣根过氧化物酶结合物，最后加底物显色，在酶标板测定吸光度 OD 值，判定结果。常规的 PCR－ELISA 法只能作为一种定性实验，但若加入内标，作出标准曲线也可实现定量检测的目的。

PCR－ELISA 检测法特异性强，检测结果可靠，可用于半定量检测。采用特异探针与固相产物杂交，提高了检测的特异性；用紫外分光光度计或酶标仪判定结果，以数字的形式输出，无人为误差；在对扩增的固相产物进行 ELISA 检测的同时，可通过凝胶电泳对液相产物进行检测，这两次检测有效地避免了假阳性出现，提高了检测结果的可靠性。灵敏度高于常规的 PCR 和 ELISA 检测法，灵敏度可达0.1%。所需仪器简单，操作简便，包被管能长时间保存，杂交自动化进行，可实现大批量检测。

3. 定量 PCR 方法　尽管采用特异 DNA 片段的定性 PCR 方法已广泛用于 GMO 食品的检测，但无法对 GMO 进行定量分析。随着各国有关 GMO 标签法的建立和不断完善，对食品中的 GMO 含量的下限已有所规定。为此，在定性 PCR 方法的基础上发展了转基因食品的定量 PCR 检测方法。

目前转基因成分的定量检测方法有半定量 PCR 法、定量竞争 PCR 法和实时定量 PCR 法。其中，半定量 PCR 法较简单，但结果精确性较差；定量竞争 PCR 的特点是含有内部标准子，可降低实验室间的检测误差；而实时定量 PCR 法可在提取 DNA 后 3h 内检测样品的总 DNA 量及 2pg 转基因成分的量，但这套 PCR 系统价格昂贵。

（二）免疫学技术——ELISA 快速检测方法

抗原和抗体之间的结合特异性是免疫学检测技术的基础。在检测中，抗原是要检测的对象。免疫学检测法已经成为最特异、最灵敏、用途最广的现代分子检测技术之一，检测下限可达到纳克、皮克级水平，并且可以利用抗原的范围也在扩大。无论是生物大分子还是有机小分子，都可通过免疫技术获得相应的抗体，大大拓宽了检测的应用范围。采用免疫学方法，尤其是利用酶联免疫吸附测定法制备的试剂盒在转基因成分快速检测中得到了广泛应用。

免疫学方法主要是利用抗体可以特异地与抗原分子（GMO 蛋白成分）结合，通过抗原一抗体的特异性识别反应进行检测，是一种特异、简便的检测程序。目前，人们发明了检测抗体与其目标抗原结合的许多方法，酶联免疫吸附测定（ELISA）就是其中之一。酶联免疫测定的过程中，抗体上通常还连接有一种酶，如碱性磷酸酶、过氧化物酶或脲酶等。如果样品中带有目标分子，抗体上连带的酶就能催化一种化学反应将无色的底物转变成有色物质，通过颜色的变化能判断出被测样品中是否含有目标分子。

酶联免疫吸附分析法（ELISA）的基本原理是利用抗原抗体特异识别结合的免疫学特性，与酶反应相偶联，通过酶反应将抗原抗体结合的信号放大，提高检测灵敏度，还能产生有颜色的物质由肉眼或仪器识别。ELISA 测定一般在酶联板或膜上进行。另一种称为试纸条法，将特异的抗体交联到试纸条上，当纸上抗体和特异抗原结合后，再与有颜色的特异抗体反应形成带有颜色的三明治结构并固定在试纸上，若没有抗原就没有颜色。具体来说，若要分析待测抗原 A，则需要 A 的抗体“抗 A”（第一抗体），第一抗体通常不与酶连接，不能直接测定，因此常需制备抗 A 的抗体“抗抗 A”（第二抗体），第二抗体不仅能特异识别并结合第一抗体，而且被共价连接上有催化活性的酶分子，此即酶标抗体，酶分子能专一催化底物生成容易检测的产物，使待测抗原得到定性或定量检测。ELISA 可分为直接法和间接法两种，根本区别在于酶分子标记的是第一抗体还是第二抗体，其中标记第二抗体的间接法特异性高，更常用。

ELISA 分析法必须具备三种试剂：待检测的固定相抗原或抗体，酶标记的抗原或抗体，以及酶作用的底物。该方法必须满足两个前提条件：待检测的抗原或抗体能够结合到不溶性载体表面并保持活性，标记酶能与抗原或抗体结合并同样保持各自生物活性。

（三）核酸杂交技术

其基本原理是两条 DNA 链之间可通过碱基配对形成氢键，通常该技术检测过程主要包括以下步骤：将单链的目的 DNA 或 RNA 先转移并固定到硝酸纤维素或尼龙膜上，与其互补的单链 DNA 或 RNA 探针用放射性或非放射性标记，在一定的条件下使探针分子与目标 DNA 分子碱基配对，洗去未结合的标记探针，经放射自显影或显色反应检测特异结合的探针。由此可知，一个核酸杂交技术有三个关键因素：探针 DNA、目的 DNA 和信号检测。把握好这三个因素，核酸杂交技术可以达到高特异性和高灵敏度的水平。

核酸杂交可进行染色体图谱分析，测定特异 DNA 序列的拷贝数（甚至可检测到哺乳动物基因组中的单拷贝基因），鉴定与疾病有关的限制性片段长度多态性标记，进行基因克隆的筛选，检测不同浓度的 DNA，鉴别特异基因的表达部位，进行 RNA 结构的初步分析、特异 RNA 的定量检测，分析基因转录的含量变化、末端标记的寡核苷酸探针可检测点突变，确定有无病毒感染等。

（四）基因芯片技术

转基因食品检测中常用的 ELISA 和 PCR 技术最大的缺点是检测范围窄，效率低，无法高通量大规模地同时检测多种样品，尤其对转基因背景一无所知时，对各种待检基因序列或蛋白逐一筛查几乎是不可能的。目前正在研究的转基因产品涉及的基因数量有上万种，今后都有可能进入商品化生产。因此，对转基因食品的检测，需要有更有效、更快速，特别是高通量的检测方法，基因芯片技术能较好地解决这一问题。

基因芯片，又称 DNA 芯片或 DNA 微阵列，它综合运用了微电子学、物理学、化学及生物学等高新技术，把大量基因探针或基因片段按照特定的排列方式固定在硅片、玻璃、塑料或尼龙膜等载体上，形成致密、有序的 DNA 分子点阵。基因芯片技术是 20 世纪 90 年代初期发展起来的，该技术通过将大量探针分子固定于支持物上后与标记的样品分子进行杂交，通过检测每个探针分子的杂交信号强度进而获取样品分子的数量和序列信息。

基因芯片技术具有高通量、灵敏度高、特异性强、假阳性率和假阴性率低、操作简便、自动化程度高等特点，是一种在转基因检测中极有发展前景和应用价值的技术，是近年来国内外研究的热点。由于可对样品的信号进行集约化和平行处理，具有无可比拟的高效、快速和多参量的特点，生物芯片技术已广泛应用于疾病诊断和治疗、药物筛选、农作物的优育优选、司法鉴定、食品卫生监督、环境检测、国防、航天等许多领域，为基因表达谱分析、新基因的发现、基因突变检测、多态性分析、基因组作图、功能基因组研究等提供了强有力的技术支撑平台。

（葛丽雅）

第三十六章 化学性食物中毒快速检验

第一节 化学性食物中毒概述

一、化学性毒物的分类

化学性毒物按其理化性质可分为以下几类：

（1）水溶性毒物，如强酸、强碱、亚硝酸盐等。这些毒物均可溶于水，其中一些具有强腐蚀性。

（2）挥发性毒物，常见的有氰化物、醇、酚、醛、苯、苯胺、硝基苯等。此类毒物相对分子质量较小，在一定条件下具有挥发性，能随水蒸气蒸馏出来。

（3）不挥发性有机毒物，如巴比妥类安眠药和生物碱等。此类毒物不能随水蒸气蒸馏出来，但能在酸性或碱性水溶液中被有机溶剂所萃取。

（4）不挥发性金属毒物，如砷、汞、钡、铅等。多数为具有一定溶解度的金属离子或类金属离子。

（5）农药和杀鼠药，如有机磷农药、有机汞农药和含氟农药，以及磷化锌、敌鼠等杀鼠药。

（6）动植物的毒性成分，如河豚毒素、毒蕈毒素、桐油酸等。

二、毒物快速检验的程序

毒物快速检验的程序一般为：了解中毒情况；采集样品；快速检验；得出结论。

1. 了解中毒情况　当食物中毒事件发生后，必须亲赴现场，了解中毒的经过，包括中毒的时间、原因、人数和病人的临床症状和体征，中毒前摄入过何种食物和同食者的症状，中毒后采取的措施和效果。此外，还应了解是误食误用还是自杀他杀。如果是误食误用，应从食物的原料、贮藏的周围环境、食物的加工过程以及包装用具等仔细检查，推测可能误食的是何种毒物。如果是自杀，应了解自杀前的情况，可能获得的毒物种类，有无剩余的毒物或呕吐物。如果是投毒，应了解可疑对象的工作情况，推测可能投放何种毒物。总之，搞清楚中毒事件的来龙去脉，对于简化样品的分析项目和分析手续，缩短分析时间，尽快得出分析结论是很有必要的。在现场调查中，可借助可疑毒物的颜色、嗅味、理化性质和简单的快速检查如测定 pH 值、灼烧试验初步判断毒物种类，缩小搜索范围。如：

（1）毒物颜色：氧化铅和氧化汞为红色；碘化铅为橙色；三硫化二砷和硫化镉为黄色；铜盐为蓝色；三氧化二砷、氯化汞、氯化钡、氯化铅均为白色。

（2）嗅味：如发现有苦杏仁味，可能有苯甲醛、硝基苯等毒物；如有大蒜味，可能有六六六存在；如有果香味，可能有 DDT 存在。

（3）酸碱性：巴比妥酸类安眠药具有酸性；氰化物显强碱性；生物碱显弱碱性。

（4）灼烧试验：样品在高温下灼烧，可确定它是有机毒物或是无机毒物。在灼烧过程中，可根据蒸发出的气体颜色和嗅味判断是何种毒物。

通过以上预试验，可将一个复杂的未知物分析，变成只作某些指定成分的确证试验，使操作程序大大简化并可迅速得出结果。

2. 采集样品　测定结果是否正确可靠，与样品的采集是否具有代表性密切相关。如样品没有代表性，即使测定得很仔细，仍会得出错误的结论。

（1）样品采集原则：尽可能采取含毒物最多的部位，避免使用简单的混合均匀的取样方法，检品最好采取中毒者曾经吃过所剩余的食物或药物；其次考虑中毒者的呕吐物、洗胃液或尿液；如中毒者已死亡，也可取胃内容物或肝、肾等脏器组织。

（2）采样量：一般应取分析量的3倍，供测定、复核和留作物证保存。

（3）样品的保存和运输：所采样品应盛装于干燥洁净的容器内，密塞，贴上封条，避免毒物受污染和挥发损失而影响结果。采样后应尽快分析，如不能尽快测定，则应将样品低温保存和运输。

3. 检验和结论　毒物快速检验通常是定性或半定量检验，测定应尽可能采用快速可靠的方法，灵敏度不一定很高，通常定性检验出是何种毒物即可，必要时才作定量测定。检验时应采用两种以上方法进行确证，并结合空白试验和阳性对照试验，才能获得可靠的分析结果。测定过程应作详细记录，包括取样量、检验方法和结果等。有时只检出某种毒物的离子还不行，因为同一种金属的不同化合物其毒性相差很大，如氯化高汞为剧毒，氯化低汞毒性很小，而硫化汞则几乎无毒，故有时还要作形态分析。对检验结果作结论时，应客观地以事实为依据，不可草率地作出绝对化的结论。如检验结果为阴性，应写为“按××方法试验，未检出××”，不可写“没有毒物”、“无”或“0”等字样，因为各种方法都受其灵敏度的限制。如检验结果为阳性，应注明“用××方法检出××”，而不能轻率作出“××中毒”、“因××致死”等结论。因为这些结论已经超越了检验人员的职责。

（尚立成）

第二节　水溶性毒物的快速检验

一、水溶性毒物的分离提取

水溶性毒物常用水浸法或透析法进行提取。

（1）水浸法（soaking）：将送检样品研磨，以水浸泡并稍加热，使其中毒物溶解，然后过滤，取滤液作为待检液。此法较简便。

（2）透析法（dialysis）：将样品切碎，放在半透膜袋内，加入蒸馏水淹没样品，将它悬于装有蒸馏水的烧杯内，透析1h左右，此时低分子或离子能自由通过半透膜进入水溶液中，而大分子的蛋白质和脂肪等杂质仍留在膜袋内，将烧杯中的水溶液浓缩至一定体积，便可供检验水溶性毒物用。

二、亚硝酸盐的快速检验

亚硝酸盐（nitrite）主要是指亚硝酸钠（sodium nitrite）和亚硝酸钾（potassium nitrite），为白色结晶或粉末，无臭，味微咸带涩，易溶于水，呈弱碱性。因其外观及味道均与氯化钠相似，所以常因误食而中毒。蔬菜中常含有较多的亚硝酸盐，凡有利于某些还原菌生长和繁殖的各种因素（如合适的温度、水分和 pH）都可促进硝酸盐还原为亚硝酸盐。另外，在食品加工的过程中，常用硝酸盐或亚硝酸盐作为某些肉鱼加工品的发色剂，使腌制的肉鱼呈肉红色，如加入数量过多，并被还原成亚硝酸盐，即可引起中毒。当亚硝酸盐被大量吸收进入血液时，可将二价铁离子氧化成三价铁，使亚铁血红蛋白转变为高铁血红蛋白，从而失去携带氧的能力，造成机体缺氧。主要表现为机体缺氧、头晕、嗜睡、呼吸困难，可因呼吸衰竭而死亡。

快速检验的方法，常用格氏法和联苯胺－冰乙酸法。

（1）格氏法（Griess method）：利用亚硝酸盐在酸性介质中能与对氨基苯磺酸起重氮化反应，所生成的重氮化合物再与 α－萘胺偶合，生成红色偶氮染料，借以检出亚硝酸盐的存在。

样品经粉碎后，可用温水浸泡提取。如待检液颜色较深，可用活性炭脱色。将样液、已知亚硝酸钠溶液和空白管，分别加入格氏试剂粉末（包括酒石酸、对氨基苯磺酸和 α－萘胺），放置片刻，如样品管、对照管均呈现同样的红色，而空白管不显色，便表示有亚硝酸盐存在。如样品管、对照管均不显色，也可能亚硝酸盐浓度过大，应稀释后再检查。

（2）联苯胺－冰乙酸法：利用亚硝酸盐在酸性溶液中将联苯胺重氮化，然后水解并氧化成红色的联苯胺，借以检验亚硝酸盐的存在。本法可取被检液在白瓷板上操作。

（尚立成）

第三节　挥发性毒物的快速检验

挥发性毒物，是指那些相对分子质量较小、在酸性水溶液中能随水蒸气蒸馏出来的毒物。常见的有氰化物、酚类、醛、硝基苯等，其中以氰化物和酚类最常见，本节着重讨论这两种毒物的检验方法。

一、挥发性毒物的分离

挥发性毒物如酚、苯胺、硝基苯等具有较高的蒸气压，且难溶于水，当其与水同时蒸馏时，常常能在较低的温度下随水蒸气蒸出，从而达到分离的目的。蒸馏前需加酸酸化，使氰化钾或氰化钠转变为低沸点氢氰酸；使酚盐转变成酚的形式便于蒸出，并用氢氧化钠溶液吸收，以免待测物挥发损失。但所用的酸宜用酒石酸，而不能用盐酸、硝酸或硫酸。这是因为盐酸和硝酸都有一定的挥发性，会消耗吸收液中的碱，造成被检物的损失。如采用硫酸，当样品中含有强还原剂时，可被还原成硫化氢气体而干扰测定。酒石酸基本上不挥发，又不具有氧化还原性，故适宜作该水蒸气蒸馏前溶液的酸化。

二、氰化物的快速检验

氰化物（cyanide）如氰化钾和氰化钠均为白色固体，易溶于水，水溶液呈碱性。但吸收空气中的二氧化碳能放出氰化氢气体。氰化氢是挥发性的物质，bp 为 26℃，其水溶液称为氢氰酸，以上几种氰化物均有剧毒。但当氰根离子与重金属离子形成配合物时，毒性便大大减小。氰化物中毒初期，有头痛、头晕、恶心、心跳、全身衰弱；然后呼吸困难，胸部有压迫感；最后意识丧失、强度痉挛、呼吸停止、窒息而死。

氰化物的采样应注意密封，同时加碱固定，并尽快完成测定，以免分解损失而影响检出。氰化物的快速检验方法，常用苦味酸试纸法、普鲁士蓝法和对硝基苯甲醛法。

1. 苦味酸试纸法　氰化物在酸性条件下放出氰化氢气体，在碳酸钠存在下，与苦味酸反应生成异性紫酸钠而呈红色，借以检出氰化物的存在。

2. 普鲁士蓝法　氰化物在酸性条件下生成氰化氢气体，能使硫酸亚铁氢氧化钠试纸生成亚铁氰化钠，用磷酸酸化后，与高铁离子（由亚铁离子部分氧化而得）作用，形成蓝色的亚铁氰化高铁，即普鲁士蓝。

硫酸亚铁氢氧化钠试纸应临用新制，以免亚铁过早地被氧化成三价铁而影响测定。此外，如样品中共存低铁氰根离子或高铁氰根离子，均会干扰测定，因为这些物质在酸性条件下加热，也会放出氰化氢气体而发生干扰，所以在取样检验前应加高铁离子和亚铁离子进行预试。如证明被检液中含有氰配合物，可将样液通入二氧化碳（或加碳酸钠），控制温度在 50～60℃蒸馏，此时只有氰化物才能生成氰化氢被蒸出，而氰配合物不会被蒸出，然后取馏液进行检出氰化物试验。

3. 对硝基苯甲醛法　利用对硝基苯甲醛在氰根离子的催化下能起缩合反应，生成 4，4′-二硝基安息香，该化合物在碱性介质中生成 4，4′-二硝基安息香红色醌式化合物，借以检出氰化物的存在。本法灵敏度很高，容易产生假阳性，故应结合空白试验和其他检验方法来判断结果。

（尚立成）

第四节　不挥发性有机毒物的快速检验

不挥发性有机毒物，主要是指那些相对分子质量较大、结构较复杂、不易挥发的有机毒物。按其化学性质，可将它们分为：①酸性有机毒物。这类毒物不溶于酸性水溶液，但能与碱作用生成易溶于水的盐类。常见的有巴比妥类安眠药、水杨酸、山道年等。②碱性有机毒物。这类毒物主要是指生物碱及一些人工合成的含氮的碱性化合物，一般不溶于水，能溶于三氯甲烷、醚、醇、苯等有机溶剂，与酸作用能生成易溶于水的盐类，常见的如马钱子碱、阿托品、乌头碱、冬眠灵等。③两性有机毒物。其分子中同时存在酸性和碱性官能团，它在水溶液中遇碱或酸均生成盐而易溶于水，但在氨碱性溶液中可被有机溶剂萃取，如吗啡。④中性有机毒物。这类毒物在酸、碱中均不溶解，但溶于有机溶剂。常见的有乙酰苯胺、非那西汀等。

本节重点讨论巴比妥类安眠药和生物碱类的提取、分离和快速检验方法。

一、有机毒物的提取分离

提取有机毒物常用斯－奥氏（Stas－Otto）法和简易提取法。斯－奥氏法是提取不挥发性有机毒物的经典方法，适宜于提取分离复杂的组分。简易提取法操作步骤较简便，适宜于含杂质少的样品提取。

1. 斯－奥氏法　又称乙醇乙醚提取法，其主要原理和操作是：

（1）不挥发性有机毒物在乙醇中一般都有较好的溶解度，而样品中的蛋白质、脂肪、碳水化合物等杂质则不溶于乙醇，故可将被检毒物与样品中的杂质分开。即样品酸化后可用乙醇提取巴比妥类和生物碱，弃去不溶的杂质。

（2）在酸性水溶液中，酸性相中性有机毒物呈游离状态，易溶于有机溶剂，故可被乙醚或三氯甲烷所提取；碱性有机毒物由于在酸性溶液中生成盐而溶解于水，不被乙醚或三氯甲烷提取。

（3）在酸性水溶液中加碱，则碱性有机毒物呈游离状态，可用乙醚或三氯甲烷提取。

（4）如为两性有机毒物（如吗啡），在酸性或碱性水溶液中均易成为溶于水的盐类不为乙醚或三氯甲烷所提取。如将碱的水溶液用盐酸中和后，再加氨水使成弱碱性，则吗啡不溶于水，可用三氯甲烷－乙醇混合液提取出来。

2. 简易提取法　又称乙酸酸化快速提取法。其基本过程为：

（1）食品样品用乙酸酸化，加乙醚提取酸性有机毒物和中性有机毒物；

（2）水层加氢氧化钠至碱性后用乙醚提取，醚层为碱性有机毒物；

（3）用盐酸将步骤（2）的水层中和后加氨水至弱碱性，用三氯甲烷－乙醇（9＋1）提取，进入三氯甲烷层的为两性有机毒物。

二、巴比妥类安眠药的快速检验

巴比妥类（barbitones）安眠药使用范围较广，品种较多。常用的巴比妥类安眠药，有巴比妥（barbital）和苯巴比妥（phenolbarbital）等。这些药物能作用于中枢神经系统，产生镇静和催眠作用，吸收量过多能抑制呼吸中枢而致死。中毒者四肢无力、思睡、呼吸慢而弱，死者皮肤多呈青紫色，颜面和指甲多为浅蓝色。中毒事件发生后，以采取可疑食物或药物、呕吐物、洗胃液，或肝、肾、血液和脑组织为好。

巴比妥类安眠药多为白色结晶或结晶形粉末，无臭，味苦，呈弱酸性。难溶于水和石油醚，易溶于乙醇、乙醚、三氯甲烷等有机溶剂。加碱成盐后，易溶于水，并能溶于乙醇，不溶于乙醚、三氯甲烷等有机溶剂。

检验方法：

（1）硝酸钴法：巴比妥类安眠药在氨性介质中，与钴盐作用能生成紫堇色，可供检验。操作程序是：在酸性介质中以有机溶剂提取，挥干溶剂，加入硝酸钴的无水乙醇溶液，再挥干，放在氨水瓶口薰，如出现紫堇色为阳性，如为绿色或黄绿色为阴性。

硝酸钴法灵敏度较低，如用薄层色谱法则较好。

（2）薄层色谱法：由于巴比妥类安眠药相互间存在结构的差异，所以，在薄层色谱中显示斑点的颜色和 Rf 值不同，以此达到分离检验的目的。常用硅胶 G 薄层板或氧化铝薄层板，经点样、展开后，用硝酸汞（或硫酸汞）和二苯卡巴腙醇溶液作显色剂，在同一薄层板上与标准巴比妥类安眠药作比较，可供检验。

三、生物碱类的快速检验

生物碱（alkaloids）是一类含氮的有机化合物，分子中多具有含氮的杂环结构，也有极少数为有机胺类衍生物。它们具有一定的碱性（少数为两性或中性），不能随水蒸气蒸馏。游离的生物碱大都难溶于水，但能溶于碱、醚、三氯甲烷、苯等有机溶剂。也可溶于稀的无机酸而生成盐类。生物碱能与某些沉淀剂作用而生成沉淀，或与某些显色剂作用呈现各种不同的颜色。常见的生物碱有马钱子碱、二甲氧基马钱子碱、阿托品、吗啡等。生物碱在自然界中大都存在于植物中，它们的含量虽少，但对人体具有特殊而显著的生理作用，所以常常作为药用。但当用药过量，或误食误用未经处理的含生物碱植物，均能引起中毒，甚至死亡。

检验生物碱常用沉淀反应和颜色反应；也可用薄层色谱法进行分离检验。

（1）沉淀反应：生物碱能与生物碱沉淀剂生成难溶于水并具有一定颜色的沉淀，借以检验生物碱。常用的生物碱沉淀剂有：酸类（如苦味酸、磷钨酸、磷钼酸）；重金属或碘的配合物（如碘化汞钾、碘化铋钾、碘化碘钾）等。常见生物碱的沉淀反应如表36－1。

表36－1　常见生物碱的沉淀反应

生物碱	碘－碘化钾	碘化汞钾	碘化铋钾
马钱子碱	红棕色	白色	淡黄色
阿托品	红棕色	白色	橙色
烟碱	红棕色	白色	红变白
乌头碱	棕色	白色	黄色
二甲氧基马钱子碱	棕色	淡黄色	橙色
吗啡	红棕色	白色	橙色

需要注意的是：①当反应为阴性时，可以否定生物碱的存在；如呈阳性反应，尚需进一步作确证试验，因为蛋白质也能与生物碱沉淀剂生成沉淀；②各种生物碱沉淀剂对不同生物碱的沉淀反应灵敏度不同，如经3种以上试剂反应均呈阴性；③碘化汞钾试剂与生物碱，生成的沉淀可溶于过量的试剂中，故试剂应逐滴加入并注意观察，否则会得出错误的结论。

（2）生物碱颜色反应：生物碱能与一些显色剂反应，生成各种颜色，其显色机理还不十分清楚，可能与氧化还原反应和脱水反应有关。常见生物碱显色剂有：钒硫酸（钒酸铵的硫酸液）、钼硫酸（钼酸铵的硫酸液）、甲醛硫酸、硝硫酸等。常见生物碱的沉淀反应如表36－2。

表36－2　常见生物碱的颜色反应

生物碱	钒硫酸	钼硫酸	甲醛硫酸	硝硫酸
马钱子碱	蓝紫	无色	无色加热变棕	淡黄色
吗啡	红变蓝紫	紫色	紫色	红色
阿托品	红变黄	无色	微棕色	无色
乌头碱	淡棕变橙	黄棕色	无色	紫色
二甲氧基马钱子碱	淡红	红变黄变无色	淡红色	红变黄

测试时应注意：如残渣中有较多杂质或样品脱色不干净时，遇显色剂都可能产生颜色而掩盖或改变生物碱本身生成的颜色，这时需要精制后再测试，并用已知生物碱作对照试验。

（3）薄层色谱法：该法可同时检验出数种生物碱。生物碱的盐类不必转化成游离碱，展开时可用强碱性试剂，展开后先在紫外光灯下观察斑点的荧光；再喷显色剂，观察各种生物碱的斑点颜色和 Rf 值，借以判断存在的是何种生物碱。

（尚立成）

第五节 金属毒物的快速检验

在金属毒物的食物中毒中，常见的是砷、汞、钡、铬、锰等。其中以砷占首位，汞和钡次之。本节将重点讨论砷、汞、钡中毒的快速检验。

砷本身无毒，但其化合物有毒，其毒性随价态的增高而降低，如砷化氢 > 三氧化二砷 > 五氧化二砷，硫化砷的毒性更小。其中以三氧化二砷中毒最为常见，它是无色、无臭、无味的白色粉末，俗称砒霜或白砒；农业上用其粗制品，呈微红色，俗称红砒。由于砷化物在工农业和医药方面有广泛的用途，容易被人们获得，故常混入食品中发生误食误用或自杀、他杀等中毒事件。砷中毒后出现胃肠型和神经型两种症状，以胃肠型为主。

常见的汞化合物有氯化高汞、氯化低汞、硝酸汞、硫酸汞和有机汞制剂，如赛力散（乙酸苯汞）和西力生（氯化乙基汞）。它们在医药和工农业上使用较广。凡能溶于水或稀酸的汞化合物，其毒性都很大，如使用不当或误食误用，均可造成人畜的中毒事故。

常见的钡化合物有氯化钡、氯酸钡、硝酸钡、碳酸钡等，凡可溶于水和稀酸的钡化合物均有较大的毒性，不溶的硫酸钡则无毒。氯化钡为白色片状结晶，味苦，易溶于水，为常用的化学试剂。硝酸钡为白色结晶粉末，易溶于水，工业上常用作氧化剂。碳酸钡为白色重质粉末，无臭、无味，在水中不溶，但易溶于盐酸和硝酸中，常用作杀鼠药，以上这些钡盐如不注意，常因误食误用而引起中毒。

砷、汞的检验，应以雷因许氏试验作为预试，若呈阳性反应，再分别确证。钡可直接进行检验。此外，还可用薄层色谱法分别检验金属毒物。

一、雷因许氏预试验

雷因许氏法（Reinsch test）是常用于砷和汞快速检验的定性实验，是利用金属铜在盐酸溶液中能使砷、汞、锑、铋等化合物还原成元素状态（生成合金）或生成铜的化合物，沉积于铜的表面，显不同的颜色和光泽，用于初步判断是否存在这些金属。

操作方法是：取适量样品加盐酸，使盐酸浓度保持在 0.5～2mol/L，加少量氯化亚锡，放入铜丝（或铜片），缓缓加热煮沸，经常观察铜丝变化情况，当铜丝变色时，小心取出，用水、乙醇、丙酮依次洗净晾干，观察铜丝表面的颜色，作出初步判断，并进一步作确证试验。如加热至 30min 仍不变色，即可确定样品中不存在砷、汞、锑、铋等金属。

应注意：①盐酸浓度应保持在 0.5～2mol/L，如果酸度过低，反应速度较慢，酸度过高，易引起砷和汞的挥发损失。故在加热煮沸过程中，如水分减少，应补加热水，以保持原来酸的浓度；②加入氯化亚锡的目的，是使可能存在的五价砷还原成三价砷，以加速与铜丝的反应；③当食品中蛋白质和脂肪含量高时，不容易获得准确的结果，必须先经消化破坏有机质，才能排除干扰；④如样品中存在硫化物或亚硫酸盐，也可使铜丝变黑，混淆反应结果。避免此干扰的方法是：样品中加入盐酸后，先在水浴上加热10min，除去硫化氢和二氧化硫气体，然后再投入铜丝。

二、砷的确证试验

（1）升华法：将上述预试验变色的铜丝放入一端封口毛玻管中，用小火加热，使铜丝变成红色。在显微镜下观察有无升华物以及升华物的晶体形状。如升华物为正四面体或八面体有闪光的结晶，可确定有砷化物存在。但必须结合对照试验进行。

（2）砷斑法：又称古蔡法，它适用于各种含砷物质的分析，而且灵敏度很高，最低检出限可达1μg砷。其原理是：高价砷化合物在酸性溶液中能被碘化钾或氯化亚锡还原成三价砷化合物，然后再被锌和盐酸作用放出的氢还原成砷化氢，砷化氢遇溴化汞试纸能产生黄色至棕色的斑点，借以检验砷化物的存在。

样品中存在的锑对本法有干扰，能与溴化汞生成灰色锑斑，但在碘化钾和氯化亚锡溶液中，能有效地抑制锑化氢的发生，并且锑斑遇盐酸蒸气即消失，而砷斑则不褪色；锑斑能溶于80%的乙醇溶液，砷斑则不溶。另外，硫化物和磷化物均能使溴化汞试纸产生黄斑，故要用乙酸铅棉花除去硫化氢以防止对检验的干扰。而磷斑与砷斑可用氨水来鉴别它们；磷斑遇氨水无变化。而砷斑遇氨水变为黑色。

三、汞的确证试验

（1）升华法：将预试验所得的铜丝，放在玻管中小火加热升华，如呈现黑色光亮小圆球，示有汞存在。

（2）碘化亚铜法：经预试验呈阳性的铜丝作检验，其中的汞已被还原成金属汞而附于铜丝表面，当遇碘化亚铜试纸发生如下反应：

$$2Cu_2I_2 + Hg \longrightarrow Cu_2HgI_4\ (\text{橙红色}) + 2Cu$$

或直接取样进行检验，其中的汞以二价汞离子形式存在，当遇到碘化亚铜时发生如下反应：

$$2Cu_2I_2 + Hg^{2+} \longrightarrow Cu_2HgI_4\ (\text{橙红色}) + 2Cu^+$$

（3）二苯碳酰二肼法：在0.2mol/L硝酸酸性条件下，二苯碳酰二肼法与汞离子生成蓝紫色的配合物，借以检出汞离子的存在。

四、钡的快速检验

（1）与稀硫酸反应：当钡离子和稀硫酸作用后，生成白色的硫酸钡沉淀，该沉淀既不溶于任何酸，也不溶于乙醇，借以检出钡离子的存在。

（2）玫瑰红酸钠试法：钡盐在中性介质中与玫瑰红酸钠水溶液作用，能生成红色的玫瑰红酸钡沉淀，从而检出钡的存在。

本反应不能在强酸性溶液中进行，否则会生成玫瑰红酸，该酸离解度小，当加钡离子时，不易形成玫瑰红酸钡沉淀，这就降低了反应的灵敏度。

（尚立成）

第六节　农药和杀鼠药的快速检验

随着农业的发展，农药的品种日益增多，产量倍增，但多数农药都有不同程度的毒性，特别是有机磷农药以及磷化锌、敌鼠等杀鼠药，常因生产、使用或保管不当，引起误食误用或自杀他杀等中毒事故，故有必要了解农药和杀鼠药的快速检验方法。

一、有机磷农药的快速检验

有机磷农药的杀虫效能高，但急性毒性也较大。有机磷农药的品种繁多，常见的有对硫磷、内吸磷、敌敌畏、敌百虫、乐果、马拉硫磷等。这些农药常因污染食品或自杀他杀等原因而引起中毒。检验有机磷农药的通用方法是酶化学法，对具体农药的鉴定可根据其结构特点加以确定。

1. 酶化学法　在正常生理条件下，胆碱酯酶能使氯乙酰胆碱水解出乙酸，从而使酸性增加。用溴百里酚蓝作指示剂，其变色范围为 pH6.0～7.6，当 $pH<6.0$，显黄色；$pH>7.6$，显蓝色。由于胆碱酯酶促使氯乙酰胆碱水解出乙酸，使 $pH<6.0$，故溴百里酚蓝显黄色。有机磷农药能抑制血清中胆碱酯酶的活性，从而使氯乙酰胆碱不易水解出乙酸，故溴百里酚蓝仍显蓝色。操作程序是：取人血清，加数滴待检液，混匀，浸入溴百里酚蓝试纸，10～15min 后观察试纸的颜色。如试纸变成黄色，说明不存在有机磷农药；如试纸仍显蓝色，说明存在有机磷农药。

2. 对硫磷的检验　对硫磷又名 1605 或 E605，为淡黄色油状液体，通常以 5%～50% 的乳剂作为农药使用。它具有一定的挥发性，遇碱易水解失效。工业品因含有杂质而呈暗棕色，并且有大蒜味。在水中溶解度小，不溶于稀酸和石油醚，但能溶于醇、丙酮、苯、三氯甲烷、乙醚和植物油。

（1）氢氧化钠法：利用氢氧化钠将对硫磷水解成对硝基酚的钠盐，并进一步作用得到黄色醌型化合物，借以鉴定对硫磷的存在。

检样加氢氧化钠溶液，在水浴上加热，可产生黄色，加酸，则黄色褪去；再加碱，其黄色又复出现，便可判断对硫磷的存在。但此反应系硝基酚的共同反应，应注意区别。

（2）靛酚反应：用氢氧化钠使对硫磷水解成对硝基酚钠；然后加入锌粉使生成的氢还原对硝基酚钠成对氨基酚钠，与邻甲酚作用，并在空气中氧的氧化下生成蓝色化合物，以鉴定对硫磷。

3. 敌敌畏和敌百虫的检验　敌敌畏又名 DDVP，其纯品为无色或微黄色液体，微臭，挥发性强，其水溶液不稳定。它有触杀、胃毒、熏蒸毒杀作用，对人畜毒性较高，比敌百虫毒性约大 10 倍。敌百虫的纯品为白色结晶形粉末，有特殊臭味，易溶于水和多种有机溶剂，但几乎不溶于石油醚。在固态时稳定，在水中易水解，特别在碱性溶液中分解更快，大部分分解成敌敌畏。故通常用同一方法对它们作鉴定，必要时才对它们作鉴别试验。

（1）异腈反应：敌百虫在碱性水溶液中易生成敌敌畏，再进一步水解成二氯乙醛。在强碱性介质中，二氯乙醛与苯胺作用，生成具有特殊臭味的异腈化苯，表示有敌敌畏或敌百虫存在。

检样用苯提取，再将提取液放在水浴中挥去苯，加水溶解残渣。取适量加苯胺和氢氧化钠，小火加热，如有敌敌畏或敌百虫，则有特殊臭味的异腈化苯气体放出。应注意，用本法检验时不能用三氯甲烷作为提取溶剂，因三氯甲烷也能产生异腈化苯反应而发生干扰。

（2）间苯二酚反应：敌敌畏或敌百虫水解产生二氯乙醛，能与间苯二酚发生缩合反应，生成红色化合物，借以鉴定敌百虫或敌敌畏的存在。

检样经苯提取后，蒸干溶剂，加水溶解残渣，滴于滤纸上，加间苯二酚并温热烘干滤纸，如果在两液界面处产生红色，则表示有敌敌畏或敌百虫存在。但用此法水合氯醛同样显红色而发生干扰，故不是特效反应。

二、杀鼠药的快速检验

常见的杀鼠药有磷化锌和敌鼠等，其快速检验方法如下：

1. 磷化锌的检验　磷化锌（zinc phosphide）是一种常用的杀鼠药，呈深灰色粉末，不溶于水和乙醇，易溶于酸，并产生剧毒的具有蒜臭的磷化氢气体。

人误服磷化锌后，在胃酸作用下放出磷化氢，使人中毒而出现头昏、口干舌燥、胃部疼痛、恶心呕吐等症状，严重者昏迷、血压下降、心跳减慢、脉搏微弱、呼吸困难，5～12h即可死亡。

检验磷化锌时，必须证明磷和锌均呈阳性反应，才能确证为磷化锌。可先用硝酸银法进行预试，然后分别以钼蓝法和亚铁氰化钾法进行确证。

（1）硝酸银预试法：磷化锌在酸性溶液中放出磷化氢气体，磷化氢遇硝酸银试纸生成黑色磷化银斑点，表示可能有磷化锌存在。

取样品适量，置于锥形瓶中，加水调成糊状，加酒石酸使呈酸性，瓶口悬挂一条硝酸银试纸，瓶口覆盖一张滤纸并扎紧，将锥形瓶微热数分钟，如硝酸银试纸不变色，可确证无磷化锌存在；如变成黑色，可能有磷化锌存在，应进一步作确证试验。

（2）钼蓝法：将磷化银以溴水氧化使成磷酸，与钼酸铵作用生成磷钼酸铵，遇氯化亚锡使还原成蓝色的钼蓝，可证明有磷存在。

取硝酸银法中变黑的试纸条，放在瓷蒸发皿内，加饱和溴水数滴，当磷化银溶解后，取出试纸条弃去。小火加热将蒸发皿内容物蒸干，加入硫酸和钼酸铵溶液，混匀后，加氯化亚锡溶液，如溶液呈蓝色，可确证有磷存在。

（3）亚铁氰化钾法：在微酸性溶液中，锌与亚铁氰化钾作用生成亚铁氰化锌白色沉淀，该沉淀不溶于酸，可溶于过量的碱中。

将硝酸银预试法后留在锥形瓶中的内容物过滤，滤液加氨水至呈碱性并加过量，振摇均匀后过滤，以除去铁、铝等离子所产生的氢氧化物沉淀。取滤液加乙酸至酸性，滴加亚铁氰化钾溶液数滴，如有白色沉淀或浑浊，经离心后，加氢氧化钾溶液，沉淀又溶解者，表示有锌存在。

通过磷和锌的确证试验，便可作出是否存在磷化锌的结论。

2. 敌鼠的检验　敌鼠（diphacinone）化学名称为2－（二苯基乙酰基）3－茚满二酮，是一种新型杀鼠药，为淡黄色粉末，无臭，可溶于苯、热的乙醇和丙酮中。使用比较广泛，故中毒案件时有发生。敌鼠中毒后血液凝血酶降低，所以中毒者可能出现血液不凝或凝血时间延长等症状。

检验时可取试样适量，加无水乙醇并置水浴上温热，然后过滤，滤液在水浴上蒸干，得黄色或淡黄色残渣，取残渣作检验反应。

（1）三氯化铁试验：取上述残渣适量，以无水乙醇溶解，加数滴三氯化铁溶液，如有敌鼠，则生成红色悬浮物。

（2）薄层色谱法：取上述残渣，溶于适当有机溶剂，点样于硅胶 G 薄层板，用三氯甲烷－甲醇（97＋3）展开，以重氮化对氨基苯磺酸作显色剂，与敌鼠纯品斑点对照进行检验。

（尚立成）

第三十七章　水质非金属无机物的测定

第一节　氰化物

一、概述

1. 水中氰化物存在形式　氰化物是一类含有氰基（CN^-）的化合物，对人体有剧毒。它的毒性主要来自氰基，因此，各种氰化物的毒性大小取决于它们在体内生成氰基的能力。氰化物包括无机氰化物和有机氰化物，无机氰化物可分成简单氰化物和配合氰化物，常见的简单氰化物有氰氢酸及其钾、钠、铵盐，它们均易溶于水，在体内易游离出氰基，毒性很大。它们的离解度都很小，不易形成游离氰基，故毒性均比简单氰化物低。不过氰配合物在水中的稳定性各不相同，而且受 pH 值、水温和光照等的影响，在一定条件下可解离成毒性强的简单氰化物。如在 pH5 左右，40℃时，锌氰配合物可完全解离成 CN^-，铁氰配合物在一般条件下比较稳定，但当日光照射时，也可分解出氰基，有资料表明，10mg/L 的铁氰配合物溶液，在强阳光下照射 1h，有 10% 就已解离成氰氢酸。有机氰化物如丙烯腈、乙腈等，可溶于水，与酸碱共沸时可水解生成相应的羧酸和氨。丙烯腈与氧化剂共存时，经紫外线照射一定时间，几乎全部转化成游离氰基，因此毒性也较大。

2. 氰化物在水体中的转化　游离氰化物在水体中可以 HCN 和 CN^- 形式存在，HCN 与 CN^- 的分配与水体的 pH 值有关，pH 越低，以 HCN 形式存在的氰化物就越多；反之，pH 越高，以 CN^- 形式存在的氰化物就越多。

同时，游离氰化物与金属氰配合物之间也存在一个平衡：

$$nHCN + M^{a+} \longleftrightarrow M(CN)_n^{(n-a)-} + nH^+$$

式中：M^{a+} 表示金属离子。

从上式中可见，金属氰配合物离解成游离氰与金属配合物的性质有关，也受水体 pH 值的影响。有些氰配合物在水体中不稳定，特别是在 pH 较低时，更易分解成游离氰化氢。如在 pH5、温度约为 40℃时，锌和镉的氰配合物可完全分解成游离氰化氢，镍氰配合物可以分解 30% 左右。

亚铁和高铁的氰配合物在天然水中不易分解，但在日光照射和加热时，亚铁氰配合物首先被氧化为高铁氰配合物，然后再转化为氢氧化铁、简单的氰化物和氰化氢。

3. 水中氰化物的来源　天然水中一般不含氰化物，目前地面水中的氰化物主要来自含氰工业废水的排放，如电镀、金属加工、冶金、焦化、煤气、制革、化纤、塑料、农药等含氰工业废水。其中电镀废水含氰量较高，如一般混合废水含氰量为 10 ~ 40mg/L，工业洗涤水 15 ~ 20mg/L，镀铬废水约 60mg/L，镀镉废水约 120mg/L，镀锌废水约 100mg/L。对于这些高浓度含氰废水，必须采取改革工艺、综合利用和处理措施，确保安全。我国电镀行业普遍推广了氨盐镀锌、焦磷酸盐镀铜等新工艺，大大减少了含氰废水的排放，还可将含氰废水综合利用制造黄血盐，既回收了资源，大大减少了危害。

4. 氰化物在水体中的自净作用　氰化物虽然有剧毒，但也有较强的净化作用。水中氰化物主要通过挥发和氧化两条途径净化。

（1）氰化物的挥发作用：氰化物与溶于水中的二氧化碳作用产生氰化氢，向空中逸出：

$$CN^- + CO_2 + H_2O \longrightarrow HCN\uparrow + HCO_3^-$$

研究结果表明：在一般水体、缺少微生物净化作用及 pH 值较低的条件下，该途径可占到总自净量的90%左右。

（2）氰化物的生物氧化分解：氰化物在游离氧的氧化作用下可形成 NH_4^+ 和 CO_3^{2-}。

$$2CN^- + O_2 \longrightarrow 2CNO^-$$

$$CNO^- + 2H_2O \longrightarrow NH_4^+ + CO_3^{2-}$$

在蒸馏水中不发生上述反应，而在天然水体中才能进行，这就说明该途径是天然水体中微生物的生物化学氧化作用过程。进一步研究的结果表明，主要是生物膜对氰具有较好的除去效果，氰化物被生物膜同化，而生物膜本身的氰基含量并不因净化作用而积累，也无表面吸附作用。此外，氰化物在植物体内也可转化为氰糖甙，解除氰的毒害作用，并转化为植物体所需的成分。

氰化物在水体中的自净速度与初始浓度、曝气状况、沟渠特点、生物因素、温度、日照及 pH 值等多种因素有关，其中生物化学净化在总净化量中所占的比例可在 10% ~90% 之间变化，一般在 30% 左右。

5. 氰化物对水环境和人体健康的影响　氰化物进入水体后，除本身引起异臭外，还可抑制有机物的生物氧化和硝化过程，并可使鱼类中毒死亡。实验结果表明：当水中氰化物浓度为 0.5mg/L 时，便可引起一级异臭，对有机物的硝化过程也有一定抑制作用；浓度为 1mg/L 时，有机物的生化耗氧过程受阻。氰化物对多数鱼类的中毒致死剂量一般 <1mg/L。

氰化物对人体健康的危害主要表现为急、慢性中毒。氰化物是一种快速剧毒物，可以通过食道、呼吸道和皮肤等途径进入体内，与细胞色素氧化酶结合，使其失去传递氧的能力，使机体内有氧而不能利用，引起窒息性缺氧，严重时中毒死亡。氰化物的慢性中毒主要是由于体内的硫氰酸盐增加而引起的，后者可抑制甲状腺的聚碘功能，干扰碘的有机结合，妨碍甲状腺激素的合成，从而引起甲状腺功能低下的症状。

6. 水样的预处理　通常采用在酸性介质中蒸馏的方法预处理水样，把能形成氰化氢的氰化物蒸馏出来，用氢氧化钠溶液吸收，使之与干扰组分分离。

根据蒸馏介质酸度的不同，一般分为以下两种情况：

（1）向水样中加入酒石酸和硝酸锌，调节 pH 为 4，加热蒸馏，则简单氰化物及部分络合氰化物如（如 $[Zn(CN)_4]^{2-}$ 以氰化氢的形式被蒸馏出来，用氢氧化钠溶液吸收，取该吸收液测得的结果为易释放的氰化物。

（2）向水样中加入磷酸和 EDTA，在 pH <2 的条件下加热蒸馏，此时可将全部简单氰化物和除钴氰络合物以外的绝大部分络合物氰化物以氰化氢的形式蒸馏出来，用氢氧化钠溶液吸收，取该吸收液测得的结果为总氰化物。

水中氰化物的测定方法有硝酸银滴定法、异烟酸 - 吡唑酮法、异烟酸 - 巴比妥酸法等。硝酸银滴定法适用于高浓度水样；异烟酸 - 吡唑酮法和异烟酸 - 巴比妥酸法灵敏度高，是广泛应用的方法。

二、氰化物的测定

1. 硝酸银滴定法　在 pH > 11 的碱性溶液中，以试银灵作指示剂，用硝酸银标准溶液滴定，Ag^+ 与 CN^- 定量反应生成难离解的银氰络合物 $[Ag(CN)_2]^-$，稍过量的 Ag^+ 与黄色试银灵反应，溶液由黄色变为橙红色，即为终点。根据消耗的硝酸银溶液的体积，便可求出氰化物的含量。

水样中存在的硫化物、硫氰酸盐、重金属离子、色度与浊度都可引起干扰，这些干扰可经蒸馏和其他方法除去。水样中的脂肪酸可使终点难以判断，可在蒸馏前用氯仿提取除去。

在上述反应中，一分子硝酸银与两分子氰化物作用，在实际应用中，为了便于结果计算，常将硝酸银标准液的浓度配制为 0.019 2mol/L，滴定时每消耗 1ml 硝酸银标准液相当于 1mgCN^-。

2. 分光光度法　测定氰化物的光度分析法，是根据卤化氰能与吡啶及衍生物作用生成含戊烯二醛基本结构的产物，后者再与某些有机试剂缩合成有色染料的原理而建立的。其反应过程可大致分为形成卤化氰、形成含戊烯二醛基本结构的中间产物和生成有色化合物。三个步骤具体如下：

（1）形成卤化氰：氰化物与某些含卤素元素的氧化剂作用，生成卤化氰，常用的氧化剂有溴和氯胺 T 等。卤化氢的形成与酸度有关，在酸性条件下，卤化氰不稳定，易分解；在碱性条件下活性氯或溴形成的次氯酸或次溴酸能分解氰化物，因此应将水样控制在 pH7 左右。当用溴水作氧化剂时，为了防止过量的溴氧化显色剂，需加硫酸肼溶液等以除去过量的溴。

（2）形成含戊烯二醛基本结构的产物：卤化氰与吡啶及其衍生物（如异烟酸）反应，生成戊烯二醛或其衍生物。

（3）形成有色化合物：前一步形成的戊烯二醛的反应活性很高，很容易与一些有机试剂发生分子间脱水反应，缩合成有色化合物，常用的试剂有联苯胺、巴比妥酸和吡唑酮等。

根据使用试剂的不同，光度法可分为吡啶－联苯胺法、吡啶－巴比妥酸法、异烟酸－吡唑酮法和异烟酸－巴比妥酸法数种。各种光度法的特点见表 37－1。

表 37－1　方法特点比较

	吡啶－联苯胺法	吡啶－巴比妥酸法	异烟酸－吡唑酮法	异烟酸－巴比妥酸法
氧化剂	溴水	氯胺 T	氯胺 T	氯胺 T
显色剂	吡啶，联苯胺	吡啶，巴比妥酸	异烟酸，吡唑酮	异烟酸，巴比妥酸
显色条件	室温，10min	40℃，20min	25～40℃，40min	室温，20min
测定波长（nm）	520	580	638	600
最低检出量（μg）	0.05	0.1	0.1	0.1
特点	选择性好，灵敏度高，但吡啶有恶臭，联苯胺可致癌，现已淘汰	灵敏度高，但温度影响较大，吡啶有恶臭	灵敏度较高，稳定性较好，试剂危害小，但需严格控制 pH，氯胺 T 质量要求高	灵敏度较高，显色时间较短，试剂危害小，但温度影响较大

测定水样时方法的选择主要取决于水样中氰化物的含量。当氰化物含量 >1mg/L 时，可用硝酸银滴定法进行测定；氰化物含量 <1mg/L 时，应采用光度法测定，由于联苯胺可致癌，危害人体健康，吡啶 - 联苯胺法已逐渐被淘汰。目前常用的光度法为异烟酸 - 吡啶酮法和吡啶 - 巴比妥酸法。

（尚立成）

第二节　余氯

一、概述

氯以单质或次氯酸形式加入水中消毒，经过水解生成游离性有效氯。与细菌作用，同时还要氧化水中的有机物和还原性无机物。其需氯的总量称为需氯量。为了保证其消毒效果，加氯量必须超过需氯量，使在氯化和杀菌后还能剩余一部分有效氯。加入氯经过一定时间的接触后，水中所剩余的氯称为余氯。

余氯分为游离性余氯和化合性余氯两种。游离性余氯包括含水分子氯、次氯酸和次氯酸盐离子等形式，其间的相对比例决定于水的 pH 和温度。在多数水体 pH 条件下，主要是次氯酸和次氯酸盐离子，其杀菌能力较强。游离性余氯与胺和某些含氮化合物起反应，生成化合性有效氯，包括一氯胺、二氯胺和三氯化氮，其杀菌能力较弱。一般水中游离性余氯和化合性余氯可同时存在，氯化过的污水和某些工业废水中，通常只含有化合性余氯。需氯量和余氯一般随加氯量、接触时间而定。

水中余氯来源主要是饮用水或污水中加氯以杀灭或抑制微生物，电镀水中加氯以分解有毒的氰化物。氯化作用产生不利的影响可使含酚的水产生氯酚臭，还可生成有机氯化物，并可因存在化合性氯而对某些水生物产生有害作用。

余氯在水中很不稳定，尤其是含有有机物或其他还原性无机物时，试样（特别是稀释液）中的氯更易分解而消失，含氯量会迅速降低。在日光或其他强光直射下，溶液中的余氯很快分解而减少。因此，测定余氯的水样不能保存，应在采集现场进行测定。

测定余氯可根据不同情况分别采用：余氯含量较高的水样（余氯量≥1mg/L）可采用碘量法测定；分别测定游离性有效氯、一氯胺、二氯胺和三氯化氮可采用 DPD - 硫酸亚铁铵滴定法；余氯量较低的水样可用 DPD 比色法测定。

二、余氯的测定

（1）碘量法：余氯在酸性溶液中与碘化钾作用，释放出定量的碘，再以硫代硫酸钠标准溶液滴定，计算余氯含量。

$$2KI + 2CH_3COOH \longrightarrow 2CH_3COOK + 2HI$$

$$2HI + HOCl \longrightarrow I_2 + HCl + H_2O$$

$$2HI + Cl_2 \longrightarrow 2HCl + I_2$$

$$I_2 + 2Na_2S_2O_3 \longrightarrow 2NaI + Na_2S_4O_6$$

滴定应在醋酸条件下进行，只有水样不含干扰时，才能用硫酸，但不能用盐酸调节酸度。

本法测定值为总氯，包括 $HOCl$，OCl^-，NH_2Cl 和 $NHCl_2$ 等。

水中如含有亚硝酸盐（水中有游离性余氯则不可能存在，如采用氯胺消毒则可能存在）、高铁和高价锰等氧化性物质，在酸性溶液中也能与 KI 作用，释放出碘而产生正干扰。由于本法采用乙酸盐缓冲溶液，酸度为 pH3.5～4.2，可减低上述物质的干扰作用，此时亚硝酸盐和高铁含量高达 5mg/L 也不干扰测定。

本法适用于生活用水的测定。当水样为 500ml，硫代硫酸钠浓度为 0.01mol/L 时，方法最小检出浓度为 40μg/L

本法的注意事项有：由于在强光照射下，余氯会很快分解，滴定时应避免光线直接照射；水样加入 5ml 乙酸盐缓冲溶液后，pH 值应在 3.5～4.2 之间，如大于此值，应继续调 pH 至 4，然后再行滴定。

（2）N，N－二乙基对苯二胺－硫酸亚铁铵滴定法：游离氯在 pH6.2～6.5 下，与 N，N－二乙基对苯二胺（DPD）直接反应生成红色化合物，用硫酸亚铁铵标准溶液滴定至红色消失，根据硫酸亚铁铵消耗的量来计算游离氯的含量。

氧化锰及化合性余氯均有干扰，可单独测定，并从结果计算中予以校正。溴、碘、溴化铵、碘化铵、臭氧、过氧化氢、铬酸盐、亚硝酸盐、三价铁离子和铜离子等氧化剂也有干扰。常会遇到 Cu^{2+}（≥8mg/L）和 Fe^{3+}（≥20mg/L）的干扰，可被配在缓冲液和 DPD 试液中的 Na_2－EDTA 所掩蔽，铬酸盐的干扰可以加入氯化钡消除。

本方法适用的含氯范围为 0.03～5mg/L 游离氯，较高浓度时需稀释水样。本法适用于经加氯（或漂白粉等）处理的饮用水、医院污水、造纸废水和印染废水的监测。

（3）N，N－二乙基对苯二胺光度法：游离氯在 pH6.2～6.5 与 N，N－二乙基对苯二胺（DPD）直接反应生成红色化合物，颜色深度与游离氯浓度成正比，用光度法在 510nm 处比色定量。

本方法可应用的含氯浓度范围为 0.05～1.5mg/L 游离氯，超过上限浓度的样品可稀释后测定。本方法适用于经加氯（或漂白粉等）处理的饮用水、医院污水、造纸废水和印染废水等的监测。

（尚立成）

第三节　硫化物

一、概述

1. 概述　天然水中通常不含硫化物，但受到生活污水或造纸、石油、印染、制革、炼焦、煤气等工业废水污染的天然水则常含硫化物，地下水，特别是一些温泉水也常含硫化物。

水中的硫化物包含溶解性的 H_2S、HS^-、S^{2-}，酸溶性的金属硫化物，以及不溶性的硫化物和有机硫化物。通常所测定的硫化物系指溶解性的及酸溶性的硫化物。水中含有硫化物时，因硫化氢气体逸散到空气中而造成感官指标恶化，它也可大量消耗水中溶解氧而使水生生物死亡，故水中检出硫化物往往说明水质已受到严重污染。硫化物对水生生物的危害常常是局部和暂时的，未离解的硫化氢含量为 2.0μg/L 的水体，对鱼类和水生生物是无害的，但超过此浓度时可造成慢性危害。硫化物对人体的毒性在于它与氧化型细胞色素的高价铁离子结合，使酶失去活性，影响细胞氧化过程，造成组织缺氧。硫化氢为强烈的神经毒物，对黏膜有明显的刺激作用。在城市排水系统如下，水道中，由于生活污水中的含硫化合物分解而产生的硫化氢是造成管道维修工人丧命的罪魁祸首，它还腐蚀金属设备和管道，并可被微生物氧化成硫酸，加剧腐蚀性，因此它是水体污染的重要指标。

2. 样品采集和保存　测定硫化物的水样应单独采样，采样过程中应尽量减少样品与空气接触，因为水中的硫化物不稳定，易被氧化，硫化氢气体又易于逸出。如水样 $pH<5$，应加碱使 $pH>12$ 以防止硫化氢逸出；采样后应及时加入乙酸锌溶液，使其转化成硫化锌混悬液而将硫化物固定，经这样处理的水样可保存 24h，而未用乙酸锌保存的水样应在 3min 内测定。水样应装满瓶后再加盖，并尽快送实验室分析。

3. 样品的预处理　水样有色、含悬浮物、含有某些还原性物质（如亚硫酸盐、硫代硫酸盐等）及溶解性的有机化合物对碘量法和分光光度法测定有干扰，需进行预处理。常用的预处理方法有：

（1）沉淀法：这是最常用的样品保存方法。其原理是利用 Zn^{2+}、Cd^{2+} 等离子将 S^{2-} 转化成 ZnS、CdS 沉淀，再利用过滤或离心分离出沉淀，从而使待测成分与样品基体分离而消除干扰。常用的沉淀剂有 $Zn(NO_3)_2+ZnCO_3$、$ZnSO_4+ZnCO_3$、$Zn(Ac)_2+NaOH$ 等，用此法时应注意有些干扰物如有色物、悬浮物、还原物等因共沉淀或沉淀吸附原因，可能分离不完全，如将分离出的硫化物沉淀于酸性条件下用气体吹出 H_2S，以碱溶液吸收后测定，去除干扰的效果更佳。

（2）吹气法：本法是利用硫化物在酸性中不稳定，极易转化成硫化氢气体逸出实现待测成分与样品基体分离的。影响本法的因素主要有：酸溶液和载气的种类和纯度、载气流速和吹气时间、吸收液以及反应装置和吸收装置等。如用碘量法测定，则本法不能消除在酸性环境中能挥发的还原性物质如亚硫酸盐的干扰。

（3）沉淀－吹气法（或吹气－沉淀法）结合上面两种方法加以实现，以锌盐或镉盐使成硫化物沉淀后，过滤或离心分离，再在酸性介质中吹气，使硫化氢为吸收剂吸收，或先行吹气，后沉淀分离。

测定水中硫化物的主要方法有碘量法、对氨基二甲基苯胺分光光度法、离子选择电极法、极谱法等。对于含量较高的样品，习惯上仍采用碘量法，对硫化物标准进行标定也需用碘量法。目前测定硫化物最常用的方法仍首推对氨基二甲基苯胺分光光度法，它有灵敏度高、选择性好等优点，其次为离子色谱法和极谱法。

二、测定方法

1. 碘量法　其原理基于：水样中的硫化物与乙酸锌生成白色硫化锌沉淀，将其用酸溶解后，加入过量碘溶液，则碘与硫化物反应析出碘，用硫代硫酸钠标准溶液滴定剩余的碘，根据硫代硫酸钠溶液消耗量和水样体积，按下式计算测定结果：

$$\rho(\text{硫化物})(S^{2-},\ mg/L)=\frac{(V_0-V_1)\times c\times 16.03\times 1\,000}{V}$$

式中：V_0——空白试验消耗硫代硫酸钠标准溶液体积，ml；

V_1——滴定水样消耗硫代硫酸钠标准溶液体积，ml；

V——水样体积，ml。

c——硫代硫酸钠标准溶液的浓度，mol/L；

16.03——硫离子（$1/2S^{2-}$）的摩尔质量，g/mol。

该方法适用于测定硫化物含量大于1mg/L的水样。

本法的注意事项有：①此反应必须用回滴定法，如直接用碘滴定，在酸性介质中造成H_2S的挥发而使测定结果偏低；②反应中生成的单质硫可对碘产生包裹而使测定结果偏高；③在碱性介质中，空气中的氧可将S^{2-}氧化，故在处理含S^{2-}的碱性吸收液时，应尽量减少与空气接触；④中和碱性吸收液时，中和反应产生的热可能使溶液温度升高而造成碘的挥发损失，故应采取有效的冷却措施；⑤盐酸或浓硫酸在与空气接触下可将I^-氧化成I_2，故应按下法检查酸中是否含有氧化性物质：对酸溶液加KI－淀粉溶液时不应显蓝色，否则说明有碘生成而使测定结果偏低。⑥样品中的还原性物质干扰测定，可按样品预处理进行干扰消除，如水样只含SO_3^{2-}干扰时，可加甲醛溶液掩蔽，其反应式为：

$$HCHO + SO_3^{2-} + H^+ \longrightarrow CH_2OHSO_3^-$$

2. 亚甲基蓝分光光度法　在含高铁离子的酸性溶液中，硫离子与对氨基二甲基苯胺反应，生成蓝色的亚甲基蓝（MB）染料，颜色深度与水样中硫离子浓度成正比，于665nm波长处测其吸光度，与标准溶液的吸光度比较定量。其反应式可表述为：

$$2H_2N-C_6H_4-N(CH_3)_2 + Fe^{3+} + S^{2-} + H^+ \longrightarrow \text{亚甲蓝（MB）染料}$$

本法测定时需注意以下几点：①实验用水应不含Cu^{2+}、Hg^{2+}等重金属离子，否则可生成酸不溶性硫化物引起干扰而影响MB产率，其中Hg^{2+}的干扰尤其严重，这是由于形成$Hg(SH)_2$络合物所致。②ZnAc－NaAc吸收液中的痕量重金属也干扰测定，可按下法除去：在充分振摇下滴加新制备的0.05mol/L Na_2S溶液，1 000ml吸收液约需1ml，放置过夜，用紧密的定量滤纸过滤，弃去初滤液。③对－氨基二甲基苯胺存放较久时呈棕黑色，用它配置的溶液呈淡棕色，空白值较高，此时应对试剂进行纯化：用加石油醚的苯溶液进行重结晶，得到白色晶体。④酸度、温度、反应容器等均影响测定，应严格控制。⑤应严格按顺序加试剂，否则会使测定结果偏低或甚至不显色。⑥20℃下15min可显色完全，在避免光线照射下有色物可稳定近20h。

3. 示波极谱法　S^{2-}在NaOH、EDTA和三乙醇胺（triethanolaine，缩写为TEA）溶液中－0.70V（vsSCE）有一灵敏的极谱峰，峰高与S^{2-}的含量成正比。

本法最小检出浓度为0.002mg S^{2-}/L；S^{2-}的含量在0.002～5.0mg/L内呈线性（$r \geq 0.999$）；对水样中溶解态S^{2-}的RSD为1.6%～9.9%，总S^{2-}的RSD为2.0%～3.5%，加标回收率分别为90.3%～98.1%和95.4%～105.4%。

S^{2-}在稀NaOH溶液中可形成极谱峰，在8～12g/L范围内极谱峰受NaOH浓度变化的影响较小；加入EDTA对极谱测定无影响；TEA可改善极谱峰峰形。

对30余种常见离子的干扰试验结果表明：Ag^+、Bi^{3+}、Hg^{2+}干扰溶解态和总硫化物的测定；$S_2O_3^{2-}$和NO_2^-只干扰总硫化物的测定，不干扰溶解态硫化物的测定，其余离子均不干扰测定；$S_2O_3^{2-}$本身不干扰S^{2-}的测定，但在酸性条件下可分解出S^{2-}，因而使总硫化物测定结果偏高。

（尚立成）

第四节　酸度和碱度

一、酸度

1. 概述　酸度是指水中所含能与强碱发生中和作用的物质的总量，包括无机酸、有机酸、强酸弱碱盐等。地表水由于溶入二氧化碳或被机械、选矿、电镀、农药、印染、化工等行业排放的含酸废水污染，使水体 pH 降低，破坏了水生生物和农作物的正常生活及生产条件，造成鱼类死亡、作物受害。所以酸度是衡量水体水质的一项重要指标。测定酸度的方法有酸碱指示剂滴定法和电位滴定法。

2. 酸度的测定方法

（1）酸碱指示剂滴定法：用标准氢氧化钠溶液滴定水样至一定 pH，根据其消耗的氢氧化钠溶液量计算酸度。随所用指示剂不同，酸度通常分为两种：一是用酚酞作指示剂（其变色 pH 为 8.3），测得的酸度称为总酸度（酚酞酸度），包括强酸和弱酸；二是用甲基橙作指示剂（其变色 pH 为 3.7），测得的酸度称为强酸酸度或甲基橙酸度。酸度单位为 mg/L（以 $CaCO_3$ 或 CaO 计）。

测定的注意事项：水样应采集在聚乙烯瓶或玻璃瓶内，样品应充满并盖紧，避免因接触空气而引起水样中 CO_2 含量的改变。水样采集后应及时进行测定，否则应低温保存。进行滴定时，水样中的一些共存成分可能会干扰测定，如水样中含硫酸铁、铝等盐类，以酚酞为指示剂滴定时，生成的沉淀会使终点褪色，由于在高温下可加速铁和铝的水解，使滴定过程完成较快，因而可采用沸腾时进行滴定，也可用 F^- 将铁和铝掩蔽后再滴定。水中余氯可使甲基橙褪色，可加 1~2 滴 0.1mol/L $Na_2S_2O_3$ 除去余氯后再滴定。水样有色时可影响终点观察，如酸度含量高可用已除去 CO_2 的蒸馏水稀释后再滴定，如酸度含量低或有色物含量高则宜改用电位滴定法测定。与指示剂法相比，电位滴定法更准确，而且不受余氯、有色物、浑浊等的干扰，还可避免个人的感官误差。

（2）电位滴定法：以 pH 玻璃电极为指示电极，饱和甘汞电极为参比电极，与被测水样组成原电池并接入 pH 计，用氢氧化钠标准溶液滴至 pH 计指示 3.7 和 8.3，据其相应消耗的氢氧化钠标准溶液的体积，分别计算两种酸度。

本方法适用于各种水体酸度的测定，不受水样有色、浑浊的限制。测定时应注意温度、搅拌状态、响应时间等因素的影响。

二、碱度

碱度是指水中所含能与强酸发生中和作用的物质总量，包括强碱、弱碱、强碱弱酸盐等。天然水中的碱度主要由重碳酸盐、碳酸盐和氢氧化物造成的，其中重碳酸盐是水中碱度的主要形式。引起碱度的污染源主要是造纸、印染、化工、电镀等行业排放的废水及洗涤剂、化肥和农药在使用过程中的流失。在藻类繁殖的地表水中，藻类吸收游离态和化合态的二氧化碳，使碱度增大。

碱度和酸度是判断水质和废（污）水处理控制的重要指标。碱度也常用于评价水体的缓冲能力及金属化合物的溶解性和毒性等。

测定水样碱度的方法和测定酸度一样，有酸碱指示剂滴定法和电位滴定法。前者是用酸碱指示剂的颜色变化指示滴定终点，后者是用滴定过程中 pH 的变化指示滴定终点。

水样用标准酸溶液滴定至酚酞指示剂由红色变为无色（pH 为 8.3）时，所测得的碱度称为酚酞碱度，此时 OH^- 已被中和，CO_3^{2-} 被中和为 HCO_3^-；当继续滴定至甲基橙指示剂由橘黄色变为橘红色（pH 约为 4.4）时，测得的碱度称为甲基橙碱度，此时水中的 HCO_3^- 已被中和完全，即全部致碱物质都已被强酸中和，故又称为总碱度。

设水样以酚酞为指示剂滴定消耗强酸量为 P，继续以甲基橙为指示剂滴定消耗强酸量为 M，两者之和为 T，则测定水样的总碱度时，可能出现下列 5 种情况：

（1）$M=0$（或 $P=T$）：水样对酚酞显红色，呈碱性反应。加入强酸使酚酞变为无色后，再加入甲基橙即呈橘红色，故可以推断水样中只含氢氧化物。

（2）$P>M$（或 $P>1/2T$）：水样对酚酞显红色，呈碱性。加入强酸至酚酞变为无色后，加入甲基橙显橘黄色，继续加酸变为橘红色，但消耗量较用酚酞滴定时少，说明水样中有氢氧化物和碳酸盐共存。

（3）$P=M$：水样对酚酞显红色，加酸至无色后，加入甲基橙显橘黄色，继续加酸至变为橘红色，两次消耗酸量相等。因 OH^- 和 HCO_3^- 不能共存，故说明水样中只含碳酸盐。

（4）$P<M$（或 $P<1/2T$）：水样对酚酞显红色，加酸至无色后，加入甲基橙显橘黄色，继续加酸至变为橘红色，但消耗酸量较用酚酞滴定时多，说明水样中有碳酸盐和重碳酸盐共存。

（5）$P=0$（或 $M=T$）：水样对酚酞不显色（$pH\leqslant8.3$），对甲基橙即呈橘黄色，说明只含重碳酸盐。

根据使用两种指示剂滴定所消耗的酸量，可分别计算出水中的酚酞碱度和甲基橙碱度（总碱度），其单位用 mg/L（以 $CaCO_3$ 或 CaO 计）。如果用 T 和 P 分别表示总碱度和酚酞碱度，则各种碱度可由表 37-2 分别求出。

表 37-2 碱度的组成

测定结果	氢氧化物碱度	碳酸盐碱度	重碳酸盐碱度
$P=T$	P	0	0
$P=0$	0	0	T
$P=T/2$	0	2P	0
$P<T/2$	0	2P	T-2P
$P>T/2$	2P-T	2（T-P）	0

（尚立成）

第五节 硬度

一、概述

通常认为硬度是水中存在的多价阳离子的总和。在大多数水中其他金属离子含量很少，阳离子主要由钙盐和镁盐组成，因此，水的硬度又常指钙盐和镁盐的总和。

钙、镁在水中主要以重碳酸盐、碳酸盐、硫酸盐、氯化物和硝酸盐的形式存在，因此硬度可按其存在形式不同分为总硬度、碳酸盐硬度和非碳酸盐硬度。总硬度是指钙、镁的总浓度。碳酸盐硬度是总硬度的一部分，相当于与水中重碳酸盐和少量碳酸盐结合的钙、镁所形成的硬度，当水煮沸时，钙、镁的重碳酸盐分解生成沉淀，从而降低水的硬度，因此可用煮沸的方法来消除的硬度称暂时硬度。非碳酸盐硬度是硬度的另一部分，当水中钙、镁含量超出与它所结合的重碳酸盐和碳酸盐含量时，过量的钙、镁就与水中的 Cl^-、SO_4^{2-} 和 NO_3^- 结合生成非碳酸盐硬度，它们不能用煮沸的方法消除，称为永久硬度。

水的硬度与人体健康有密切的关系，硬度高，特别是永久硬度高的水，有苦涩味，可引起肠胃功能紊乱，腹泻，导致孕畜流产，在日常生活中会消耗过多的肥皂，过多的能量，影响水壶、锅炉的使用寿命。这种水不适于工业使用，因为易形成锅垢，影响热传导，浪费燃料，易堵塞管道，严重时会引起锅炉爆炸。因此，用水的硬度有一定的规定，必要时须做软化处理。我国生活用水标准为400mg/L（$CaCO_3$）。

按水的硬度大小，可将水分成不同级别，详见表 37－3。

表 37－3　水硬度分类

类别	度（1mg$CaCO_3$/L）
极软水	<75
软水	75～150
微硬水	150～300
硬水	300～450
极硬水	>450

二、硬度的测定

水中硬度的测定，目前最常用的方法是 EDTA 滴定法。在 pH10 条件下，乙二胺四乙酸钠（EDTA）与水中钙、镁离子发生络合反应，生成无色可溶性配合物。指示剂铬黑 T 也能与钙、镁离子形成配合物，但其配合物稳定性比 EDTA 与钙、镁离子形成配合物的稳定性差。因此用 EDTA 滴定钙、镁离子至终点时，钙、镁离子全部与 EDTA 配合而游离出铬黑 T，铬黑 T 与钙、镁离子形成的配合物呈紫色，而试剂本身在 pH10 条件下呈蓝色，故可由颜色的变化来判断终点。

本法适用于测定地下水和地面水，不适用于含盐高的水，如海水。本法测定的最低浓度为 0.05mmol/L。

水样中有氧化性物质存在时，加适量的盐酸羟胺防止指示剂被氧化。氯离子含量高时，可使滴定终点不明显。当含银、镉、锌、钴、铜、镍、锰、钯、铂和铊时，可用氰化钾掩蔽，但加氰化钾前必须保证溶液呈碱性。铁、铝和少量锰以及铋可用三乙醇胺掩蔽。在滴定条件下，正磷酸盐含量超过 1mg/L，可使钙生成沉淀，如滴定速度太慢或铜含量超出 100mg/L，会析出 $CaCO_3$ 沉淀。

水样如呈酸性或碱性，应用氢氧化钠或盐酸中和后，再加入缓冲溶液。临近滴定终点时反应延缓，每次应少量加入滴定剂，并充分振摇。在 pH10 的溶液中，铬黑 T 长时间的置入其内，易被氧化，在加入铬黑 T 后要立即进行滴定操作。当滴定中发现终点判断困难时，可另取一份相同体积的水样，加缓冲溶液和铬黑 T 后，再加入过量的 EDTA 溶液使完全变色，进行比较。滴定至变色到达终点后，稍时又返回紫红色，主要是水样中存在钙、镁盐类的悬浮性颗粒所至。遇此情况，可将水样先以盐酸酸化，煮沸约 1min，冷却后用氢氧化钠中和，再加入缓冲溶液和铬黑 T，则可解决，并使终点更加敏锐。当水样污染严重，有机物着色较深而使终点判断困难时，可用乙醚萃取以除去着色物，或加硝酸和高氯酸消解，除去残余酸并中和后再行测定。

（尚立成）

第六节　pH 值

一、概述

pH 值的测定是水分析中最重要和最经常进行的分析项目之一，是评价水质的一个重要参数。天然水的 pH 多为 6～9；饮用水 pH 要求在 6.5～8.5；工业用水的 pH 必须保持在 7.0～8.5，以防止金属设备和管道被腐蚀。当水体受到外界的酸碱污染后，会引起 pH 值发生较大的变化，水体的酸污染主要来源于冶金、电镀、轧钢、金属加工等工业的酸洗工序和人造纤维、酸法造纸等工业排出的含酸废水。另一个来源是酸性矿山排水，因为硫矿物经空气氧化，并与水化合成硫酸，使矿水变成酸性。碱污染主要来源于碱法造纸、化学纤维、制碱、制革、炼油等工业废水。水体受到酸碱污染后，pH 值发生变化，在 $pH<6.5$ 或 $pH>8.5$ 时，水中微生物生长受到一定的抑制，使得水体自净能力受到阻碍并可能腐蚀船舶和水中设施。若水体长期受到酸、碱污染将对生态平衡产生不良影响，使水生生物的种群逐渐变化，鱼类减少，甚至绝迹。

pH 和酸度、碱度既有联系又有区别。pH 表示水的酸碱性强弱，而酸度或碱度指水中所含酸性或碱性物质的含量。同样酸度的溶液，如 1L 0.1mol/L 盐酸和 0.1mol/L 乙酸，两者的酸度都是 5 000mg/L（以 $CaCO_3$ 计），但其 pH 却大不相同。盐酸是强酸，在水中几乎完全解离，pH 为 1；而乙酸是弱酸，在水中的解离度只有 1.3%. 其 pH 为 2.9。

二、测定方法

测定 pH 的方法有比色法和玻璃电极法（电位法）两种。比色法操作简单，应用广泛，但受水的颜色、浑浊度、含盐量、胶体物、游离氯及各种氧化剂或还原剂的干扰；玻璃电极法准确，干扰少，特适于工业废水及生活污水等复杂水样的测定。

（1）比色法：基于各种酸碱指示剂在不同 pH 的水溶液中显示不同的颜色，而每种指示剂都有一定的变色范围。将一系列已知 pH 的缓冲溶液加入适当的指示剂成 pH 标准色液并封装在小瓶内，测定时取与 pH 标准色液等量的水样，加入与 pH 标准色液相同的指示剂，然后进行比较，以确定水样的 pH。常用的指示剂有氯酚红、溴酚蓝、百里酚蓝和酚红等，或单一使用或按一定比例配成混合物使用。实验室中的 pH 试纸就是根据比色法的原理制成的。

比色法不适用于有色、浑浊和含较高浓度的游离氯、氧化剂、还原剂的水样，只适用于测定色度和浊度很低的天然水、饮用水等。如果粗略地测定水样 pH，可使用 pH 试纸。

（2）玻璃电极法：玻璃电极法（电位法）测定pH是以pH玻璃电极为指示电极，饱和甘汞电极或银-氯化银电极为参比电极，将两者与被测溶液组成原电池（原理见图37-1），其电动势（E电池）为：

$$E_{电池}=\varphi_{甘汞}-\varphi_{玻璃}$$

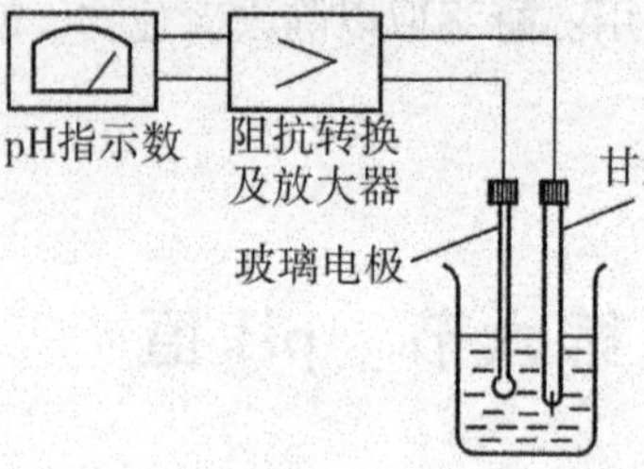

图37-1　玻璃电极法测定pH原理

式中：$\varphi_{甘汞}$——饱和甘汞电极的电极电位，不随被测溶液中氢离子活度变化，可视为定值；

$\varphi_{玻璃}$——pH玻璃电极的电极电位，随被测溶液中氢离子活度而变化。

$\varphi_{玻璃}$可用能斯特方程表达，故上式表示为（25℃时）：

可见，只要测知E电池，就能求出被测溶液的pH。在实际工作中，准确求得K值比较困难，故不直接采用此种计算方法，而是以已知pH的溶液作标准进行校准，用pH计直接测出被测溶液的pH。设pH标准溶液和被测溶液的pH分别为pH_s和pH_x其相应原电池的电动势分别为E_s和E_x，则25℃时：

$$E_s=K+0.059V\ pH_s$$

$$E_x=K+0.059V\ pH_x$$

两式相减并移项得：

$$pH_x=pH_s+\frac{E_x-E_s}{0.059V}$$

可见，pH_x是以标准溶液的pH_s为基准，并通过比较E_x和E_s的差值确定的。25℃条件下，两者之差每变化59mV，则pH相应变化为1。pH计的种类虽多，操作方法也不尽相同，但都是依据上述原理测定溶液pH的。

玻璃电极法测定准确、快速，受水体色度、浊度、胶体物质、氧化剂、还原剂及含盐量等因素的干扰程度小；但电极膜很薄，容易受损，所以操作要小心。

（尚立成）

第三十八章　水质金属化合物的测定

第一节　汞

汞及其化合物属于剧毒物质，特别是有机汞化合物，主要来源于金属冶炼、仪器仪表制造、颜料、塑料、食盐电解及军工等工业废水。天然水中含汞极少，一般不超过0.1μg/L。我国《生活饮用水水质卫生规范》中限值为0.001mg/L。

汞的测定方法有双硫腙分光光度法、冷原子吸收光谱法和冷原子荧光光谱法等。双硫腙分光光度法是测定多种金属元素的标准方法，但对测定条件要求严格，操作较繁琐；其他两种方法是测定水中微量、痕量汞的特效方法，测定简便，干扰因素少，灵敏度较高。

一、冷原子吸收光谱法

1. 方法原理　水样经消解后，将各种形态汞转变成二价汞，再用氯化亚锡将二价汞还原为元素汞。利用汞易挥发的特点，在室温下通入空气或氮气将其载入冷原子吸收测汞仪，测量对特征波长（253.7nm）的光的吸光度，与汞标准溶液的吸光度进行比较定量。

该方法适用于各种水体中汞的测定；在最佳条件下，最低检出质量浓度可达0.1～0.5μg/L。

2. 测定要点

（1）水样预处理：在硫酸－硝酸介质中，加入高锰酸钾和过硫酸钾溶液，于近沸或煮沸状态下消解水样。对于清洁地表水、地下水及含有机物较少的废水，可以用溴酸钾－溴化钾混合试剂在酸性介质中于室温（20℃以上）消解水样。过剩的氧化剂在测定前用盐酸羟胺溶液还原。

（2）空白样品制备：用无汞蒸馏水代替水样，按水样制备步骤制备空白样品。

（3）绘制标准曲线：依照水样介质条件，配制系列汞标准溶液。分别吸取适量汞标准溶液于还原瓶内，加入氯化亚锡溶液，迅速通入载气，记录指示表最高读数或记录仪上记录的峰高。用同样方法测定空白样品。以扣除空白后的各测量值（吸光度）为纵坐标，相应标准溶液的汞浓度为横坐标，绘制出标准曲线。

（4）水样的测定：取适量处理好的水样于还原瓶中，按照标准溶液测定方法测其吸光度，经空白校正后，从标准曲线上查得汞浓度，再乘以水样的稀释倍数，即得水样中汞浓度。

二、冷原子荧光光谱法

该方法是将水样中的汞离子还原为基态汞原子蒸气，吸收253.7nm的紫外光后，被激发而产生特征共振荧光，在一定的测量条件下和较低的浓度范围内，荧光强度与汞浓度成正比。方法最低检出浓度为0.001 5μg/L，测定下限可达0.006μg/L，且干扰因素少，适用于地表水、地下水及氯离子含量较低的水样。

三、双硫腙分光光度法

1. 方法原理　水样在酸性介质中于95℃用高锰酸钾溶液和过硫酸钾（氧化剂）溶液消解，将无机汞和有机汞转变为二价汞后，用盐酸羟胺溶液还原过剩的氧化剂，加入双硫腙溶液，与汞离子反应生成橙色螯合物，用三氯甲烷或四氯化碳萃取，再用碱溶液洗去萃取液中过量的双硫腙，于485nm波长处测其吸光度，以标准曲线法定量。

该方法适用于工业废水和受汞污染的地表水的监测，测定质量浓度范围为2～40μg/L。

2. 测定条件控制及消除干扰　该方法对测定条件控制要求较严格。例如，加盐酸羟胺不能过量；对试剂纯度要求高，特别是双硫腙的纯化，对提高双硫腙汞有色螯合物的稳定性和分析准确度极为重要；有色络合物对光敏感，要求避光或在半暗室里操作等。为消除铜离子等共存金属离子的干扰，在碱洗脱液中加入1%（m/V）EDTA二钠盐进行掩蔽。还应注意，因汞是极毒物质，对双硫腙的三氯甲烷萃取液，应加入浓硫酸破坏有色螯合物，并与其他杂质一起随水相分离后，加入氢氧化钠溶液中和至微碱性，再于搅拌下加入硫化钠溶液，使汞沉淀完全，沉淀物予以回收或进行其他处理。有机相经脱酸和脱水后，蒸馏回收三氯甲烷或四氯化碳。

（尚立成）

第二节　镉

镉属剧毒物质，可在人体的肝、肾等组织中蓄积，造成各脏器组织的损坏，尤以对肾脏损害最为明显；还会导致骨质疏松和软化，诱发癌症。我国《生活饮用水水质卫生规范》中镉的限值为0.005mg/L。绝大多数淡水的含镉量低于1μg/L，海水中镉的平均浓度为0.15μg/L。镉的主要污染源是电镀、采矿、冶炼、染料、电池和化学工业等排放的废水。

测定镉的方法有原子吸收分光光度法、双硫腙分光光度法、阳极溶出伏安法、示波极谱法和电感耦合等离子体原子发射光谱（ICP－AES）法等。

一、原子吸收分光光度法测定镉（铜、铅、锌）

清洁水样可不经预处理直接测定；污染的地表水和废水需用硝酸或硝酸－高氯酸消解，并进行过滤、定容，将试样溶液直接吸入喷雾于火焰中原子化，测量各元素对其特征光产生的吸收，用标准曲线法或标准加入法定量。测定条件和方法适用浓度范围列于表38－1。

表38－1　Cd、Cu、Pb、Zn测定条件及测定浓度范围

元素	特征光波长/nm	火焰类型	适用质量浓度范围/（mg/L）
Cd	228.8	乙炔－空气，氧化型	0.05～1
Cu	324.7	乙炔－空气，氧化型	0.05～5
Pb	283.3	乙炔－空气，氧化型	0.2～10
Zn	213.9	乙炔－空气，氧化型	0.05～1

二、双硫腙分光光度法

在强碱性介质中，镉离子与双硫腙反应，生成红色螯合物，用三氯甲烷萃取分离后，于518nm 处测其吸光度，与标准溶液比较定量。

本方法适用于受镉污染的天然水和废水中镉的测定，水样中含铅 20mg/L、锌 30mg/L、铜 40mg/L、锰和铁 4mg/L，不干扰测定，镁离子浓度达 20mg/L 时，需多加酒石酸钾钠掩蔽。

三、阳极溶出伏安法

1. 方法原理　因为被测金属离子在阳极上发生溶出反应，故称为阳极溶出伏安法。该方法是先使待测离子于适宜的条件下在微电极（悬汞电极或汞膜电极）上进行富集，然后再利用改变电极电位的方法将被富集的金属氧化溶出，并记录其伏安曲线。根据溶出峰电位进行定性分析；根据峰电流大小进行定量分析。反应过程可表示为：

$$M^{n+} + ne^{-} + Hg \xleftrightarrow{\text{富集或溶出}} MHg$$

因为电解富集缓慢（1～10min），而溶出却在瞬间完成（以 50～200mV/s 的电压扫描速度进行），故溶出电流大大增加，使方法的灵敏度大大提高。用于测定饮用水、地表水和地下水中镉、铜、铅、锌，适用质量浓度范围为 1～1 000μg/L。当富集 5min 时，测定下限可达 0. 5μg/L。

2. 测定要点

（1）水样预处理：对含有机质较多的地表水用硝酸 - 高氯酸消解，比较清洁的水直接取样测定。

（2）标准曲线绘制：分别取不同体积的镉、铜、铅、锌标准溶液，加入支持电解质（高氯酸），配制系列标准溶液，依次倾入电解池中，通氮气除氧，在 -1. 30V 极化电压下悬汞电极上富集 3min，静置 30s，使富集在悬汞电极表面的金属均匀化；将极化电压均匀地由负向正扫描（速度视浓度水平选择），记录伏安曲线（见图 38 -1），对峰电流分别作空白校正后，绘出峰电流 - 浓度标准曲线。

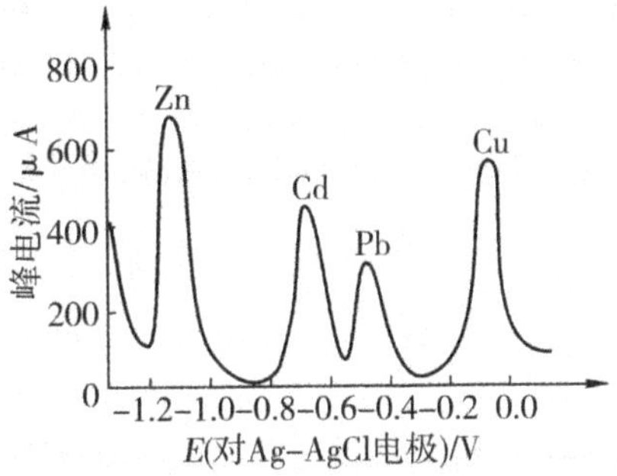

图 38 -1　伏安曲线

（3）样品测定：取适量水样，在与系列标准溶液相同操作条件下，测定、绘制伏安曲线。根据经空白校正后各被测离子峰电流，从峰电流 - 浓度标准曲线上查得并计算其浓度。当样品组分比较复杂时，可采用标准加入法。

（尚立成）

第三节　铅

铅是可在人体和动植物组织中蓄积的有毒金属，其主要毒性效应是导致贫血、神经机能失调和肾损伤等。铅对水生生物的安全浓度为0.16mg/L。铅的主要污染源是蓄电池、冶炼、五金、机械、涂料和电镀工业等部门的排放废水。

测定水体中铅的方法与测定镉的方法相同。广泛采用原子吸收分光光度法和双硫腙分光光度法，也可以用阳极溶出伏安法、示波极谱法、电感耦合等离子体原子发射光谱法。

双硫腙分光光度法基于在pH8.5～9.5的氨性柠檬酸盐-氰化物的还原介质中，铅与双硫腙反应生成红色螯合物，用三氯甲烷（或四氯化碳）萃取后于510nm波长处比色测定。

测定时，要特别注意器皿、试剂及去离子水是否含痕量铅，这是能否获得准确结果的关键。Bi^{3+}、Sn^{2+}等干扰测定，可预先在pH2～3时用双硫腙-三氯甲烷溶液萃取分离。为防止双硫腙被一些氧化物质如Fe^{3+}等氧化，在氨性介质中加入了盐酸羟胺。

该方法适用于地面水和废水中痕量铅的测定。当使用10mm比色皿，取水样100ml，用10ml双硫腙-三氯甲烷溶液萃取时，最低检测浓度可达0.01mg/L，测定上限为0.3mg/L。

原子吸收光谱法、阳极溶出伏安法测定铅的方法见镉的测定。

（尚立成）

第四节　铜

铜是人体所必需的微量元素，缺铜会发生贫血、腹泻等病症，但过量摄入铜亦会产生危害。铜对水生生物的危害较大，其毒性大小与形态有关，游离铜离子的毒性比络合态铜大得多。铜的主要污染源是电镀、冶炼、五金加工、矿山开采、石油化工和化学工业等部门排放的废水。

测定水中铜的方法主要有原子吸收光谱法、二乙氨基二硫代甲酸钠萃取分光光度法和新亚铜灵萃取分光光度法，还可以用阳极溶出伏安法或示波极谱法。关于原子吸收光谱法、阳极溶出伏安法在镉的测定中已介绍过，此处不再赘述。

一、二乙氨基二硫代甲酸钠萃取分光光度法

在pH为8～10的氨性溶液中，铜离子与二乙氨基二硫代甲酸钠（铜试剂，简写为DDTC）作用，生成摩尔比为1∶2的黄棕色胶体络合物，即：

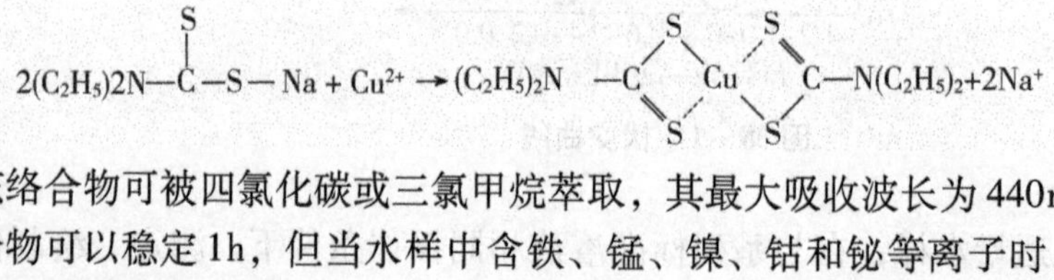

该络合物可被四氯化碳或三氯甲烷萃取，其最大吸收波长为440nm。在测定条件下，有色络合物可以稳定1h，但当水样中含铁、锰、镍、钴和铋等离子时，也与DDTC生成有色络合物，干扰铜的测定。除铋外，均可用EDTA和柠檬酸铵掩蔽消除。铋干扰可以通过加入氰化钠予以消除。当水样中含铜较高时，可加入明胶、阿拉伯胶等胶体保护剂，在水相中直接进行分光光度测定。

方法最低检测浓度为0.01mg/L，测定上限可达2.0mg/L，已用于地面水和工业废水中铜的测定。

二、新亚铜灵萃取分光光度法

新亚铜灵的化学名称是2，9－二甲基－1，10－菲啰啉，其结构式为：

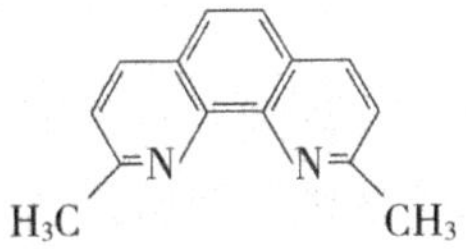

将水样中的二价铜离子用盐酸羟胺还原为亚铜离子。在中性或微酸性介质中，亚铜离子与新亚铜灵反应，生成摩尔比为1：2的黄色络合物，用三氯甲烷－甲醇混合溶剂萃取，于457nm波长处测定吸光度，用标准曲线法进行定量测定。当25ml有机相中含铜不超过0.15mg时，符合比尔定律。在三氯甲烷－甲醇溶液中，黄色络合物的颜色可稳定数日。

用新亚铜灵测定铜，具有灵敏度高，选择性好等优点。经试验表明，只有铍、大量铬（Ⅵ）、锡（Ⅳ）等氧化性离子及氰化物、硫化物、有机物对测定有干扰。若在水样中和之前加入盐酸羟胺和枸橼酸钠，则可消除铍的干扰。大量铬（Ⅵ）可用亚硫酸盐还原，锡（Ⅳ）等氧化性离子可用盐酸羟胺还原。样品通过消解可除去氰化物、硫化物和有机化合物的干扰。

该方法适用于地面水、生活污水和工业废水中铜的测定。

（尚立成）

第五节　锌

锌也是人体必不可少的有益元素，每升水含数毫克锌对人体和温血动物无害，但对鱼类和其他水生生物影响较大。锌对鱼类的安全浓度约为0.1mg/L。此外，锌对水体的自净过程有一定抑制作用。锌的主要污染源是电镀、冶金、颜料及化工等部门的排放废水。

原子吸收分光光度法测定锌，灵敏度较高，干扰少，适用于各种水体。此外，还可选用双硫腙分光光度法、阳极溶出伏安法或示波极谱法。其中，原子吸收法、伏安法和极谱法在镉的测定中已介绍，下面仅简单介绍双硫腙分光光度测定法。

在pH4.0～5.0的乙酸盐缓冲溶液中，锌离子与双硫腙反应生成红色螯合物，用四氯化碳或三氯甲烷萃取后，于其最大吸收波长535nm处，以四氯化碳作参比，测其经空白校正后的吸光度，用标准曲线法定量。

水中存在少量铋、镉、钴、铜、铅、汞、镍、亚锡等离子均产生干扰，采用硫代硫酸钠掩蔽和控制溶液pH值来消除。三价铁、余氯和其他氧化剂会使双硫腙变成棕黄色。由于锌普遍存在于环境中，与双硫腙反应又非常灵敏，因此需要特别注意防止污染。

当使用20mm比色皿取水样100ml时，锌的最低检出浓度为0.005mg/L。该方法适用于天然水和轻度污染的地面水中锌的测定。

（尚立成）

第六节　铬

铬化合物的常见价态有三价和六价。在水体中，六价铬一般以 CrO_4^{2-}、$HCr_2O_7^-$、$Cr_2O_7^-$；三种阴离子形式存在；受水体 pH 值、温度、氧化还原物质、有机物等因素的影响，三价铬和六价铬化合物可以互相转化。

铬是生物体所必需的微量元素之一。铬的毒性与其存在价态有关，六价铬具有强毒性，为致癌物质，并易被人体吸收而在体内蓄积。通常认为六价铬的毒性比三价铬大 100 倍。但是，对鱼类来说，三价铬化合物的毒性比六价铬大。当水中六价铬浓度达 1mg/L 时，水呈黄色并有涩味；三价铬浓度达 1mg/L 时，水的浊度明显增加。陆地天然水中一般不含铬；海水中铬的平均浓度为 0.05μg/L；饮用水中更低。铬的工业污染源主要来自铬矿石加工、金属表面处理、皮革鞣制、印染、照相材料等行业的废水。铬是水质污染控制的一项重要指标。

水中铬的测定方法主要有二苯碳酰二肼分光光度法、原子吸收分光光度法、硫酸亚铁铵滴定法等。分光光度法是国内外普遍采用的标准方法，滴定法适用于含铬量较高的水样。

一、二苯碳酰二肼分光光度法

1. 六价铬的测定　在酸性介质中，六价铬与二苯碳酰二肼（DPC）反应，生成紫红色络合物，于 540nm 波长处用分光光度法测定。

本方法最低检出浓度为 0.004mg/L，使用 10mm 比色皿，测定上限为 1mg/L。其测定要点如下：

（1）对于清洁水样可直接测定：对于色度不大的水样，可用以丙酮代替显色剂的空白水样作参比测定；对于浑浊、色度较深的水样，以氢氧化锌做共沉淀剂，调节溶液 pH 至 8～9，此时 Cr^{3+}、Fe^{3+}、Cu^{2+} 均形成氢氧化物沉淀，可被过滤除去，与水样中的 Cr^{6+} 分离；当水样存在亚硫酸盐、二价铁离子等还原性物质和次氯酸盐等氧化性物质时，也应采取相应消除干扰措施。

（2）取适量清洁水样或经过预处理的水样，加酸、显色、定容，以水作参比测其吸光度并作空白校正，从标准曲线上查得并计算水样中六价铬含量。

（3）配制系列铬标准溶液，按照水样测定步骤操作。将测得的吸光度经空白校正后，绘制吸光度对六价铬含量的标准曲线。

2. 总铬的测定　在酸性溶液中，首先，将水样中的三价铬用高锰酸钾氧化成六价铬，过量的高锰酸钾用亚硝酸钠分解，过量的亚硝酸钠用尿素分解；然后，加入二苯碳酰二肼显色，于 540nm 处进行分光光度测定。方法最低检测浓度同六价铬。

清洁地表水可直接用高锰酸钾氧化后测定；水样中含大量有机物时，用硝酸一硫酸消解后测定。

二、硫酸亚铁铵滴定法

本法适用于总铬浓度大于 1mg/L 的废水。其原理为在酸性介质中，以银盐作催化剂，用过硫酸铵将三价铬氧化成六价铬；加少量氯化钠并煮沸，除去过量的过硫酸铵和反应中产生的氯气；以苯基代邻氨基苯甲酸作指示剂，用硫酸亚铁铵标准溶液滴定至溶液呈亮绿色。

根据硫酸亚铁铵溶液的浓度和进行试剂空白校正后的用量，可计算出水样中总铬的含量。

测定铬的方法还有原子吸收分光光度法、极谱法、气相色谱法、中子活化法、化学发光法等。

（尚立成）

第七节 砷

单质砷毒性极低，而砷的化合物均有剧毒，三价砷化合物比其他价砷化合物毒性更强，内服0.1g三氧化二砷（俗称砒霜）即可致死。砷的化合物容易在人体内积累，造成急性或慢性中毒。砷污染主要来源于采矿、冶金、化工、化学制药、农药生产、玻璃、制革等工业废水。

测定水体中砷的方法有新银盐分光光度法、二乙氨基二硫代甲酸银分光光度法和氢化物发生－原子吸收分光光度法等。

一、新银盐分光光度法

该方法基于用硼氢化钾在酸性溶液中产生新生态氢，将水样中无机砷还原成砷化氢（AsH_3，即胂）气体，以硝酸－硝酸银－聚乙烯醇－乙醇溶液吸收，则砷化氢将吸收液中的银离子还原成单质胶态银，使溶液呈黄色，其颜色强度与生成氢化物的量成正比。该黄色溶液对400nm光有最大吸收，且吸收峰形对称。以空白吸收液为参比测其吸光度，用标准曲线法测定。

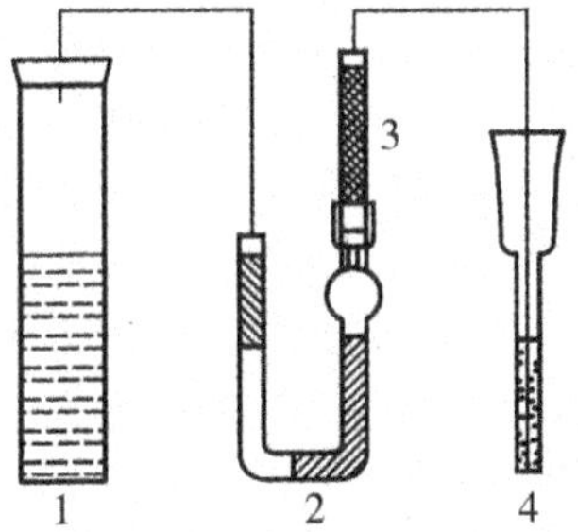

图38－2 砷化氢发生与吸收装置

图38－2为砷化氢发生与吸收装置示意图。图中1为反应管，水样中的砷化物在此转变为AsH_3；2为U形管，装有二甲基甲酰胺（DMF）、乙醇胺、三乙醇胺混合溶剂浸渍的脱脂棉，用以消除锑、铋、锡等元素的干扰；3为脱胺管，内装吸有无水硫酸钠和硫酸氢钾混合粉的脱脂棉，用于除去胺的细沫或蒸气；4为吸收管，装有吸收液，吸收AsH_3并显色。吸收液中的聚乙烯醇是胶体银的良好分散剂，但通入气体时，会产生大量的泡沫，在此加入乙醇作消泡剂。吸收液中加入硝酸，有利于胶体银的稳定。

对于清洁的地下水和地表水，可直接取样进行显色测定；对于被污染的水，要用盐酸－硝酸－高氯酸消解；水样经调节pH值，加还原剂和掩蔽剂后移入反应管中测定。

该方法适用于地表水和地下水痕量砷的测定，其最大优点是灵敏度高（但操作条件要求较严格），其应用范围还在不断扩大。其检出限0.000 4mg/L，测定上限0.012mg/L。

二、二乙氨基二硫代甲酸银分光光度法

在碘化钾、酸性氯化亚锡作用下，五价砷被还原为三价砷，并与新生态氢反应，生成气态砷化氢（胂），被吸收于二乙氨基二硫代甲酸银（AgDDC）－三乙醇胺的三氯甲烷溶液中，生成红色的胶体银，在510nm波长处，以三氯甲烷为参比测其经空白校正后的吸光度，用标准曲线法定量。

清洁水样可直接取样加硫酸后测定，含有机物的水样应用硝酸－硫酸消解。水样中共存锑、铋和硫化物时干扰测定。氯化亚锡和碘化钾的存在可抑制锑、铋干扰，硫化物可用乙酸铅棉吸收去除。砷化氢剧毒，整个反应应在通风橱内进行。该方法最低检测浓度为0.007mg/L砷，测定上限为0.50mg/L，适用于地表水和废（污）水中砷的测定。

（尚立成）

第三十九章　水质快速检验

第一节　水质快速检验的意义和方法特点

水源水的卫生检验常在实验室按常规方法进行。但对于防洪救灾、行军作战、地质勘查等野外作业，以及一些地处偏僻农村的给水卫生，要初步判断其水源水是否可供饮用，由于交通、时间及实验条件等限制，显然用实验室常规检水检毒方法不太现实，而必须采用快速检验法。快速检验对防止急性中毒、提出水源选择和水源水短期饮用是否安全的意见具有十分重要的意义。同时，快速检验对于评价水的处理效果，并为水的处理提供有关的数据也有一定的实际意义。

水源污染主要来自两方面：一是病原微生物的污染。其来源是人畜粪便、医院污水和生活污水。如饮用被病原微生物污染的水源水，便会引起疾病的流行和传播。病原微生物的污染状况，可通过病原检测和对氨氮、亚硝酸盐氮的检测来判断。水中常见的有毒有害物质，主要有砷、氰化物、汞、铅、钡、铬、酚、生物碱，及有机磷和有机氯农药等。快速检验的基本目的和主要任务，就是对氨氮、亚硝酸盐氮和有毒有害物质进行检验。本章只介绍用化学方法对水质进行快速检验。

由于水质快速检验大多在野外进行，所以选用的检水检毒方法应简单、快速，使用的器材应便于携带，所用的试剂多为固体试剂，由于受条件限制，水质快速检验大多只能定性。通常，对每一个待检项目都预制有标准色斑，与标准色斑比较，颜色浅时为合格。对于砷、汞、氰、铅、钡、铅、酚、生物碱、有机磷和有机氯农药，无论哪一种显阳性反应，则被检验的水源水都不能供饮用。如果水中氨氮、亚硝酸盐氮超过标准色斑的颜色时，说明水源水曾受过粪便或有机物污染。如急需使用，必须将水煮沸 10min 以上或用氯消毒后使余氯量达 1mg/L 方可。水质快速检验合格的水源水，短期饮用不至于发生急性中毒，但对永久性水源水必须按常规方法进行检验。

（尚立成）

第二节　一般化学性状的检验

一、pH 值

pH 值可间接表示水的酸碱程度，pH 值不正常，说明水源已受到某些有毒有害物质的污染。我国水质标准规定 pH 值在 6.5 ~ 8.5，pH < 6.5，水源可能受到重金属盐、强酸或其他可溶性毒物的污染；pH > 8.5，水源可能受到强碱或其他碱性毒物的污染。

检验水的 pH 值方法很多。最简便易行的是广泛 pH 试纸法。检验时，取广泛 pH 试纸一条，将其一端在水样中浸湿，取出后30s，同标准色板比色。

二、氨氮

水中的氨氮常用纳氏试剂进行检验。其原理是氨或铵盐与纳氏试剂作用生成淡黄色至棕色的氨基汞配位化合物。按色度深浅与标准色板比色。

可按下述方法配制纳氏试剂：将 KI 0.5g、酒石酸钾钠 0.5g、二氯化汞 0.2g、氯化钠 30g 研磨混匀，在强碱性环境下使用。当溶液中存在 Ca^{2+}、Fe^{3+}、Mg^{2+} 等离子时，在强碱性条件下会生成沉淀，干扰测定，所以选用酒石酸钾钠掩蔽这些离子，氯化钠作为稀释剂。

检验时，取10ml水样于试管中，加620g/L氢氧化钾溶液2滴，再加一粒米大小的纳氏试剂，振摇溶解，10min后与标准色板比色。当水样中的氨氮浓度较大（>1.0mg/L）时，会生成红褐色沉淀，应稀释后再测定。如水样浑浊则过滤后再测定。

三、亚硝酸盐氮

检验水中亚硝酸盐氮可用格氏试剂。因为在酸性溶液中，亚硝酸盐氮与对氨基苯磺酸作用生成重氮盐，再与α-萘胺耦合生成红色偶氮染料，根据颜色深浅与标准色板比色。

将10份对氨基苯磺酸、1份盐酸α-萘胺和89份酒石酸（在105℃干燥2h）研细混匀，配成固体格氏试剂，取10ml水样于试管中，加格氏试剂约30mg，充分振摇溶解，放置10min后与标准色板比色。本法最低检出浓度为0.002mg/L，测定范围在0.2mg/L，当亚硝酸盐的浓度过高时，加入格氏试剂后溶液呈现黄红色、黄色乃至不出现颜色。遇此情况，应将水样稀释后再测定，以防止假阴性。

四、余氯

邻联甲苯胺法既可测得游离性余氯，又可测得总余氯（即游离性余氯和化合性余氯之和）。其原理是在酸性条件下，余氯可与邻联甲苯胺反应生成黄色联苯醌式化合物。与标准色板比色，可测出大致含量。

将硫酸氢钾6.25g和邻联甲苯胺0.3g混合研磨均匀，配成试剂备用。取加氯消毒30min后的水样10ml，加余氯试剂约50mg振摇溶解，与标准色板比色定量。如果立即比色，测得结果为游离性余氯；如放置10min后比色，所得结果为总余氯。本法最低检出浓度为0.05mg/L，测定范围在总余氯为1.5mg/L以内。

游离性余氯也可用二乙基对苯二胺法测定。其原理是在pH6~7范围内，游离性余氯与二乙基对苯二胺作用生成紫红色化合物，根据颜色深浅比色定量。取加氯消毒3min后的水样3ml于试管中，加二乙基对苯二胺硫酸盐5mg，振摇1min后，若显紫红色表示含有游离性余氯，与标准色板比色。本法最低检出浓度为0.025mg/L，测定范围在0.025~10mg/L。当六价铬浓度为1mg/L、锰浓度>0.5mg/L时，对测定均显正干扰。

（尚立成）

第三节 无机毒物的检验

一、砷、氰、汞、磷化锌检验

砷、氰、汞、磷化氢几种毒物可以用打气显色法同时测定，也可分别进行测定。

1. 多种毒物的联合检验 上述四种毒物在一定条件下，均可以挥发性组分的形式存在。若控制不同条件，以空气作载气，便可以使它们分别与有关的试剂或试纸接触显色。显色的原理如下：

（1）砷化物：水中以 AsO_3^- 或 AsO_4^{3-} 形式存在的砷，被酸性溶液中加锌所产生的新生态氢还原为挥发性的砷化氢。砷化氢与溴化汞试纸作用，产生黄色至褐色斑。

（2）氰化物：氰化物在酸性环境中变成挥发性的氰化氢，在水中离解产生的 CN^- 可催化水合茚三酮进行自身氧化还原反应。所生成的产物与另一分子水合茚三酮的 α－羟基进行交换，生成 α－羟基茚三酮［1，3］。Q－羟基茚三酮［1，3］在碱性条件下可转化为红棕色的化合物。

（3）汞：水中汞化物可与氯化亚锡作用变成挥发性的汞，与碘化亚铜作用后形成红色碘化亚铜汞沉淀。此沉淀附着在不溶于水的碘化铜表面。

（4）磷化锌：磷化锌是常用的灭鼠药之一，误食或投毒均可引起中毒。磷化锌与酸作用生成磷化氢气体，该气体如遇硝酸银呈黑色；如遇溴化汞试纸则成鲜黄色。

用打气显色法测定上述四种挥发性毒物时，可采用挥发性毒物测定器，它由塑料瓶、双向活塞和吸收管三部分组成。塑料瓶供盛样和鼓气用；双向活塞由进气活塞和出气活塞套合组成；吸收管分 3 节，在各节中可预先装入试剂或试纸。测定时，在第一节吸收管中装醋酸铅棉花（将脱脂棉浸入 100g/L。醋酸铅溶液中，取出挤去多余的溶液，晾干即得），上端装新制备的溴化汞试纸条（将定性滤纸浸在 50g/L 溴化汞醇溶液中，取出晾干即得）；第二节吸收管中装入一块水合茚三酮棉花（取水合茚三酮 1g，加无水乙醇溶解后，吸附在 1.5g 脱脂棉上，再将棉花摊开避光自然晾干即可），临用时取碳酸钠少许放到棉花上，再加蒸馏水数滴溶解使棉花润湿，这时棉花应呈黄色；在第三节吸收管中装入两段脱脂棉，在两段脱脂棉之间装少量碘化亚铜粉剂。将各段填装好的吸收管串联在活塞上，并用橡皮筋将各吸收管的磨口处固定。于塑料样品瓶中装入 20～30ml 水样，加 2g 硫酸氢钾使溶液呈酸性。然后用手指挤压塑料瓶壁进行打气。每分钟打气 5～9 次，持续打气 1～5min，观察水合茚三酮棉花是否变成红棕色和溴化汞试纸是否变成鲜黄色，若两者均不变色，则氰化物和磷化锌为阴性。再向溶液中加氯化亚锡 2～3g，继续打气 1～5min，并观察碘化亚铜反应情况，若无反应表示汞检验为阴性。最后向样液中加无砷锌粒 1～2g，打气 1～5min，观察溴化汞试纸是否变色来检查砷的存在与否。用此法大约在 10min 内可检出或排除砷、氰、汞、磷化锌。

打气显色法还可测亚硝酸盐氮、甲醛等挥发性物质。若在吸收管内装格氏试剂，样品经酸化后打气可检验亚硝酸盐氮（紫红为阳性）。若在吸收管装上品红亚硫酸粉剂（将碱性品红 0.1g，亚硫酸钠 0.3g，硫酸氢钠 10g 置于乳钵中研成细粉，干燥保存）溶解后用其将脱脂棉润湿，样品酸化后打气，脱脂棉若呈紫色，表示有甲醛。

打气显色法具有样品用量少、方法简单、不需要加温和处理、反应快、干扰小、专一性强、灵敏度高等优点，在快速检验中颇受欢迎。

2. 分别测定法　对砷、汞、氰化物和磷化锌还可用下述的方法进行分别检验。

（1）砷化物：取4ml水样，加硫酸氢钾颗粒和无砷锌粒各米粒大小，立即取溴化汞试纸将盛水样管口紧紧覆盖，10～30min后取下试纸，仔细观察向管口一面，若出现黄色或褐色斑点为阳性。本法操作时，注意勿将试纸润湿。水样中若有锑、硫化物和磷化物均有干扰。

（2）氰化物：测定水中氰化物，用普鲁士蓝法、水合茚三酮法以及α－对邻试纸法，都比较理想。现分别叙述如下：

1）水合茚三酮法：原理如前所述，操作如后：取10ml水样于试管中，加碳酸钠约50mg入少许水合茚三酮，振摇溶解，若溶液呈红棕色为阳性。

2）普鲁士蓝法：氰化物与亚铁反应生成亚铁氰根配合离子，在酸性条件下再与三价铁作用生成亚铁氰化铁即普鲁士蓝。

取硫酸亚铁2g和硫酸铁铵混合研磨均匀，配成氰化物试剂。检验时，取4ml水样于试管中，加氰化物试剂半匙，若出现蓝色或微蓝色为阳性。

3）对邻试剂法：在CN^-存在下，对硝基苯甲醛能生成对硝基苯甲醛氰醇，在碱性条件下，可还原邻－二硝基苯，生成紫红色化合物。

将定性滤纸剪成0.8cm×4cm纸条，浸泡在对硝基苯甲醛和邻－二硝基苯溶液（对－硝基苯甲醛1.5g和邻－二硝基苯1.7g溶解于100ml乙醇中所得溶液）中，5min后取出自然晾干，制成对－邻试纸。把对－邻试纸插在橡皮乳头内，并用0.5mol/L的氢氧化钠溶液湿润，然后取水样于试管中，加硫酸氢钾使呈酸性，迅速将备好的对－邻试纸橡皮乳头塞紧。若试纸出现紫红色为阳性，本法最低检出浓度为1mg/L。

（3）汞：用碘化亚铜法检验，其原理如前所述。检验时，取10ml水样于试管中，加碘化亚铜约30mg，充分振摇，静置10min，若沉淀表面呈红色为阳性。当样品中汞的含量高时，溶液也呈红色。本法最低检出浓度为0.2mg/L。大量铁离子存在时，对测定汞有干扰作用，氧化剂呈负干扰。

（4）磷化锌：原理如前所述。操作基本上与测砷相同，但不加无砷锌粒。若试纸呈鲜黄色斑，表示有磷化锌存在。

二、六价铬

检验六价铬常用二苯胺基脲（又称二苯碳酰二肼或苯肼羧偶氮苯）与六价铬在酸性溶液中作用生成紫红色的配位化合物，颜色的深浅与六价铬的含量成正比。检验时，将10ml水样置于试管中，加硫酸氢钾150mg使溶液呈酸性，再加二苯胺基脲混合试剂（二苯胺基脲0.5g与无水化学纯氯化钠29.5g充分研磨均匀即得）约30mg，振摇溶解，放置10min后与标准色板比色。本法最低检出浓度为0.02mg/L，测定范围在1.0mg/L以内，超过1.0mg/L时应将水样稀释再测。对含铁量高的水样，需先用氢氧化钠调节pH至8～11，使Fe^{3+}沉淀，过滤再测，以免产生干扰。

三、重金属铅、钡

检验铅可用玫瑰红酸钠法或硫化氢－对苯二酚法。

1. 玫瑰红酸钠法　其原理是在酸性溶液中，铅、钡离子能与玫瑰红酸钠反应，生成红色的玫瑰红酸铅沉淀。

将酒石酸0.75g，酒石酸氢钠1.0g，玫瑰红酸钠0.2g，硝酸钠3.05g研磨混匀制成试剂。本法测定应在酸性条件下进行，故用酒石酸和酒石酸氢钠作为缓冲剂，可控制pH在2.8左右。硝酸钠用作混合试剂的稀释剂。取5ml水样，加混合试剂半匙，摇匀后，如显红色表示水中可能有铅存在。

2. 硫化氢－对苯二酚法　其原理是，重金属试剂可与铅生成黑色的硫化铅沉淀。

按下法配制重金属试剂：将硫化氢（硫化铁与稀盐酸作用而得）通入对苯二酚饱和水溶液中，析出灰白色结晶（如有颜色可用活性炭脱色），滤去液体，将结晶在空气中干燥即可。取5ml水样于试管中，加重金属试剂少许，摇匀后，溶液呈黄褐色或棕褐色为阳性。检验时，可用蒸馏水作空白对照，空白管应无色。本法最低检出浓度为2mg/L。当砷、汞、镉含量 > 10mg/L时呈正干扰。

（尚立成）

第四节　有机毒物

一、酚

水中酚类化合物可用4－氨基安替比林比色法检验。在pH = 10 ± 0.2的介质中，在铁氰化钾存在下，酚类化合物能与4－氨基安替比林作用生成红色安替比林染料，其颜色深浅与酚含量成正比。

按下法配制试剂：先取4－氨基安替比林3.71g，氢氧化钾1.644g，碳酸氢钠6.29g和无水氯化钠29.1g充分研磨混匀，即可得4－氨基安替比林混合试剂；再取铁氰化钾7g和无水氯化钠43g充分研磨，即得铁氰化钾试剂。测定时，取10ml水样于试管中，加入4－氨基安替比林混合试剂约50mg，振摇溶解后再加入铁氰化钾试剂约50mg，再振摇溶解放置10min与标准色板比色。本法最低检出浓度为0.02mg/L，测定范围在2.0mg/L以内。

二、生物碱

生物碱为含氮有机物，大多呈碱性反应，少数呈中性及两性反应。生物碱与酸作用生成盐而溶于水。常见的生物碱有士的宁、阿托品、乌头碱、马钱子碱、烟碱、吗啡等。大多数生物碱可作药用。用药过量或误食含生物碱的植物均可引起中毒。检验水中生物碱可用碘化汞钾和BTB（溴麝香草酚蓝）反应法。

碘化汞钾法检验生物碱的原理是生物碱能与碘化汞钾作用产生沉淀或浑浊。检验时，取4ml水样于试管中，加碘化汞钾试剂（配制方法同氨氮的检验）少许，如出现沉淀或浑浊为阳性。本法检验呈阳性反应，表示可能含有生物碱，但不一定含有生物碱。因为蛋白质及其分解产物以及其他一些物质也有类似反应。要确证是否有生物碱存在，还要通过有关的确证试验来判断。BTB反应法检验生物碱，其原理是BTB与生物碱类化合物作用生成黄色化合物。该黄色化合物可用有机溶剂萃取后，通过颜色的变化来观察定性。取化学纯无水磷酸氢二钠1.708g，化学纯磷酸二氢钠0.182g和溴麝香草酚蓝0.3g混匀，置于110℃烘箱烘2h，在干燥器内放冷后迅速研细。再将研细的混合试剂，与置于110～120℃烘箱中烘烤2h的块状焦磷酸钾，以4∶1的比例混合研磨均匀，即制得BTB试剂。检验时，取10ml水样于试管中，加BTB混合试剂约40mg，加氯仿2ml，密塞反复倒置20次，静置分层。若下层为黄色，上层无色或为蓝绿色为阳性；若下层无色，上层呈现BTB本身蓝绿色为阴性。

三、机磷农药

有机磷农药是我国目前应用最广泛的一种杀虫剂，也是近年来水中最常见的毒物之一。有机磷农药是神经性毒剂，常见的有1605、1059、4049、乐果、敌百虫、敌敌畏等。它们既可从农田、果园蔬菜地面被雨水冲刷而进入各种水源，又可从工业废水直接排入水体，还可因投毒进入饮水或水体中。有机磷农药预试验可用氯化钯法和酶化学法。

1. 氯化钯法　其原理是1605、1059、4049、乐果、敌敌畏、敌百虫等有机磷农药，均与氯化钯反应得到黄色产物。检验时，取4ml水样于试管中，加入数滴氯化钯的盐酸溶液，放置数分钟后，如出现黄色为阳性。

2. 酶化学法　酶化学法检验有机磷农药的原理，是在35～40℃和pH7.2的条件下，血清中的胆碱酯酶催化硫乙酰胆碱水解成硫胆碱和醋酸。硫胆碱能使蓝色的2，6－二氯靛酚钠盐还原成无色产物。当有机磷或其他神经毒剂存在时，胆碱酯酶被抑制，水解硫代乙酰胆碱的能力减弱甚至丧失，使蓝色靛酚的褪色速度减慢。以此可以初步判断是否可能存在有机磷农药。

将2.9份分析纯2，6－二氯靛酚、454份化学纯磷酸二氢钾、474份化学纯无水磷酸氢二钠充分研细混匀，制成2，6－二氯靛酚混合试剂。取2支试管，一支加5ml水样，另一支加5ml清洁水作空白对照。两管各加2，6－二氯靛酚混合试剂约60mg，摇匀后加硫代乙酰胆碱一片，充分振摇使之溶解，然后观察两管颜色的变化。若空白管蓝色褪去或变淡，而水样管仍呈明显蓝色为阳性。本法最低检出浓度为0.02～0.04mg/L，最适宜的反应温度为35～40℃。温度超过50℃，酶的活性便会丧失。

3. 有机磷农药的确证

（1）1605（对硫磷）的确证：在碱性溶液中1605水解成对硝基酚，对硝基酚被锌粉还原成亚胺基化合物，亚胺基化合物可与酚耦合生成蓝色的吲哚酚染料（靛酚）。

按下法配制酚试剂：取四硼酸钠4g和硅胶粉46g配成一种混合试剂，干燥保存。另取结晶酚5g和硅胶粉45g配成另一种混合试剂，干燥保存。临用时将两混合试剂按1∶1的比例混合均匀即可。检验时，取水样5ml于试管中，加600g/L氢氧化钠溶液0.1ml及锌粉500mg，充分振摇后，将试管置于沸水浴中加热15min，趁热加入酚试剂500mg后继续加热5min，若溶液呈蓝色，证明有1605存在。

本法注意加碱量要适当。少则反应不完全，多则对显色有影响或出现蓝色后又迅速褪色。试剂中加了四硼酸钠，可控制pH在9.5左右。如果最后溶液不出现蓝色，应加蒸馏水稀释一倍，加热，若仍无蓝色出现方可断定为阴性。

（2）1059（内吸磷）的确证：1059可用亚硝酰铁氰化钠法确证。其原理是在碱性条件下1059水解产生硫醚（或硫醇），这些水解产物能与亚硝酰铁氰化钠作用，酸化后生成洋红色化合物。

检验时，取5ml水样于试管中，加10g/L亚硝酰铁氰化钠溶液（临用时配制）2滴，加600g/L氢氧化钠1滴，振摇后置于25～35℃的水浴中加热1～2min，取出放冷后沿管壁加

1+1盐酸5~6滴，如在接触面出现红色环，摇动后溶液变红且颜色经久不褪证明有1059存在。

本法要注意控制加热的时间和温度。时间过长，温度过高，最后不能得到洋红色配位化合物，而使溶液呈蓝色或蓝绿色。时间过短或温度过低，反应不完全，现象不明显。另外，加亚硝酰铁氰化钠的量要适当，用量太少，反应不完全；用量过多，使正常色泽受影响。本法最低检出浓度为10mg/L，当大量乙醇存在时对反应有干扰。

（3）敌敌畏和敌百虫的确证：敌百虫在碱性溶液中能转化为敌敌畏，所以可用同一方法对它们进行检验。因为敌敌畏在碱性溶液中水解产生的醛类物质可与间苯二酚缩合形成红色化合物，所以用间苯二酚法可同时检验敌敌畏和敌百虫。

检验时，取2ml水样于试管中，加无水碳酸钠粉末约50mg，加间-苯二酚粉末5g（小米粒大），振摇后置40℃水浴中加热6min，取出放置2min，若溶液变红并且有红绿色荧光为阳性。本法最低检出浓度为2mg/L。操作时应作空白对照。

四、有机氯农药

最常见的有机氯农药为六六六、DDT，还有艾氏剂、狄氏剂、氯丹、七氯、五氯酚钠等。有机氯农药难溶于水，故水中的有机氯需先进行富集后才能检验。检验有机氯农药的方法很多，经过反复研究筛选，选用铜勺法作为检验有机氯农药的共同方法。此法检验有机氯应先将其富集，然后点样至铜勺上，通过灼烧观察火焰的颜色来判断是否存在有机氯。

有机氯农药受热分解产生的氯化氢与铜勺烧后表面生成的黑色氧化铜反应，产生挥发性较强的氯化铜，在无色火焰中呈现蓝色或蓝绿色。

检验时，取水样10ml于试管中，加石油醚0.25ml，密塞振摇3min，静置分层后，用注射器将醚层吸出。再取铜勺先在酒精灯火焰上烧红至火焰无蓝绿色，这时铜勺表面呈现一层黑色氧化铜，稍冷后，将注射器中石油醚溶液逐滴滴在铜勺上，每点一滴后将铜勺置于火焰上方约10cm处挥干，再点下一滴，直至滴完并挥发干为止。然后立即将铜勺置于酒精灯氧化火焰内灼烧，注意观察火焰的颜色，若瞬间出现蓝绿色火焰为阳性。因为无机氯也产生蓝绿色火焰，故萃取后务必将水层吸弃干净，以消除无机氯的正干扰。有机铵、有机溴也呈正干扰。本法操作时，应在避风和暗处进行灼烧，否则，蓝绿色火焰不易分辨。此法对六六六、DDT的最低检出量为5μg。

（尚立成）

第七篇

核医学检验

第四十章 ^{13}C－呼气试验

第一节 ^{13}C－呼气试验检测幽门螺杆菌感染

一、概述

目前已证实幽门螺杆菌（Helicobacter Pylori，HP）感染与胃腺癌、胃黏膜相关性淋巴瘤有着密切的联系，其中80%的胃溃疡都伴有幽门螺杆菌感染。世界卫生组织已把幽门螺杆菌列为第一类致癌因子，并明确为胃癌的危险因子。幽门螺杆菌感染所具有的传染性、致癌性、普遍性和隐蔽性，对人类健康构成严重的威胁。我国人群感染率约为40%～60%，其中儿童的感染率最高，因此早期诊断幽门螺杆菌感染十分重要和必要。以往胃镜检查取黏膜做组织病理学检查和幽门螺杆菌培养是公认的检测幽门螺杆菌的金标准。但由于幽门螺杆菌在胃内分布不均匀，使得“点活检”检测法的准确性受取材、试剂、实验条件等因素的影响。^{13}C－尿素呼气试验检测试剂可在胃内均匀分布，因此结果不受细菌点状分布的影响，具有较高的准确性，加之特异、无创伤、无放射性损伤等特点而受到临床广泛欢迎。目前^{13}C－尿素呼气试验被公认为胃部幽门螺杆菌感染诊断的金标准。^{13}C－尿素呼气试验已经用于幽门螺杆菌流行病学研究，幽门螺杆菌治疗后复查并逐渐成为对特殊群体筛查的有效手段。

二、^{13}C－尿素呼气试验

（一）^{13}C－尿素呼气试验（^{13}C－urea breath test，^{13}C－UBT）原理

将稳定的同位素^{13}C标记尿素的药丸口服进入体内，由于幽门螺杆菌细菌内含有大量的尿素分解酶，当它在胃内遇到吞下的^{13}C尿素，就会把它分解成$^{13}CO_2$，$^{13}CO_2$经胃肠道吸收再经血液循环到达肺后随呼气排出。因此只要收集呼出的气体，测定其中的^{13}C标记的$^{13}CO_2$，就可准确地证明有无幽门螺杆菌感染。正常人没有幽门螺杆菌，^{13}C－尿素不分解，^{13}C－尿素经泌尿系统排出，呼出的气体中就没有$^{13}CO_2$。

（二）同位素质谱仪计算方法

通常采用δ‰来表示测定的结果，称为千分差值，一个Delta为相差千分之一。其计算

公式为：

$$\delta‰=\frac{^{13}C\text{测定样品的同位素丰度}-{}^{13}C\text{参比样品的同位素丰度}}{^{13}C\text{参比样品的同位素丰度}}\times 1\,000$$

（三）呼气试验的阳性标准

1. 测定结果　超基准值（Delta Over Baseline，DOB）。

2. 诊断标准

幽门螺杆菌诊断阳性：DOB 值 >4.4；

幽门螺杆菌诊断阴性：DOB 值 <3.6。

三、幽门螺杆菌检测方法学比较

目前，用于幽门螺杆菌感染的检测方法较多，常用的检测方法有侵入性检查和非侵入性检查。侵入性检查包括快速尿素酶试验（rapid urease test，RUT）及病理组织学检查；非侵入性检查包括血清学（CagA 抗体）、^{13}C－UBT 和 ^{14}C－UBT。上述 5 种检测方法都具有较高的敏感性和特异性，与 ^{13}C－UBT 试验比较，各有其优势和局限性。

（一）快速尿素酶试验（RUT）

RUT 为一侵入性有创检测手段，且通过胃镜钳取黏膜还存在着交叉感染的可能。此外 RUT 法是基于幽门螺杆菌生产的尿素酶才能检测是否有幽门螺杆菌感染，若尿素酶的活性低，幽门螺杆菌数量少，或存在不产酶的幽门螺杆菌，加之幽门螺杆菌在胃内分布的不均匀、活检的局限性，均可引起假阴性。

（二）病理组织学检查

组织切片病理染色虽被视为"金标准"，但也涉及侵入性、有创性与取材部位差异等问题导致假阳性或假阴性的可能。

（三）血清学检查

与侵入性检查相比，血清学检查具有快速简便、易于操作、重复性好的优点。但是，当幽门螺杆菌根除后，血清抗幽门螺杆菌 IgG 仍持续存在，约在 6～8 个月后转阴，故不太适合于药物疗效的监测。因此血清学检查适合于流行病学检查，也可以作为临床诊疗的初筛试验，但不适合于作为幽门螺杆菌治疗后根除率的考核依据。

（四）^{14}C－UBT 试验

^{14}C－UBT 的优点是试剂及分析仪器便宜，但由于 ^{14}C 是一种半衰期长达 5000 年的放射性同位素，对环境可造成放射性污染，虽然现在使用剂量很低，但仍禁用于儿童及孕妇，一般成年人也不宜反复使用。另外，开展该试验需要有核医学科和有处理放射性废物的许可证，因此在临床推广上受到一定的限制。

（五）^{13}C－UBT 试验

1. ^{13}C－UBT 试验的优点　^{13}C 是一种稳定性同位素，无放射性污染。^{13}C－UBT 可在患者检测中重复使用，在儿童及孕妇中应用也安全。^{13}C－尿素在胃中均匀分布，其与胃黏膜的接触更为广泛，能更全面反映整个胃黏膜幽门螺杆菌感染情况，因此 ^{13}C 呼气试验诊断幽门螺杆菌具有无需胃镜、无需抽血、无交叉感染、无痛苦、无损伤和操作方便等优点。尿素是人体内正常的代谢产物，此项试验对人体无任何副作用。^{13}C 无放射性，对环境无影响，不仅适用于成人，也适用于孕妇、乳母和婴幼儿，并可在短期内多次重复检查，且对胃炎、胃溃疡和十二指肠溃疡的病因诊断，药物治疗的疗效观察具有很好的临床应用价值。

2. ^{13}C – UBT 试验的局限性　^{13}C – 尿素呼气试验检测幽门螺杆菌也存在一定的影响因素：

（1）药物：抑酸药、胃黏膜保护剂、抗生素，特别是质子泵抑制剂等可导致假阴性结果的出现，需停药 4d 后检测。

（2）食物：^{13}C 为稳定性天然核素，它在玉米、米粉、甘蔗和竹笋等作物中含量较高。因此，测试前禁食以免导致假阳性产生。

总之，采用^{13}C – UBT 试验检测幽门螺杆菌，具有无放射性、无创伤、先进、及时、灵敏、特异、快速、简便等特点，是目前国际公认的检测幽门螺杆菌及抗幽门螺杆菌药物疗效监测的金标准，值得在临床大力推广应用。

四、临床应用

（一）幽门螺杆菌感染的诊断

^{13}C – UBT 试验检测幽门螺杆菌感染的阳性率可高达 95% 以上。本法既可用于诊断，也适用于根除治疗的监测，它易为患者接受．是理想的幽门螺杆菌感染检查方法。

（二）消化道疾病的辅助诊断和研究

目前，幽门螺杆菌已被公认为慢性胃炎、溃疡病、胃癌及胃相关性淋巴瘤的元凶之一。研究表明，幽门螺杆菌感染与消化道疾病有着密切的关系，如：慢性胃炎、消化性溃疡、胃癌、胃黏膜相关性淋巴样组织恶性淋巴瘤（MALT）、胃食管反流病等疾病，^{13}C – UBT 试验都有阳性表现。

（三）幽门螺杆菌感染的普查

幽门螺杆菌感染广泛流行于全世界。在不同国家、不同地区的感染率不完全一样。这种差异与卫生状况、社会经济和教育程度不同有关。一般说来第三世界国家人群的感染率高于发达国家人群。某些发展中国家感染率可高达 80% 以上，在发达国家感染率也在 40% ~50% 以上。在不同年龄组感染率也不一样，在美国，每增加 1 岁，感染率增加 1% ~2%。

在我国一些地区，儿童幽门螺杆菌感染率也较高，可达到 60% 以上。由此可见，高度重视儿童和青少年早期的消化道不适症状，采用呼气实验有助于早期明确诊断，并给予及时合理的治疗，是预防国人胃病发生的有效手段。

（李翠芳）

第二节　^{13}C – 呼气试验检测肝细胞功能

一、概述

肝脏具有合成、代谢、转运及排泄等多种功能，在临床上对于肝功能的评价多依赖于肝功能生化检测指标（如凝血酶原时间、转氨酶、胆红素、血清白蛋白、碱性磷酸酶等），可这些生化检测指标只能提供肝脏是否受损的信息，而不能反映出肝脏的总体贮备功能，也无法对各种并发症做出判断或预测。在此情况下，一种评估肝脏总体贮备功能的检测手段——^{13}C－呼气试验应运而生。用经过^{13}C标记的底物来评估肝脏功能的研究始于20世纪70年代，该方法具有无需反复抽血、安全、易操作、重复性较好、受药物干扰或循环异常影响较小等特点。在检测肝功能的^{13}C－呼气试验中，根据细胞或亚细胞定位的不同，选择不同^{13}C标记的底物，可在细胞器水平及酶与蛋白质水平反映肝细胞存活状态、肝细胞功能、整体肝细胞贮备情况和残存肝细胞的代偿或失代偿水平。肝功能检测的^{13}C－呼气试验虽有^{13}C－美沙西汀呼气试验、^{13}C－半乳糖呼气试验、^{13}C－酪氨酸呼气试验、^{13}C－苯丙氨酸呼气试验等多种方法，但临床研究及应用较多的为^{13}C－美沙西汀呼气试验。

二、^{13}C－美沙西汀呼气试验

（一）^{13}C－美沙西汀呼气试验（^{13}C－methacetin breath test，^{13}C－MBT）的原理

肝脏对药物及毒物的生物转化功能是在加单氧酶（Monooxygenase）的作用下完成的。美沙西汀（乙酰对甲氧基苯胺）是一种非那西汀的衍生物，在肝微粒体酶系（加单氧酶）的作用下，可以很快地氧化脱甲基化，产生其代谢的最终产物$^{13}CO_2$，由肺呼出。美沙西汀的氧化脱甲基化速度可以准确地反映试验当时单加氧酶系的功能，其结果可以通过^{13}C－美沙西汀呼气试验测定，达到在细胞器水平及酶分子学水平检测肝细胞功能，包括肝细胞结构、数量、细胞状态、功能及代偿情况。

（二）^{13}C－美沙西汀呼气试验的方法

隔夜空腹时，以茶水送服75mg ^{13}C－美沙西汀，分别收集服药前、服药后10min、20min、30min、40min、50min、60min、80min、100min、120min的气体100ml送检。用红外线能谱分析仪（IRIS）测定其中$^{13}CO_2$含量，再根据每个患者的身高、体重、体表面积和$^{13}CO_2$排出量，计算出DOB值（$^{13}CO_2$丰度，即呼出气体中的$^{13}CO_2$的含量）、代谢速率值（MV，即在某一时刻$^{13}CO_2$的呼出速率，单位为Dose/h）、累积丰度值（Cum Dose，即在某一时刻前累积呼出$^{13}CO_2$的丰度总和，单位为%），S值（即Ω/峰值），上述参数经归一化处理后推导出新参数，绘制相应曲线。

三、^{13}C－美沙西汀呼气试验的优势及局限性

（一）^{13}C－美沙西汀呼气试验的优势

^{13}C－美沙西汀呼气试验较传统肝功能检查方法具有许多优势：

1. 实时性　传统肝功能检查不能反映肝脏细胞检测当时的状况，而^{13}C肝细胞功能检测能够得到实时的、对肝细胞功能量化分级的数字指标。

2. 早期诊断　在传统肝功能生化指标尚无变化的早期，^{13}C呼气试验即可检测到肝细胞代谢动力曲线在代谢速率、累积代谢量等方面的细微变化，并在数字化分级的基础上发现早期肝细胞病变。

3. 精确性或重复性　^{13}C呼气试验可精确至万分级水平，而传统生化指标的精确性或重复性为十分级或百分级水平，两者相差悬殊；

4. 安全无痛苦　因为^{13}C没有放射性，可以应用于孕妇及儿童的肝功能检测；在整个检

查过程中，患者只要吹几口气即可，故本法完全无痛苦。当患者经过一段时间的治疗之后，可以再次重复该试验，了解肝功能变化情况。此外，本法对于一般情况差，甚至是昏迷的患者尤为适用。

（二）^{13}C－美沙西汀呼气试验的局限性

^{13}C 标记的美沙西汀呼气试验包括多个环节，从摄取、胃排空、吸收、转移至肝脏、肝脏代谢、产生 $^{13}CO_2$ 到呼出，一旦其中任一环节受到内源或外源性因素干扰，呼气试验的结果将会受到影响。例如基础代谢率和休息代谢率，苯巴比妥等酶诱导剂的使用，胃肠道功能的变化都会干扰呼气试验的准确性。在高龄的老年患者中，由于血管抵抗能力增加，可引起健康老年人呼气试验的 $^{13}CO_2$ 的丰度明显下降，影响试验的准确性。

随着 ^{13}C－美沙西汀呼气试验的不断运用，使临床上对肝脏疾病的诊断变得更简便。目前对于不同分级的肝硬化患者，^{13}C－美沙西汀呼气可以成为衡量肝硬化严重程度、判断预后的指标之一。随着肝移植的不断进展，呼气试验也可以用于肝移植的疗效观察。同时因为 ^{13}C－美沙西汀呼气试验是一项无毒、无创伤、无痛苦、高特异性和高灵敏性的试验，操作简单方便，也可以运用于常规体检，提高肝脏疾病的早期诊断率。

四、临床应用

（一）慢性肝病及肝硬化

在慢性肝病患者中，呼气试验是一项可信的反映肝细胞功能的量化指标，其通过对细胞色素 P450 的功能检测来数字化地反映肝功能情况。研究表明在肝硬化患者中 ^{13}C－美沙西汀呼气试验的结果与 Child－Pugh 分级密切相关。

（二）肝移植前后

对于终末期肝病，尤其是肝移植前后，^{13}C－美沙西汀呼气试验是一项简单、方便、无毒、非侵入性的肝脏功能检查方法，具有较高的实用价值。有文章报道，将肝移植前和肝移植后 6 个月的 ^{13}C－美沙西汀呼气试验结果进行比较，45min 的累积丰度由移植前的（3.3 ± 1.6）% 提高至（17.0 ± 5.2）%。无论是在早期还是晚期，对于肝移植患者来说，^{13}C－美沙西汀呼气试验是评价肝功能的有效手段。呼气试验的操作简单，即便是昏迷的患者，借助特殊的面罩也可以进行该项检查，可适用于移植前终末期肝病的患者。

（三）脂肪肝

脂肪肝在早期临床症状不明显，缺乏特异性。生化检查及超声诊断虽可以在一定程度上有助于脂肪肝的早期诊断，但不能定量地反映肝细胞的功能情况。有研究发现，呼气试验各参数的改变与脂肪肝的病变程度是相关的。因此，^{13}C－美沙西汀呼气试验作为无创、实时、定量地反映肝细胞功能的检测方法，对于脂肪肝的临床诊断也具有一定意义，可用以评价非酒精性脂肪肝的病变程度。

（四）婴儿肝功能异常

由于 ^{13}C 是自然存在的稳定性同位素，无任何的放射性，对人体几乎没有丝毫伤害。与那些需抽血进行的各种生化检查相比较，^{13}C 肝细胞功能呼气试验不但无创，且简单、方便、无痛苦，可适用于婴儿的肝功能评定。Iwasaki 等报道在谷草转氨酶升高的婴儿中，^{13}C－美沙西汀的代谢速率曲线的高峰与正常婴儿相比明显推迟。

（李翠芳）

第三节 ^{13}C－呼气试验检测胃排空功能

一、概述

胃排空功能是反映胃动力学改变的主要指标，目前临床上判断胃排空功能尚有一定难度，主要受限于缺乏理想的评估方法。核素显像法是检测胃排空的"金标准"，但对设备要求高，价格昂贵，放射性污染大，患者因担心过多辐射而不易接受。

^{13}C－辛酸呼气试验（^{13}C－octanoic acid breath test，^{13}C－OBT）和^{13}C－醋酸呼气试验是近年发展的判断胃排空功能的新方法。尽管^{13}C－呼气试验是间接检测法，但由于胃轻瘫以固体排空延迟为主，且^{13}C－辛酸呼气试验具有应用方便、安全性高、无放射性污染、容易被接受等优势，尤其适用于老年、儿童、孕妇等特殊人群。

^{13}C－辛酸和^{13}C－醋酸的呼气试验能分别测量胃固体和液体的排空。^{13}C－辛酸和^{13}C－醋酸在胃中通过而不进行消化吸收，但在小肠非常容易被吸收，并且不需要酶的参与，吸收后的^{13}C－辛酸、^{13}C－醋酸的最终代谢产生$^{13}CO_2$。运用半排时间、滞留时间及排空系数比较^{13}C－辛酸呼气试验与核素闪烁成像法的测量结果，发现两者之间存在很好的相关性，从而^{13}C－辛酸呼气试验经常被用于研究各种疾病状况下的胃排空以及药物对胃排空的影响。

二、^{13}C－辛酸呼气试验原理和方法

（一）原理

以稳定性核素^{13}C标记辛酸作为示踪剂，示踪剂在胃内不吸收，在食物混合研磨期间稳定保留在固体阶段，当到达十二指肠时^{13}C－辛酸则迅速被小肠黏膜吸收，在肝脏迅速完全氧化为$^{13}CO_2$，$^{13}CO_2$则经血液循环至肺，随呼吸呼出，用同位素比值质谱仪分析各时间点^{13}C含量计算胃排空时间。该过程中固体食物在胃内排空为限速步骤。因而该法具有无创、无放射性、操作简便、易被患者接受等优点，尤其适用于老年、儿童、孕妇等特殊人群。

（二）方法

1. 患者进食试验餐后4h内限制在病房活动，前2h每15min收集样品一次，后2h每30min收集1次，高精度红外同位素能谱仪分析检测，计算患者胃半排空时间（half－emptying time，$T_{1/2}$）、延迟相时间（IAg phase time，Tlag），$T_{1/2}>150min$为胃排空延迟。

2. 生化指标、体重指数（BMI）、症状得分　检测患者空腹血糖（FBG）、餐后血糖（PBG），血糖采用氧化酶法；检测糖化血红蛋白（HbA1c），HbA1c检测采用化学法；BMI＝体重（kg）／（身高×身高）（m^2）；症状得分用0～4分评估法，症状包括早饱、餐后腹胀、恶心、呕吐。

三、临床应用

临床上许多胃病患者做胃镜检查并无异常，其胃部不适症状是因胃动力下降、胃排空延

迟所致，^{13}C 胃排空试验是这类患者的最佳选择。同时，该试验还可用于胃动力药物疗效的观察及延缓胃排空药物副作用的检查、胃部手术后胃动力恢复程度的观察、通过了解糖尿病胃轻瘫患者的胃排空延迟程度以调整外源给予的胰岛素或口服降糖药物的用药时间及用量等。

（李翠芳）

第四节　^{13}C－呼气试验检测胰腺外分泌功能

一、概述

胰腺外分泌功能检测是从生理角度研究和诊断胰腺疾病的方法，历来是临床和科研的一个难题。目前检查胰腺外分泌功能的金指标是十二指肠插管法，此方法为侵害性检查法，操作复杂，患者痛苦，难以普及。近年来，胰腺外分泌功能检测方法不断创新发展，特别是 ^{13}C呼气试验的出现，为胰腺疾病的诊断提供了新的途径。

胰淀粉酶、胰脂酶、糜蛋白酶是胰腺分泌的消化酶，其活性高低代表着胰腺的外分泌功能。^{13}C 标记的淀粉和脂类呼气试验常被用以定量评估慢性胰腺炎和胆囊纤维化时胰腺外分泌功能的损害，它较之十二指肠插管检查安全、无痛苦，对影像学诊断是一项很好的补充。临床常用 ^{13}C－甘油三酯，^{13}C－淀粉，^{13}C－蛋白质作为底物进行胰腺外分泌功能检测。十二指肠的糜蛋白酶量与卵白蛋白呼气试验呈很好的相关性，但是，该结果也受到胃酸降低等因素的影响；^{13}C－淀粉呼气试验时胰淀粉酶分泌量与 ^{13}C 回收百分率之间存在很好的相关性，然而，^{13}C－淀粉呼气试验结果所受影响较大，有时它与其他胰腺功能参数存在差异；^{13}C－甘油三酯呼气试验常被用于研究各种疾病状况下的胰腺外分泌功能检测。

二、^{13}C－甘油三酯呼气试验原理

用 ^{13}C 标记的甘油三酯口服后，在肠腔内被胰脂肪酶水解生成脂肪酸和甘油酯，它是脂肪吸收的限速步骤，在小肠吸收后的脂肪酸最后氧化生成 $^{13}CO_2$，由肺呼出，用同位素比值质谱仪分析各时间点 ^{13}C 含量。^{13}C－甘油三酯包括 ^{13}C－混合甘油三酯（Mixed triglyceride breath test，MTG）、^{13}C－三油酸甘油酯和 ^{13}C－三辛酸甘油酯等。其中，^{13}C－MTG 呼气试验较其他甘油三酯优势突出，研究最多。^{13}C－MTG 的 1，3 位碳上的硬脂酸分子被脂酶水解后，2 位碳上带有 ^{13}C－辛酸的甘油酯被吸收，最后氧化生成 $^{13}CO_2$，胰腺外分泌功能降低将导致 $^{13}CO_2$ 回收量降低。

三、^{13}C－甘油三酯呼气试验的方法

患者进食试验餐后 7h 内限制在病房活动，试验餐含有大约 20g 的脂肪。患者的基本呼吸水平在餐前通过特定的呼吸袋收集测定，餐后呼吸水平于餐后每 1h 收集一次，共收集 7 次。气体同位素比值质谱仪（Isotope ratio mass spectrometer，IRMS）测量气体中 $^{13}CO_2$ 的含量，计算出 DOB 值，根据单位时间的 CO_2 产量得到单位时间 ^{13}C 剂量回收率 PDR（Percentage dose recovered）和累计 PDR（Cumulative percent dose recovered），用于反映胰腺外分泌功能的基本情况。

四、^{13}C－甘油三酯呼气试验的临床应用

将^{13}C－MTG 呼气试验结果与插管法（金标准，此法为侵害性方法）相比，其对胰脂酶活性改变的检测灵敏度、特异性分别为 89% 和 81%。孙大裕等运用^{13}C－Hiolein 脂肪酸呼气试验评估胰腺的外分泌功能，其结果显示：^{13}C－Hiolein 脂肪酸呼气试验能有效地检测胰腺外分泌功能，通过补充胰酶后的呼气试验可更准确地诊断有脂肪泻的慢性胰腺炎患者。John 等用^{13}C－三油酸甘油酯分别检测肝脏疾病、肠黏膜疾病和胰腺分泌缺陷者，结果粪便中排出^{13}C 标记的底物增多，而^{13}C 底物呼出减少，说明脂肪酸呼气试验与脂肪代谢中的胆汁乳化、胰脂酶分泌和肠黏膜完整性密切相关。在排除脂质代谢异常、肝脏和胆道疾病后，对胰腺外分泌功能相对特异。由于其无创、简单、安全的特点，尤其适合儿童胰腺功能的检测。目前，^{13}C－混合甘油三酯呼气试验已经应用于早期胰腺病变、囊性纤维化和脂肪泻的检测。

综上所述，^{13}C－甘油三酯呼气试验是一种安全、方便、灵敏、准确定量、非侵害的胰腺外分泌功能检测方法。其优点主要有：①即时性，反映检验当时的胰腺外分泌功能。②早期诊断，当胰腺外分泌功能出现轻度异常，就可检验出其变化。③生理状态检查。④无创，无放射性。⑤准确量化，适合手术前后的胰腺功能评估和胰酶补充治疗的疗效观察和剂量调整。其缺点是：价格昂贵、对仪器要求较高和缺乏标准化。随着呼气样品的采集和测量方法的改良，各种底物和质谱仪、红外线谱仪的商品化销售，呼气试验必将有广阔的前途。

（李翠芳）

第四十一章　微量元素测定的临床应用

第一节　概述

人体内目前可以测出的微量元素约有70种，微量元素是指浓度低于体重0.01%的无机物，其含量低于1×10^{-9}kg/kg体重，共占人体元素总量的0.05%。微量元素被分成必需微量元素、可能必需微量元素和有潜在毒性的必需微量元素三大类。铁、锌、铜、碘、硒、钼、钴是目前国际上公认的维持正常生命活动所不可缺少的必需微量元素；锰、硅、镍、硼、矾为人体可能必需的微量元素；氟、铅、镉、汞、砷、铝、锡是有潜在毒性的微量元素，但低剂量时可能有必需功能。随着对微量元素深入研究，这样的分类可能有改变。大多数微量元素人体需要量极小，但不可缺少，需要量和中毒量之间范围很窄。微量元素在体内的分布很不均衡，不同元素或同一元素在不同的组织或器官、部位之间含量多少可以达到2~10个数量级差别。

微量元素具有与人体生命活动密切相关的重要生理功能，主要有：①参与酶的构成和激活，其在上千种酶的生命活动中发挥作用，50%~70%的酶需要有微量元素参与才能活化其功能；②参与体内电子传递系统；③参与维生素、激素的合成；④参与调控体内自由基作用。微量元素在人体内含量极微，每日需要量也很少，但它们参与广泛的生化代谢过程，对维持生命活动起到十分重要的作用，微量元素摄入不足或过多都会影响人体健康，因此在饮食安排时，人类必须重视对微量元素的需求，尤其对不断生长发育中的儿童少年和进食量较少的老年人。本章仅涉及在人体中有生理功能的微量元素，即必需微量元素和缺乏这些微量元素相关的临床状态。

一、微量元素的生化和生理

（一）微量元素激活的酶（见表41－1）

表41－1　微量元素激活的酶

酶	微量元素				
氨基肽酶	镁	锰			
醛氧化酶	铜	钼			
碱性磷酸酶	锌				
精氨酸酶	钙	镁	锰		
羟基肽酶A	钴	铁	锰	镍	锌
羟基肽酶B	钴	锌			
细胞色素C氧化酶	钴	铜			
烯醇化酶	铁	锰	锌		

续　表

酶	微量元素				
氨基肽酶	镁	锰			
二肽酶	钙	锰	镍		
葡萄糖激酶	钙	铬	镁	锰	锌
谷氨酸脱氢酶	锌				
乳酸脱氢酶	镍				
苹果酸脱氢酶	镍				
NADP 细胞色素还原酶	铁				
核苷磷酸化酶	锌				
琥珀酸脱氢酶	铁				
磷酸酶	钙	铜	铁	镁	镍	锌
Tyraminase	铜				
酪氨酸酶	铜				
尿酸氧化酶	铜				
黄嘌呤氧化酶	铜	钼			

（二）微量元素相关的金属酶（见表 41 -2）

表 41 -2　微量元素相关的金属酶

金属酶	微量元素		
酒精脱氢酶	镍		
碳脱水酶	锌		
5′ - 脱碘酶	硒		
谷胱甘肽过氧化酶	硒		
超氧化物歧化酶	铜	锰	锌
蛋白激酶 C	锌		

二、适应证

如果临床症状和疾病表现可能提示潜在的全身性或特异性的必需微量元素的缺乏，就应该测定一种或多种微量元素，而且血液中的微量元素浓度可能是肠道吸收不良的敏感指标。由于微量元素过量的发生率很低，所以，作为中毒测定不是微量元素测定的主要适应证。

三、临床意义（见表 41 -3）

表 41 -3　在血液中微量元素缺乏相关的疾病和状态

微量元素	疾病/状态
广泛微量元素	营养不良、吸收不良、强力利尿、中毒性肾病、腹泻、妊娠中晚期
钼	尚不清楚

续表

微量元素	疾病/状态
铬	糖耐量下降
铁	小细胞性贫血、感染、肿瘤
氟	龋齿、骨质软化
碘	碘缺乏相关性甲状腺肿
钴	巨细胞性贫血
铜	低色素小细胞性贫血、W 病、M 综合征
镁	慢性酒精成瘾、肝硬化、急性胰腺炎、甲状旁腺机能亢进或减退、甲状腺功能亢进、高醛固酮血症、糖尿病酸中毒
锰	软骨和骨畸形、凝血酶原时间延长
钼	黄嘌呤氧化酶功能障碍、低尿酸血症
硒	生长迟缓、心肌病、克山病、成骨障碍、kascimBeck 病
锌	湿疹样皮炎、肠病性肢端皮炎、神经性皮炎、伤口愈合障碍、生长迟缓、易感染、风湿病、秃发、腹泻、性功能减退、地中海贫血

（李翠芳）

第二节　微量元素的测定方法

一、检测方法

近年来，已有很多方法用于测定微量元素，其中有些已成为临床实验室的常规方法。

（一）常规检测方法

1. 光度测定法。
2. 原子吸收分光光度测定法（AAS）。
3. 火焰发射分光光度测定法（FES）。
4. 电感耦合等离子子光学发射分光光度测定法（ICP－OES）。
5. 电量测定法。

（二）研究测定方法

1. 中子激发分析法（NAA）。
2. 电感耦合等离子质谱法（ICP/MS）。
3. 同位素稀释质谱法（ID/MS）。
4. 全反射 X 线荧光光谱法（TR－RF）。
5. 差示脉冲阳极去色电量测定法（DPASV）。
6. 质子诱导 X 线发射（PIXE）。

在临床实验室，AAS，包括以 AAS 为基础的测定方法已成为最重要的方法。

二、原子吸收分光光度法

原子吸收分光光度法（AAS）是一种利用原子吸收光谱进行定量分析的技术，属于吸收光谱分析法。

（一）基本原理

原子吸收分光光度法的原理是：待测元素的气态原子（基态原子）能吸收相同原子所发射的特定波长的光，其吸收规律遵循朗伯－比耳定律，即在一定条件下，原子的吸光度同原子蒸气中待测元素基态原子的浓度成正比。

（二）仪器、方法和特点

原子吸收分光光度计一般由光源、原子化器、分光系统和检测系统四个部分组成。其中的特殊部件是光源和原子化器。

原子吸收分光光度计的光源有空心阴极灯、无极放电灯和蒸气放电灯。常用的光源是空心阴极灯，它含有与待测元素相同的金属元素，能有效地产生特定波长的光线。要求特征光线应有足够的强度，稳定性好，背景吸收少，光源寿命长。

原子化器：原子化器是将待测元素转化为基态原子。标本中的待测元素由液相转为气相，并使原子处于基态的过程称为原子化过程。进行原子化过程有两种方法：①火焰原子化法；②无火焰原子化法。

原子吸收分光光度法的特点是：①干扰小，准确度高，因为锐线光源只发射特定波长的光，物质中存在的其他元素不影响测定；②灵敏度高，该法受外界影响较少，能测定 10^{-9} ~ 10^{-6}g 的元素；③测定快速而且操作简便，该类分析仪通常采用自动化装置，测定简便快速。

三、样本选取

生物体内微量元素的生理功能各异，浓度差异变化很大，而且在各种体液和体腔中浓度也有显著不同。因为测定血液中的浓度并不一定能反映器官的水平，评价微量元素最佳样本既非血清，也不是血浆浓度。已经证明，微量元素在血液、尿液、粪便、内脏器官、肌肉和骨骼中，数小时内可发生显著的变化。通过测定特征性组织，可获得最有价值的信息，但影响因素太多。故通常所测定的样本是血清或血浆，偶尔也用全血或尿液作为测定样本。

毛发分析有其特殊性，但毛发中的微量元素浓度受年龄、种族、性别、饮食或药物相关特殊性、样本位置的特殊解剖、毛发的长度、毛发的颜色等这些内源性因素的影响；也受外源性的因素影响，如洗发香波、染发剂、沐浴液、化妆品以及各种环境因素，所以送检毛发的测定结果的精确性相当低。

（李翠芳）

第三节　微量元素测定的临床应用

一、锌与锌缺乏和过多

（一）概述

锌是人体必需的一种微量元素，它在地壳内广泛存在，人体贮藏量为 1 ~ 2.5mg，每日摄入量平均 15mg（婴儿 5mg，哺乳妇女 25mg）。锌参与体内多种代谢环节并在多个系统中都扮演重要角色，具体如下：

锌在分子水平参与很多酶反应。许多含锌的金属酶如金属硫蛋白等不仅参与碳水化合物、脂肪和蛋白质的代谢，而且还参与核酸的合成和分解代谢，此外体内许多重要酶的催化活性也依赖于含锌金属酶的供给和调节。锌对免疫系统有明显的增强作用。锌参与 T 细胞介导的细胞免疫和 B 细胞介导的体液免疫反应。锌在细胞对自由基和反应性氧化物的防御功能中也起着重要作用。

锌在食物中来源丰富，尤其在鱼、腊肠、蛋类和乳酪中。锌经小肠吸收，受金属硫蛋白的调节，也受到其他元素，如钙、铜、锰、铁、镍和有毒重金属的影响。锌在血液中的量相对恒定，约占所有微量元素的 24%；而由于锌在肾、肝、心脏等脏器的生理功能不同，它在各器官和体腔以及体液中的分布有着很大差异。

锌缺乏和增多的病理生化改变。当某些情况（如恶性肿瘤、创伤所致昏迷等）引起食物摄入的长期减少，尤其是长期胃肠外营养，而又没有合适量的额外补充，就可引起锌贮藏的缺乏，继而导致免疫学改变。因而整个免疫防御系统，包括细胞免疫、抗体反应、补体系统和吞噬活性均显著降低。

锌缺乏也可由获得性或遗传性吸收不良引起，或由贮藏能力障碍所引起。上段小肠疾病，如空肠性热带口疮病、节段性肠炎或肠切除术后可引起获得性锌缺乏；肠病性肢端皮炎是一种常染色体隐性遗传性锌缺乏病，是由于肠黏膜细胞金属硫蛋白遗传性合成障碍导致锌吸收不良性缺乏；此外，镰刀状细胞贫血时，细胞贮藏能力发生障碍，也使得微量元素的贮藏减少。

（二）临床意义

1. 血清锌降低　锌降低多见于以下人群：营养不良、富菲汀酸盐的饮食、各种原因所致的吸收不良（小肠疾病、肠切除）、糖尿病、风湿性疾病、急慢性感染等。

临床上主要表现为生长迟缓、伤口延迟愈合、肠病性肢端皮炎、湿疹样皮炎、易于感染、视力和味觉异常等。当锌缺乏导致免疫缺陷时，往往使得感染难以被控制。不过锌缺乏引起的免疫学改变的症状在开始时常为亚临床改变，以后尽管疾病已进展到晚期，但这种改变也几乎不能被识别。

2. 血清锌增高　锌增多比锌缺乏少见得多，大多因口服锌制剂过多，或静脉内注射高锌制剂，或吸入高氧化锌烟雾而发生，经常过多进食污染锌的镀锌罐头食品或饮料也可引起锌中毒。

临床表现常发生发热、寒战、腹痛、恶心、腹泻等全身及胃肠道症状，并可出现贫血。由吸入含锌烟雾而引起的锌中毒，则往往出现呼吸加快增强，多汗虚脱等。长期大量补锌如每天达 150mg，可引起体内高密度脂蛋白（HDL）下降，铜缺乏，胃黏膜损伤，免疫功能反而降低。

（三）注意事项

1. 样本采集　最有价值的方法是测定作用部位的组织内水平，如肌肉，但这种在细胞水平的代谢过程相当复杂，且锌浓度也随时间而变化。

锌从红细胞膜的释放量与样本中的锌浓度呈线性关系，全血样本每小时增加率为 3%。

由于抗凝剂常含有一定量的锌，所以测定血清优于血浆样本。

2. 样本贮存方法　因为少量的锌可持续地从玻璃中弥散出来，使锌的浓度假性上升，可使1周内的锌浓度增加多达30%，而在2周后则可达70%，所以玻璃管应避免作为贮藏容器。不同类型的特夫龙和聚乙烯也含有锌，能弥散入样本中，在长期贮藏时锌值可升高。聚丙烯是最合适的容器，但需注意市售容器的质量相差很大。

二、镁与镁缺乏和过多

（一）概述

镁的分布与钾的分布相似，约1%的体内总贮藏量在血浆中（其中65%～84%为离子化镁），60%在骨骼中，40%在骨骼肌中。

镁可以激活300多种酶，最重要的是$Na^{+}-K^{+}-ATP$酶。低镁时可导致细胞的通透性增高，引起细胞内、外间隙间钾/钠梯度降低和细胞内钙升高（线粒体的钙释放）。此外，镁在糖酵解、细胞呼吸与跨膜钙转运中也很重要，在肌肉细胞，镁作为一种钙拮抗剂发挥作用。

镁可在小肠吸收，其与食物成分有线性依赖关系，与肾镁排出量相比，镁的吸收调节作用较低。由肾小球滤过的镁主要在亨氏袢的上升支被重吸收，仅有少量在肾小管的远端被重吸收，后者的吸收尚依赖于血液中的浓度。肾镁排出也与钙有关，并受到甲状旁腺激素的影响，增加钙的重吸收将会竞争性地抑制镁的吸收，镁分泌量在高醛固酮血症时也增加。

（二）临床意义

1. 血清镁降低

（1）镁由消化道丢失：长期禁食、吸收不良或长期丢失胃肠液、慢性腹泻、吸收不良综合征、长期吸引胃液者、短肠综合征、节段性回肠炎、溃疡性结肠炎、腹腔Sprue等。

（2）镁由尿路丢失

1）长期服用肾毒性药物：如顺铂、氨基糖苷类、两性霉素B、环孢素。

2）长期使用强力利尿剂，如噻嗪类。

3）遗传性肾小管重吸收障碍。

（3）内分泌疾病：甲状腺功能亢进症、甲状旁腺功能亢进症、糖尿病酸中毒、醛固酮增多症等，以及长期使用皮质激素治疗。

（4）先天性选择性镁吸收障碍和血浆交换。

（5）家族性低镁血症血清镁水平反复降低强烈提示存在潜在的镁缺乏，测定24h收集的混合尿液中的镁排出量对重危病很有帮助。

2. 血清镁增高

（1）肾脏疾病：如急性或慢性肾衰竭。

（2）内分泌疾病：如甲状腺功能减退症、甲状旁腺机能减退症、阿狄森病和糖尿病昏迷。

（3）多发性骨髓瘤、严重脱水症等血清镁也增高。

（4）过量摄入抗酸剂，以及使用含镁灌肠液灌肠后。如镁浓度达到2.5mmol/L

(6.08mg/dl)，则可能出现临床症状，如镁达到 5mmol/L（12.2mg/dl）时，则可出现呼吸肌麻痹。

(5) 血镁增高还可出现镁中毒症状，如深部腱反射消失、肌肉瘫软、心动过缓、房室传导阻滞等，血镁过高时可发生心脏骤停。

三、铜与铜缺乏和过多

(一) 概述

铜在人体内发生作用，主要是在结缔组织形成、中枢神经系统功能和造血方面，90%的血清铜以铜蓝蛋白的形式存在。食物中所含的铜在十二指肠吸收，然后与蛋白质结合，被运送到肝脏，绝大部分经胆汁从粪便排出，小部分在肝内与载体铜蓝蛋白经血流到达组织。

Wilson 病和 Menkes 综合征是两种遗传性铜代谢性疾病。两种疾病似乎都是由于一种转运铜的膜结合 ATP 酶的非常相似的缺陷所致。

Wilson 病：首先表现为肝细胞铜中毒，其后则出现其他器官受累的症状。

Menkes 综合征：可看作是铜缺乏相关性疾病，是由于铜不能进入线粒体，引起铜依赖性酶的损害。

胎儿铜贮藏量减少，根据新生儿的妊娠年龄，就有可能出现营养性铜缺乏的危险。尤其同时存在食物相关性铜缺乏时，如胃肠外营养、某些类型的牛乳奶酪和铁含量高的牛奶喂养（竞争性吸收）更易引起。

(二) 临床意义

血清铜减少可能是肾铜蓝蛋白丢失和在食物中有过量的铁或锌引起吸收相关竞争所致。每日锌补充量≥50mg，持续数月以上，就可能引起金属硫蛋白诱导的铜吸收紊乱，并出现营养性铜缺乏的典型信号。

1. 血清铜降低

(1) 肝豆状核变性（Wilson 病）：血清铜减少；发生急性溶血时的铜浓度升高；在绝大多数病例（但不是全部）的血清铜蓝蛋白显著减少。

(2) 卷发或硬发综合征（Menkes 综合征）：具有典型临床症状的婴儿：血清铜减少，血清铜蓝蛋白显著下降。肝铜含量呈年龄依赖性减少。^{64}Cu 与纤维母细胞结合增加，十二指肠黏膜的铜含量增加。通过测定^{64}Cu 结合人羊膜细胞就可在出生前做出综合征的诊断。

(3) 营养性铜缺乏：血清铜减少，铁母细胞性、补充铁无效的、正常细胞或小细胞性贫血和中性粒细胞减少；坏血病样骨畸形。营养性铜缺乏特别影响未成熟儿和新生儿、小婴儿、胃肠外喂饲患者。

(4) 家族性低铜血症：这种情况很罕见。

2. 血清铜增高

(1) 正常情况下，血清铜增高可见于妊娠的最后 3 个月，以及摄入雌激素和口服避孕药者。

(2) 急慢性感染（包括炎症性肠病）、多种肿瘤，如肺癌、乳腺癌和前列腺癌，尤其是伴有胆汁排出受损的肝损害和伴有外分泌胰腺功能不全时，此时的血清铜升高是非特异性的，既不能鉴别诊断，也不能作为治疗参考。

四、铬与铬缺乏和过多

（一）概述

在自然界，铬以 +2 ~ +6 价形式存在，通常以三价或六价元素的出现率较高。六价铬具有基因毒性，在人体内 Cr^{3+} 有重要的生理功能。铬具有很高的生物活性，对蛋白质、脂肪和糖代谢都具有重要作用：①参与蛋白质、核酸代谢，促进血红蛋白合成，促进生长发育；②抑制脂肪酸和胆固醇合成，有利于预防动脉粥样硬化；③维持正常糖耐量，GTF 刺激脂肪组织摄取葡萄糖，促细胞膜葡萄糖转运，增强胰岛素作用，提高葡萄糖利用率，降低血糖；④增进免疫功能，补充铬可使动物免疫球蛋白增加。

人体贮藏 10 ~ 20mg 铬，以有生物活性的 Cr^{3+} 形式存在于体内各部分（骨骼、肝和脾为主），其含量随年龄上升而逐渐减少。铬广泛存在于食物中，其中以肉类、谷类、麦麸、豆类最多，成人每日推荐的铬摄入量为 50 ~ 200g。肠吸收的 80% 铬从尿液中排出，其余则从胆汁、粪便或汗水中排出。

在血液中，铬在吸收后通过转铁蛋白转运，被分布到全身灌注良好的器官，从组织中排泄的半衰期为 3 个月。给予葡萄糖或胰岛素后，血液中铬浓度立即升高，但其升高幅度具有年龄依赖性，老年人的升高幅度显著降低。胰岛素依赖的葡萄糖氧化、葡萄糖和脂肪酸合成与组织中存在铬有一定的相关性。锌、钒和菲汀酸盐拮抗铬的吸收，可减少铬的摄入量。

（二）临床意义

1. 血清铬降低　铬缺乏导致可逆性的胰岛素抵抗，在胰岛素刺激后，血液和尿液中的铬浓度可增加 2 ~ 3 倍，此也见于胰岛素依赖性糖尿病患者。如果出现碳水化合物耐量受损或糖尿病，就要怀疑铬的缺乏，尤其是对控制不良的胰岛素依赖性糖尿病患者，更要考虑慢性铬缺乏的可能。

铬缺乏也可见于患蛋白质热能营养不良儿童或全肠外营养者，可出现葡萄糖不耐受和糖尿病症状，血脂增高，生长发育落后，精子数减少影响生育，补以 Cr^{3+}，或含糖耐量因子的啤酒酵母（含活性 Cr^{3+}）或富铬酵母胶囊（含铬 40μg/g），可有显效。通过测定血铬浓度可发现铬缺乏，然而给予铬并不能肯定改善受损的糖耐量。

2. 血清铬增高　三价铬在人体内有重要的生理功能，食物中铬大多为 Cr^{3+}。铬中毒临床较少见。而制革工厂空气中铬浓度高，接触铬可患过敏性皮炎。

五、钴与钴缺乏和过多

（一）概述

通常，钴在自然状态下以二价和三价形式存在。钴的生理作用是作为几种酶促反应的辅助因子发挥作用，这些酶包括细胞色素氧化酶、超氧化物歧化酶和尿酸酶；最重要的是其为 Vit B_{12}的重要组成部分，处在 Vit B_{12}结构成分的中心位置。钴作为必需微量元素，影响核酸，某些氨基酸及糖代谢，无机钴则可刺激红细胞生成，直接影响叶酸及嘧啶代谢，此外尚可激活鸟苷酸环化酶，使肾脏释放 Epo，并可促进缓激肽释放而扩张血管。钴也为甲状腺素合成所必需。

钴在游离状态时不被人体吸收，食物中牛、羊等反刍动物肉中含量丰富。钴以钴氨素的形式，作为 Vit B_{12}的一部分被吸收，受到胃黏膜壁细胞分泌的内因子的调节。吸收后，血液中钴氨素转运蛋白将其转运至肝脏和骨髓，辅助刺激红细胞造血。正常人体中钴约 1.2mg，主要在肝内，骨髓中也有。90% 经肠道排出，仅 10% 由肾脏排出。

（二）临床意义

1. 血清钴降低　钴缺乏少见，有钴缺乏时除红细胞生成减少外，可表现厌食、皮肤粗糙、体重下降、乏力、贫血等。

最近证明钴缺乏和家畜灌木病（Bush 病）的发生相关性很大。其触发因素则是维生素 B_{12}的减少。尽管钴是具有多种功能的辅酶，但在人类尚未发现单独钴缺乏相关性疾病，也未观察到因为钴贮藏减少而引起的特征性的钴缺乏相关症状。在巨幼细胞性恶性贫血时，钴氨素（Vit B_{12}）的减少是由于吸收不良或内因子缺乏所致，但不是钴缺乏。

2. 血清钴增高　钴摄入过多可引起红细胞增多，网织红细胞增多，血容量上升，并可发生甲状腺功能低下，心肌、胰脏和神经系统损害。摄入过量氧化钴、硫化钴有致癌作用。

六、锰与锰缺乏和过多

（一）概述

锰作为一种微量元素在人体中是不可或缺的必需成分，同时也是对人体有毒的物质。锰通过构成金属酶的一部分而发挥主要生理功能，金属酶羟基肽酶含有锰，碱性磷酸酶和氨基肽酶需要少量的锰作为辅助因子。其他重要的锰依赖性代谢过程包括通过丙酮酸脱羟酶、过氧化物歧化酶、乙酰 CoA 羟化酶、精氨酸酶、RNA 多聚酶等，减少葡萄糖氨基甘油醛（Glucoaminoglycan）的合成及影响尿素代谢；锰又是许多酶的激活物质．如水解酶、激酶、脱羧酶等，影响软骨和骨的构成，结缔组织结构完整性等。

锰参与谷氨酸侧链 γ 羧化过程，影响维生素 K 功能和小肠、肾与骨组织中的钙代谢；锰与铁有协同生血作用，并能促进铜的吸收；锰与黑色素、多巴胺、脂肪酸及生物膜上磷脂酰肌醇的合成也密切相关。锰促胆固醇合成，增加性激素前体，促性器官发育产生精子。

成年人体内锰藏量为 10～20mg，为了满足人体贮藏量，需要每日摄入 5mg（婴儿 0.5mg，儿童 3mg）锰。食物中，锰主要存在于谷类植物（麦、稻米、芝麻）、豆科植物（蚕豆、豌豆、小扁豆）、果仁（胡桃仁、椰子仁、花生仁）和叶菜中。

锰缺乏时，其生理功能常可由镁代替，故罕见临床表现，锰在肠道内吸收常受磷酸盐、钙、铁和植酸等影响，主要由胆汁、胰液经肠道排泄，锰的半衰期超过 1 个月，99% 的锰经胆汁从粪便中排出，尿排出量少。

含有锰的灰尘经呼吸道吸入到肺泡内，也可经吞咽被胃肠道吸收，由于这些难以测定的持续吸收，锰缺乏相关症状非常罕见，即使减少营养性锰摄入时也是如此。

吸收后，锰大部分被分布到单个核细胞中，以及高线粒体代谢的器官中，如肝脏、骨骼、垂体、胰腺和肾脏。锰的一种特性是可以积聚在色素中，如皮肤色素、黑皮肤和黑毛发中的锰浓度显著升高。

（二）临床意义

1. 血清锰降低　由于锰广泛存在，且锰的吸收量是恒定的，因此锰缺乏是很罕见的。如果有症状也与全身性的营养不良有关，如存在骨畸形、精子生成障碍和凝血功能障碍

（凝血酶原合成减少），则提示可能存在锰缺乏。

2. 血清锰增高

（1）大多由于化工厂（生产合金、干电池、玻璃、陶瓷、染料、金属漆、杀虫剂和化肥时产生）及矿山（含锰矿砂开采过程中）含锰废气而引起，可出现帕金森病症状在内的中枢神经系统严重受损和精神病及生殖、免疫功能障碍。

（2）锰升高对肺泡上皮有细胞毒作用，与外源性细菌性肺炎相比，这种肺炎更具致死性。

（3）其他锰升高见于急慢性活动性肝炎和肝炎后肝硬化、接受透析患者和急性缺血性心脏病。由于从肝脏进入小肠的胆汁排出长期受损，使锰的正常排泄障碍，锰水平可见明显增高。

七、钼与钼缺乏和过多

（一）概述

近年认为，六价钼是必需微量元素，其作用是钼存在于黄嘌呤氧化酶/脱氢酶和醛氧化酶、亚硫酸氧化酶的催化中心，黄嘌呤氧化酶参与嘌呤代谢，使次黄嘌呤经黄嘌呤转化成尿酸；钼也在醛氧化酶介导的肝内乙醇代谢中起作用；钼也是经亚硫酸氧化酶分解在线粒体中的含硫氨基酸。这些酶的缺乏可引起新陈代谢的内源性错误。

人体贮藏的钼为8～10mg，60%的钼存在于骨骼，20%存在于肝脏，其余以低浓度分布在其他器官，每日推荐摄入量为75～250g，或2g/kg体重，尤其是儿童。在血液中，钼绝大多数与红细胞结合，在血清中则主要与α_2球蛋白结合。富钼食物是钼的最主要来源，如乳制品、小牛肝、椰仁、豆科植物、蔬菜和谷类等。

肝脏摄取在血液中循环的钼，与传统的肝功能参数变化相一致，在病毒性肝炎的早期，钼显著升高，在恢复期时，则恢复到参考值范围。血清钼水平升高也见于其他与肝脏相关的疾病，这是由于肝脏摄取减少或受损实质细胞内钼释放所致。钼摄入减少见于吸收不良，尤其是小肠切除术后。

钼可与铜、钨和硫发生相互作用，这些是影响吸收或在分析、在不恰当的制备样本时出现干扰的生物学因素。

由于测定方法的敏感性不高，血清钼缺乏难以发现，作为临床评价，尿排泄更为实用。

（二）临床意义

钼缺乏相应的临床症状，主要是由于小肠切除术后所致吸收不良导致的相关症状。其他如遗传性无症状的黄嘌呤尿，常伴低尿酸血症、黄嘌呤的排泄增加和结石形成。先天性代谢紊乱是以伴精神迟钝神经症状为特征的大脑损伤。嘌呤和氨基酸代谢途径联合紊乱，常代表一种颅骨畸形、脑室增大、张力－阵挛性抽搐、眼球凹陷和眼晶状体脱位综合征，虽然其病因未明，但常同时伴有锰缺乏。

八、硒与硒缺乏和过多

（一）概述

硒是人体必需的微量元素之一，硒在人体内有重要生理功能，目前在人类许多器官中都发现了硒蛋白，包括四种不同的谷胱甘肽过氧化酶、Ⅰ型5′-碘甲状腺素脱碘酶、血浆硒蛋白P和存在于睾丸和精子中的特殊硒蛋白。由此可见硒的生理功能主要有：①作为生理性抗氧化剂谷胱甘肽过氧化酶的辅助因子，通过催化作用将自由基还原成水；②构成硒蛋白，在肌肉的生物氧化过程中发挥电子传递作用；③促进抗体合成及抗原的应带能力，从而增强免疫力。维生素E也是一种重要的抗氧化剂，它的活性与体内硒含量有关，反过来，维生素E又能加强硒的免疫促进作用；④参与人体有氧代谢。硒通过参与线粒体和辅酶Q的形成来调节有氧代谢；⑤促进血红蛋白合成；⑥参与精子形成；⑦与某些重金属，如汞、砷、镉、铊结合，阻止它们的吸收，而成为这些重金属的解毒剂。以上硒的生理功能主要通过含硒蛋白进行。

硒的主要来源为食物和饮水，食物中硒主要为含硒氨基酸且含量差异大，动物内脏和海产品含硒量高，为0.4~1.5μg/g，肌肉其次，为0.1~0.4μg/g，乳品和豆类和谷物中也含有少量硒，水果和蔬菜含量极微。硒的含量还受地理环境的影响，如果是富硒地区，饮用水中也含有微量的硒。一般说来，植物性食物生物利用率大于动物性食物。

硒主要从十二指肠吸收，进入血液后，与血浆白蛋白结合，运转至各器官组织，在组织中硒可进入含硫氨基酸后，再结合到蛋白质中，形成谷胱甘肽过氧化物酶。在人体各脏器内硒分布不一，以肝脏中含量最多，约0.18~0.66μg/g，其次为肌肉、皮肤、肺、脑，全血硒约0.07~0.34μg/g。硒主要经粪便和尿液排出体内。不同年龄段和不同生理状态对硒的需求量不同，成人每天要摄入硒的量约50μg/d，可耐受最高摄入量为400μg/d。

红细胞谷胱甘肽超氧化物酶的活性是反映体内硒贮藏的指标，但只有新生红细胞可结合硒，达到激活谷胱甘肽氧化酶的水平。因此，红细胞的谷胱甘肽氧化酶至少在补充硒四周后才能被用于监测治疗效果，而血浆中的谷胱甘肽氧化酶活性在数天内即可升高。

（三）临床意义

1. 血清硒降低　人类硒缺乏可有多种表现，常见有：肌痛、肌炎、心肌脂变、克山病、溶血性贫血、骨骼改变（大骨节病）、白细胞杀菌力及细胞免疫力降低易致感染等。临床上有些患者完全胃肠外营养或特殊的饮食就会引起缺硒，如果血清硒浓度低于10μg/L，临床上就可出现大腿肌无力和可能的心肌病相关症状。

缺硒引起克山病和kashin-Bevh病。克山病的临床表现与心肌坏死有关，如线粒体改变、心肌纤维萎缩、心律失常、心脏增大、心功能不全和心源性休克，死亡率很高。实验室检查发现，克山病患者的血液和毛发中硒水平下降与谷胱甘肽过氧化酶活性减低有关。kashin-Bevh病的临床表现是骨关节病（软骨坏死），肌肉萎缩，发育障碍，以青少年发病为多。

治疗硒缺乏可采用亚硒酸钠或硒甲硫氨酸或富硒酵母口服，但不宜过量，避免发生中毒，因硒的需要量与中毒量之间范围很窄。

2. 血清硒增高　体内硒水平升高主要有以下原因：①职业中毒，患者从事与硒有关的职业，如生产玻璃、瓷器和电子相关产品；②缺硒患者过量补充，因为硒的需要量和中毒量之间范围很窄，一些患者不遵从医嘱，盲目补硒所致；③一些生活于富硒地区的人，从平时的饮食内摄取的硒过量。

硒过量主要的临床症状有疲劳、乏力，易怒，脱发，脱指（趾）甲，神经系统症状及牙损伤，胃肠道症状和周围神经炎症状，也可出现心肌病、肌炎症状。

防治硒中毒的措施：①停止硒接触；②加速硒排泄。可增加蛋白质和维生素E的摄入。

九、镍与镍缺乏和过多

(一) 概述

自然状态下，镍以四种不同的氧化状态存在，为人体可能必需微量元素之一，也是人体必须经外源性补充的元素。

镍与血浆中 α_2 球蛋白结合，可作为金属酶的辅基或结构成分。镍也参与胰岛素合成，为其辅酶。镍也作为尿素酶必需微量成分的金属蛋白。镍可激活多种酶，如精氨酸酶、脱氧核糖核酸酶、酪氨酸酶等，与生物膜结构、核糖代谢发生作用。镍也通过使 $Fe^{3+} \rightarrow Fe^{2+}$ 酶活化而刺激造血。

人体含镍约 10mg，主要分布于脑、肺、心、脊髓。成人每日推荐食物摄入量为 0.3 ~ 0.5mg，谷类如燕麦、大豆、坚果，绿色蔬菜含量高．动物性食物中很少。食物中镍 90% 可被吸收，主要经粪便、汗液排出。

镍中毒常见于职业领域，长期接触镍后的致癌潜能。当怀疑镍中毒时，测定尿液优于测定血镍。

由于血液或血清浓度太接近，尿液测定可能更好。

(二) 临床意义

由于血液或血清浓度太接近，尿液测定可能更好。

1. 镍水平降低　镍缺乏可能导致尿素酶活性降低，但缺乏相应的临床症状，目前还无法解释。而在实验动物镍缺乏的研究中，发现有血红蛋白的异常。

2. 镍水平升高　镍盐直接接触皮肤可引起皮炎，持续性接触会引起皮肤的严重的接触性皮炎，这是由于镍过敏引发皮肤的淋巴细胞介导的迟发性变态反应。但血液样本和组织样本中均未发现镍浓度的变化。镍过敏常与对钴过敏同时存在，主要是镍污染的结果。

十、铁和铁缺乏与过多

(一) 概述

铁是自然界最丰富和最有用的金属之一，也是人体内含量最多的微量元素。铁的生理功能是：①构成血红蛋白、肌红蛋白、细胞色素及其他与氧代谢有关的蛋白，通过电子传递及氧化磷酸化过程进行氧的运转、储存和利用；②参与含铁酶组成，促进铁依赖酶的活性，如过氧化氢酶、过氧化物酶、单胺氧化酶等，影响人体代谢过程，如核酸代谢、DNA 合成、儿茶酚胺代谢、多巴、血清素作用，免疫功能，白细胞杀伤力等。

铁在人体内总量约为 2.5 ~ 4g，其总量多少随年龄、性别、血红蛋白水平、生理状况而异。铁在各种组织中的含量相差悬殊。铁摄入后，经小肠上端黏膜以 Fe^{2+} 形式被吸收，部分 Fe^{3+} 也可被吸收。吸收后的铁经血浆和细胞外液到达骨髓等造血器官，在那里铁被结合进血红蛋白，以后随红细胞进入周围血液，衰老的红细胞在单核一吞噬细胞系统中被破坏，释出铁入血浆中，大部分可以再循环。人体每日排泄损失的铁很少，成年男性约 1mg 左右，育龄妇女月经失血，每日增加损失铁 0.6 ~ 0.7mg。影响肠道铁的吸收率的因素：膳食中铁的性质及同时进食的其他食物；小肠黏膜的调节机制。

动物性食物中铁含量较高，其为血红素铁，故吸收率高，肉和内脏铁含量为 22%，肝和血红蛋白可高达25%；鱼肉的铁吸收率较高为11%。植物性食物含非血红素铁，小麦、莴笋、玉米、大米含量较高，但明显低于动物性食物。混合膳食的铁吸收率约为10%，每日膳食中的供给量应为需要量的10倍。

（二）临床意义

1. 血清铁降低　铁缺乏人体可经三阶段发展为缺铁性贫血：①铁储存减少期，血清铁蛋白减少，无血红蛋白减低，无生理异常；②无贫血缺铁期，血清铁蛋白低，血清铁及转铁蛋白饱和度减少，红蛋白水平未降至贫血标准以下；③缺铁性贫血，血红蛋白和血细胞压积低于正常以下，出现低色素性贫血。

2. 血清铁增高　铁过多或超负荷主要见于遗传性血色素沉着症为第6对染色体基因异常引起的常染色体隐性遗传病；获得性血色素沉着症为获得性疾病，由于长期过量摄入铁、长期大量输血、肝病引起铁代谢障碍以及各种原因引起红细胞生成障碍等造成。

慢性铁超负荷可导致心、肝、胰、性腺及皮肤损害，临床上发生心力衰竭、肝硬化、糖尿病、性腺萎缩及皮肤色素沉着等症状体征。急性铁超负荷则引起严重坏死性胃肠炎。

十一、碘和碘缺乏与过多

（一）概述

碘为人体甲状腺素的合成原料，碘被吸收后在甲状腺内合成甲状腺激素：甲状腺素（T_4）和三碘甲状腺原氨酸（T_3），发挥极其重要的生理作用。碘的生理功能主要有以下几方面：①增加基础代谢率、氧消耗和产热，增加细胞线粒体能量代谢，提高钠－钾ATP酶泵作用，促进新蛋白质合成，保证儿童少年生长发育。碘缺乏使甲状腺功能减低，生长发育停滞，智力发育落后；②促进营养的吸收和利用，增加脂肪组织对肾上腺素及胰高血糖素的敏感性，促进脂肪水解，释出脂肪酸，增加胆固醇、甘油三酯和磷脂的降解，影响其代谢，调节儿茶酚胺、胰岛素等激素对糖原的作用，促其合成或分解，促进单糖在肠内吸收等，也影响水溶性及脂溶性维生素的代谢和利用。甲状腺激素有利尿作用．并促进破骨和成骨；③影响大脑生长发育及功能：胎儿期、婴儿期碘缺乏影响脑发育可发生耳聋、痴呆等。甲状腺激素过多则神经肌肉应激性增强，而减少时则肌肉收缩缓慢。

成年人体内约含碘15～20mg，以甲状腺含碘量最高，约占总量70%～80%，其他分布在全身各组织，依含量多少依次为肺、卵巢、肾、淋巴结、肝、睾丸、脑、肌肉等。

碘主要来源于海盐和海产品，如干海带为24mg/100g、干紫菜为1.8mg/100g、干发菜为1.18mg/100g、干淡菜为1mg/100g等。沿海地区水和土壤中含碘量较高，居民碘缺乏少见；内陆边缘山区则食物含碘量少，碘缺乏和缺碘性甲状腺肿发病率高。

人体对碘的需要量受发育、性别、年龄、体重、营养状况、气候和体质的影响。食物中的碘在肠道中以碘离子形式直接被吸收，进入血液循环，血液中碘与球蛋白结合后运输至各器官，如甲状腺、肾、肌肉、唾液腺、胃黏膜、泌乳的乳腺、卵巢等处被摄取，其中甲状腺摄取最多，甲状腺内含碘25倍于血浆，占总碘吸收的30%～50%。约1/3甲状腺素在肝内与葡萄糖醛酸结合。体内碘主要由尿排出，经胆汁由粪便排出的碘，其中1/3～1/2可在经肠腔时被重新吸收而再利用。呼吸、汗液、乳汁也可排出少量碘。成人每天排出约100～200μg碘。

（二）临床意义

1. 血清碘降低　碘缺乏的原因主要是由于膳食中碘摄入不足，食物、饮水中的碘均不能满足人体需要。摄入干扰甲状腺摄碘功能的食物，如含丰富的硫氰酸盐、高氯酸盐和铷盐等的包菜、油菜等，可影响碘吸收和甲状腺吸碘。服用某些药物如硫脲、磺胺及咪唑等阻碍酪氨酸碘化过程，可引起缺碘。

缺碘性疾病的临床表现：根据碘缺乏的轻重程度，持续时间，以及患者处于哪个发育阶段而有所不同，如孕妇缺碘致胎儿缺碘，可引起流产、死胎、早产、出生低体重儿、先天畸形，新生儿、婴幼儿缺碘出现甲状腺功能低下为多，儿童、少年和成人则可引起地方性甲状腺肿伴甲状腺功能低下。

2. 血清碘增高　沿海地区居民长期摄入大量高碘食物及饮用水、服大剂量碘剂、采用含碘造影剂等均可引起碘过多，从而发生高碘甲状腺肿，因大量摄入碘可抑制甲状腺利用碘，引起甲状腺激素合成与释放障碍，反馈刺激脑垂体分泌 TSH，使甲状腺增生肿大。因大多数人甲状腺对过多碘的抑制作用不敏感，甲状腺功能仍正常，患者常无自觉症状，仅有甲状腺肿。测尿碘以明确体内碘是否过多，碘过多者应停吃高碘食物、水或药物，改进饮食习惯，改善饮食质量。

（李翠芳）

参考文献

[1] 岳保红．血液学检验．第二版．北京：人民卫生出版社，2014.
[2] 吕建新，樊绮诗．临床分子生物学检验．第三版．北京：人民卫生出版社，2012.
[3] 皮至明．免疫学与免疫检验技术．北京：高等教育出版社，2010.
[4] 丑广程，陈占良．体液与脱落细胞检验分册．北京：军事医科出版社，2007.
[5] 倪语星，尚红．临床微生物学检验．第5版．北京：人民卫生出版社，2012.
[6] 侯振江．血液学检验．第三版．北京：人民卫生出版社，2012.
[7] 尹一兵，倪培华．临床生物化学检验技术．北京：人民卫生出版社，2015.
[8] 刘运德，楼永良．临床微生物学检验技术．北京：人民卫生出版社，2015.
[9] 曹励民．寄生虫学检验．第三版．北京：人民卫生出版社，2012.
[10] 褚静英，陆玉霞．输血检验技术．西安：西安交通大学出版社，2014.
[11] 朱道林．卫生理化检验技术．第2版．北京：高等教育出版社，2015.
[12] 夏薇，陈婷梅．临床血液学检验技术．北京：人民卫生出版社，2015.
[13] 吕世静．临床免疫学检验．第2版．北京：中国医药科技出版社，2010.
[14] 高基民，张筱骅．肿瘤的检验诊断．北京：人民卫生出版社，2015.
[15] 翟登高．医学免疫学．第2版．北京：人民卫生出版社，2012.
[16] 刘艳荣．实用流式细胞术．北京：北京大学医学出版社，2008.
[17] 李凡，刘晶星．医学微生物学．第7版．北京：人民卫生出版社，2012.
[18] 李竹．出生缺陷防治．北京：科学出版社，2010.
[19] 段满乐．生物化学检验．第三版．北京：人民卫生出版社，2012.
[20] 毕胜利，曾常茜．临床免疫学．北京：科学出版社，2010.
[21] 甘晓玲．微生物学检验．第5版．北京：人民卫生出版社，2011.
[22] 何维．医学免疫学．北京：人民卫生出版社，2010.
[23] 唐中，周京国．医学检验项目与临床应用．四川：四川大学出版社，2012.
[24] 曹雪涛．生命科学实验指南系列：免疫学技术及其应用．北京：科学出版社，2010.
[25] 刘辉．免疫学检验．第三版．北京：人民卫生出版社，2012.
[26] 王兰兰．临床免疫学检验．第5版．北京：人民卫生出版社，2012.
[27] 张秉琪，刘馨．肿瘤标志物临床手册．北京：人民军医出版社，2008.
[28] 葛海良，张冬青．免疫学技术．北京：科学出版社，2009.
[29] 连国军，曹建明．卫生理化检验学．浙江：浙江大学出版社，2014.
[30] 王素华，王丽．预防医学与卫生检验学实验方法与技能．北京：科学出版社，2016.